儿科疾病临床概览
Clinical Pediatrics Pocket Book

主　编　童笑梅　汤亚南

编　者　（按姓氏笔画排序）

王新利　王雪梅　朴梅花

刘丽娟　刘东明　刘云峰

李在玲　邢　燕　汤亚南

张　娟　周　薇　鲍慧玲

常艳美　崔蕴璞　隋　静

韩彤妍　鲁　珊　童笑梅

魏　玲

北京大学医学出版社

图书在版编目（CIP）数据

儿科疾病临床概览/童笑梅，汤亚南主编．—北京：北京大学医学出版社，2012.1

ISBN 978-7-5659-0163-8

Ⅰ．①儿…　Ⅱ．①童…②汤…　Ⅲ．①小儿疾病—诊疗　Ⅳ．①R72

中国版本图书馆 CIP 数据核字（2011）第 064399 号

儿科疾病临床概览

主　　编：童笑梅　汤亚南
出版发行：北京大学医学出版社（电话：010-82802230）
地　　址：（100191）北京市海淀区学院路 38 号
北京大学医学部院内
网　　址：http://www.pumpress.com.cn
E - mail：booksale@bjmu.edu.cn
印　　刷：北京画中画印刷有限公司
经　　销：新华书店
责任编辑：曹　霞　**责任校对**：金彤文　**责任印制**：张京生
开　　本：787mm×1092mm　1/32　**印张**：30.375　**字数**：777 千字
版　　次：2012 年 1 月第 1 版　2012 年 1 月第 1 次印刷
书　　号：ISBN 978-7-5659-0163-8
定　　价：90.00 元

目　录

第一篇　症状鉴别诊断篇

第二篇　疾病诊疗篇

附　录

第一篇　症状鉴别诊断篇

新生儿常见症状

第 1 章

第一节 发 热

新生儿腋下温度为36～37℃，腋下温度超过37℃，或肛温超过37.5℃称发热（hyperthermia）。

【诊断要点】

临床上通常以测腋温作为新生儿的体温监护。新生儿发热是临床经常遇到的问题，一般首先应考虑是否有感染性发热，但新生儿最常见的发热原因往往是环境温度过高等因素。

（一）病史

1. 环境因素 如环境温度接近30℃、包裹过多、暖箱置于阳光下、暖箱失控、光疗等。

2. 感染因素 新生儿感染性疾病如败血症、化脓性脑膜炎、肺炎、脐炎、肠炎以及呼吸道或肠道病毒感染，都可引起发热。

3. 其他因素 脱水、中枢神经系统功能障碍、药物作用或撤药反应、甲状腺功能亢进、先天性外胚层发育不良等也可引起发热。

（二）临床表现

1. 环境高温引起发热者，躯干和四肢末梢温度相同，患儿肤色因末梢血管扩张充血而发红。

2. 感染性发热时全身状态较差，周围血管收缩，肢体发冷，常出现末梢循环障碍，增加了肛温与周围体温差，使深部温度与周围温度差超过2～3℃。测深部体温和周围体温之差，如肛温-指（趾）温差，有助于区别。

3. 发热可增加代谢率和氧耗，引起心动过速、呼吸急促、激惹、呼吸暂停和周期样呼吸，严重者可致脱水、酸中毒、全身各器官功能变化甚至惊厥等，可致死，存活者遗留神经系统后遗症。

（三）辅助检查

1. 测定血、尿常规及血清 CRP 作为感染的辅助诊断依据。

2. 做血培养、尿培养或留取体液做病毒 PCR 检查，进行感染病原学检查。

3. 测定血生化、肝肾功能检查等除外器官功能损害。

（四）鉴别诊断

通过采集病史、体检和辅助检查除外感染性发热或环境温度过高引起的发热。鉴别以下疾病：

1. 新生儿脱水热　生后 2～4 天，由于母乳分泌不足，婴儿水分摄入少，环境温度较高而使体温升高致38～40℃，表现为烦躁、哭闹、周身皮肤潮红和尿少、体重减轻，无感染灶。经适当降低环境温度或松开包被，补充水分后，体温即可降至正常。

2. 先天性外胚层发育不良　因汗腺缺乏，散热障碍，可引起长期发热，部分患儿可合并惊厥或其他先天畸形。

【治疗要点】

新生儿发热应强调病因治疗。由感染等疾病引起发热者，应积极治疗原发病。新生儿居室温度以 22～26℃为宜。

退热应以物理降温为主，常用方法为头部枕冷水袋，当体温＞39℃时可用温水浴或温水擦浴，水温为 33～35℃，擦浴部位为前额、四肢、腹股沟及腋下，忌用酒精擦浴。退热药在新生儿期易产生毒性作用或引起虚脱，应慎用。

（童笑梅）

第二节　低　体　温

新生儿皮肤温度低于36℃，即为低体温（hypothermia）。

【诊断要点】

（一）病史

新生儿低体温多发生于冬春寒冷季节或并发于重症感染、颅内出血、窒息缺氧、早产儿及低出生体重儿。

详细询问病史，包括分娩经过、有无宫内窘迫和出生窒息、生后开奶及喂养情况、环境温度及保温条件、有无其他疾病症状等。尽量明确低体温原因是由于寒冷还是疾病所致，对指导治疗和评估预后有一定意义。应注意低体温常是新生儿某些疾病的晚期表现。

（二）临床表现

患儿发生低体温时，皮肤可因低温致氧合血红蛋白不能解离呈鲜红色，也可表现为中心性青紫或苍白。皮肤水肿或硬肿，严重者肛温常＜32℃，可出现低血压、心动过缓、呼吸不规则、反应差，并可导致休克、凝血障碍、脑室内出血等器官功能损害，易致死亡。低体温持续的时间较体温降低的程度对预后影响更大。

临床监护内容包括心率、呼吸、血压、心电图、深部和体表温度及出入液量。

（三）辅助检查

包括血常规和血小板、血气分析、血尿素氮、电解质、血糖、血培养以及弥散性血管内凝血筛选检查等。动态随访X线胸片和心电图。早产儿及小于胎龄儿需测甲状腺功能。

1. 血气分析有严重代谢性酸中毒提示组织缺氧严重，各脏器功能不良，病情较重。

2. 血小板数减少常与病情严重程度并行，一旦有出血倾向或有关 DIC 检查阳性，则预后凶险。

3. 无肺部并发症者 X 线胸片显示肺野清晰，系肺血管收缩所致；如血管纹理增粗，出现斑片状或团块状影，应警惕肺出血的可能。

4. 明显尿少或无尿，伴血清肌酐和非尿素氮增加，提示有急性肾衰竭，易死于高钾血症引起的心律失常。

【治疗要点】

(一) 复温

处理低体温关键在于复温，一般主张逐渐复温，体温越低，复温越应谨慎。

1. 常用方法是先将患儿放入 26～28℃暖箱中，每小时提高箱温 1℃，直至 30～32℃，通常要求在 12～24 小时内将体温恢复至正常。

2. 应用远红外线抢救台（开放暖箱）快速复温，床面温度从 30℃开始，每 30 分钟升高 1℃，随体温升高逐渐提高床面温度至 33℃，恢复正常体温后置于预热至中性环境温度的暖箱中。抢救台环境温度易受空气对流影响，可用塑料薄膜覆盖患儿。

(二) 其他

在复温过程中应补充热量，热量从每天 50kcal/kg 开始，迅速增加至每天 100～120kcal/kg，给予经口、部分或全静脉营养；重症伴尿少或心肾功能损害者，应限制液体入量，纠正酸中毒和微循环障碍，抗生素防治感染。

（童笑梅）

第三节 反应低下

反应低下（decreased responsiveness）是一组临床表现，包括一定程度的意识障碍、肌张力减退、活动减少、哭声弱和吸吮无力，可见于各种疾病如中枢神经系统疾病、重症感染、休克、严重脱水、酸中毒、代谢紊乱、贫血、低体温以及各种疾病的晚期，常提示疾病严重。

【诊断要点】

通过观察新生儿对外界刺激的反应来判断新生儿反应是否正常。检查时先将新生儿唤醒，通常包裹的新生儿在打开包被时即被唤醒，或通过亮光、轻轻摇动、触摸身体及弹足底等也可。觉醒状态即身体有活动，如头部转动、四肢自主活动、睁眼、有面部动作或哭叫。大脑皮层觉醒应包括面部表情和（或）全身性运动。

胎龄越小，觉醒状态持续时间越短。胎龄 28 周以下早产儿难以确定觉醒期。28 周时有觉醒反应，轻微摇动可从睡眠中醒来，四肢肌张力较低；32 周时不需刺激，眼常睁开，睡眠与觉醒交替；37 周已有觉醒哭叫，肢体活动多而有力。在不同觉醒状态下，新生儿的反应水平也不同，新生儿做神经反应检查时，最好是在安静或活动觉醒状态下进行。若在深睡状态下进行，可能会错误判断为无反应或活动能力减弱。

新生儿期反应低下在症状和体征上均有表现，首先是患儿吃奶减少、哭闹少及四肢活动少，严重时不吃、不哭及不动；体征上表现四肢肌张力减低、生理反射减弱。新生儿如有反应低下，首先要判定反应低下程度，其次检查伴随症状，做必要的辅助检查，尽快确定原发疾病。

1. 意识障碍　主要观察患儿对外界刺激的反应，包括触觉和痛觉刺激。如轻轻摇动或触摸身体、弹足底，以及对针刺等疼痛的反应。Fenichel 将新生儿意识障碍分为四种状态：①嗜睡：很容易被唤醒，但不易保持觉醒状态，弹足底 3 次，哭 1～2 声又睡。②迟钝：用非痛性刺激可以唤醒，但醒来很迟，且不完全清醒，不能保持觉醒状态。弹足底 5 次，才稍有弱哭声。③浅昏迷（昏睡）：弹足底 10 次不哭，只有疼痛刺激才能唤醒。④昏迷：疼痛刺激也不能唤醒。

2. 肌张力减低　肌张力评估包括安静时的姿势和被动

运动。肌张力减低时四肢屈肌张力减低，双臂松软，肘膝关节活动范围增大，肢体被动运动时无抵抗。双上肢前臂弹回缓慢或消失，围巾征肘部超过胸部正中线；双下肢过度外展，腘角>90°；头竖立反应，头往后垂，不能与躯干保持在一直线上几秒钟。新生儿肌张力减低常伴有哭声减弱，吃奶差，活动减少。新生儿肌张力减低既可以是神经系统或肌肉病变的一个症状，也是许多全身疾病严重时中枢神经系统抑制的一种表现。

3. 原始反射弱　反应低下时原始反射如拥抱反射、握持反射、吸吮反射均减弱或消失。

4. 体格检查异常　存在反应低下的新生儿，体格检查应包括生命体征，如体温、心率、呼吸和血压；还需注意各系统的伴随表现，尤其是神经系统检查如头围、前囟张力、有无惊厥、肌张力、原始反射、瞳孔大小及对光反应。必要时检查眼底，观察有无视神经乳头水肿及眼底出血。其他系统表现包括：呼吸系统如呼吸困难、缺氧发绀；循环系统如心率、心音强度、心脏杂音及末梢循环状态；其他如皮肤颜色、有无皮疹或水肿、肝脾大小等。

新生儿反应低下并非某一疾病的特异性表现，而是疾病严重程度的表现，各种疾病进展到一定程度时几乎均可出现反应低下。反应低下常说明病情严重，如同时伴有生命体征的改变，则表明病情危重，需紧急处理。对此类患儿的检查应着重在有无呼吸衰竭、休克、高热或体温不升，及神经系统异常。

【常见原因和鉴别诊断】

1. 中枢神经系统疾病　反应低下在任何原因导致的中枢神经系统疾病中都是最常见的表现之一，常见疾病如缺氧缺血性脑病、颅内出血、中枢神经系统感染等。

(1) 缺氧缺血性脑病：是新生儿早期表现反应低下最常见的原因。多为足月儿，有宫内窘迫和重度窒息史，生后不久出现神经系统异常，表现为意识障碍、反应低下、肌张力减低、原始反射减弱或消失。常伴有惊厥和颅内压增高。脑电图常有成熟度延迟、异常放电、缺乏变异及背景活动异常等改变，头颅CT和B超检查可见脑水肿，重者常同时合并蛛网膜下腔出血或脑实质内出血。重症者病死率高，存活者数周后反应会逐渐好转，多有后遗症。

(2) 颅内出血：病因分为缺氧性和产伤性，缺氧性出血多为蛛网膜下腔出血、脑实质出血和脑室周围-脑室内出血，也可为小脑、丘脑基底节出血；产伤性出血多见硬膜下出血和脑实质出血。根据出血类型和出血程度临床表现有所不同，轻者可无症状，或轻度意识障碍、肌张力低下、原始反射减弱等。严重时颅压增高明显，表现为昏迷、反复惊厥、呼吸节律异常，前囟紧张、肌张力和原始反射消失，很快因中枢性呼吸衰竭而死亡。

(3) 中枢神经系统感染：新生儿期以细菌性脑膜炎最常见。早发病者由产前或产时感染所致，常有母亲临产前感染、胎膜早破或产程延长等病史。晚期感染者可经皮肤、消化道和呼吸道途径感染。近年来由有创治疗，如呼吸机、动静脉置管等所致的医源性感染增多。临床表现为反应低下、面色欠佳、体温异常等，神经系统异常有易激惹、嗜睡、哭声尖直、双眼凝视及惊厥等，前囟张力高、肌张力低下或增高、瞳孔对光反射迟钝或大小不等，行脑脊液检查可确诊。新生儿细菌性脑膜炎常为败血症的并发症，因此怀疑败血症者应行脑脊液检查。

2. 败血症　宫内或产时感染者，可早期发病；生后感染者发病多在1周以后。新生儿败血症无特异表现，常以反应低下、面色欠佳、反复呼吸暂停、拒乳作为首发症状，有时黄疸为唯一表现。体温可升高或正常，严重时体温不升，早产儿更为常见。常伴有皮疹、腹胀及肝脾增大等症状；若出现肤色苍白、肢端凉、皮肤毛细血管再充盈时间延长及心音低钝等，则应考虑合并休克。外周血白细胞增多或减少，杆状核增高，血小板数减少，C反应蛋白明显增加，有助于诊断，血培养阳性可确诊，若血培养阴性可考虑临床诊断。

3. 低体温　一般认为体温低于35℃以下时，反应即可迟钝，至33℃以下呈半昏迷状态。低体温可直接由寒冷所致，也可因摄食和产热减少或严重疾病如重症感染等引起。单纯体温低者，复温后可随着体温上升反应转佳。若低体温伴有反应低下、面色发灰、皮肤发花、呼吸困难、甚或有硬肿症等，常提示存在其他严重合并症，需积极寻找感染等原发病。

4. 低血糖　新生儿尤其是小于胎龄儿及早产儿发生低血糖时，常以反应低下、呼吸暂停或阵发性青紫为首发症状，有时反应低下为唯一症状。糖尿病母亲的婴儿、有新生儿窒息史、生后头几天内进食不足等，有反应低下表现时，也应考虑是否有低血糖。

5. 药物　母亲分娩前用过降压药或麻醉药，婴儿生后可表现反应低下，肌张力减低和呼吸浅弱。最常见于妊娠高血压病，母亲分娩前用大量硫酸镁静脉滴注，生后因高镁血症，即血镁>1.75mmol/L（3.5mEq/L），而表现反应低下，甚至呼吸受抑制；母亲分娩前2小时内用哌替啶、麻醉药，不仅使新生儿易发生窒息，生后表现反应低下。

6. 其他　新生儿期甲状腺功能减低、脱水酸中毒、心功能不全、贫血、急性肾衰竭以及先天性疾病时，均可表现反应低下。因此应全面了解病史、伴随的症状和体征，以利于鉴别诊断。

【治疗】

根据反应低下的各种不同原因进行针对性治疗。

（朴梅花）

第四节　水　肿

水肿（edema）是新生儿期常见症状之一，由于细胞外液量异常增多所致。新生儿水肿多见于四肢、腰背、颜面和会阴部皮肤肿胀，呈可凹性或非可凹性。出生时已有全身性水肿称胎儿水肿（hydrops fetalis），可伴浆膜腔积液。

【病因】

（一）胎儿水肿病因

1. 严重贫血　①Rh 血型不合所致免疫性水肿；②α 地中海贫血；③胎-胎输血，多见于受血者，偶见于供血者；④慢性胎-母输血；⑤葡萄糖-6-磷酸脱氢酶（G-6-PD）缺陷；⑥胎盘脐带破裂、内脏出血严重者亦可发生。

2. 心血管疾病　①各种严重先天性心脏病；②心肌炎；③严重心律失常；④心内膜弹力纤维增生症；⑤动静脉畸形。

3. 血浆蛋白低下　①先天性肾病；②先天性肝炎或肝硬化；③肾静脉血栓形成。

4. 其他　宫内感染、肺发育不良、肺淋巴管扩张症、胃肠道梗阻、Turner 综合征、Noonan（翼状颈）综合征、21-三体综合征、孕妇患糖尿病及妊娠高血压综合征等。

（二）新生儿水肿病因

1. 生理性　新生儿体液占体重的 80%，增加的部分主要为细胞外液，因此新生儿具有一定程度的水肿，早产儿尤甚，以手背、足背及眼睑等处明显，其原因与血液循环中利钠肽水平较低有关。随着生理性体重下降，多余液体排出后水肿自然消失。

2. 贫血　严重贫血可致水肿，水肿和贫血程度不一定平行。

3. 心源性　各种严重心律失常、心肌炎、先天性心脏病和心内膜弹力纤维增生症均可在新生儿期发生心功能不全，出现水肿。

4. 肾源性　新生儿尤其是早产儿肾发育不完善，肾调节水和钠的功能很差，当输液过多、过快或输钠盐过多时，易产生水肿。其他如先天性肾病、泌尿系统畸形及肾静脉血栓形成、急性肾衰竭均可发生水肿。

5. 低蛋白血症　当血浆蛋白低于40g/L或白蛋白低于20g/L可引起水肿。

6. 新生儿硬肿症　与冷伤、感染、低氧血症等有关，因皮下组织饱和脂肪酸凝固引起非可凹性水肿。

7. 内分泌疾患　如先天性甲状腺功能减退、垂体后叶抗利尿激素分泌过多或肾上腺皮质增生症。

8. 其他　维生素E缺乏时在新生儿后期出现水肿，以下腹部、外阴及双腿较明显，用维生素E治疗后水肿很快消失。低钙血症可致全身性或仅下肢水肿，机制可能和钙离子参与调节毛细血管和肾小管上皮细胞膜渗透性有关。钙离子减少使通透性增加，液体进入皮下组织间隙。补钙剂后水肿可迅速消失。

【诊断要点】

（一）病史

1. 胎儿水肿在产前即可诊断，主要由B超测出胎儿皮肤厚度，如≥5mm或有胎盘增大，浆膜腔积液可得出初步诊断。

2. 对新生儿水肿要注意询问病史中有无母婴血型不合，分娩过程中是否有前置胎盘、胎盘早剥等导致胎儿失血的因素，是否为双胎、早产，住院过程中有否输液过多过快，以及询问用药史。

（二）临床表现

体检时应注意水肿的性质和分布，全身性或局限性，凹陷性或非凹陷性，是否伴有红、肿、热、痛等炎症表现，有无黄疸。注意心脏大小、心律、心音、心杂音和静脉充盈程度，有无肝大、腹水及特殊面容。

（三）辅助检查

1. 做血常规和血型鉴定，注意红细胞形态，疑有新生儿溶血病应做母子血型交叉免疫试验，必要时做G-6-PD测定和血红蛋白电泳。

2. 尿常规注意有无蛋白、细胞和管型。

3. 测定血浆蛋白、白/球蛋白比例及肝肾功能。

有心功能不全者应做心电图、超声心动图，并确定有无先天性心脏畸形或心肌病。

【治疗要点】

1. 严格控制液体入量。精确计算输液量和输液速度，严格限制钠盐摄入。

2. 根据贫血原因，如为重症血型不合溶血（伴严重黄疸）需交换输血，同族免疫性溶血早期可应用丙种球蛋白等。失血性贫血予输血以迅速纠正贫血，如为早产儿晚发贫血，可补充促红细胞生成素、维生素E、维生素C和铁剂。

3. 心功能不全　应用地高辛增强心肌收缩力，利尿剂可减轻心肌负荷。

4. 低蛋白血症　输白蛋白，每次1g/kg，连用2～3次。

（童笑梅）

第五节　青　紫

青紫（cyanosis）是新生儿常见症状之一。主要是由于血液中还原血红蛋白≥50g/L或异常血红蛋白增高而引起皮肤与黏膜呈紫蓝色，为严重心肺疾病或中枢神经系统病变的一种表现。青紫程度取决于氧饱和度和血红蛋白浓度。

【诊断要点】

（一）病史

详细询问母亲妊娠及分娩史：妊娠期有无感染及用药情况；羊膜早破易导致严重感染，引起休克和低血压；糖尿病母亲的婴儿易患低血糖症、红细胞增多症、呼吸窘迫综合征和先天性心脏病；分娩过程中脐带、羊水的情况，羊水过少可伴随肺发育不全；羊水过多可伴随食管闭锁；有无窒息史等。

（二）临床表现

检查新生儿有无青紫应在日光下进行，仔细观察口腔黏膜、甲床和眼结合膜。体检时应仔细检查呼吸频率、深度、有无呻吟、鼻翼扇动、三凹征和肺部体征等；注意检查有无心脏杂音、心率和脉搏、血压；腹部查体应注意肝大小，舟状腹提示膈疝。

（三）辅助检查

1. 血气分析　中心性青紫时动脉血 SO_2 和 PaO_2 降低，需除外心肺疾病；周围性青紫时动脉血 SO_2 和 PaO_2 可正常，需注意体温，并除外高铁血红蛋白血症、红细胞增多症/血液黏稠综合征或神经系统疾病。

2. 高氧试验　用于鉴别分流发生于肺内抑或肺外疾患。对所有怀疑有严重先天性心脏病者，都应做高氧试验，该方法对初次评估青紫患儿非常敏感和特异。为了解是否存在固定的右向左分流，应分别在常态氧和高氧情况下测定动脉氧分压。血气分析标本最好取自直接动脉穿刺，脉搏血氧饱和度仪（SaO_2 仪）不能作为高氧试验的监测工具。患儿吸入100%纯氧10分钟后测血气，肺源性青紫 PaO_2＞20kPa（150mmHg），而心源性青紫 PaO_2 增高不明显，但情况亦并非完全如此：①严重肺部疾病尤其是肺透明膜病，在病程中常产生肺内或经卵圆孔的右至左分流，此时吸入纯氧并不能提高 PaO_2，青紫不能缓解；②动脉导管未闭合并心力衰竭，引起肺泡渗出和小气道阻塞而产生青紫，吸入纯氧后青紫可消失；③大血管转位患儿吸纯氧后可降低肺血管阻力，增加动-静脉血经卵圆孔或动脉导管的分流，动-静脉血得以更好地混合，青紫可稍减轻。一般说来，如 PaO_2＞33.3kPa（250mmHg）以上，可基本排除严重的发绀型先天性心脏病；如氧分压＜13.3kPa（100mmHg），同时无明显的肺部疾病，提示心内右向左分流的先天性心脏病的可能性很大；当氧分压在13.3～33.3kPa，可能为先天性心脏病伴心内血液混合和肺血流明显增加，也偶见于左心发育不良综合征。

3. 导管分流试验 用于鉴别有无经动脉导管水平的右-左分流。测定右桡动脉（导管前）和左桡动脉（导管后）血气，如 PaO_2 差值>15mmHg，说明经动脉导管的右-左分流明显；简便方法为应用两台血氧饱和度仪分别测定右手（导管前）和左手或任一下肢（导管后）的经皮血氧饱和度，差值>10%即可说明经动脉导管的右-左分流明显。该试验可确诊经动脉导管有分流的持续性肺动脉高压。

4. 血液学检查 ①静脉血红细胞压积>65%，可诊断红细胞增多-血液黏稠综合征；②白细胞计数和分类可提示有无感染；③血钙、糖、生化检测可除外代谢紊乱；④测定有无血红蛋白衍生物，可取静脉血 1ml 置于抗凝管中振荡 15 分钟，还原血红蛋白很快变为鲜红色，高铁血红蛋白则呈巧克力色，须经数小时才变鲜红色；但加 2～3 滴 1%氰化钾后可转变为鲜红色，而硫化血红蛋白不变色。有条件者可用分光镜检查。

5. 其他 胸部 X 线可了解有无心肺疾病；根据需要做血培养，脑脊液检查、心电图、超声心动图、CT 等。

（四）诊断流程

参见图 1-5-1。

（五）鉴别诊断

1. 首先注意有无以下几种生理状况

①正常新生儿在生后 5 分钟内，可出现青紫，是由于动脉导管与卵圆孔尚未关闭，仍保持右至左分流，肺尚未完全扩张，肺换气功能不完善以及周围皮肤血流灌注不良所致。②新生儿常可见皮肤花纹，在寒冷时更明显，是因皮肤血管舒缩的自动调节不稳引起。③新生儿用力啼哭时偶可出现青紫，因啼哭时胸腔内压增加，右房压力升高，超过了左房压力，形成经卵圆孔的右至左分流，在啼哭停止后即消失。

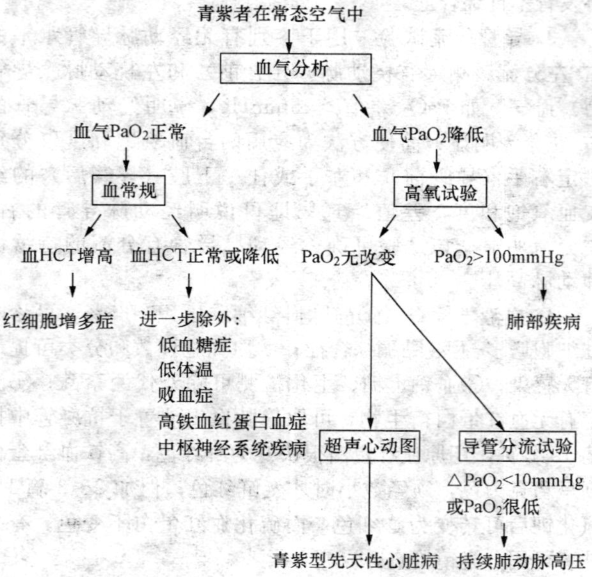

图 1-5-1　新生儿青紫鉴别流程

2. 注意青紫发作形式

①持续性青紫一般为心、肺疾患所致；②突然出现青紫可见于气漏；③一般轻度青紫伴明显三凹征提示肺部病变；④严重青紫，呼吸频率增加但呼吸困难不明显，同时有心脏杂音多为先天性心脏病，但大血管转位或间隔缺损大可不出现杂音；⑤凡右-左分流量占心输出量 1/3 以上，即可引起青紫，下半身青紫常见于伴左-右分流的动脉导管未闭（差异性青紫）；上半身青紫偶可见于持续性肺动脉高压、动脉导管未闭、主动脉缩窄和大血管转位；⑥青紫不伴心肺异常要注意有无血液系统疾患；⑦由颅脑病变引起的青紫常为间断性，可有惊厥、呼吸节律改变甚至呼吸暂停；⑧由微循环障碍引起者呼吸浅快，三凹征不明显，伴

有肢端冷，毛细血管再充盈时间延长；⑨喂奶时或之后出现青紫，可见于食管闭锁或严重胃-食管反流；⑩哭闹后青紫消失可见于后鼻孔闭锁。

3. 常见青紫类型

（1）周围性青紫：生后暴露在寒冷环境中，肢体远端局部血流变慢，还原血红蛋白增多，肢端明显青紫，但口唇黏膜红润，此时测血 PaO_2 不低，经保温后青紫可减轻或消失。

（2）机械性青紫：面先露或难产分娩的婴儿头面部可见由于受压引起的皮肤淤血、水肿，局部皮肤甚至口唇呈青紫色。

（3）中心性青紫：中心性青紫意味着动脉血氧饱和度的下降。患儿在保温环境下仍出现口唇、舌、颊黏膜和耳垂青紫，多由心、肺、血液疾病引起。

1）肺源性青紫：由肺部病变引起，如：①羊水或胎粪吸入；②湿肺；③肺透明膜病；④肺炎；⑤肺不张；⑥肺气肿；⑦气漏综合征；⑧其他：如膈疝、肺发育不全、肺囊肿、囊性腺瘤样增生等。高氧试验时测 $PaO_2>20kPa$（150mmHg）。

2）心源性青紫：常见于各种青紫型先天性心脏病、新生儿持续肺动脉高压（persistent pulmonary hypertension of newborn，PPHN）和心力衰竭等，高氧试验时测 PaO_2 增高不明显。

3）化学性青紫：血液中出现异常血红蛋白（高铁血红蛋白、硫化血红蛋白）所致的青紫。

【治疗要点】

1. 一经发现青紫，应立即吸氧，维持 PaO_2 在 6.67kPa（50mmHg）以上。

2. 仔细体检，查找青紫原因，对周围性青紫应注意保温，改善心功能，纠正微循环障碍；对中心性青紫应及早明确病因，给予相应治疗。

3. 如怀疑青紫型先天性心脏病，可试用前列腺素 E_1 治疗，剂量 0.05μg/(kg·min)，静脉缓注，30 分钟后血气明显改善，可确定诊断。

4. 高铁血红蛋白血症可用亚甲蓝每次 1mg/kg，加入生理盐水中以 1%浓度静脉推注，作用快而安全，一般推注后 30 分钟见效；也可用 10%葡萄糖 20ml 加维生素 C 0.5g 静脉推注，但作用不及亚甲蓝迅速。

（童笑梅）

第六节 呼吸困难

呼吸困难（respiratory distress）是指各种原因引起的呼吸频率、强弱、节律、深浅度、呼吸型等发生改变，呼吸次数持续>60 次/分或出生 1 小时后持续<30 次/分，常出现间断性呼吸，尤其是早产儿，常可出现周期性呼吸。临床可见呼吸急促或费力、青紫、呻吟、喘鸣、呼吸不规则或呼吸暂停、三凹征和鼻翼扇动等。可由呼吸系统疾病、中枢神经系统疾病、先天性心脏病和/或充血性心力衰竭、膈疝、酸中毒等所造成。

【诊断要点】

（一）病史

询问母孕期情况、患儿分娩前情况、出生史，患儿呼吸困难出现时间，观察患儿呼吸困难症状和体征。

（二）病史、症状、体征与疾病的关联

1. 早产儿明显呻吟、母亲有糖尿病史提示肺透明膜病。

2. 胎粪污染羊水，皮肤、指甲黄染提示胎粪吸入综合征。

3. 患儿呈多血面容或青紫，呼吸增快提示红细胞增多症。

4. 呼吸音左右不对称提示气胸、大叶性肺气肿、膈疝，一侧胸廓隆起伴有腹部凹陷考虑膈疝，胸廓膨隆提示肺气肿。

5. 伴有心脏杂音应考虑先天性心脏病，心音遥远提示纵隔气肿、心包炎，心脏杂音、肝大提示心力衰竭。

6. 泡沫样分泌物提示食管闭锁。

7. 哭时青紫消失提示鼻腔闭锁，青紫在哭后减轻有肺不张的可能。

8. 吸气延长并有吸气性喘鸣提示上呼吸道狭窄；鼻孔前听不到呼吸音为后鼻孔闭锁。

9. 呼吸时伴有高调喉鸣提示喉部疾病，声音嘶哑提示喉部狭窄、喉蹼或声带麻痹，呼气与吸气均有低调喘鸣考虑气管受压，呼气性喘鸣应注意肺气肿、肺发育不良或心力衰竭。

10. 有肺炎时可听不到湿啰音，听到啰音并不一定是肺炎，各种原因引起的肺水肿、羊水吸入、肺液过多及肺出血均可听到啰音。

【鉴别诊断】

可以胸部X线检查有无肺部改变来区别是呼吸系统还是其他疾病引起的呼吸困难，参见表1-6-1。

表1-6-1　新生儿呼吸困难鉴别诊断

最常见原因	相关检查
湿肺	根据病情选择
新生儿呼吸窘迫综合征（肺透明膜病）	血氧饱和度、高氧试验、血气分析
胎粪吸入综合征	胃液泡沫试验
相对少见原因	血糖和电解质
过渡延迟	血常规、血培养、CRP、腰穿
	胸片或胸腹片
感染（如肺炎，败血症）	心电图、超声心动图
非肺部因素（如贫血，先天性心脏病，先天性畸形，药物，神经或代谢异常，红细胞增多症，上气道阻塞）	颅脑超声、脑电图、诱发电位
持续性肺动脉高压	
气胸	

【新生儿呼吸窘迫诊治流程】

参见图 1-6-1。

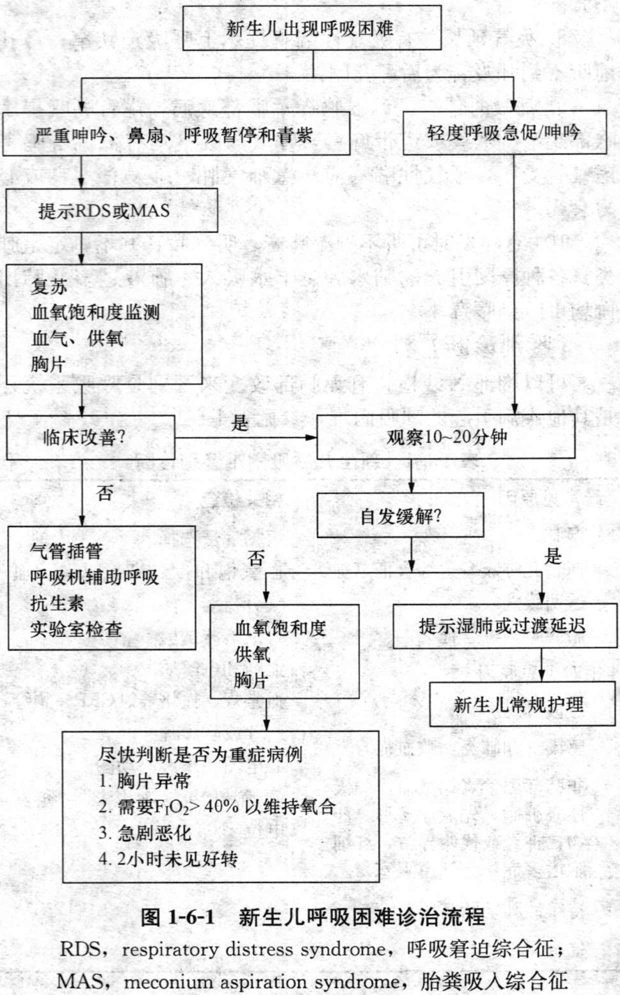

图 1-6-1　新生儿呼吸困难诊治流程

RDS，respiratory distress syndrome，呼吸窘迫综合征；MAS，meconium aspiration syndrome，胎粪吸入综合征

【治疗】

（一）治疗原则

1. 监测呼吸、心率、体温、肤色、全身状态。首先应明确病因，清除呼吸道梗阻，保持呼吸道通畅，治疗肺部疾病（参见有关章节），注意心血管疾病，纠正心律不齐与心力衰竭，纠正各种代谢紊乱。

2. 保持适中温度，根据病因补充热量及液量。保持正常通气、换气功能，防治肺出血。

3. 根据病情给予氧疗，如有呼吸衰竭，及早用机械通气治疗。

4. 应用抗生素控制感染。

（二）病因治疗

参见有关章节。

（三）呼吸管理

呼吸机的应用与管理见有关章节。

（韩彤妍）

第七节　新生儿惊厥

新生儿惊厥（neonatal convulsion）是新生儿期常见的症状。惊厥是由于骨骼肌不自主强烈收缩而引起的全身或身体某一局部肌肉运动性抽搐。发作时脑电图可正常或异常。由于中枢神经系统发育不成熟，新生儿尤其是早产儿更易发生惊厥。多数新生儿惊厥是各种急性病症合并的一过性症状，只有少数新生儿惊厥属于癫痫综合征。

【诊断要点】

（一）确定是否有惊厥发作

新生儿惊厥表现不典型，往往与正常活动难以区分，尤其早产儿，应与新生儿颤抖、活动睡眠期、周期性呼吸、非惊厥性呼吸暂停相鉴别。检查新生儿有无惊厥，需将婴儿包被全部打开，仔细观察自然姿势和自发动作。正常足月儿四肢肌肉有一定张力，屈肌张力高于伸肌张力，四肢保持在屈曲位，两手紧握拳，大拇指内收。包被打开后，肢体即出现粗大震颤样自发动作，或徐缓、无规则的手足徐动，有时可见踝部、膝部和下颏抖动。若突然出现肌张力改变、持续性伸肌强直、反复迅速的肢体某一部位抽搐以及阵发性痉挛则有病理意义。

（二）确定惊厥发作类型

新生儿惊厥不出现典型大发作，多呈无定型、多变的各种发作形式。常分为五种类型：

1. 微小型（subtle seizures） 特征表现为：①面、口、舌的异常动作：眼皮微颤，反复眨眼，皱眉，面肌抽动，咂嘴，吸吮，伸舌，流涎，吞咽，打哈欠。②眼部异常动作：凝视，眼球固定直视或眼球强直性水平斜视、眼球震颤。③四肢异常运动：上肢呈游泳样、划船样或击鼓样动作，下肢为踏步样、踏车样动作，某一肢体震颤或固定在某一姿势。④神经性发作：呼吸暂停、屏气、呼吸增强、鼾声呼吸，心率增快、血压升高、阵发性面红或苍白，流涎、出汗，瞳孔扩大或缩小。

微小型是新生儿尤其早产儿最常见的惊厥发作形式。由多种病因引起，常与其他惊厥发作类型同时存在。微小型发作有时难与足月新生儿的正常活动区别，需仔细观察，如某一动作反复出现，应考虑为微小型惊厥。正常新生儿虽可有不规则、粗大震颤样动作，一般不多次重复。此外，当呼吸暂停发作对气囊面罩通气复苏效果不良时，尤其对伴有脑损害的早产儿，应考虑可能是惊厥发作。绝大部分微小型惊厥的临床发作不伴皮质异常放电，但脑电图常见背景波异常，表现为波幅低平和爆发抑制，常见于缺氧缺血性脑病、严重颅内出血和感染患儿。

2. 强直型（tonic seizures） 分为全身性强直和局部性强直。全身性强直更常见，表现为四肢强直性伸展，有时上肢屈曲下肢伸展并伴有头向后仰。局灶性强直发作表现为肢体维持某种姿势，或躯干和（或）颈部不对称姿势。有时伴眼球偏移固定和呼吸暂停，一般神志不清。应与去大脑强直和角弓反张相区别。去大脑强直表现为四肢和躯干呈伸直位，同时两上肢内旋，瞳孔散大，两眼球向下转，是颅内出血的临终期体征。角弓反张表现为背部持续后躬，不一定伴有眼球运动，主要见于核黄疸。全身对称性强直发作，多数不是癫痫性发作，脑电图多无阵发性放电，但常有低电压，夹杂大量的肌电伪差，且背景高度抑制提示大脑半球功能严重损伤，预后不良。不对称的强直发作多数为癫痫性发作。脑电图在发作初期可见广泛性电压降低，以后逐渐出现局灶性或一侧性节律性尖波或 θ 波，波幅逐渐增高，并向一侧或两侧半球扩散。

3. 多灶性阵挛型（multifocal clonic seizures）　表现为多个肌肉群的阵发性节律性抽动，常见多个肢体或多个部位同时或先后交替抽动，常为游走性。多灶性阵挛型惊厥需与抖动区别，抖动常见于缺氧缺血性脑病、低血糖、低血钙和先天性中枢神经系统畸形时。抖动不伴眼球斜视，被动屈曲抖动的肢体时，抖动立即停止，抖动可因声音、皮肤刺激或被动活动某一关节而诱发；惊厥则不会因接受这些刺激而发作。脑电图表现各次发作起源不同，至少有两个或更多独立的起源点，常累及两侧半球。表现为多灶性尖波，或快或慢频率的各种波形的节律性放电，可在同侧或两侧半球之间游走，波形常发生演变。

4. 限局性阵挛型（focal clonic seizures）　表现为一个肌肉群的阵发性节律性抽动，常见于单个肢体或一侧面部，有时可扩散到同侧其他部位。先迅速地屈曲随后伸肌缓慢的运动，有别于非癫痫性对称性抖动。可累及面部、一侧上肢和（或）下肢，或呼吸、咽部肌肉，通常意识清醒或轻度障碍。限局性阵挛并不表示大脑皮层某一运动区功能异常，并无定位意义。常伴有局部脑损伤如出血或梗死、蛛网膜下腔出血，但也可见于代谢异常。大部分伴有大脑皮质的异常放电，发作期放电多数起源于局部，每次发作都起源于同一脑区，主要表现为局灶性尖波，通常包括棘波，有时可扩散到邻近脑区或整个半球。

5. 肌阵挛型（myoclonic seizures）　表现为肢体或某个孤立的部位一次或多次短促的屈曲性痉挛，也可牵涉到双上肢或双下肢。全身性肌阵挛，四肢和躯干均可同样痉挛，类似婴儿痉挛症。新生儿肌阵挛多数为非癫痫性的，如新生儿良性睡眠肌阵挛。发作期不伴脑电图的异常放电，但常有高波幅的运动伪差。

（三）明确惊厥发作的病因

新生儿惊厥病因广泛、复杂，可多种原因同时存在。病因诊断很重要，是进行特殊治疗和估计预后的关键。

1. 缺氧缺血性脑病　由围生期严重窒息引起，是足月新生儿惊厥最常见的原因。临床特点为意识障碍、肌张力异常和惊厥及颅内压增高。惊厥多在生后1～2天出现，多为微小型和限局型发作。重症常伴有颅内出血，加重颅内压增高，可出现强直性或多灶阵挛性惊厥。严重者多在1周内死亡，死于中枢性呼吸循环衰竭。

2. 颅内出血　病因分为缺氧性和产伤性。足月儿多见缺氧性和产伤性引起蛛网膜下腔出血、脑实质出血或硬膜下出血；早产儿因缺氧、酸中毒等原因易发生脑室周围-脑室内出血。

3. 感染　以化脓性脑膜炎为最多见，大多发生在生后1周以后。惊厥开始为微小型，以后变为强直性或多灶阵挛性。宫内感染引起脑炎时，生后即可出现惊厥，常同时伴有宫内生长迟缓、黄疸、肝脾大、白内障及皮疹等。

4. 代谢紊乱

(1) 低血糖：常见于小于胎龄儿、早产儿、窒息新生儿及糖尿病母亲的婴儿。低血糖多发生在生后3天内，主要表现反应差、阵发性青紫、呼吸暂停和惊厥等，常同时伴有原发病的表现，根据病史及辅助检查易诊断。

（2）低血钙：生后3天内起病的低血钙与低出生体重、窒息、母亲糖尿病等有关。生后3天至3周发病的低血钙，多见于足月儿，尤其是人工喂养儿，因钙的吸收不良所致。症状轻重不同，主要为神经肌肉的兴奋性增高，表现惊跳、手足搐搦、震颤、惊厥等。伴有脑损伤的低血钙惊厥为非局灶型，发作间期脑电图持续异常，钙剂治疗效果不好。生后3周发生的低血钙通常不伴有脑损伤，发作间期脑电图正常，用钙剂治疗效果好。

（3）低镁血症：常伴有低钙血症。症状无特异性，临床上常与低钙血症难以区分，因此当低钙血症经钙剂治疗无效时应考虑低镁血症，需同时用镁剂治疗。

（4）高钠和低钠血症：高钠血症常因钠的过度负荷或脱水引起，低钠血症通常由于窒息、颅内出血或中枢感染引起抗利尿激素分泌增多所致。根据病因不同临床表现有所差别。

5. 新生儿破伤风　由于用未消毒的剪刀、线绳来断脐、结扎脐带，破伤风梭菌由脐部侵入引起急性严重的感染。常在生后4～6天左右发病，全身骨骼肌强直性痉挛，牙关紧闭、有“苦笑”面容。声、光、轻触、饮水等刺激常诱发痉挛发作。用压舌板检查咽部时，越用力下压，压舌板反被咬得越紧。呼吸肌与喉肌痉挛引起呼吸困难、青紫和窒息，可因窒息缺氧或继发感染死亡。

6. 先天代谢性疾病　急性起病者主要表现拒食、呕吐、呼吸困难、顽固性惊厥、昏迷等，同时伴有较顽固性低血糖、酸中毒、高氨血症等，需考虑本病。主要发生在新生儿和婴儿期。遗传性生化代谢缺陷疾病种类繁多，常见有甲基丙二酸血症、苯丙酮尿症、枫糖尿病、尿素循环障碍和高氨血症等。

7. 维生素B_6依赖症　主要为遗传性犬尿氨酸酶缺乏，引起维生素B_6依赖性黄尿酸尿症，维生素B_6活性仅为正常的1%，需要量为正常婴儿的5～10倍。惊厥在生后数小时或2周内开始，脑电图改变为肌阵挛高振幅型。用镇静药治疗无效，用维生素B_6 100mg静注，症状在几分钟内消失，如不及时治疗，可留下严重后遗症，甚至死亡。

8. 撤药综合征　若母亲长期吸毒或使用镇静、麻醉、巴比妥类或阿片类药物，药物可通过胎盘到达胎儿体内，导致胎儿对该药产生一定程度的依赖。新生儿出生后药物中断而出现一系列的神经、呼吸和消化系统症状和体征，可发生惊厥，常伴有激惹、抖动、打哈欠、喷嚏和流涎、呕吐和腹泻。诊断根据母亲用药史或吸毒史，惊厥通常在生后24～48小时开始，用苯巴比妥或美沙酮可控制惊厥。

9. 胆红素脑病　早期新生儿重症高胆红素血症，尤其是伴早产、低蛋白血症、缺氧、感染及酸中毒等高危因素时，大量游离胆红素透过血脑屏障沉积于脑组织，影响脑细胞的能量代谢而出现神经症状，以脑基底神经节受累最为严重，大脑皮层也可受累。临床上严重黄疸同时出现反应差、拒食、惊厥等症状应考虑核黄疸。

10. 其他　如先天性脑发育不全、色素失禁症、家族性良性新生儿惊厥等均可在新生儿期出现惊厥。

【诊断及鉴别诊断】

新生儿惊厥的鉴别诊断需根据病史、体格检查、神经系统检查、实验室检查及影像诊断。

1. 病史　应了解母亲围生期情况，如有无妊娠高血压疾病史、分娩经过，有无围生期窒息等，对判定是否有围生期颅脑损伤极为重要。应询问家族史，是否近亲婚配，有助于区别有无先天性或遗传性疾病。其次，应了解惊厥开始发生的时间，对鉴别诊断有一定意义，生后2～3天内发生的惊厥应多考虑为围生期窒息、产伤、低血糖或低血钙引起，1周后以化脓性脑膜炎、败血症或低血钙引起较多见。

惊厥发作间期的伴随症状，对鉴别诊断有参考意义。有神经系统器质性病变时常表现为意识障碍、肌张力和原始反射异常等；一般情况良好者多为低血钙；面色苍白、肌张力减弱、反应低下，且为小于胎龄儿或早产儿，应考虑低血糖。出现凝视、脑性尖叫、舌震颤和前囟膨隆，提示有颅内器质性病变，如颅内出血、缺氧缺血性脑病等。在全身感染症状基础上发生惊厥，多考虑为化脓性脑膜炎。反复惊厥不止找不出原因，可能是先天代谢性疾病。

2. 脑电图　对预后评估极为重要。评价新生儿惊厥预后的三个主要指标是背景活动、阵发性活动和电持续状态。其中背景活动主要反映脑功能状态和脑损伤严重程度，是判断神经系统发育预后的最好指标。在重度异常背景基础上出现的电发作，存活者多数遗留不同程度的神经系统后遗症。在正常背景上出现的阵发性放电对神经系统发育影响不大。另外，惊厥发作类型为微小型、强直型、肌阵挛型通常提示严重脑损伤和脑先天发育异常，脑电图多为重度背景异常，预后不好。限局性阵挛型发作期如背景活动正常或轻度异常，则预后相对较好。

常规脑电图描记时间短、阳性率低，动态脑电图提高了阳性率，但有假阳性；视频脑电图可较长时间将发作时的录像图像与同步记录的脑电信号整合到同一屏幕上，有利于直观分析发作的性质和类型；振幅整合脑电图（amplitude electroencephalogram，aEEG）连续监测与常规脑电图相比，具有经济、简便、有效和可连续监测等优点。

3. 其他辅助检查及影像诊断　新生儿惊厥的病因诊断应常规检查血糖、电解质、血气分析，怀疑感染时应查血常规、C 反应蛋白、血培养，并进行脑脊液检查。影像诊断对判定有无颅内出血、脑水肿、脑积水、脑萎缩极为重要。MRI 可多轴面成像、分辨率高且无放射线损害，但检查所需时间长、噪声大、检查费用高。头颅 CT 图像清晰，价格适中，但不能作床旁检查，且有一定量的放射线。颅脑超声可在床边检查，对婴儿损伤性少，更适合做动态观察和监护。眼底检查可确定有无出血及脑水肿，颅骨透照检查对硬脑膜下血肿、脑穿通畸形，脑积水的诊断有一定帮助。硬脑膜下穿刺可确诊硬脑膜下出血或积液，颅骨X线摄片可发现骨折、畸形和先天性感染的钙化点。

【治疗】

（一）明确病因

新生儿惊厥应尽快明确病因诊断，针对病因给予特异治疗，如改善通气、换气功能，维持体液平衡，纠正低血糖、电解质紊乱及酸中毒，控制感染等。

（二）抗惊厥药物

1. 苯巴比妥　负荷量20mg/kg，静脉注射＞10min，如果惊厥持续，再增加剂量5mg/kg，直到总剂量30mg/kg。惊厥停止后12～24小时始给维持量3～5mg/(kg·d)，分2次给药。负荷量给药后2小时，应取血测药物浓度，有效血浓度为20～30mg/L，及时调整药物剂量。当与地西泮合用时应注意呼吸抑制。在肝功能不良的窒息新生儿用上述剂量可使血药浓度升高，镇静持续数日。因此对严重窒息、肝功能不良新生儿用负荷量苯巴比妥后仍有惊厥者，加用二线镇静效果稍低的药物，如苯妥英。

2. 苯妥英　负荷量20mg/kg，用生理盐水稀释（用葡萄糖溶液可产生沉淀），速度≤1mg/(kg·min)，以避免心律失常。如果惊厥持续，可增加5mg/kg。本药易引起毒性反应，用药后2小时监测药物血浓度，且不宜长期使用。

3. 苯二氮䓬类　苯巴比妥＋苯妥英可控制85%的惊厥，如无效可用苯二氮䓬类加强疗效。罗拉西泮、地西泮和咪达唑仑都有明显的抗惊厥作用，这3种药物均可快速进入脑组织，但药动学、药效学及不良反应有很大差异，罗拉西泮与地西泮比较有以下优点：①静脉用地西泮后迅速再分布，数分钟内自脑组织中清除；②地西泮有更明显的心肺抑制作用（尤其在合用苯巴比妥时）；③静脉用地西泮中含的苯甲酸钠与胆红素竞争白蛋白，增加发生核黄疸的危险。罗拉西泮 0.05mg/kg 静脉推注，在 2～3min 起效，持续 6～24h。可在数分钟后重复用药，直到总剂量 0.1mg/kg。地西泮 0.1mg/kg 静脉推注，缓慢增加至 0.3mg/kg，直至惊厥停止。止惊后以苯巴比妥维持。

4. 水合氯醛　为惊厥治疗的辅助剂，每次 50mg/kg 灌肠。

5. 利多卡因　剂量为 4mg/(kg·h)，稀释后静脉滴注，当惊厥停止时随即停药。本药可引起低血压、呼吸循环抑制，应在心肺监护下使用。

（三）新生儿惊厥的紧急处理程序

在每一步处理后仔细观察惊厥是否停止，如惊厥仍有发作，进行下一步处理，参见表 1-7-1：

表 1-7-1　新生儿惊厥的紧急处理程序

步骤	处理
1	立即心肺监护，稳定生命指征
2	纠正暂时性代谢异常 （1）纠正低血糖：10%葡萄糖 2ml/kg，然后以 8mg/(kg·min) 静滴，使血糖维持正常 （2）纠正低钙：5%葡萄糖酸钙 4ml/kg，缓慢静脉注射，需监测心率 （3）纠正低镁：2.5%硫酸镁 2～4ml/kg，缓慢静脉滴注，监测心率和呼吸
3	苯巴比妥 20mg/kg 静脉滴注，监测心肺功能，5mg/kg 静脉滴注，可重复直至总剂量 30～40mg/kg。考虑持续脑电监测，考虑插管/呼吸机治疗
4	罗拉西泮 0.05mg/kg 静脉滴注（可重复直至总剂量0.1mg/kg）
5	苯妥英 20mg/kg，缓慢静脉推注；如惊厥持续存在，可增加 5mg/kg。可重复直至总剂量 30mg/kg
6	维生素 B_6 50～100mg/kg 静脉滴注（脑电监测）
7	其他药物

患儿如有神经系统和脑电图异常，惊厥停止后需继续用药3～9个月，并随访观察。

（朴梅花）

第八节　腹　　胀

腹胀（abdominal distention）是新生儿期常见的症状，腹胀严重时，膈肌运动受限，肺活量减少，胸、腹腔内血循环受到障碍。腹胀常与呕吐相伴行，故应参考呕吐情况加以分析。严重而顽固的腹胀常表示病情危重。

【病因】

1. 生理性腹胀　正常新生儿尤其是早产儿，在喂奶后常有轻度到中度腹部膨隆，但无其他症状和体征，不影响生长发育。可能与新生儿以腹式呼吸为主，消化道产气较多，肠道平滑肌及腹壁横纹肌薄弱、肌张力低下有关。生理状况下，腹部膨隆均匀，腹壁无水肿、发亮或发红，触诊腹壁柔软，无明显压痛，触不到异常包块，肝脾无肿大。叩诊无移动性浊音及明显鼓音。肠鸣音无亢进和减弱。排气及排便正常，大便潜血阴性。牛奶蛋白过敏也可引起腹胀，回避牛奶蛋白后可好转。

2. 局部腹膨隆　腹膨隆常不对称，常见于腹部肿瘤，如肾胚胎瘤、肾上腺成神经细胞瘤、肝脏肿瘤、卵巢肿瘤，十二指肠附近肠段的梗阻，如环形胰腺、十二指肠束带、十二指肠狭窄或闭锁以及先天性肥厚性幽门狭窄等。

3. 麻痹性肠梗阻　腹部弥漫性膨隆，常为各种严重疾病的晚期并发症。

（1）感染性：见于败血症、肺炎、化脓性脑膜炎、急性胃肠炎、坏死性小肠结肠炎及急腹症晚期。

（2）低氧血症：如呼吸窘迫综合征、颅内出血、窒息及各种原因引起的呼吸、循环衰竭。

（3）水、电解质紊乱：其中最主要的是低钾血症、低镁血症、高钾血症及高镁血症所引起的肠麻痹。

(4) 代谢紊乱：如双糖不耐受症、先天性甲状腺功能减低、先天性肾上腺皮质增生症及肝肾衰竭引起的代谢紊乱。

(5) 其他：乳母、临产孕妇及新生儿应用溴化六羟铵、阿托品、氨茶碱、枸橼酸咖啡因、鸦片或氯丙嗪类药物，可引起新生儿腹胀。

4. 机械性肠梗阻

(1) 不全性肠梗阻：临床上并不少见。症状较轻，常有少量排气及排便。口服熟豆油少量可自行排便。常见于胎粪黏稠性肠梗阻、新生儿便秘、先天性巨结肠或糖尿病母亲的婴儿可患有短左侧结肠综合征。

(2) 完全性肠梗阻：上自食管下至肛门均可发生各种先天性发育障碍，例如胎粪性腹膜炎、环形胰腺、十二指肠束带、各肠段的先天性狭窄或闭锁、重复小肠、肠旋转不良及肛门闭锁等，均可引起完全性肠梗阻。

5. 腹水　实际上腹水并不属于腹胀，它不是由于肠腔内过度积气所造成，而是由于各种原因引起腹腔内游离液体积聚。

(1) 血性腹水：新生儿首先应考虑到出生后不久由于肝、脾、肾上腺等内脏破裂而引起的血腹，全身凝血功能障碍亦可引起血腹。

(2) 渗出性腹水：主要见于各种内、外科感染性疾病之后，如败血症、脐炎、肠炎以及各种原因引起的胃肠道穿孔所致弥漫性腹膜炎。

(3) 漏出性腹水：见于新生儿溶血病、先天性肾病综合征、尿路梗阻、严重的充血性心力衰竭、低蛋白血症及先天梅毒。门静脉、脾静脉、肝静脉或肾静脉血栓形成、脐血管插管时也可有漏出性或血性腹水，病情突然恶化、诊治困难、预后较差。

(4) 乳糜性腹水：极为罕见。新生儿胸导管梗阻时可引起乳糜腹。原发性见于淋巴系统疾病，有迅速进展的腹胀、腹水和腹泻，可有单侧肢体或全身性淋巴水肿，也可伴乳糜胸。继发性常由于肿瘤或炎症粘连、压迫胸导管所致。

6. 气腹　新生儿期气腹主要由于消化道穿孔所致，少数则由气胸时气体经纵隔而进入腹腔所引起。消化道穿孔最多见于胃部，其次为乙状结肠或盲肠，而小肠穿孔最少见。消化道穿孔大多数是由于肠道血循环障碍致胃肠壁部分坏死而造成，也可因消化管腔内压力增高所致。

【诊断过程】

（一）问诊要点

1. 病史　应详尽询问发病情况，症状出现的先后顺序及治疗经过。腹胀是否只发生在喂奶后且较轻，不影响生长发育，要考虑有无生理性腹胀可能。腹胀突然发生，患儿病情迅速恶化，呼吸窘迫，心率过速或过慢，脸色苍白或发绀，并有嗜睡或烦躁，应考虑气腹可能。

2. 伴随症状　腹胀有无阵发哭闹和呕吐，且呕吐物有胆汁、血液或粪汁，不排或仅有少量胎便或粪便，应注意机械性肠梗阻可能。高位肠梗阻时腹胀不明显或仅有轻度上腹膨隆，呕吐出现较早且严重；低位肠梗阻时，便秘、腹胀较突出，不排气，呕吐出现较晚。新生儿在生后无胎便或仅有少量胎便，应注意有无胎粪黏稠性肠梗阻或新生儿胎粪性便秘可能。有无其他合并症，如肺炎、败血症、化脓性脑膜炎、低氧血症、水电解质酸碱代谢紊乱，应考虑有无麻痹性肠梗阻可能。

3. 用药史　乳母、临产孕妇及新生儿有无应用阿托品、氨茶碱、枸橼酸咖啡因、鸦片或氯丙嗪类药物，也可引起麻痹性肠梗阻。

（二）体检要点

除全身检查外，特别注意腹部查体。腹部膨隆不对称常见于腹部肿瘤，如肾胚胎瘤或肾上腺成神经细胞瘤引起。肝脏肿瘤则右上腹部膨隆，卵巢肿瘤则两侧下腹部膨隆。十二指肠附近肠段的梗阻，如环形胰腺、十二指肠束带、十二指肠狭窄或闭锁以及先天性肥厚性幽门狭窄等均可在上腹部见到隆起的胃泡及胃蠕动波。后尿道瓣膜引起的膀胱储留或先天性无处女膜孔引起的子宫积水，在耻骨上区可见膨隆。如腹部触诊时在腹直肌外侧可触到橄榄样肿物，应考虑肥厚性幽门狭窄。腹部弥漫性膨隆，肠型轮廓不清或为粗大而松弛的肠管形，腹壁可见到曲张的浅表静脉，触诊时有痛苦表情，但无明显压痛点，叩诊呈鼓音，肠鸣音减弱或消失，应考虑麻痹性肠梗阻可能。如腹部有较多而清晰的肠型，肠鸣音亢进，甚至有气过水声，应考虑机械性肠梗阻可能。如腹部呈蛙腹，叩诊有移动性浊音，叩击一侧腹壁，对侧可扪及水波感，应考虑腹水。如腹部叩诊呈鼓音，肝浊音区消失，结合患儿腹胀突然发生，应考虑气腹。肛门指诊可发现肛门闭锁，若肛门指诊时觉出直肠内括约肌痉挛和壶腹部空虚感，当手指退出时有大量粪便和气体随手指呈爆炸式排出，应考虑先天性巨结肠可能。

（三）辅助检查

除血、尿、便常规、便潜血、电解质检查外，腹部影像学检查很重要。腹部肿瘤可由腹部B超诊断，若无法确诊可进一步行CT和MRI。高位肠梗阻可见梗阻近端肠管扩张，有2～3个液平面，称二泡征或三泡征，其他肠段不充气。低位肠梗阻时可见多数扩大肠袢与液平面。消化道造影可用于明确消化道畸形。如仅少量造影剂通过狭窄口，均迂回于狭窄部位应考虑肠狭窄。如造影剂灌肠显示大部分结肠位于左腹部，互相折叠，盲肠位于右上腹、中腹或左上腹，或盲肠及升结肠呈游动状应考虑肠旋转不良。若能见到充盈缺损囊肿包块，偶可见到造影剂流入重复管腔应考虑肠重复畸形。如造影剂灌肠见直肠、乙状结肠远端细窄，乙状结肠近端及降结肠明显扩张，袋形消失，蠕动减弱，24 小时后结肠内仍有较多造影剂存留应考虑先天性巨结肠。若腹部 X 线呈均匀透过度降低，应考虑有无腹水，应行腹腔穿刺术，并将穿刺液送检。腹水性质分为渗出性、漏出性、乳糜性，不同性质的腹水常提示不同的疾病。腹水鉴别见表 1-8-1。

表 1-8-1 腹水鉴别

	渗出液	漏出液	乳糜液
外观	浑浊，血性，脓性	微黄，浆液性	乳白色
比重	1.018 以上	1.017 以下	1.012～1.018
凝固	自凝	不凝	—
Rivata 法	阳性	阴性	—
蛋白定量	高于 2.5～3.0g/dl	低于 2.5～3.0g/dl	3.0～8.0g/dl
细胞计数	多于 500 个/μl	少于 100 个/μl	—
细胞分类	中性粒细胞为主	内皮细胞为主	—
细菌	有	无	—
其他	—	—	加苏丹Ⅲ酒精呈红色，加乙醚变澄清

【治疗】

（一）内科性疾病

1. 治疗原发病　感染性疾病控制感染，低氧血症保证供氧，改善通气。纠正水、电解质紊乱，保证热量及入量。必要时给予支持疗法，输血浆、丙种球蛋白等。

2. 对症治疗　可行胃肠减压，清洁灌肠等措施，也可用新斯的明等促进肠蠕动性药物，并在用药后 20 分钟行肛管排气以减轻腹胀。如果牛奶蛋白过敏，可给予深度水解蛋白或者氨基酸奶粉治疗。

（二）外科性疾病

主要是外科手术治疗。

（张　娟）

第九节　呕　吐

呕吐（vomiting）是新生儿期最常见的症状之一。可因新生儿的生理解剖特点或喂养不当引起，也是不少疾病及先天性消化道畸形的主要症状。需仔细观察分析，做出正确的诊断和处理。

【病因】

（一）内科性呕吐

占呕吐的80％～90％。

1. 新生儿溢乳　生后头几周正常新生儿可发生，喂奶后即从口角溢出奶汁。不影响生长发育，常于生后6个月内消失。

2. 喂养不当　约占呕吐的1/4。主因喂乳次数频繁，喂乳量过多、过急，乳方多变或浓度不合适，奶瓶乳头孔过大、过小，母乳头下陷或乳头正对小儿咽部，牛乳太热或太冷，喂乳后即平卧不拍背排气或过多、过早地翻动小儿。特点为非每次喂乳后均吐，呕吐量不定，呕吐内容为奶汁，纠正喂养方法后即好转。

3. 胃黏膜受刺激　分娩过程中吞入大量胎粪污染或带母血的羊水，未开奶即吐，开奶后呕吐加重，吐净后自然缓解，称咽下综合征。新生儿出血症、应激性消化道溃疡及DIC等均可有呕吐表现。患儿服用过红霉素、吐根及母亲用过催吐药物而哺乳者亦可引起呕吐。

4. 感染因素　胃肠道感染（鹅口疮、新生儿腹泻、坏死性小肠结肠炎等）或肠道外感染（呼吸道感染、败血症、脑膜炎等）均可致呕吐。

5. 胃肠道功能失调　贲门松弛、幽门痉挛、胎粪性便秘、新生儿便秘、胃食管反流等。

6. 颅压增高　颅内出血、缺氧缺血性脑病、脑膜炎等。

7. 先天性代谢性疾病　肾上腺性腺综合征、高血氨症、半乳糖血症、苯丙酮酸尿症等。

（二）外科性呕吐

1. 食管闭锁　生后不断吐沫，喂奶后即吐，伴有食管气管瘘者出现青紫及呼吸暂停。经口插胃管插到 8～12cm 时出现阻力或在咽部打折。

2. 先天性肥厚性幽门狭窄　多于生后 2～3 周出现进行性、持续性、喷射性呕吐。吐量多，多为乳汁或乳凝块。每次吐后呈饥饿状，进行性消瘦。体检可见扩大的胃型及蠕动波，在右上腹肋缘下，右腹直肌外侧可触及橄榄大小坚硬的肿块。

3. 先天性胃壁肌层缺损、先天性胃出口梗阻、先天性小胃　先天性胃壁肌层缺损系胃壁肌层发育不良，易出现溃疡穿孔。先天性胃出口梗阻于生后不久即出现胃扩张、频繁呕吐、不含胆汁。不完全梗阻除间断呕吐上腹胀满外，伴有营养不良和体重不增。完全梗阻常合并胃穿孔，最早发生于生后 12 小时。先天性小胃常伴其他畸形，主要表现为呕吐、营养不良和体重不增。

4. 胃扭转　出生 24 小时后发病，奶后呈喷射性或非喷射性呕吐，变动体位时更甚，体检无阳性所见。

5. 肠旋转不良　生后 3～5 天出现反复呕吐，呕吐物中含有胆汁，上腹膨隆，下腹凹陷。

6. 肠闭锁或狭窄　生后即频繁呕吐，呕吐物中有胆汁或粪便，胎粪少呈灰绿色或无，上腹或全腹膨隆，可见肠型或蠕动波。肠闭锁部位高者，腹部不膨隆。闭锁部以下或结肠无气体。

7. 巨结肠　胎粪排出延迟，伴腹胀和呕吐，呕吐物中含胆汁，经灌肠后症状缓解，以后出现相同症状。常伴有高胆红素血症。

8. 肛门、直肠狭窄闭锁　生后无或极少量胎便排出，随后出现呕吐，腹胀，及时肛诊即可发现。

9. 膈疝及食管裂孔疝　膈疝除呕吐外常有青紫、呼吸困难等表现，胸部听诊可闻肠鸣音。食管裂孔疝生后1周内出现呕吐，以乳汁为主，可含血液。

【诊断要点】

（一）病史

1. 母妊娠生产史　有无难产，产时及产前感染史、窒息、宫内窘迫史。羊水过多提示有先天性消化道畸形。

2. 喂养史　喂养方法及奶量是否正确。

3. 呕吐情况　呕吐开始时间（开奶前即吐考虑食管闭锁或咽下综合征，生后1～2天呕吐考虑幽门痉挛、肠梗阻，生后3～7天呕吐可由各种感染引起，应除外先天因素引起的不全肠梗阻生后2周呕吐为幽门肥厚性狭窄的特征）、呕吐方式（间断性、暂时性呕吐以内科性可能性大，喷射性、持续性呕吐以外科性可能性大）、呕吐物性状［奶汁多为溢乳或食管闭锁；乳凝块多为内科疾患或幽门Vater's壶腹以上的十二指肠梗阻；含胆汁表明梗阻在空肠近端以上；含粪便示梗阻在空肠近端以下；含血液应考虑自然出血、急性胃黏膜病变（如应激溃疡）、败血症、DIC等，并应与咽下带母血的羊水鉴别（抗碱试验）］。

4. 排便情况　生后2～3天内无胎便排出或仅有少量灰绿色黏液便排出提示消化道梗阻。

5. 伴随症状　溢乳、喂养不当的患儿一般情况良好。哭闹严重提示有外科情况。感染所致者有发热、感染中毒表现。颅内压增高所致者有兴奋或抑制，抽搐等表现。

（二）体格检查

1. 全面检查　注意一般情况及各系统异常，如有无脱水、酸中毒表现，心肺、神经系统异常，肛门闭锁等。

2. 腹部检查　注意腹胀及其部位（全腹胀提示低位或麻痹性肠梗阻，上腹胀、下腹空虚提示高位性肠梗阻），呕吐剧烈，伴脱水而无腹胀，亦不能排除外科情况。还应观察有无胃蠕动波（提示幽门狭窄）及肠型（提示低位肠梗阻），有肠梗阻表现而呈舟状腹应除外膈疝，蠕动波由左肋缘向腹中线移动提示幽门处有梗阻，蠕动波由右向左移动，提示十二指肠以下梗阻，右上腹有橄榄大小、硬如软骨肿块提示肥厚性幽门狭窄，肠鸣音是否正常（亢进可能提示机械性肠梗阻，减弱提示麻痹性肠梗阻）。

3. 直肠指检　指检后爆破性排出较多气体和胎便提示巨结肠。胎粪性便秘在指检后带出大量胎便，症状即可缓解。

（三）辅助检查

1. X线检查　腹部立位片、稀钡剂、碘油、泛影葡胺造影、钡剂灌肠等对诊断食管闭锁、食管气管瘘、胃肠梗阻意义重大，上消化道造影也有助于胃食管反流的诊断。

2. B超检查　有助于诊断先天性肥厚性幽门狭窄。

3. 血红蛋白抗碱试验　呕吐物稀释后离心的上清液五份加用1%氢氧化钠一份，2分钟后变棕色为母血，不变色为子血。

4. 24小时食管pH监测、24小时食管阻抗监测对胃食管反流的诊断有较大意义。

【鉴别】

（一）呕吐与溢乳的鉴别

1. 新生儿溢乳指吃奶后出现的从口边溢出少量奶液的现象，除溢乳外，无其他病态，对婴儿健康影响不大。

2. 呕吐是由于胃强力收缩，驱使胃内容物经口排出的症状。

（二）内科性与外科呕吐的鉴别

1. 新生儿外科性呕吐并不少见，尤其是生后不久即发生呕吐并持续存在，频繁不止，呕吐胆汁者必须考虑先天性消化道畸形的存在。

2. 内科性呕吐虽很常见，但反应低下、厌食、哭声低微，体温改变等表现常比呕吐突出，病初呕吐几次后不再呕吐，生后 1 周以后发病较多。

【治疗】

（一）病因治疗

首先除外先天畸形以免延误手术时机，再针对病因治疗，如指导喂养、控制感染、降颅压等。

（二）对症治疗

1. 禁食　在确诊前，呕吐严重者原则上禁食。但需肠道外营养，保证热量和入量。

2. 体位　内科性呕吐（胃食管反流）参见第 2 篇第 11 章第 1 节。

3. 洗胃　咽下综合征可用温生理盐水或 1%碳酸氢钠 50～100ml 洗胃至内容物澄清。

4. 解痉止吐　幽门痉挛可在每次奶前 15～20 分钟滴入 1∶(1000～2000) 阿托品 2～5 滴，开始逐步增加剂量直到用药后面部潮红表示药量已足。吗丁啉每次 0.3mg/kg，每日 3 次，奶前 15～30 分钟口服。小剂量红霉素，每日 5～15mg/kg，分 3 次口服。

5. 胃肠减压　呕吐频繁伴严重腹胀者，可持续胃肠减压。

6. 纠正脱水、酸中毒　一般给 3∶1 液（10%葡萄糖∶生理盐水）按比例加钾补充丢失，然后给 5∶1 液维持。注意纠正酸中毒及电解质紊乱。

（隋　静）

第十节　呕血和便血

消化道出血按部位分为上消化道出血和下消化道出血两种。前者是指 Treitz 韧带以上的消化道出血（食管、胃、十二指肠、胰腺、胆道），多为呕血（hematemesis）或排柏油样便。后者指 Treitz 韧带远端的消化道出血，多表现为鲜红、暗红或果酱样便，出血量多时可反流到胃引起呕血。消化道出血主要临床表现为呕血、便血（melena）或两者并存。

【病因】

（一）假性呕血和（或）便血

生后1～2天的胎便、移行便、久置后可呈黑色；经口咽部插管或外伤所致鼻咽部或气管出血被吞咽至消化道、新生儿咽下综合征、阴道出血污染粪便。口服铁剂、铋剂、碳末、酚酞等引起者极少见。

（二）全身性出凝血性疾病

常见者为新生儿自然出血症，某些重症疾病，如感染、硬肿症、新生儿肺透明膜病等所致DIC引起者多见；迟发性维生素K缺乏症、血小板减少性紫癜或各种先天性凝血因子缺乏症引起者较少见。

（三）消化道疾病

1. 反流性食管炎　胃食管反流致食管炎伴发溃疡时可出现呕血、黑便，并伴有顽固性呕吐、营养不良和生长发育迟缓。

2. 急性胃黏膜病变　指各种应激因素引起的胃黏膜急性糜烂、溃疡和出血，如颅内出血、颅内压增高、缺氧、败血症、低血糖、剧烈呕吐、非甾体类抗炎药、皮质类固醇等，多于生后1～2天内起病。

3. 急性胃肠炎　可见发热、呕吐、腹泻、严重者有便血和/或呕血。

4. 肠梗阻　可有呕吐、腹胀、呕血和便血，可因肠旋转不良、肠重复畸形等引起。

5. 食物蛋白介导的小肠结肠炎和食物蛋白介导的结肠直肠炎　也可有呕血和便血。

6. 先天性巨结肠　可引起便血。

7. 坏死性小肠结肠炎　可引起呕血或便血。

8. 乙状结肠、直肠及肛门疾病　多表现为便血，可因息肉、肛门-直肠裂等引起。

9. 血管畸形（血管瘤、动静脉瘘）　根据其不同部位可引起便血或呕血。

【诊断要点】

（一）病史

首先要排除假性呕血和便血，排除全身性出血、凝血障碍疾病，然后根据便血的颜色及呕血是否含有胆汁等对出血初步定位。如呕血与黑便同时存在者可能是上消化道出血；呕血带胆汁时可能是下消化道上段出血；洗胃后胃抽取液带有鲜血时为幽门以上出血，应排除操作损伤；黑便、果酱样便、咖啡色便不伴呕血提示小肠或右半结肠出血；鲜红色便或暗红色便提示左半结肠或直肠出血；血与成形便不相混或便后滴血提示病变在直肠或肛门，大便混有黏液和脓血多为肠道炎症。失血量的多少（＜20ml为小量，＞200ml为大量）和速度，失血的原因及其基础疾病常对呕血和便血的轻重有所提示。出血量的多少应根据以下来判断：

1. 呕出咖啡样物，则一般出血量不大。呕红色或暗红色血，则出血量较大。呕血同时有暗红色血便，出血量大。

2. 心率增快，血压下降出现休克表现说明出血量大。

3. 血红蛋白值在出血后1小时开始下降，血液充分被稀释需要24～36小时，故要连续观察血红蛋白以估计出血量。

4. 除外肾衰竭的原因后，如果尿素氮（BUN）升高，也提示出血量较大。

5. 应注意询问有无其他伴随症状，如反应差、吃奶差、发热、体温不升、排便不畅等。

（二）体格检查

除全身各系统检查外，特别要注意腹部、皮肤黏膜检查及生命体征的稳定情况。有无腹部膨隆、胃肠型、腹肌紧张、肝脾大、腹部包块、腹部叩诊鼓音、移动性浊音阳性、肠鸣音异常、皮肤出血点和瘀斑、苍白和黄疸、四肢末梢凉、毛细血管充盈时间延长等。监测呼吸、心率、血压、氧饱和度。

（三）实验室检查

血常规、便常规及潜血，呕吐物潜血，凝血功能，肝功能，血型，肾功能等。

（四）辅助检查

1. 内镜检查　电子胃镜、结肠镜检查能确定出血部位及情况，能在直视下活检和止血并发现浅表及微小病变。

2. X线检查　腹部立位平片可排除肠梗阻和肠穿孔，对小肠扭转、坏死性肠炎及胎粪性腹膜炎尤为重要。钡剂造影宜在非出血期进行，钡灌肠对下消化道疾病及肠套叠有诊断价值。

（五）外科手术探查

出血经内镜保守治疗效果不佳；经内科输血、扩容治疗循环不能改善或好转后又恶化；在补液或排尿量足够的情况下，血尿素氮仍持续上升提示出血可能持续，需要外科手术探查。

【治疗原则】

1. 禁食并保持安静及呼吸道通畅，监测生命体征　潜血阴性后可恢复饮食。

2. 对症治疗　自然出血可给予维生素 K_1 治疗。纠正休克（扩容、输血）、抗感染，并给予立止血、止血敏等。可输同型红细胞悬液 10～20ml/kg，必要时可增加。输血前应迅速正确地判断出血量。

3. 保证静脉通畅，保证热卡及入量，纠正酸碱平衡。

4. 置胃管局部止血

（1）充分减压：可减少胃的出血量，有利于血凝集，防止溃疡加重，有利于损害的修复。

（2）经胃管注入药物止血，保护黏膜：凝血酶（1/3袋）稀释1倍、云南白药（1/3袋）等注入胃管。蒙脱石散

(1/3 袋)，磷酸铝凝胶（1/3 袋）等注入胃管保护黏膜。

（3）去甲肾上腺素灌注：其止血率达 85%，100ml 冷盐水＋8mg 去甲肾上腺素，10～20ml/次，保留 30 分钟，再吸出，可重复。

5. 全身静点抑酸剂及止血药物　西咪替丁 15～20mg/(kg·d) 加生理盐水 20ml，15～30 分钟滴注 qd 或 bid；奥美拉唑 0.7～1mg/(kg·d) 加生理盐水 20ml，15～30 分钟滴注，qd 或 bid；止血敏每次 10～15mg/kg，每日 2～3 次口服、肌注或静注；止血芳酸 100mg/次，静注；立止血 0.33U/次，静点或肌注。

6. 内镜下止血治疗。

7. 手术治疗　保守治疗无效且需每日大量输血，疑有胃肠道坏死或穿孔时，手术治疗。

（李在玲）

第2章 儿科常见症状

第一节 长期发热

持续发热超过2周称为长期发热。

用水银体温计腋下测量体温5分钟，正常体温≤37℃。测量体温应真实有效，需防止个别学龄儿童测量体温时造假，必要时医护人员应当场监督患儿测量体温。

发热程度：低度发热37.1～38.0℃，中度发热38.1～39.0℃，高度发热39.1～41.0℃，超高度发热>41.0℃。

发热热型可分为：

（1）稽留热：体温恒定地维持在39℃以上的高水平达数天或数周，24小时内波动范围不超过1℃。

（2）弛张热：体温常在39℃以上，波动幅度大，24小时内波动范围超过2℃，但都在正常体温以上。

（3）间歇热：体温骤升达高峰后持续数小时，又迅速降至正常水平，无热期可持续1天至数天。

【诊断要点】

（一）诊断思路

长期发热应有感染-免疫-肿瘤的诊断思路，即感染性疾病、结缔组织病（又称风湿性疾病）、肿瘤及其他疾病，应遵循先考虑常见病，后考虑少见病的原则。

1. 感染性疾病　应寻找感染部位和感染病原。

感染部位包括全身感染，如败血症；皮肤、软组织感染，如蜂窝织炎；淋巴结感染，如淋巴结炎；淋巴管感染，如丹毒；上、下呼吸道感染，如扁桃体炎、支气管炎、各种肺炎、肺脓肿、脓胸；耳鼻喉科感染，如咽后壁脓肿、中耳炎、乳突炎、鼻窦炎；消化系统感染，如胃肠道感染、胆道感染、腹膜炎、肝脓肿、腹腔脓肿；心血管系统感染，如感染性心内膜炎、感染性心肌炎、急性心包炎；泌尿生殖系统感染，如泌尿系感染、肾周脓肿、盆腔脓肿；神经系统感染，如各种脑膜炎、脑炎、脊髓灰质炎；骨关节感染，如骨髓炎、化脓性关节炎。

感染病原包括各种细菌，如链球菌、葡萄球菌、流感杆菌、肺炎克雷伯杆菌、大肠埃希菌、铜绿假单胞菌、伤寒杆菌、结核杆菌、脑膜炎双球菌、军团菌、布氏杆菌、衣原体（目前认为属于细菌类）等；病毒，如流感病毒、肠道病毒、腺病毒、EB病毒、巨细胞病毒（CMV）、单纯疱疹病毒、乙型脑炎病毒、微小病毒B19、HIV等；支原体，如肺炎支原体；寄生虫，如弓形虫、疟原虫、阿米巴、肺孢子虫（也称卡氏肺囊虫）等；螺旋体、立克次体病，如梅毒、钩端螺旋体病、斑疹伤寒等；深部真菌感染，如白色念珠菌、曲霉菌、隐球菌、组织胞浆菌等。

免疫功能低下、免疫缺陷病（包括AIDS）、长期用广谱抗生素、激素及免疫抑制剂时，应注意深部真菌和肺孢子虫等感染。

2. 结缔组织病

（1）川崎病、幼年类风湿关节炎（JRA）、幼年脊柱关节病、风湿热、系统性红斑狼疮（SLE）等均可出现长期发热症状，参见第二篇第十六章“风湿性疾病”。

（2）皮肌炎：为一种系统性结缔组织病。临床表现有发热、皮疹、四肢近端对称性肌无力、肌痛等症状以及消化、呼吸、心血管、血液、眼等多系统受累；肌酶升高；肌电图为肌源性损害；肌活检可确诊。需除外感染、肿瘤及其他结缔组织病。

（3）大动脉炎：为一种侵犯主动脉及其主要分支的大血管炎，也称Takayasu's动脉炎，由日本一位眼科医生首先报道。多见于主动脉弓及其分支，其次为降主动脉、腹主动脉、肾动脉，肺动脉、冠状动脉也可受累。多为年长女孩；有发热伴四肢血压和脉搏异常；颈部、胸骨旁、上腹部、脐旁、肾区、脊柱旁等大血管部位有血管杂音；可有脑梗死表现及眼底异常；受累血管的影像学（彩超、CT、核磁）异常可确诊。必要时血管外科协助诊治。需除外SLE。激素治疗有效。

（4）渗出性多形性红斑：为一种小血管炎，以皮肤、黏膜多样化表现为特征，称Stevens-Johnson综合征。发热、皮肤黏膜同时受累，眼、口唇、肛门、外生殖器最易受累，多种形态皮疹，以疱疹为主。重症可有内脏受累。激素治疗有效。需除外感染、肿瘤及其他结缔组织病。

（5）变应性肉芽肿性血管炎：为一种小血管炎，称Churg-Strauss综合征。有哮喘、荨麻疹、过敏性鼻炎等病史；食物、吸入物及接触物过敏史；发热伴呼吸、心血管、神经、血液等多系统受累；血嗜酸性粒细胞>10%，IgE升高；病理学检查为血管外嗜酸性粒细胞肉芽肿形成。需除外感染、肿瘤及其他结缔组织病。激素治疗有效。如心内膜严重增厚伴附壁血栓形成，需手术治疗。

（6）韦格纳（Wegener's）肉芽肿：为一种小血管炎。有上、下呼吸道、肾等多系统受累，抗中性粒细胞胞浆抗体（ANCA）多为阳性，病理学检查为坏死性肉芽肿形成。需除外感染、肿瘤及其他结缔组织病。

（7）原发性干燥综合征：为一种系统性结缔组织病，国外称Sjögren's综合征（SS）。小儿少见，发热，皮肤黏膜、淋巴结、唾液腺、眼、口腔、肾、肺、血液、消化、神经、肌肉骨骼等多系统受累；可有腮腺无痛性肿大，或反复患腮腺炎；可有低血钾、高血氯、代谢性酸中毒等远端肾小管酸中毒的表现；可有RF阳性；ANA阳性，抗ENA抗体谱中的抗SS-A、抗SS-B抗体阳性。可伴有眼干、口干等症状，客观检查眼科Schirmer's试验阳性，口腔科静态唾液流率减少，唇腺组织学活检异常，腮腺X线造影异常，腮腺核素检查异常。需除外感染、肿瘤及继发性 SS。SLE 等结缔组织病、丙肝病毒、HIV 感染、淋巴瘤、结节病、头颈部放疗史、阿托品等抗乙酰胆碱药物可引起继发性 SS。

（8）白塞（Behcet's）病：为一种小血管炎，1937 年由土耳其一位皮肤科医生首先报道，小儿少见。有皮肤黏膜、眼、口腔、外生殖器、消化、心血管、呼吸、泌尿、神经、关节等多系统受累；针刺部位在 24～48 小时后易出现丘疹、小脓疱、红晕、硬结等各种皮肤反应，为针刺试验阳性。需除外感染、肿瘤及其他结缔组织病。

3. 肿瘤和肿瘤样疾病　包括白血病、淋巴瘤、郎格汉斯细胞组织细胞增生症等。

（1）白血病：有发热、淋巴结大、肝脾大、骨关节痛，贫血，出血，全血细胞减少或白细胞显著升高；末梢血可有幼稚细胞；骨髓检查可确诊。

（2）淋巴瘤：有发热、淋巴结大、肝脾大、多浆膜腔积液，可有纵隔淋巴结大；全血细胞减少；骨髓检查可有白血病；淋巴结活检可确诊。

（3）郎格汉斯细胞组织细胞增生症：病理学特点为郎格汉斯细胞异常增生。临床有皮肤、骨骼、内脏等多系统受累，确诊靠皮肤、淋巴结、骨骼、肿物、内脏等病理学活检，治疗需化疗。临床分为以下三种类型：

1）勒雪综合征：婴幼儿发病，有发热、皮疹、肺浸润、肝脾大、贫血、骨骼破坏等特点。

2）韩薛柯综合征：有突眼、尿崩症、颅骨缺损三大特点。

3）骨嗜酸性肉芽肿：病理性骨折如脊柱多发性压缩性骨折可为首发症状；有低热；白细胞减少；ESR 增快；血嗜酸性粒细胞计数升高；骨活检可确诊。

4. 其他疾病　如组织细胞坏死性淋巴结炎、甲状腺功能亢进症、药物热、结节病、先天性外胚层发育不良症、间脑综合征、暑热症等。

（1）组织细胞坏死性淋巴结炎：参见第二篇第十四章

第七节。

（2）药物热：治疗药物尤其是抗生素本身就可引起发热。对长期应用抗生素但发热不退，同时缺乏其他异常者，应想到药物热可能，必要时可停药观察，如发热随之消退者则可明确诊断。药物热特点为发热于用药后加重，停药后减轻；伴有皮疹；血嗜酸性粒细胞计数和 IgE 升高；可有哮喘、荨麻疹、过敏性鼻炎等病史，食物、吸入物及接触物过敏史。

（3）结节病：小儿少见。有发热、皮肤、淋巴结、肺、腮腺、肝、脾、骨关节、心血管、肌肉、神经、内分泌、肾等多系统受累；可有高血钙、ESR 增快、血嗜酸性粒细胞升高；血管紧张素转换酶（ACE）升高有特异性诊断价值；病理学检查示为非干酪性坏死性肉芽肿。需除外感染、肿瘤及结缔组织病。激素治疗有效。

（4）先天性外胚层发育不良症：发病早；主要见于男孩；长期发热；一般不出汗；有特殊外貌如前额突出，鼻梁低，厚唇，下巴前突；皮肤灰白，干燥脱屑，毛发稀疏。颌骨 X 线示牙胚缺如。皮肤活检示汗腺、皮脂腺缺如。

（二）实验室检查

1. 常规检查　包括血常规、网织红细胞、白细胞及分类（注意异型淋巴细胞）、尿、便常规＋潜血；ESR（如有贫血应查校正 ESR）、风湿三项（含 ASO、RF、CRP）、铁蛋白、ANA、免疫免疫球蛋白七项（含 IgG、IgA、IgM、IgE、C3、C4、CH50）、嗜酸性粒细胞计数；肝肾功能、心肌酶谱、血脂、钾、钠、氯、血糖、二氧化碳结合力（CO_2CP）等。如心肌酶谱中的 CK-MB 升高，应检查 CK-MB 质量法以消除心外因素影响。

2. 病原学检查

（1）各种体液标本的细菌学涂片、培养（需氧菌、厌氧菌、结核杆菌、L 型细菌、真菌等）。

（2）各种体液标本的病毒（CMV、各种肝炎病毒、肠道病毒、微小病毒 B19 等 DNA/RNA）。

（3）病原血清学检测，包括甲肝病毒抗体、戊肝病毒抗体、军团菌抗体、结核杆菌抗体、肥达＋外斐反应、EB 病毒 IgM 抗体、肺炎支原体抗体、衣原体抗体、术前八项（含乙肝五项、丙肝抗体、HIV、梅毒螺旋体）。

（4）真菌血 G 试验、GM 试验。

（5）其他如血涂片找疟原虫，大便、脓液查阿米巴滋养体，支气管肺泡灌洗液查肺孢子虫等。

（6）PPD 试验。

3. 器官形态及功能检查　胸片、心电图、超声心动图、脑电图、肌电图、器官超声、血管造影、CT、MRI 等影像学检查。

4. 免疫学检查　包括：①细胞免疫功能：T、B 淋巴细胞亚群。②抗 ENA 抗体谱、抗 ds-DNA 抗体、抗心磷脂（ACL）抗体、ANCA 等。

5. 肿瘤学检查　包括骨髓穿刺、血清肿瘤标记物（AFP、CEA、CA125、CA19-9）、核素全身肿瘤代谢显像等。

6. 病理学（组织学）活检　如皮肤、淋巴结、肌肉、骨髓等；纤维胃镜、肠镜；纤维支气管镜检（镜下也可行肺活检），超声或 CT 引导下肺活检；超声引导下肾活检、肝活检；耳鼻喉科、口腔科活检等。

【治疗要点】

（一）病因治疗

（二）对症治疗

1. 物理降温，观察体温变化。不用退热药，观察发热的程度和热型以及伴随发热的症状、体征。

2. 必要时用非甾体类抗炎退热药，如对乙酰氨基酚（泰诺林）：每次 10mg/kg；布洛芬（美林）：每次 10mg/kg；阿司匹林（巴米尔）：每次 10～15mg/kg。需注意副作用。

（鲁　珊）

第二节 呼吸困难

呼吸困难（dyspnea）是指各种原因引起呼吸费力的一种症状，但小儿多不能诉说出自己的感觉，而是以呼吸频率、节律和强度改变，伴有辅助呼吸肌参加运动，表现为三凹征、鼻翼扇动、点头呼吸等，是很常见的一种症状。严重时伴有发绀、烦躁不安，甚至惊厥或昏迷。

【病因】

（一）呼吸系统疾病

1. 上呼吸道梗阻　如先天性喉喘鸣、鼻后孔闭锁、舌骨-甲状腺囊肿、鼻甲肥厚、增殖体肥大、咽后壁脓肿、喉炎、会厌炎、喉乳头状瘤、喉痉挛、喉白喉、腭裂畸形、小颌畸形等。

2. 支气管与肺疾患　如气管炎、异物、气管-食管瘘、哮喘、喘息性气管炎、支气管扩张、毛细支气管炎及各种肺炎、肺脓肿、肺气肿、肺不张、肺水肿、肺囊肿、肺间质纤维化、肺含铁血黄素沉着症等。

3. 其他　胸腔积液、积气、积血、膈疝、纵隔疝、纵隔肿瘤、支气管淋巴结结核、膈肌等呼吸肌麻痹等。

（二）循环系统疾病

如肺栓塞、先天性心脏病、心包炎、心肌炎、心力衰竭、心内膜弹力纤维增生症、心律失常及风湿性心脏病等。

（三）严重贫血

包括失血、溶血及生血障碍和营养障碍所致的贫血。

（四）中毒及代谢异常

如一氧化碳中毒、水杨酸盐中毒、氰化物中毒、酮症酸中毒、尿毒症及严重酸碱失衡等。

（五）神经、肌肉疾病

如重症肌无力、吉兰-巴雷综合征、脊髓灰质炎及进行性肌萎缩、脑水肿等。

（六）其他

癔病、膈膨升、腹膜炎、大量腹腔积液及严重肠胀气等。

【呼吸困难分度】

呼吸困难的程度可分为三度：

1. 轻度 仅见呼吸加快或节律略不整，活动时可见轻微发绀，但不影响睡眠。

2. 中度 呼吸明显加速，可有节律不齐，三凹征呈阳性，辅助呼吸肌动作增强，点头呼吸，四肢末梢及口周有发绀。安静状况下吸氧可使呼吸困难减轻，但活动明显受限，且常伴有烦躁、影响睡眠。

3. 重度 上述表现更加明显，呼吸甚速或过缓，呼吸表浅或深浅不等、暂停，发绀严重，吸氧不能改善。

【诊断要点】

（一）肺源性呼吸困难

因呼吸系统病变致肺换气与通气功能障碍、肺活量降低，血氧下降及 CO_2 浓度升高。主要有三种类型：

1. 吸气性呼吸困难 由上呼吸道炎症、水肿、异物、肿瘤等引起上气道狭窄或梗阻所致。其特点为吸气相延长、三凹征（+）、呼吸次数减少，伴有高调吸气性喘鸣。

2. 呼气性呼吸困难 除由于过度活动、精神强烈刺激所致的生理因素之外，均为下气道因炎症、水肿、痉挛、异物或受压而变狭窄或梗阻所致，其特点为呼气费力、呼气相延长、呼吸变快，多伴有呼气性喘鸣、呼吸音降低及哮鸣音等。

3. 混合性呼吸困难 呼气与吸气均费力，呼吸浅快，多系肺炎、严重肺不张、气胸或大量胸、腹腔积液、腹膜炎等所致，使肺泡换气面积减少或通气量减低，常伴有大量水泡音或呼吸音减弱。

（二）心源性呼吸困难

主要见于心力衰竭，表现为混合性呼吸困难。左心衰竭所致呼吸困难较右心衰竭者重。小儿期右心衰竭和左右心同时衰竭较常见。

（三）贫血、中毒及代谢异常性呼吸困难

严重贫血时血氧含量下降导致呼吸浅快的呼吸困难，活动时明显，日久可致贫血性心脏功能不全而更加重呼吸困难。一氧化碳、氰化物中毒性呼吸困难与严重贫血相似。酸中毒时刺激呼吸中枢而出现深而快的呼吸。

（四）中枢性呼吸困难

见于各种原因的颅内高压症，尤其是发生脑疝时。其呼吸困难的特征为呼吸快慢、深浅不均、长吸气、双吸气、下颌呼吸、潮式呼吸及呼吸暂停等节律与频率改变。癔病性呼吸困难，偶见于女性年长儿，常以发作性过度换气和屏气为特征，一般无发绀等缺氧征，但可因呼吸性碱中毒而致抽搐。不同年龄、不同性质呼吸困难的病因见表 2-2-1。

表 2-2-1　不同年龄、不同类型呼吸困难的可能病因

类型	新生儿	婴幼儿	年长儿
吸气性呼吸困难	感冒、先天性喉蹼、喉软骨软化、鼻后孔闭锁、声门下狭窄、PietteRobin 综合征	急性喉炎、喉水肿、喉痉挛、咽后壁脓肿、咽乳头状瘤、支气管异物、气管炎	急性喉梗阻（感染、过敏、化学刺激）、气管异物
呼气性呼吸困难	Wilson-Mikity 综合征	毛细支气管炎、婴幼儿哮喘、支气管异物、支气管淋巴结结核	儿童哮喘、喘息性支气管炎、肺气肿
混合性呼吸困难	肺透明膜病、吸入性肺炎、感染性肺炎、肺出血、肺不张、肺水肿、肺发育不全、大型膈疝、食管气管瘘、气胸、脓胸、先天性心脏病、严重腹胀、湿肺、颅内出血、中枢性感染、膈肌麻痹、重症肌无力	支气管肺炎、粟粒性肺结核、脓胸、气胸、肺气肿、肺不张、肺水肿、肺大疱、纵隔气肿、先天性心脏病、心肌炎、心包炎、代谢紊乱、严重贫血、膈肌麻痹、中枢病变	各种肺炎、肺脓肿、脓胸、气胸、肺水肿、肺不张、肺气肿、支气管扩张、支气管异物、结缔组织病肺浸润、胸部外伤、心脏病、中枢病变

总之，应对病史、伴随症状、体征进行综合分析，尽力找出病因。详细的物理和 X 线心肺检查及血生化、血气分析、纤维支气管镜、支气管造影、消化道钡餐等检查可帮助诊断。

（周　薇）

第三节　慢性咳嗽

咳嗽症状持续时间>4 周，咳嗽为唯一症状，伴随症状不明显，肺部无体征，胸部 X 线无异常，经常规治疗效果不佳称为慢性咳嗽。

【诊断要点】

（一）慢性咳嗽病因及临床表现

1. 呼吸道感染与感染后咳嗽　①多见于<5 岁的学龄前儿童；②近期有明确的呼吸道感染史；③咳嗽呈刺激性干咳或伴少量白色黏痰；④胸部 X 线检查无异常；⑤肺通气功能正常；⑥咳嗽通常具有自限性；⑦除外引起慢性咳嗽的其他原因。

2. 上气道咳嗽综合征　①咳嗽以清晨或体位改变时为甚，常伴有鼻塞、流涕、咽干并有异物感、反复清咽、有咽后壁黏液附着感，少数患儿有头痛、头晕、低热等；②鼻窦区可有压痛，咽后壁滤泡明显增生，呈鹅卵石样，有时可见咽后壁黏液样物附着；③针对性治疗，如抗组胺药和白三烯受体拮抗剂、鼻喷激素等有效；④鼻窦 X 线平片或 CT 片可见相应改变；⑤上气道咳嗽综合征包括各种鼻炎、鼻窦炎、慢性咽炎、慢性扁桃体炎、鼻息肉、腺样体肥大等。

3. 咳嗽变异性哮喘　①咳嗽持续或反复发作，常发生于夜间或清晨，干咳，或者遇到冷空气、运动和过敏原刺激后咳嗽加重；②支气管扩张剂诊断性治疗可使咳嗽症状慢性缓解；③肺通气功能正常，支气管激发试验阳性；

④有个人或家族过敏史，过敏原检测阳性可辅助诊断；⑤除外引起慢性咳嗽的其他原因。

4. 胃食管反流性咳嗽　①阵发性咳嗽，剧咳，多发生于夜间；②症状大多出现在饮食后，喂养困难；③伴有上腹部或剑突下不适、胸骨后烧灼感、胸痛、咽痛等；④婴儿可出现呼吸暂停、窒息；⑤可导致婴儿生长发育停滞或延迟。

5. 嗜酸粒细胞性支气管炎　①慢性刺激性咳嗽；②X线胸片正常；③肺通气功能正常，支气管激发试验阴性；④诱导痰细胞学嗜酸粒细胞≥3%；⑤激素有效，支气管扩张剂无效。

6. 先天性呼吸道疾病　常见于以下疾病：①先天性气管食管瘘；②先天性血管畸形压迫气道；③先天性喉气管支气管软化或狭窄；④支气管肺囊肿；⑤纤毛运动障碍；⑥纵隔肿瘤。

7. 气管支气管异物　①是1～3岁婴幼儿慢性咳嗽的一个不容忽视的重要病因；②咳嗽通常为阵发性剧烈呛咳；也可仅表现为慢性咳嗽伴阻塞性肺气肿或肺不张。

8. 小儿肺结核　①慢性咳嗽为唯一临床表现者甚多；②肺部体征不明显；③可伴有慢性结核中毒症状；④X线胸片无明显异常改变；⑤高分辨和增强CT片可显示诊断；⑥痰、胃液、纤维支气管镜、灌洗液涂片找到抗酸杆菌或培养结核杆菌阳性。

9. 支气管扩张　①97%患儿仅表现为咳嗽；②高分辨CT片，敏感性、特异性为100%。

10. 心因性咳嗽　①年长儿多见；②有意清喉，以日间咳嗽为主；③专注某一事物及夜间休息时咳嗽消失；④常伴有焦虑症状；⑤不伴有器质性疾病，除外引起慢性咳嗽的其他原因；⑥经过行为干预或心理治疗后咳嗽得到改善。

(二) 慢性咳嗽诊断程序

见图 2-3-1。

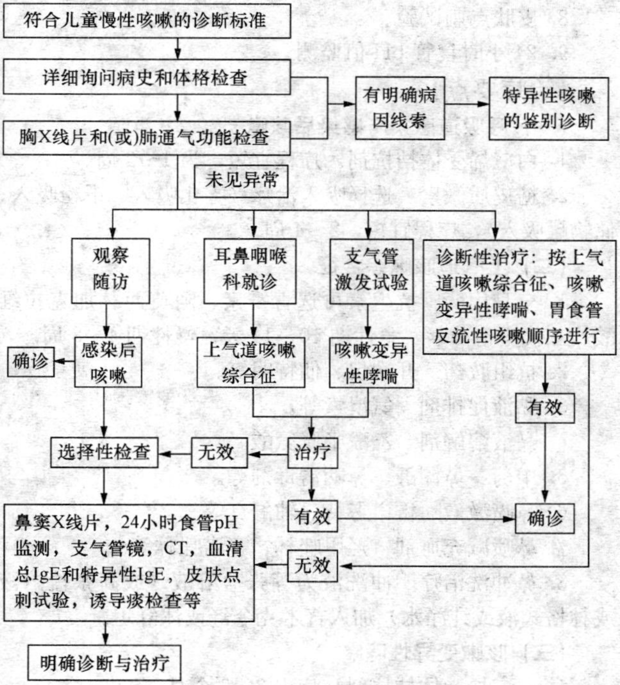

图 2-3-1　慢性咳嗽诊断程序

(三) 辅助检查

1. 常规 X 线胸片。
2. 胸部 CT 片、鼻窦 CT 片。
3. 肺功能、支气管舒张试验或支气管激发试验。
4. 纤维支气管镜检查。

5. 诱导痰或支气管肺泡灌洗液细胞学检查。

6. PPD 试验。

7. 血清 IgE 测定。

8. 皮肤点刺试验。

9. 24 小时食管 pH 值监测。

【治疗要点】

（一）呼吸道感染与感染后咳嗽

1. 白三烯受体拮抗剂　疗程宜短，为 1～2 周。

2. 糖皮质激素　选择吸入治疗（雾化吸入、干粉吸入、储物罐吸入），疗程宜短，2～4 周。

（二）上气道咳嗽综合征

1. 全身用药　抗生素可选青霉素、阿莫西林加克拉维酸、三代头孢菌素，急性期 10～14 天，慢性期 4～8 周。

2. 抗组胺药　开瑞坦、仙特明等。

3. 黏液促排剂　氨溴索等。

4. 黏液溶解剂　乙酰半胱氨酸。

5. 中药　鼻渊舒、鼻咽清毒剂等。

6. 鼻喷激素　雷诺考特、辅舒良等。

7. 鼻喷减充血剂　羟甲唑林、赛诺唑林等。

8. 鼻冲洗治疗　冲洗液为等张盐溶液（或高张盐溶液或林格式液或纯净水）加入普米克令舒或沐舒坦。

（三）咳嗽变异性哮喘

1. 白三烯受体拮抗剂　疗程 3～6 个月。

2. 吸入激素　建议使用相当于布地奈德剂量 400μg/d，2～4 周无效，应停药而不应激素加量。

3. 支气管扩张剂　可选择吸入剂或口服剂型，注意其副作用，宜采用与吸入激素或白三烯受体拮抗剂联合治疗。

4. 抗组胺药物　开瑞坦、仙特明等。

(四) 胃食管反流性咳嗽

1. 一般治疗

(1) 体位治疗：将床头抬高15°～30°，婴儿用仰卧位，年长儿左侧卧位。

(2) 饮食治疗：适当增加饮食的稠厚度，少量多餐，睡前避免进食。低脂、低糖饮食，避免过饱。肥胖患儿应控制体重。

2. 药物治疗

(1) 抑酸剂：先用质子泵抑制剂（PPI）奥美拉唑1.0mg/(kg·d)治疗4周，有效者减量至0.5mg/(kg·d)或用组胺受体阻滞剂（H_2RA）维持4～8周，必要时可延长至6个月以上。无效者可适当增加PPI剂量或延长用药时间，或改用其他PPI。

1) PPI：奥美拉唑（omeprazole）0.5～1.0mg/(kg·d)，早餐前半小时顿服。

2) H_2RA：雷尼替丁（ranitidine）4～6mg/(kg·d)（每日最大剂量300mg）；西咪替丁（cimetidine）10～30mg/(kg·d)（每日最大剂量800mg，婴幼儿期单次剂量不超过300mg）；法莫替丁（famotidine）0.6～0.8mg/(kg·d)（每日最大剂量40mg），分2次，q12h或睡前1次服用。

(2) 促胃动力剂：多潘立酮（domperidone），每次0.2～0.3mg/kg，每日3次，饭前15～30min服用。疗程4周。

(3) 黏膜保护剂：可选用硫糖铝、蒙脱石散剂等，疗程4～8周。

(4) 手术治疗适应证

1) 反流症状严重，合并食管狭窄、溃疡、出血，或严重影响生长发育。

2) 有解剖异常，如食管裂孔疝伴反复呕吐、上消化道出血。

3) 与反流有关的呼吸道疾病反复发作，如吸入性肺炎、难治性哮喘，甚至窒息。

（五）嗜酸粒细胞性支气管炎

1. 糖皮质激素　同上。

2. 白三烯受体拮抗剂　同上。

（六）小儿肺结核

抗结核治疗。

（七）支气管扩张

抗生素治疗、手术治疗。

（鲍慧玲）

第四节　心　悸

心悸是自觉心跳加快。

【诊断要点】

学龄儿童多见。心悸症状常见于：

1. 生理现象　如运动、兴奋、激动、紧张、疼痛、哭闹、恐惧、摄入刺激性食物（茶、酒、咖啡等）。

2. 药物影响　如交感神经兴奋药、迷走神经抑制药。

3. 喘息、哮喘发作　参见有关章节。

4. 发热、感染、窒息、缺氧、出血、贫血、休克等。

5. 甲状腺功能亢进症　参见有关章节。

6. 无器质性心脏病证据的早搏、阵发性室上性心动过速、特发性室性心动过速参见心律失常章节。

7. 器质性心脏病　如先天性心脏病、川崎病、感染性心肌炎、感染性心内膜炎、心包炎、风湿热及风湿性心脏病、各种心肌病、心力衰竭、二尖瓣脱垂综合征、心导管检查、介入治疗、心脏手术、心脏肿瘤等，参见有关章节。

8. 全身疾病引起心包积液　如结缔组织病、肿瘤等，参见有关章节。

9. 功能性心脏病　参见有关章节。

10. 心理因素（心因性）反应、情绪障碍　症状与患儿情绪变化密切相关，有时家长对孩子期望值过高、压力过大，对孩子过度关注、溺爱或管教过严以及父母长年在外地打工的留守儿童等也会出现心悸症状。症状常反复出现，发作时可伴过度通气，病史可长达数年甚至更长，一般不影响生长发育、活动、运动。多次体格检查和多种辅助检查均正常或大致正常。心理疏导治疗有效。

常规检查包括定时测心率、血压，做心肌酶谱和心电图。如心肌酶谱中的CK-MB升高，应检查CK-MB质量法以消除心外因素影响。心悸患儿心电图、动态心电图可见窦性心动过速、频发早搏、阵发性室上性心动过速、（特发性）室性心动过速。

【治疗要点】

病因治疗和心理疏导等。

（鲁　珊）

第五节　胸　　闷

胸闷是自觉胸部发闷、上不来气、喘不过气，可表现为憋气、大喘气、长出气。

【诊断要点】

学龄儿童多见。常见下列疾病：

1. 变态反应疾病　如吸入物过敏、过敏性鼻炎、哮喘发作、荨麻疹、过敏症等。局部吸入激素和β_2受体激动剂治疗有效。

2. 呼吸系统疾病　如支气管炎、肺炎、胸膜炎、胸腔积液、气胸、肺栓塞等。

3. 全身疾病引起胸腔积液、心包积液　如结缔组织病、肿瘤等。

4. 暴发性心肌炎引起严重心律失常　如Ⅲ度房室传导阻滞、室性心动过速，心电图、心肌酶谱、肌钙蛋白、胸片、超声心动图等可明确。

5. 器质性心脏病　如感染性心肌炎、各种心肌病、心包炎、风湿性心脏病、川崎病心血管并发症、心力衰竭、二尖瓣脱垂综合征等。

6. 睡眠呼吸梗阻综合征　如腺样体肥大、扁桃体肥大、肥胖症等，有打鼾史和睡眠呼吸暂停，睡眠监测可明确。

7. 心因性反应、情绪障碍　参见本章第四节。

常规检查包括心率、呼吸次数、血压、心肺查体等，胸片、心电图为必查项目。心脏进一步检查项目有心肌酶谱、肌钙蛋白、超声心动图（应包括冠状动脉）、24 小时动态心电图、心电图平板运动试验等。如心肌酶谱中的 CK-MB 升高，应检查 CK-MB 质量法以消除心外因素影响。

【治疗要点】

病因治疗。

（鲁　珊）

第六节　胸　痛

胸痛是自觉胸部疼痛，可表现为胸前区压榨性闷痛感或胸侧区域刺痛感。

【诊断要点】

学龄儿童多见。

（一）非心源性胸痛

儿科占绝大多数。

1. 呼吸系统疾病　如支气管炎、肺炎、胸膜炎、胸腔积液、气胸、肺栓塞等。

2. 变态反应疾病　如哮喘发作。

3. 病毒感染　如流行性胸痛（肠道病毒感染），带状疱疹（儿科少见）。

4. 反流性食管炎、胃炎。

5. 肋骨、肋软骨、胸肌、胸廓等外科疾病　如肋骨骨折、肋软骨炎、胸肌劳损等，可有外伤、运动史，胸部局限性压痛明显。

6. 乳腺发育、增生、肿瘤　乳腺部位局限性压痛，可触及乳腺结节、肿物等，年长女孩可与月经周期有关。

7. 睡眠呼吸梗阻综合征　有打鼾史和睡眠呼吸暂停者应行睡眠监测。

8. 心因性反应、情绪障碍。

9. 儿童和青少年特发性胸痛　国外报道发生率占小儿胸痛的 12%～45%。青少年多见，原因不明。胸痛多位于心前区，可屡发，短暂刺痛，体格检查和辅助检查均未见异常，不需治疗，观察、随访。

（二）心源性胸痛

1. 心律失常　为胸痛伴心悸，如阵发性室上性心动过速、频发早搏、室性心动过速等；发作时心电图、动态心电图可明确；平时心电图可有预激综合征、长 QT 综合征。

2. 心肌、心包病变　如感染性心肌炎、心包炎、风湿性心脏病、全身疾病引起心包积液等。

3. 缺血性心脏病

（1）二尖瓣脱垂综合征：女孩多见，体型瘦长；心脏听诊收缩期可有喀喇音、杂音；心电图可有室性、房性早搏、室性心动过速、室上性心动过速等心律失常；超声心动图二尖瓣脱垂，可伴反流。

（2）先天性心脏病：如严重主动脉瓣狭窄、严重肺动脉瓣狭窄，有心脏杂音；心电图心室肥大；胸片心脏增大；超声心动图可明确。

（3）肥厚性梗阻性心肌病：33%有家族史；心脏杂音易变化；心电图左室肥大，左胸前导联有异常 Q 波；胸片心脏轻度增大呈球形；超声心动图可明确。

（4）心包切开术后综合征：有近期心脏手术史；呼吸困难；心脏杂音轻或无，可有心音遥远、心包摩擦音；心电图 ST 段持续抬高；胸片心脏增大；超声心动图可明确。

（5）冠状动脉异常：如左冠状动脉起源异常（心脏杂音轻或无）、冠状动脉瘘（心脏连续性杂音）；川崎病伴心肌梗死，都可有心电图心肌梗死，胸片心脏增大，超声心动图、冠状动脉 CT 或造影可明确。

（6）主动脉瘤：如 Marfan 综合征，1896 年由法国儿科医生 Marfan 首次报道，为一种主要累及骨骼、眼、心血管系统的结缔组织遗传病。可有家族史；骨骼异常，表现为体型瘦长，“蜘蛛”样指（趾），下部量长，手指细长，X 线片测双手掌骨指数异常；可有眼晶状体半脱位等眼科异常；心脏听诊收缩期可有喀喇音、杂音；超声心动图二尖瓣脱垂，可伴反流，主动脉根部扩张，可有主动脉瘤（如破裂可猝死）。

常规检查包括心肺查体，胸片、心电图为必查项目。心脏进一步检查项目有心肌酶谱、肌钙蛋白、超声心动图（应包括冠状动脉）、24 小时动态心电图、心电图平板运动试验等。如心肌酶谱中的 CK-MB 升高，应检查 CK-MB 质量法以消除心外因素影响。其他系统检查参见有关章节。

【治疗要点】

病因治疗。

（鲁　珊）

第七节　瘫　　痪

瘫痪是（paralysis）指骨骼肌运动障碍，表现为肢体、躯干或面颈部肌肉活动减弱或消失。

【病因】

- 瘫痪
  - 神经性
    - 上运动神经元
      - 炎症：脑炎、脑膜炎、脊髓炎、脊柱结核
      - 血管性病变：缺氧、缺血、血栓、出血、畸形
      - 占位性：肿瘤
      - 中毒
      - 外伤
      - 遗传代谢病
      - 先天畸形
      - 变性病
    - 下运动神经元
      - 前角细胞：脊髓灰质炎、脊肌萎缩症
      - 神经根：急性感染性多发性神经根神经炎
      - 神经丛：臂丛损伤等
      - 周围神经、脑神经炎症；遗传性周围神经病等
  - 神经肌肉接头：重症肌无力
  - 肌源性瘫痪：各种肌病；多发性肌炎；周期性麻痹

【诊断标准】

体检或辅助检查发现面部、躯干或肢体骨骼肌活动减弱或消失。

【诊断要点】

（一）病史

仔细询问瘫痪发生情况：起病急缓，病史长短，有无诱因，是否伴有发热、惊厥、意识障碍、失语、偏盲、肢体疼痛、呼吸困难、大小便失禁、头痛及呕吐；有无肌萎缩；运动、智力发育情况；母孕期有无感染史、毒药物接触史；是否为早产儿，有无宫内窘迫、生后窒息；既往有无高血压病史、外伤史；预防接种是否规律，有无结核接触史；有无家族病史。

（二）体格检查

仔细的全身查体：生命体征、身高、体重、体位，皮肤有无皮疹、出血斑、水肿、异常压痛；头围，前囟，眼底情况；有无心律失常、心力衰竭征象；呼吸困难、呼吸肌麻痹征象；骨、关节、脊柱有无异常。重点为神经系统

检查：意识状态，有无颅高压，四肢肌力、肌张力、肌容积，有无肌颤；深、浅生理反射，病理反射；脑神经功能检查；感觉系统检查；自主神经功能检查。

（三）辅助检查

1. 影像学检查　超声、CT、MRI、脑血管造影。
2. 肌电图，脑电图。
3. 脑脊液检查。
4. 神经、肌肉活检。
5. 血生化、肌酶检查。
6. 遗传性疾病相关基因检测。

【诊断思路】

1. 首先应排除因皮肤、肌肉、骨骼、关节等处病变导致疼痛而表现的假性瘫痪。

2. 区分瘫痪是神经源性、肌源性还是神经肌肉接头性瘫痪。癔症性瘫痪于年龄较大儿童偶可见到，需除外其他器质性疾病后方可慎重诊断。临床表现虽突出，但与神经解剖定位不符，极少有括约肌障碍。

表 2-7-1　神经源性、肌源性、神经肌肉接头性瘫痪鉴别

	神经源性	肌源性	神经肌肉接头性
病损部位	中枢神经系统或周围神经	肌肉本身	神经肌肉接头处
瘫痪分布和性质	远端重于近端，或沿神经分布，持续性	近端重于远端渐近性，局限或广泛	传导障碍以远端为主间歇性，易疲劳，局限或广泛
腱反射	增强或减弱，消失	减弱	正常
肌萎缩	有	有	无
肌颤	有或无	无	无
肌张力	增高或减低	无	无
肌肉萎缩	无或有	可有肌强直	无
感觉障碍	常有	无	无
病理反射	阳性或阴性	阴性	阴性
肌电图异常	有或无	有	无

3. 神经源性瘫痪需区别中枢性和周围性瘫痪。

表 2-7-2　中枢与周围神经源性瘫痪的鉴别

	中枢性瘫痪	周围性瘫痪
病变部位	脑皮质运动区，锥体束	脊髓前角细胞，脑神经运动核，脑神经，脊神经
肌张力	增高	降低
肌容积	早期无萎缩	早期即萎缩
腱反射	亢进	减弱或消失
病理反射	阳性	阴性
电生理异常	无	有

4. 瘫痪程度的诊断　根据肌力 0～2 级为重瘫，3～4 级为轻瘫。

5. 定位诊断　根据瘫痪部位、伴随症状、神经系统体征判断病损部位。

6. 定性诊断　应根据小儿年龄、性别、病史、体检和有关辅助检查，进行概括、分析、综合，以判断出病变的性质，做出病理和病因诊断。

【治疗】

（一）病因治疗

（二）对症治疗

纠正异常姿势，促进正常运动及生活，预防畸形发生。可应用维生素等神经营养药。

（三）中医中药治疗

（魏　玲）

第八节　昏　迷

昏迷（coma）是高级神经活动的极度抑制状态，表现为意识完全丧失，对外界刺激无反应。

【病因】

颅内	感染性疾患	各种脑炎、脑膜炎、脑脓肿、脑结核瘤、脑寄生虫囊肿
	非感染性疾患	脑水肿、癫痫持续状态、肿瘤、外伤、出血、产伤、脑栓塞、脑血栓形成
颅外	感染性疾患	Reye综合征、中毒性脑病
	非感染性疾患	代谢障碍：低钠血症、高钠血症、低血糖、酸中毒、肝昏迷、高氨血症、肾性尿毒症、糖尿病昏迷
		各种中毒：食物、药物、农药、酒精、CO中毒
		其他全身性疾病：窒息、中暑、溺水、高血压性脑病、肺性脑病、休克、心力衰竭、心源性脑缺血、中枢神经白血病、肿瘤脑转移

【诊断要点】

（一）病史

应详细询问起病急缓，有无误服药物或植物史，有无一氧化碳中毒史，有无饥饿、惊厥发作、发热、头痛、呕吐、腹泻等病史；既往有无高血压、脑外伤、心脏病、肾脏病、糖尿病、中耳炎等；以及发病前小儿的全身状况，包括智力情况、心理行为、家庭情况，既往有无类似情况、同伴或家人有无类似情况等。

1. 起病形式

（1）急性起病：要考虑脑血管病、脑外伤、心脏病、低血糖、癫痫持续状态和药物及毒物中毒。

（2）亚急性起病：要考虑脑炎、脑膜炎、Reye综合征、肝昏迷、尿毒症、水电解质紊乱、酸中毒、糖尿病、遗传代谢病等。

（3）逐渐发生要考虑颅内占位性病变和慢性硬膜下血肿。

（4）阵发性昏迷应考虑肝昏迷、间脑部位肿瘤。

（5）一过性昏迷要考虑心脏病、脑血管供血不足等。

2. 首发症状

（1）以发热、头痛、呕吐、惊厥起病要考虑颅内感染、中毒性脑病、Reye 综合征等。

（2）以头痛起病应考虑颅内出血、高血压脑病、颅内肿瘤等。

（3）以精神症状起病要考虑脑炎、额叶肿瘤等。

（二）体格检查

1. 一般检查　注意体温、血压、心率及节律、呼吸频率及节律，皮肤毛发颜色，有无皮疹或瘀点、巩膜黄染、水肿或脱水体征，呼吸或尿有无特殊气味，头部或身体其他部位有无外伤等。

2. 眼部检查　瞳孔是否等大等圆，对光反应情况，眼底视神经乳头有无水肿，视网膜有无出血。

3. 详细神经系统检查　注意面部及肢体有无瘫痪，有无强迫体位及去大脑强直状态，有无脑膜刺激征、病理反射、压眶反射、角膜反射等。

（三）实验室检查

1. 一般实验室检查　血、尿、便三大常规、血糖、血电解质、二氧化碳结合力、肝肾功能检查等。疑有代谢性昏迷者还应查血氨及尿代谢筛查。

2. 疑有中枢感染者行脑脊液检查。

3. 有惊厥发作者行脑电图检查。

4. 疑有颅内占位性病变应急查 CT 或 MRI。

5. 疑似中毒者行毒物鉴定、CO 定量、血药浓度监测等。

【诊断标准】

意识完全丧失者可诊断为昏迷。

1. 浅昏迷　对周围光、声反应消失，对强刺激（如压眶反射）有痛苦表情或防御性动作，部分浅或深反射存在，呼吸功能尚正常。

2. 深昏迷　对各种刺激均无反应，各种深浅反射消失，肌张力极低，呼吸循环功能严重受累。

也可按昏迷量表评估昏迷程度（表 2-8-1）。

表 2-8-1　儿童改良 Glasgow 昏迷评分

睁眼反应			
所有年龄			得分
自动睁眼			4
对言语有反应			3
对疼痛有反应			2
无反应			1
最佳言语反应			
>5 岁	2～5 岁	0～23 个月	得分
言语定向力良好	短语、单词恰当	恰当的微笑、发声	5
言语混乱	词语不当	哭闹、可安慰	4
言语错误	持续哭闹、尖叫	持续哭闹、尖叫	3
发声不能理解	呻吟	呻吟	2
无反应	无反应	无反应	1
最佳运动反应			
>1 岁		<1 岁	得分
自发		自发	6
因局部疼痛而运动		因局部疼痛而运动	5
因疼痛而屈曲回缩		因疼痛而屈曲回缩	4
去皮层样僵硬回缩		去皮层样僵硬回缩	3
去平层样伸展		去平层样伸展	2
无反应		无反应	1

评分标准：

（1）15 分正常。13～14 分轻度昏迷，9～12 分中度昏迷，<8 分重度昏迷，低于 3 分脑死亡。

（2）≤12 分提示严重脑损伤，<8 分提示可能需要气管插管和机械通气，≤6 分需要监测颅内压。

（3）当病人被插管，无意识或无言语，对运动反应的评分就是最重要的部分。

【治疗】

（一）维持生命体征的稳定

1. 保证有效的呼吸　保持呼吸道通畅、吸氧，必要时气管插管或气管切开。

2. 维持有效循环　对伴有休克者应补液，必要时应用多巴胺升压。纠正心力衰竭、心律失常，高血压者应降压。

3. 纠正电解质紊乱及酸碱失衡　应限制水的入量，一般为 40～60ml/kg，应用 4∶1 含钠液，保持轻微脱水状态。

（二）病因治疗

根据相应病因进行治疗。

（三）对症治疗

1. 脱水治疗　降低颅内压，控制脑水肿（见急性颅内压增高症治疗）。

2. 控制惊厥（见癫痫治疗）。

3. 维持正常体温、降低头部温度。

4. 肾上腺皮质激素治疗　地塞米松 0.25～0.5mg/(kg·d)；或甲泼尼龙 2～3mg/(kg·d)，分 2～3 次，用 3～5 天。

（四）改善脑功能

1. 脑保护剂（纳洛酮、苯巴比妥、神经生长因子等）。

2. 脑代谢激活剂（能量合剂、胞磷胆碱、肌苷、果糖等）。

（五）促苏醒剂

如纳洛酮、醒脑静等。

（六）高压氧治疗

一氧化碳中毒、脑炎、脑出血、毒物中毒、中毒性脑病等在病情稳定后可行高压氧治疗，可促使清醒，降低后遗症发生率。

（魏　玲）

第九节　头　　痛

头痛（headache）是小儿时期常见的症状，40%～80%的7～15岁儿童有过头痛经历，头痛占小儿神经门诊就诊者的22%。疼痛不仅可由躯体因素引起，通常也可由精神因素所致。患儿对头痛常描述不清楚，因而更增加了临床诊断的困难。

【病因】

- 颅内
  - 中枢神经系统感染：各种脑炎、脑膜炎、中毒性脑病
  - 颅内占位：肿瘤、脓肿、结核球、囊肿
  - 外伤
  - 血管畸形、血栓形成、血管炎
  - 颅内高压：脑积水、良性颅内高压
  - 颅内低压：腰穿放脑脊液过多、脑脊液漏、脑积水分流术后
  - 偏头痛
- 颅外
  - 眼部疾患：屈光不正、青光眼、眶内占位性病变等
  - 鼻部疾患：鼻炎、鼻窦炎、鼻咽癌等
  - 口腔：龋齿、牙周炎、脓肿、颞颌关节炎等
  - 颈部疾患：颈肌、颈椎病变
  - 头皮、颅骨、脑神经病变
  - 头颈部肌肉收缩
- 全身性
  - 急性全身性感染性疾患：上呼吸道感染性疫病、肺炎、败血症等
  - 慢性全身性疾患：结核、结缔组织病、内分泌疾病、代谢性疾病及功能性疾病等
  - 心血管疾病：法洛四联症、主动脉缩窄、高血压
  - 急、慢性中毒
  - 急、慢性缺氧
  - 其他：精神紧张性头痛、心因性头痛

【诊断思路】

（一）病史

注意头痛的部位、性质、程度、先兆症状、频度、持续时间、加重与缓解因素以及伴随症状；既往有无头痛、治疗效果；有无头痛家族史。

（二）体格检查

除全身体格检查及神经系统检查外，还要注意有无头颅肿物、颅骨缺损、头颅部血管杂音；检查眼、耳、鼻、咽喉、口腔有无病灶、眼底有无视乳头水肿等。

（三）辅助检查

为进一步明确病因可选做血常规、脑脊液、脑电图、颅脑超声、头颅平片、颅脑 CT、MRI、MRA、副鼻窦、筛窦 X 线片、视力、眼底检查等。

（四）几种儿童头痛的类型

1. 偏头痛　偏头痛是一种发作性的神经-血管功能障碍性疾病，以反复发生的偏侧或双侧头痛伴有恶心、呕吐为特征。有偏头痛素质的人常因紧张、某些食物和月经期等诱发因素而发病。

（1）有先兆偏头痛：又称典型偏头痛。头痛发作之前有先兆，通常为视觉先兆（闪光、亮点或暗点、彩色条纹、视力模糊、偏盲等），部分病人先兆为感觉异常，和/或局部运动障碍。先兆可持续 4～60 分钟消失，之后出现头痛，呈搏动性，震动性，2/3 为一侧性，1/3 为双侧性，眼、额、颞部最疼，头痛一般持续 2～6 小时，伴有恶心、呕吐，畏光，入睡数小时醒来后头痛缓解，多数儿童每月发作 1～2 次。

（2）无先兆偏头痛：又称普通型偏头痛，是最常见的类型。没有先兆症状，头痛和呕吐是唯一临床特征，头痛常呈单侧或双侧搏动性痛，畏光怕声，恶心、呕吐反复出现。

（3）特殊类型的偏头痛：除具有偏头痛特点外，伴有某些特殊症状。

1）眼肌麻痹型偏头痛：少见，头痛反复发作后出现同侧脑神经麻痹（多见Ⅲ、Ⅳ、Ⅵ脑神经麻痹），可持续数小时至数周不等。

2）偏瘫型偏头痛：偏瘫可为偏头痛的先兆症状，数十分钟之后出现对侧或同侧头痛。

3）基底型偏头痛：先兆包括双枕叶或脑干症状，如视觉障碍、耳鸣、眩晕、复视、共济失调、构音障碍、意识障碍等。先兆期多持续 20～30 分钟，之后出现枕颈部痛。

（4）偏头痛等位症：有些偏头痛患儿可能周期性发生某些症状。如周期性呕吐或周期性腹痛，或周期性眩晕，而无头痛，或与头痛交替出现。

2. 紧张型头痛

（1）发作性紧张型头痛：见于任何年龄，由于疲劳、肌肉紧张等引起的常见头痛。头痛主要在头、颈后部疼痛，一次发作可持续数小时至数天。不出现恶心、呕吐、畏光、怕声等症状。

（2）慢性紧张型头痛：因患儿长期承受各方面心理压力而引起。其特点为长时间几乎每天均发生头痛，可持续一整天，疼痛呈双侧性、弥漫性、持续性、轻微钝痛，不伴恶心、畏光，活动后头痛不加重，可照常学习和从事日常活动。

3. 丛集性头痛　儿童少见，起病在 10 岁之后，男孩多见，在丛集期成簇的头痛反复发作。一般每日发作 2～6 次，可持续 4～8 周。头痛非常剧烈，总是为单侧性，先从眼及其周围开始，然后扩散至半侧头部，头痛侧结膜充血，流泪、面部潮红、鼻堵，偶有 Horner 征。可出现烦躁不安，每天发作及结束的时间几乎相同，多在夜间定时发作，突然发作，突然停止。

【治疗】

（一）应查明病因，再行病因及对症治疗

（二）病因治疗

感染发热所致头痛应先控制感染；颅内占位所致头痛

应先明确病变性质后给予相应治疗，五官疾病所致者，治疗原发病。

（三）对症治疗

使用止痛剂。

（四）偏头痛治疗

1. 发作期　选用非甾体类止痛剂，安定剂，酒石酸麦角胺咖啡因或曲坦类药物（舒马曲坦，伊米曲坦）。

2. 预防　避免发作诱因；每月发作 2～3 次以上、头疼剧烈影响学习和生活者方可用预防药物，常选用苯塞啶，钙离子通道阻滞剂（氟桂利嗪、尼莫地平）和丙戊酸钠等。

（魏　玲）

第十节　惊　厥

惊厥（convulsion）是多种原因导致大脑运动神经元异常放电引起的突然发作性全身或局部肌群的抽搐，伴有或不伴有意识障碍。

【病因】

感染性疾病	颅内	各种病原体引起的脑膜炎、脑炎、脑血管炎等
	颅外	热性惊厥，中毒性脑病，Reye 综合征等
非感染性疾病	颅内	癫痫，颅内占位性病变，颅脑创伤，出血，脑发育畸形，脑血管病，脑缺氧缺血
	颅外	遗传代谢病，水电解质紊乱，各种中毒 全身性疾病的并发症：肝昏迷，尿毒症、糖尿病，肾性高血压脑病，系统性红斑狼疮，胆红素脑病，维生素缺乏症、法洛四联症缺氧发作

不同年龄惊厥常见病因如下：

1. 新生儿期　常见新生儿窒息、新生儿缺氧缺血脑病（HIE）、颅内出血、败血症、化脓性脑膜炎、低血糖、低血钙、胆红素脑病、先天遗传代谢性疾病等。

2. 婴儿期　常见高热惊厥、低血糖、低血钙、中枢神经系统感染、中毒性脑病、癫痫及癫痫综合征等。

3. 幼儿期　常见高热惊厥、癫痫及癫痫综合征、中枢神经系统感染、颅脑外伤等。

4. 学龄前及学龄儿童　颅内感染、癫痫以及各种全身性疾病引起的惊厥。

【诊断要点】

小儿惊厥的诊断需要明确三个问题：首先，明确是否为惊厥发作，依据惊厥的临床表现（发作形式）排除非惊厥发作性疾病，如血管迷走性晕厥、婴儿屏气发作、习惯擦腿动作、癔病等。其次，进一步明确惊厥的病因。根据病史、体格检查、实验室及神经影像学的检查，再结合病人的年龄（不同年龄，惊厥的病因不同）发病季节等作出惊厥的病因诊断。第三，作出惊厥严重程度的初步判断。根据起病年龄、发作频率、惊厥持续时间、惊厥的病因（是否脑组织结构异常、生化代谢异常或遗传代谢病）综合分析作出初步判断。抗惊厥治疗与惊厥病因诊断同步进行，待病因明确后进行病因治疗。

（一）惊厥的发作形式

1. 全身性发作，伴有意识丧失，包括：①阵挛性发作；②强直性发作；③强直-阵挛性发作；④肌阵挛性发作。

2. 部分性发作，不伴意识丧失或意识未完全丧失。

3. 部分性发作泛化为全身发作。

4. 惊厥持续状态　是指一次发作超过 30 分钟或间断发作，在间歇期意识不恢复，反复频繁发作超过 30 分钟。为严重的惊厥发作形式。

（二）辅助检查

1. 血尿便常规、必要时做血培养。

2. 血生化、肝肾功能。

3. 脑脊液。

4. 头颅影像学检查 CT、MRI。

5. 脑电图。

6. 必要时遗传代谢筛查、染色体检查。

【治疗】

1. 针对病因进行治疗。

2. 抗惊厥治疗 详见热性惊厥及癫痫治疗。

（魏 玲）

第十一节 黄 疸

黄疸（jaundice）是胆红素代谢异常而致血清胆红素水平异常升高，出现皮肤、黏膜、巩膜等器官组织黄染的临床征象。小儿正常血清胆红素为1.7～17.1μmol/L（0.1～1.0mg/dl），其中80％为未结合（间接）胆红素。血清总胆红素在17.1～34.2μmol/L，肉眼看不见黄疸，称隐性黄疸。血清总胆红素＞34.2μmol/L，肉眼可见黄疸，称显性黄疸。本节详述婴幼儿及儿童期出现黄疸的疾病，新生儿黄疸参见新生儿黄疸节。

【病因和分类】

1. 按临床分类 分为溶血性、肝细胞性及梗阻性。

2. 按解剖分类 分为肝前性、肝性及肝后性。

3. 按胆红素化学性质分类 可分为未结合性、结合性、结合性及未结合性。

黄疸常见病因见表2-11-1。

【诊断要点】

（一）问诊要点

1. 病史

（1）黄疸发生情况：起病年龄、急缓、程度、持续时间、进展及波动情况。

（2）伴随症状：发热、呕吐、腹痛、腹胀、腹泻、便秘、大小便颜色、食欲、与饮食的关系、皮肤有无瘙痒、有无惊厥。

表 2-11-1 黄疸常见病因

未结合胆红素升高		结合胆红素升高	
产生过多（肝前性）	肝细胞摄取结合障碍（肝性）	肝细胞排泄障碍及摄取、结合、排泄均障碍（肝性）	胆道排泄障碍（肝后性）
1. 溶血性疾病 （1）同族免疫性溶血：新生儿溶血症（ABO、Rh、其他血型） （2）红细胞酶缺陷：G-6-PD 缺乏症、红细胞丙酮酸激酶缺乏症等 （3）红细胞膜异常：球形红细胞增多症、椭圆形红细胞增多症、口形红细胞增多症、固缩红细胞增多症等 （4）血红蛋白病：地中海贫血、镰刀形细胞性贫血等 （5）自身免疫性溶血性贫血 （6）微血管病：溶血尿毒综合症、巨大血管瘤、物理损伤（人造心瓣膜、严重烧伤）等 （7）感染：金黄色葡萄球菌、溶血性链球菌感染、恶性疟疾、钩端螺旋体病等	**1. 摄取障碍** （1）早产儿 （2）药物影响：磺胺类、水杨酸类、新霉素、吲哚美辛、毛花苷 C 等 （3）Gilbert 综合征轻型 **2. 结合障碍** （1）肝酶活性受抑制：Lucey-Driscoll 综合征、窒息、缺氧、感染等 （2）先天性肝酶缺陷：Crigler-Najiar 综合征Ⅰ型、Crigler-Najiar 综合征Ⅱ型、Gilbert 综合征重型等 （3）其他：糖尿病母亲婴儿、饥饿、低血糖、低体温、代谢性酸中毒、	**1. 肝细胞排泄障碍** Dubin-Johnson 综合征、Roter 综合征等 **2. 肝细胞摄取、结合、排泄均障碍** （1）肝炎（各种病原体感染如各型肝炎病毒、CMV、EB 病毒、单纯疱疹病毒、风疹病毒、弓形虫、梅毒螺旋体等）、败血症、伤寒、肝脓肿、阿米巴病、布氏杆菌病、回归热等 （2）药物及中毒：红霉素、利福平、异烟肼、PAS、他巴唑、硫氧嘧啶、氯丙嗪、甲基睾丸酮、避孕药、硫唑嘌呤、重金属等 **3. 先天性代谢病** （1）糖代谢异常：半乳糖血症、果糖不耐受症、糖原累积病Ⅳ型等	**1. 肝内阻塞** 病毒性肝炎、药源性淤胆、肝内胆管结石、炎症、原发性胆汁性肝硬化、肿瘤（胆管细胞癌、肝癌、恶性淋巴瘤等）、华支睾吸虫病、胆栓综合征、肝内胆管缺如或发育不良、肝动脉发育不良、良性复发性肝内淤胆、Baler 病、静脉内高营养等 **2. 肝外阻塞** 先天性胆道闭锁、先天性胆总管囊肿、胆总管穿孔、胆总管外压迫：十二指肠及胰腺肿瘤、胆道周围淋巴结病、梗

（续表）

未结合胆红素升高		结合胆红素升高	
产生过多（肝前性）	肝细胞摄取结合障碍（肝性）	肝细胞排泄障碍及摄取、结合、排泄均障碍（肝性）	胆道排泄障碍（肝后性）
(8) 药物：维生素 K_3、催产素、磺胺、伯氨喹啉等 (9) ABO 血型不合输血 **2. 新生儿红细胞增多** 胎-胎输血、胎-母输血、脐带结扎延迟、 过期产儿、小于胎龄儿等 **3. 红细胞寿命缩短** 新生儿头颅血肿、体腔出血、皮肤瘀斑等 **4. 无效造血(旁路性胆红素增多)** 新生儿头颅血肿、体腔出血、皮肤瘀斑、先天性造血性卟啉血症等 **5. 肠肝循环（重吸收）增加** 喂养延迟、胎便排出延迟、母乳性黄疸、消化道畸形、肠梗阻等	甲状腺功能低下、脑垂体功能低下、先天愚型等	(2) 脂肪代谢异常：戈谢病、尼曼-匹克病、胆固醇酯累积症、Wolman 病等 (3) 氨基酸代谢异常：酪氨酸血症、高蛋氨酸血症等 (4) 其他：肝豆状核变性、α_1-抗胰蛋白酶缺乏症、胰腺囊性纤维变、家族性肝内胆汁淤积症、脑肝综合征、严重营养不良、慢性充血性心力衰竭等	阻肠襻、胆汁黏稠综合征、胆管手术后、胆道蛔虫、肿瘤、炎症等引起的狭窄和梗阻、胆总管结石等

(3) 其他：传染病接触史、药物或毒物接触史、不洁饮食史、过度食用富含胡萝卜素食物史、输血、拔牙、注射史、相关家族史等。

2. 诊疗过程　何处就诊、诊治方式：包括所做的检查、诊断、所用药物、治疗时间及治疗效果等。

(二) 体检要点

1. 皮肤和巩膜黄染程度、色泽（自然光下），有无蜘蛛痣、肝掌、黄色脂斑或黄色瘤，有无搔抓痕。

2. 注意有无贫血貌、出血点，有无先天畸形、浅表淋巴结肿大情况。

3. 肝、脾、胆囊大小，有无压痛，软硬度，表面是否光滑，有无腹水、右上腹压痛、反跳痛及包块。

4. 检查巩膜 K-F 环。

(三) 辅助检查

1. 常规检查　血胆红素（总胆红素、未结合及结合胆红素）、外周血常规＋血涂片（红细胞形态、有核红细胞）、网织红细胞、尿液分析、血型、抗人球蛋白试验、肝功能、肝酶学检查等。

2. 根据结果可进一步检查　肝炎相关病原学及血清学检查、红细胞脆性试验、高铁血红蛋白还原试验、G-6-PD 活性、甲状腺功能、碱性磷酸酶（AKP）、甲胎蛋白（AFP）、血气分析、血氨、血电解质、血脂、凝血酶原时间、尿含铁血黄素、腹部及盆腔 B 超、腹部 X 平片或 CT、MRI、胆道造影、经内镜逆行胰胆管造影（ERCP）、十二指肠引流液分析、肝放射性核素扫描、腹腔镜检查、肝脏活检、眼底检查、骨髓检查、血和尿氨基酸分析、脑电图等。

【诊断步骤】

黄疸可发生于肝脏疾病或肝脏以外的疾病，发生于生后不同时期，可为暂时性或持续性。

黄疸诊断步骤见图 2-11-1。首先要确定真假黄疸，凡血清胆红素增高所致的皮肤、黏膜、巩膜黄染为真性黄疸。皮肤黄疸，血清胆红素正常者为假性黄疸，可因长期服用富含胡萝卜素（如柑橘类）食物、药物引起。

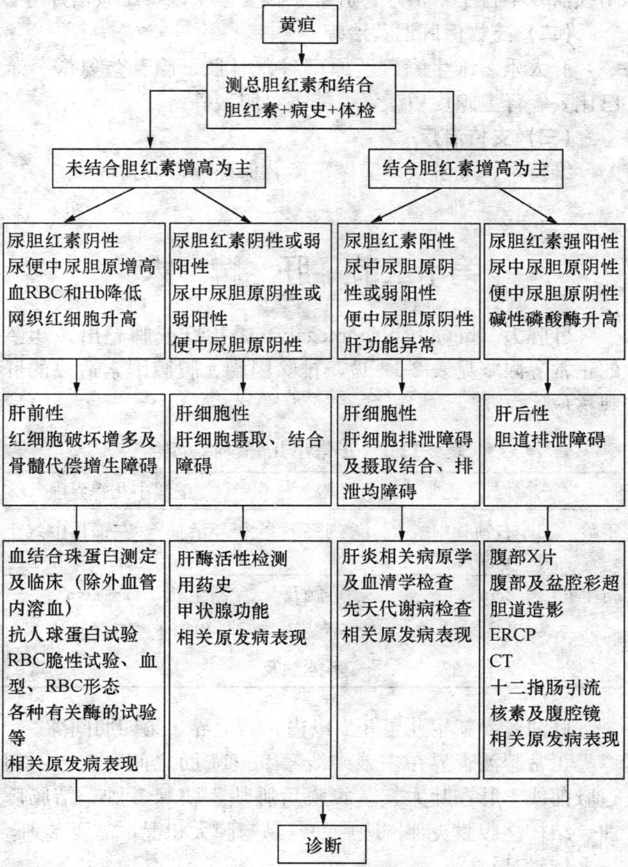
黄疸
测总胆红素和结合胆红素+病史+体检
未结合胆红素增高为主
结合胆红素增高为主
尿胆红素阴性
尿便中尿胆原增高
血RBC和Hb降低
网织红细胞升高
尿胆红素阴性或弱阳性
尿中尿胆原阴性或弱阳性
便中尿胆原阴性
尿胆红素阳性
尿中尿胆原阴性或弱阳性
便中尿胆原阴性
肝功能异常
尿胆红素强阳性
尿中尿胆原阴性
便中尿胆原阴性
碱性磷酸酶升高
肝前性
红细胞破坏增多及骨髓代偿增生障碍
肝细胞性
肝细胞摄取、结合障碍
肝细胞性
肝细胞排泄障碍及摄取结合、排泄均障碍
肝后性
胆道排泄障碍
血结合珠蛋白测定及临床（除外血管内溶血）
抗人球蛋白试验
RBC脆性试验、血型、RBC形态
各种有关酶的试验等
相关原发病表现
肝酶活性检测
用药史
甲状腺功能
相关原发病表现
肝炎相关病原学及血清学检查
先天代谢病检查
相关原发病表现
腹部X片
腹部及盆腔彩超
胆道造影
ERCP
CT
十二指肠引流
核素及腹腔镜
相关原发病表现
诊断

图 2-11-1　黄疸诊断步骤

【治疗】

（一）针对病因，治疗原发病

溶血按溶血处理；肝炎抗炎、护肝，利胆治疗；胆道闭锁需及早行手术治疗；肝豆状核变性予以青霉胺治疗等。

（二）药物保肝退黄治疗

肝太乐、维生素、还原型谷胱甘肽、腺苷蛋氨酸、苯巴比妥、肾上腺皮质激素、熊去氧胆酸等。

（三）支持治疗

维持水、电解质及酸碱平衡，保证热量和营养。

（张　娟）

第十二节　肝　脾　大

肝脾大（hepatosplenomegaly）是指肝或脾超出该年龄的正常界限（见表 2-12-1），排除因胸、腹腔因素造成的肝脾移位。

表 2-12-1　正常小儿肝、脾界限

正常小儿肝界限			正常小儿脾界限	
年龄	右锁骨中线上右肋缘下	剑突下	年龄	左锁骨中线上左肋缘下
新生儿	2cm	可触及	新生儿	1～2cm
<6～7 岁	1～2cm	可触及	1 岁以上	不应触及
≥7 岁	不能触及	不能触及		

肝浊音界新生儿至 3 岁以内，其上界于第四肋间隙。

正常脾浊音界在左腋中线第 9～11 肋之间，前方不超过腋前线。肝左叶大、左腹膜后肿块、胰腺囊肿、结肠脾曲、结核性腹膜炎伴网膜肿块，易与脾大相混，需要鉴别。

【病因】

肝脾大，可单独出现，也常常同时出现、病因不同，受累程度不同。如单核-巨噬细胞系统受累常有肝脾同时大，造血系统多以脾大为主。感染性疾病时，婴幼儿可肝脾同时大。病因见表 2-12-2。

表 2-12-2　小儿肝脾大病因

1. 感染	细菌：肝脓肿，脾脓肿，败血症，布氏杆菌，伤寒，副伤寒，感染性心内膜炎，急性粟粒性肺结核，肝结核 病毒：各型肝炎病毒，巨细胞包涵体病毒，腺病毒，风疹病毒，麻疹病毒，柯萨奇病毒，EB 病毒，疱疹病毒，HIV 病毒，埃博拉病毒等 真菌：新隐球菌，组织胞浆菌，肉芽肿疾患，立克次体，斑疹伤寒 寄生虫：血吸虫病，肝吸虫病，肺吸虫病，肝包虫病，华支睾吸虫病，阿米巴病，黑热病，疟疾，螺旋体，钩端螺旋体，鼠咬热，回归热，梅毒，弓形体
2. 充血	充血性心力衰竭，心肌病，缩窄性心包炎，心包大量积液，肝硬化门静脉或脾静脉外部压迫或栓塞
3. 代谢疾病	肝豆状核变性，糖原累积病，半乳糖血症，黏多糖病，含铁血黄素沉着症，高脂蛋白血症，范可尼综合征，胱氨酸累积症，溶酶体贮积症，尼曼-匹克病，戈谢病（Gaucher disease），中毒性肝病
4. 血液病	溶血性贫血（见黄疸），营养性巨细胞性贫血，血小板无力症，免疫性血小板减少性紫癜（immuno thrombocytopenic purpura，ITP），真性红细胞增多症，脾功能亢进，脾性粒细胞减少症，骨髓纤维化，骨髓增生异常综合征
5. 肿瘤	白血病，红白血病，恶性淋巴瘤，恶性组织细胞病，组织细胞增生症 X，肝脾原发或继发肿瘤
6. 结缔组织病	系统性红斑狼疮，皮肌炎，类风湿病，淀粉样变性
7. 胆汁淤积	各种原因引起肝内或肝外导管完全或不完全阻塞（如先天性胆道畸形），胆石症，先天性胆总管囊肿
8. 肝硬化门脉高压	多种原因
9. 其他	脂肪肝，肝肾综合征，药物性肝病，血卟啉病，肝脾囊肿，假性囊肿（出血性、浆液性），损伤后囊肿

【诊断】

（一）病史

起病年龄、起病急缓、病程长短、流行病学、家族史及输血史，有无化学药物及中毒史、传染病接触史。伴随症状如发热、黄疸、皮疹、腹痛、抽搐、嗜睡、昏迷、神经系统异常及发育迟缓、贫血、水肿、血尿等。

（二）体检

一般情况：发育、营养情况、精神状态、特殊面容；皮肤黏膜：黄疸、贫血、皮疹、出血点、瘀斑、蜘蛛痣、肝掌、色素沉着等；淋巴结肿大部位及性质；心肺情况；腹部：腹部膨隆、腹部静脉怒张、腹部包块、Murphy 征是否阳性。肝脾大程度（肝大轻度肋下 3cm 以内，中度肋下 3cm 至脐，重度超过脐水平；脾的质地、表面情况、边缘、压痛、脾切迹等）。叩肝上界，有无移动性浊音、肝脾区叩痛；有无双下肢水肿，四肢关节、眼球结膜情况，有无颅骨缺损、病理反射等。

（三）实验室检查

1. 常规项目　血常规＋血细胞形态、尿常规＋尿二胆（尿胆红素＋尿胆原）、便常规＋找寄生虫、肝功能、血培养、胸片。

2. 特殊检查　肝炎抗原抗体、肥达反应、嗜异凝集试验、外斐试验、溶血检查（红细胞脆性试验、高铁血红蛋白还原试验、G-6-PD 活性、网织红细胞）、骨髓检查、血气、血氨、抗核抗体、ENA、找狼疮细胞、血糖、PPD 试验、布氏杆菌、包虫病抗原或皮肤试验、血脂、凝血酶原时间、甲胎蛋白、尿含铁血黄素、内镜检查、肝胆脾胰 B 超、CT、MRI、食管胃肠造影、肾盂造影、胆道造影、ERCP、十二指肠引流液分析及细菌检查、放射性核素扫描、腹腔镜检查、肝、脾活检、眼底检查、遗传病代谢病筛查、脑电图等。

【治疗原则】

（一）一般治疗

注意营养，加强护理，预防感染，巨脾者防止脾破裂。

（二）对症处理

保肝治疗（葡醛内酯、谷胱甘肽、能量合剂），肾上腺皮质激素（必要时），输血（必要时）。

（三）病因治疗

（四）脾切除

适应证：脾破裂、遗传性球形或椭圆形红细胞增多症、地中海贫血和其他异常血红蛋白病、脾源性粒细胞减少、脾亢或脾亢伴脾循环衰竭、巨脾引起周围组织受压、血吸虫巨脾、脾静脉血栓形成。

（隋　静）

第十三节　呕　吐

呕吐（emesis，vomiting）是指胃内容物由于逆蠕动经食管、口腔而排出体外。频繁呕吐因大量胃液丢失引起脱水、电解质和酸碱平衡紊乱。呕吐原因较多，常见于消化道器质性梗阻、消化道功能障碍、消化道感染性疾病和脑神经系统疾病，各种中毒毒物作用于胃肠道及中枢神经系统也可导致呕吐。

【病因】

引起呕吐的病因很多，且因年龄而异，参见表 2-13-1。

【诊断要点】

（一）病史

1. 患儿年龄、起病方式、有无诱因、营养发育状况、一般情况。

2. 呕吐的缓急，持续时间。

3. 呕吐与饮食的关系，与精神、情绪的关系。

4. 呕吐的方式、量、性质、气味。

5. 伴随症状　发热、头痛、头晕、眩晕、视力改变、腹痛、便秘、腹泻、大便性状、抽搐、嗜睡等。

6. 传染病接触史、糖尿病病史、肾炎及肾病病史、特殊用药史、误服药物及毒物史、月经史、颅脑外伤史。

（二）体格检查

1. 一般情况，包括营养状况，发育状况，精神、神志情况。

2. 有无脱水征、酸碱失衡表现。

3. 有无贫血、黄疸症状。

4. 腹部体征　有无肠型、胃型、胃肠蠕动波、压痛、反跳痛、肌紧张、腹部包块、震水音，肠鸣音是否正常。

5. 神经系统检查　有无颈项强直、眼球震颤，瞳孔大小，有无视乳头水肿、病理性反射，脑神经检查等。

6. 必要时做妇科检查。

（三）实验室检查

常规查血、尿、便常规，呕吐物行潜血检查，血电解质检查，根据病情查血气、肝功能、肾功能、脑脊液、眼底检查、腹部立位平片或透视、胃肠道造影、胃镜、腹部B超、脑电图、头颅或腹部CT、血、尿氨基酸分析、血氨、妊娠试验、24小时pH监测等。

【鉴别诊断】

呕吐首先要与反胃和反刍鉴别，再根据病史、体检来鉴别是消化系统还是神经系统疾病或其他系统疾病，是感染性还是非感染性、有无外伤情况等；再进行必要的相关实验室检查来确诊。

（一）呕吐物性状

如进食后即吐、吐出物为奶汁无奶凝块多见贲门失弛缓症、幽门痉挛。间歇性喷射性吐奶伴奶块提示幽门肥大性狭窄。呕吐物为黄绿色胆汁及粪汁并伴腹胀常提示十二指肠以下消化道梗阻。呕吐物量大、混有隔宿食物可能为幽门梗阻。呕吐物为血性见于上消化道出血。

（二）伴随症状

呕吐伴有黄疸提示肝炎、胆囊炎、胰腺炎。喷射性呕吐伴头痛及视乳头水肿或颈强直多提示颅内肿瘤或颅内感染。喷射性呕吐伴眩晕及眼震可能是第Ⅷ脑神经（梅尼埃综合征）或小脑病变。呕吐伴发热、腹痛、腹泻多为胃肠道感染。呕吐伴发热、咳嗽、咽充血，可能是上呼吸道感染。呕吐伴腹痛及面色改变应注意肠梗阻、肠套叠、阑尾炎、腹膜炎等外科情况。

（三）根据年龄

参见表 2-13-1。

表 2-13-1　各年龄阶段常见呕吐病因

婴幼儿	学龄前及学龄儿童
一、感染 各种病原引起的消化系统感染（急性胃肠炎、肝炎、阑尾炎、胆道蛔虫、口腔溃疡、鹅口疮）、中枢神经系统（脑炎、脑膜炎）、呼吸系统（上感、肺炎、中耳炎等）、急性传染病早期、泌尿系统感染等	一、感染 各种病原引起的消化系统（急性胃肠炎、肝炎、阑尾炎、肠道、胆道蛔虫、口腔溃疡）、中枢神经系统（脑炎、脑膜炎）、呼吸系统（上感、肺炎、中耳炎等） 急性传染病早期、泌尿系统感染等
二、消化系统非感染性疾病 食管裂孔疝 胃食管反流 贲门痉挛 幽门痉挛 肠套叠 肥厚性幽门狭窄 肠旋转不良等先天畸形	二、消化系统非感染性疾病 急慢性胃炎 溃疡病、肠系膜缺血 胃食管反流病、胃肠肿瘤 急腹症（阑尾炎、肠梗阻、肠套叠、腹膜炎、胰腺炎、胆道结石） 肠系膜上动脉压迫综合征 肠旋转不良等先天畸形
三、中枢神经系统非感染性疾病 脑肿瘤 脑血管畸形 脑损伤出血 癫痫 瑞氏综合征	三、中枢神经系统非感染性疾病 脑肿瘤 脑血管畸形 脑损伤出血 癫痫 瑞氏综合征 偏头痛
四、遗传、代谢及内分泌疾病（苯丙酮尿症、肾上腺皮质增生症、氨基酸代谢病、糖尿	四、遗传、代谢及内分泌疾病（肾上腺皮质增生症、氨基

（续表）

婴幼儿	学龄前及学龄儿童
病酮症酸中毒低钠血症、代谢性酸中毒等）	酸代谢病、糖尿病酮症酸中毒低钠血症、代酸、肾小管酸中毒等）
五、尿毒症	五、尿毒症
六、维生素 A、D 中毒及其他各种中毒	六、各种中毒
七、其他因素 喂养不当 牛奶过敏 药物影响 前庭功能失调	七、其他因素 药物影响（化疗药物、抗生素、非甾体类抗炎药、烟酸地高辛、茶碱、麻醉类药、咖啡、过多摄入乙醇等） 前庭功能失调 再发性呕吐 神经性厌食 妊娠 尿路结石

【治疗原则】

（一）寻找病因，进行病因治疗

（二）对症处理

1. 可疑消化道畸形、梗阻需禁食、禁水、胃肠减压，请外科会诊。

2. 纠正水、电解质及酸碱失衡。

3. 药物治疗　考虑胃肠动力疾患者，可用吗丁啉、维生素 B_6，根据病情选用氯丙嗪、甲氧氯普胺，但要注意副作用。呕吐伴颅内高压时，可适当用脱水剂。

（隋　静）

第十四节　消化道出血

消化道出血（gastrointestinal hemorrhage）分为上消化道出血和下消化道出血，主要临床表现为呕血、便血或两者并存。儿童消化道出血原因因年龄而异，见表 2-14-1。

表 2-14-1 消化道出血的原因

上消化道出血	下消化道出血
一、上消化系统疾病 食管疾病 食管与胃底静脉曲张 胃食管反流 食管炎 食管贲门撕裂综合征 食管裂孔疝 食管异物 胃、十二指肠疾病 胃、十二指肠溃疡、 急性胃黏膜损伤 胃黏膜脱垂症 十二指肠憩室 胆道疾病 胆道出血 钩虫病 二、全身疾病 血液病 肝昏迷、尿毒症、代谢性酸中毒 严重感染及DIC 遗传性出血性毛细血管扩张症 三、急性传染病 流行性出血热 钩端螺旋体病	一、下消化系统疾病 肛管疾病 痔 肛裂 肛瘘 直肠疾病 息肉、肿瘤、异物损伤 结肠、小肠疾病 息肉 肿瘤 急性菌痢 阿米巴痢疾 肠结核 肠套叠 急性出血性坏死性小肠结肠炎 回肠末端憩室炎或溃疡 血管瘤 肠扭转 肠重复畸形 肠系膜动脉栓塞 绞窄性肠梗阻 Peutz-Jeghers 综合征（黑斑息肉病） 溃疡性结肠炎 克罗恩病（Crohn disease） 过敏性紫癜 二、上消化系统疾病 三、全身疾病及中毒性疾病 出血性疾病 急性传染病与寄生虫病 流行性出血热 伤寒、副伤寒、斑疹伤寒 钩端螺旋体病 钩虫病

（续表）

上消化道出血	下消化道出血
	血吸虫病
	败血症
	HIV
	中毒
	食物、植物、药物、化学品
	遗传性出血性毛细血管扩张症
	尿毒症
	食物过敏

上消化道出血

【诊断要点】

1. 确定是否为消化道出血　首先应排除假性出血，如摄入染红色食物、动物血、铋剂、铁剂、生物炭等；再除外非消化道出血因素，如口腔、齿龈、鼻腔出血，及全身性疾病（如血液病、结缔组织病、血管病变）等。区别呕血和咯血，参见表 2-14-2。

2. 确定出血部位　区别上消化道和下消化道出血，参见表 2-14-3。

3. 估计上消化道出血的速度和量

（1）出血的颜色：出血量多，停留时间短呈鲜红色或暗红色；出血量小，停留时间长呈咖啡色。幽门以下出血易致黑便，但出血量多，反流入胃引起呕吐，也可呕血。幽门以上出血易致呕血，如出血量少，未引起呕吐也可排黑便。

（2）估计出血的速度和量：急性大量出血超过血容量的 1/5 时可出现面色苍白、精神萎靡、血压下降等循环障碍表现，血红蛋白可＜60g/L。慢性失血超过血容量的 1/3，出现循环衰竭。慢性隐性失血时失血量小或速度较慢，患儿面色及精神状态良好，脉搏、血压正常，肉眼看不到血便，化验潜血阳性，血红蛋白＞70g/L。慢性显性失血，肉眼虽见到鲜红或咖啡色呕吐物或黑便，临床也无循环障碍表现。

表 2-14-2 呕血与咯血鉴别

	呕血	咯血
病因	消化性溃疡、肝硬化、食管胃底静脉曲张、过敏性紫癜、应用肾上腺皮质激素及非甾体类	肺结核、支气管扩张、风湿性心脏病、肺含铁血黄素沉着症
出血前症状	上腹部不适、恶心、呕吐、心悸，有时晕厥	喉部发痒、咳嗽、胸闷
出血方式	呕出	咳出
出血物性状	无泡沫、暗红色、咖啡色、混有食物、呈酸性反应	泡沫状、呈鲜红色、混有痰液、呈碱性反应
出血后大便	呈柏油便	无血液吞下时、大便正常

表 2-14-3 上、下消化道出血的鉴别

鉴别要点	上消化道出血	下消化道出血
既往史	曾有溃疡病、肝胆疾病及出血史	曾有下腹部疼痛、包块及排便异常、便血史
出血先兆	上腹部闷胀、痉痛、绞痛发作、恶心、反胃	中、下腹不适或下坠、欲排大便
出血方式	呕血伴柏油便	便血、无呕血
便血特点	柏油样便、稠或成形、无血块	暗红或鲜红、稀多不成形、大量出血可有血块

（3）判断有无持续性出血：持续性出血表现为反复呕

血或便血；进行性贫血；补充血容量后休克未见好转并继续恶化；在无呕吐、脱水和肾衰竭情况下，血尿素氮持续增高。非肠道感染引起的消化道出血，肠鸣音活跃也往往提示出血仍在持续。一般情况下，食管、胃底静脉曲张破裂所致者比消化性溃疡、糜烂性出血性胃炎出血量大不易自行止血。

4. 确定上消化道出血病因

(1) 病史：呕血出现的时间及伴随症状：发热、便血、出血点、腹痛、反酸、嗳气、黄疸、家族史、肝炎病史、寄生虫病史、用药史（非甾体类消炎药、肾上腺皮质激素、化疗药物）等。大量呕血或呕血伴肝脾大、腹水、腹壁静脉曲张者提示多种因素引起的肝硬化门脉高压、食管胃底静脉曲张破裂。少量或大量急性呕血、柏油样便伴上腹不适、疼痛提示胃、十二指肠炎症及溃疡。

(2) 体检：注意腹部的望、触、叩、听。呕血伴肝脾大、腹水、腹壁静脉曲张者多见于肝硬化致门脉高压、食管胃底静脉曲张破裂，皮肤出血点见于出血性疾病，皮疹伴腹痛提示过敏性紫癜引起出血。黄疸伴胆绞痛可为胆道出血。特别应注意生命体征有无循环衰竭。

(3) 实验室检查：血红蛋白、红细胞计数、血小板计数、红细胞压积、便常规＋潜血、呕吐物潜血、肝肾功能、肝脏病原学检查、血氨、骨髓检查等。

(4) 辅助检查：电子胃镜为上消化道出血的首选检查方法，在出血 48 小时内进行，诊断率高，同时可进行止血治疗和活检。上消化道造影应在出血停止后再做。选择性动脉血管造影 对血管病变、炎症、溃疡、肿瘤、出血部位的定位诊断率高。腹部平片、B 超有助于病因诊断。

出血经内镜保守治疗效果不佳；经治疗循环不能改善或好转后又恶化；在补液或排尿量足够的情况下，血尿素氮仍持续上升者应进行手术探查。

【治疗原则】

（一）一般处理

活动性出血应卧床休息，禁食，可用少量镇静剂，观察生命体征，保持呼吸道通畅。

（二）病因治疗

溃疡病出血应用抑酸剂及黏膜保护剂，出血性疾病等应针对病因综合治疗。

（三）对症治疗

1. 补充血容量　纠正酸碱平衡，矫治休克。输血，可用低分子右旋糖酐、706 代血浆、生理盐水、2∶1 含钠等张液等。必要时可做锁骨下静脉穿刺。

2. 全身药物止血　食管静脉曲张破裂出血可用垂体后叶加压素止血（5～10U 加于 10%葡萄糖 250ml 静点）。生长激素抑制剂（施他宁 250μg 静脉注射，之后 24 小时内以 50μg /h 静脉滴注。或奥曲肽 100μg 静注，然后 25μg/h，连续静点）。

消化性溃疡等除用酚磺乙胺（每次 10～15mg/kg，每日 2～3 次口服、肌注或静注）、安络血（5 岁以下每次 1.25～2.5mg，5 岁以上每次 2.5～5.0mg，每日 2～3 次，口服或肌注）或止血芳酸（每次 100mg 静注）、立止血 1U/次静点或肌注（可同时进行），同时给予西咪替丁 15～20mg/(kg・d)，Qd 或 Bid，用生理盐水 20ml，15～30 分钟滴注）或法莫替丁 1mg/(kg・d)，静点。奥美拉唑 0.7～1mg/(kg・d)，Qd 或 Bid，用生理盐水 20ml，15～30 分钟滴注。

由于肝胆疾患引起者给维生素 K_1 5～10mg/d，肌注或静滴。

口服云南白药、蒙脱石散、磷酸铝凝胶等。

3. 局部止血

（1）三腔管压迫止血：用于食管、胃底静脉曲张破裂出血。

（2）下胃管减压、止血：有效的胃减压可减少胃的含血量，有利于血凝集，防止溃疡加重，有利于损害的修复。冰盐水洗胃尚有争议。持续冲洗对创面的刺激和对纤维块的破坏，本身可使出血时间延长。去甲肾上腺素灌注，其止血率达85%，冷盐水100ml＋去甲肾上腺素8mg，50～100ml/次，保留30分钟，再吸出，4～6小时可重复。立止血1U/次、凝血酶200～400U/次（稀释后）、云南白药等胃内灌注。蒙脱石散、磷酸铝凝胶等胃内灌注保护黏膜。

（3）电子内镜下压迫、电凝、喷洒或注射药物（凝血酶、肾上腺素）止血夹等止血　用于消化性溃疡。

（4）电子内镜下硬化剂注射治疗 用于食管静脉曲张和血管瘤。

4. 及时手术治疗　屡次发作内科治疗无效，并发幽门梗阻、穿孔、溃疡累及血管及难以控制的大出血。

（四）饮食恢复

便潜血转阴、血红蛋白不下降、肠鸣音不亢进、血尿素氮不持续升高、临床一般情况见好后逐渐恢复饮食。

下消化道出血

下消化道出血，多表现为便血（melena），指血液自肛门排出，但也可为上消化道出血或为血液病的肠道表现。其病因见表2-14-1。

【诊断步骤】

（一）确定是否是下消化道出血

有便血史但要注意服用了某些药物（铁剂、铋剂、炭末、酚酞等）或进食过富含红色素（草莓、西瓜、动物血、肝、瘦肉）食物或大量绿叶蔬菜均可出现黑便，需除外。口腔、鼻咽等出血后咽下也可引起黑便。注意伴随症状，全身性疾病如过敏性紫癜、血液病、结缔组织病、血管炎性疾病也可有下消化道出血的表现。

（二）判断出血部位

少量便血，且为鲜红色，多为直肠、乙状结肠或降结肠（息肉、痔等）出血。柏油样黑便，呕血多为上消化道出血。暗红色血便提示小肠、结肠出血所致。血在便后滴下，与大便不相混合提示肛管、直肠疾患。上消化道出血量大时也可有便血。

（三）判断出血量及有无活动性出血

参见上消化道出血。

（四）确定下消化道出血的病因

1. 病史　便血出现时间、性状及伴随症状：①大便呈脓血便或血便带脓性黏液，伴有发热应考虑痢疾、结核、炎症性肠病、息肉合并感染等。②长期应用抗生素患儿要注意抗生素相关性肠炎，长期应用免疫抑制剂患儿，要注意真菌性肠炎。③小年龄儿童父母有过敏史，或者经抗生素治疗1周，便血无好转，要注意食物蛋白介导的小肠结肠炎和食物蛋白介导的结肠直肠炎。④无痛性少量便血提示息肉。暗红色、果酱样便伴阵发哭闹，面色苍白，应考虑肠套叠。⑤皮肤曾有出血点，往往提示过敏性紫癜或血液病可能。⑥如有长期发热，有输血史或父母有获得性免疫缺陷病患儿，要注意HIV感染的可能。

2. 体检　注意生命体征，有无特殊面容、皮肤黏膜的检查，腹部的望、触、叩、听检查和直肠指诊。

3. 实验室及其他检查　包括便常规＋潜血，血常规、凝血Ⅲ、血培养、便培养、肥达反应、炎性肠病四项、ENA、ANA、风湿三项、CRP、寄生虫检查等。X线腹部平片、下消化道造影、小肠造影。结肠镜、小肠镜检查。同位素扫描及血管造影术（适用于Meckel憩室、肠重复畸形）。腹部B超检查。

【治疗原则】

积极治疗引起便血的原发病（如肠息肉内镜下切除、Meckel憩室手术切除），炎症性肠病的治疗等。若诊断不清，虽有便血，患儿呼吸、脉搏、血压平稳，可给予镇静药、止血药、输血、密切监护、暂禁食。若血红蛋白下降、血压下降、脉快、烦躁不安，有休克表现，积极治疗休克，需扩容、维持水电解质平衡、必要时输血。

1. 内镜下止血，电凝、微波、激光、局部喷洒止血剂（凝血酶或立止血）或注射硬化剂（血管病变）等。

2. 垂体后叶素 10～20U 加入 25%葡萄糖溶液 20～40ml 中缓慢静脉推注，或垂体后叶素 10～20U 加入 5%葡萄糖溶液 100～200ml 中静脉滴注。

3. 生长抑素　善得定（Sandostatin）50～100μg 静脉注射，之后 24 小时内以 50μg/h 静脉滴注，施他宁（Stilamin）250μg 静脉注射，之后 24 小时内以 100μg/h 静脉滴注。

4. 选择性动脉垂体后叶素或动脉栓塞治疗。

5. 急诊手术治疗。

（李在玲）

第十五节　腹　　痛

腹痛（abdominal pain）是小儿常见的症状之一。病因较多，腹部疾病及腹外疾病均可引起腹痛，可以是功能性的，也可以是器质性的。小儿功能性腹痛较器质性多见，但小儿腹痛定位常不准确，新生儿及婴幼儿对疼痛反应较差，诊断较困难，需通过各种检查，除外器质性疾病才能诊断为功能性腹痛。

腹痛由腹内疾病或腹外疾病引起，见表 2-15-1，腹痛的部位对判断病因有较大帮助，见表 2-15-2。发病机制包括：①内脏性腹痛；②躯体性腹痛；③牵涉性腹痛。参见表 2-15-3。

【诊断要点】

（一）诊断步骤

1. 首先判断小儿是否有腹痛，是急性或慢性。

2. 确定为腹内疾病或腹外疾病。

3. 除外外科性疾病。外科疾病引起腹痛的主要特点为：①起病急，疼痛剧烈，持续性痛常超过 2 小时或原有慢性间歇发作的腹痛转为持续性腹痛。②先腹痛后伴发热、白细胞明显增高并有核左移，提示阑尾炎。③先腹痛，后频繁呕吐、腹胀，有不排气、不排便、肠鸣音等改变，提示肠梗阻。④有压痛、反跳痛及肌紧张。⑤肝浊音界消失、板状腹提示穿孔。⑥伴有休克。⑦腹部包块。⑨果酱样便、阵发哭闹提示肠套叠。

4. 确定腹痛部位与疾病的关系，参见表 2-15-2。

5. 根据病史、体检、辅助检查初步结果判定可能病因。

6. 作进一步辅助检查确诊。

(二) 急性腹痛诊断要点

1. 病史

(1) 仔细了解起病缓急：①发病时间短伴休克提示有严重的腹膜炎或内出血；②阑尾炎在起病时定位体征并不明显；③急性胰腺炎在病程 1～2 小时内血清淀粉酶升高并不明显。

(2) 腹痛部位（见表 2-15-2）。

(3) 腹痛性质：①绞痛见于空腔脏器的梗阻，常阵发性加重；②胆道蛔虫常有剑突部位的绞痛；③消化性溃疡穿孔多为烧灼样或刀割样锐痛，可迅速扩散到全腹。

(4) 腹痛程度：常与病变严重程度相一致，但新生儿、小婴儿疼痛反应差。

(5) 了解腹痛的放射或转移、病前饮食情况及缓解方式。

(6) 腹痛的伴随症状：①发热。②呕吐内容物对判断梗阻部位有重要意义，幽门以上梗阻，多为胃内容物；十二指肠壶腹以下梗阻含胆汁；结肠梗阻呕吐物带粪便。③腹泻、脓血便提示肠炎。④不排气、不排便提示肠梗阻。⑤便秘提示肠道粪石。⑥便血提示肠道疾病。⑦黄疸提示肝胆炎症或梗阻。⑧尿频、尿急、尿疼、血尿或脓尿提示泌尿系感染或结石。⑨尿流中断应考虑膀胱结石。⑩关节

表 2-15-1 小儿腹痛常见病因

性质	腹内疾病	腹外疾病	
性质	外科急腹症	内科及其他外科情况	
急性	炎症：急性阑尾炎 急性胆囊炎 急性坏死性胰腺炎 化脓性腹膜炎	炎症：胃炎 各种感染性肠炎 炎症性肠病 肝炎、肝脓肿 膈下脓肿 急性胆囊炎 急性胰腺炎 肾盂肾炎 急性肠系膜淋巴结炎 急性出血性小肠炎	心肺疾病：肺炎、胸膜炎、气胸 急性心包炎 急性心功能不全
	梗阻、扭转：肠套叠、嵌顿疝 机械性肠梗阻（蛔虫）、胆结石或蛔虫 大网膜扭转、尿路结石 睾丸扭转、卵巢囊肿扭转		血液病：溶血危象、白血病、镰状细胞病 神经系统疾病：腹型癫痫、脑瘤 结缔组织病及过敏：风湿热、过敏性紫癜 荨麻疹
	破裂、穿孔：胃穿孔、肠、胆囊、阑尾穿孔 Meckel 憩室穿孔 卵巢囊肿破裂 腹主动脉瘤破裂 脾破裂、外伤、宫外孕	梗阻：麻痹性肠梗阻 急性胃扩张 痉挛：婴儿肠绞痛 其他：婴儿吞咽大量空气，便秘粪石形成	代谢性疾病：血卟啉病、尿毒症、糖尿病酮症酸中毒 脊柱疾病：结核、肿瘤 药物性：铁剂、铅中毒、红霉素 水杨酸钠制剂

（续表）

	腹内疾病	腹外疾病
	缺血：肠系膜上动脉梗塞 肠系膜静脉血栓	
慢性	炎症：胃、十二指肠溃疡 慢性胃炎、Meckel 憩室炎 腹腔结核、慢性胆囊炎 慢性胰腺炎、局限性肠炎 泌尿生殖系统炎症 梗阻、扭转：不完全肠扭转致十二指肠 梗阻、肠粘连、食管裂孔疝 肠寄生虫病：蛔虫、梨形鞭毛虫、鞭虫 囊肿：胆总管囊肿、卵巢囊肿 肿瘤：腹腔内及腹膜后肿瘤 其他：便秘、痛经	功能性腹痛（罗马Ⅲ） G4 婴儿腹绞痛 H2a 功能性消化不良 H2b 肠易激综合征 H2c 腹型偏头痛 H2d 儿童功能性腹痛

表 2-15-2 腹痛部位与疾病关系

腹痛部位		腹内病变	腹外病变
上腹部	右上	十二指肠溃疡穿孔、急性胆囊炎、胆石症、急性肝炎急性腹膜炎、右膈下脓肿	右下肺及胸膜炎症、右肾结石或肾盂炎心力衰竭、右肋间神经炎
	中上	胆道蛔虫症、溃疡穿孔、急性胰腺炎、阑尾炎早期、裂孔疝、肠系膜淋巴结炎、胃炎、膈疝	酸中毒，糖尿病酮症、心包炎、心肌炎
	左上	急性胰腺炎、胃穿孔、脾曲综合征、脾周围炎、左膈下脓肿	左下肺及胸膜炎症、左肾结石或肾盂炎
脐周		小肠梗阻、小肠痉挛、肠蛔虫症、阑尾炎早期、回肠憩室炎、腹膜炎、急性出血性坏死性小肠炎、肠穿孔、肠套叠肠系膜淋巴结炎	各种药物、毒物引起的腹痛、过敏性紫癜、腹型癫痫、多发性动脉炎
下腹部	右下	阑尾炎、腹股沟嵌顿疝、Crohn病、肠系膜淋巴结炎、小肠穿孔、肠梗阻、肠结核、肠肿瘤	右输尿管结石、睾丸炎右卵巢囊肿扭转、卵巢炎
	中下	盆腔疾病	尿潴留、膀胱炎
	左下	乙状结肠扭转、腹股沟嵌顿疝、菌痢、结肠穿孔便秘、肠炎	左输尿管结石、睾丸炎左卵巢囊肿扭转、卵巢炎
全腹痛		胃、肠、阑尾、胆囊穿孔引起的腹膜炎、肠梗阻、肠系膜血栓	

痛常为风湿热引起。⑪伴皮疹、紫癜提示过敏性紫癜。⑫反复发作，腹痛后迅速入睡，醒后正常可能为腹型癫痫。⑬咳嗽提示肺部炎症或胸膜炎。⑭呼吸困难提示气胸。⑮神经系统表现提示颅内肿瘤。

表 2-15-3　相应脊髓节段与体表感应区

内脏	传入神经	进入脊髓节段	体表感应区
食管	内脏大神经	胸5～6	胸骨下1/3部位
胃	内脏大神经	胸7～8	上腹部
小肠	内脏大神经	胸9～10	脐部
阑尾	内脏大神经	胸10	右下腹部
升结肠	腰交感神经与主动脉前神经丛	胸12、腰1	下腹部及耻骨上区
乙状结肠与直肠	骨盆神经及其神经丛	骶2～4	会阴部、肛门区
肝、胆	内脏大神经	胸7～8	右上腹、右肩胛下
肾、输尿管	内脏最小神经与肾神经丛	胸12、腰1～2	腰部、腹股沟区
膀胱底	上腹下神经	胸11～12、腰1	耻骨上区与下背部
膀胱颈	骨盆神经及其神经丛	骶2～4	会阴部及阴茎
子宫底	腹下丛	胸11～12、腰1	耻骨上及后背下方
子宫颈	骨盆神经及其神经丛	骶2～4	会阴部

（7）详细询问其他有关病史：如有无不洁饮食史、特殊饮食史、药物史、腹部手术史及腹部外伤史、慢性病情况、青春期女性月经史等。

2. 体格检查　小儿不合作，且难以表达腹痛准确部位，必须依靠其表情（反常哭闹、精神差）、面色苍白、出汗、特殊体位等来判断。

除全身体检外，特别注意腹部体征。腹壁有无伤痕、瘢痕、皮疹、腹胀、胃肠型、胃肠蠕动波、压痛（部位固定、持续性深部压痛伴肌紧张为炎症表现；表浅压痛、感觉过敏、轻度肌紧张而压痛不明显、疼痛不剧烈常为邻近器官病变引起的牵引痛；全腹有明显压痛、反跳痛及肌紧张，为中空器官穿孔引起的腹膜炎）、腹部肿块（炎性肿块常伴压痛、肌紧张、境界不清楚；非炎性肿块境界清楚。注意肿块的部位、大小、形状、压痛、质地、有无杂音及活动度）。肝脾大小、肝浊音界（肝浊音界消失有助胃穿孔的诊断。但有时结肠胀气、肺气肿可使肝浊音界叩不出）。移动性浊音、肠鸣音（正常每分钟 5 次，减弱或消失提示肠麻痹；亢进及气过水声提示有机械性肠梗阻）。

3. 实验室及其他检查

(1) 常规检查：血常规、血沉、尿常规（有无感染、

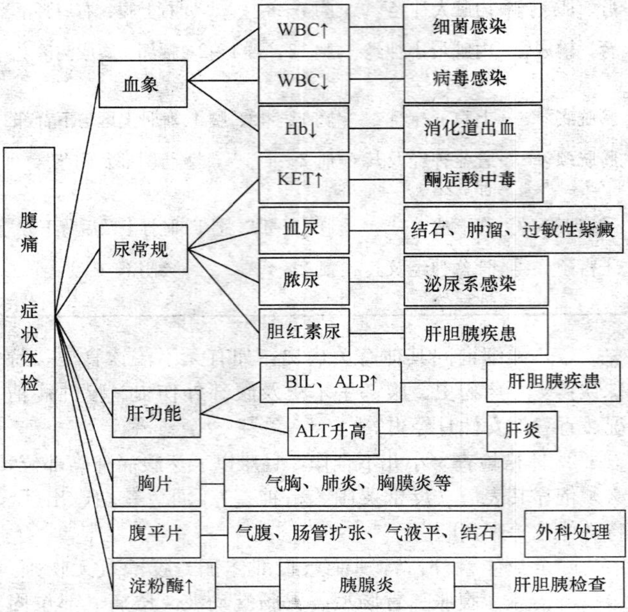

图 2-15-1 腹痛的鉴别

尿糖及酮体等）、便常规（潜血、虫卵）、血和尿淀粉酶、肝功能、腹部立位平片（腹平片可显示胃肠积液、积气情况、有无腹腔积液、肝胆脾肾等实质器官影像、腹腔内金属异物、钙化灶及胆道、泌尿系统不透光结石等）、B 超（腹部、盆腔）。

（2）根据需要选择：血电解质、血气、胸部透视、消化道造影、静脉肾盂造影、消化道内镜检查、脑电图、结核菌素试验、CT 检查（腹部、头部）、MRI、ERCP、诊断性穿刺等。

（三）慢性腹痛的诊断要点

首先确定是否存在腹痛，然后再判断是内科疾患还是外科疾患，如果明确是内科病，再判断是器质性还是功能性病变。病史、体检及辅助检查均可参照急性腹痛部分。慢性腹痛可有以下临床表现：

1. 持续性腹痛　一般是由器质性疾病引起，可为腹腔内肿瘤、腹腔内感染、慢性肝病等。

2. 间歇性腹痛　可为溃疡病、胃炎、胰胆疾病等。

3. 难治性腹痛　经常腹痛，病程超过 6 个月，虽经多方面检查，未能找到病因，也未发现病理生理异常，可能与体质环境、精神心理因素有关，前者为 5～10 岁儿童好发，腹痛程度轻，位置不固定，喜按，常伴各种自主神经紊乱的异常表现如便秘、肠痉挛。后者多因情绪波动而发病，多见于神经质儿童。

2006 年功能性胃肠病（functional gastrointestinal disorder，FGID）专家委员会儿科专家工作小组制订了儿科 FGID 罗马Ⅲ标准，其中与腹痛有关的分类 G4 婴儿腹绞痛（婴幼儿组，0～3 岁）；分类 H2 腹痛相关性功能性胃肠病（青少年/儿童组，4～18 岁）；后者又分为 H2a 功能性消化不良；H2b 肠易激综合征；H2c 腹型偏头痛；H2d 儿童功能性腹痛；H2d1 儿童功能性腹痛综合征（具体见罗马Ⅲ标准）。

特别需要引起注意的是诊断功能性疾病必需除外器质性疾病。表 2-15-4 提示器质性疾病。

表 2-15-4 腹痛的警示性症状和体征

警示性症状、体征
持续右季肋区或右腹股沟区痛
吞咽困难
持续呕吐
胃肠道出血
夜间腹泻
炎症性肠病、消化性溃疡和乳糜泻家族史
夜间痛醒
直肠周围疾病
不经意的体质量丢失
生长曲线减慢
青春期延迟
难以解释的发热

【治疗原则】

(一) 急性腹痛治疗原则

1. 饮食　胃肠道穿孔、急性胰腺炎、急性胃扩张、肠梗阻均应禁食，胃肠减压，静脉补液。

2. 对症处理　有严重腹膜炎或大量内出血，有休克或休克趋向，立即静脉补液扩容、输血、监测尿量、心、肾功能及进行血气分析；抗炎；驱虫；使用制酸剂；纠正水电解质紊乱。阿托品类药物能抑制平滑肌痉挛，但应慎用。严禁随意注射吗啡、哌替啶等止痛剂，以免掩盖病情，贻误诊断。若检查后无梗阻情况，但有粪石，可用开塞露、甘油灌肠栓通便。

3. 手术指征　①腹痛伴休克；②有广泛明显腹膜刺激征，疑有胃肠或其他空腔脏器穿孔或破裂有大量出血；②有肠绞窄；④突然发作，腹痛剧烈，持续 6～8 小时以上，不见减轻，反而加重，疑有外科急腹症。

4. 保守治疗　①急骤腹痛已渐好转，腹痛 3 日以上末见恶化；②腹膜刺激症状不明显或已局限化；②虽有手术指征，但不能耐受。

（二）慢性腹痛治疗原则

1. 病因治疗

（1）婴儿腹绞痛：如怀疑是牛奶蛋白过敏可给予短暂的试验性治疗，如深度水解蛋白配方奶粉、氨基酸奶粉等。如果怀疑是食管炎需要抑酸药物治疗。如果有效，症状 48 小时内缓解。

（2）功能性消化不良：应避免非甾体类抗炎药和加重症状的食物（如咖啡、辛辣食品、高脂食品），抑酸药物（H_2 受体拮抗剂和质子泵抑制剂）通常用于有腹痛症状的患儿，动力药物（甲氧氯普胺、红霉素、多潘立酮和全胃肠动力药物）用于改善腹胀不适。

（3）抗抑郁药和 5-羟色胺制剂等可用于治疗肠易激惹综合征。

（4）发作频繁的腹型偏头痛，可应用苯唑替吩、普萘洛尔安、赛庚啶、舒马普坦进行预防性治疗。

（5）心理治疗和三环类抗抑郁药、西太普兰应用于再发性腹痛儿童有一定效果。

（6）器质性疾病需要进行相应病因治疗。

2. 对症处理　选用不易成瘾的镇痛药和解痉药，如颠茄（每次 1mg/岁）或阿托品（每次 0.01mg/kg）等。

（李在玲）

第十六节　消化道异物

消化道异物是儿科临床急腹症之一，摄入异物者以幼儿多见，较小异物可经消化道随食物排出体外，但较大或尖锐的异物常不能通过消化道的狭窄部位，或造成消化道黏膜的损伤。随着纤维胃镜在儿科临床的普及开展，许多消化道异物，尤其是上消化道异物可经内镜紧急处理，从而避免了胸腔或腹腔手术。

【病因】

儿童因喜将物品放在口中玩耍，误吞而造成消化道异物。

【异物分类】

（一）根据来源和性质分类

通常分为内源性与外源性两大类。

1. 内源性异物　包括植物性结块，如进柿子过多形成的胃柿石；或肠蛔虫形成的蛔虫团及粪石等。

2. 外源性异物　有金属和非金属性异物之分，前者常见有硬币，其次为别针、弹子电池、金戒指、缝针等；后者有塑料玩具、食物块、鱼骨、果核、玻璃等。

（二）根据异物性质分类

1. 圆形异物　如硬币、钥匙、纽扣、金戒指等。

2. 不规则形　玩具、闹钟铃按钮、牙托。

3. 尖锐异物　如金属针、玻璃、刀片等。

4. 长条形异物　如竹筷、铅笔、铁丝等。

【常见嵌顿部位】

异物的嵌顿部位主要是在胃肠道的狭窄部位。

食管有三个狭窄，第一狭窄在咽与食管相连处，距切牙 15cm，称为颈段狭窄，是食管最狭窄的部位，大多数异物常嵌顿在此处。第二狭窄位于左支气管跨越处，距中切牙约 25cm，为上胸段狭窄。第三狭窄在食管经膈肌食管裂孔处，距中切牙 40cm，为食管下段狭窄。此外食管本身的疾病，如炎性狭窄或食管术后狭窄，也是异物易停留之处。

胃内停留部位主要在胃底黏液湖处，原因是较大的异物不能通过幽门。

肠道的狭窄部位主要在回盲瓣。

【异物对人体的影响】

取决于异物的性质、形态及大小。一般小的光滑异物不产生任何症状，经胃肠道可自行排出体外；尖锐异物可损伤消化道黏膜，引起出血、穿孔。大的异物可并发梗阻，产生梗阻症状，有毒的重金属如纽扣电池在胃内化解可引起重金属中毒。所以，临床遇见尖锐、有毒或嵌顿的异物，应立即取出。

【临床表现】

（一）食管异物

食管异物可停留在食管任何部位，但主要位于环咽处，胸腔入口处，膈肌裂孔处等生理性狭窄部位。主要表现为：①疼痛及异物感：吞服异物后即感到嵌顿或停留部位的不适，尤其在吞咽时，有持续的异物感，可明确指出疼痛部位。幼儿表现为哭吵、拒食、流涎，可出现呕吐，但光滑的小异物疼痛较轻，甚至无特殊感觉。②吞咽困难及呼吸困难：做吞咽动作时表情痛苦，较大的异物压迫气管可导致呼吸困难，喘鸣甚至发绀，异物被误吸入声门可致窒息。③损伤性食管炎：尖锐异物损伤食管或刺激可引起食管炎，患儿可出现剧烈疼痛，不敢吞咽，甚至可有呕血、发热等。④食管破裂：多在剧烈呕吐时发生，患儿可出现剑突下及胸骨后撕裂样疼痛，呕吐物多为咖啡样、带血丝，可有呼吸、循环衰竭症状，多数患儿可出现皮下气肿，颈部可触及捻发音。可伴胸腔积液、气胸及液气胸，溃疡进入纵隔，可引起纵隔气肿及纵隔炎。

（二）胃内容物

圆形、光滑异物通过食管进入胃内后可无任何自觉症状，尖锐的异物如损伤胃黏膜，可出现上腹痛、恶心、呕血等。异物阻塞幽门或十二指肠可引起部分梗死症状。尖性异物可刺破胃肠壁而形成局限性小脓肿或肉芽肿，也能穿透胃肠壁移行到其他部位。

（三）回结肠异物

异物一旦通过幽门，大多可以经肠道自行排出，极少数可滞留在回盲瓣处。患儿可有右下腹疼痛，也可无症状。

【辅助检查】

（一）X线检查

正位、侧位X光片，显示金属异物，并可显示有无胸膜、肺及纵隔或腹部的并发症。不透X线的异物可清楚显示位置、形态及大小，而透X线的异物应行钡剂造影检查，饮下少量钡剂，显示异物形态，或局限充盈缺损时提示异物存在。

（二）内镜检查

内镜检查有两个目的：一是检查，二是治疗，尤其对患儿症状明显、有异物接触史而放射学检查阴性者。

【诊断要点】

（一）病史

年长儿误服异物的病史，包括时间、异物名称都比较清楚，一般不会误诊。但对幼小儿童或婴儿病史的采集比较困难，主要依据父母的观察。

（二）体格检查

应注意患儿吞咽时有无突然停顿或痛苦表情，及颈部压痛感。还应仔细观察有无食管穿孔、窦道、局部感染、皮下气肿、气胸、出血等并发症。

（三）辅助检查

怀疑金属异物或不透X线的异物需做X线颈、胸或腹部的正侧位片，纤维内镜检查既可做出异物诊断，又可发现有无存在的原发的胃-食管疾病及黏膜损伤。

【治疗】

（一）胃肠道异物处理原则

1. 凡证实异物在食管内，不论吞服时间和异物类型，都为紧急内镜取出的适应证。

2. 凡胃内有异物，且无穿孔，均应积极内镜试取，尤其对极大而尖锐的异物、不规则硬质异物及有毒的异物，以免久留引起消化道损伤及中毒等严重后遗症。

3. 怀疑异物穿出食管、出现瘘管，局部脓肿等并发症时应与外科医师商量，延期取出或配合外科手术同时取出。

4. 对于小而光滑的胃内异物，估计能自行排出而不会对患儿造成严重后果者，可先让其自行排出，待排不出时，可择期内镜取出术。

5. 对小的、植物性或动物性胃内结块，可先给患儿服用胃蛋白酶，使结块自行消化及溶解。如药物治疗无效再做择期内镜取出术。

（二）内镜直视下异物取出术

1. 器械及术前准备　根据患儿的年龄及异物选择合适的胃镜，婴儿可选用小儿胃镜，复杂的异物可用成人的细径胃镜，取物器包括各种抓物钳，如鼠齿钳、鳄鱼钳、咬钳、圈套器、网篮及三抓钳。术前须空腹 4～6h 以上，以免胃内容物掩盖异物。对不合作小儿，可采用药物静脉全麻，现常用的有 1%丙泊酚 1～2mg/kg，术前口服甲基硅油 2～4ml。

2. 操作方法　首先根据病史中提供的异物形状，选择合适的取物器，一般食管内异物容易发现，胃内异物多在黏液湖内，吸尽胃液后可发现。对回盲瓣异物，可采用肠镜检查法，插入肠镜至回肠末端，发现异物位置，再用合适的异物器抓取异物取出即可。

（张　娟）

第十七节　贫　　血

贫血（anemia）是指外周血中单位容积内的红细胞数（RBC）、血红蛋白量（Hb）或红细胞压积（Hct）低于正常。

【诊断要点】

（一）病史采集

1. 贫血发生过程　贫血出现的时间和病程。如起病急，发展快，提示急性溶血或失血；起病慢，提示慢性溶血或失血、营养缺乏、肿瘤等。

2. 伴随症状　伴发热、肝脾和（或）淋巴结大，应考虑白血病、恶性组织增生症、淋巴瘤；伴黄疸、血红蛋白尿提示溶血性贫血；伴肝脾大、反复呼吸道感染史提示特发性肺含铁血黄素沉着症；伴智力障碍、四肢震颤时注意巨幼红细胞性贫血的可能；伴长期低热、消瘦等感染症状者，应注意结核病和其他慢性全身性疾病。

3. 年龄　小儿贫血类型与生长发育阶段有关。如新生儿期贫血多为失血性及溶血性；婴儿期多为营养性、感染性、溶血性；学龄前及学龄儿多为营养性，慢性失血性，再生障碍性贫血及其他造血系统疾病引起的贫血。

4. 喂养史及发育史　喂养不当是营养性贫血的主要病因，对单纯母乳喂养，未按时添加辅食者或有偏食、挑食习惯者应注意此类贫血的可能；如小儿喂养合理，而生长发育及营养状态不良，应除外甲状腺功能性贫血。

5. 药物史　有无特殊食物或药物摄入史，如食蚕豆史；有无反复服药后发生贫血病史。如本次发生贫血前有服药史，应查明药名和剂量。

6. 家族史　家中其他人员有无贫血、不能解释的黄疸及脾大。遗传球形红细胞增多症常有阳性家族史；红细胞酶缺陷常在同胞间有患者。

7. 民族及地区　如 Rh 不合所致溶血少数民族多见；营养性贫血、感染性贫血多见于北方；蚕豆病、地中海贫血多见于南方；在钩虫病流行区应查大便找钩虫卵；在疟疾、黑热病流行区应多次查疟原虫和黑热病小体。

（二）体格检查

1. 发育营养和面容　伴发育障碍者多为慢性贫血或内分泌障碍所致；伴营养不良者注意营养性贫血可能；伴特殊性面容多为遗传性贫血如 β-地中海贫血。

2. 皮肤和黏膜　黄疸常见于溶血；口腔溃疡多见于营

养性大细胞性贫血；缺铁性贫血可见反甲；皮肤散在出血性皮疹常为勒-雪病的表现；皮肤褐色色素沉着可见于范可尼贫血；瘀斑，紫癜或内脏出血者，提示出血性疾病。

3. 肝脾、淋巴结肿大　肝脾轻度肿大多提示髓外造血；肝脾明显肿大以脾大明显者，多提示遗传性溶血性贫血、慢性白血病等；淋巴结肿大者应考虑造血系统的恶性肿瘤（如白血病、恶性淋巴瘤等）。

（三）辅助检查

1. 血常规　确定有无贫血及其程度，注意红细胞指数（MCV、MCH、MCHC），白细胞和血小板计数。

2. 红细胞形态　可直接了解贫血的类型，初步判断贫血的原因。除注意异形红细胞外，尚需注意幼红细胞、铁幼粒红细胞及是否存在染色颗粒、环状物、变性珠蛋白小体、HbH 小体和疟原虫等。

3. 网织红细胞数　反映骨髓造血功能，应多次进行检查。网织红细胞增多见于急性溶血、失血；网织红细胞减少见于再生障碍性贫血、营养性贫血。

4. 周围血白细胞及血小板计数　可协助诊断白血病、再生障碍性贫血、血小板减少性紫癜等。

5. 骨髓形态学检查　观察骨髓细胞增生情况，有无白血病细胞浸润或恶性肿瘤细胞转移。对诊断某些贫血有决定意义，如白血病、再生障碍性贫血、巨幼红细胞性贫血等。

6. 有关营养性贫血的检查　血清铁、铁蛋白、红细胞游离原卟啉，血清维生素 B_{12} 和叶酸测定。

7. 有关溶血性贫血的检查　Coombs' 试验、血红蛋白分析（抗碱血红蛋白定量和血红蛋白电泳）、红细胞脆性试验，血高铁血红蛋白测定、红细胞酶活性测定等。

8. 其他：血、尿胆红素、大便潜血等。

【诊断标准】

（一）诊断标准

目前国内统一的贫血诊断标准为在海拔为零时，不同年龄血红蛋白（Hb）的低限分别为：新生儿生后2周内外周血Hb＜145g/L，静脉血Hb＜130g/L；1～4个月＜90g/L；4～6个月＜100g/L；6个月～6岁＜110g/L；6～14岁＜120g/L。

海拔每升高1000米，Hb上升4%。

（二）贫血的程度

轻度：Hb正常下限～90g/L；中度：Hb为～60g/L；重度：Hb为～30g/L；极重度：Hb＜30g/L。

新生儿贫血的分度：轻度Hb正常下限～120g/L；中度：Hb～90g/L；重度：Hb～60g/L；极重度：Hb＜60g/L。

【诊断思路】

首先通过血红蛋白和红细胞计数检查，确定有无贫血及贫血的程度，再根据病史、体征、实验室检查做出贫血的病因诊断。

（一）根据红细胞形态鉴别诊断

贫血的红细胞形态分类见图2-17-1。

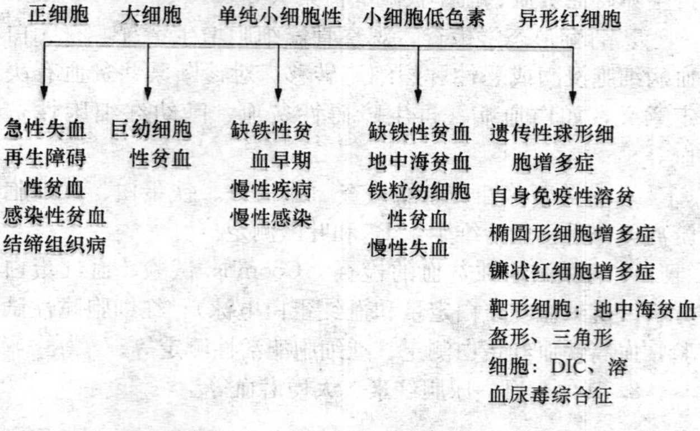

图2-17-1 贫血的红细胞形态分类

（二）根据网织红细胞鉴别诊断见下图

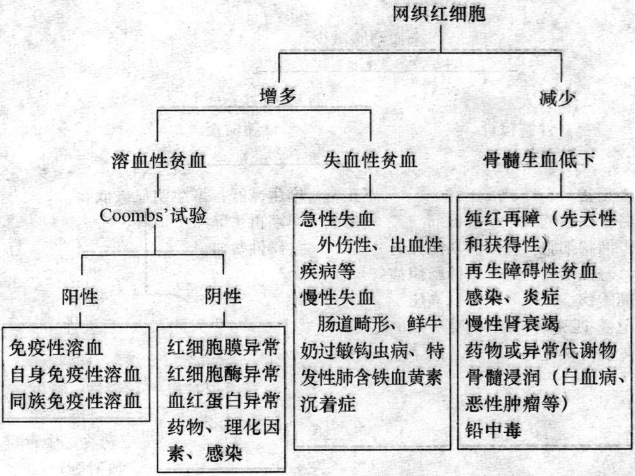

图 2-17-2　根据网织红细胞鉴别贫血病因

【治疗】

（一）确定病因

如铁剂治疗缺铁性贫血；维生素 B_{12} 和叶酸治疗营养性巨幼红细胞性贫血。

（二）支持治疗

注意饮食质量和合理搭配，加强护理和预防感染。

（三）输血治疗

当贫血引起组织缺氧症状或心功能不全时应输注红细胞，注意输血量和速度。一般选择悬浮红细胞。

（四）合并症治疗

纠正心力衰竭。

[附 全血细胞减少的鉴别诊断]

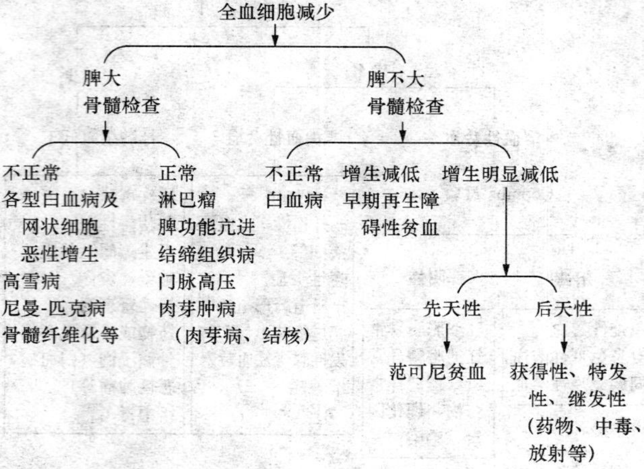

图 2-17-3 全血细胞减少鉴别诊断

（常艳美）

第十八节 血 尿

血尿（hematuria）是儿科泌尿系统疾病最常见的症状，可表现为一过性、间歇性或持续性，分为镜下血尿和肉眼血尿。当取 10ml 清洁中段尿（以清晨为好），以 1500～2000 转/分离心 5min，取一滴或 0.2～0.3ml 沉渣镜检，如尿红细胞＞3 个/HP，肉眼不能觉察者为镜下血尿；当出血量＞1ml/L 则可见肉眼血尿。

【病因】

目前多根据尿红细胞形态改变，将血尿分为肾小球性血尿和非肾小球性血尿。

（一）肾小球性血尿

1. 原发性肾小球疾病　急、慢性肾小球肾炎，急进性肾炎，迁延性肾炎，肾病综合征，IgA 肾病，遗传性肾炎（Alport 综合征），薄基底膜肾病等。

2. 继发性肾小球疾病　狼疮肾炎，紫癜肾炎，乙肝病毒相关性肾炎，溶血尿毒综合征等。

3. 单纯性或孤立性血尿。

4. 剧烈运动后一过性血尿。

（二）非肾小球性血尿

1. 血尿来源于肾小球以下泌尿系统　①泌尿道急性或慢性感染；②肾盂、输尿管、膀胱结石；③泌尿系统结核；④特发性高钙尿症；⑤特发性肾出血（左肾静脉压迫综合征或胡桃夹现象）；⑥先天性尿路畸形如肾囊肿、膀胱憩室；⑦先天性肾血管畸形如动静脉瘘、血管瘤；⑧药物所致肾及膀胱损伤如环磷酰胺、磺胺、庆大霉素；⑨肿瘤、外伤及异物；⑩肾静脉血栓形成、肾乳头坏死。

2. 全身疾病引起的出血　如血小板减少性紫癜、血友病、新生儿自然出血等。

【诊断要点】

（一）诊断思路

1. 确定是否为真性血尿

（1）假性血尿：常见以下三种情况：

1）红色尿：尿中某些代谢产物及药物如卟啉尿、酚红、氨基比林等均可使尿呈红色；新生儿尿中排出较多的尿酸盐时也可呈红色；某些食用食物或蔬菜中的色素也可致红色尿；镜检及隐血实验均阴性。

2）血红蛋白尿和肌红蛋白尿：如阵发性睡眠性血红蛋白尿、溶血性贫血、输血反应等，隐血实验阳性但镜检阴性。

3）非泌尿道出血：邻近器官出血混入尿液，如阴道、下消化道出血混入、月经污染等。

（2）肉眼血尿颜色：肉眼血尿颜色与尿液的酸碱度有关，中性或弱碱性时呈鲜红或洗肉水样，酸性时呈浓茶样或烟灰水样。

2. 判断血尿来源　如下方法判断血尿产生部位有一定价值：

（1）肉眼观察：暗红色尿多源自肾实质或肾盏，鲜红色或带有血凝块者多来自下泌尿道，血块较大者可能来自膀胱出血，滴血可能来自尿道。

（2）尿三杯试验：初段血尿示病变在尿道，终末血尿提示来自膀胱三角区，全程血尿来自肾实质。

（3）尿常规：血尿伴大量蛋白＞＋＋或24小时尿蛋白定量＞500mg/24h时考虑病变在肾小球；尿沉渣镜检中如发现管型，特别是红细胞管型多为肾实质病变；血尿伴大量尿酸、草酸或磷酸盐结晶者要除外高钙尿症、结石。

（4）尿红细胞形态：新鲜尿液（比重＞1.016）10ml，离心后取沉渣加入固定液后干燥、染色，用普通光镜油镜观察，当尿中红细胞大小不一、多种形态，且严重变形红细胞（芽胞、环状、穿孔等）数目＞30％提示为肾小球性血尿；如以均一型为主，或变形红细胞＜15％则为非肾性血尿。当尿中红细胞＜8000个/ml及尿比重＜1.016时结果不可靠。

（5）尿中红细胞平均体积（MCV）：采用血细胞自动分析仪测定尿中红细胞平均体积（MCV）和分布曲线，对判断血尿来源有一定意义。当MCV＜72fmol，高度预示肾小球血尿。本方法不受尿比重、尿pH值及检测人员主观判断的影响。

3. 结合病史、症状及体征进行综合分析

（1）年龄

1）新生儿：常见自然出血、严重缺氧、窒息、败血症、泌尿系畸形、肾静脉血栓等。

2）婴幼儿：最常见泌尿系感染和先天尿路畸形，其次为肾肿瘤、溶血尿毒综合征、重症遗传性肾炎及部分家族性良性血尿等。

3）年长儿：最常见为急性肾炎综合征、各类原发及继发性肾炎，其次为泌尿系感染、IgA肾病、家族性良性血尿、高钙尿症、左肾静脉压迫综合征、Alport综合征等。

（2）病史

1）有无前驱感染及时间关系，如急性链球菌感染后10～14天出现血尿，IgA肾病呼吸道症状与血尿几乎同时发生，一般不超过3天。

2）近期有无用氨基糖苷类抗生素、磺胺类等药物。

3）有无外伤史。

4）有无与鼠类接触史，对流行性出血热诊断极为重要。

5）有皮肤紫癜则支持紫癜性肾炎。

6）有肝炎病史者要除外肝炎相关性肾炎。

7）家族中有无血尿、肾衰竭、耳聋、眼疾患者，考虑Alport综合征、家族性良性血尿。

8）家族中出血史对血友病诊断有帮助。

9）伴蛋白尿、水肿、高血压，要考虑肾小球疾病。

（3）伴随症状

1）伴有明显的尿路刺激症状，多见于泌尿系感染，其次要除外肾结核累及下泌尿道、高钙尿症，小婴儿泌尿系感染可仅有发热、拒食、哭闹及体重不增等。

2）伴蛋白尿、水肿和高血压，最常见为急性肾炎；当血尿伴有进行性少尿、肾功能急骤恶化者考虑急进性肾炎可能性大；伴生长发育障碍、中度以上贫血、持续高血压及肾功能不全首先考虑慢性肾炎。

3）伴明确家族史考虑家族性良性血尿，同时伴耳聋、眼疾、肾功能进行性恶化者多见为Alport综合征。

4）肾区绞痛要考虑泌尿系结石。

5）瘦长体型有时左侧腹痛和腰痛者，要考虑左肾静脉压迫综合征。

6）肾区肿块要考虑肝豆状核变性。

7）有全身多系统损害者要考虑系统性红斑狼疮等。

8）伴有不明原因发热、消瘦、贫血及咯血者应疑为肺出血肾炎综合征。

9）发热伴面、颈、上胸部潮红，并渐出现皮肤出血点、低血压、休克、少尿应考虑流行性出血热。

10）有胃肠炎表现，随后出现溶血性贫血、血小板减少者要考虑溶血尿毒综合征。

11）健康儿童站立过久或剧烈运动后可出现血尿，休息后消失，考虑为直立性、运动性血尿。

（二）辅助检查

1. 确定或可疑为肾小球性血尿者　行如下检查：

（1）24 小时尿蛋白定量明确是否有蛋白尿存在，如存在还需检查血白蛋白/球蛋白及血脂。

（2）血 ASO、补体、抗核抗体、乙型肝炎相关抗原、免疫球蛋白等可帮助鉴别肾炎性质。

（3）血 BUN、Cr 及肌酐清除率（CCr）说明肾损害程度。

（4）B 超观察肾脏大小及内部回声等。

（5）肾活检对明确肾小球性血尿的病因、指导治疗和判断预后有很大帮助。有以下指征可考虑肾活检：①持续镜下血尿或发作性肉眼血尿＞6 个月；②伴有明显蛋白尿，尿蛋白定量＞1～2g/24h，又已排除链球菌感染后肾炎者；③伴高血压及氮质血症者；④伴持续补体 C3 降低者；⑤有肾炎或耳聋家族史者。

2. 确定或可疑为非肾小球性血尿者行如下检查：

（1）中段尿培养以寻找泌尿系感染的证据。

（2）尿钙/肌酐比值＞0.21 时，测定 24 小时尿钙。

（3）疑为结核时查血沉、PPD 及 X 线检查，尿培养、

24 小时尿沉渣找结核杆菌。

（4）查凝血酶原时间、血小板等。

（5）常规查 B 超，可观察肾形态，有无结石、畸形、肿物、左肾静脉受压及肾静脉血栓等，也可行 CT 检查。

（6）腹平片可观察不透 X 光结石和钙化灶；静脉肾盂造影可明确有无静脉瘘、血管瘤及血栓。

（7）膀胱镜检查可直接观察血尿来自肾哪一侧或膀胱的出血部位、范围和病变性质，并可取组织作病检，由于其为创伤性检查，有严格指征才做。

3. 推荐辅助检查方案

（1）首先一般检查（初筛）：尿常规，尤其是尿沉渣镜检，血常规；尿红细胞形态检查；体液免疫、肾功能、肝功能、心肌酶；尿钙/肌酐比值；肾及输尿管、膀胱 B 超。

（2）确定或可疑为肾小球血尿：内生肌酐清除率；风湿三项、ANA、乙肝病毒相关抗原；伴有蛋白尿者做 24 小时尿蛋白定量、血白蛋白和血脂检测、必要时肾活检。

（3）确定或可疑非肾小球血尿：尿钙/肌酐比值＞0.21 做 24 小时尿钙定量；有尿路刺激征者做清洁中断尿培养；彩色 B 超可以诊断左肾静脉扩张；怀疑尿路畸形可做静脉肾盂造影；怀疑结核可做 PPD、血沉及 X 线检查，尿培养找结核菌。

必要时肾血管造影、排尿时膀胱尿道造影、CT/MRI；怀疑全身疾病者相关化验：血小板计数、凝血酶原时间等。

【治疗要点】

依血尿病因而定，无特效治疗。

【几种引起小儿血尿的常见疾病】

（一）单纯性血尿

凡尿中红细胞数量超过正常而无明确的临床症状、实验室改变及肾功能异常者，称为单纯性血尿，又名无症状血尿，或孤立性血尿。临床可分为再发性肉眼血尿和持续性或再发性镜下血尿，肾活检大部分病人无确切病变，部分病人可有肾小球轻微病变、系膜增生、基底膜变薄等。

1. 诊断要点

(1) 反复发作肉眼血尿或持续、间断镜下血尿；临床无水肿、高血压及体格发育异常。

(2) 无血生化、肾功能、免疫学和影像学异常。

(3) 尿红细胞形态符合肾小球性血尿。

(4) 无或仅有轻微蛋白尿。

(5) 无明确家族史。

(6) 排除其他相应疾病，如 IgA 肾病，薄基底膜肾病，Alport 综合征，左肾静脉压迫综合征，特发性高钙尿症，以及系统性疾病所致肾损害等。

2. 治疗要点　无特殊治疗，预防及治疗上呼吸道感染较为重要，血尿重时适当休息。病程报道不一，大多预后良好。如出现伴有蛋白尿＞1g/24h，或高血压及 Cr 升高，可考虑肾活检。

(二) Alport 综合征

本征是以血尿、感音神经性耳聋、进行性肾功能减退为临床特点的遗传性肾脏病，有多种遗传方式，但主要为 X 连锁显性遗传（占 85%）。

1. 诊断要点

(1) 血尿或慢性肾衰竭家族史。

(2) 临床表现

1) 血尿最常见，大多为肾小球性血尿，随病情进展出现蛋白尿、血压增高及进行性肾功能减退。

2) 多数病例在 10 岁后出现高频神经性耳聋。

3) 少数病例还可伴有眼部异常（最具特征性为前圆锥形晶体，多于 20～30 岁出现）、巨血小板减少症、弥漫性平滑肌瘤等。

4) 男性患者症状重，肾功能损伤明显，多于 20～30 岁进入终末期肾衰竭。

(3) 实验室检查

1) 肾活检：电镜下肾小球基底膜弥漫性增厚、变薄及致密层断裂，是确诊的重要依据。

2) 免疫荧光学检查：对肾活检及皮肤活检行Ⅳ型胶原免疫荧光染色，可用于诊断X连锁型的患者；

3) 基因分析：对于确定基因携带者和进行产前诊断十分必要，也有助于临床和病理检查结果均不确定病例的诊断。

2. 治疗要点　目前尚无特异治疗，发展至终末期肾病变者则行替代疗法。

(三) 薄基底膜肾病

本症是以良性血尿、家族史、肾小球基底膜弥漫菲薄为特点的肾小球疾病，故也称良性家族性血尿。属常染色体显性遗传。

1. 诊断要点

(1) 临床表现多为无症状持续镜下血尿，少部分也有发作性肉眼血尿，并可能与上呼吸道感染或剧烈运动有关。少数还可有轻度蛋白尿、高血压，绝大多数肾功能正常。除肾脏表现外，多无其他肾外症状，需与Alport综合征鉴别。

(2) 确诊依赖肾活检，电镜下肾小球基底膜弥漫菲薄(厚度<265nm)。

2. 治疗要点　无特殊治疗，预后良好，极少发生肾衰竭。

(四) 特发性高钙尿症

指尿钙增高而血钙正常，常有家族性，属常染色体隐性遗传。依发病机制分为肠钙吸收增加型和肾小管钙重吸收减少型。

1. 诊断要点

(1) 临床表现：2～12岁多见，主要为镜下血尿，亦可见发作性肉眼血尿；此外可有尿路刺激症状、腹痛、腰痛、遗尿，部分病人表现为反复泌尿系感染；病程久者，可体格矮小、骨质稀疏、肾小管功能受损。

（2）实验室检查：①尿红细胞形态检查呈非肾小球性血尿；②尿钙/尿肌酐比值>0.2，24小时尿钙定量>4mg/(kg·d)或0.1mmol/(kg·d)（重复2次以上）；③钙负荷试验用于分型。

（3）除外诊断：排除继发性高钙尿症，如维生素D中毒，先天性肾小管功能紊乱，应用袢利尿剂或皮质激素，原发性甲旁亢等。

2. 治疗要点　多饮水，少进高钙、高草酸、高钠食物，血尿明显时避免剧烈运动，还可口服氢氯噻嗪每日1～2mg/kg，每日2～3次，疗程4～8周。

（五）胡桃夹现象（左肾静脉压迫综合征）

是指走行于腹主动脉与肠系膜上动脉夹角间的左肾静脉受压而引起血尿和/或蛋白尿、腹痛等症状时的现象。

1. 诊断要点

（1）常见于学龄儿或青春发育期儿童。

（2）可表现为无症状的发作性肉眼血尿，也可镜下血尿，在剧烈运动或直立位时加重，有时伴左腹疼痛或腰痛。

（3）尿红细胞形态正常，90%以上为均一型，即非肾小球性血尿；部分伴蛋白尿，可间歇性或体位性加重。

（4）超声波检查见LRV受压变窄，及受压静脉引流端因淤血而扩张，卧位时扩张部与狭窄部血管直径之比≥2∶1即可拟诊，坐位或脊柱前凸位时≥4∶1即确定诊断。

2. 治疗要点　本症无需特异治疗，随年龄增长症状会有所缓解，但应定期随访，每1～2年进行一次B超、肾功能检查。

（六）IgA肾病

参见泌尿系统章节。

（邢　燕）

第十九节　蛋　白　尿

蛋白尿（proteinuria）是指尿中蛋白含量超过正常范围而言。正常人尿中可有微量蛋白，一般检查不易发现，每日不超过 150mg。当尿蛋白＞150mg/24h 或＞100mg/(m^2·d) 时为异常。

【分类】

（一）按来源分类

1. 肾小球性蛋白尿　由肾小球滤过膜对血浆蛋白通透性增高和（或）血流动力学异常所致，为临床最常见类型，见于各种原发、继发性肾小球疾病。

2. 肾小管性蛋白尿　因肾小管功能损害，使正常滤出的蛋白回吸收障碍所致，临床较为少见，以低分子蛋白为主。常测定 β_2 微球蛋白（β_2-MG）、α_1 微球蛋白、溶菌酶等作为观测指标，见于肾盂肾炎、间质肾炎、中毒等。

3. 分泌性及组织性蛋白尿　由肾脏本身的结构蛋白或其分泌排泄的蛋白组成，如 T-H 蛋白。

4. 溢出性蛋白尿　体内低分子量蛋白产生过多，经肾小球滤过超出了肾小管的再吸收能力所致，如骨髓瘤之本周蛋白及肌红蛋白尿。

（二）按临床分类

1. 暂时性蛋白尿（一过性蛋白尿）。

2. 直立性蛋白尿（体位性蛋白尿）。

3. 持续性无症状性蛋白尿（孤立性蛋白尿）。

4. 肾小球疾病　原发性、继发性。

5. 肾小管间质性疾病　原发性、继发性。

【诊断要点】

（一）确定蛋白尿是否为病理性

1. 定性　1 周内连续 3 次以上尿蛋白＋（30mg/dl）或＋＋（100mg/dl）（尿比重＞1.015）时考虑为病理性，需进一步检查。

2. 半定量 随机晨尿送检尿蛋白/尿肌酐比值(UP/Cr)测定，当UP/Cr<0.1时为生理范围蛋白尿，>0.1以上由肾脏疾病引起，≥0.2时应送24小时尿蛋白定量。

3. 定量 尿蛋白定量>150mg/24h或>100mg/(m^2·d)为异常，>40mg/(m^2·h)为肾病范围蛋白尿。根据尿蛋白量分为：重度蛋白尿[>3g/d，>50mg/(kg·d)]、中度蛋白尿(1～3g/d)、轻度蛋白尿(<1g/d)。

(二)检测蛋白尿的动态变化

区分蛋白尿是持续性(多属病理性)还是暂时性(即生理性或功能性)，后者在小儿时期常见。

(三)评价蛋白尿的选择性和分析特殊蛋白质

1. 选择性 肾小球受损较轻时，尿中出现以白蛋白为主的中、小分子量蛋白质，称为选择性蛋白尿；肾小球受损较重时，尿中出现大分子量及小分子量蛋白，称为非选择性蛋白尿。

2. 特殊蛋白 多发性骨髓瘤、巨球蛋白血症和淋巴细胞性白血病时，尿中出现本-周蛋白；急慢性肾炎及肾病综合征时尿中β_2微球蛋白量增加(>280mg/L)。

(四)结合临床及实验室检查明确病因

对持续性蛋白尿，应根据现病史(起病情况、伴随症状如水肿、高血压)、既往史(有无类似发作、近期内感染、皮疹等)、家族史、体格检查、实验室检查(尿液分析、肾小球及肾小管功能)及其他辅助检查(X线、B超、必要时肾活检等)综合分析，以作出病因诊断。

【治疗要点】

1. 已明确病因者，针对病因治疗。

2. 尚不能明确病因者，应加强随访和病儿管理。定期进行24小时尿蛋白定量的检测(可3～6个月测一次)，对尿蛋白>++或>1g/d者，还应定期监测肾功能(肌酐清除率)及血生化(尤其血浆蛋白变化)。

3. 对原发病不明，尿蛋白持续性≥++者，可试用ACEI、吲哚美辛、抗血小板聚集剂等治疗，有一定疗效。

【几种小儿时期常见的蛋白尿】

（一）暂时性蛋白尿

可见于新生儿期、急性发热、极度寒冷、剧烈运动、充血性心力衰竭和脱水等。一般尿蛋白<++或1g/24h。此类蛋白尿多为暂时性，随病因祛除而消失，但热性蛋白尿、运动性蛋白尿也可持续1～2周，甚至3周。

（二）直立性或体位性蛋白尿

直立时出现蛋白尿，卧位后即消失，当采取脊柱前突姿势时蛋白尿加剧。多见于瘦长型的儿童和青年。有报道胡桃夹现象除引起血尿外，亦可引起直立性蛋白尿。分为间断性和固定性（每天检测都有蛋白尿）两种。

1. 诊断要点

1）无肾脏病史及临床表现，其他与肾脏病有关的全身性疾病，生长发育正常。

2）无尿沉渣异常。

3）肾功能、血生化、血清学检查均正常。

4）X线检查部分病人伴有肾下垂。

5）24小时尿蛋白一般<1g，夜间<75mg。

6）直立试验阳性或脊柱前突试验阳性。

直立试验方法：睡眠前将尿排空，第二天清晨第一次尿和活动2小时后尿标本送检，如第一次尿标本呈阴性，第二次活动后尿标本呈蛋白≥+即可诊断。脊柱前突试验：病儿排尿后靠墙站立，脚跟距墙壁约15cm左右，头紧贴墙面并使脊柱前突姿势，保持10～15分钟，1小时后排尿送检，如蛋白≥++为脊柱前突试验阳性。

2. 治疗要点　一般认为预后良好，无需特殊治疗，可正常上学，定期随访。

（三）无症状持续性蛋白尿

蛋白尿的出现一般与体位无关，直立和卧位时均出现蛋白尿，24 小时尿蛋白定量通常<2g/d，多见于青少年。预后不详。

1. 诊断要点　无肾脏病史，常无症状，肾功及影像学检查大多正常，但随病情进展可出现肾小球滤过率（GFR）下降或血压升高，大部分病人肾活检有较肯定的肾脏病理改变。

2. 治疗要点　未明确病因时无特殊治疗，以避免剧烈运动，清除感染灶，预防上感，保证儿童正常生长发育。应密切随访，监测肾功能。除必要检查外可作肾活检以明确病因，及早治疗，以防止或延缓病情进展。

（邢　燕）

第二十节　水　　肿

组织间液量增多积聚在皮肤及皮下组织称为水肿（edema），积聚在体腔可形成积液，如胸、腹腔积液。

【分类】

（一）按水肿发生部位

可分为全身性水肿和局限性水肿。

（二）全身性水肿依其原发病分类

分为心源性、肾源性、肝源性、营养不良性炎性、淋巴性、血管神经性及原因不明的特发性水肿。

1. 按照水肿的器官和组织分类，可见肺水肿、脑水肿、视神经乳头水肿、皮下水肿等。

2. 水肿发生于体腔者称为积液，如心包积液、胸腔积液、腹腔积液。

【诊断要点】

（一）确定水肿的部位

全身性水肿或局限性水肿。

（二）确定水肿的原因

结合病史、症状和体征综合分析，以下两图为诊断思路，见图 2-20-1 和图 2-20-2。

(三) 确定水肿的程度

1. 轻度水肿　眼睑、眶下、额部软组织及胫骨前、踝部的皮下组织弹性减退，压之下凹但回复尚快，体重增加约 5%。

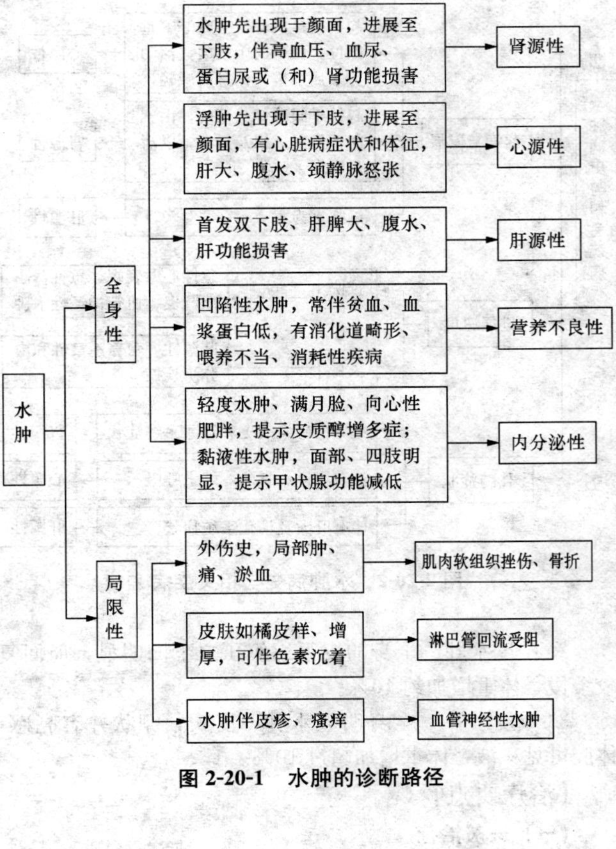

图 2-20-1　水肿的诊断路径

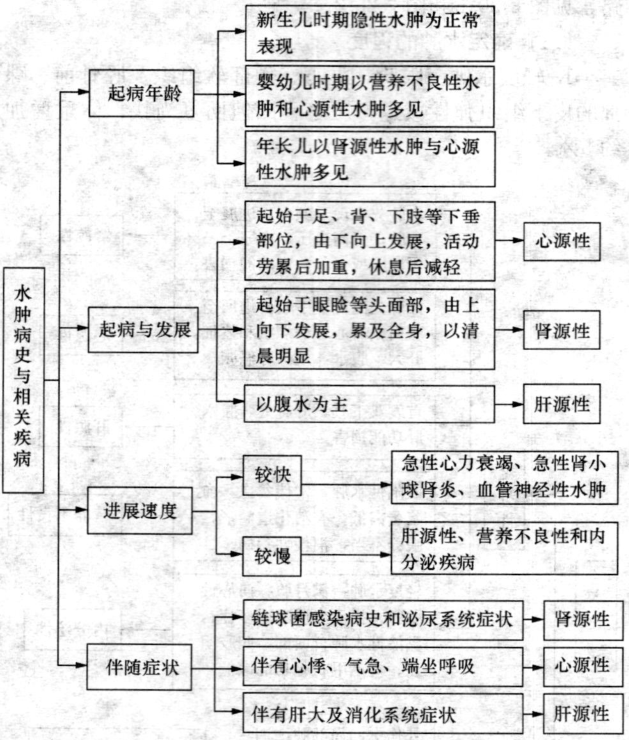

图 2-20-2　水肿病史与相关疾病

2. 中度水肿　全身的皮下组织压之下凹明显，但回复较缓慢，体重增加约 10%。

3. 重度水肿　全身明显水肿，皮肤紧绷状并有亮感，体腔可见积液，体重增加超过 10%。

【治疗要点】

（一）一般治疗

较明显的全身性水肿，尤其是心源性、肾源性水肿，应适当限制钠盐及水分的入量（但限盐和限水时间不宜过长，以免影响食欲，甚至可发生低钠血症），心源性水肿还应适当限制活动。

（二）病因治疗

针对水肿病因进行相应治疗。

（三）利尿药物的应用

1. 呋塞米　注射 5～10 分钟后显效，维持时间 2～4 小时，可从小剂量开始，首次剂量：婴儿 5～10mg/次，幼儿 10～20mg/次，年长儿 20～40mg/次。以后可根据疗效成倍加量，注意电解质紊乱及胃肠道反应。

2. 噻嗪类及同类药　氢氯噻嗪(双氢克尿噻)口服 1～2 小时显效，2～4mg/(kg·d)，分 2～3 次服，适合于各种原因引起的水肿，长期服用注意电解质紊乱，尤其是低钾血症。此外可导致血中尿素氮增加，故禁用于严重肾功能损害者。

3. 排钠保钾类弱利尿药　常与噻嗪类药物合用。螺内酯 1～2mg/(kg·d)。

（四）脱水剂的应用

如 20%甘露醇等，常用于脑水肿，因有扩容作用不宜用于心功能不全者。

（邢　燕）

第二篇　疾病诊疗篇

新生儿基础

第3章

第一节　新生儿分类

新生儿系指从脐带结扎到生后 28 天内的婴儿。根据胎龄、出生体重、体重和胎龄的关系及出生后的周龄，对新生儿的分类有各种不同的方法。

（一）根据胎龄分类

1. 足月儿　指胎龄满 37 周至不满 42 周（259～293 天）的新生儿。

2. 早产儿　指胎龄满 28 周至不满 37 周（196～258 天）的新生儿。

3. 过期产儿　指胎龄≥42 周（≥294 天）的新生儿。

（二）根据出生体重分类

出生体重指出生 1 小时内的体重。

1. 正常体重儿　出生体重在 2500～3999g 之间者。

2. 低出生体重儿　出生体重<2500g 的新生儿，其中出生体重<1500g 称极低出生体重儿，出生体重<1000g 称超低出生体重儿。

3. 巨大儿　出生体重≥4000g 者。

（三）　根据体重与胎龄关系的分类

1. 小于胎龄儿　指出生体重在同胎龄平均体重的第 10 百分位以下的新生儿。在我国将胎龄已足月但出生体重在 2500g 以下的婴儿称为足月小样儿。

2. 适于胎龄儿　指出生体重在同胎龄平均体重的第 10～90 百分位者。

3. 大于胎龄儿　指出生体重在同胎龄平均体重的第 90 百分位以上者。

（四）根据出生后周龄分类

1. 早期新生儿　指出生后 1 周以内的新生儿。

2. 晚期新生儿　指出生后第 2 周开始至第 4 周末的新生儿。

（五）高危儿

指有可能发生或已经发生危重情况而需要监护的新生儿，包括：

1. 高危妊娠孕母的婴儿　孕妇年龄小于 18 岁或大于 35 岁；孕期有出血史如先兆流产、前置胎盘或胎盘早剥；妊娠期接触大量放射线、化学性毒物或对胎儿有害的药物；母婴血型不合；胎盘功能不全；骨盆或软产道异常；胎位异常；羊水过多或过少。

2. 孕母过去有死胎、死产史的婴儿。

3. 孕母在妊娠期曾发生疾病史的新生儿，包括各种感染性疾病、妊娠合并高血压、糖尿病、心脏病、慢性肾炎等。

4. 兄弟姐妹在新生儿期有因严重畸形或其他疾病死亡者。

5. 异常分娩的新生儿，如难产、高位产钳、胎头吸引、臀位产。

6. 胎龄＜37 周或＞42 周。

7. 出生体重＜2500g 者。

8. 小于胎龄儿或大于胎龄儿。

9. 有疾病的新生儿。

（刘丽娟）

[附 其他相关产科名词（见表 3-1-1）]

表 3-1-1 相关产科名词

活产	胎龄≥28 周或体重≥1000g 的胎儿，不论通过自然分娩或手术产，当胎儿全身脱离母体不论是否断脐或胎盘是否剥离，凡有过生命现象之一者（呼吸、心跳、脐带搏动、随意肌缩动）。
死胎	临产前已证实死于宫内，出生时不表现任何生命现象者。
死产	临产后胎儿仍存活，但在分娩过程中死亡，出生后不表现任何生命现象者。
流产	妊娠在 28 周以前，胎儿体重不足 1000g 而终止者。12 周以前称早期流产，12 周以后称晚期流产。
急产	全产程（临产开始至胎盘娩出）＜3 小时。
滞产	全产程≥24 小时者。第二产程延长指宫口开全≥2 小时胎儿仍未娩出者。

第二节 胎龄评估

胎龄指胎儿在宫内的周龄或日龄。一般按母亲末次月经推算，以末次月经的第 1 天算起至出生的这一段时间作为胎龄。但如果月经周期不规律，或有意隐瞒时，可有较大误差，此时可通过新生儿出生 48 小时内的外表特征和神经系统检查估计胎龄，称为胎龄评估，如相差在 2 周以内，仍以末次月经日期为准。外表特征包括皮肤、胎毛、足底纹理、乳头乳房、耳廓和外生殖器等，神经系统主要检查新生儿的肌张力和姿势，包括体位、上肢弹回、下肢弹回、围巾征、腘窝成角、足跟触耳、胸腹悬垂等。评估方法有 Dubowitz 法、Finnstrom 法和国内简易法，临床常用简易胎龄评估法，见表 3-2-1，胎龄周数＝总分＋27。

表 3-2-1 简易胎龄评估法

体征	0分	1分	2分	3分	4分
足底纹理	无	前半部红痕不明显	红痕＞前半部，褶痕＜前1/3	褶痕＞前2/3	深褶痕＞前2/3
乳头形成	难认，无乳晕	明显可见，乳晕淡，直径＜0.75cm	乳晕呈点状，边缘不突起，直径＜0.75cm	乳晕呈点状，边缘突起直径＞0.75cm	
指甲		未达指端	已达指端	超过指端	
皮肤组织	很薄，胶冻状	薄而光滑	光滑，中等厚，皮疹，表皮翘起	稍厚，表皮皱裂翘起，手足明显	厚，羊皮纸样，皱裂深浅不一

（刘丽娟）

第三节 新生儿体温管理及暖箱使用

维持正常体温在对人体生理代谢活动正常进行十分重要，过多的热量丢失可导致新生儿难以存活。

【新生儿体温调节特点】

（一）新生儿产热特点

新生儿在环境温度低下时不产生寒战反应，由棕色脂肪组织（brown adipose tissue，BAT）产热，BAT位于肩胛间区、颈后部、腋窝及腹部大血管、肾上腺等处，于胎龄26～30周时出现，继续增长至出生后2～3周，足月儿含量较多。环境温度下降时，皮肤神经末梢受刺激，释放儿茶酚胺，直接作用于棕色脂肪，通过代谢活动释放热能。

（二）新生儿散热特点

新生儿体表面积相对大，皮下脂肪层薄，皮肤血管丰富，外周血流量多，寒冷环境下支配血管及血流分布的神经反射功能差，使其散热较多。早产儿四肢往往伸展，暴露面积大，使其散热增加。

（三）体温调节特点

新生儿中枢神经系统发育不成熟，对产热散热的调节功能差。

（四）中性温度

新生儿最适环境温度称中性温度（neutral thermal range）是指维持体温正常，且耗氧量和代谢率最低的环境温度。目前认为能维持腹壁皮温在 36～36.9℃的环境温度为最适温度，各日龄组的最适温度不同，取决于出生体重、胎龄和气流速度等（见表 3-3-1）。胎龄和日龄越小，最适温度越高，最适温度的范围越窄。

表 3-3-1　不同日龄及不同出生体重儿的最适温度

出生体重（kg）	环境温度					
	37℃	36℃	35℃	34℃	33℃	32℃
＜1.0	1 日	1 日后	2 周后	3 周后	4 周后	6 周后
1.0～1.5			10 日	10 日后	3 周后	5 周后
1.5～2.0				10 日	10 日后	4 周后
2.0～2.5				2 日	2 日后	3 周后
＞2.5					2 日	2 日后

（五）判定体温调节状态的综合指标

1. 肛温（直肠温度）　是表示体内产热和散热平衡状态的指标，单纯肛温只能表示体温平衡的结果，不能完整地反映出机体对环境温度的调节状态（产热和散热的状态）。

2. 皮肤温度-环境温度差　表示失散热程度的指标，皮肤-环境温度差越大，失散热越多。

3. 腋温-肛温差　为判断棕色脂肪组织代偿产热的指

标。新生儿腋窝是 BAT 主要分布区之一，腋温除包括传导来的体核温度，还受局部 BAT 产热状态的直接影响，新生儿代偿产热加强，腋温增加，此时等于或超过肛温，计算腋温-肛温差值可以反映全身代偿产热状态。

【热量散失过多对新生儿的影响】

热量散失过多可引起机体代谢增加从而代偿增加产热，在温度较低环境中足月新生儿为维持体温耗氧量可增加 2～4 倍以提高代谢率，代谢增加可产生以下结果：

1. 耗氧量过多引起供氧不足与低氧血症。
2. 糖原储备耗竭导致低血糖症。
3. 由于低氧血症和周围血管收缩引起代谢性酸中毒。
4. 呼吸暂停。
5. 由于酸中毒和缺氧导致肺动脉高压。
6. 生长缓慢。

【临床注意事项】

1. 在新生儿娩出的瞬间即应保暖，立即将新生儿放在预热的辐射保温台上，将新生儿皮肤表面的水分擦干并用毛巾包好。

2. 洗澡时应注意减少热量散失，动作要快，及时擦干并适当提高室温，体温不稳定及体温较低的新生儿不宜洗澡。

3. 新生儿头部表面积相对较大，失热量较多，应给新生儿头部戴上帽子以减少热量散失。

4. 新生儿转运过程中应注意维持正常体温。

【暖箱的使用】

暖箱有开放式和闭式两种，可为新生儿尤其是早产儿提供一个合适的环境。

（一）闭式暖箱

1. 使用指征　①出生体重＜1800g，生后需要较高的环境温度者；②新生儿硬肿症或其他低体温患儿。

2. 暖箱的温度及湿度　根据情况确定所需温度见表

3-3-1，使用前要预热1～2小时，暖箱内相对湿度维持在40%～60%。只有胎龄＜30周，体重＜1000g的早产儿在生后第1周需要较高的湿度。目的是减少不显性失水，控制体温及液体平衡。

3. 使用暖箱的注意事项

（1）不要将暖箱放在阳光直射处，因短波射线经有机玻璃加温，可致患儿过热。

（2）如室温低于暖箱7℃时，按所要求的温度提高1℃。

（3）预防感染，医护人员在接触患儿前要严格洗手，每日用消毒剂擦洗暖箱旁侧的小窗口，避免细菌聚集在箱门开关周围。每周更换暖箱，加以清洗、消毒，并用紫外线照射。湿化器的水不易全部倒净，会造成细菌污染，可在换新水前，无水开机半小时，有条件者能高压灭菌的部件要高压消毒，应用湿化系统应每天更换灭菌水，定期作细菌培养。如培养出致病菌应将暖箱搬出病房，彻底消毒。严重感染的患儿用过的暖箱要用消毒剂彻底消毒灭菌，或用热的肥皂水清洗，然后放在冷房间内1周，使用前做细菌培养，培养阴性后才可使用。

（4）当新生儿在环境温度低于30℃时仍能维持正常体温（通常体重要达到1800～2000克）即可离开保温箱。

（二）开放暖箱即远红外辐射式保暖台

1. 使用指征　①病情不稳定需要密切观察抢救的危重儿；②需要进行医疗操作者。

2. 暖箱温度　其温度调节方式有两种：①人工手控式；②伺服控制式。新生儿病房常用伺服控制式，加热器通过固定在小儿皮肤上的电极调节输出功率，可将皮肤温度调节到期望值（36℃～36.9℃），见表3-3-2，皮肤电极应放在躯干的最高表面（剑突与脐连线中点）。

表 3-3-2　伺服控制时体表温度

出生体重（kg）	<1.0	～1.5	～2.0	～2.5	>2.5
温度（℃）	36^{9}	36^{7}	36^{5}	36^{3}	36

3. 使用注意事项

（1）为避免对流热量散失，不要放在通风处。

（2）可在玻璃挡板上端盖一层聚乙烯薄膜使帐内空气比环境空气温暖和稳定，减少不显性失水，同时注意补充不显性失水量。

（3）注意传感器勿脱落，否则会不断加热使床上温度过高，因不出现报警现象而导致小儿过高热。

（4）使用保暖床时对流、蒸发散失热量较多，增加氧耗，且患儿体表得到的热量分布不均，当病情允许时尽早转入闭式暖箱。

（5）停止使用时要关闭电源，并用紫外线消毒。

（刘丽娟）

第四节　液体治疗

新生儿液体治疗的应用范围较广，临床上常用于各种不同原因的体液丢失、喂养困难、维持入量、静脉给药以及外科手术前后和危重患儿抢救等。体液和电解质治疗在早产儿尤其是超低出生体重儿的早期治疗方面发挥着重要作用。研究表明新生儿最初几天的液体治疗已经成为影响下列疾病发病率的一个因素，如脑室内出血、坏死性小肠结肠炎、有症状的动脉导管未闭和支气管发育不良。因此必须掌握新生儿体液代谢特点，注意液体治疗的细节，尤其在生后最初几天。

【新生儿体液和电解质平衡的特点】

1. 新生儿的体液组成及变化　新生儿总体液量相对较成人多，多的部分主要在细胞外液，占体重 45%，1 周后降至39%左右。胎龄越小，体液所占比例越高。

2. 肾功能　新生儿生后肾小球滤过率（GFR）低，早产儿更低，孕34周后GFR开始增加。肾浓缩功能差，稀释功能较完善，与成人相仿。

3. 不显性失水　新生儿体表面积大，不显性失水相对较多，影响不显性失水的因素很多见表3-4-1。

表3-4-1　影响不显性失水的因素

有关因素		不显性失水量［ml/(kg·d)］
在中性温度下	足月儿（>2500g）	15～25
	1500～2500g	15～35
	<1500g	30～60
	<1000g	60～70
环境温度>35℃		增加3～4倍
体温增加1℃		增加10%
光疗		增加30%～50%
辐射保暖床		增加50%～80%
肌肉活动、哭叫		增加30%
呼吸窘迫		呼吸频率加快失水增加
环境湿度>40%		减少30%
气管插管辅助呼吸		减少30%

4. 新生儿早期水、钠变化与生理性体重下降　新生儿刚出生时尚处于缺氧状态，肾血管收缩，尿量少，1～2天后缺氧改善，GFR增加，尿量增加；另一方面生后随着右心房容量扩大，产生的心钠素增加，起到排钠和利尿的作用。由于上述原因，造成水和钠的强迫性排出，细胞外液缩减，造成生理性体重下降，生后5～6天降至最低点，达原体重的10%～15%，早产儿可达15%～20%。

【新生儿体液的需要量】

（一）无明显液体丢失

只需补充维持液，即正常活动情况下体液的消耗量和生长所需要的量，包括：

1. 不显性失水　指呼吸和皮肤蒸发的水分，其中1/3通过呼吸道丢失，2/3通过皮肤丢失。每日15～25ml/kg，早产儿和低出生体重儿由于皮肤相对不成熟，水分通透性大，体表面积/体重比率大，皮肤血管分布多，不显性失水更多。

2. 尿液排出的水分　新生儿肾浓缩功能差，尿液排出相对较多。体重＜2500g者每日尿量50～100ml/kg，体重≥2500g者每日25～60ml/kg；尿量和喂养方法也有关。人工喂养时肾溶质负荷高，排出溶质多则尿量增多，母乳喂养时肾溶质负荷低，排出溶质少则尿量少。

3. 胃肠道排出的水分　正常新生儿大便排出每日5～10ml/kg，光疗时大便内水含量可增加到每日20ml/kg。

4. 总量　正常新生儿液体需要量随日龄和体重而异（见表3-4-2）。

表3-4-2　正常新生儿液体每日需要量（ml/kg）

出生时体重(g)	＜1000	～1500	～2500	＞2500
生后第1日	80～110	70～90	60～80	40～60
生后第2日	100～120	80～110	70～100	60～80
生后3～7日	120～140	100～130	90～110	70～90
＞7日	140～180	120～180	120～160	120～150

5. 葡萄糖和电解质

（1）葡萄糖：足月儿给予10％葡萄糖，提供6～8mg/(kg·min)的糖，早产儿糖耐量低，体重＜1500g者给予5％葡萄糖，提供4～6mg/(kg·min)的输注速度。

（2）钠：新生儿第一天尿量少，排出电解质不多，补液时可以不给电解质。以后足月儿每日需要钠2～3mmol/kg，早产儿3～4mmol/kg，常用1/6张液体（葡萄糖∶生理盐水＝5∶1），保持血钠浓度135～145mmol/L。

（3）钾：生后由于红细胞破坏血钾偏高，生后第1天不需补钾，有时直到第3天才需补钾，需要量1～3mmol/L，维持血钾浓度4.0～5.5mmol/L，补钾前需密切监测肾功能。

（4）钙：足月儿除非有特殊指征，否则不予补钙，如果血钙＜1.75～2.0mmol/L或钙离子＜0.9mmol/L，可给钙10～20mg/(kg·d)（10%葡萄糖酸钙含钙9mg/ml）。早产儿体内的钙储存量低，推荐补钙量为20～30mg/(kg·d)。

（二）有明显液体丢失

水分的补充包括三个部分即维持液、继续损失液和累积丢失量。

1. 累积丢失量

（1）新生儿早期由于生理性体重下降，脱水程度不易估计，先按25～50ml/kg补充，若仍不足，酌情增补20～25ml/kg。液体可用1/2～1/3张，于8～12小时内输入。

（2）生后1～2周后即可用婴儿补液的计算方法，轻度脱水补充50ml/kg，中度脱水50～100ml/kg，液体用1/3～1/2张，8～12小时输入；重度脱水100～120ml/kg，先给等张液，按20ml/kg，于1小时内输入，余用1/2张液，于7～11小时内输入。

2. 继续丢失量　根据吐、泻丢失量，在禁食情况下每日大便量为10～40ml/kg，用1/3～1/2张含钠液补充。

3. 生理维持量　按出生日龄计算生理需要量，用1/6或1/5张含钠液补充。

继续丢失液和生理维持液在12～16小时内分批均匀输入，为避免补充不足又出现累积损失，应每4～6小时计算一次丢失液。有尿后补钾，按0.15%的浓度滴入。

【新生儿液体治疗的注意事项】

1. 足月儿生后1周内液体和电解质治疗的目的　生后3～5天预期的生理性体重下降为出生体重的10%～15%；维持电解质正常；避免少尿；向肠道营养过渡。

2. 早产儿液量不足可导致血渗透压增高，是脑室内出血的危险因素，病情允许时置于开放暖箱的患儿尽可能转至闭式暖箱使不显性失水降至最低。超低出生体重儿应密切监测体重和血钠水平来指导液体疗法，生后1周允许体重逐渐下降，7天时可接受的体重最大丢失量为15％～20％。

3. 根据患儿的临床情况调整液体治疗方案

（1）新生儿窒息：由于抗利尿激素分泌异常，多伴有代谢性和/或呼吸性酸中毒、低钠血症，但缺氧影响心肾功能，每日补液量按正常需要量的低值补给。

（2）原发性呼吸窘迫综合征：多见于早产儿，液体总量不宜过多，否则发生动脉导管未闭，加重原发病和心脏负担，可导致肺出血。

（3）心功能不全：液体总量应减少25％左右，用利尿和强心药者，应注意补充钾和钠。

（4）硬肿症：按正常补充，但肾功能受损者宜偏低。钠量按生理需要量补给。

（5）颅内出血、缺氧缺血性脑病：以正常需要量的低值补充，脱水剂不作为入量计算。

（6）肾衰竭：限制入量，每日液体量＝不显性失水＋前一日尿量＋异常丢失－内生水（12ml/100kcal）。

【体液和电解质监测】

1. 一般表现和生命体征　新生儿尤其是早产儿刚出生时轻度水肿，几天内应消失，如再出现水肿表示体内水分过多。如出现黏膜干燥、皮肤弹性差、低血压、心动过速、脉搏弱等提示灌注不良、液体摄入不足。

2. 体重　足月儿和大的早产儿应每日记录体重，超低出生体重儿每日应测体重2次或更多。第1周体重下降＞20％，表明丢失过多，不显性失水未得到补充。最初4～5天每天体重下降＜2％，提示液体量可能过多。

3. 液体入量和出量

(1) 入量：分别列出葡萄糖、生理盐水、碳酸氢钠、氯化钾等液量，同时记录口服乳量。

(2) 出量：记录尿量和其他排出量，尿量<1ml/(kg·h)提示可能需要增加液体入量，尿量>3ml/(kg·h) 可能提示液量过多，需要限制液量。

4. 实验室检查　应进行血常规、红细胞压积、血钠、钾、尿素氮、肌酐、血气、血浆渗透压以及尿比重的测定。

5. 其他　注意输液速度，严格准确按时完成输液计划，要求采用特制的 100ml 小刻度输液瓶，以保证液量准确。密切观察注射部位情况，有否渗漏。

（刘丽娟）

第五节　新生儿肠内外营养

新生儿肠内外营养是新生儿度过疾病期，并且获得正常生长发育的关键。但是新生儿尤其是早产儿（低出生体重儿）的情况各不相同，所以，应根据个体差异，制订个体化营养方案。

一、肠内营养

通过胃肠道提供营养称为肠内营养（enteral nutrition，EN)，也称经肠道喂养。经肠道喂养的方式有奶头喂养（母乳、奶瓶），管饲喂养（鼻胃管、鼻空肠管）。

【适应证】

无消化道梗阻，可以耐受经口喂养的新生儿。

【禁忌证】

先天性消化道畸形等原因所致消化道梗阻，怀疑或明确诊断为坏死性小肠结肠炎（NEC）者为绝对禁忌证；此外，任何原因所致的肠道组织缺血缺氧性变化，在纠正前暂缓喂养。

【营养需求】

（一）推荐摄入量

1. 能量　新生儿能量需求见表 3-5-1。

表 3-5-1　新生儿能量需求

时间	能量	
	kJ/(kg·d)	kcal/(kg·d)
最初的 24 小时内	41.8～84	10～20
2～3 天	84～167	20～40
4～7 天	251.0～334.7	60～80
第 2 周	334.7～418.4	80～100
第 3 周及以上	418.4～502.1	100～120

早产儿所需总能量相对要高，可达 502.1～510.5kJ/(kg·d)，即 120～130kcal/(kg·d)，以后随日龄的增加而渐增，要满足新生儿标准体重增长速度（15～25g/d），经肠道喂养达到 439.32～543.92kJ/(kg·d)，即 105～130kcal/(kg·d)。

2. 蛋白质　足月儿 2～3g/(kg·d)，早产儿 3～4g/(kg·d)，占总能量的 5%～10%。新生儿有 9 种必需氨基酸（赖氨酸、组氨酸、亮氨酸、异亮氨酸、缬氨酸、甲硫氨酸或蛋氨酸、苯丙氨酸、苏氨酸和色氨酸）。

3. 脂肪　5～7g/(kg·d)，占总能量的 40%～50%。中链不饱和脂肪酸（MCT）易被吸收，但不宜超过脂肪的 40%，长链不饱和脂肪酸亚麻油酸（C18：3，linolenic acid，LNA）和亚油酸（C18：2，linoleic acid，LA）为必需脂肪酸。LA 需要量为 0.5～0.7g/(kg·d)，LNA 需要量为 0.07～0.15g /(kg·d)，两者适合的比例为 10：1。

4. 碳水化合物　10～14g/(kg·d)，应占总能量的 40%

（二）新生儿的喂养

1. 乳类的选择

（1）母乳，早产儿可通过管饲进行强化的母乳喂养。

（2）配方乳：① 足月儿配方乳；②早产儿配方乳；③无乳糖配方乳；④水解蛋白乳粉；⑤氨基酸配方乳；⑥其他特殊配方奶粉：如苯丙酮尿症的奶粉。

2. 喂养的方式、时间与量

（1）母乳喂养，不能直接喂哺的早产儿可通过管饲喂养。

（2）人工喂养：因母亲方面或新生儿方面的种种原因，不能喂母乳时，采用其他乳品或乳制品喂养婴儿，即为人工喂养。

1）有以下情况时一般不用母乳喂养而采用人工喂养：

① 母亲患有活动性传染病，如结核病，肝炎，HIV病毒、CMV病毒、梅毒螺旋体携带者等。母亲为乙肝病毒（HBV）携带者，并非哺乳禁忌证，但这类婴儿应在出生后24h内给予特异高效乙肝免疫球蛋白，继之接受乙肝疫苗免疫。

② 乳房单纯性疱疹病毒感染（另一侧无感染乳房可继续喂养）。

③ 母亲正在接受同位素诊疗，曾暴露于放射性物质下（乳汁内含放射活性物质）。

④ 母亲正在接受抗代谢药物及其他化疗药物治疗或对婴儿有影响的药物治疗（直至完全清除后前）。

⑤ 母亲吸毒、酗酒。

⑥ 新生儿怀疑或明确诊断为遗传代谢性疾病，如半乳糖血症、苯丙酮尿症等。

2）喂养方法

① 奶瓶喂养：适用于34周以上具有完善吸吮和吞咽能力，又无条件接受母乳喂养的新生儿。

② 胃管管饲喂养：适用于＜32周早产儿；吸吮和吞咽

功能不全不能经奶瓶喂养者；因疾病本身或治疗的因素不能经奶瓶喂养者；亦可作为奶瓶喂养不足的补充。

a. 推注法（bolus）：适合于较成熟、胃肠道耐受性好的新生儿，但不宜用于胃食管反流和胃排空延迟者。

b. 间歇输注法（intermittent drip）：采用输液泵输注，每次输注时间可以持续30min～2h，根据患儿肠道耐受情况间隔1～4h输注。适用于胃食管反流、胃排空延迟和有肺吸入高危因素的患儿。

c. 持续输注法（continuous drip）：连续20～24h用输液泵输注喂养法。此方法仅建议用于上述两种管饲方法不能耐受的新生儿。

③ 空肠管管饲喂养：适用于胃排空功能障碍或严重胃食管反流但消化吸收功能正常的患儿。

3）人工喂养开始喂奶间隔时间约3h，但不必严格限制。第1天每次喂奶15～20ml，以后每天每次增加10～15ml，直至每次60ml，再隔天每次增加15ml至每次90ml；但对早产儿加奶速度勿超过每天40ml/kg。7～8天后喂奶间隔时间可逐步改为q4h一次，夜间喂奶间隔延长，每天喂奶可降至5～6次，每天总量120～180ml/kg，能达到营养需要。

4）人工喂养时还要注意每日供给新生儿的水量。可以参考新生儿每日液体需要量，见表3-5-2。

表3-5-2　新生儿每日液体需要量［ml/(kg·d)］

时间（d）	出生体重			
	<1000g	～1500g	～2500g	>2500g
1	100～120	80～100	60～80	40～60
2	120～140	100～120	80～100	60～80
3～7	140～160	120～160	100～140	80～120
8～28	140～180	140～180	140～160	120～140

5）配方乳的配制与保存：配方乳配制前所有容器需高温消毒处理，配制应在专用配制室或经分隔的配制区域内进行，严格遵守无菌操作原则。病房内配置应现配现用。中心配制，应在配置完毕后置 4℃冰箱储存，喂养前再次加温。室温下放置时间不应超过 4h。若为持续输液泵胃肠道喂养或间歇输液泵输注，应每 8h 更换注射器，每 24h 更换输注管道系统。

（3）混合喂养：母乳不足时添加配方奶同时喂哺，称混合喂养。

（三）早产儿的喂养

1. 早产儿的营养需要特点

（1）早产儿生后早期营养支持的最基本要求和目标是能达到其在宫内生长的速度（见表 3-5-3）。

表 3-5-3　胎儿和新生儿的体重增长规律

胎龄（周）	体重增长［g/(kg·d)］
24～28	15～20
～32	17～21
～36	14～15
37～40	7～9

（2）正常早产儿生长的能量需求为 110～130kcal/(kg·d)（见表 3-5-4），以保证体重增长 16～20g/(kg·d)，蛋白质储存 2g/(kg·d)，能量吸收率为 90%。此推荐量与美国儿科学会和加拿大儿科学会的 120～130kcal/(kg·d) 的推荐量基本一致。

（3）糖是早产儿主要供能营养素，出生后无论双糖或单糖在消化道均易被消化吸收。早产儿出生时肝糖原储存不足，血糖浓度仅为足月儿的 20%～60%。早产儿对脂肪的吸收能力弱，体内储存的脂肪量也少，生后在一段时间内需依赖消耗自己体内的脂肪来供给能量。

表 3-5-4 早产儿生长的能量需求推荐量

	能量 kcal/(kg·d)
基础代谢率	50
活动耗能	5
体温调节	10
总能量消耗	65
排泄的能量	15
储存的能量	30～50
总能量摄入需求推荐量	110～130

（4）蛋白质的需要量比足月儿多，为 3～4g/(kg·d)。

（5）生后肌注维生素 K_1 5mg，如为高危儿可连续肌注维生素 K_1 3 天。生后第 2 周开始给维生素 C 口服，每日一次，每次 50mg。生后耐受口服后即开始补充维生素 D 每日 400～800IU，早产儿生后第 2 周开始补充铁 2～4mg/(kg·d)，见表 3-5-5 和表 3-5-6。

表 3-5-5 早产儿维生素、矿物质及微量元素的推荐量

维生素需要量/(100kcal)			
脂溶性维生素		水溶维生素	
维生素 A（IU）	75～225	维生素 B_6（μg）	＞35
维生素 D（IU）	270	维生素 B_{12}（μg）	＞0.15
维生素 E（IU）	＞1.1	维生素 C（mg）	35
维生素 K（μg）	4	生物素（μg）	＞1.5
		叶酸（μg）	33
		烟酸（mg）	＞0.25
		泛酸（mg）	0.3
		核黄素（μg）	＞60
		维生素 B_1（μg）	＞40

表 3-5-6　早产儿矿物质及微量元素推荐量

矿物质及微量元素需要量/(100kcal)			
矿物质		微量元素	
钙（mg）	175	铬（μg）	—
氯（mmol）	—	铜（μg）	90
镁（mg）	—	氟（μg/d）	—
磷（mg）	91.5	镁（μg）	＞5
钠（mmol）	2.1～2.9	锌（μg）	＞500
铁（mg）	1.7～2.5		
钾（mmol）	1.6～2.4		

2. 早产儿的喂养　早产儿的喂养包括住院期间的喂养和出院后的喂养。

(1) 早产儿住院期间喂养方法

1) 乳类的选择：母乳喂养是早产儿最理想的选择，无母乳或母乳量不足者，可用早产儿配方奶代替或补充。当肠内喂养总量达到 100ml/(kg · d) 时添加母乳强化剂。

2) 喂养方式的选择：尽早开始喂奶，无特殊病情可于产后 3～6h 开始喂哺，病情相对稳定者可于生后 6～12h 开始喂哺，有高危情况者可适当延迟 24～48h，开始喂哺的时间及喂哺方式要根据早产儿的孕龄、出生体重和病情来考虑。出生体重接近 2500g 的早产儿可于产后 3～6h 开始喂哺，可直哺母乳。体重小于 2500g 吸吮能力较差，为避免过于疲劳可用奶瓶喂母乳。体重在 2000g 以下，或吞咽能力不良以及因哺乳而引起青紫的早产儿，应推迟喂哺时间，可以用鼻胃管喂养。体重小于 1000g 或有呼吸困难、循环衰竭等情况，则选用静脉输注来供给营养。

① 直接哺乳法（母乳或奶瓶）：早产儿胃容量小，应少量多次，保证所需的乳量。出生体重接近 2500g 的早产儿，

胎龄＞34 周、病情稳定，呼吸＜60 次的早产儿，生后 3～6h 开始直接喂哺母乳，用配方奶人工喂哺时，生后 4 小时先喂 1～2 次水，如无呕吐，可开始喂奶。早产儿所需的奶量，可按每次 2～4ml/kg，每 2h 喂 1 次，以后每天每次增加 1～2ml/kg。进入第 2 周以后可改为每 3h 喂 1 次，每日总奶量按其体重每日所需热卡计算，分 8 次喂哺。

② 管饲法：用于＜32 周的早产儿或因疾病不能直接喂养者，首选胃管喂养。如有严重胃食管反流时，可选用经胃十二指肠置管法。多数情况下采用间歇推注法，严重胃食管反流时也可选用持续输注法。也可采用两者交替应用。管饲法奶量与添加速度：体重＜1500g，开始奶量每日 10～30ml/kg，添加速度每日 10～20ml/kg；体重～1800g，开始奶量每日 30～40ml/kg，添加速度每日 20～30ml/kg；体重～2500g，开始奶量每日 40ml/kg，添加速度每日 30ml/kg。最后达到 140～160ml/(kg·d)。

③ 微量喂养：在胃肠外营养期间配合应用。自生后 24h 内开始，用母乳或早产配方奶喂养，奶液不必稀释，微量喂养一般指在出生后早期以每日＜10～20ml/kg 进行喂养。

④ 非营养性吸吮：早产儿在管饲法喂养期间或胃肠外营养期间应用。给予安慰奶头产生吸吮动作。

3）喂养耐受性的判断和处理：早产儿在喂养过程中必须密切注意观察其耐受性并及时处理。如有呕吐频繁、呕血、胃潴留、胎便排出延迟、血便、腹胀等情况，说明出现喂养不耐受，应停止喂养，给予及时对症处理。

（2）早产儿出院后喂养：具有以下营养不良高危因素的早产儿和（或）低出生体重儿需要强化营养：①极低（超低）出生体重儿；②有宫内外生长迟缓表现；③出生后病情危重、并发症多；④出生体重＜2000g 而住院期间纯母乳喂养者；⑤完全肠外营养＞4 周；⑥出院前体重增长不满意［＜15g/(kg·d)］。

表 3-5-7　新生儿肠内营养监测表

监测项目		开始时	稳定后
摄入量	能量（kcal/kg）	qd	qd
	蛋白质（g/kg）	qd	qd
出入液量		qd	qd
临床症状和体征	喂养管位置	q8h	q8h
	鼻腔口腔护理	q8h	q8h
	胃/空肠造瘘口护理	qd	qd
	胃潴留	每次喂养前	每次喂养前
	大便次数/性质	qd	qd
	其他消化道症状	qd	qd
生长参数	体重（kg）	qd～qod	2 次/w
	身长（cm）	qw	qw
	头围（cm）	qw	qw
实验室检查	血常规	qw	qw
	肝功能	qw	qw
	肾功能	qw	qw
	血糖	qd～tid	prn
	电解质	qw	qw
	便常规＋隐血试验	prn	prn
	大便 pH	prn	prn
	尿比重	prn	prn

对于配方奶喂养的早产儿，可以在出院后一段时间可继续喂哺早产儿配方奶或早产儿出院后配方奶（为一种在营养成分上介于早产儿配方奶和足月儿配方奶之间的配方奶）。对于母乳喂养的早产儿，可以选择添加额外的营养素包括母乳强化剂或限制性地补充早产儿配方奶。

(3) 早产儿营养支持目标和评价

1) 早产儿营养支持目标：生后不同的阶段，营养支持的目标不同，分三个阶段：

① 转变期：生后 7 天以内，主要是维持营养和代谢的平衡。

② 稳定期：临床状况平稳至出院，此阶段的目标是达到宫内增长速率。

③ 生长期：出院至 1 岁以内，主要完成追赶性生长。

必须强调由于早产儿的自身特点，在不同的生理阶段对各种营养素的需求不同，在制订早产儿的营养支持方案时，应针对每个早产儿的特点来进行调整和规划。

2) 早产儿出院后的营养支持应达到以下要求。

① 体重增长：矫正月龄<3 个月，20～30g/d；3～6 个月，15g/d；6～9 个月，10g/d。

② 身长增长：>0.8cm/w 或 ≥25 百分位。

③ 头围增长：矫正月龄<3 个月，>0.5cm/w；3～6 个月，>0.25cm/w。

3) 对于胎龄<34 周、出生体重<1800 克的早产儿在出院 4～6 周时应进行生长发育和营养状况的评价，除身高、体重等生长指标外，有条件时可进行一些生化指标和氢呼气试验等监测手段，但尚缺乏明确的标准。

4) 以下情况可能属于不正常：体重增长<25g/d，身长增长<0.75cm/w，头围增长<0.5cm/w，血磷<4.5mg/dl，ALP>450IU/L，BUN<5mg/dl，前白蛋白<10mg/dl，视黄醇结合蛋白<2.5mg/dl 等，需要给予营养干预。

二、胃肠道外营养

【适应证】

经胃肠道摄入不能达到所需总热量 70%，或预计不能经肠道喂养 3d 以上。

1. 早产儿、极低出生体重儿、严重的肺透明膜病，吸入综合征用机械通气者。

2. 外科疾病　如先天性胃肠道畸形、膈疝等手术前后。

3. 严重胃肠炎　如坏死性小肠结肠炎、难治性腹泻等。

4. 其他　化脓性脑膜炎、颅内出血、硬肿症和经口喂养困难或入量不足者。

【禁忌证】

1. 病情危急　伴有多脏器衰竭者，严重感染、严重出血倾向、出凝血指标异常者慎用脂肪乳剂。

2. 极低出生体重儿　尤其胎龄在30周以下，未结合胆红素≥171μmmol/L及血小板减少者均不能用脂肪乳。

3. 休克　严重水电解质紊乱、酸碱平衡失调，未纠正时，禁用以营养支持为目的的补液。

4. 血浆TG＞2.26mmol/L（200mg/dl）时暂停使用脂肪乳剂，直至血脂恢复正常。

5. 严重肝功能不全者慎用脂肪乳剂与非肝病专用氨基酸。

6. 严重肾功能不全者慎用脂肪乳剂与非肾病专用氨基酸。

【分类】

1. 全胃肠道外营养（TPN）　指完全不能经口喂养者。

2. 部分性胃肠道外营养（PPN）　部分营养可经口或胃肠供给，不足部分由静脉输入。目前PPN应用较广泛，因其有利于刺激胃肠道激素的分泌，减少PN并发症。

【途径】

1. 周围静脉　四肢或头皮等浅表静脉输入的方法。葡萄糖浓度需＜12.5％。

2. 中心静脉　①经周围静脉进入中心静脉（PICC）；②经颈内、颈外、锁骨下静脉置管进入上腔静脉；③脐静脉插管。

【输注方式】

1. 氨基酸与葡萄糖电解质溶液混合后，以Y型管或三通管与脂肪乳剂体外连接后同时输注。

2. 全合一（All-in-One）　将所有肠外营养成分在无菌条件下混合在一个容器中进行

【配制方法】

1. 肠外营养支持所用营养液根据当日医嘱在层流室或配制室超净台内，严格按无菌操作技术进行配制。混合顺序为：

（1）电解质溶液（10% NaCl、15% KCl、钙制剂、磷制剂）、水溶性维生素、微量元素制剂先后加入葡萄糖溶液和（或）氨基酸溶液。

（2）将脂溶性维生素注入脂肪乳剂。

（3）充分混合葡萄糖溶液与氨基酸溶液后，再与脂肪乳剂混合。

（4）轻轻摇动混合物，排气后封闭备用。

2. 保存须注意避光、4℃保存，无脂肪乳剂的混合营养液尤应注意避光。建议现配现用，国产聚氯乙烯袋建议24h内输完。乙烯乙酸乙酰醋袋可保存1周。

3. 特别提醒

（1）全合一溶液配制完毕后，应常规留样，保存至患者输注该混合液完毕后24h。

（2）电解质不宜直接加入脂肪乳剂液中。全合一溶液中一价阳离子电解质浓度不高于150mmol/L，二价阳离子电解质浓度不高于5mmol/L。

（3）避免在肠外营养液中加入其他药物，除非已经过配伍验证。

【营养液成分和需要量】

1. 液体需要量　见肠内营养部分（表3-5-2）。因个体而异，需根据不同临床条件（光疗、暖箱、呼吸机、心肺功能、各项监测结果等）调整。总液体在20～24h内均匀输入，建议用输液泵进行输注。

2. 热能需要量 251.04～334.72kJ/kg（60～80kcal/kg）。

3. 氨基酸 推荐选用小儿专用氨基酸。生后12～24h即可应用（肾功能不全者例外），从1.0～2.0g/(kg·d)开始，早产儿建议从1.0g/(kg·d)开始，按0.5g/(kg·d)的速度逐渐增加，足月儿可加至3g/(kg·d)，早产儿可加至3.5g/(kg·d)。氮：非蛋白热量=1g：418.40～936.80kJ，即1g：100～200kcal。

4. 脂肪乳剂 出生24h后即可应用。早产儿建议采用20%脂肪乳剂。中长链混合型脂肪乳剂优于长链脂肪乳剂。剂量从0.5～1.0g/(kg·d)开始，足月儿无黄疸者从1.0～2.0g/(kg·d)开始，按0.5g/(kg·d)的速度逐渐增加，总量不超过3g/(kg·d)。

5. 葡萄糖 开始剂量为4～8mg/(kg·min)，按1～2mg/(kg·min)的速度逐渐增加，最大剂量不超过11～14mg/(kg·min)。注意监测血糖。新生儿不推荐使用胰岛素。

6. 电解质 应每天供给，推荐需要量见表3-5-8。

表3-5-8 肠外营养期间新生儿每日所需电解质推荐量

电解质mol/(kg·d)	早产儿	足月儿
钠	2.0～3.0	2.0～3.0
钾	1.0～2.0	1.0～2.0
钙	0.6～0.8	0.5～0.6
磷	1.0～1.2	1.2～1.3
镁	0.3～0.4	0.4～0.5

7. 维生素 肠外营养时需补充13种维生素，包括4种脂溶性维生素（维他利匹特）1ml/kg，每周1次。9种水溶性维生素（水乐维他），1ml/(kg·d)，见表3-5-9。

表 3-5-9　肠外营养期间新生儿每日所需维生素推荐量

维生素种类	早产儿	足月儿
维生素 A（μg）	300～500	300～750
维生素 D（IU）	160	400
维生素 E（mg）	3～4	3～10
维生素 K（μg）	60～80	200
维生素 B_1（mg）	0.1～0.5	0.4～0.5
维生素 B_2（mg）	0.15～0.30	0.4～0.6
泛酸（mg）	0.4～1.5	2～5
维生素 B_6（mg）	0.10～0.35	0.1～1.0
维生素 B_{12}（mg）	0.3～0.6	0.3～0.6
维生素 C（mg）	20～40	60～80
叶酸（μg）	50～200	20～80
生物素（μg）	6～8	20～30
烟酸（mg）	5～6	10～17

8. 微量元素　推荐量见表 3-5-10，临床上一般应用微量元素混合制剂，派达益尔或安达美，1ml/(kg・d)。

表 3-5-10　肠外营养期间新生儿每日所需微量元素推荐量

微量元素种类	早产儿	足月儿
铁（μg）	100～200	50
锌（μg）	300～500	250
铜（μg）	20～50	20～30
硒（μg）	1～2	2～3
锰（μg）	1～3	1～3
钼（μg）	0.25～2	0.25～3
铬（μg）	0.25～3	0.25～2
碘（μg）	1～1.5	1～1.5
氟（μg）	—	20

【合并症】

常见的合并症为代谢性合并症，如高血糖症、低血糖症、高脂血症、电解质紊乱，代谢性骨病、胆汁淤积、高血氨、肝功能损伤。还要注意严格无菌操作，防止感染。

【监测项目】

见表 3-5-11。每天测体重、记出入量、监测生命体征，测血糖和尿糖、电解质、血气分析、胆红素。待病情稳定后，每周监测 1 次。肝功能、肾功能、血氨、血常规、特别是血小板和血脂，以及身高、头围和上臂围需酌情监测。注意 PICC 的位置和贴膜的清洁。

表 3-5-11　新生儿肠外营养监测表

监测项目		第 1 周	稳定后
摄入量	能量（kcal/kg）	qd	qd
	蛋白质（g/kg）	qd	qd
出入液量		qd	qd
临床症状、体征	皮肤弹性，囟门	qd	qd
	黄疸，水肿	qd	qd
生长参数	体重（kg）	qd～qod	2 次/w
	身长（cm）	qw	qw
	头围（cm）	qw	qw
实验室检查	血常规	qw	qw
	肝肾功能	qw	qw
	血糖	qd～tid	prn
	电解质	qw	qw
	血脂	qw	qw

注意：

1. 生后第 1 天即可开始肠内喂养（存在肠内喂养禁忌证者除外），不足部分由肠外营养补充供给。

2. 营养补充热卡计算公式 PN＝（1－EN/110）×70，其中 PN、EN 单位均为 kcal/(kg・d)（110 为完全经肠道

喂养时推荐达到的热量摄入值，70 为完全经肠外营养支持时推荐达到的热量摄入值）。

（李在玲）

第六节 早产儿的特点和护理

早产儿（preterm infant）是指出生时胎龄＜37 周的新生儿，多数出生体重＜2500 克，称为低出生体重儿（low birth weight infant，LBWI）。其中出生体重＜1500g 者为极低出生体重儿（very low birth weight infant，VLBWI），＜1000g 为超低出生体重儿（extreme low birth weight infant，ELBWI）。近足月新生儿或称晚期早产儿（near-term infant or late preterm infant）是指胎龄在 34～36 周，更接近成熟足月的新生儿。

【诊断要点】

（一）病史

多有发生早产原因，如母亲患妊高征、急性热性病、过度劳累或精神紧张、外伤、生殖器官畸形或炎症、内分泌失调等；前置胎盘或胎盘早剥；双胎或畸形，脐带异常等。

（二）临床表现

1. 外观特点　皮肤薄嫩，组织含水量多，有可凹性水肿，色红，毳毛多，皮下脂肪少。头大，囟门大，骨缝宽，头发纤细，分条不清，耳壳软与颅骨相贴。33 周前乳腺触不到结节，或＜0.75cm，乳头隐约可见。指甲软，未达指端，足跖纹理少，仅足跟前部有 1～2 条，足跟光滑。男婴睾丸未降入阴囊，阴囊皱襞少，女婴大阴唇不能遮盖小阴唇。

2. 体温调节功能差　多表现为体温不升，易并发硬肿症，但在高温环境中又易引起高热。

3. 呼吸功能不成熟　常表现为呼吸浅表、节律不整、呼吸暂停、阵发性青紫，易致肺透明膜病、肺不张、吸入性肺炎、肺出血。

4. 消化功能差　吸吮、吞咽功能低下，造成喂养困难和消化功能不良。人工喂养者易发生坏死性小肠结肠炎。

5. 肝功能差　生理性黄疸持续时间长、程度重，易出现高胆红素血症和胆红素脑病；凝血功能差，易发生颅内出血及肺出血；肝功能不完善易致低血糖、贫血、佝偻病、低蛋白血症而出现水肿。

6. 肾功能低下　易致酸碱失衡、高钠血症、肾小管酸中毒等。

7. 免疫功能低下　易感染，并发败血症、感染性肺炎、坏死性小肠结肠炎。

8. 神经系统发育不成熟　表现为反应差、活动少、哭声细小或不哭。肌张力低下，四肢呈伸直状，拥抱、握持反射不完全，无恶心及咳嗽反射，易引起气管内吸入（见表 3-6-1）。

表 3-6-1　各胎龄新生儿神经、肌肉、成熟度

临床表现	胎龄				
	30～32 周	33～34 周	35～36 周	37～38 周	39～40 周
前臂弹回	无	无或极慢	较慢	慢	迅速
围巾征	毫无阻力	毫无阻力	稍有阻力	肘不过中线	明显阻力
腘窝角	180°	160°	120°	90°	<90°
足跟触耳	无阻力	无阻力	稍有阻力	明显阻力	足跟不能触耳
扶坐竖颈	无力	无力	无力	头略向前	头向前片刻
觅食反射	无或弱	需扶头强化	有	有	有
交叉伸腿反射	无	无或屈腿	屈腿	屈腿-伸	屈-伸-内收
拥抱反射	无或弱	伸臂外展	伸臂外展	屈臂内收	屈臂内收
握持反射	能抓住，弱	能抓住，弱	能抓紧	能将上臂带起	能将身体带起

9. 循环系统　动脉导管关闭延迟，血压偏低。

10. 血液系统　体重越小，生理性贫血出现越早，6 周后血红蛋白可降至 70～100g/L；由于反复采血可致医源性贫血。

【护理】

(一) 出生前和出生时处理

1. 了解病史　对可能发生早产者，新生儿医师要尽早参与，详细询问病史，了解母亲孕期和胎儿情况、早产的可能原因，是否完成对胎儿促胎肺成熟的措施，评估分娩时可能发生的情况，作好出生时的处理准备。

2. 积极复苏　早产儿出生时产科合并症可能较多，窒息发生率较高，对窒息儿出生时要积极复苏，应在远红外辐射保温台上进行护理抢救，动作要快且轻柔，产科与新生儿科医师要密切合作。复苏后要仔细评估全身状况，进行体温、血气、血糖、呼吸、心率等监护，密切观察病情变化，及时给予相应处理。

(二) 保暖

出生后即应给予保暖，产房温度应保持27～28℃。出生后迅速将全身擦干，在远红外辐射保温台上进行护理抢救，在复苏处理后尽快放在预热的暖箱中。维持恒定的适中温度，根据不同出生体重和日龄在 32～35℃（表 3-6-2)。暖箱相对湿度一般为 60％～80％，胎龄和出生体重越低，暖箱相对湿度要高一些（表 3-6-3)。要定期测箱温和体温，随着日龄增加逐步降低箱温。体重达 1800～2000g 者可停用

表 3-6-2　不同出生体重早产儿适中温度（暖箱）

出生体重(kg)	暖箱温度			
	35℃	34℃	33℃	32℃
1.0～	出生 10d	10d～	3 周～	5 周～
1.5～	——	初生 10d	10d～	4 周
2.0～	——	初生 2d	2d～	3 周

表 3-6-3　超低出生体重早产儿暖箱温度和湿度

日龄（d）	1～10	11～20	21～30	31～40
温度℃	35	34	33	32
湿度（%）	100	90	80	70

暖箱，早产儿在暖箱内应穿单衣，护理人员要彻底刷手，保持暖箱窗口干净。暖箱勿放在太阳直射或冷风直吹的位置。

（三）呼吸管理

1. 一般吸氧　如吸室内空气时经皮血氧饱和度（$TcSO_2$）<85%～87%并有呼吸困难者，应给予吸氧。必须监测经皮血氧饱和度，严格控制吸入氧浓度，一般将 $TcSO_2$ 维持在 88%～93%即可，不宜高于 95%。

2. 持续气道正压呼吸　对有轻度呼吸困难或早期新生儿呼吸窘迫综合征（NRDS）、湿肺、感染性肺炎及呼吸暂停等病例可使用鼻塞持续气道正压呼吸（CPAP）。CPAP 压力以 4～6cmH_2O 为宜，吸入氧浓度根据 $TcSO_2$ 尽快调整到<0.4。

3. 机械通气　如用 CPAP 后病情仍继续加重、$PaCO_2$ 升高（>60～70mmHg）、PaO_2 下降（<50mmHg），则改用机械通气。

4. 肺表面活性物质的应用　详见第二篇第四章第四节。

5. 呼吸暂停的防治　详见第二篇第四章第七节。

6. 支气管肺发育不良（BPD）的防治　应采取综合防治措施，见第二篇第四章第十节。

（四）喂养

详见新生儿肠内外喂养章节。

（五）感染的防治

1. 诊断　早产儿感染的临床表现不典型，须密切观察病情变化，对可疑感染者应做血培养、C 反应蛋白、血常规、血气分析、尿培养、胸片等检查，及时诊断，并评估病情变化。对发生感染者要尽可能获得病原学资料。早产儿产前感染发生率较高，需仔细询问病史，观察感染表现，及时诊断。感染部位以败血症和肺炎为多，其他有尿路感染和中枢感染。由于早产儿住院时间长、常接受侵袭性诊疗，易发生院内感染，以凝固酶阴性葡萄球菌、产超广谱β内酰胺酶（ESBL）革兰阴性菌和真菌感染较多见。

2. 预防　早产儿感染应以预防为主，要严格遵守消毒隔离制度，尽可能减少接触患儿，减少侵袭性操作，每次检查患儿或操作前，必须认真洗手。各种监护治疗仪器（监护仪、呼吸机、保暖箱等）要严格消毒。采取封闭式病房隔离管理制度。

3. 治疗　根据感染病原特点和药敏结果选用抗感染药物，对革兰阳性菌感染，可选用青霉素或第一代头孢抗生素，对革兰阴性菌感染，可选用阿莫西林或第三代头孢抗生素，对产 ESBL 细菌感染，可选用加耐酶剂抗生素或碳青霉烯类抗生素。对严重感染者加强支持疗法，可使用静脉丙种球蛋白（IVIG）或冻干血浆。对机械通气合并肺部感染者，应加强局部治疗和肺部物理治疗。

（六）早产儿脑损伤的防治

详见第二篇第八章第三节。

（七）早产儿贫血的防治

1. 减少医源性失血：应尽量减少抽血量，并每天记录取血量，积极推广微量血或经皮检查方法。

2. 治疗　详见第二篇第七章第三节附注部分。

（八）早产儿视网膜病（ROP）的防治

由于早产儿视网膜发育未成熟，ROP 发生率较高，加强 ROP 的早期诊断及防治，降低 ROP 的发生率及致盲率非常重要，详见第二篇第三章第十二节。

（九）听力筛查

对早产儿应常规应用耳声发射进行听力筛查，生后 3d、30d 各查 1 次，如筛查未通过，需做脑干诱发电位检查，做到早期发现早期治疗。

(十) 其他

要定期监测血糖（生后头3天每日1～2次，以后隔日1次，一周后每周1～2次）、血常规、血气分析、血钙及血钠等。特别是应定期监测胆红素，生后3日内有合并症者，如血清蛋白低、缺氧、酸中毒时，易发生胆红素脑病。此时需每日监测血清胆红素，并适当降低光疗标准，遵循见黄就照原则。如发生动脉导管重新开放、低钠血症和低糖血症等均应及时处理。

(十一) 出院标准及随访

出院时要求无呼吸暂停，体重达2000g左右，能直接吸奶。在室温中体温稳定在36～37℃，而且无其他并发症。早产儿出院后必须随访，第一年的前半年应1～2个月随访1次，后半年应2个月随访1次，以后仍需继续随访。随访的重点是神经系统及生长发育评估，做行为测试、头颅B超或CT、脑电图等检查，随访过程中发现问题，应及时将患儿转给相关科室采取干预措施。

[附 近足月新生儿]

近足月新生儿或称晚期早产儿（near-term infant or late preterm infant）是指胎龄在35～36周，更接近成熟足月的新生儿。

【临床表现】

1. 生理和代谢不成熟 对于近足月新生儿的不成熟程度尚无深入研究。一部分近足月早产儿体格大小及生理功能与早期足月儿相当。而其他近足月早产儿则会发生与胎龄<34周早产儿相似的并发症：体温不升，呼吸窘迫，呼吸暂停，低血糖，高胆和黄疸，喂养困难等。

2. 呼吸困难 很多近足月新生儿出现肺表面活性物质功能缺陷和肺液排除不足。这些结构与功能的不成熟与缺陷使近足月新生儿易发生呼吸衰竭。近足月新生儿生后心肺转换期迟于足月儿，易发生新生儿湿肺和呼吸窘迫综合征。

3. 呼吸暂停　近足月新生儿呼吸暂停的发生概率为4%～7%，显著高于足月儿（<1%～2%）。

4. 低体温　近足月新生儿体温调节功能较差，比足月儿更易发生低体温，体表面积与体重比例越大，体格越小，发生低体温概率越大。

5. 喂养困难　与正常足月新生儿相比，近足月新生儿缺乏有效的吸吮和吞咽反射而易导致喂养失败。

6. 低血糖　低血糖的发生于胎龄呈负相关，近足月新生儿显著高于足月儿，近足月新生儿低血糖发生率为10%～15%。

7. 黄疸　近足月早产儿黄疸的发生率高于足月儿。大约54%的近足月新生儿出现病理性黄疸，黄疸持续时间延长，间接胆红素峰值高。

8. 感染　近足月新生儿患感染的危险性高出足月新生儿3倍，肺炎是最常见的感染性疾病。

【护理】

（一）保暖

（二）呼吸管理

1. 肺表面活性物质的应用　对重症或病情进展的RDS患儿应早期应用肺表面活性物质。

2. 氧疗及人工呼吸机治疗　详见新生儿呼吸机治疗章节。

3. 呼吸暂停的治疗　详见呼吸暂停章节。

（三）合理喂养

参照新生儿肠内外喂养章节。

（四）低血糖的防治

出生后及时监测血糖，预防低血糖比治疗更为必要。参照第二篇第十章第二节。

(五) 高胆的治疗

参照新生儿黄疸章节。

(六) 感染的防治

参照早产儿部分。

（崔蕴璞）

第七节　小于胎龄儿的特点和护理

小于胎龄儿（small for gestational age，SGA）是指出生体重在同胎龄平均体重的第 10 百分位以下的新生儿，或出生体重低于平均体重减二个标准差者。

【病因】

1. 母亲因素　孕母患妊娠合并高血压、心脏病、肝和肾疾病、贫血、营养不良、产前出血等；主动或被动吸烟、饮酒、吸毒；使用免疫抑制剂等。

2. 胎儿因素　染色体异常，先天性遗传代谢病，宫内感染等。

3. 胎盘及脐带因素　胎盘结构异常，胎盘炎症，纤维化，梗死，血管瘤，脐带附着部位异常等。

4. 40% SGA 原因不明。

【诊断要点】

(一) 临床表现

1. 外观特点　反应好、哭声响、常呈饥饿状，吸吮有力，皮肤薄而干燥，有脱屑，无毳毛，胎脂少。头发分条清，耳壳保持直立位。乳腺结节 5～7mm 大，乳头突出。腹部呈舟状，脐带较细。指甲已过指端，足跖纹理多。男婴睾丸已降入阴囊，女婴大阴唇已遮盖小阴唇。

2. 呼吸系统　由于胎盘功能不全、慢性缺氧，易发生宫内窘迫、出生时窒息、羊水和（或）胎粪吸入，并继发肺炎、肺气肿、气胸、肺不张、肺出血、颅内出血及缺氧缺血性脑病。

3. 代谢紊乱　易发生代谢性酸中毒，也易发生呼吸性酸中毒、低血糖、低钙血症。

4. 神经系统　妊娠早期脑细胞受损者，生后即显示智能落后，脑电图表现为成熟延迟，但神经反射和肌张力不受影响。

5. 血液系统　由于慢性缺氧，生后可出现红细胞增多症和血黏稠度过高症。

6. 宫内感染　表现为肝、脾、淋巴结肿大，黄疸较重，可伴视网膜炎。

（二）临床分型

1. 发育不全型　由于孕早期染色体畸变、宫内感染、中毒或辐射等有害因素在胚胎期已发生作用，主要影响细胞增殖，使各器官细胞数目减少，脑、骨骼发育障碍，体重、身高、头围均减少，故又称匀称型，但与胎龄不相称，胎盘也小。约50%有畸形，智力低下，常有视网膜脉络膜炎，预后较差。

2. 营养不良型　见于高年初产，妊娠合并高血压或有各种慢性疾病产妇的婴儿，亦可见于多胎。主要是由于晚期胎儿快速发育时，营养不足，使各器官细胞体积缩小，体重增长缓慢，皮下脂肪少，但头围、身高不受影响，称不匀称型。胎盘大小正常，但可有梗死等。易出现低血糖、窒息、胎粪吸入、肺出血、红细胞增多症等，预后较好。

（三）辅助检查

1. 有宫内窘迫及出生时窒息者测血气、拍胸片，必要时做头颅CT、B超、MRI等检查。

2. 生后1h、2h、4h、6h、12h、48h测血糖，必要时测血钙、血钠等。疑有宫内感染者取脐血查IgM或测TORCH感染特异性抗体。疑有红细胞增多症时，测静脉血红细胞压积。

（四）诊断步骤

首先用简易胎龄评估法评估胎龄是否符合孕周。根据胎龄，若体重小于第 10 百分位即可诊断为小于胎龄儿，再评定是匀称型或非匀称型。

【护理和治疗】

（一）出生时的处理

出生时尽量防止胎儿发生窒息及胎粪吸入，胎头娩出后开始呼吸前清理口腔及呼吸道，产程中尽量避免使用镇静剂。娩出后迅速擦干身体并注意保暖。

（二）保温

维持体温 36～37℃，必要时暖箱保温。

（三）呼吸管理

有呼吸困难及发绀者，及时给氧，使 PO_2 保持在 6.67～10.7kPa（50～80mmHg）之间。生后 4 小时酸中毒仍未纠正者，静脉滴注 5%碳酸氢钠 5ml/kg（稀释成等渗液）。如有严重Ⅱ型呼吸衰竭者可插管进行机械通气。

（四）早期喂养

生后 2～4 小时经口喂养，先喂 1～2 次糖水，以后给母乳或配方奶。第 1 周供给热量 250.8～418.4kJ/kg（60～100kcal/kg），液量 120ml/kg。以后热量增至 511.6～627.0kJ/kg（120～150kcal/kg），液量增至 150ml/kg。如不能耐受，可静脉补充葡萄糖或部分静脉营养。

（五）及时处理代谢紊乱及其他并发症

及时处理并发症如低血糖、低血钙、红细胞增多症、羊水或胎粪吸入、感染等，治疗请参阅有关章节。

【预后】

SGA 围生期病死率高，存活者亦多有体格与智能发育落后，非匀称型者预后相对较好。

（一）体格发育

10%～15%患儿追赶生长不明显，可导致成人时仍身材矮小，对此类患儿可应用基因重组生长激素干预，通常身高增长率可提高 50%～100%。

（二）智能发育

大多数 SGA 患儿 1～2 岁时智能与运动发育均低于正常儿，到学龄期尚有不同程度的学习困难，应早期干预，促使脑结构与功能发育。

（三）慢性病趋势

SGA 在儿童及青年期存在胰岛素抵抗，成年后易发生胰岛素抵抗综合征，表现为冠心病、高血压、2 型糖尿病发生率显著提高。

（崔蕴璞）

第八节　糖尿病母亲的婴儿

糖尿病母亲的婴儿（infants of diabetic mothers，IDMS）出生时体重常超过 4000g（约占 40%）或为大于胎龄儿，常于 37 周前出生。母亲患重度糖尿病，也可为小于胎龄儿（约占 10%）或胎死宫内。

【诊断要点】

（一）病史

母亲有糖尿病史、不明原因死胎史或胎儿畸形史。对原来母亲无糖尿病史者，需检测其尿糖和血糖，必要时做糖耐量试验，以确定有否妊娠糖尿病。

（二）临床表现

1. 外观特点　体形大而胖，满月脸似 Cushing 综合征面容，皮下脂肪丰满，毛发浓密。胎盘、脐带、心、肝、脾等较正常儿大。常表现为少动、嗜睡，也可表现为兴奋。

2. 代谢紊乱　低血糖发生率＞50%，可持续至生后 24～72 小时，易出现低钙血症或低镁血症、酸中毒等。患儿可出现反应低下，循环障碍或惊厥等。

3. 肺透明膜病发生率比非 IDMS 高 3 倍以上。

4. 高胆红素血症发生率为 20%～30%，生后 48～72 小时内出现，早产儿更常见，与其肝功能不成熟和红细胞增多有关。

5. 红细胞增多症发生率约 65%，由于促红细胞生成素产生过多所致。其中 10%～12%可发生血黏稠度增加而致肾静脉栓塞，出现肾功能不全、血尿等症状。

6. 心脏　肥厚性心肌病发生率为 10%～20%。

7. 先天畸形发生率约 10%，比正常儿高 3 倍。

8. 产伤和窒息　胎儿过大易致难产和产伤，围生期窒息发生率约 25%。

（三）实验室检查

1. 出生时有窒息者应测血气、拍胸片，做头颅 B 超或 CT、MRI。

2. 胎龄<36 周者，生后 1 小时内取胃液做泡沫振荡试验，及早确定有无肺透明膜病。

3. 定期测血糖、血钙和胆红素。生后 1h、2h、4h、6h、12h、24h、36h、48h 监测血糖，生后 6h、12h、24h、48h 测血钙，生后 24h、28h 测血胆红素。

4. 测外周血和静脉血血红蛋白、红细胞压积，除外红细胞增多症，外周血红细胞压积>70%（两次）或静脉血>65%，和（或）Hb>220g/L 支持诊断。

5. 超声心动图除外有无先天性心脏病。

【防治和护理】

（一）预防

母亲孕期出现糖尿病必须及时治疗，严格控制血糖，以减轻对胎儿的影响。

（二）分娩过程中的处理

防止产伤，窒息者积极复苏。

（三）出生后的监护

出生后 72 小时内应在监护病房观察，监测心率、呼吸、血氧饱和度、血气、血糖、血钙、血镁、红细胞压积等，以尽早发现和处理新生儿肺透明膜病（HMD）、低血糖、低钙、低镁、红细胞增多症等。

（四）纠正低血糖

密切监测血糖，维持血糖正常。生后如状态好可立即吸吮母乳，尽早开始母乳喂养。生后1小时加喂10%葡萄糖水5ml/kg，并每2～3小时加喂糖水一次。母乳不足或不能口服糖水者，应尽早用10%葡萄糖静脉滴注，8～10mg/(kg·min）速度滴入，维持血糖在2.2mmol/L（40mg/dl）以上，必要时可提高速度至12mg/(kg·min）或调整葡萄糖浓度至12.5%。不可用高渗葡萄糖，以免发生高胰岛素血症。不应突然中断滴注，可逐渐减量。

（五）其他对症治疗

加强保温，维持中性环境温度。及时纠正低钙血症、低镁血症、代谢性酸中毒等；发生HMD应行机械通气，给予肺表面活性物质；红细胞增多症可考虑部分换血。

（崔蕴璞）

第九节　高危分娩前与患儿父母的沟通

【沟通要点】

1. 确定与患儿家长沟通的时间。

2. 用简单的语言、坦诚地面对家长，告知其新生儿可能发生的情况。

3. 倾听家长的要求和理解家长的感受。

【沟通内容】

1. 可能的诊断　如早产儿、极低出生体重儿以及可能出现的合并症等。

2. 病情的危重程度和以往救治的成功率。

3. 各脏器系统可能出现的疾病、并发症，需告知可能采取的治疗措施，有创或较昂贵的诊疗措施应签署知情同意书。

(1) 呼吸系统：呼吸暂停、呼吸窘迫综合征、肺出血和支气管肺发育不良，可能需要机械通气，可能合并呼吸衰竭、呼吸机依赖、氧依赖等。

（2）循环系统：先天性心脏病、心功能不全、心律失常等。

（3）消化系统：溢乳、呕吐、腹胀、腹泻、胃食管反流、肠梗阻和坏死性小肠结肠炎，可能合并肠坏死、肠穿孔等。

（4）神经系统：脑室周围白质软化、颅内出血、脑室扩大、缺氧缺血性脑病等，可能合并脑瘫、癫痫及智力低下，远期出现行为障碍、学习困难等。

（5）肝：高胆红素血症、胆汁淤积、肝功损害等，可能合并胆红素脑病、发育异常、甚至智力低下等。

（6）肾：酸碱失衡、电解质紊乱、肾功能不全等。

（7）免疫系统：感染（肺炎、败血症、中枢神经系统感染等）。

（8）血液系统：早产儿易合并贫血，部分患儿可出现凝血功能不完善。

（9）皮肤、血管：皮疹、静脉输液外渗、静脉炎等，可能合并局部皮下组织坏死、瘢痕形成甚至继发感染。

（10）视网膜发育不完善：需定期专科检查，必要时手术，严重者可能导致视力降低甚至失明。

（11）听力筛查：有听力损害者需长期随访和专科干预。

4. 患儿可能的住院时间，住院时间长者应与家长定期主动沟通现阶段内的病情转归、下一步诊疗措施以及可能出现的病情变化。

5. 住院期间突然发生病情变化或意外时，应立即主动与家长沟通，告知其病情演变的全部过程、处理措施和结局；如遇纠纷，应在法律框架下遵循相应处理预案和流程合情合理协商解决。

6. 告知家长充分做好经济上的准备。

（韩彤妍）

第十节　新生儿转运（院内外）

【转运原则】

1. 转运前应做好复苏和稳定，转运中应做好监护和治疗。

2. 转运小组应熟练、有经验，配备有整套的器材、设备。

3. 转运医院和接收医院之间保证良好的通讯和协调。

4. 对转运途中可能出现的复杂情况有所预见。

【转运小组】

由具备专业执照的住院总医师以上高年资医生和护理技能熟练的护士组成。

【转运指征】

1. 窒息复苏后需监护治疗的新生儿。

2. 严重的呼吸窘迫（严重的 RDS 或 MAS）经处理未见好转，而分娩医院无机械通气条件者。

3. 早产儿或 SGA 生活能力低下，出生体重＜1500g，胎龄＜32～33 周，宫内发育迟缓者。

4. 新生儿溶血病、Rh 血型不合、严重贫血者。

5. 严重的惊厥、休克、感染，电解质和酸碱平衡紊乱，低血糖或高血糖症者。

6. 糖尿病母亲、母亲出凝血疾病、严重产伤者。

7. 疑有严重先天性心脏病。

8. 反应低下原因不明者。

9. 以下情况需转至新生儿外科：产前或产时已明确诊断的各种严重先天性畸形，如膈疝、脊髓脊膜膨出、肠闭锁、肠扭转、食管闭锁、食管气管瘘、严重先天性心脏病等。

【转运设备】

1. 转运车　应配备性能优良的专用转运车，应有电源、氧气、备用轮胎和必要的维修工具和通讯设备。

2. 转运温箱 带呼吸机，运转正常，应充好电。

3. 插管工具 不同型号的气管插管、喉镜、导丝、电池等。

4. 复苏囊、不同型号面罩。

5. 吸引器。

6. 监护仪、电极片。

7. 氧气瓶、氧管。

8. 注射器、不同型号针头。

9. 胶布。

10. 手套、纱布、酒精、碘酒棉球。

11. 输液泵、推注泵。

12. 听诊器、体温计。

13. 胃管。

【转运药品】

①生理盐水；②肾上腺素；③纳洛酮；④多巴胺、多巴酚丁胺等血管活性药物；⑤甘露醇；⑥葡萄糖；⑦注射用水。

【转运文件准备】

①新生儿转运病例摘要；②转运知情同意书；③转运评价表——转运前记录；④转运评价表——转运中记录；⑤转运评价——转运后记录。

【转运信息准备】

应向要求转运医院详细了解患儿一般情况，阳性体征和辅助检查、诊断、治疗和目前的状况，前往转运医院路径，并作好记录，注意携带通讯工具，以便随时与转入和转出单位联系。

【转运具体实施】

(一) 转运前复苏和稳定

如到达时患儿已经复苏，应评估患儿，包括生命体征情况，有无休克、酸中毒，是否需要气管插管呼吸支持等；低体温、休克、酸中毒是导致转运途中病情恶化和死亡的主要因素。转运前复苏和稳定对于患儿安全至关重要。

1. A（airway）

（1）气道建立：包括呼吸道清理和必要时的插管；有食管闭锁患儿要保证途中频繁吸引。

（2）气道安全：包括气管插管固定、气管插管正确位置，避免过深或脱出，以及堵管。

2. B（breathing）　应评估患儿情况，以决定途中是否需要机械通气。有以下情况，应考虑给予气管插管机械通气：

（1）需要吸入氧浓度＞60％才能保证充分氧合。

（2）血气 $PaCO_2$＞60mmHg。

（3）呼吸急促、呼吸疲劳。

（4）转运前出现呼吸暂停。

3. C（circulation）　循环状况评估：转运前根据患儿心率、血压、尿量评估其是否存在循环血量不足及休克，并予以补充血容量；对于休克患儿，应给予等张液、白蛋白等扩容，并给予维持液量，必要时给予血管活性药物。

4. D（drug）　根据病情需要使用抗生素、维生素 K_1、碳酸氢钠等药物。

5. E（equipment）　检查呼吸机、监护仪、吸引器、氧气瓶、推注泵等装备情况。

6. G（gastric decompression）　对合并有先天性膈疝、肠闭锁、肠梗阻等外科情况的患儿应插胃管减压。

（二）出发前检查

1. 检查患儿生命体征情况。

2. 检查各种管道的安全，包括气管插管、静脉通道、胃管、尿管等。

3. 检查装备是否完好。

4. 告知接收医院值班医生患儿目前情况和预期到达

时间。

（三）转运途中监护

1. 患儿应置于转运温箱中，并妥善固定。

2. 必要时接好氧气或呼吸机管路，调整好呼吸机参数。

3. 接好监护仪，监测生命体征和血氧饱和度。

4. 接好推注泵，控制好输液速度。

5. 注意箱温调节。

6. 处理转运途中出现的意外情况，如气管插管脱出、堵管、气胸，病情恶化等。

（四）到达转运医院

再次评估患儿情况，并迅速送入病室。

（五）注意事项

1. 如果患儿不稳定，或需要高参数呼吸支持，不能转运。

2. 签订转运同意书非常重要。

3. 必要时插好胃管减压。

4. 必要时插好气管插管保证呼吸通路。

【转运结束】

1. 转运小组向新生儿病房医生汇报患儿状况，转运经过。

2. 患儿到达后测量体温，血糖和做血气分析，评价转运质量。

3. 通知转诊单位医生和家属，患儿已安全到达。

4. 详细填写转运记录，包括病史体检，临床经过，并要填写所遇到的问题供总结分析。

5. 清理补充转运器械物品，为下一次转运作好准备。

【转运质量的评估】

要提高转运质量，必须定期回顾转运状况，通过总结分析，可改善转运工作。

（韩彤妍）

第十一节　新生儿重症监护室入住、转出、出院前指导、出院后随访

【新生儿重症监护室入院指征】

1. 需要进行呼吸管理的新生儿，如气管插管；呼吸机治疗者。

2. 循环障碍者。

3. 反复惊厥者。

4. 重度窒息。

5. 出生体重＜1500g。

6. 需要换血。

7. 多器官功能不全。

【新生儿重症监护室的常规监护】

（一）一般项目

体温（包括暖箱温度）、呼吸、心率、血压、体重、尿量。

（二）呼吸系统

注意呼吸的节律和频率、胸廓运动等，有无发绀、呼吸困难（如呻吟、呼吸增快、鼻扇、三凹征）、呼吸暂停等。可行血气分析、胸片。

（三）循环系统

注意肤色、毛细血管再充盈时间（CRT）、指端温度、心脏听诊（心音、杂音）、血压改变、股动脉波动等。可行心电图、超声心动图等检查。

（四）神经系统

观察意识、反应、瞳孔、肌张力，定期测头围。可行头颅B超或CT、脑电图。

（五）消化系统

注意吃奶情况、有无呛奶、吐奶，腹胀、大便性质以

及鼻饲前检查胃残留物性质和量。必要便常规及便潜血、便培养、腹部立位平片。

（六）其他

观察黄疸，必要时监测经皮或微量血胆红素并干预。监测微量血糖，必要时监测血清电解质。

【NICU转出指征】

新生儿原发疾病基本控制、体重稳定增长、生命体征平稳、近期内未出现危及生命的病情变化，可考虑转出NICU。转出后仍需继续监测患儿生命体征，如发现异常或病情加重，应重新转入NICU。

【出院前指导】

（一）护理人员

1. 适度保暖，预防感染　保持室内温度在24℃左右，湿度50%左右。每天上下午需各测1次体温，保证体温维持在36～37℃。定期清洁室内卫生，要湿拖湿擦。每天至少要做两次彻底的通风换气。给患儿定时清洁，注意个人卫生。奶具煮沸消毒，如母乳喂养，喂奶前要洗手及清洁乳头。

2. 喂养方面　早产儿尤其是极低出生体重儿（VLBW），告知家属患儿现在奶量，逐渐增加，每次5～10ml；喂奶时应抱起，速度要慢，喂奶后要竖起拍背。平时取右侧卧位，头部和上身抬高30°，避免呕吐后误吸。对VLBW出院前应指导家长实践正确的喂养方法2～3次。

（二）医生

1. 告知院外继续服用的药物，包括剂量、用法、疗程。

2. 需要定期复查的项目，如听力筛查、眼底筛查、神经系统疾患复查等，具体到各专业的医生和各专业的首次复诊时间。

3. 对极低出生体重儿或特殊病人，做好登记，确定首次随访时间，并与儿童保健机构做好衔接。

【出院后随访】

(一) 随访目的

1. 早期识别发育障碍。

2. 为父母提供咨询

3. NICU 远期并发症的识别和治疗，如早产儿视网膜病、慢性肺疾病、神经系统后遗症等。

4. 为新生儿科医师提供反馈意见。

(二) 新生儿临床随访人员

包括儿科医师、小儿神经发育专科医师、新生儿科专家，必要时可包括眼科医师、耳科医师等。

(三) 发育障碍的高危因素

1. 早产　高危因素包括：VLBW 和超低出生体重儿(ELBW) 早产儿；头部发育迟缓或早产儿脑损伤，头颅影像学检查可发现异常，如脑室内出血和脑室扩张、皮质萎缩、脑室周围白质软化；窒息、败血症（尤其中枢感染）、严重呼吸系统疾病及某些治疗措施，如长期机械通气、生后使用糖皮质激素和长期全静脉营养等。

2. 宫内发育迟缓（IUGR)。

3. 窒息。

4. 其他高危因素　TORCH 感染、严重细菌感染（尤其中枢神经系统感染)、低血糖和红细胞增多、宫内药物影响（美沙酮、酒精、丙戊酸盐等)。

(四) 随访指标

1. 体格生长　包括身长、体重和头围。头部发育缓慢是生长障碍的早期指征。

2. 血压　应定期测血压。

3. 呼吸系统疾病　慢性肺疾病者应根据睡眠、觉醒、喂养时缺氧情况和临床指标（生长和运动耐受力）来决定是否增加或减少、停止给氧。在停止给氧后出现生长缓慢、睡眠和喂养困难、红细胞压积升高、心电图异常应继续供氧。

4. 听觉　所有患儿均应定期进行听力随访，通过监测脑干听觉诱发电位或听力筛查来对听力障碍进行筛查，要在出生后 6～9 个月排除听力障碍。听力障碍的高危因素：有儿童期听力障碍家族史、先天性感染（TORCH）、围生期严重窒息、出生体重＜1500g、需要换血治疗的高胆红素血症、细菌性脑膜炎、使用过耳毒性药物（呋塞米、万古霉素）。

5. 视觉　所有体重＜2000g 或胎龄＜35 周的早产儿，在生后 5～7 周时均应行间接检眼镜检查，并根据首次检查结果眼科定期随访。患有先天感染或重度窒息的患儿也应定期随访。所有高危儿在 1～5 岁时均应检查视力。

6. 语言和运动技能　判断每位患儿的语言发育和运动发育的阶段标志是否持续延迟或异常。

7. 神经系统发育

(1) 神经发育：包括姿势、四肢肌张力、轴（颈和躯干）的肌张力、腱反射、原始反射、病理反射、姿势反射等项目的检查和评估。

(2) 高危儿的异常表现：肌张力低下（全身性或轴性）、肌张力亢进（常见于下肢髋部和踝关节）、不对称性（功能、肌张力、姿势和反射）、不随意运动和协调性差、喂养问题等。

(3) 认知发育：婴儿期很难发现，应在 1～3 岁和入学前进行心理检查。

(五) 早产儿年龄的校正

推荐计算距离出生日期的年龄和根据早产程度来校正的年龄（与足月儿相当的年龄和校正年龄）。

(六) 保持良好随访依从性的措施

1. 专人负责，在患儿出院前将其纳入随访，详细登记与家长的联系方式，并在出院前与家长进行良好沟通，确定具体的随访方案。

2. 每个医生负责自己固定患者的家庭联系和追踪患儿

情况，以维持家庭的持续参与。

3. 纳入固定的儿童保健机构。

（常艳美）

第十二节 早产儿治疗用氧和视网膜病变防治

【早产儿治疗用氧】

（一）给氧指征

临床上有呼吸窘迫的表现，在吸入空气时，PaO_2＜50mmHg 或 $TcSO_2$＜85％者为给氧指征。治疗的目标是维持 PaO_2 50～80mmHg 或 $TcSO_2$ 85％～93％。

（二）氧疗及呼吸支持方式

1. 头罩吸氧或鼻导管吸氧　用于有轻度呼吸窘迫的患儿。给氧浓度视病情需要而定，开始时可试用 40％左右的氧，10～20 分钟后根据 PaO_2 或 $TcSO_2$ 调整。如需长时间吸入高浓度氧才能维持 PaO_2 稳定时，应考虑采用辅助呼吸。

2. 鼻塞持续气道正压给氧（nCPAP）　早期应用可减少机械通气的需求。压力 2～6cmH_2O，流量 3～5L/min。要应用装有空气、氧气混合器的装置，以便调整氧浓度，避免纯氧吸入。

3. 机械通气　当临床上表现重度呼吸窘迫，吸入氧浓度＞0.5 时，PaO_2＜50mmHg、$PaCO_2$＞60mmHg 或有其他机械通气指征时需给予气管插管机械通气。

（三）注意事项

1. 严格掌握氧疗指征，对临床上无发绀、无呼吸窘迫、PaO_2 或 $TcSO_2$ 正常者不必吸氧。对早产儿呼吸暂停主要针对病因治疗，必要时间断吸氧。

2. 在氧疗过程中，应密切监测 F_iO_2、PaO_2 或 $TcSO_2$。

在不同的呼吸支持水平，都应以最低的氧浓度维持 PaO_2 50～80mmHg，$TcSO_2$ 85%～93%。机械通气时，当患儿病情好转、血气改善后，及时降低 F_IO_2。调整氧浓度应逐步进行，以免波动过大。

3. 如患儿对氧浓度需求高，长时间吸氧仍无改善，应积极查找病因，重新调整治疗方案，给予相应治疗。

4. 对早产儿尤其是极低体重儿用氧时，一定要告知家长早产儿血管不成熟的特点、早产儿用氧的必要性和可能的危害性。

5. 凡是经过氧疗，符合眼科筛查标准的早产儿，应在出生后4～6周或矫正胎龄32～34周时进行眼科筛查，以便早期发现，早期治疗。

6. 进行早产儿氧疗必须具备相应的监测条件，如氧浓度测定仪、血气分析仪或经皮氧饱和度测定仪等，如不具备，应转到具备条件的医院治疗。

【早产儿视网膜病变的诊断和现阶段的筛查标准】

（一）临床体征

1. 早产儿视网膜病变（retinopathy of prematurity，ROP）的发生部位分为3个区：①1区是以视盘为中心，视盘到黄斑为半径画圆；②2区以视盘为中心，视盘到鼻侧锯齿缘为半径画圆；③2区以外剩余的部位为3区。早期病变越靠后，进展的危险性越大。

2. 病变严重程度分为5期：①1期约发生在矫正胎龄34周，在眼底视网膜颞侧周边有血管区与无血管区之间出现分界线；②2期平均发生在35周（32～40周），眼底分界线隆起呈脊样改变；③3期发生在平均36周（32～43周），眼底分界线的脊上发生视网膜血管扩张增殖，伴随纤维组织增殖；阈值前病变发生在平均36周，阈值病变发生在平均37周；④4期由于纤维血管增殖发生牵引性视网膜脱离，先起于周边，逐渐向后极部发展；⑤5期视网膜发生全脱离（大约在出生后10周）。⑥“Plus”病指后极部视网膜血管扩张、变形，存在时病变分期的期数旁写加号，如 3 期+。⑦“阈值前 ROP”表示病变将迅速进展，要缩短复查间隔，密切观察病情，包括 2 区的 2 期+，2 区的 3 期，2 区的 3 期+。⑧阈值病变是必须治疗的病变，包括：1 区和 2 区的 3 期+病变连续达 5 个钟点，或累积达 8 个钟点。

3. 病变晚期前房变浅，可继发青光眼、角膜变性。

(二) 诊断要点

病变早期在视网膜的有血管区和无血管区之间出现分界线是 ROP 临床特有体征，应结合病史和临床体征进行诊断。

(三) 筛查标准

1. 胎龄<34 周，出生体重<2000g 的早产儿和低出生体重儿，应行眼底病变筛查，直至周边视网膜血管化。

2. 出生体重>2000g 的新生儿，但病情危重曾经接受机械通气或 CPAP 辅助通气，吸氧时间较长者。

3. 初次筛查的时间最好同时考虑生后日龄和矫正胎龄，尤其是矫正胎龄与严重 ROP 出现的时间更相关。大多数国家将首次筛查时间定在生后第 4 周或纠正胎龄 32 周。我国 ROP 防治指南首次检查应在生后 4～6 周。

4. 检查时应散瞳并由有足够经验和相关知识的眼科医生进行。

(四) 检查方法

一般用间接眼底镜或眼底数码相机检查。检查前半小时用 0.2%环喷托酯和 1%新福林（0.5%托吡卡胺）充分扩大瞳孔，检查时用 1 滴 0.5%丙氧苯卡因先使眼球麻醉，然后用开睑器将眼睑分开，结合用巩膜压迫器以观察极周边视网膜的情况。整个检查过程最好在护理人员、新生儿科医生、眼科医生的共同协作下完成。

(五) 随访方法

根据第 1 次检查结果而定。如双眼无病变，可隔周复查1次，直到矫正胎龄42周，视网膜血管长到锯齿缘为止。如Ⅰ、Ⅱ期病变，应每周复查1次，随访过程中若ROP程度下降，可每2周检查1次，直至病变完全退行。若出现Ⅲ期病变，应考虑治疗，如达到阈值水平，应在诊断后72小时内进行激光或冷凝治疗。

随访频度应根据上一次检查的结果，由眼科医生决定，直至矫正胎龄足月，视网膜完全血管化。

患儿转院或出院后，仍应坚持眼科随访直至矫正胎龄44周。所以，在出院前需再次和家属强调ROP随访的重要性，应以书面形式告知家属，使家属充分了解该病的不良预后。

（六）治疗原则

1. 1期、2期和3期病变定期随诊。
2. 对3期的阈值前病变密切观察病情。
3. 对3期的阈值病变（1区和2区的3期＋病变连续达5个钟点，或累积达8个钟点）行间接眼底镜下光凝或冷凝治疗。
4. 对4期和5期病变可以进行手术治疗。

（朴梅花）

第十三节　新生儿听力筛查

【筛查目的】

对出生的新生儿进行听力筛查，早期发现听力障碍，及时确诊，采取干预措施，使这些儿童健康成长。

【筛查对象】

未进行听力筛查的新生儿。

【筛查时间】

正常新生儿及非NICU的住院新生儿在出生后48小时至出院前，NICU新生儿则在出院前。

【筛查方法】

采用耳声发射法。

【筛查环境与新生儿状态】

设置一间相对较安静的房间，室内本底噪声低于 45dB（分贝），新生儿处于安静状态。

【筛查人员及设备】

经过儿童听力筛查工作培训，设备符合“儿童听力筛查技术参数”。

【筛查程序】

（一）准备工作

1. 医生与患儿家长沟通，填写知情同意书。

2. 查阅和记录新生儿入院总数及未筛查新生儿数，并予以核实。

3. 新生儿听力筛查报告单。

4. 每天进行检测前，需校准探头，定期消毒。

（二）操作

按设备操作说明进行，检查每个患儿之间要消毒探头。

（三）听力筛查后的工作

1. 听力筛查人员需要填写《儿童听力筛查报告单》，检查结果一式二份，一份交主管医生，待患儿出院时交家长，并向家长解释报告单的意义及患儿以后的听力随访情况；另一份保留便于上交，存入病历。

2. 初筛未通过者，42 天时到耳鼻喉科听力筛查中心复查。NICU 患儿或早产儿出院前未通过者，42 天或生后 3 个月到耳鼻喉科复查。

3. 对所有通过筛查的高危儿建议定期至儿童保健网络随访；对 NICU 患儿初筛通过者，生后 3 个月随访，必要时复查听性脑干反应并测听阈。

4. 复查未通过者，转至相关地区卫生局指定的“儿童听力诊断指定医疗机构”做进一步听力评估与医学评估。

5. 信息上报与登记。

[附　听力筛查流程]

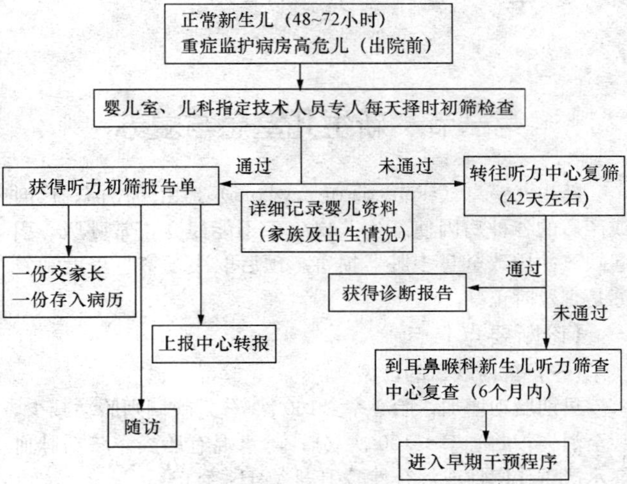

图 3-13-1　新生儿听力筛查流程

（朴梅花）

第4章 新生儿呼吸系统疾病

第一节 新生儿窒息与复苏

新生儿窒息（asphyxia of newborn）指由于产前、产时或产后的各种病因使新生儿出生后不能建立正常呼吸，引起缺氧并导致全身多脏器损害。预后取决于窒息程度和复苏是否及时正确。

【诊断要点】

（一）宫内缺氧的证据

早期胎动增加，胎心率≥160次/分，晚期则胎动减少，甚至消失，胎心率<100次/分；羊水混有胎粪。脐动脉血气示严重代谢性或混合性酸中毒（pH<7.0）。

（二）Apgar评分

Apgar评分是量化评价新生儿情况和复苏是否有效的客观方法（表4-1-1）。

表4-1-1 新生儿窒息Apgar评分标准

体征	0分	1分	2分
肤色	紫或白	躯干红，四肢紫	全身红
心率（次/分）	0	<100	>100
呼吸	无	呼吸浅表，哭声弱	呼吸佳,哭声响
肌张力	松弛	四肢屈曲	四肢活动好
弹足底或插鼻管后反应	无	有些动作	反应好

1 分钟评分反映窒息严重程度，5 分钟评分有助于判断复苏效果和预后。凡 5 分钟评分仍<7 分者，应每隔 5 分钟评分 1 次，直至 20 分钟，更有助于判断缺氧程度和预后。评分应客观、快速及准确。

（三）多脏器功能损害

窒息的程度不同导致器官损害的种类和程度不同。生后早期即出现多脏器功能不全的表现和证据，如中枢神经系统：缺氧缺血性脑病和颅内出血等；呼吸系统：胎粪吸入综合征、呼吸窘迫综合征和肺出血等；心血管系统：缺氧缺血性心肌损害等；泌尿系统：肾功能不全、肾静脉血栓形成等；消化系统：应激性溃疡和坏死性小肠结肠炎等；代谢方面：低血糖、低血钙及低钠血症等。

【诊断标准】

窒息的程度以生后 1 分钟 Apgar 评分为标准（参见上表）。8～10 分为无窒息，4～7 分为轻度窒息，0～3 分为重度窒息。若生后 1 分钟评分 8～10 分，但数分钟后又降到 7 分以下者也属窒息。

【治疗】

复苏目的是尽快清除呼吸道分泌物，建立呼吸，供氧及改善通气，保证足够的心输出量，恢复循环功能，纠正酸中毒。

（一）复苏准备

窒息复苏需争分夺秒，事先必须充分准备。

1. 筛选高危因素　对估计娩出时有窒息者，应通知儿科医生到场抢救（参见表 4-1-2）。

2. 人员准备　产、儿科抢救人员要全部培训合格，合作进行抢救。

3. 器械准备　备足所需器械并检查后依次定点安置，以便随时取用。

（1）吸引器械：包括吸引球囊、吸引器和导管、胎粪吸引管、吸管（5F 或 6F、8F、10F、12F）、胃管（8F）及注射器（20ml）。

（2）正压人工呼吸器械：新生儿复苏气囊及不同型号的面罩、配有气流表和导管的氧源，必要时 T-组合复苏器。

（3）气管插管器械：新生儿喉镜（配早产儿和足月儿型号的直式镜片）、备用电池及灯泡、各种型号的气管导管、金属芯、胶布、剪刀。

表 4-1-2　新生儿需要复苏的高危因素

产前因素	
产妇有糖尿病	胎膜早破
妊娠期高血压综合征	胎儿水肿过期妊娠
慢性高血压	多胎妊娠
胎儿贫血或同种免疫疾病	胎儿大小与孕周不符
既往死胎或新生儿死亡史	孕妇用药：镁剂、肾上腺能受体阻滞剂药
妊娠中、后期出血	孕妇吸毒
孕妇感染	胎儿畸形或异常
孕妇心、肾、肺、甲状腺或神经疾病	胎动减弱
羊水过多	无产前检查
羊水过少	孕妇年龄＜16 岁或＞35 岁
产时因素	
急诊剖宫产	持续胎儿心动过缓
产钳或胎吸助产	胎心图形可疑
臀先露或其他异常先露	产妇使用全身麻醉剂
早产	子宫强直性收缩
急产	产前 4 小时内用过麻醉药
羊膜炎	羊水胎粪污染
胎膜早破（超过 18 小时）	脐带脱垂
滞产（超过 24 小时）	胎盘早剥
第二产程延长（超过 2 小时）	前置胎盘
巨大儿	明显的产时出血

(4) 药物准备：肾上腺素 1∶10 000 (0.1mg/ml) (每支 3ml 或 10ml)、盐酸纳洛酮 (0.4mg/ml，每支 1ml) 或 1.0mg/ml (每支 2ml)、扩容用生理盐水 100ml、10%葡萄糖 250ml。

(5) 其他器械：辐射保暖台或其他保暖设备、温热干毛巾、无菌手套、听诊器、口罩、脉搏血氧饱和度仪，必要时脐静脉插管用品。

(二) 复苏方案

国内目前采用国际通用的 ABCDE 复苏方案。

ABCDE 复苏方案是指：A (Airway)：通畅气道；B (Breathing)：建立呼吸；C (Circulation)：恢复循环；D (Drug)：药物治疗。遵循评估→决策→措施→再评估循环往复的方式进行。

(三) 复苏步骤

详见图 4-1-1。

1. 快速评估　新生儿娩出后，首先要立即对新生儿进行快速评估，包括 4 项指标：是否足月？羊水是否清亮？是否有哭声或呼吸？肌张力是否好？如其中任何 1 项为“否”，则需要进行以下的复苏步骤。

2. 初步复苏

(1) 保持体温：复苏的整个过程都要注意保温。

将需要复苏的新生儿置于已预热好的辐射保暖台上，便于复苏操作。出生体重<1500g 的小早产可用塑料包裹法(无需擦干，生后立即将脚趾到肩部放入一个塑料袋中)，并将其置于预热好的辐射保暖台上。

(2) 摆正体位：新生儿应仰卧，轻度仰伸头颈部，即“鼻吸气”位，避免过度仰伸或仰伸不足，可在肩部以布卷垫高 2cm 以保持体位。

(3) 清理呼吸道：应在新生儿建立呼吸之前，清除口腔和鼻腔的分泌物。

羊水清亮者，立即用吸引球囊或连接吸引器的导管吸出可能阻塞气道的液体。若新生儿口内有黏稠的分泌物流出，可将其头转向一侧，便于吸出。使用吸引器时，负压不超过 100mmHg。应先吸口腔（M-mouth）后吸鼻腔（N-nose）。用导管吸引时应注意吸引的强度和导管插入深度，每次吸引时间勿超过 10 秒。

如羊水粪染且新生“无活力”，即无呼吸或喘息样呼吸、肌张力低下，和（或）心率<100 次/分。在娩出后呼吸出现前，应立即行气管插管吸引。操作步骤：插入喉镜，用 12F 或 14F 吸管清洁口腔和后咽部，直至看到声门，将气管导管插入气管，将气管插管与负压吸引器直接相连或使用胎粪吸引管连接吸引器，慢慢地边退边吸，3～5 秒完成。必要时可重复 1～2 次，直至无胎粪吸出或新生儿心率提示必须尽快进行复苏。

若新生儿羊水粪染者但“有活力”，即有强有力的呼吸、肌张力好和心率>100 次/分，只需用吸引球囊或大孔吸管清除口咽和鼻腔的分泌物和胎粪。

吸引过程中如出现心动过缓，停止吸引，重新评价心率。确定心率的方法是触摸新生儿脐带根部的脐动脉搏动，或用听诊器听诊新生儿的心跳，计数 6 秒的搏动或心跳次数，乘以 10 即得出每分钟心率的快速估计值。

（4）擦干：清理呼吸道后，用干毛巾快速擦干全身。

（5）刺激，重新摆正体位：如新生儿呼吸仍未建立或不规则，可给予短暂的触觉刺激。正确的触觉刺激方法应该安全且适宜，可拍打或弹足底 1～2 次或沿长轴快速摩擦腰背部皮肤 1～2 次。

3. 正压通气　初步复苏后对新生儿进行评估，如新生儿呼吸不规则（呼吸暂停或喘息）、心率<100 次/分；或在常压给氧的情况下，新生儿中心性发绀不缓解，应立即给予面罩复苏气囊进行正压人工呼吸。频率为 40～60 次/分，吸呼比 1∶2，一般头几次压力大些，但不超过 40cmH_2O，以后压力为 20～25cmH_2O，不超过 30cmH_2O。对足月儿或

近足月儿仍推荐 100%氧复苏，早产儿为避免高氧，最好应用空氧混合仪调整用氧浓度并进行经皮氧饱和度的动态监测，使经皮氧饱和度维持在 85%～95%。面罩加压持续数分钟以上，应插入胃管以免胃扩张或反流。

正压人工呼吸有效的体征包括：心率迅速增加、肤色和肌张力改善或有胸廓正常起伏和听到呼吸音。如胸廓的膨胀不够和呼吸音低，可能是由于以下原因：面罩与面部密闭不够（重新放置面罩）；气道阻塞（重新摆正体位、检查口咽分泌物，必要时吸引、口腔应张开）；压力不够（增加压力直到可观察到胸廓运动、可考虑气管插管）等。

4. 胸外按压　30 秒有效的正压人工呼吸后，心率持续<60 次/分，应继续正压人工呼吸同时进行胸外按压。

胸外按压可采用双指法或拇指双掌环抱法。按压时拇指或着力的双指尖应与胸骨垂直，部位是胸骨下 1/3 处或两侧乳头连线的下方，深度是胸廓前后径的 1/3。胸外按压与正压通气的比例为 3：1，即每个动作周期包括 3 次心外按压和 1 次人工呼吸，每分钟应有 120 个动作（90 次按压和 30 次呼吸）二者要协调配合，每次人工呼吸后第 1 次按压时呼气。胸外按压的下压时间应稍短于放松时间，两次按压之间，拇指或双指尖不能离开胸部。

5. 气管插管　气管插管的适应证：①面罩正压通气无效或需较长时间；②羊水胎粪污染且新生儿无活力需吸引胎粪者；③需要进行胸外接压者；④需要气管插管给药者；⑤疑有膈疝；⑥对极低出生体重儿，尤其是超低出生体重儿，出生后如有可能应立即气管插管，气管内注入肺泡表面活性物质（PS）进行防治。

气管插管的操作方法详见附录六-常用操作技术规范-7-气管插管。

6. 药物治疗　新生儿复苏时，很少需要用药。

（1）肾上腺素：在足够的 100%氧正压人工呼吸和胸外按压 30 秒后，如心率仍<60 次/分，应给予肾上腺素。首

选静脉给药，也可气管内给药。脐静脉是最直接快速的途径。肾上腺素浓度为 1∶10 000，静脉剂量每次 0.1～0.3ml/kg，气管内每次给药 0.3～1ml/kg，给药速度要快，静脉给药后要用 0.5～1ml 无菌生理盐水冲洗，确保药物到达血液，如无效，可每隔 3～5 分钟重复上述剂量一次。

（2）扩容剂：如新生儿肤色苍白、毛细血管再充盈时间延长、脉搏微弱，有失血的依据并对复苏反应不良，应考虑低血容量，给予扩容剂。首选生理盐水，如已知或预料胎儿严重贫血者时，应考虑使用 Rh 阴性的 O 型红细胞作为部分容量补充。首次剂量为 10ml/kg，脐静脉或外周静脉缓慢推注，至少 5～10 分钟。如首次注射后新生儿好转不明显，可能需要再输入 10ml/kg。

（3）纳洛酮：在新生儿复苏时一般不推荐使用。适应证：正压人工呼吸后心率和肤色恢复而呼吸抑制；母亲在产前 4 小时内应用麻醉、镇痛剂。剂量为每次 0.1mg/kg，静脉或肌注，可重复给药。需注意如母亲吸毒或使用美沙酮者禁用。

（四）复苏后的监护与转运

窒息后多器官损害发生率高，且病情有再恶化的可能，应给予密切监护和最佳护理，必要时应转运到 NICU 治疗。

1. 一般项目监测　包括体温、呼吸、心率、血压、尿量、氧饱和度。

2. 临床观察项目　肤色、脉搏、周围循环、毛细血管再充盈时间、呼吸节律、意识、肌张力、原始反射、前囟张力、瞳孔反应、惊厥等。

3. 对症支持治疗　注意保温，保持呼吸道通畅；适当限制入量和控制脑水肿；监测血糖，维持血糖在正常水平，防止低血糖；对脑、心、肺、肾及胃肠等器官功能进行监测，如红细胞压积、血电解质、血气分析、心电图、脑电图及便潜血等。

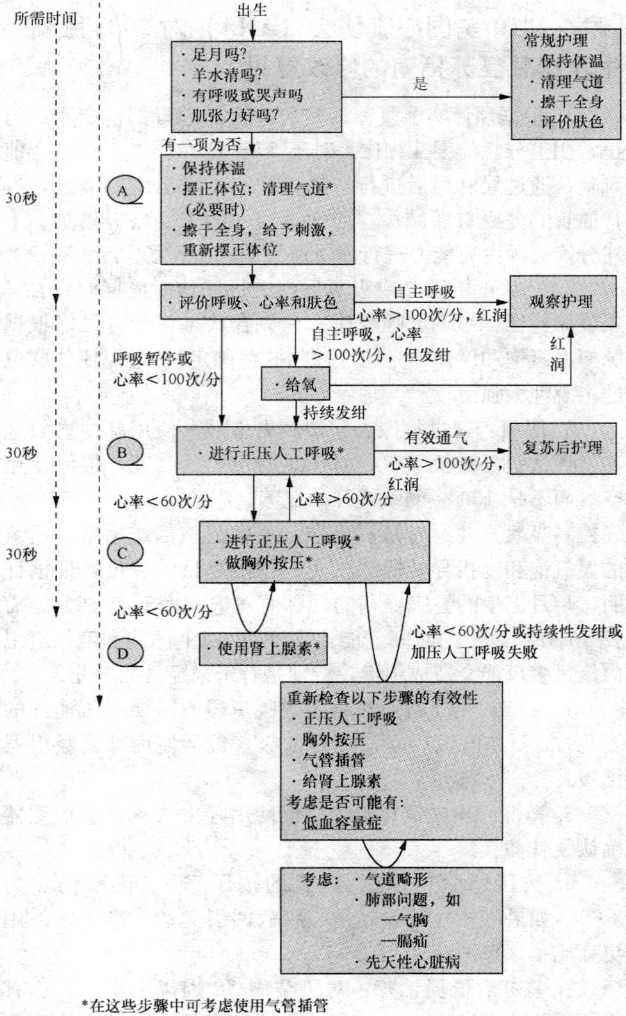

图 4-1-1　新生儿窒息复苏流程图

[附　2010 美国心脏协会（AHA）对 2005 版新生儿窒息复苏指南的修改意见]

1. 根据预计实施复苏的需要，选择进行剖宫产术：与正常阴道分娩的婴儿相比，对于 37～39 孕周、不存在产前风险、通过局麻而后进行选择性剖宫产术出生的婴儿，进行插管的需要有所减少，而面罩通气的需要略有增加。上述分娩必须由有能力进行面罩通气的人员在场。

2. 开始正压通气或吸氧后，进行评估时应同时评估 3 项临床特征：心率、呼吸速率和氧合状态评估（最好根据脉搏血氧饱和度而不是通过评估肤色确定），避免评估肤色的主观性太强。

3. 吸氧：通过将探头连接到右上肢，使用脉搏血氧饱和度评估是否需要吸氧。对于足月出生的婴儿，最好使用空气而不是 100% 的氧气开始复苏。应通过混合氧气和空气控制吸氧，并通过从右上肢（通常为腕部或手掌）监测的血氧饱和度指导要吸入的量。理由是目前有足够证据证明，足月出生的健康婴儿的动脉血氧饱和度低于 60%，需要 10 分钟以上的时间才能达到 90% 以上的饱和度。组织内氧过多可能会造成中毒，特别是对于未足月的婴儿。

4. 吸痰：对于有明显自主呼吸障碍或需要正压通气的婴儿，需要在出生后立即进行抽吸（包括使用球囊吸引器抽吸）。

5. 监测呼出二氧化碳：建议使用呼出二氧化碳检测器确认气管插管。

6. 按压-通气比率：建议的按压-通气比率仍然为 3∶1。如果已知心脏骤停是心脏病因引起的，应考虑使用更高比率（15∶2）。

7. 复苏后低温治疗：对于孕周 36 周以上出生、患有不断恶化的中度到严重缺氧缺血性脑病的婴儿，建议采取低温治疗。进行低温治疗时，应使用明确规定的、与已发表临床试验以及具有多学科治疗和纵向随访能力的机构所使用方案相似的方案。

8. 延迟结扎脐带：越来越多的证据证明，如果为无需复苏的足月儿和早产儿延迟结扎脐带至少 1 分钟的时间将有益处。目前证据不足以支持或反对为需要复苏的婴儿延迟结扎脐带。

9. 暂停或停止复苏操作：如果持续 10 分钟检测不到新生儿的心率，则可以考虑停止复苏。在做出超过 10 分钟以上检测不到心率时继续复苏的决定时，应考虑多个因素，如推测的心脏骤停病因、婴儿的孕周、是否出现并发症、低温治疗可能起到的作用以及父母之前对可接受的致残风险的表态。

（常艳美）

第二节　新生儿吸入综合征

新生儿由于吸入羊水、胎粪或乳汁后引起的以气道阻塞、呼吸困难为主要临床表现的综合征，统称新生儿吸入综合征（neonatal aspiration syndrome）。因吸入物的性质、量以及吸入深度不同，临床表现也各异。

一、羊水吸入综合征

羊水吸入综合征（amnionic fluid aspiration syndrome）是指胎儿在宫内或分娩过程中吸入较大量羊水。一般指羊水未被污染，临床轻重与羊水吸入量多少有关。

【诊断要点】

1. 病史　有胎儿宫内窘迫史或生后窒息史。

2. 临床表现　复苏后即出现呼吸困难、青紫，可从口腔中流出液体或泡沫，肺部听诊有湿啰音。

3. X 线表现　X 线表现可为肺纹理增粗或出现密度较淡的斑片状阴影，可伴轻或中度肺气肿。

【诊断标准】

1. 羊水吸入　症状和体征持续时间短，在 24 小时内即缓解。

2. 羊水吸入综合征　症状和体征持续时间长，超过 24 小时，但在 72 小时内缓解；X 线胸片肺部病变短期内消失。

3. 羊水吸入性肺炎　一般症状和体征持续时间超过 72 小时，肺部阴影持续时间长，考虑肺部继发感染/化学性炎症反应。

【治疗】

1. 对症治疗　根据缺氧程度选择头罩吸氧，或选择机械通气。

2. 预防和控制感染　选用针对革兰阴性菌的广谱抗生素。

二、胎粪吸入综合征

胎粪吸入综合征（meconium aspiration syndrome，MAS）参见本章第三节。

三、乳汁吸入综合征

乳汁吸入综合征（milk aspiration syndrome）指乳汁在吞咽时被吸入呼吸道，引起窒息、呼吸困难等表现，继发感染时与细菌性肺炎相似。严重程度与吸入的量和次数有关。

【诊断要点】

1. 病史　常有诱因。早产儿多见，尤其合并支气管肺发育不良（BPD）者有吞咽协调功能障碍、胃食管反流，食管闭锁或气管食管瘘，严重唇、腭裂者。

2. 临床表现　哺乳后突然出现呼吸停止、青紫或呛咳，气道内有乳汁吸出；临床突然出现呼吸窘迫、三凹征、肺部湿啰音增多；有引起吸入的原发病表现。注意并发症的临床表现，如继发感染、心功能不全等。

3. X 线表现　X 线表现可为肺门阴影增宽，肺纹理增粗或出现斑片影，可伴肺气肿或肺不张。

【诊断标准】

1. 乳汁吸入　症状和体征持续时间短，在 72 小时内缓解；X 线胸片肺部病变短期内消失。

2. 乳汁吸入性肺炎　症状和体征持续时间超过 72 小时，肺部阴影持续时间长，考虑肺部继发感染/化学性炎症反应；或反复吸入者可发生间质性肺炎，甚至纤维化。

【治疗】

1. 清理呼吸道　立即用吸管或气管插管吸引，保持呼吸道通畅。

2. 改善通气和供氧　根据缺氧程度选择吸氧方式。X 线胸片监测肺部病变，注意有无并发气胸或纵隔气肿。

3. 预防和控制感染　选用广谱抗生素，可取气管分泌物做细菌培养和药敏试验。

4. 对症治疗　保证营养。轻症者可少量多次喂奶，重症不能喂哺者需静脉输液，必要时给予肠外营养。及时治疗各种并发症。

5. 预防　早产儿奶量增加不易过快；疑食管闭锁等畸形而尚未确诊前喂养有发生吸入的危险，故首次喂养常推荐用水或葡萄糖水；抬高床头和喂养后侧卧可减少吸入的危险。

（常艳美）

第三节　胎粪吸入综合征

胎粪吸入综合征（meconium aspiration syndrome, MAS）是宫内或产时吸入混有胎粪的羊水，新生儿生后出现以呼吸窘迫为主要临床表现的综合征。病理改变为呼吸道的机械性阻塞和化学性炎症。多见于足月儿或过期产儿。

如吸入较多或持续时间较长可发生胎粪吸入性肺炎（meconium aspiration pneumonia，MAP）。

【诊断要点】

（一）病史

常有明确的缺氧病史，如胎儿宫内窘迫（胎动和/或胎心异常）、产时窒息或慢性宫内缺氧病史；有羊水胎粪污染的证据，如羊水中混有胎粪、胎盘及患儿指（趾）甲、皮肤、脐带粪染以及口、鼻腔吸引物中含有胎粪；气管插管时声门处或气管内吸引物可见胎粪（即可确诊）。

（二）临床表现

症状的轻重与吸入的羊水性质（稀薄或黏稠）和量的多少有关。临床可从无症状到严重的呼吸窘迫。新生儿复苏后即出现呼吸浅快（>60 次/分）、鼻扇、三凹征、呻吟和发绀，严重者可出现呼吸衰竭。胸廓隆起呈桶状，早期两肺有粗湿啰音，以后出现细湿啰音。上述症状和体征于生后 12～24 小时更为明显。并发气胸或纵隔气肿时呼吸困难突然加重，呼吸音明显减低；并发持续肺动脉高压时表现为持续严重发绀，对一般氧疗无反应；并发心功能不全时，心率增快，肝脏增大。临床呼吸困难常持续至生后数天至数周。

（三）X线检查

X线改变在生后 12～24 小时更为明显。典型表现为两肺散在密度增高的粗颗粒或片状、云絮状阴影，或伴节段性肺不张及肺气肿，可并发气胸和/或纵隔积气；合并 PPHN 时支气管影减少，肺透过度增加；合并 ARDS 时可见肺透明膜病的特征性 X 线改变。胸片和临床表现的轻重程度可不成正比。

（四）血气分析

动脉血气显示有低氧血症、高碳酸血症和代谢性或混合性酸中毒。如低氧血症很明显，与肺部的病变或呼吸困难的程度不成比例时，注意有无并发持续肺动脉高压。

【治疗】

关键是改善通气和氧疗支持。

（一）清理呼吸道

对有羊水胎粪污染且宫内窘迫的新生儿，需立即评估其有无“活力”，“无活力”即无呼吸或喘息样呼吸，肌张力低下，和（或）心率<100 次/分。在分娩后呼吸出现前，应立即进行气管插管吸引。注意胃内容物也应吸净，避免误吸。有活力者需注意监护其是否出现呼吸困难、青紫等表现。

（二）监测和观察项目

监测体温、呼吸、心率、血压、尿量、氧饱和度。密切观察呼吸窘迫症状和体征，减少不必要的刺激。X 线胸片监测肺部病变，注意有无并发气胸或纵隔气肿。

（三）氧疗

当 PaO_2<60mmHg 或 $TcSO_2$<90%时，应根据缺氧程度进行氧疗，维持 PaO_2 60～80mmHg 或 $TcSO_2$ 92%～97%为宜。轻者选择鼻管、头罩给氧。当 F_IO_2>0.4 时可用 CPAP 治疗，PEEP 压力 4～5cmH_2O，临床及 X 线胸片提示肺过度充气时应小心，压力不宜太高。当 PaO_2<50mmHg，$PaCO_2$>60mmHg 时，常采用 SIMV 机械通气，如胸片以肺不张为主或血气以低氧血症为主，初调时吸气峰压可稍高 25～30cmH_2O，吸气时间可适当延长，吸/呼比 1∶(1～1.2)，呼吸频率 35～40 次/分；如胸片以肺气肿为主或血气以 $PaCO_2$ 增高为主，初调时吸气峰压应稍低 20～25cmH_2O，吸/呼比 1∶(1.2～1.5)，呼吸频率 40～45 次/分。对于常频呼吸机应用无效或有气漏如气胸、间质性肺气肿者，用高频振荡通气，高频呼吸的频率为 8～10Hz，可能有较好的效果。合并持续肺动脉高压时，可采用快频率（>60 次/分）的常频通气，维持 pH 7.45～7.55，$PaCO_2$ 25～35mmHg，PaO_2 80～100mmHg，$TcSO_2$ 97%～99%，通过碱化血液可降低肺动脉压，是临床上经典而有效的治疗方法，此外 NO 吸入、高频振荡通气和体外膜肺（ECMO）也取得一定的疗效。

（四）对症支持治疗

注意保暖、镇静，热量供应，维持血压、血糖、血钙正常、纠正酸中毒等。保证入量，适当限制液体。注意胸部物理治疗，定时翻身、拍背、吸痰，尤其对机械辅助呼吸者。

（五）肺表面活性物质的使用

国内一项多中心随机对照临床试验结果表明肺表面活性物质治疗 MAS（200mg/kg），应用后 6 小时及 24 小时血氧合状态显著提高，且早期应用表面活性物质可降低气漏的发生，改善氧合，缩短应用机械通气的时间。

（六）抗生素的应用

仅凭临床表现和 X 线片鉴别 MAS 和细菌感染性肺炎比较困难。常需要选择广谱抗生素进行治疗，积极寻找细菌感染的证据（血培养、气管分泌物培养等），以确定抗生素治疗的疗程。

（常艳美）

第四节　新生儿肺透明膜病

新生儿呼吸窘迫综合征（neonatal respiratory distress syndrome，NRDS）是由于肺表面活性物质缺乏所致，主要发生在早产儿，临床以生后数小时出现进行性呼吸困难、青紫、呼吸衰竭和典型的胸部 X 线表现为特征。病理表现为肺泡壁上透明膜形成，又称肺透明膜病（hyaline membrane disease，HMD）。

【诊断要点】

（一）病史

主要发生于胎龄＜34～35 周的早产儿，此外糖尿病母亲的婴儿、围生期窒息、选择性剖宫产等因素均可诱发 NRDS。家族易感因素如遗传性表面活性物质蛋白（surfactant protein，SP）缺陷症。

（二）临床表现

生后出现进行性呼吸困难加重是本病的特点。

多于生后 6 小时内出现呼吸困难，表现为呼吸急促、鼻扇、呼气性呻吟、三凹征和发绀。严重时呼吸浅表、节律不整、呼吸暂停和四肢肌张力低。胸廓扁平，肺部听诊呼吸音低，可闻细湿啰音。发病 24～48 小时达高峰，病死率较高。患儿存活 3 天以上肺成熟度增加，可逐渐恢复，但易并发肺部感染或 PDA，使病情再度加重。

遗传性 SP-B 缺陷症纯合子者临床非常严重，对肺表面活性物质和机械通气治疗效果较差，多于数天内死亡，杂合子者临床较轻。

（三）X 线检查

X 线特征性表现为肺野普遍透过度减低，呈毛玻璃样改变及支气管充气征，多次床旁胸片可观察动态变化。按病情程度分四级：Ⅰ级：两肺野普遍透亮度降低（充气减少），可见均匀分布的细小颗粒（肺泡萎陷）和网状阴影（细支气管过度充气），心影清楚，充气征不明显。Ⅱ级：两肺较广泛的密集颗粒网状阴影，肺透过度明显减低，可见支气管充气征（支气管过度充气），延伸至肺野中外带。Ⅲ级：两肺呈毛玻璃状，心缘模糊，支气管充气征明显。Ⅳ级：肺野密度普遍增加，称“白肺”，心影不清，支气管充气征更加明显，似秃叶树枝。

（四）实验室检查

1. 泡沫试验　原理是肺表面活性物质有助于泡沫的形成和稳定，而纯酒精阻止泡沫的形成。

取娩出时流出的羊水、胎儿娩出后气道吸取的分泌物或新生儿出生后 12 小时内的胃液，留取 0.5～1ml 标本加等量 95%酒精，用力摇荡 15 秒钟，静止 15 分钟后观察试管内液面周围泡沫环的形成。“－”无泡沫，“＋”试管液面周边≤1/3有小泡沫，“＋＋”液面周边>1/3至整个管周有一层泡沫，“＋＋＋”试管周边有双层或多层泡沫。阴性支持肺透明膜病，“＋”或“＋＋”可疑，“＋＋＋”可排除肺透明膜病。

2. 血清电解质　血糖、血钙、血钠均可降低。

3. 血气分析　pH降低，PaO_2下降，$PaCO_2$升高，BE值降低。

【治疗】

（一）肺表面活性物质替代治疗

对于需要肺表面活性物质（pulmonary surfactant，PS）的婴儿，推荐使用INSURE技术（气管插管——使用PS——拔管后使用CPAP），即给药后立即（或早期）拔除气管插管改为CPAP，可减少有创机械通气的使用。

1. 预防性用药

（1）用药指征：①胎龄<28周；②胎龄28～30周或出生体重<1500g者，如母亲产前未用或未规律应用激素或出生时需要气管插管。

（2）用药时机和剂量：在出生后立即（越早越好，最好2小时内）给药1次，PS推荐剂量为80～100mg/kg，气管滴入后即拔管，拔管后使用CPAP直至其临床状态稳定。

2. 治疗性用药

（1）治疗时机：临床有RDS的证据即可使用，如患儿对氧的需求不断增加、呼吸困难、呻吟等。应尽早使用，不必等待胸片的特征性改变，早期给药是治疗成功的关键。

（2）治疗剂量：PS推荐剂量，首次120～200mg/kg，200mg/kg效果更好。在临床有RDS进展的证据，如持续需氧增加、CPAP 6cmH_2O时F_IO_2>0.5或需要机械通气者，应给予第二剂或第三剂，剂量可减至100～120mg/kg，总剂量<400mg/kg。注意给予PS后，应快速下调F_IO_2以避免氧分压波动过大，因其与Ⅰ、Ⅱ度脑室内出血（IVH）

有关。

（二）氧疗和机械通气

氧疗应维持 $TcSO_2$ 始终低于 95%，可减少 BPD 及 ROP 的发生。

1. 持续气道正压（CPAP）　对胎龄<30 周有 RDS 危险（糖尿病母亲婴儿、遗传因素、围生期窒息、选择性剖宫产）的早产儿，应早期使用 CPAP，流量为 10L/min，开始压力 5～7cmH_2O，直至其临床状态稳定。此外，机械通气拔管后应继续接受使用至少 6cmH_2O 的 CPAP，可降低再插管的风险。

2. 机械通气　应用指征：①CPAP 治疗时 PEEP>8cmH_2O，F_IO_2>0.8，PaO_2 仍<50mmHg；②反复发作呼吸暂停；③血气 $PaCO_2$>60～70mmHg。常采用 SIMV 模式，初调参数 FR 8～12L/min，F_IO_2 0.6～0.8，PIP 20～30cmH_2O，PEEP 4～6cmH_2O，吸气时间 0.3～0.5s，呼吸频率 35～45 次/分，MAP 维持在 10～12cmH_2O，采取允许性高碳酸血症策略，即维持 $PaCO_2$ 在 45～55mmHg 水平，同时 $TcSO_2$ 90%～93%，pH>7.2。当常频通气治疗难以奏效时，改用高频震荡通气方式，可减少机械通气的副作用，取得一定疗效（见呼吸机治疗章节）。

（三）支持和对症治疗

注意保暖，维持腋温 36～37℃，腹壁温 36～36.5℃。稳定后应及早开始肠道微量喂养，促进肠道成熟及功能完善。生后 24 小时内即开始肠外营养保证热量和入量。避免液体过量，防止动脉导管开放及发生肺水肿和肺出血。纠正酸碱失衡，维持血压和各脏器的灌注，低血压时可给予多巴胺，剂量为每分钟 5～10μg/kg，静点维持。治疗并发症，如 PDA、肺动脉高压等（详见相关章节）。

（四）防治感染

预防感染，尤其是呼吸机相关性肺炎，并发感染时可选用广谱抗生素。如与 B 族溶血性链球菌肺炎不易鉴别时可采用氨苄西林治疗，剂量每日 100mg/kg，分 2 次静脉输注。

【产前预防】

孕周<35 周有早产危险的所有孕妇应给予单疗程皮质激素治疗。推荐方法为倍他米松每次 12mg，共 2 次，间隔 24h 肌注；或者地塞米松静脉或肌肉注射，每日 5～10mg，连用 3 天。治疗至分娩的最佳间隔为开始使用皮质激素 24h 以后至 7d。

[附 应用肺表面活性物质的操作流程]

（一）准备工作

1. 人员和器械准备 护士和医生各 1 人。护士做口腔和气管内吸痰的器械准备；医生做气管内插管和复苏囊正压通气的器械准备。

2. 药品准备 猪肺磷脂注射液为混悬剂，用前解冻，在 37℃的环境中（手心或开放暖箱上）预热，注意不要震荡，计算好药量并抽取在 5ml 的注射器内备用。

（二）给药方法

1. 气管插管成功后，先行气管内吸痰清理呼吸道。

2. 患儿仰卧位在不脱离呼吸机或复苏气囊正压通气的情况下，将抽取好药液的注射器针头斜插入到气管插管内，相对快速地“弹丸式”滴入，使药液深入肺泡内，在各肺叶均匀分布。整个给药过程中不需更换体位，注药过程可能会因注入药液量较多引起氧饱和度下降，呼吸暂停，此时可适当提高呼吸机的 F_IO_2、压力及频率。

3. 给药后连接呼吸机，根据病情选择呼吸机方式，如机械通气或 NCPAP，应根据氧饱和度逐渐下调呼吸器参数，避免高氧血症。

（常艳美）

第五节　新生儿湿肺

新生儿湿肺（wet lung of newborn）是由于肺内液体吸收延缓所致，是一种自限性疾病，故又称暂时性呼吸困难（transient dyspnea）。多见于足月儿，亦可见于早产儿。

【诊断要点】

（一）病史

常有急产、剖宫产（尤其是选择性剖宫产）、宫内窘迫或出生后窒息史或孕母分娩期有应用过量镇静剂。

（二）临床表现

生后很快出现呼吸困难，每分钟 60～80 次以上。轻症仅口周略发绀，反应正常，哭声响。重症呼吸急促明显，达 100 次/分以上，青紫，口吐白沫，伴呻吟，反应差。肺部呼吸音减低或出现粗湿啰音。轻症 24 小时即好转，重症症状可持续 5～7 天。早产儿发病多为重症。

（三）辅助检查

1. 血气分析　轻度低氧血症，重症可出现呼吸性酸中毒和/或代谢性酸中毒。

2. X 线胸片　X 线表现多样。肺泡和肺间质积液是最常见的 X 线征象，其特征为两侧肺野匀称性的颗粒状、斑片状或网状致密影，少数合并代偿性肺气肿，严重者可出现白肺。此外常见叶间胸膜积液（右侧水平裂多见）和少量胸膜腔积液，胸廓前后径增宽，膈肌低位。以上变化多在 2～3 天内消失。

【治疗】

主要加强护理和对症治疗。

当呼吸急促和青紫时给予氧疗并作血气分析，必要时人工呼吸机辅助呼吸。如呼吸困难突然加重，注意合并自发性气胸的可能。有主张用呋塞米，尤其对两肺湿啰音多者，每次 1mg/kg，可缩短病程。

（常艳美）

第六节　新生儿感染性肺炎

新生儿感染性肺炎（infectious pneumonia of newborn）可发生在宫内、产时或生后，由细菌、病毒或原虫等引起。

【诊断要点】

（一）病史

注意询问高危因素。如宫内：孕妇妊娠期感染史（早期病毒为主，晚期细菌为主）、羊水穿刺操作、绒毛膜羊膜炎及胎膜早破等；产时：胎儿宫内窘迫、产程延长、羊水有臭味或胎盘糟粕等；生后：呼吸道感染患者接触史、脐炎、皮肤感染以及有院内感染的高危因素如出生体重＜1500g、长期住院、机械通气超过 72 小时、侵入性操作、长期静脉营养等。

（二）临床表现

宫内感染多于生后 3 天内出现症状，产时或生后感染多在出生 3 天后发病。临床轻重不一。轻症仅呼吸增快，重症呼吸困难明显，伴呻吟、吐沫、呼吸节律不整或呼吸暂停等。可伴发热或低体温、反应差、吃奶差等感染中毒症状。肺部可及湿啰音。重症常并发心力衰竭、DIC、休克、持续肺动脉高压（PPHN）、肺出血等。

（三）辅助检查

1. X线检查　重要的诊断依据。X线特点因病原体不同而异，病毒感染时仅示两肺纹理粗或散在片状阴影；细菌感染时两肺野有斑片状密度增高阴影，可伴肺大疱、脓气胸。早发型 B 组溶血性链球菌感染肺炎胸片改变与 RDS 不易区别。

2. 血液检查　细菌感染时中性粒细胞增加，核左移，血小板可降低。脐血 IgM 可升高。细菌感染时血 CRP 多升高。

3. 病原学的检测　气管分泌物涂片及培养，必要时做血培养。出生后 1 小时内胃液及生后 8 小时内气管分泌物涂片和培养均可提示宫内感染的致病菌。血清特异性 IgM 以及病原 PCR 检测。

4. 血气分析　判断呼吸衰竭及类型。

【治疗】

（一）呼吸道管理

雾化吸入，体位引流，定期翻身、拍背，及时吸净口鼻分泌物，伴严重肺不张者行气管冲洗。

（二）供氧

维持血气 PaO_2 在 50～80mmHg 之间。轻症给予头罩给氧；当缺氧无改善且血气以低氧血症为主时，可 CPAP 治疗；血气 $PaCO_2 \geqslant 70$mmHg 者或 $F_IO_2 > 0.8$ 时，$PaO_2 \leqslant$ 50mmHg 者或反复呼吸暂停者，需机械通气治疗。因肺炎时多伴有肺气肿，初调参数 PIP 20cmH_2O 左右，PEEP 3～4cmH_2O，呼吸频率 40～50 次/分为宜。

（三）控制感染

考虑细菌感染而病原未明时，首选第三代头孢菌素，必要时联合应用。B 组溶血性链球菌感染或李斯特菌肺炎可用氨苄西林。沙眼衣原体和解脲脲原体肺炎首选红霉素。巨细胞病毒肺炎首选更昔洛韦。

（四）积极治疗各种并发症

（五）支持治疗

保证热量和生理需要量，喂奶以少量多次为宜，避免误吸，不能进食者静脉补液。注意输液勿过快过多，以免发生心力衰竭。可静注免疫球蛋白，每次 200～400mg/kg，连用 3～5 天，增加机体免疫功能。

[附　新生儿呼吸机相关性肺炎]

新生儿呼吸机相关性肺炎（ventilator associated pneumonia，VAP）已是 NICU 主要的获得性感染。

（一）病原菌

以革兰阴性菌杆菌为主，如大肠埃希菌、肺炎克雷伯菌、不动杆菌、铜绿假单胞菌等，对多种抗生素耐药，而对阿米卡星、碳氢酶烯类等抗生素敏感。革兰阳性球菌以葡萄球菌、肠球菌为主，对青霉素、头孢菌素耐药，对万古霉素敏感。真菌以白色念珠菌为主，对氟康唑敏感。

（二）诊断

根据 Medun 提出的诊断标准：①患者机械通气 48h 后发生肺部炎症；②体温>37.5℃，呼吸道吸出脓性分泌物，肺部可闻及湿啰音，外周血象白细胞增多（$>10\times10^9/L$）；③胸部 X 线片检查示肺部有浸润阴影；④支气管分泌物培养出病原菌；⑤对考虑肺部已存在感染者，应在上机前和上机后 48h 分别行痰培养，如病原菌不同可考虑 VAP 的诊断。

（三）治疗

加强全身支持治疗，选用敏感抗生素，积极防治其他合并症及脏器功能衰竭，尽早结束机械通气。

（四）预防

VAP 的预防是关键。

1. 严格执行消毒隔离制度，阻断交叉感染及感染爆发流行。

2. 加强呼吸道管理。规范化无菌操作，轻柔地拍背吸痰，缩短气管插管时间。

3. 监测患儿重要感染指标。包括血常规、C 反应蛋白（CRP）、降钙素原（PCT）、胸片、体温、脉搏、呼吸、经皮血氧饱和度、血压等。

4. 改善患儿全身情况。合理的营养支持，除肠外营养外，尽早开始肠内微量喂养。

5. 防止滥用抗生素，给予规范化抗感染治疗，每 3 天复查气道分泌物细菌培养。定时监测院内感染情况。

6. 呼吸机管道应定期用环氧乙烷消毒。

（常艳美）

第七节　新生儿呼吸暂停

新生儿呼吸暂停（neonatal apnea）是指呼吸停止≥20 秒或较短暂（<20 秒）但伴心率减慢（<100 次）或氧饱和度下降。如未及时发现和处理，常可造成新生儿猝死。

正常新生儿呼吸可以不规则，尤其是早产儿，如果出现呼吸停止<15 秒，在两次呼吸停止发作的间期呼吸正常，不伴心动过缓或氧饱和度下降称周期性呼吸，属生理现象。

【诊断要点】

（一）临床表现

1. 孕周　早产儿呼吸暂停常为原发性；而足月儿发生呼吸暂停，应考虑为继发性。

2. 日龄　生后 24 小时内出现的，多见于母亲使用过量镇静剂、窒息、中枢神经系统病变、RDS 等；生后 1 周内多见于早产儿原发性呼吸暂停、PDA、脑室周围-脑室内出血、电解质紊乱；生后 1～4 周内多见于重症感染、胃食管反流、早产儿贫血等；生后 6～10 周常见于早产儿贫血、感染或慢性肺疾病等。

3. 呼吸暂停发生在喂奶前还是喂奶后，注意胃食管反流和误吸的可能性。

4. 呼吸暂停发作的频度及是否需要刺激，心率才能恢复正常。

5. 伴随的症状　如伴呼吸困难、呕吐、低体温或发热、口角或肢体抽动等，此时呼吸暂停常是病理因素所致。

（二）体格检查

1. 皮肤　有无贫血或皮肤发红。

2. 头颅　有无颅压增高的体征。

3. 心脏　心率是否正常，有无杂音和心音异常。

4. 肺部　呼吸运动是否正常，有无啰音。

5. 腹部　有无腹胀、肠鸣音减弱。

（三）辅助检查

1. 血液检查

（1）血常规：提示感染、贫血或红细胞增多。

（2）血气分析：除外缺氧、酸中毒，判断呼吸暂停是否为阻塞性。

（3）血电解质：除外代谢异常。

（4）药物浓度：必要时查血清苯巴比妥水平。

2. 其他检查，必要时可做胸片、心电图、头颅超声或CT、脑电图、超声心动图、24 小时食管 pH 监测等以进一步明确病因。

【诊断和鉴别诊断】

（一）原发性呼吸暂停

原发性呼吸暂停常见于胎龄＜34 周，体重＜1800g 的早产儿，胎龄越小，发病率越高；高峰为生后 3～5 天；不伴其他疾病。与早产儿脑干呼吸控制中枢发育不成熟有关。在排除引起继发性呼吸暂停的多种病因后，才能诊断早产儿原发性呼吸暂停。

（二）继发性呼吸暂停

由病理因素引起，最常见于：①低氧血症：RDS、胎粪吸入、PPHN、PDA 等；②感染性疾病：败血症、化脓性脑膜炎、NEC 等；③中枢神经系统疾病：HIE、颅内出血、红细胞增多症、惊厥等；④代谢紊乱：低血糖、低血钙、低血钠、高血钠及酸中毒等；④环境温度过高或过低；⑤胃食管反流；⑥母亲用过量麻醉镇静剂。病因解除后呼吸暂停消失。

新生儿呼吸暂停也可能是新生儿惊厥的一种表现形式，称为中枢性呼吸暂停，常见于中枢神经系统疾病如 HIE、颅内出血的早期。此时需注意鉴别：①呼吸暂停常同时伴有其他轻微发作型惊厥的表现，或伴有肢体强直、肌张力升高；②呼吸暂停发作时监测脑电图可发现异常。

【治疗】

1. 首先确定是原发性呼吸暂停还是继发性呼吸暂停，继发性呼吸暂停应治疗原发病。

2. 治疗呼吸暂停

（1）一般处理：密切观察患儿病情，予以心电监护及时发现呼吸暂停发作；检查口咽部有无奶汁、分泌物等，给予吸痰、清理呼吸道，摆正体位；避免促发呼吸暂停的诱因如避免寒冷刺激或颈部的过度屈曲或伸展等。

（2）触觉刺激：托背或皮肤刺激法，如托背或弹足底，或用气囊面罩加压人工呼吸。

（3）兴奋呼吸中枢的药物：如呼吸暂停反复发作，可给予药物治疗。

1）氨茶碱：首次负荷量 5mg/kg，12 小时后维持量 5mg/kg，Q12h 静脉滴注，疗程 5～7 天。治疗期间监测血清茶碱浓度（有效浓度为 5～15μg/ml），如出现心动过速>180 次/分、胃潴留、胃出血、低钠血症，应减量或停药。呼吸暂停复发时可重复一个疗程。

2）枸橼酸咖啡因：负荷量 20mg/kg，12 小时后维持量 5～10mg/kg，Q12h 静脉滴注，疗程 5～7 天。副作用比氨茶碱小，半衰期比氨茶碱长，治疗量与中毒量之间距离大，应为首选。

3）多沙普仑：通过兴奋呼吸中枢和周围动脉化学感受器，刺激呼吸。可用于上述茶碱类药物无效时。负荷量 3mg/kg，维持量为 0.5～2.5mg/(kg·h)，持续静脉滴注，半衰期短，血药有效浓度（0.5～5μg/ml）与中毒剂量接近。副作用同氨茶碱。

（4）供氧：低氧血症时可鼻管或头罩给氧，氧浓度维持在 30%～40%；经给氧及药物治疗后呼吸暂停仍频繁发作者，可给予经鼻持续正压呼吸（NCPAP），压力 3～5cmH_2O，对混合性或阻塞性呼吸暂停是一种有效的治疗。如仍无效，应采用机械通气，在一定的呼吸频率下使用低的压力即可防止呼吸暂停的发生，初调参数如下：PIP 10～15cmH_2O，PEEP 2～4cmH_2O，F_IO_2 0.21～0.4，RR 10～20 次/分，吸气时间 0.3～0.5s。

（常艳美）

第八节　新生儿肺出血

新生儿肺出血系指肺的大量出血，至少影响两个肺叶，常发生在一些严重疾病的晚期。

【诊断要点】

（一）病因

1. 缺氧　窒息、呼吸窘迫综合征、肺炎等，肺出血多发生在生后第 1～2 天。

2. 感染　为败血症和感染性肺炎，肺出血多发生在生后 1 周左右。

3. 低体温　寒冷损伤综合征及各种严重疾病时的低体温，多见于早产儿。

4. 早产　早产儿肺发育未成熟，发生缺氧、感染、低体温时更易发生肺出血。

5. 其他　急性心力衰竭、红细胞增多症、凝血功能障碍、机械通气压力过高、输液过快过量等也可引起肺出血，但与上述主要病因同时存在。

（二）临床诊断

1. 症状和体征　除原发病症状与体征外，肺出血可有下列表现：

（1）全身症状：低体温，皮肤苍白，发绀，活动力低下，呈休克状态，或可见皮肤出血斑，穿刺部位不易止血。

（2）呼吸障碍：呼吸暂停，呼吸困难，吸气性凹陷，呻吟，发绀，呼吸增快或在原发病症状基础上临床表现突然加重。

（3）出血：鼻腔、口腔流出或喷出血性液体，或于气管插管后流出或吸出泡沫样血性液。

（4）肺部听诊：呼吸音减低或有湿啰音，或湿啰音比原来增多。

2. 早期诊断　较为困难，临床上看到口鼻腔流血为时已晚。迄今尚无早期诊断的明确指标，有赖于医师的警惕性，对有窒息、感染、硬肿症的新生儿，尤其是早产儿，如出生体重＜1500 克、体温＜35℃、血 pH＜7.20 者，应随时警惕发生肺出血。密切注意呼吸情况及肺部体征，呼吸暂停恢复后一般情况不见好转者应高度怀疑已发生肺出血。

（三）辅助检查

1. X 线检查　典型肺出血胸部 X 线表现：

（1）广泛的斑片状阴影，大小不一，密度均匀，有时可有支气管充气征。

（2）肺血管淤血影：两肺门血管影增多，两肺或呈较粗网状影。

（3）心影轻至中度增大，以左室增大较为明显，严重者心胸比＞0.6。

（4）大量出血时两肺透亮度明显降低或呈“白肺”征。

（5）可见到原发性肺部病变。

（6）与呼吸窘迫综合征及肺炎鉴别，鉴别困难时最好结合临床并作 X 线动态观察。

1）呼吸窘迫综合征：可见肺透亮度减低，毛玻璃样改变，心影模糊，肋间隙变窄；而肺出血则心影增大、肋间隙增宽。

2）肺炎：可见肺纹理增多，以中下肺野为主，心影常不大；而肺出血则见大片或斑片状影，密度较炎症高且涉及两肺各叶。

2. 实验室检查

（1）血气分析可见 PaO_2 下降，$PaCO_2$ 升高；酸中毒多为代谢性，少数为呼吸性或混合性。

（2）外周血红细胞与血小板减少。

【治疗要点】

争取尽早治疗，一旦怀疑肺出血可能时，即应开始急救治疗。

1. 可用同步间歇正压通气（SIMV）　对肺出血高危儿，为了能在肺出血前即使用机械通气，可参考表4-8-1的评分标准。分值≤2分者可观察；3～5分者应使用机械通气；≥6分者，尽管使用效果也不理想。

表4-8-1　使用持续正压通气的评分标准

评分	体重（g）	肛温（℃）	血pH	呼吸衰竭类型
0	＞2449	＞36	＞7.25	无
1	～2449	～36	～7.25	Ⅰ
2	～1449	～30	～7.15	Ⅱ

2. 呼吸机参数　见呼吸机治疗。早期每小时测血气1次，作调整呼吸机参数的依据。在肺出血发生前，如发现肺顺应性差，平均气道压（MAP）高达15cmH$_2$O应注意肺出血可能。若PIP＞40cmH$_2$O时仍有发绀，说明肺出血严重，患儿常常死亡。在肺出血治疗期间，当PIP＜20cmH$_2$O、MAP＜7cmH$_2$O，仍能维持正常血气时，常表示肺顺应性趋于正常，肺出血基本停止。呼吸机撤机时间必须依据肺出血情况及原发病对呼吸的影响综合考虑。

3. 原发病治疗。

4. 一般治疗　注意保暖，保持呼吸道畅通，输氧，纠正酸中毒，限制输液量为80ml/(kg·d)，滴速为3～4ml/(kg·h)。

5. 补充血容量　对肺出血致贫血的患儿可输新鲜血，每次10ml/kg，维持血红细胞压积在0.45以上。

6. 保持正常心功能　可用多巴胺5～10μg/(kg·min)以维持收缩压在50mmHg以上。如发生心功能不全，可用快速洋地黄类药物控制心力衰竭。

7. 止血药应用　于气道吸引分泌物后，滴入立止血0.2U加注射用水1ml，注入后用复苏囊加压供氧30s，促使药物在肺泡内弥散，以促使出血部位血小板凝集。同时用立止血0.5U加注射用水2ml静脉注射，用药后10min气管内血性液体即有不同程度减少；20min后以同样方法和剂量再注入，共用药2～3次。或用1∶10 000肾上腺素0.1～0.3ml/kg气管内滴入，可重复2～3次，注意监测心率。

8. 纠正凝血机制障碍　根据凝血机制检查结果，如仅为血小板少于80×10^9/L，为预防弥漫性血管内凝血发生，可用超微量肝素1U/(kg·h)或6U/kg静脉注射，每6h一次，以防止微血栓形成，如已发生新生儿弥漫性血管内凝血，高凝期给予肝素31.2～62.5U静脉滴注，每4～6h一次或予输血浆、浓缩血小板等处理。

【预防】

目前主要针对病因进行预防，包括预防早产及低体温，早期治疗窒息缺氧、感染、酸中毒、急性心力衰竭、呼吸衰竭等，避免发生输液过量或呼吸机使用不当。

（韩彤妍）

第九节　气　　漏

新生儿气漏是由于各种原因造成的肺泡内压力过高，导致肺泡破裂、气体外漏称为气漏。包括破入胸膜腔形成气胸（半数以上）；气体进入肺间质，形成间质性肺气肿；气体沿血管、淋巴管、支气管进入纵隔，形成纵隔气肿；沿大血管进入心包，形成心包积气；沿食管和血管间隙穿横膈进入腹腔，形成气腹。

【高危因素】

包括宫内窘迫、产时窒息史和生后窒息的复苏操作、早产儿RDS，足月儿的胎粪、血液、羊水等吸入，肺炎和先天畸形等；可以见到查不到任何原因的自发气胸。

【气漏分类及症状、诊断及治疗】

（一）间质肺气肿

1. 病因　常发生在有肺实质性疾病并在机械通气状态下的早产儿或足月儿，如RDS患儿在机械通气应用后，肺泡或小气道破裂后气体进入了肺血管周组织；或者由于呼气时间不足引起的气体滞留也是PIE的原因之一。

2. 临床表现　缺乏特异性，取决于未受累的肺组织的范围和功能。常发生在生后48小时内，可伴有低血压、心动过缓、低氧、高碳酸血症和酸中毒。在生后头几天发生者死亡率或发生CLD的机会显著增加。

3. 诊断　主要依赖放射学或病理学诊断。胸部X线表现：局限性表现为单叶或多叶散在的囊样变化，常伴有纵隔向对侧移位。病理学检查可见多发、不规则充气型囊肿，直径0.1～1cm，局限于叶间隔，从肺门放射状扩展。

4. 治疗

（1）局限性和弥漫性肺气肿都会随时间而自然消退。

（2）局限性开始治疗为保守观察。可将体位置于气肿侧使其休息，依赖于健侧呼吸，有利于其在48小时内临床和放射影像学的改善。也可通过选择性支气管插管至健侧，使症状在较短时间内（<24小时）缓解。

（3）如果为双侧性，由于肺气肿肺单位与正常肺的时间常数有差异，利用此特性，可以将呼吸机的吸气时间缩短（如0.1s），潮气量和吸气峰压均降至较低，这样对于病变肺单位由于其时间常数较长，不会获得较多的通气而得到休息，过度充气现象会逐渐消退。

（4）使用高频通气时由于采用了较低的气道压力，对肺气肿的治疗效果常优于采用高频率的常频通气。

（5）对于内科治疗无效或不能自行缓解时，可以外科行肺叶切除。

5. 预防　生后第 1～3 日，试用“保守”疗法；呼吸机参数中吸气时间（Te）尽可能长，PEEP 尽可能低；必要时插较粗气管插管；提高 F_IO_2 及允许较高的 $PaCO_2$；若是一侧性肺气肿，则向患侧卧；随时警惕气胸的发生。

（二）气胸和纵隔气肿

1. 病因　多由间质性肺气肿发展而来。此前进行积极的治疗，如降低呼吸机的平均气道压力、对单侧肺气肿者将体位置于气肿侧使其休息、减少不必要的气管内吸引和气囊加压通气、酌情使用高频通气等可起到预防气胸的意义。

2. 症状　原有的呼吸系统疾病常突然恶化，如突然呼吸加快伴呻吟、面色苍白或发绀。单侧气胸时患侧胸廓隆起使两侧胸廓不对称，左右呼吸音有差异（注意：有呼吸音不能排除气胸）；心尖向对侧移动，听诊患侧呼吸音降低，部分患儿因横膈降低而使腹部饱满，低氧进一步加重。大量积气所致的血压降低、心率下降、可出现休克。纵隔气肿临床表现较隐匿，当不伴有气胸时不易被发现，但在 X 线胸片检查则较易识别。

3. 辅助检查

（1）胸部透光试验：很实用的方法，利用光线较强的细小手电筒替代。可在进行胸部 X 线摄片检查前做出气胸的诊断并进行治疗。在检查时应保持室内光线较暗，当存在大量气胸时，整个患侧胸腔透亮，而对侧由于受压而透光范围很小。

（2）X 线摄片检查：单纯的后前位片往往会忽视胸膜内气体；水平侧卧位 X 线检查对诊断有决定性意义。较大的张力性气胸时在 X 线片较易辨认，可表现为患侧肺有脏层与壁层胸膜分离的透亮区，横膈平坦和纵隔向对侧移位，同侧肺叶萎陷。纵隔气肿最好以侧位片检查。

4. 治疗

（1）保守治疗：无症状或轻度有气胸可临床密切观察而不需要特殊治疗。如无明显的呼吸窘迫和进一步的气体漏出，漏出气体常在 24～48 小时吸收。

(2) 胸腔穿刺抽气：在患儿临床急剧恶化或血流动力学受影响时，胸腔穿刺抽气常能挽救其生命。

(3) 胸腔引流：持续负压引流至引流管气泡波动或引流的气泡消失，然后将引流管夹住，如无进一步胸腔积气，在 24 内将引流管拔除。

(4) 呼吸机治疗的调整：PEEP 尽可能降低，宁可提高一些 F_IO_2；吸气时间要短，呼气时间要长。在机械通气时如发生气胸应尽可能用较小的气道压力，对 RDS 应用表面活性物质治疗有助于降低气胸的危险性。

(5) 纵隔气肿的治疗：一般没有必要进行引流治疗；极少见情况，积气不能通过进入胸腔、后腹膜、颈部软组织等途径进行减压而引起张力压迫时，需要纵隔引流。

5. 预防　在机械通气时尽可能用较低的呼吸机压力，应用肺保护性通气策略，即低潮气量通气和允许性高碳酸血症及肺表面活性物质的应用，可减少气胸的发生。

(三) 心包积气

最为少见，死亡率最高。

1. 诊断　可出现发绀、心率增快、血压降低、脉压差减少和心音低钝。胸部 X 线片具有诊断价值，表现为心脏被气体环绕，其中心脏底部有气体存在具有确诊意义。其他如采用透光试验可见光线随心跳而闪动；心电图检查可见低电压等表现。

2. 治疗　对于未接受机械通气治疗的无症状心包积气，临床可以进行观察并密切注意生命体征和脉压差。对于有症状的心包积气，最严重的后果是心脏压塞。穿刺排气能缓解急性期的症状。

(四) 气腹

纵隔气肿沿主动脉和腔静脉进入腹膜后，再破入腹腔内形成气腹。常突然出现腹胀和相应的腹部 X 线表现。气腹一般较少引起严重的临床问题。当气腹较大时可抬高横膈引起呼吸困难而需要引流治疗。当气腹与胃肠穿孔所致的腹腔积气难以鉴别时，可进行腹腔穿刺，如穿刺出超过0.5ml黄绿色液体时常提示为胃肠道疾病所致。

（五）皮下气肿

在颈部、面部和锁骨下等处触及。在早产儿，颈部较大的气肿可能会压迫气管而引起呼吸道梗阻症状。

（六）血管内积气（空气栓塞）

少见，但可致命。由于气道压力很高，气体进入肺静脉系统而导致循环系统的急性衰竭。通过在脐动脉插管处抽出带有气泡的血液可作出诊断。将患儿置头低位左侧卧位可能有利于脑部气栓的排出。

（韩彤妍）

第十节　支气管肺发育不良

有关支气管肺发育不良（bronchopulmonary dysplasia，BPD）的定义一直存在争议。曾将“新”、“旧”形式的BPD统称慢性肺部疾病（chronic lung disease，CLD）。但2000年美国的BPD研讨会上，一致通过用BPD这一名称替代CLD；同时制订了BPD新定义，并根据病情的严重性进行分度。

BPD是指任何氧依赖（>21%）超过28天的新生儿，如胎龄<32周，根据校正胎龄36周或出院时需F_IO_2分为：①轻度：未用氧；②中度：$F_IO_2<0.3$；③重度：$F_IO_2\geqslant0.3$或需机械通气；如胎龄≥32周，根据生后56天或出院时需F_IO_2分为上述轻、中、重度。肺部X表现不应作为疾病严重性的评估依据。

【诊断要点】

（一）病因

多种因素引起，其本质是在遗传易感性的基础上，氧中毒、气压伤或容量伤以及感染或炎症等各种不利因素对发育不成熟的肺导致的损伤，以及损伤后肺组织异常修复。其中肺发育不成熟、急性肺损伤、损伤后异常修复是引起BPD的3个关键环节。

（二）临床表现

1. 主要见于早产儿，尤其是胎龄<28周，出生体重<1000克者。胎龄愈小、体重愈轻，发病率愈高。少数也可见于具有肺部疾病（如胎粪吸入综合征）、持续肺动脉高压、先天性心肺疾病、败血症等严重疾病在出生数周内需正压通气、高浓度氧的足月儿。其他的高危因素有母亲绒毛膜炎、胎盘早剥、宫内生长迟缓、产前未用类固醇激素、男性、低Apgar评分、严重RDS、感染等。

2. 临床症状和体征随疾病的严重性而不同。早期症状与原发疾病难以区别，常在机械通气过程中出现呼吸机依赖或停氧困难超过10～14天，可能已发生急性肺损伤。小早产儿早期仅有轻度或无呼吸系统疾病，仅需低浓度氧或无需用氧，在生后数天或数周后逐渐出现进行性呼吸困难、喘憋、发绀、三凹征、肺部干湿啰音等症状和体征，以及氧依赖。

3. 病程数月甚至数年之久。大部分病例经过不同时期后可逐渐撤机或停氧；病程中可因反复继发呼吸道感染或症状性PDA致心力衰竭，使病情加重甚至死亡。严重肺损伤者由于进行性呼吸衰竭、肺动脉高压而死亡。由于慢性缺氧、能量消耗增加，进食困难，伴有营养不良。

（三）辅助检查

1. 动脉血气　低氧血症、高碳酸血症，严重者pH值常低于正常。

2. 电解质　慢性CO_2潴留、利尿药应用可引起低钠血症、低钙血症和低钾血症。

3. 胸部X线　经典BPD的X线主要表现为肺充气过度、肺不张、囊泡形成及间质气肿影，严重病例伴肺动脉高压患者可显示肺动脉干影。Northway根据BPD的病理过程将胸部X线分4期：

Ⅰ期（1～3d）：双肺野呈磨玻璃状改变，与 RDS X 线改变相同。

Ⅱ期（4～10d）：双肺完全不透明。

Ⅲ期（11～30d）：进入慢性期，双肺野密度不均，可见线条状或斑片状阴影间伴充气的透亮小囊腔。

Ⅳ期（1 个月后）：双肺野透亮区扩大呈囊泡状，伴两肺结构紊乱、有散在条状或斑片影以及充气过度和肺不张。

近年来，由于 BPD 病理改变和临床表现形式已发生变化，肺部 X 线改变不像上述典型，特征性不强。某些胸片仅表现为肺过度充气和肺纹理轮廓模糊，偶见小泡状影；轻型病变 X 线常无明显改变，或仅见磨玻璃状改变。

4. 肺部 CT　分辨率高，90%以上 BPD 患儿 CT 显示异常。扫描时采用<3mm 薄层扫描，可提高图像分辨率，诊断 BPD 具有重要价值。主要特征为：双肺野呈磨玻璃状改变、多灶充气过度，如小囊状影（薄壁）或网格状影（壁厚），纹理增粗、紊乱，条状密度增高影和胸膜增厚等。病变多发生在两下肺，常呈对称性。

（四）诊断标准和分度

1. 出生后 28 天仍需用氧。

2. 如胎龄<32 周，矫正胎龄 36 周或出院时未用氧为轻度；需用氧 F_IO_2<0.3 为中度；需用氧 F_IO_2≥0.3 和/或 CPAP 或需机械通气为重度。

3. 如胎龄≥32 周，生后 56 天或出院时未用氧为轻度；需用氧 F_IO_2<0.3 中度；需用氧 F_IO_2≥0.3 和/或 CPAP 或需机械通气为重度。

【治疗要点】

（一）营养支持

提供充足的热卡和蛋白质。接受维生素 A 治疗的早产婴 BPD 发生率明显降低。剂量为 5000IU，每周 3 次，连续 4 周。还应补充维生素 C、D、钙、磷及其他微量元素。常合并贫血，可应用重组人促红细胞生成素和铁剂，以维持相对正常的血红蛋白水平。

（二）限制液体

应严格控制液体量和钠摄入。出现下列情况可使用利尿剂：①生后1周出现呼吸机依赖、有早期BPD表现；②病程中因输入液量过多致病情突然恶化；③肺水肿或心功能受损；④为增加热量而加大输液量时。首选呋塞米（速尿），每次0.5～1mg/kg；氢氯噻嗪（双氢克尿塞）和螺内酯（安体舒通）联合应用可减少药物副作用，剂量分别为20mg/(kg·d)和2～4mg/(kg·d)。

（三）氧疗

1. 维持合适的氧分压和氧饱和度，是治疗BPD主要策略之一。氧疗时氧浓度应控制在最低限度，以减少气压/容量伤、氧中毒发生。然而，最佳氧饱和度水平仍有争论。目前，多主张维持组织可耐受的最低PaO_2（50～55mmHg），SaO_2为92%～94%；校正胎龄36周后，SaO_2应维持在95%～96%。氧疗过程中应监测血气，并作适当的调整。

2. 研究证实气管插管、机械通气可作为单一的、最重要的致BPD危险因素。应尽可能早期应用鼻塞持续呼气末正压给氧（nCPAP）。压力4～6cmH_2O，流量3～5L/min，并应装有空气、氧气混合器的装置，以便调整氧浓度，避免纯氧吸入。机械通气时根据病情尽可能采取低气道压、低潮气量、低PEEP、允许性高碳酸血症（即“肺保护性通气策略”）。

3. 高频震荡通气（HFOV）和高频喷射通气（HFJV）优点为潮气量小、低通气压，不易产生气压伤，对血流动力学影响小，在常频通气不能改善氧合者可选用。

（四）肾上腺糖皮质激素

极低出生体重儿生后使用地塞米松应采取谨慎态度，不应常规作为预防或治疗BPD药物。美国儿科协会推荐生后糖皮质激素应用标准：

1. 仅在病情严重等特殊的临床情况下应用，如吸入

F_IO_2>0.5，平均气道压（MAP）>12～14cmH$_2$O；反复肺水肿而利尿剂无效以及出现支气管高反应症状，如喘鸣、肺分泌物过多等。

2. 应用前应正式告知家长该药可能出现的近期或远期副作用。开始应用时间应在生后 7 天以上，首次剂量尽可能小［地塞米松<0.25mg/(kg·d)］，持续时间尽可能短(3 天疗程的冲击治疗)。确诊 BPD、临床上有下气道梗阻症状需长期治疗时可采用雾化吸入糖皮质激素治疗。小剂量使用可持续 6 个月以上。

（五）外源性肺表面活性物质

可减少 BPD 严重性和死亡率，但不能降低其发生率。

（六）支气管扩张剂

仅限于急性发作时雾化吸入而不应口服给药。

（七）控制感染

选择有效的抗生素治疗。加强消毒隔离制度，避免医源性感染。

【预后】

重度 BPD 死亡率为 25%，第一年死亡率约为 10%。引起死亡的主要原因为反复下呼吸道感染、败血症、持续性肺动脉高压、肺心病以及猝死。长期并发症有高反应性气道疾病、反复下呼吸道感染、喂养困难、生长发育迟缓。50%极低出生体重儿有反复喘憋发作，33%症状持续至学龄前期。双胎、反复下呼吸道感染是再入院的主要原因，病毒是其主要致病原。

【预防】

加强围生期保健，预防早产。对于可能发生早产的孕妇产前短期使用糖皮质激素，以促进肺表面活性物质生成及肺结构发育，降低早产和 RDS 发生率。出生后合理用氧，吸入氧浓度应低。严格掌握气管内插管及机械通气指征，采用低峰值压、低潮气量通气及鼻塞 CPAP，尽量减轻肺损伤。预防医源性感染，限制液体，关闭有症状性动脉导管、补充维生素 A 等，有一定的预防效果。

（韩彤妍）

第十一节 新生儿呼吸衰竭

呼吸衰竭（respiratory failure）是指由各种原因导致的中枢或（和）外周性的呼吸生理功能障碍，使动脉血氧分压降低，和（或）二氧化碳分压增加。

【诊断要点】

（一）病因

表 4-11-1 新生儿呼吸衰竭的常见原因

呼吸驱动力量减弱	极度未成熟，中枢抑制，代谢性疾病，神经肌肉性疾病，术后感染，营养不良
肺部疾病	表面活性物质缺乏性 RDS，新生儿湿肺，肺水肿，MAS，肺炎
气道异常	各种原因所致的气道梗阻
肺发育不全	先天性膈疝，Potter 综合征
胸廓容量过小	肠梗阻，脐膨出或腹裂畸形术后，腹水

（二）临床表现

1. 引起呼吸衰竭的原发疾病表现　如后鼻孔狭窄者在闭嘴后不能有效呼吸，早产儿 RDS 在生后早期出现气急、呻吟、发绀，胎粪吸入性肺炎患儿有羊水胎粪污染和出生时窒息表现，膈疝出现舟状腹体征等。

2. 呼吸衰竭的早期表现　安静时呼吸频率增加（持续＞60 次/分或＜30 次/分）、三凹征、呼气相呻吟、青紫。中枢性呼吸衰竭早期无明显的呼吸窘迫表现，在临床上相对不易发现。

3. 其他　周围循环障碍（肢端凉，皮肤毛细血管再充盈时间延长，足跟部＞4 秒，心率＜100 次/分）；反应低下、嗜睡、激惹、肌张力低下。

（三）血气分析

将呼吸衰竭分为：Ⅰ型呼吸衰竭（单纯低氧血症）和Ⅱ型呼吸衰竭（低氧血症伴高碳酸血症）。其标准为：在海平面，吸入室内空气状态下：

Ⅰ型呼衰：$PaO_2 < 50mmHg$；

Ⅱ型呼衰：$PaO_2 < 50mmHg$，$PaCO_2 > 50mmHg$；

【治疗要点】

目标是恢复正常的气体交换，同时使并发症减低到最小程度。

1. 一般治疗

（1）重症呼吸衰竭需呼吸支持者，采用俯卧位。

（2）给予胸部物理治疗，如翻身、拍背、吸痰。

（3）雾化治疗等。

（4）营养支持、合理液体。

2. 原发疾病的治疗。

3. 氧疗与呼吸支持

（1）头罩吸氧。

（2）辅助机械通气：尽管吸氧可能纠正低氧，严重的呼吸衰竭常需要气管插管和机械通气给以支持。机械通气已成为呼吸衰竭治疗的主要手段（详见“呼吸机治疗”章节）。

（韩彤妍）

第十二节　新生儿呼吸机治疗

【机械通气目的】

1. 维持充足的肺内气体交换。

2. 降低肺损伤。

3. 减少患儿呼吸功。

4. 使患儿舒适。

【缩写及释义】

表 4-12-1 机械通气相关缩写释义

呼吸机模式	A/C	Assistant/control	辅助/控制通气
	IPPV	Intermittent positive pressure ventilation	间歇正压通气
	IMV	Intermittent mandatory ventilation	间歇指令通气
	SIMV	Synchronized intermittent mandatory ventilation	同步间歇指令通气
	CPAP	Continuous positive airway pressure	持续气道正压通气
	HFV	High frequency ventilation	高频通气
呼吸机参数	PIP	Peak inspiratory pressure	吸气峰压
	PEEP	Positive end-expiratory pressure	呼气末正压
	RR	Respiratory rate	呼吸频率
	F_IO_2	Fractional concentration of O_2 in inspired gas	吸入氧浓度
	MAP	Mean airway pressure	平均气道压
	Ti	Inspiratory time	吸气时间
	Te	Expiratory time	呼气时间
	I/E	Inspiratory time: Expiratory time	吸/呼时间比值
监测参数	$tcSpO_2$	Transcutaneous arterial oxygen saturation measured by pulse oximetry	经皮动脉血氧饱和度
	SaO_2	Arterial blood hemoglobin oxygen saturation	动脉血氧饱和度
	PaO_2	Partial pressure of arterial oxygen	动脉血氧分压
	$PaCO_2$	Partial pressure of arterial carbon dioxide	动脉血氧分压

【换算】

1kPa＝10cmH_2O＝7.5mmHg（10kPa：mmHg＝4：3）

1 大气压＝750mmHg

12kPa＝90mmHg，9.33kPa＝70mmHg，8kPa＝60mmHg，6.67kPa＝50mmHg，5.33kPa＝40mmHg

【鼻塞呼吸机辅助通气】

最常采用的无创伤性呼吸治疗方法，包括同步持续气道正压通气和同步鼻塞间歇正压通气两种方式。

（一）持续气道正压通气（CPAP）

1. 适应证

（1）早产儿生后不久，轻度的呼吸窘迫，需吸氧浓度较低。

（2）呼吸窘迫，在头罩吸氧时需要氧浓度＞30％。

（3）头罩吸氧时需要氧浓度＞40％。

（4）在近期拔除气管插管者，出现明显三凹征或/和呼吸窘迫。

（5）早产儿呼吸暂停。

2. 禁忌证

（1）进行性呼吸衰竭不能维持氧合，$PaCO_2$＞60mmHg，pH＜7.25。

（2）先天畸形：先天性膈疝、气管-食管瘘、后鼻孔梗阻、腭裂等。

（3）心血管系统不稳定（低血压和心功能不全）。

（4）呼吸驱动不稳定，如中枢性呼吸暂停。

3. 最佳 CPAP 的确定　CPAP 的应用压力一般以 4～6cmH_2O 开始，很少超过 8～10cmH_2O。临床上以血气分析、胸部 X 线摄片等评估 CPAP 的最佳水平。

4. CPAP 应用问题

（1）对已确诊为 RDS 者早期应用 CPAP 可以减少后续使用机械通气的机会，但对早产儿生后立即进行预防性 CPAP 应用并不能降低 RDS 的发生率、机械通气的机会和并发症，如 CLD 的发生。

（2）对于中-重度 RDS，生后气管插管应用肺表面活性物质替代，然后即拔管给以 CPAP 应用，能减少气管插管机械通气的机会，该方法称为 INSURE（intubate-surfactant-extubate- CPAP）技术。

（3）早产儿在机械通气拔管后用 CPAP 在很大程度上可避免再次插管及机械通气。为撤离机械通气，在气管插管状态下进行 CPAP 的过渡时间应<1 小时，因为插管的管腔小，呼吸道阻力增加，使患儿呼吸做功增加。

（4）新生儿复苏：带有 CPAP 功能的 T 组合复苏器已被用于分娩室的新生儿复苏抢救，目的是减少由于无 PEEP 功能复苏器应用所产生的潜在肺损伤。

（5）鉴别发绀性先心病与肺部疾病：肺部疾病在应用 CPAP 后 PaO_2 可增加 10mmHg 以上，而发绀性先心病血氧增加不明显。

5. CPAP 的撤离

（1）尚无统一的 CPAP 撤离方法。

（2）当逐渐降低 CPAP 压力时应观察患儿的血氧饱和度状态、呼吸暂停和心动过缓的发生频率，以及呼吸做功情况。

（3）一般在 F_IO_2>40%，或临床不稳定时很难成功撤离 CPAP。

（4）当 CPAP 压力<4～5cmH_2O 而无呼吸暂停和心动过缓、无血氧饱和度降低、呼吸做功不增加时可以考虑撤离 CPAP。

6. CPAP 的并发症　尽管 CPAP 属无创性的治疗方法，临床应用中也可出现并发症，包括：

（1）鼻塞或导管的位置不正、堵塞。

（2）局部刺激和损伤。

（3）腹胀。

（4）压力过高（>8cmH_2O）引起心输出量降低和

$PaCO_2$ 潴留等。

(二) 同步鼻塞间歇正压通气

在经鼻持续正压通气的基础上给予同步间歇正压通气(SIMV)。

1. 适应证　RDS 患儿应用 PS 后呼吸机辅助通气主要方式。

2. 参数设置　PIP≤16cmH₂O，PEEP≤5cmH₂O，RR=15～25 次/分

3. 并发症　尽管属无创性的治疗方法，临床应用中也可出现并发症，包括：①鼻塞或导管的位置不正、堵塞；②局部刺激和损伤；③腹胀；④气胸。

【气管插管下呼吸机辅助呼吸】

(一) 理解通气模式

表 4-12-2　对不同通气模式的举例

假设呼吸机参数设置为：RR 60 次/分，Ti 0.35 秒，Te 0.65 秒，PIP 15cmH₂O，PEEP 5cmH₂O

方式	解释
IPPV	RR60 次/分，Ti 0.35 秒，Te 0.65 秒，PIP 15cmH₂O，PEEP 5cmH₂O，不考虑患儿呼吸情况
SIMV	有研究者提出是 NICU 最常用通气方式，被称为“首选缺省方式” RR 60 次/分，且与患儿呼吸同步；如果自主呼吸>60 次/分，则多余的呼吸不被辅助；如果患儿无自主呼吸，呼吸机给患儿 60 次/分呼吸；如果自主呼吸<60 次/分，则呼吸机同步辅助所有自主呼吸+不足部分
A/C	每一次呼吸都被辅助，如果自主呼吸>60 次/分，多余的呼吸同时被辅助；如果患儿无自主呼吸，呼吸机给患儿 60 次/分呼吸；如果自主呼吸<60 次/分，则呼吸机同步辅助所有自主呼吸；因此若自主呼吸快可导致过度通气

（二）气管插管机械通气指征

1. 早产儿胎龄<28周。

2. F_IO_2超过0.4，并且有提高趋势。

3. 呼吸性酸中毒pH<7.25，并且有下降趋势。

4. 呼吸暂停>每小时3次，每次>20秒，需要头罩吸氧者。

5. 心血管功能严重受损或有神经肌肉症状。

6. 难治的代谢性酸中毒，即使用碳酸氢钠后，仍缺碱>10mmol。

7. 血气分析Ⅱ型呼衰或呼吸停止。

8. 5分钟Apgar评分<4分，经复苏后呼吸不能建立或呼吸不规则者。

9. 任何休克状态。

10. 持续性肺动脉高压，特别在成熟儿。

11. 肺透明膜病、胎粪吸入综合征、肺炎，新生儿肺出血，膈疝。

12. 犹疑不决者宁可早插管，早拔管。

（三）呼吸机的参数

1. 机械通气目标

（1）PaO_2 50～70mmHg，$PaCO_2$ 40～50mmHg，pH 7.25～7.35，BE 0～－4mmol/L。

（2）PIP和PEEP尽可能低。pH必要时可偏高。

（3）肺保护性通气策略：机械通气时根据病情尽可能采取低气道压、低潮气量、改进的PEEP、允许性高碳酸血症。

（4）允许性高碳酸血症：对于新生儿尤其早产儿过高的CO_2（指$PaCO_2$>60mmHg）具有潜在的危险性，因而提出$PaCO_2$保持在60mmHg以下则较为安全。

2. 各参数关系　由此图4-12-1可见，保证氧合是最终目标，F_IO_2和MAP是2个决定因素，而PIP、PEEP、I：E和Flow决定平均气道压。在肺顺应性正常时MAP维持在5cmH$_2$O左右，肺顺应性降低时10～12cmH$_2$O，重症

RDS 达 $20cmH_2O$。

流量（flow rate，FR）改变气道压力波型，影响 MAP。FR 一般设定为每分通气量的至少 2 倍，每分通气量＝潮气量×呼吸频率，新生儿潮气量为 4～6ml/kg。

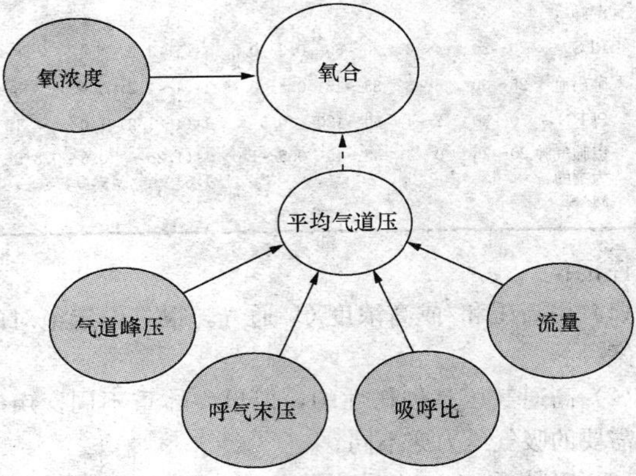

图 4-12-1　氧合与呼吸机参数的关系

3. 呼吸机治疗初调值　呼吸机治疗参数初设受多因素影响，个体化治疗尤其重要，因此不可能给出固定的初调值，需调试者根据多因素综合考虑。如下给出不同孕周、体重以及不同肺顺应性状态下呼吸机各种参数的初调值，以供参考。

表 4-12-3　不同孕周、体重呼吸机各种参数的初调值

	体重（kg）	PIP（cmH_2O）	PEEP（cmH_2O）	RR（次/分）	Ti（秒）
VLBW	＜1.5	14～22	3～4	30～60	孕周×0.1（≥0.25）
LBW	1.5～2.5	18～24	4～5	30～60	孕周×0.1
Term infant	＞2.5	20～28	4～5	20～50	孕周×0.1（＜0.45）

表 4-12-4 不同肺顺应性状态下呼吸机各种参数的初调值

肺顺应性	疾病举例	PIP (cmH_2O)	PEEP (cmH_2O)	RR (次/分)	Ti (秒)	I∶E	F_IO_2	FR (L/min)
正常	呼吸暂停	12～15	2～4	20～25	0.5～0.75	1∶(1.5～2)	0.3～0.4	6～8
降低	肺炎、湿肺	20～25	4～6	20～40	0.5～1.0	1∶(1～1.2)	0.5～0.8	8～10
	RDS	20～30	4～6	20～60	0.3～0.5	1∶(1～1.2)	0.6	8～12
	肺出血	25～30	6～8	35～45	0.5～0.75	1∶(1～1.2)	0.6	8～12
	PPHN	20～30	2～4	50～120	<0.5	1∶(1～1.2)	1.0	15～20
增高	以肺气肿为主的MAS	20～25	0～3	35～45	0.5～1.0	1∶(1.2～1.5)	0.6～0.8	8～10

谨记：

(1) 用高压和/或高浓度 O_2 通气，很难设定绝对的优选方案。

(2) 高通气压是创伤性的，但出生体重不同，疾病不同，需要的吸气压力亦不同。

(3) 对体重<800g 早产儿，20cmH_2O 已是极高的压力，但有肺部疾病的成熟新生儿可接受。

(4) 插管越细，吸气时间越短，吸气压进入肺泡也越少。

(5) F_IO_2>40% 对肺泡上皮细胞有毒性。

4. 呼吸机治疗中参数的调节。

表 4-12-5 呼吸机治疗中参数的调节措施

问题	调节措施			
PCO_2 高	RR↑	PIP↑		
PCO_2 低	RR↓	PIP↓		
PO_2<50mmHg	F_IO_2↑	PIP↑	Ti↑	PEEP↓
$TcSO_2$ 低	F_IO_2↑	PIP↑	Ti↑	PEEP↓
PO_2>100mmHg	F_IO_2↓	PIP↓		

5. 呼吸机参数调整中的注意问题

（1）呼吸机参数调整的原则是采用最低的参数以满足适宜的氧合和通气，以防止并发症。

（2）每次应只调节1个或2个参数，特别是降低参数时应先调整对患儿影响较大者，如PIP和F_iO_2每次调整后30分钟，或病情突然变化，应作血气分析。

表4-12-6　每次参数的调节幅度

呼吸机参数	调节幅度
PIP	1～2cmH_2O
PEEP	1～2mH_2O
RR	5～10次/分
Ti	0.1秒
F_IO_2	5%～10%

（3）当呼吸机治疗中突然PaO_2下降，$PaCO_2$上升，病情变化，应立即停用呼吸机，改用复苏囊通气，检查呼吸机故障、接头滑管、气漏等原因。

（4）高浓度吸氧时间：F_IO_2 1.0＜6h，0.8＜12h，0.6＜24h。

【高频振荡通气】

（一）作用

1. 复张肺泡。
2. 改善氧合与气体交换。
3. 减少肺气漏发生率。
4. 减轻肺水肿和炎症变化。

（二）指征

F_IO_2＞0.6，PIP＞25cmH_2O，PEEP＞5cmH_2O，MAP＞15cmH_2O，PaO_2仍＜50mmHg达4h以上。

（三）初调参数

1. Paw　15cmH_2O，或在常频通气基础上增加2cmH_2O。

2. P　40～45cmH_2O。

3. 偏置气流　8～10L/min。

4. f　10Hz。

5. Ti　33%。

6. F_IO_2　0.6～0.8。

以后根据血气和X胸片进行调整

(四) 参数调节原则

1. 维持$TcSO_2$ 90%～95%，或血气在适当范围；X线胸片显示膈肌位于第8～9后肋水平。

2. 需提高PaO_2，可每次调高F_IO_2 0.1，调高△P 5～10cmH_2O，降低f 1～2Hz。

3. 需降低$PaCO_2$，可调高△P 5～10cmH_2O，降低Paw 2～3cmH_2O。

(五) 撤离

1. 指征

(1) 生命体征稳定。

(2) $TcSO_2$维持在90%～95%，或血气在适当范围。

(3) X线胸片显示肺部通气良好。

2. 撤机方法　逐步降低参数，当F_IO_2降至0.3，Paw降至10～15cmH_2O时仍能维持血气在适当范围，可改为常频通气，逐步撤机。

【呼吸机的撤离】

(一) 降低通气程度

1. 先降低PIP<15cmH_2O，直到胸廓仍略有上抬（呼吸音听诊）；在<1000g患儿往往仅为6～8cmH_2O。

2. PEEP降低到2～3cmH_2O。

3. F_IO_2应当降至0.4以下。

4. RR<15～20次/分。

5. 插管下CPAP时间一小时以上是对患儿的“虐待”。

(二) 拔管

1. 拔管前1小时给地塞米松0.5mg/kg、阿托品

0.01mg/kg 静注。

2. 先吸净口、鼻、咽分泌物，再吸净气管内分泌物，在负压吸引下拔掉气管导管，吸净口咽分泌物，导管内分泌物送细菌培养。

3. 拔管后改用鼻塞 CPAP 或 SNIPPV，密切注意观察患儿呼吸情况及有无青紫。

4. 拔管后每次用异丙托溴铵 250μg＋布地奈德 0.5mg，超声雾化 Q2h×3 次，后改为 Bid 应用 2～3 天。

5. 胸部物理治疗，翻身拍背 Q3h，注意右上肺肺不张。

（韩彤妍）

［附　氧疗规范］

（一）目的

1. 使细胞内有足够的 O_2。

2. 避免缺氧及其后果　如无氧酵解，乳酸中毒，肺部血管收缩，心肌功能不全，肾功能不全等。

3. 舒张肺血管。

（二）低氧血症的临床表现

1. 呼吸急促或困难。

2. 发绀、苍白。

3. 皮肤灌注不良。

4. 低体温。

5. 肌张过低/过高。

6. 惊厥。

（三）氧疗指征

1. 窒息复苏，休克。

2. 早产儿最初处理（最初 10～15 分钟）。

3. 有呼吸急促的临床表现，经皮血氧饱和度（$TcSO_2$）监测<85%，或 PaO_2<50mmHg。

4. 支气管肺发育不良。

（四）氧疗原则

1. 有严格指征时用氧（应把氧气作为药物看待）。

2. 争取最低有效量（氧流量尽可能低，F_IO_2 尽可能低）。

3. 检查 F_IO_2，至少每小时 1～2 次，低氧血症改善后每次以 5%～10%逐步降低。

4. 经皮血氧饱和度（Tc SO_2）监测和必要时 PaO_2 监测，力求 PaO_2 在 50～70mmHg，Tc SO_2 为 85%～92%（早产儿，尤其极低出生体重早产儿；足月儿可达 95%）。

5. 低氧血症和偶有高氧血症，应书面记录其持续时间。

（五）氧疗用法

注意湿化。

1. 头罩氧流量 1～5L/min。

2. 氧通入暖箱。

3. 呼吸机用氧（参见新生儿呼吸机治疗）。

（六）氧疗监测

经皮血氧饱和度（Tc SO_2）监测，个体化监测报警值。

表 4-12-7　氧疗监测报警参考值

孕周（周）及其他	Tc SO_2 目标范围	报警设置
＜32	84%～89%	80%～90%
32～36	88%～92%	84%～93%
足月儿	93%～97%	89%～98%
持续动脉导管未闭	＞97%	97%～101%
F_IO_2＝21%或空气	＞上述各组值低限	上述各组值低限～101%

（七）氧疗危害

F_IO_2＞0.4 被认为对肺泡上皮细胞有毒性，氧中毒可致早产儿视网膜病和支气管肺发育不良。

（韩彤妍）

新生儿消化系统疾病

第5章

第一节　新生儿感染性腹泻

新生儿感染性腹泻（infectious diarrhea）是新生儿期常见疾病之一，可于某一段时期内在医院新生儿室内引起流行，主要致病原有大肠埃希菌、鼠伤寒沙门杆菌、非伤寒沙门菌、空肠弯曲菌、克雷伯杆菌、产气单胞菌、金黄色葡萄球菌、铜绿假单胞菌、变形杆菌、志贺菌、轮状病毒、柯萨奇病毒、埃可病毒、腺病毒、星状病毒、冠状病毒、嵌杯样病毒、白色念珠菌、滴虫、梨形鞭毛虫、隐孢子虫等。根据病原体是否侵犯黏膜分为侵袭性和非侵袭性。

【诊断要点】

（一）病史

应详细询问产科婴儿室或新生儿病房内有无腹泻流行史；有无食用污染的乳品或水，有无接触被污染的食具或乳头等；母亲或密切接触者有无腹泻或带菌史。

（二）临床表现

病原体不同，临床表现不同。轻型表现为一般为消化道症状，腹泻每日在10次以下，偶伴呕吐、吃奶差，可伴轻度脱水。重症可急性起病，也可由轻型病例发展而成，每天大便超过10次，频繁呕吐，拒奶，伴有明显脱水、酸中毒及感染中毒症状。大肠埃希菌肠炎的大便多呈蛋花汤样，有黏液。鼠伤寒沙门菌肠炎的大便性状多变，往往并发败血症。轮状病毒肠炎常以水样便为主，呕吐先于腹泻，伴发热及呼吸道感染症状。金黄色葡萄球菌肠炎多继发于应用大量广谱抗生素后的菌群失调、二重感染。症状与原发病有关，大便由黄绿色转变为暗绿色，有腥臭味，严重者有伪膜排出。真菌性肠炎多继发于其他细菌感染和应用大量广谱抗生素后，大便呈黄色或绿色稀水便，有时呈豆腐渣样，镜检可见真菌孢子及菌丝。

腹泻还常易并发其他系统感染（尿布皮炎、鹅口疮、泌尿系感染、肺炎、中耳炎、败血症等）、营养不良、吸收不良、贫血等，需引起注意。

（三）实验室检查

包括大便常规、培养加药敏实验，病毒检测，血清病毒抗体检测等，疑有败血症及其他系统感染时需做血培养等相应检查。疑有水、电解质紊乱时查血生化、血气等，如继发双糖酶缺乏，可查新鲜大便中的还原物质。大便培养阳性者治疗 3 天后复查，至连续 2 次阴性为止。

【治疗】

（一）饮食

更换低乳糖或无乳糖奶粉、深度水解蛋白奶粉、氨基酸奶粉。轻度腹泻者：①母乳喂养儿继续母乳喂养；②配方奶喂养如果有继发乳糖不耐受和牛奶蛋白过敏，给予减少喂奶量及次数即可，吐泻重者禁食 6～8 小时，入量不足可静脉输液补充。

（二）病因治疗

细菌性肠炎可选用阿莫西林、多黏菌素 E 或三代头孢菌素等口服，病情重者选用三代头孢菌素静点。病毒性肠炎不用抗生素，可用蒙脱石散等。真菌性肠炎停用抗生素，给予氟康唑 3～6mg/(kg·d)，口服或静点。上述肠炎均可加服益生菌药物，如地衣芽胞杆菌、双歧三联活菌、枯草二联活菌、布拉氏酵母菌等制剂，可加用蒙脱石等黏膜保护剂。

（三）液体治疗

原则同婴儿腹泻。需注意生后 2 周内累积损失量及张力按低限估计。用输液泵控制速度，纠正酸中毒不用乳酸钠，而选用碳酸氢钠。

（四）其他

严格执行消毒隔离制度，有流行趋势，应进行检疫，加强护理，常换尿布，防止尿布疹。

（隋　静）

第二节　新生儿坏死性小肠结肠炎

新生儿坏死性小肠结肠炎（necrotizing enterocolitis，NEC）的典型临床特点为腹胀、呕吐、腹泻、黏液血便。

【诊断要点】

（一）病史

早产儿多见，有围生期缺氧史、肺动脉高压、先天性心脏病、换血、败血症、红细胞增多症、肠道感染、应用高渗奶喂养、加奶速度过快等病史，多于生后 10 天内发病。

（二）临床诊断及分期标准

早期症状为反应差、拒奶、进行性腹胀。半数患儿有呕吐，吐物含胆汁或咖啡样物。继而腹泻，大便每日 5～6 次至十余次，先为水样便，便潜血阳性以致血便（带鲜血或呈果酱样）。迅速出现感染中毒性休克的表现：体温不升、血压降低、四肢冰凉、嗜睡、苍白、呼吸暂停、心率减慢、酸中毒等；还可并发 DIC、肠穿孔、败血症、腹膜炎等；重者可死亡。改良的 Bell 分期标准是目前国际上公认的 NEC 的临床分期标准，见表 5-2-1。

表 5-2-1　改良的 Bell 分期标准

分期	分度	全身表现	胃肠道表现	X 线特点
ⅠA	早期 NEC	体温不升，呼吸暂停，心动过缓，嗜睡	胃潴留，轻度呕吐，腹胀，便潜血阳性	正常或肠管轻度扩张肠梗阻征象
ⅠB	早期 NEC	同ⅠA	鲜血便	同 ⅠA

（续表）

分期	分度	全身表现	胃肠道表现	X线特点
ⅡA	典型NEC轻度	同ⅠA	同ⅠA＋肠鸣音消失伴或不伴腹部压痛	肠管扩张，肠梗阻征象，腹壁积气
ⅡB	典型NEC中度	同ⅠA＋轻度代酸和轻度血小板减少	同ⅠA＋肠鸣音消失，明确压痛伴或不伴腹壁蜂窝织炎或右下腹包块	同ⅡA＋门静脉积气伴或不伴腹水
ⅢA	进展NEC重度（肠损伤）	同ⅠA＋低血压＋严重呼酸、代酸DIC，血小板减少	同ⅠA＋弥漫性腹膜炎征象，明显压痛和腹胀	同ⅡB＋明确腹水
ⅢB	进展NEC重度（肠穿孔）	同ⅢA	同ⅢA	同ⅡB＋气腹

（三）辅助检查

1. X线检查　腹部平片是确诊NEC的重要依据。怀疑本病时立即拍片，肠穿孔常发生在诊断后的头2天内，所以每隔6～12小时复查1次，动态观察其变化。拍片的体位主要是仰卧、立侧、水平侧位。禁做钡餐或钡灌肠，因有肠穿孔的危险。腹部平片早期可见小肠轻到中度积气，结肠少气或无气，部分肠管外形僵硬，肠黏膜及肠间隙增厚模糊，胃泡胀气有潴留液，肠管内有浅小气液面，如果有少量或局限性肠壁积气则可确诊。病变进展期典型改变为肠管弥漫性扩张，肠管形态不规则、僵直、固定，肠腔内有阶梯状细小液平面，肠壁囊样积气，腹腔出现渗液并逐渐增多，腹部密度增高，两侧腹部向外膨出，肠曲向腹腔中央聚集，门静脉积气。如出现结肠少气或无气，肠腔内较多液平，提示肠梗阻。如果出现肠袢固定、扩张，提示肠道全层坏死，动力消失。如出现膈下游离气体，提示有肠穿孔或气腹。

2. 腹部超声　可见肠壁增厚、肠壁积气、门静脉积气、腹水和胆囊周围积气。其中门静脉积气和腹水的诊断敏感性优于腹部平片。彩色多普勒超声检测（CDS）可评价肠壁血流和肠道动力。正常新生儿肠壁的厚度为1.1～2.6mm，并均可检测到肠壁血流灌注，而在可疑或已确诊NEC的患儿中，肠壁局部或多处血流灌注不良。虽然CDS不能替代腹部X线，但可作为评价肠道血循环状况的手段。

（四）实验室检查

大便镜检有红、白细胞，潜血阳性。便培养可发现致病菌。血象白细胞增多，有核左移现象，血小板减少＜60×10^9/L。CRP明显增高。血气分析PaO_2下降，有代谢性酸中毒。行血培养与便培养有助于病原诊断。疑有穿孔时可做腹腔穿刺涂片与培养找病原菌。

（五）鉴别诊断

临床上需与中毒性肠麻痹、机械性小肠梗阻、先天性巨结肠、胎粪性腹膜炎、肠扭转、胃穿孔、新生儿出血症等疾病鉴别。

【治疗】

（一）内科治疗

1. 饮食　根据临床分期不同，给予不同处理，绝对禁食时间一般在3～7天，同时进行胃肠减压。无穿孔表现，腹胀消失，出现觅食表现和大便潜血转阴时试行经口喂养。开始时用胃管饲养，先喂水或5%葡萄糖液3～5ml，2～3次后，若无呕吐、腹胀再喂奶，逐渐加量，每次加1～2ml。每次喂奶前应抽吸胃内容物，若残余奶量大于2ml，说明有胃潴留，应停喂奶一次。进食后又出现腹胀和呕吐或胃内经常潴留超过2ml，应再禁食至症状消失，重新开始试喂。

2. 注意营养，保证液量，及时纠正脱水酸中毒　每日液量为100～150ml/kg，Na^+ 2～5mmol/kg，K^+ 1.5～2.5mmol/kg。热量至少要求209～250.8kJ/kg（50～60kcal/kg），逐渐增到418～501.6kJ/kg（100～120kcal/

kg)。可用肠外营养维持，必要时给予输新鲜血、血浆、丙种球蛋白支持疗法。

3. 伴有休克、DIC者应对症处理。

4. 抗感染 结合便培养选用氨苄西林加舒巴坦、三代头孢、甲硝唑、碳青霉烯类抗生素治疗。

5. 加强护理 保持口腔皮肤清洁，做好消毒隔离，记出入量，保证氧气供给。

（二）外科治疗

经内科保守治疗病情不见好转，腹胀加重，全身情况恶化，出现肠梗阻、肠穿孔或严重腹膜炎者均需外科手术治疗。

【预防】

近来研究发现，对极低出生体重儿首选母乳喂养，进行早期微量喂养，增奶速度合理，不超过20ml/(kg·d)，应用益生菌和表皮生长因子、谷氨酰胺、母亲产前应用糖皮质激素可预防NEC的发生。

（李在玲）

第三节 咽下综合征

咽下综合征（swallowing syndrome）为新生儿期常见的综合征，是新生儿出生时咽下母亲产道的血液或带血的羊水等所致。生后不久即发生呕吐，呕吐物为棕色或黄白色黏稠物，洗胃后可止吐。

【诊断要点】

（一）病史

在分娩过程中，胎儿如吞入羊水量过多，或吞入被胎粪污染或已被感染的羊水，含较多母血的羊水，均可刺激新生儿的胃黏膜，导致胃酸及黏液分泌亢进而引起呕吐。多见于有难产史、窒息史或过期产史的新生儿。

（二）临床表现

常于生后尚未开奶即出现呕吐，吐出物呈泡沫黏液样，有时为绿色，为被胎粪污染的羊水。有时含咖啡色血样物。开始喂奶后呕吐常加重，进奶后即吐出。但患儿一般情况正常，无呛咳、无发绀等症状。胎粪排出正常，有时可排黑便。体检腹不胀，无胃肠型，也无其他异常体征。通常在生后 1～2 天内，将咽下的羊水及产道内容物以及血液吐净后，呕吐即停止。

（三）辅助检查

大便潜血可呈阳性。抗碱试验（APT）试验：取患儿呕吐物或大便中血性标本 1 份，加清水 5 份搅匀离心，取上清液 5 份加 1%氢氧化钠 1 份，混匀后静置 2 分钟后观察；若呈棕黄色，表示血液来自母体，因成人血红蛋白遇碱则变性；若呈红色，表示血液来自新生儿本身，因新生儿血以胎儿血红蛋白为主，具有抗碱性，不变色。

（四）鉴别诊断

呕吐需与先天性食管或肠管闭锁等消化道先天畸形、幽门痉挛、胃食管反流等鉴别。吐血量多时需与新生儿自身消化道出血相鉴别，如新生儿急性胃黏膜损伤（如应激性、药物性溃疡等）、有创操作所致损伤、新生儿出血症等。

【治疗】

一般多不需治疗，吞入液体吐净后，1～2 天内可自愈。呕吐重者可用 1%碳酸氢钠溶液或温盐水洗胃，每次注入 20ml 左右，洗至胃内容物基本澄清，洗胃 1～2 次后，呕吐多可停止。

（隋　静）

第四节　幽门痉挛

幽门痉挛（pyloric spasm）是新生儿早期常见呕吐的原因之一，多为间歇性发作，用解痉挛药物治疗效果良好。

【诊断要点】

（一）病史及临床表现

确切病因不明，多为暂时性幽门功能失调所致。主要症状为呕吐，出现时间较肥厚性幽门狭窄为早，大多于生后最初几天开始呕吐。有的在第一次进食后即发生，也有迟至第1周末者。呕吐通常为间歇性，时轻时重，有时每次奶后均吐，有时痉挛缓解，可连续多次不吐，不呈持续性进行性加重。奶后短时间内即呕吐，多呈喷射状，吐量较多，为乳汁或乳凝块，不含胆汁。在进食时，于左上腹有时可看到胃型，缓慢向中线移动，腹部触诊在右上腹触不到肿物。食欲稍差，一般情况尚好，因呕吐时轻时重，大便及尿量减少不明显，严重者可体重下降。

（二）辅助检查

X线钡餐造影可见胃蠕动活跃，但钡剂排空慢，幽门管不延长，幽门窦部无鸟嘴状改变，可排除肥厚性幽门狭窄。解痉药物疗效显著，也有助于诊断。

【治疗】

主要用解痉药物治疗，常用的药物为阿托品。开始剂量为1∶1000（也可用1∶2000）的硫酸阿托品溶液1滴，每次喂奶前10～15分钟给予，每天增加1滴至面红为止，持续服药一段时间。一般呕吐在几天内停止，食欲渐增加，即可停药。

（张　娟）

第五节　新生儿胃食管反流

胃食管反流（gastroesophageal reflux，GER）是指胃内容物，包括从十二指肠反流入胃的胆盐和胰酶等反流入食管，分为生理性和病理性两种（参见第十三章第一节）。

【诊断要点】

（一）病史

凡临床发现不明原因反复呕吐、咽下困难、反复出现窒息、呼吸暂停等症状时应考虑GER的可能性。

（二）临床表现

呕吐是新生儿期最常见的症状，可见于90%以上的患儿。生后第1周即可出现，表现为溢乳、轻度呕吐或喷射性呕吐，呕吐较顽固患儿可出现体重不增，以致营养不良，体重常在第10百分位以下。频繁的胃酸反流可致食管炎，患儿表现不安、易激惹或拒食。如发生糜烂或溃疡，可出现呕血及便血，导致贫血。呕吐物被吸入，可致肺部合并症，表现为窒息、呼吸暂停、发绀，可发生猝死；或引起呛咳、夜间痉咳，导致反复发作性气管炎、吸入性肺炎、肺不张等。有一些早产儿不表现呕吐，而仅表现为发绀或呼吸暂停。GER治愈后，症状也随之消失。

（三）辅助检查

GER临床表现复杂且缺乏特异性，仅凭临床症状难以区分生理性或病理性GER。

1. 食管造影　是检查食管功能最有用的诊断方法，简便易行。可观察造影剂从胃反流到食管是否存在，同时可观察食管有无缩窄，是否并发食管炎。造影剂与平时进食量相等。检查时头低位，腹部加压可提高检出阳性率。新生儿可用泛影葡胺代替钡剂。诊断标准参见第十三章第一节。

2. 食管24小时pH监测　24小时连续监测食管下端pH，可反映GER的发生频率、时间、反流物在食管内停留的状况和反流与临床症状之间的关系，有助于区分生理性和病理性反流。正常情况下，胃酸pH 1.5～2.0，食管腔内pH 6.0～7.0。发生GER时，远端食管内pH明显下降，其敏感性88%，特异性95%，为金标准。Boix-Ochoa记分法通过计算机软件分析以下指标：①酸反流指数：pH＜4的时间百分比（时间/总监测时间）；②24小时内反流超过5分钟的次数及总次数；③最长反流时间；④反流与进食、体位、睡眠、活动及症状的关系；⑤症状指数：pH＜4的症状次数/总症状次数。并给予 Boix-Ochoa 综合评分（诊断标准见第十三章第一节）。

3. 食管胆汁反流 24 小时监测（Bilitec 2000）（参见第十三章第一节）。

4. 食管阻抗（impedance）测定（参见第十三章第一节）。

5. B 型超声波　可检测食管腹腔段的长度、黏膜纹理状况、食管黏膜的抗反流作用，同时可探查有无食管裂孔疝。观察指标：下括约肌的开放、胃内容物向食管远端移动，消除反流物情况、下括约肌的关闭、腹内食管的长度、反流持续时间、胃食管夹角。20 分钟内未见发作或 1 次时间<2 分钟为阴性。

6. 内镜检查　对于了解新生儿食管黏膜损伤情况有帮助。

【治疗】

（一）体位治疗

前倾俯卧 30°或左侧卧位，以促进胃排空，减少反流物吸入及反流频率。

（二）饮食疗法

宜少量多餐，人工喂养者可在配方乳中酌情加入米汤，使之增稠。

（三）药物疗法

疗程为 4～8 周。

1. 促胃动力药

（1）多潘立酮（domperidone，吗叮啉）：每次 0.2～0.3mg/kg，3～4 次/天，奶前半小时口服。

（2）莫沙必利：每次 0.1～0.2mg/kg，3～4 次/天，奶前半小时及睡前口服。

（3）红霉素及其衍生物：是胃动素受体激动剂，能增加 LES 压力，引起胃底、胃窦、小肠强烈收缩，促进胃肠排空。5～15mg/(kg·d)，口服或静脉滴注。

2. 抗酸和抑酸药

(1) 抑酸药

1) H_2受体拮抗剂(H_2 receptor antagonist，H_2RA)：西咪替丁(cimetidine tagamet，甲氰咪胍，泰胃美)，10～20mg/(kg·d)，4次/天，奶前半小时及睡前口服；或5%～10%葡萄糖溶液稀释后静脉滴注。

2) 质子泵抑制剂(PPI)：奥美拉唑0.8～1mg/(kg·d)，2次/天，口服或生理盐水20ml稀释后静点。

(2) 抗酸药物：磷酸铝凝胶，每次1/3袋(20g/袋)，2次/天，口服。

3. 黏膜保护剂　保护食管黏膜免受盐酸、胆盐和胰蛋白酶的侵蚀。硫糖铝(ulcerlmin)：10～25mg/(kg·d)，4次/天，口服。思密达(smecta)每次1g，3次/天，口服。

(四) 外科手术治疗

新生儿一般不做外科手术。手术适应证为：①有严重并发症(如消化道出血、营养不良、生长发育迟缓等)；②严重食管炎伴溃疡、狭窄、或有食管裂孔疝、有呼吸道梗阻、反复发作吸入性肺炎或窒息、伴支气管肺发育不良者；③合并严重神经系统疾病。手术目的是加强LES功能，目前多采用Nissen胃底折叠术。

(李在玲)

第六节　先天性消化道畸形

一、唇裂和腭裂

【诊断要点】

(一) 唇裂

唇裂(cleft lip)通常为上唇裂，分为单侧、双侧和正中裂三型。根据唇裂的程度分为三度：

Ⅰ度：唇裂仅限于唇红部。

Ⅱ度超过唇红，但未进入鼻孔。

Ⅲ度整个上唇裂开，并通向鼻腔，有时还伴牙槽突裂及腭裂。

可伴有其他畸形，如额外牙或缺牙，唇鼻翼软骨裂，切牙骨前突。单纯唇裂除造成面部畸形外，对吸吮和发音功能影响较小。

（二）腭裂

腭裂（cleft palate）分单侧和双侧两型。按腭裂程度也分为三度：

Ⅰ度腭裂为软腭及悬雍垂裂。

Ⅱ度腭裂为软腭和部分硬腭裂开。

Ⅲ度腭裂自软腭、悬雍垂至牙槽突整个裂开，常同时伴有唇裂。

腭裂时患儿吸吮困难，吞咽乳汁时易从鼻腔溢出，可致营养不良。易引起上呼吸道感染、中耳炎。Ⅲ度腭裂影响吸吮、吞咽、呼吸及语言功能。裂度越大，所造成的畸形和功能障碍越重，双侧较单侧重。

【治疗】

唇裂和腭裂均需手术治疗。唇裂手术时间，单侧在2～3个月时为宜。双侧唇裂，可延迟到6个月时手术。如患儿全身情况差，待营养改善后再手术，最好勿超过1岁。腭裂手术时间，一般认为2～3岁时最合适。

二、食管闭锁及食管气管瘘

【诊断要点】

（一）Gross五型分类法

第Ⅰ型食管上下两段不连接，各成盲端，两段间距离长短不等，可发生于食管的任何部位。一般上段常位于T_3～T_4水平，下段多在膈上，无食管气管瘘。第Ⅱ型食管上段与气管相通，下段呈盲端，两段距离较远。第Ⅲ型食管上段为盲管，下段与气管相通，相通点一般在气管分叉处或其稍上处，两段间距离超过 2cm 者称 A 型，不到者 1cm 称 B 型。第Ⅳ型食管上下段分别与气管相通。第Ⅴ型无食管闭锁，但有瘘与气管相通，又称 H 型，为纯食管气管瘘。

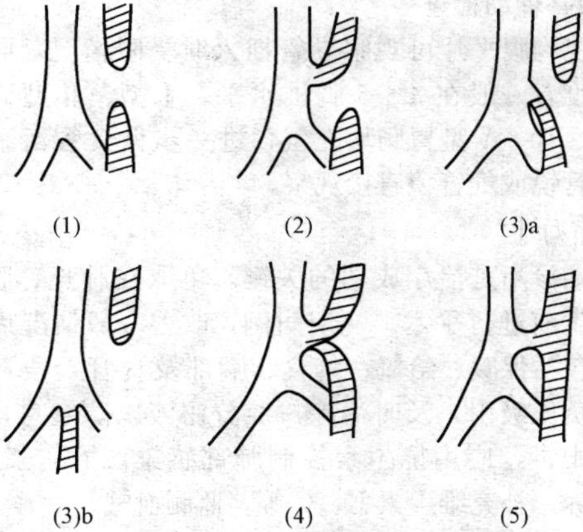

图 5-6-1　食管闭锁与食管气管瘘 Gross 五型分类法

（二）合并其他畸形

第Ⅰ型最容易发生，以先天性心脏病、肠闭锁及肛门闭锁最常见，其次为生殖泌尿系统、肌肉骨骼系统、颜面和中枢神经系统畸形，其中一部分畸形也是危及生命或需急诊手术者，统称 VATER 综合征。

（三）病史及临床表现

母亲常有羊水过多史，患儿生后即出现频吐白沫。生后每次喂奶均发生呕吐或呛咳、青紫等现象，无气管瘘者腹部呈舟状。上段有瘘管多出现奶后呛咳、呼吸困难等症状；下段有瘘管者出现腹胀。最初几天有胎便排出，以后仅有肠分泌液排出，很快发生脱水和消瘦，易继发吸入性肺炎。下胃管至 8～12cm 时，常因受阻而折回，屡次从口腔翻出，吸出液体为碱性，而非酸性。可将胃管外端置于水盆内，将胃管在食管内上下移动，当尖端达到瘘管水平，盆内可见水泡涌出，患儿哭闹或咳嗽时水泡增多。根据导管插入长度可预测瘘管位置。

（四）辅助检查

X线胸腹平片可观察导管插入时受阻情况，同时了解盲端高度，一般在4～5胸椎水平。Ⅰ型、Ⅱ型胃肠不充气，Ⅲ、Ⅳ、Ⅴ型胃肠均充气，进一步做食管泛影葡胺造影。食管镜或气管镜直接观察。

【治疗】

早期诊断是治疗成功的关键。争取在肺炎、脱水、酸中毒发生前进行手术。晚期病例，改善一般情况后再进行手术。包括保暖、给氧、禁食、咽部及食管上段盲端持续或间断负压吸引，及时清除口腔分泌液以防窒息，矫正脱水及酸中毒，应用抗生素控制肺部感染，输血浆或全血，静脉营养，补充维生素K、C等。监测血气。

三、食管裂孔疝

【诊断要点】

（一）临床表现

呕吐和体重不增。有的患儿可引起继发性幽门痉挛，出现喷射性呕吐，临床极似幽门肥厚性狭窄。

（二）辅助检查

主要依靠X线检查。胸部平片中如发现胃泡影，具有诊断意义。下食管括约肌上升到膈上2～3cm，膈上有轮廓光滑疝囊，胃黏膜呈扇形与胃底黏膜相连，粗而不规则。进一步检查有无胃食管反流时，可进行24小时食管pH监测、胆红素监测、阻抗等检查。如疑有食管炎或食管狭窄时，可进行食管内镜检查。

【治疗】

参见第二篇第十三章第一节胃食管反流节。

四、食管旁疝

【诊断要点】

（一）临床表现

食管裂孔旁有膈肌缺损，使胃底沿食管壁疝入后纵隔。有腹膜形成的疝囊，多发生于右侧，可引起胃扭转及绞窄，造成胃坏死或穿孔。此型因胃食管连接处有坚强的后膈食管韧带使之固定在腹腔内正常位置，而不能进入后纵隔，很少发生胃食管反流。

疝入胸腔之胃压迫食管下端形成梗阻时，可出现呕吐。在胸腔之胃因排空不良，可发生胃溃疡。胃如全部进入纵隔称胃翻转，此时胃大弯在上，胃小弯在下，可形成梗阻，同时出现呼吸困难。胃内吞咽的空气排出受阻，胃膨胀，压力增高，使胃底脱垂又回入腹腔。使幽门窦部钳闭在纵隔、在贲门食管接合处和胃中部外周形成一葫芦形紧缩环，导致狭窄，如不手术解除，可发生胃坏死。临床出现呕吐、呕血、剧烈腹痛，严重者出现休克，病死率较高。

（二）辅助检查

胸部 X 线平片在纵隔部位可见有较大液面的胃泡影，正位在心膈角处，侧位在心影后方。由于胃体的一部或大部疝入胸腔，故左上腹胃泡影常缩小，甚至不见。钡餐造影可进一步看到贲门进入后纵隔，或随体位上下移动，并可观察有无反流、食管炎、食管狭窄及短食管等。

【治疗】

因有发生绞窄疝之可能，确诊后应进行手术治疗。可经腹手术复位，再修补裂孔，并行胃底折叠术防止复发。如已发生嵌顿，应立即胃管减压，紧急开腹复位。

五、肥厚性幽门狭窄

肥厚性幽门狭窄（hypertrophic pyloric stenosis）是由于幽门的环形肌肥厚，使幽门管腔狭窄，发生上消化道不全梗阻。为新生儿期常见的腹部外科疾病，占消化道畸形的第 3 位，仅次于肛门直肠畸形和先天性巨结肠。

【诊断要点】

（一）临床表现

1. 消化道高位梗阻症状　如呕吐、上腹部可见胃蠕动波和触到肥大的幽门肿块。

2. 脱水和营养不良　由于呕吐进行性加重，入量不足，常有脱水。初期体重不增，以后迅速下降，日见消瘦，以致小于出生体重，呈营养不良貌。皮下脂肪减少，皮肤松弛、干燥、有皱纹、弹性消失，前囟及眼窝凹陷，颊部脂肪消失，呈老年人面容。

3. 碱中毒　由于长期呕吐，丢失大量胃酸和钾离子，可致低氯、低钾性碱中毒，临床表现为呼吸浅慢。因血中游离钙离子降低，可引起低钙痉挛，表现为手足搐搦、喉痉挛、强直性抽搐等。血浆二氧化碳结合力增高，常在 31mmol/L（70%容积）以上。但如患儿脱水严重，肾功能低下，酸性代谢产物潴留体内，部分碱性物质被中和，故有明显碱中毒者并不多见。少数晚期病例甚至以代谢性酸中毒为主，表现为精神萎靡、拒食、面色灰白。

4. 黄疸　主要为未结合胆红素增高，手术后黄疸逐渐消失。黄疸原因与热量不足、脱水、酸中毒影响肝细胞的葡萄糖醛酰转移酶活力，以及大便排出延迟增加肠肝循环有关。有时出现结合胆红素增高，与肥厚的幽门压迫胆总管产生机械性梗阻，自主神经平衡失调引起总胆管的痉挛，脱水致胆汁浓缩及淤积等有关。

（二）辅助检查

腹部 X 线平片立位时可见胃扩张，胃下界达第 2 腰椎水平以下，肠道内气体减少。卧位时可在充气的胃壁上见到胃蠕动波的凹痕。再用稀薄钡剂或泛影葡胺进行 X 线检查即可确诊，主要表现为胃扩张，钡剂至幽门部停止前进，仅有少量进入十二指肠。幽门管细长狭窄，呈线状，固定不变，可长达 1.5～3.0cm，直径仅 1～3mm。幽门环状肌肥厚对胃窦侧产生压迫，称为“肩征”。对十二指肠球底部产生的压迫，使十二指肠球部形似蕈状，称“蕈征”。严重者幽门管不充钡，仅幽门入口充钡，似鸟嘴状，称“鸟嘴征”。钡剂经胃排空时间明显延长，4～6 小时后尚有 95% 钡剂留在胃内，只少量进入肠腔。诊断后应及时吸出钡剂，以防呕吐时误吸入肺内。腹部 B 超可见幽门管延长（超过 16mm）幽门壁增厚（超过 4mm）。幽门肌显示低密度回声，相应黏膜层显示高密度回声。超声的敏感性接近 90%，可替代钡餐检查。

【治疗】

1. 内科疗法　对诊断未能确定、症状轻微或发病较晚的病例，无外科手术条件或因并发其他疾病暂不能手术以及家长拒用手术治疗时，可采用内科治疗。

2. 外科疗法　肯定诊断者应手术治疗。

六、新生儿胃穿孔

新生儿胃穿孔（gastric perforation）多由于先天性发育缺陷，胃壁肌层薄弱或缺损所致，是较少见的疾病，多发生于早产儿。也可因消化性溃疡并发穿孔、插胃管造成机械性损伤、产程延长引起窒息、胃肠道黏膜缺血缺氧而致出血，引起血源性或局部继发感染而发生溃疡穿孔；败血症、营养不良、肠道远端有梗阻（十二指肠闭锁、肠旋转不良）、用大量肾上腺皮质激素后均可引起继发性胃穿孔。本节重点介绍胃壁肌层缺损引起的胃穿孔。

【诊断要点】

（一）临床表现

起病急，突然出现急腹症现象。最初表现为拒奶、轻度呕吐、哭声低弱、精神萎靡，随之出现进行性腹胀、呼吸困难、发绀。呕吐加重，呕吐物带血或咖啡样物，也可便血。腹部、腰部、阴囊皮肤水肿。由于大量气体及胃内容物流入腹腔，腹胀加剧，导致横膈升高，腹部呈球形膨隆，腹壁静脉怒张。叩诊肝浊音界消失继而出现弥漫性腹膜炎征象，腹壁紧张，皮肤发红发亮，压痛明显，有移动性浊音。插胃管减压时，可抽出大量气体，但腹胀无改善。再晚出现肠麻痹，肠鸣音消失，伴脱水、电解质紊乱和休克，为致死主要原因。常在生后3～4天发病，也有早至第2天或晚至第8天者。

（二）辅助检查

腹部X线平片有大量气体和液体，直立位可见膈肌升高，膈下有气体，腹腔内有大量游离气体，可占全腹的2/3，大量液体沉积于下腹部，显示一横贯全腹的液平面，两侧肝脾阴影移位到中腹部脊柱两旁，见不到胃泡影，肠充气少。超声检查也可提示气腹。

【治疗原则】

（一）内科治疗

一经诊断有胃穿孔时，应立即积极地在短时间内做好术前准备。禁食、插胃管排气减压、纠正脱水、控制休克，可补液、输血浆，出现腹膜炎时可考虑应用糖皮质激素减轻炎症反应，注意保暖，加强呼吸管理，给氧时不宜用正压供氧，以防更多的气体进入腹腔。给抗生素控制感染。手术前可先做腹腔穿刺，30ml/kg缓慢抽吸，排出气体和液体，可留置导管持续吸引，使呼吸困难和发绀得到改善。术前准备时间最长不超过4小时。

（二）外科手术治疗

进行手术修补。

七、胃扭转

胃扭转（volvulus of stomach）是指胃的部分或全部大小弯位置的变换，大弯在上小弯在下或大弯在右小弯在左。分为两型：①器官轴型扭转较常见，即以贲门与幽门为两个固定点，连成纵轴，胃体沿此轴转动，活动过度时，发生扭转。常由右转到左方，结肠、胰腺、脾等脏器也可移位；②网膜轴型扭转少见，以网膜为横轴（贲门、幽门线垂直），自右向左旋转，幽门沿横轴转向左上方到贲门前，胃底下移于幽门位置。有时右侧结肠被拉起而转到左侧。

扭转可为急性或慢性，前者发作急剧，症状严重。后者表现为持续性或复发性。扭转的程度由 90°～360°不等。器官轴型常呈 180°扭转，网膜轴型多为 90°扭转。

【诊断要点】

（一）临床表现

喂奶后患儿反复呕吐，轻重不等。多于生后即有溢乳或吐奶史，也可在生后数周才开始呕吐。吐奶以非喷射性为主，也有呈喷射性者。大多在喂奶后数分钟即吐，移动患儿时更为明显。如将患儿置于右前倾位呕吐可减轻，左侧卧或平卧则加重。吐奶前一般无异常表现，少数出现恶心、面红及不适感。呕吐内容为奶汁或乳凝块，不含胆汁，吐后食欲好。呕吐严重者排便少，可影响营养情况。一般腹部无阳性体征，有的上腹胀，可见胃型。

（二）辅助检查

消化道造影即可确定诊断。泛影葡胺 30ml 鼻饲，器官轴型有以下 X 线特征：①食管黏膜与胃黏膜有交叉现象；②胃大弯位于胃小弯之上，胃外形呈大虾状；③幽门窦部的位置高于十二指肠球部，垂直向下，使十二指肠球部呈倒吊状；④双胃泡双液面；⑤食管腹段延长，且开口于胃下方。网膜轴型的 X 线特征：①胃黏膜呈十字交叉；②胃体呈环状；③胃影也可见两个液面；④食管腹段不延长，有时在胃内有一定量气体和液体的条件下，透视或腹部 X 线平片中，也可见两个气液面，胃大弯向上反转，可不经造影即能确诊。

【治疗原则】

1. 本病有自愈的可能，扭转$<$180°，不需要手术。

2. 应首先采用体位疗法，使乳汁流入胃体及幽门窦部，气体留在胃底易于排出，常可避免或减轻呕吐。在喂奶前尽量防止患儿哭闹，以免吞入空气。将患儿上半身抬高 45°呈半卧位，并向右侧卧；或放在右侧位并稍向前倾呈俯位。人工喂养者，须注意奶嘴应注满奶液，勿吸入空气。喂奶后仍保持原位，约经半小时到 1 小时才可平卧。一般在 3～4 个月时症状自然减轻或消失。

3. 饮食疗法　可用米粉或代乳粉加入奶中，配制成稠厚奶汁，与体位疗法同时应用，提高疗效。个别呕吐严重的患儿，影响生长发育时须行手术复位，行胃固定术，将胃壁固定于前腹壁。

八、肠闭锁

【诊断要点】

完全性肠梗阻，以呕吐、腹胀、无胎粪排出为主要症状。

1. 呕吐　闭锁部位愈高，呕吐出现时间愈早。高位肠闭锁（十二指肠闭锁）生后第一次喂奶即发生呕吐，呕吐物为胃及十二指肠分泌液，含有胆汁。开始喂奶后反复小量呕吐，以后每次喂奶后吐量增多。逐渐加重和频繁，呈持续性反复呕吐，少数病例梗阻在壶腹部近端，呕吐物可不含胆汁。低位肠闭锁（空肠、回肠和结肠闭锁）常在第 1 天末或第 2 天才呕吐，呕吐物呈粪便样，带臭味。呕吐的次数及程度呈进行性加重。

2. 腹部情况　高位肠闭锁腹胀限于上腹部，下腹部较凹陷，并可见由左向右的胃蠕动波，无肿物可触及，呕吐后腹胀减轻。低位肠闭锁生后全腹均胀，可见肠型，肠鸣音亢进，叩诊为鼓音，肝浊音界上升。呕吐后腹胀也不减轻。

3. 排便情况　生后一般无正常胎粪排出，仅排出少量发绿色胶冻样便，为肠黏膜的分泌物和脱落细胞混合组成。以后无移行便排出。

4. 一般情况　早期一般状况良好，晚期由于呕吐频繁，很快出现消瘦、脱水和电解质紊乱，常继发吸入性肺炎。

5. 母亲有羊水过多史。

6. 同时可并发其他畸形。

【辅助检查】

1. 腹部 X 线平片　在高位肠闭锁时，可见梗阻近端肠段扩大，有 2～3 个液平面，称“双泡征”或“三泡征”(双泡为胃和十二指肠第一段内的液平面所形成，如梗阻在十二指肠远端出现三个液平面则为三泡)，其他肠段不充气。在低位肠闭锁时则可见多数扩大小肠肠袢与液平面，呈阶段样，结肠不充气，不需再做造影，因呕吐较重可引起吸入性肺炎，造影剂在肠腔内不能排出，可加重梗阻。

2. 泛影葡胺灌肠　可看到胎儿型结肠，肠腔细小，直径仅 0.5cm，肠袋状皱襞不明显，肠较直而短，并可除外肠旋转不良或巨结肠等常见畸形。

3. B 超　对产前诊断胎儿肠闭锁很有帮助。

【治疗】

手术是唯一有效治疗方法。诊断一经确定，即应胃肠减压，高位闭锁腹胀即可消失，并可防止吸入性肺炎，同时进行输液、输血、矫正脱水、维持营养，提高机体抵抗力，控制感染。然后进行手术，行隔膜切除或端端吻合。远端回肠或结肠闭锁，多主张分期手术，先行近端肠管造瘘，以后再行肠吻合术。但新生儿多不能耐受肠液的丢失及水电解质紊乱，也可尽量争取一期吻合而不做肠瘘。术后 2～3 天肠腔通畅，呕吐消失，有粪便排出。如 3～4 天后仍有症状，说明仍有梗阻，需再手术。新生儿小肠较短，应保留小肠不能少于 75cm，避免产生短肠综合征。

九、肠狭窄

【诊断要点】

(一) 临床表现

因狭窄部位及程度而不同，一般狭窄愈明显，症状就愈严重。多数在生后即有不全性肠梗阻表现，如反复多次呕吐，吐物为乳凝块及胆汁（70%狭窄在总胆管开口以下），生后有胎粪排出，量较正常少，以后排便量也少。高位肠狭窄上腹部膨胀，并可见胃蠕动波。低位肠狭窄则全腹胀，可见肠型和肠蠕动波，肠鸣音亢进。常有慢性脱水和消瘦。轻型症状发生晚，于生后4～10天才出现呕吐，每天吐1～2次，大便可正常。

（二）辅助检查

腹部X线立位平片可见狭窄上端扩大的肠段，下端仅有少量气体充盈，泛影葡胺检查可明确诊断。泛影葡胺迂回于阻塞部位，仅少量可通过狭窄口。

【治疗原则】

确诊后积极改善患儿一般状况，输液输血，然后行狭窄部分切除术。

十、肠旋转不良

【诊断要点】

（一）临床表现

1. 十二指肠不完全梗阻症状　症状为间歇性，时轻时重。一般在生后3～5天开始呕吐，每次喂奶后不久即吐出，每日3～6次不等，呕吐物为乳汁，含有胆汁，呈绿色或黄色，无粪样物。生后有胎粪排出，以后粪便量根据梗阻程度多少不等，腹胀不严重，多限于上腹部，有时可见胃蠕动波，呕吐严重时可有脱水和消瘦。偶见完全性梗阻，症状与肠闭锁同，很难鉴别。

2. 肠扭转症状　主要为呕吐，生后即有呕吐，但程度不重，随即改善，以后有反复发作。也有一直无症状，突然发生急性完全性肠梗阻症状，呕吐频繁，腹胀明显。以上情况说明发生扭转时出现症状，自动复位时症状消失，如不能复位或扭转加深时，即发生完全性肠梗阻。如有胃肠道出血，常提示肠坏死。继而发生肠穿孔和腹膜炎，可出现腹膜刺激征，甚至中毒性休克，面色发灰，反应迟钝，四肢发凉，尿少。如不及时手术，短时间内即可死亡。扭转程度可从 270°～1080°。

（二）辅助检查

腹部 X 线直立位平片可看到胃和十二指肠扩大，有双泡征，空肠回肠变成萎瘪，仅有少量气体，甚至完全无气体，下腹部只有少数空泡，显示一片空白。钡灌肠显示大部分结肠位于左腹部，互相折叠，盲肠位于左上腹、中腹或右上腹，或盲肠及升结肠位置游动，即可确诊。术前诊断正确率达 90%左右。

【治疗】

新生儿期发生肠扭转机会多，均应手术治疗。

十一、先天性巨结肠

先天性巨结肠（megacolon）又称为 Hirschsprung 症或无神经节细胞症（aganglionosis）。

【诊断要点】

（一）临床表现

生后胎粪排出延迟，90%以上患儿生后 24 小时内无胎粪，继而出现急性低位肠梗阻症状、呕吐和高度腹胀；经肛诊感到直肠痉挛，至壶腹部仍不能触及大便，灌肠后有大量胎粪及气体呈爆炸式排出，症状即可缓解；以后又反复出现，应考虑本病，常伴营养不良及食欲减退。

（二）辅助检查

1. 立位腹部平片　肠腔普遍扩张胀气，有多数液平面及呈弧形扩张的肠袢，可看到扩张的降结肠，直肠不充气，表现为盆腔空白。泛影葡胺灌肠为主要的诊断方法可见直肠、乙状结肠远端细窄，结肠壁的结肠袋形消失，变平直，无蠕动，有时呈不规则锯齿状。乙状结肠近端及降结肠明显扩张，肠腔扩大，袋形消失，蠕动减弱。移行段多呈猪尾状，蠕动到此消失。24 小时后再观察，结肠内仍有较多的造影剂存留。但有时扩张尚未形成，确诊率为80%～87%。

2. 直肠活体检查　在距肛门4cm处，用吸引切割法，取出小米粒大包括黏膜下层的直肠黏膜。用乙酰胆碱酯酶染色，进行直肠黏膜组织化学检查，可见到大量增粗的乙酰胆碱酯酶神经纤维（正常情况几乎见不到）。用此法诊断安全且准确性高，确诊率达94.6%。另一种需在全麻下取直肠壁全层活检，观察肌神经丛节细胞是否缺如，诊断虽可靠，但不适用于新生儿。因为新生儿肛门小，节细胞有时为未成熟型，不易辨别，手术易发生穿孔、感染等并发症。

3. 直肠内测压　采用双腔管，顶端为直肠气球，间隔2cm处为内括约肌气球，连接测压装置。先清洁灌肠，使直肠空虚，将双腔管放入肛门，充气入气囊。正常小儿可看到肛门管的收缩波，2～3秒后内括约肌压力下降。患儿不出现此现象，反而升高。生后12日内直肠内括约肌尚未完全建立，故只适用于12日以后的新生儿，才能做此项检查，尤其适用于短段型者。确诊率超过90%。

4. 肌电图　将电极放入肛门直肠腔内测肠肌波形，正常为慢波和快速的小棘状波。患儿波形低矮、光滑、缺少峰形电位。

【治疗】

（一）内科疗法

适用于轻症、诊断未完全肯定、并发感染或全身情况较差者。主要是维持营养及水电解质平衡，使能正常发育。每日或隔日用温生理盐水反复洗肠，每次50～100ml，同时按摩腹部，使粪便、气体不断排出，或用开塞露，避免粪便淤积，解除便秘。忌用清水或肥皂水灌肠，防止发生水中毒。给予抗生素预防感染。采用特别的扩张器，每日扩张痉挛狭窄肠段一次，待小儿3个月～1岁再做根治手术。

（二）结肠造瘘术

如发生急性肠梗阻而不能缓解，或并发急性肠炎或肠穿孔者，应先施行肠造瘘术。

（三）根治手术

将有病变的结肠连同乙状结肠、直肠一段缺少神经节细胞的肠段切除，然后作结肠直肠吻合术，术后应训练患儿排便习惯。每周扩肛 1～2 次，共 3 个月。以提高远期疗效。治愈率达 85%～90%。

十二、肛门和直肠畸形

【诊断要点】

（一）临床表现

类型较多，临床表现不一，出现症状时间也不同，大多数患儿无肛门，主要表现为低位肠梗阻的症状。肛门直肠闭锁者，出生后无胎粪排出，腹部逐渐膨胀，进食后呕吐，吐出物为奶，含胆汁和粪样物，症状进行性加重，并出现脱水、电解质紊乱等症状，可引起肠穿孔等合并症，1 周内可死亡。肛门直肠狭窄和合并瘘管者可因瘘管的粗细及位置不同，临床表现有很大差异。一般男孩无肛合并直肠后尿道瘘者，瘘管多较细，肠梗阻症状多较明显，并可出现尿中带胎粪或气体等症状，在尿道口、尿布上沾染极少量胎粪。肛门处无孔道，多能早期被发现而就诊。如未得到及时诊治，可反复发生尿道炎。肛门直肠狭窄和女婴合并低位直肠阴道瘘者，瘘管多较粗大，可通过瘘管排便，肠梗阻症状多不明显，常在数月后因添加辅食，大便变稠厚，才出现肠梗阻症状。由于经常排便不畅，粪便积聚在结肠内可形成坚硬的粪石，或继发巨结肠，多数影响生长发育，也可引起阴道炎或上行感染。检查肛门，常见臀部平圆，臀沟变浅，肛门处无孔或仅有一痕迹。低位畸形者，指诊可触及直肠盲端的膨胀感。

（二）辅助检查

1. 超声波　用超声波可准确测出直肠盲端与肛门皮肤的距离，为无损伤性检查。

2. X线　常用的方法为将患儿倒置1～2分钟，于肛门凹陷处皮肤上贴一金属标记，拍侧位片，测金属标记与充气直肠的距离，以判断直肠盲端的位置。需于生后24小时检查，因吞咽的空气约20小时才能达到直肠盲端，否则易将盲端估计过高。直肠盲端位于PC线上方者为高位型，下方者为低位型，在PC线下，但仍在M线（坐骨结节上2/3和下1/3交接点与PC线平行的线）上方者，为中间位型。

3. 瘘管造影　合并瘘管但诊断困难者，可采用瘘管造影，做侧卧位摄片。

4. 尿道膀胱造影　可见造影剂充满瘘道或进入直肠，可确定诊断。对新生儿此法不易成功，阳性可肯定诊断，阴性不能除外。

【治疗原则】

生后一般情况良好，就诊时间多在生后5天之内。高位肛门直肠闭锁，合并有瘘管，多较细小，不能维持通畅排便者，应在新生儿期尽早行根治手术。低位或中间位闭锁、合并瘘管常较粗大，生后可通畅排便者，可延迟至婴儿期手术。先天性狭窄，可用探子扩张，需持续1年，如为膜状闭锁，切开隔膜再扩张。肛门部皮肤与肠盲端距离2cm以内，经会阴行肛门成形术，术后继续扩肛。肛门皮肤与直肠盲端距离2cm以上，以及合并膀胱或尿道直肠瘘，可先暂时作结肠造瘘或一期会阴肛门成形术，术后也需扩肛，防止瘢痕狭窄。肛门正常，直肠闭锁须开腹手术。

十三、膈疝

【诊断要点】

（一）临床表现

腹腔脏器疝入胸腔后压迫心、肺，引起不同程度的呼吸窘迫、缺氧、呕吐、纵隔移位等。

1. 轻症　出生时一般情况尚好，出生后出现阵发性呼吸急促及发绀，哭闹或喂哺时加重。胸廓外观可发现患侧扩大，呼吸运动减弱，叩诊呈鼓音或浊音。听诊呼吸音减弱或消失，能听到肠鸣音，向健侧卧位时症状加重。心脏向对侧移位，上腹凹陷呈舟状，并可见到反常呼吸，即吸气时腹部内陷，呼气时腹部隆起。

2. 重症　出生前已有腹腔脏器疝入胸腔内压迫心肺，出生时吞咽空气更增加胸腔内压力，导致肺不张、纵隔推向对侧、静脉回流受阻、肺静脉压增高、心排血量减少、严重缺氧及循环衰竭，迅速出现呼吸窘迫、心率快而弱、发绀极重，甚至呼吸停止。常伴有肺发育不良，因此呼吸障碍极严重，病死率甚高。如伴有肠旋转不良可出现肠梗阻症状。进入胸腔的肠曲如发生嵌闭，表现为剧烈呕吐，全身状况恶化，但不表现明显腹胀。合并感染时，极易引起肺炎或败血症。

依其疝孔部位不同分为三型。

（1）后外侧膈疝（Bochdalek 疝）：最多见（70%～90%）且最严重的一型，又称胸腹裂孔疝。多见于左侧，常伴有肠旋转不良（20%～30%）、先天性心脏病（20%）及肺发育不良（80%～90%）。本型大多无疝囊，疝内容物可为全部小肠、部分结肠、脾和肝左叶等。发病时间多在生后 6 小时以内，临床表现为生后即出现呼吸急促，呼吸困难，甚至发绀、呕吐等。

（2）胸骨后疝（Morgagni 疝）：即前膈疝，较少见，常见于右侧（85%～95%）或双侧。大都有疝囊，内容物为大网膜、横结肠、肝、胃等，因有疝囊，疝入胸腔的范围较小，症状较轻。如疝囊内肠曲扭转或嵌闭，亦可引起肠梗阻症状。X 线检查于前纵隔下部右侧心膈角处可见到边界清晰的圆形阴影，密度不匀，可见肠曲积气影。

（3）食管裂孔疝：参见本节前述。

（二）辅助检查

1. 产前诊断　羊水检测可发现卵磷脂和神经鞘磷脂低于正常。超声诊断，如能证实腹腔脏器位于胸腔内则可确定诊断。产前超声检查时如发现羊水过多、纵隔偏移、腹腔缺少胃泡等征象应予以进一步详细检查是否有腹腔脏器疝入胸腔。羊膜腔穿刺造影见造影剂于胎儿胸腔内，即可作出产前诊断。产前诊断时间与预后相关，时间越早预后越差，诊断时间大于25周者预后良好。

2. 生后诊断　胸腹部X线正侧位片示腹部充气阴影减少，膈肌升高，病侧胸腔有充气的肠曲或胃泡影、肺不张、纵隔向对侧移位，肺叶被压缩到胸腔顶部，具有诊断价值。

【治疗原则】

后外侧膈疝应急症手术治疗。术前准备应及时胃肠减压、吸氧、纠正酸中毒、维持热量及体液平衡，必要时给予高频喷射通气、肌肉松弛剂及血管扩张药物等以助改善心肺功能提高手术成功率。手术目的是迅速还纳疝内容物、修补疝孔及促使患侧肺膨胀。胸骨后疝则视病情择期做疝囊修补术，如无严重伴发畸形，手术效果好。

十四、膈膨升

膈肌发育不良或膈神经受损造成膈肌麻痹所致横膈异常升高，称膈膨升（diaphragmatic eventration）。左侧比右侧多见（8∶1），也有双侧膨升的报道，男多于女［(2～3)∶1］。

【诊断要点】

（一）临床表现

一般无明显症状，新生儿期可表现呼吸急促，哭闹及哺喂时加重并伴发绀。胸部呼吸运动减弱，可有纵隔移位，患侧叩诊浊音，听诊呼吸音减弱或消失，偶可听到肠鸣音，个别有呕吐。继发性膈膨升常有产伤史，并可兼有其他部位产伤，如臂丛神经损伤、锁骨骨折、胸锁乳突肌血肿等。

(二) 辅助检查

X线检查于直立位见患侧膈肌明显升高，膈肌完整，呈圆弧形顶。在膈下可见充气的胃、肠及肝，纵隔向对侧移位。X线检查所示膈膨升程度并不一定代表临床症状的严重度。

【治疗】

对症治疗及细致护理极重要，多数可免手术。患儿宜半卧位，可加用神经营养药物如维生素 B_{12} 等，保护新生儿不受感染，多数可恢复。如呼吸窘迫严重、合并胃扭转或肠旋转不良，出现肠梗阻等症状，则需紧急手术。

十五、脐肠瘘、脐窦、脐茸、脐肉芽肿、梅克尔憩室、卵黄管囊肿

【临床表现】

(一) 脐肠瘘 (umbilical fistula)

胚胎发育中卵黄管存留、管腔开放，远端管口由脐根部向体外开放，近端向肠腔开口。新生儿脐带脱落后脐孔创面不愈合，呈鲜红色凸起的黏膜面，经常有气体及分泌物由此溢出，因管腔瘘管与小肠相通，故分泌物中含有肠内容物，带有臭味，分泌物刺激脐孔部皮肤发生糜烂。以探针由瘘孔探入瘘管，可深达腹腔，注入碘化钠在透视下可发现通入小肠，口服活性炭可从瘘孔排出。

(二) 脐窦 (umbilical sinus)

卵黄管远端残存并向脐孔处开口，局部可见鲜红色凸起的黏膜面，创面不能愈合，经常有少量的分泌物，但不含肠内容物。以探针可插入窦口内，但不能深入腹腔，透视下造影剂显示窦道盲端。如新生儿护理不当，继发感染，可形成化脓性炎症，有脓汁溢出。

(三) 脐茸 (umbilical polyp)

卵黄管闭合后，脐孔处有少许残存的肠黏膜组织，局部可见一鲜红色黏膜面，似小息肉状外观，又称脐息肉，

可有少量分泌物，但无瘘孔或窦道。如黏膜受摩擦或损伤时，可有血性分泌物。

（四）脐肉芽肿（umbilical granuloma）

此与卵黄管无关，主要因断脐后脐孔创面受异物刺激（如爽身粉、血痂）或感染，在局部形成小的肉芽组织增生，并非肠黏膜组织，直径约0.2～0.5cm，表面湿润，有少量黏液性或带脓血性分泌物，日久不愈。如护理不当，可继发脐周化脓性炎症。

（五）梅克尔憩室（Meckel's diverticulum）

为卵黄管退化不完全在回肠远端形成一盲囊。约2%有此畸形，但多终生无症状，如婴幼儿发生并发症则症状严重。憩室约长2～5cm，顶端常游离于腹腔内，或可有残索与脐相连，如压挤或与肠襻环绕可引起肠梗阻；如憩室内翻可发生肠套叠；憩室内如有异位组织（胃黏膜、十二指肠、胰腺等），其分泌物可导致溃疡、出血或坏死；此外，憩室扭转、炎症、异物梗阻等，均可表现为严重的腹部急症，临床诊断须与阑尾炎及其他原因所致的肠梗阻、消化道出血等注意鉴别，常需剖腹探查才能明确诊断。或用核素^{99m}Tc扫描有助诊断，如延迟诊断及手术，病死率可高达10%左右。

（六）卵黄管囊肿（vitellointestinal cyst）

较少见，卵黄管两端已闭合，中段残存管腔，腔内黏膜面的分泌物不能排出，逐渐淤积使管腔扩大形成囊肿。本病在新生儿期可无明显症状，脐部创面正常愈合，仔细检查时可在中、下腹部触得囊性肿物，偶有因囊肿粘连或压迫肠曲而形成肠梗阻症状，常在手术中才能明确诊断。临床上较难诊断，近年来试用超声诊断或可查明。

【治疗】

新生儿出生后对脐部应细致护理，防止感染。正常新生儿脐孔可有少许黏液分泌物，不需特殊治疗，保持清洁干燥即可。分泌物较多时，应及时清理，可用3%过氧化氢及等渗盐水棉棒擦拭，75%酒精涂布。脐茸、脐肉芽肿可用硝酸银烧灼或搔刮局部，一般很易治愈。如无效，可考虑在婴儿期内手术切除。脐肠瘘、卵黄管囊肿必须外科手术治疗，如无肠梗阻等急腹症指征，可在生后数周内择期手术。脐窦可在出生半年后手术切除。梅克尔憩室一旦出现并发症均应手术切除。如在其他腹部手术中发现梅克尔憩室，条件许可时尽可能切除憩室以除后患。

十六、脐疝

腹腔脏器由脐环处向外突出到皮下，形成脐疝（umibilical hernia）。

【临床表现】

腹部中央以脐为中心突出一疝囊，囊外正常皮肤覆盖，呈圆形或卵圆形软囊，哭闹或直立位时因腹压增高而突起较大，安静或卧位时则还纳入腹腔，软囊消失，皮肤正常，以指端压迫疝囊容易使其还纳，并可听到气过水声。当小儿哭闹时，在疝囊表面可感到冲击感及张力感。安静下用指端探入脐孔内，能清晰触及光滑的疝环边缘，并可估计其直径。脐疝突起或还纳时，小儿均无痛苦，亦不易发生嵌顿。出生后一年内腹肌逐渐发达，多数可发现疝环逐渐狭窄缩小终于闭合，脐疝自愈，预后良好。

【治疗】

脐疝较小者多能自愈，不需治疗，且很少发生合并症。疝囊较大，哭闹时突出明显者，或 2 岁以上尚未闭合可用胶布加压粘贴法，先在腹部涂以安息香酸酊，以保护皮肤及增强胶布黏性，加压使疝囊还纳，并推挤两侧腹壁，使脐部皮肤松弛，出现纵行皱褶，用宽胶布条自一侧腋中线牵拉粘贴到对侧腋中线处，将脐部皮肤固定在胶布条下，以阻止疝囊外突，有助于自愈。胶布 1～2 周换一次，注意保护皮肤及局部清洁。经保守治疗后，4 岁以上脐疝仍不愈合者，可手术修补。

十七、脐膨出

脐膨出（omphalocele，exomphalos）为一种较少见的先天性畸形，系先天性腹壁发育不全、脐周围皮肤组织缺损，腹腔脏器在腹膜的包被下向体外膨出。

【临床表现】

新生儿出生时即可见到脐部有囊膜膨出，无皮肤及肌肉覆盖，透过包膜可看到囊内的脏器，囊膜外有脐带附着，可清晰看出脐血管。巨型脐膨出的直径在 5cm 以上，脐带附着于囊下部较低处。小型脐膨出囊内主要为肠曲，脐带附着点位于囊顶部。脐膨出囊膜表面湿润、光滑、透明而有光泽，出生 6～12 小时后，表面渐干燥，失去光泽而呈粗糙、不透明黄色膜面。有时囊膜破裂、内脏脱出，可引起腹膜炎、休克而死亡。偶有在出生前囊膜已破裂，出生时即见内脏暴露于腹壁外，广泛水肿，色暗红，表面有纤维素附着。出生过程中囊膜破裂者，出生后内脏色尚鲜红，并无纤维素覆盖。脐膨出患儿约 40%兼有其他先天性畸形，如有异位心脏、胸骨与心包缺损、膈疝及肺发育不全者，称 Cantrell 五联征。此外，还有合并染色体异常的三体综合征等，可表现相应症状。患儿可能有畸形基因，也有同时发生脐膨出的双胞胎的报道，基因遗传方式尚不明确。

【治疗】

本病的治疗有多种方法，应视腹壁缺损大小、治疗时间、是否合并严重畸形、囊膜破裂及感染与否、出生体重等选择最佳方法。目前仍主要采取外科手术治疗。

术前准备：出生即见到脐膨出者，立即敷盖无菌纱布或等渗盐水纱布，并尽早手术，因生后短时间内胃肠道尚未大量充气、染菌机会尚少，有利于手术成功。术前插胃管以防呕吐及腹胀，加用抗生素及静脉高营养疗法，对改善预后起重要作用。保守治疗适用于巨大型囊膜完整、就诊较晚、全身情况较差（早产、低体重、合并严重畸形及硬肿症者）或有感染不宜手术者。

十八、腹裂

由于脐带周围腹壁全层缺损而致内脏脱出称为腹裂（laparoschisis，gastroschsis）。

【临床表现】

出生时即出现部分肠管由裂口处突出在腹壁外，80％在右侧，肠管水肿并增厚，肠襻相互粘连，伴有胶冻样物质披盖或胎粪色纤维假膜，肠管呈暗紫色，浆膜下可有血肿，有时有肠坏死或伴腹膜炎。

【治疗】

出生后立即用无菌盐水纱布将脱出腹外的肠管覆盖，做好术前准备，施行急症手术。

十九、先天性腹壁肌肉发育不良综合征

先天性腹壁肌肉发育不良综合征（prune belly syndrome，PBS）是一种罕见的疾病。腹壁肌肉纤维完全缺如，或由一层薄的、没有功能的纤维组织代替。单块肌肉缺如比整组肌肉缺如多见；一侧肌肉缺如比两侧多见。腹壁肌肉缺如发生率的高低依次为腹横肌，脐下腹直肌，腹内斜肌，腹外斜肌，脐上腹直肌。

【临床表现】

部分病例可表现有典型腹壁肌肉发育不良、巨大膀胱等泌尿系统畸形和隐睾症“三联征”。患儿腹壁松弛，有许多皱褶，腹壁菲薄，可见肠型，脐移向上腹部，下腹部隆起为巨大膀胱，因腹肌收缩无力，坐立困难，咳嗽无力，呈矛盾式呼吸，易患呼吸道感染，伴有双侧隐睾。腹部触诊如软袋，可见肠蠕动波。此外尚可伴肢体畸形、肛门闭锁、双角子宫和肺透明膜病等多种疾患。本病有遗传因素，但染色体核型正常。孕母产前 B 超检查若发现胎儿腹部巨大囊性包块，应考虑到本病可能。

【治疗】

多数人主张非手术疗法治疗腹肌缺如，用弹力绷带或腹带包扎腹部，可防止腹内脏器损伤。有人发现局部腹壁缺损在发育过程中可自行闭合。如疑有泌尿道梗阻应手术探查，去除梗阻原因。有人用人造材料或自身组织修补腹肌缺损，获得成功。本病合并严重泌尿系统畸形者预后差。

二十、胎粪性便秘

新生儿因胎粪稠厚、积聚在乙状结肠及直肠内，出生48小时后尚未开始排便，出现一过性低位肠梗阻症状，称胎粪性便秘（meconium constipation）。

【临床表现】

胎粪排出时间延迟，患儿表现不安、腹胀、拒奶，继之发生呕吐，吐出物带有胆汁。腹部X线平片可见小肠及结肠充气，或有胎粪颗粒阴影。肛门指检可触到秘结的胎粪，并可能随指检带出粪塞而使症状缓解。

【治疗】

如胎粪不能顺利排出，可灌肠促其排便，一般用温盐水15～30ml/次灌肠，亦可用开塞露5ml/次轻轻注入肛门，保留数分钟，多即奏效，当大量胎粪排出，症状即刻缓解，不再复发。

二十一、胎粪性腹膜炎

胎儿期肠穿孔导致胎粪流入腹腔引起的腹膜无菌性、化学性炎症，称胎粪性腹膜炎（meconium peritonitis），是新生儿腹膜炎中较多见的一种。

【临床表现及分型】

症状轻重不等，临床表现可因其肠穿孔发生的早晚而不同。如出生前肠穿孔已愈合，出生时一般情况尚好，但以后可能反复出现粘连性肠梗阻。有纤维粘连性腹膜炎或肠粘连者可在出生后很快即有严重腹胀、呕吐、呼吸急促、循环不良。穿孔未愈合者出现气腹，腹壁可见红肿伴静脉淤张，腹腔内有积液或积脓，液体还可沿腹膜鞘突向下引流入阴囊内。出生后可能先有 1～2 次少量胎粪排出，或呈黏液血便，随后表现顽固性便秘。腹部 X 线平片见到多个钙化斑块阴影为本病特征。

依据临床症状及 X 线片所见，可将本病分为三型。

1. 肠梗阻型　因有肠粘连、狭窄或闭锁，出生后即出现肠梗阻症状，如呕吐、拒奶、腹胀、便秘，有时腹部可触到粘连的肠段，腹部 X 线立位片有肠曲充气及扩大，伴多个液平面，呈阶梯状，并明显见到散在不规则钙化斑块阴影。

2. 腹膜炎型　腹腔有积液，出生后继发气腹及感染化脓，其气腹又可分两种。

（1）游离性气腹：肠穿孔为开放性，生后迅速发现膈下积气，伴腹腔积液，或引流入阴囊内，腹胀显著，腹壁发亮、发红、静脉怒张，阴囊水肿。腹部叩诊呈鼓音和移动性浊音。听诊肠鸣音减少或消失。一般情况差，可伴有呼吸困难和发绀。腹部 X 线片示横膈抬高及膈下游离气体，全腹部不透明，仅见少量肠曲及气体，可见横贯全腹大液平面，穿孔发生时间晚可无钙化斑块散在，有时阴囊亦出现钙化点。

（2）局限性气腹：肠穿孔被纤维素粘连包被，形成假性囊肿，囊内含积液及气体。钙化斑块可见于假性囊肿壁上或其他任何部位。此型可发展为局限性腹腔脓肿或弥漫性腹膜炎。

3. 潜伏性肠梗阻型　出生时肠穿孔已闭合，未发生肠梗阻症状，一般情况良好，但腹部 X 线平片有钙化斑块阴影，因有肠粘连而存在着肠梗阻反复发作的机会。可能生后数月内可发生肠梗阻症状，并有复发的倾向。

【治疗】

轻症只需内科对症治疗，暂禁食、胃肠减压及灌肠，待通便后症状即缓解。顽固便秘者可在X线透视下经直肠灌注泛影葡胺直达回肠，比一般灌肠法好。如已有气腹，或肠梗阻症状不能缓解时，应尽早进行外科手术治疗，根据病情考虑单纯引流、肠粘连剥离、肠捷径吻合、肠切除或造瘘等。

二十二、胎粪性肠梗阻

本病系肠内聚集稠厚胎粪，肠蠕动不能将其排出，导致胎粪性肠梗阻（meconium ileus），又称黏稠病（mucoviscidosis），为一种常染色体隐性遗传病。

【临床表现】

出生即有肠梗阻症状，表现呕吐及顽固便秘，腹部膨隆，腹壁可见肠型，指检或一般灌肠法不能引出多量胎粪。X线片见小肠充气而结肠细小（幼稚型结肠），右下腹可见到胎粪结块的阴影、间以不规则气泡影，状如海绵或肥皂泡样，并可有钙化斑点。此外，本病可伴有呼吸道及消化道囊性纤维变，患儿可表现肺不张、反复呼吸道感染、消化吸收功能不良、维生素K缺乏，以及易出汗、汗液中钠及氯含量高，导致电解质及水分丢失症状等。除X线外，腹部B超、盆腔MRI、肛门直肠测压及直肠活检均有助于诊断。

【治疗】

经胃管注入胰酶以促使胎粪软化；或可慎用1%过氧化氢液灌肠，在X线透视下经肛门灌注泛影葡胺15～20ml/次可促使胎粪易于排出。此外亦可用胰腺素、痰易净加水灌肠，以利于胎粪脱离肠壁而排出。保守治疗无效，需行外科手术，行回肠末端造瘘，注入胰腺素以溶解胎粪。手术病人应注意热量的供给。本病无囊性纤维变者，远期预后好，而伴有肺部病变者预后不佳。

（李在玲）

第七节　新生儿黄疸

新生儿黄疸（neonatal jaundice）是新生儿常见症状之一，尤其是生后 1 周内的新生儿，既可以是生理现象，又可为多种疾病的主要表现。胆红素重度升高或虽然不是很高，但同时存在缺氧、酸中毒、感染等高危因素时，可引起胆红素脑病，死亡率高，幸存者多存在远期神经系统后遗症。因此，需及时正确判断黄疸的性质，早期诊断和早期治疗。

【正确判断生理性和病理性黄疸】

（一）生理性黄疸传统的诊断标准

足月儿生后 2～3 天出现黄疸，4～5 天达高峰，7～10 天消退，血清胆红素浓度 24 小时内＜6mg/dl，48 小时内＜9mg/dl，48 小时后＜12.9mg/dl；早产儿出现略迟，黄疸较重，2～4 周消退，胆红素浓度在上述同期应分别＜8mg/dl、＜12mg/dl、＜15mg/dl。

（二）病理性黄疸

新生儿黄疸出现下列情况之一时要考虑：①生后 24 小时内出现黄疸，胆红素浓度＞6mg/dl。②足月儿胆红素浓度＞12.9mg/dl，早产儿＞15mg/dl。③血清结合胆红素＞1.5mg/dl。④血清胆红素每天上升＞5mg/dl。⑤黄疸持续时间较长，超过 2～4 周，或进行性加重或退而复现。

生理性黄疸存在个体差异，也因种族、地区、遗传和喂养方式的不同而有较大的差别。如东方人比西方人高，母乳喂养儿较人工喂养儿高。有关健康足月儿生理性黄疸 TSB 最高限值的研究报道较多。Maisels 等于 1981 年提出的诊断标准，足月儿血清总胆红素（TSB）不超过 220.6μmol/L（12.9mg/dl），早产儿 TSB 不超过 256.5μmol/L（15mg/dl）一直作为传统的诊断标准沿用至今。Bhutani 等（1999）报道胎龄 39 周的正常新生儿生后

96h第95百分位的TSB为299.3μmol/L（17.5mg/dl）。Newman等（1999年）和Maisels等（1999年）报道正常足月儿生后96h第95百分位TSB值分别为299.3μmol/L（17.5mg/dl）和265.1μmol/L（15.5mg/dl）。我国（2000年）多中心研究报道第95百分位的TSB值为303.2μmol/L（17.7mg/dl）。由于各报道研究对象的种族、喂养方法以及胆红素的测定方法不同，结论有一定差异。但我国正常足月新生儿生理性黄疸TSB最高限值较以前有所提高。

鉴别生理性还是病理性黄疸，血胆红素是重要的诊断依据，但必须结合临床，仔细认真分析，做出诊断，以免贻误或扩大诊断和治疗。界定是生理性还是病理性黄疸的目的是为了预防病理性黄疸和胆红素脑病的发生，是决定是否需要采取干预和治疗措施的关键。

【病理性黄疸的病因】

（一）常见病因

1. 胆红素产生过多　同族免疫性溶血（如Rh血型不合、ABO血型不合）、红细胞酶缺陷（如G-6-PD缺陷、丙酮酸激酶缺陷）、红细胞形态异常（如遗传性球形红细胞增多症）、血红蛋白病（如地中海贫血）、红细胞增多症（如胎胎输血）、体内出血（如头颅血肿）、感染（重症感染如败血症）、维生素E缺乏和微量元素缺乏。使用药物如磺胺、呋喃妥因、呋喃唑酮（痢特灵）、水杨酸盐、维生素K_3、樟脑、黄连等可诱发G-6-PD缺陷发生溶血性贫血，孕母分娩前静点催产素（超过5U）可导致红细胞通透性及脆性增加而致溶血。

2. 肝细胞摄取和结合胆红素能力低下　如感染、窒息、缺氧、酸中毒、低体温、低血糖、低蛋白血症、药物（如磺胺、水杨酸盐、维生素K_3、吲哚美辛、毛花苷C等）、先天性非溶血性高胆红素血症（如Criger-Najjar综合征和Gilbert综合征）、家族性暂时性新生儿高胆红素血症（Lucey-Driscoll综合征）等可使肝细胞摄取和结合胆红素能力低下。其他如甲状腺功能低下黄疸常延迟消退。

3. 胆红素排泄异常　肝细胞排泄功能障碍或胆管受阻，可发生胆汁淤积性黄疸，结合胆红素增高，也可伴有未结合胆红素增高，而致混合性高胆红素血症。常见病因有新生儿肝炎综合征、先天性代谢缺陷病、先天性胆道闭锁、先天性胆总管囊肿等。

4. 肠肝循环增加　如先天性肠道闭锁、幽门肥大、巨结肠、胎粪性肠梗阻、饥饿、喂养延迟、药物所致肠麻痹等；母乳喂养儿可能由于肠道内β-葡萄糖醛酸苷酶含量及活性增高，促使胆红素肠肝循环增加。

（二）常见病因的临床特点

1. 新生儿溶血病　包括Rh和ABO溶血病，黄疸常出现于24小时内，进展较快，血清胆红素＞15～20mg/dl，可伴有贫血、肝脾大，甚至胎儿水肿、胆红素脑病等。

2. 感染　重症感染（如败血症、化脓性脑膜炎、重症肺炎等）时可导致黄疸加重。宫内感染黄疸出现早，生后感染出现黄疸略晚，同时伴有感染的各种表现。

3. 围生期因素　主要包括病理分娩、围生期缺氧、药物影响（新生儿用药：水合氯醛、吲哚美辛、水杨酸盐、维生素K_3、噻嗪类利尿剂等；母亲用药：催产素、地西泮、氯丙嗪等）、高危妊娠及高危儿。黄疸2～3天出现，5～6天达高峰，中等程度。

4. 母乳性黄疸（breast milk jaundice）　分为早发型和迟发型。早发型又称母乳喂养性黄疸（breast feeding jaundice），黄疸出现时间和高峰时间均与生理性黄疸相似，而血胆红素峰值高于生理性黄疸，消退时间晚于生理性黄疸。原因与母亲的喂哺技巧、乳房肿胀、乳头皲裂以及分娩后头两天乳汁分泌少、新生儿吸吮不当等影响母乳喂养成功率，使新生儿处于饥饿、脱水和营养缺乏状态，使肠蠕动减少，胎粪排出延迟，致肠肝循环增加。迟发型黄疸常见于出生1周以后，亦可在生理性黄疸减轻后又加重，

TSB超过生理范围，其峰值可在生后2～3周，持续4～6周甚至达2～3个月。可能与母乳中β-葡萄糖醛酸苷酶活性高有关，使肠道内的结合胆红素水解后重吸收，增加肠肝循环。母乳性黄疸的诊断需在排除其他病理因素后才可作出。

5. 高结合胆红素血症　临床以阻塞性黄疸为特征，即皮肤、巩膜黄染，大便色变淡或灰白，尿色深黄，肝脾大和肝功能损害等为主要表现的症候群，国内称为新生儿肝炎综合征。从病因可分为四类：①肝、胆道阻塞；②遗传代谢紊乱；③先天性持续性淤胆；④获得性肝内淤胆；从解剖结构来分可分为：肝细胞性（肝细胞排泄障碍及摄取结合排泄均障碍）和肝后性（胆道排泄障碍）。常见疾病有新生儿肝炎、新生儿败血症、药物及中毒、先天代谢性疾病以及肝内外胆管梗阻等。

【诊断要点】

（一）病史

详细询问妊娠史、胎次、分娩史、输血史、父母血型、感染史、用药、家族史、喂养方式、尿便颜色等情况，问清黄疸发生情况有助于鉴别诊断。

1. 24小时内黄疸　Rh、ABO溶血病，宫内感染。

2. 2～3天黄疸　多为生理性，如黄疸重、持续时间长，考虑病理性因素。

3. 4～5天出现或加深　考虑败血症、胎粪排泄延迟。

4. 消退延迟或持续加深　考虑母乳性、感染性、红细胞形态异常等。

5. 尿黄、便白　胆道梗阻、肝炎、遗传代谢病和各种原因引起溶血导致的胆汁黏稠综合征。

（二）体格检查

1. 黄疸程度　新生儿血红蛋白水平高而皮肤又薄，故肤色红，常掩盖黄疸，用指压皮肤（额头、前胸、腹部、手足心），易于观察程度。根据黄疸的分布，估计黄疸的程度。黄疸位于面部、躯干多为生理性黄疸，若四肢及手、足心均黄，胆红素常＞15mg/dl，为病理性黄疸。

2. 黄疸颜色　未结合胆红素升高为主，呈桔黄或金黄色；结合胆红素升高为主，呈暗绿色或暗黄色。

3. 伴随表现　溶血性黄疸多伴有贫血、肝脾大、皮肤出血点、水肿、心力衰竭。感染性黄疸多伴发热、感染中毒症状及体征。梗阻性黄疸多伴肝大，大便色发白，尿色黄。

4. 胆红素脑病　重症黄疸时可发生，与胆红素浓度、血脑屏障成熟度及缺氧、酸中毒、败血症、高热、低体温、低蛋白血症、低血糖等危险因素有关。表现反应差、精神萎靡、厌食。肌张力低，继而易激惹、高声尖叫、呼吸困难、惊厥或角弓反张、肌张力增高等。

5. 黄疸消退时间　母乳性黄疸多延迟，可经 3～12 周黄疸才能消退。

【实验室检查】

1. 总胆红素检测　用微量血检测总胆红素，经皮胆红素作为筛查或监测。静脉血测定未接合及结合胆红素。

2. 其他　血常规、血红蛋白、网织红细胞、血型、肝功能等，根据所考虑的病因行相应的血液或影像学检查。

【新生儿黄疸的诊断步骤】

见图 5-7-1。

【治疗】

治疗目的是防止胆红素进一步升高，减少胆红素脑病的危险性。治疗方法有光疗、换血及药物治疗。

（一）光疗

1. 指征　新生儿生后血脑屏障的发育和胆红素水平是一个动态发育的过程，胎龄及日龄越小，出生体重越低，血清胆红素超过一定限度对新生儿造成脑损害的危险性越大。因此新生儿黄疸的干预标准应是随胎龄、日龄和出生体重而变化的动态曲线。2000 年在广州召开的“全国新生

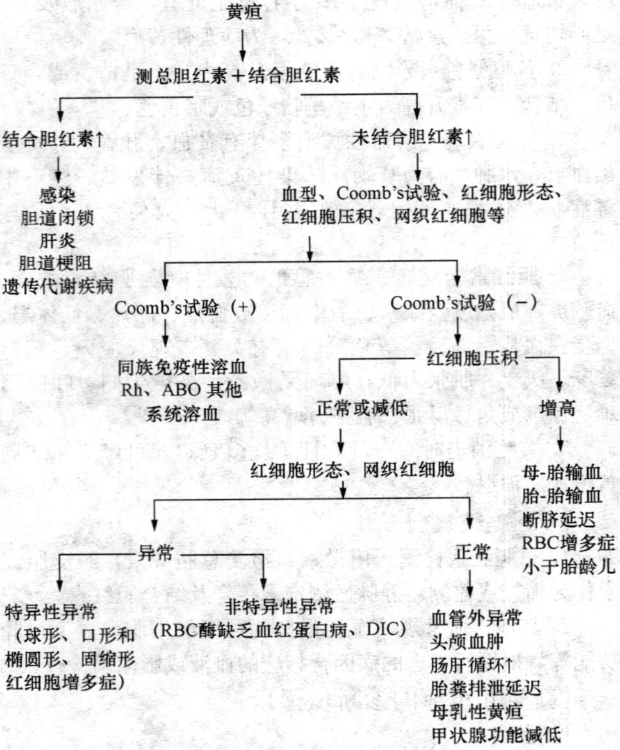

图 5-7-1　新生儿黄疸的诊断步骤

儿黄疸专题研讨会”上，制订了我国新生儿黄疸干预推荐方案，包括足月儿和早产儿黄疸干预推荐方案，参见表 5-7-1 及表 5-7-2，并对干预方案加以解释说明：

1）有高危因素（窒息、缺氧、酸中毒、败血症、高热、低体温、低蛋白血症、低血糖等）者应放宽指征。

2）24～72 小时出现黄疸者，出院前至少查 1 次胆红素，出院后 48 小时应复查。

3）出生 7 天（尤 3 天内）接近但尚未达干预指标者，密切监测胆红素，以便及时治疗。无监测条件可放宽指征。

4）光疗失败是指光疗 4～6 小时后，胆红素仍每小时上升超过 0.5mg/dl，准备换血。

5）早产儿黄疸治疗标准按胎龄、日龄、出生体重而形成多条曲线。有形成胆红素脑病的高危因素的早产儿，应予以预防性光疗。

表 5-7-1　不同出生时龄的足月新生儿黄疸干预推荐标准

时龄（h）	总胆红素水平　μmol/L（mg/dl）			
	考虑光疗	光疗	光疗失败换血	换血加光疗
～24h	≥103（6）	≥154（9）	≥205（12）	≥257（15）
～48h	≥154（9）	≥205（12）	≥291（17）	≥342（20）
～72h	≥205（12）	≥257（15）	≥342（20）	≥428（25）
＞72h	≥257（15）	≥291（17）	≥376（22）	≥428（25）

注：1mg/dl＝17.1μmol/L

2. 方法　单面、双面光疗法。

3. 时间　连续、间歇照射。前者为 24 小时连续照射；后者是每 24 小时照射 8～12 小时。根据病情而定，黄疸重者以连续照射为佳。

4. 光疗期间需密切监测胆红素浓度，一般 12～24 小时测定 1 次，对溶血病及胆红素浓度接近换血指征者，每 4～6 小时测定胆红素和红细胞压积。光疗结束后，连续监测 2 天，观察有无反跳现象，当反跳值达到光疗水平时，需再次光疗。

5. 光疗注意事项

1）灯管连续使用 2000 小时需更换新灯管。在治疗 Rh 溶血病等重症高胆时，应更换新灯管。

2）光疗箱要预热，待温度在 30℃左右时才放患儿入内。

表 5-7-2　不同胎龄/出生体重的早产儿黄疸干预推荐标准：总胆红素水平 μmol/L（mg/dl）

孕周/体重	出生～24h		～48h		～72h	
	换血	光疗	换血	光疗	换血	光疗
<28w/1000g	≥85.5（5）	≥119.7（7）	≥119.7（7）	≥153.9（9）	≥119.7（7）	≥171（10）
28～31w/1000～1500g	≥102.6（6）	≥153.9（9）	≥153.9（9）	≥222.3（13）	≥153.9（9）	≥256.5（15）
32～34w/1500～2000g	≥102.6（6）	≥171（10）	≥171（10）	≥256.5（15）	≥205.2（12）	≥290.7（17）
35～36w/2000～2500g	≥119.7（7）	≥188.1（11）	≥205.2（12）	≥290.7（17）	≥239.4（14）	≥307.8（18）
36w/>2500g	≥136.8（8）	≥239.4（14）	≥222.3（13）	≥307.8（18）	≥256.5（15）	≥342（20）

注：1mg/dl=17.1μmol/L

3）用一次性眼罩或双层黑布遮盖双眼，尿布遮住生殖器。

4）由于光疗时不显性失水增加，因此光疗时液体入量需增加 15%～20%。

6. 光疗副作用　光疗相当安全，基本无明显并发症。有一些相对较轻和一过性的并发症。常见表现有发热、腹泻、皮疹、核黄素缺乏、青铜症及低血钙等。

（二）换血疗法

参见本节附：换血疗法。

（三）药物治疗

1. 一般治疗　如存在引起胆红素脑病的高危因素，应给予对症治疗。

2. 酶诱导剂　苯巴比妥 5mg/(kg·d)，分 2～3 次服，服药后 2～3 天起效。

3. 抑制溶血过程　大剂量免疫球蛋白一般用于重症溶血病的早期，用量为 1g/kg，6～8 小时内静脉滴注，参见表 5-7-3。

4. 减少游离的未结合胆红素　白蛋白：一般用于生后 1 周内的重症高胆，见表 5-7-4 和表 5-7-5 用量。白蛋白 1g/kg 加葡萄糖液 10～20ml 静脉滴注；也可用血浆 25ml/次 静脉滴注，每日 1～2 次。在换血前 1～2 小时应输注一次白蛋白。

表 5-7-3　新生儿溶血病静脉用丙种球蛋白输注标准

时龄（日龄）	总胆红素水平（mg/dl）
～24h	≥6
～48h	≥12
～72h	≥15
>72h，<6d	≥18

表 5-7-4　足月新生儿黄疸白蛋白输注标准

时龄（日龄）	血清总胆红素水平（mg/dl）	
	标准一	标准二
24h	≥12	≥14
48h	≥17	≥18
72h	≥20	≥23
>72h，<6d	≥22	≥23

注：当存在引起胆红素脑病的高危因素如溶血病、窒息缺氧史、酸中毒、败血症、高热、低体温、低蛋白血症、低血糖等时应采用标准一，一般采用标准二

表 5-7-5　早产儿白蛋白输注标准（总胆红素 mg/dl）

胎龄/出生体重	出生～24h	～48h	～72h
<28w/1000g	≥6	≥8	≥8
28～31w/1000～1500g	≥7	≥11	≥12
32～34w/1500～2000g	≥8	≥13	≥15
35～36w/2000～2500g	≥9	≥15	≥16
>36w/>2500g	≥11	≥16	≥18

5. 阻断肠肝循环　当肠道菌群建立后，细菌使胆红素分解为尿胆素原，使胆红素的肠肝循环显著减少。有些情况会影响肠道菌群的建立，如使用广谱抗生素、肠外营养等。近年来各地报道使用乳酸菌、双歧杆菌等制剂，改变肠道内环境，对黄疸的减轻，尤其是母乳性黄疸作为一种辅助治疗，疗效尚有争论。中药如茵栀黄口服液可酌情使用。过去曾应用活性炭、琼脂阻断胆红素在肠道的重吸收，未取得明显的临床疗效，现已不用。

（四）母乳性黄疸的治疗

1. 早发型母乳性黄疸的预防和处理　①鼓励频繁喂奶，避免添加糖水。最好喂奶每日 10 次以上。②监测胆红素浓度。③胆红素达到光疗指征时可光疗。

2. 晚发型母乳性黄疸胆红素＜15mg/dl 不需停母乳；＞15mg/dl 时暂停母乳 3 天，在停母乳期间，母亲需定时吸奶。＞20mg/dl 时则加光疗，一般不需要用白蛋白或血浆治疗。

【预防】

胆红素脑病可以预防，应对发生严重高胆红素血症的危险因素进行系统和全面评估（见表 5-7-6），进行紧密随访和在有指征时及时有效的处理：①促进和支持成功的母乳喂养；②出生后监测新生儿血清总胆红素（TSB）水平或经皮胆红素（TcB）水平，按照生后不同时间认识胆红素水平；③应意识到早产儿，特别是母乳喂养的早产儿，易发生严重高胆红素血症，予以更严密的监测；④在出院前，应对发生严重高胆红素血症的危险因素进行系统的评估。尤其对出生后 72 小时内出院的新生儿，出院前测定胆红素水平，并于出院后 48 小时来院复查；⑤应对新生儿父母进行新生儿黄疸知识宣教。

表 5-7-6　胎龄≥35 周新生儿发生严重高胆红素血症的危险因素

主要危险因素	次要危险因素	低危因素
出院前 TSB 或 TcB 处于高危区 24h 内出现黄疸 母乳喂养 胃部不当/体重下降过多 胎龄 $35\sim36^{+6}$ 周 以前同胞曾接受过光疗 头皮血肿或明显产伤 直接 Coombs（+）或 G6PD 等溶血病东亚人种	TSB 或 TcB 处于高中危区 出院前出现黄疸 糖尿病母亲巨大儿 胎龄 37～38 周 以前同胞出现过黄疸 母亲年龄超过 25 岁	TSB 或 TcB 处于低危区 出院时间＞72h 单纯人工喂养 胎龄＞41 周 黑色人种

（朴梅花）

[附　换血疗法]

【家属知情同意】

(一) 输血治疗同意书(略)

(二) 换血治疗同意书

1. 换血治疗的必要性　患儿目前黄疸病情危重，必须实施换血治疗，否则极易发生胆红素脑病。一旦发生，有50%～75%患儿死亡，幸存者约75%～90%留有智力低下等严重后遗症。而换血治疗是抢救严重黄疸患儿生命最迅速、最有效的措施。

2. 换血的主要风险

(1) 换血过程中5%～10%可发生急性并发症，包括一过性心动过缓、苍白、一过性血管痉挛、血栓、需要复苏的呼吸暂停伴心动过缓及猝死、窒息、发绀、低体温、空气栓塞、心力衰竭和心脏停搏、出血、感染、代谢紊乱(高血糖症、低镁血症、高钾血症、低钾血症合并代谢性碱中毒、低血糖症、低血钙症、酸中毒)等。

(2) 换血过程中频繁的血压和心排出量波动，影响各脏器的灌注，包括心血管损伤：心律不齐，心搏骤停，心力衰竭，空气/血凝块栓塞；易引起肠管缺血和坏死，并发坏死性小肠结肠炎，肠穿孔，肝坏死；尤其是脑血流变化易出现颅内高压或缺血。

(3) 换血后晚期并发症：感染、贫血、胆汁郁积、输血所致的溶血样反应，移植物抗宿主反应(腹泻、皮疹、肝炎、嗜酸性粒细胞增多)。

(4) 换血过程中婴儿猝死的发生率约为3%。国外报道：即使是有经验的医生进行换血，猝死的发生率为0.3%～0.5%。

(5) 本次换血后，由于组织中胆红素移回循环中，血清胆红素水平可以在几个小时内又很快上升，少数患儿需要进行第2次甚至第3次换血。

（6）换血前患儿可能已存在胆红素脑病，虽然此次治疗可以缓解病情，但无法逆转已有的损伤。

【血液选择】

（一）血型选择（见表 5-7-7）

表 5-7-7　新生儿换血血型的选择

新生儿	换血的血型选择
Rh 溶血病有抗 D 者	1. Rh 阴性，ABO 同型患儿
	2. Rh 阴性、O 型血
	3. 无抗 D IgG 的 Rh 阳性、ABO 型同患儿
	4. 无抗 D IgG 的 Rh 阳性、O 型血
Rh 溶血病有抗 C、E 者	1. Rh 血型同母，ABO 血型同患儿
	2. Rh 血型同母，O 型血
	3. 无抗 C、E 等 IgG 的任何 Rh 血型，ABO 型同患儿
	4. 无抗 C、E 等 IgG 的任何 Rh 血型，O 型血
ABO 溶血	1. O 型红细胞，AB 型血浆
	2. O 型血
	3. 同型血
不明原因的高胆红素血症	1. 同型血
	2. O 型血

（二）血液选择

1. 首选新鲜血，在无新鲜血的情况下可使用深低温保存的冷冻血。换血前先将血液在室内预热，使之接近体温（34～35℃），加温＞37℃会引起溶血。

2. 换血量和换血速度：

输入血量（ml）＝80ml/kg×体重（kg）×2＋75ml

换血总量按 150～180ml/kg 计算

总量为 400～600ml

换血时间：2～3 小时

3. 血库实际供给　AB 型血浆，每袋标注“120ml”，实际 105ml 左右。O 型洗涤红细胞，标注“1U”（200ml 血制备），“ACD-B：每 100ml 加枸橼酸钠 1.32g、枸橼酸 0.48g、葡萄糖 1.4g”，实际 175ml 左右，除去保养液，可能仅 140ml 红细胞。

可申请 200ml 血浆，2 袋洗涤红细胞（280ml 左右红细胞，总液量 350ml），总输入量 550ml，红细胞压积 50%左右。若存在贫血或低体重，可少输 50ml 的血浆，减少总输入量并提高红细胞压积。

4. 抗凝剂　国内的推荐方案认为枸橼酸盐保养液可结合游离钙，引起低钙血症，故每换 100ml 血应缓注 10%葡萄糖酸钙 1ml，换血结束时再缓注 2～3ml。另外枸橼酸右旋葡萄糖保养液的血含糖高，可刺激胰岛素分泌，使血糖降低，故在换血过程中及换血后 1～3 小时都应注意有无低血糖症发生。

【换血方法】

1. 全自动周围血管双管同步换血法　换入途径采用较粗头皮静脉、手背静脉等，换出途径采用桡动脉、颞浅动脉等。建议采用头皮静脉配桡动脉，换出途径采用股静脉甚至较粗的四肢浅表静脉也可，应注意：

（1）肝素液冲管，尤其是三通管的接头处需用肝素液浸泡。

（2）适度间断束紧换出静脉穿刺点上方可保持换出通路的通畅。

2. 脐静脉 Push-Pull 换血法　理论认为生后 7 天脐静脉闭锁，因此生后 7 天内可以进行脐静脉切开、置管经脐静脉换血。

（1）脐静脉管：换血时型号采用 7Fr。

（2）置管：局麻下沿脐轮上方 0.8～1cm 做 1.5cm 长之半圆形切口，找到脐带延续部分（一般位于正中线稍偏右）可见灰白色的脐静脉，宽约 0.5cm，切开静脉即可插管，插入深度 4～5cm，抽到回血即可，缝线固定。

【换血步骤】

1. 换血前准备

（1）环境：在NICU进行，室内温度维持24～26℃。

（2）人员及分工：医生、护士、观察记录者各一人。医生负责应急处理整个换血过程的操作和指导；护士负责穿刺、控制速度、测血压；观察记录者负责准备器材、协助穿刺、记录操作和出入血量、观察患儿状态、照料血瓶、供应其他药物器械、接送标本等工作。

（3）器械及药物

见表5-7-8。

表5-7-8　换血器械和药品准备

输液泵	2台	输液器	1个	三通	2个
推注泵	1台	100ml液体空瓶	8个	一次性输血管	2个
留置针	2个	100ml肝素生理盐水（1U/ml）	1瓶	10%葡萄糖酸钙	2支
急救备用药品	若干				

（4）监测T、R、HR、BP、SaO_2。

（5）静脉穿刺，取血查血常规、血型、Coombs试验、肝功能（血胆红素、白蛋白等）、肾功能（BUN、肌酐）、生化（血糖、钾、钠、氯、钙、二氧化碳结合力）凝血功能、血气。如伴窒息缺氧、酸中毒、心力衰竭、休克、低血糖、低白蛋白症等，需纠正。

（6）若时间允许，换血前禁食4小时，或者术前抽空胃液以防呕吐而误吸。

（7）常规给予苯巴比妥10mg/kg。

（8）换血开始前将连接输出血液的各管道用肝素生理盐水过滤滑润保持抗凝状态。

2. 换血步骤

（1）通过1个三通输血管经推注泵A血浆100ml/h＋

推注泵B洗涤红细胞100ml/h，1h后血浆50ml/h＋洗涤红细胞150ml/h。泵速初始设为5ml/h，此为换入回路。

（2）再行动脉穿刺，接三通（已用肝素液浸泡），三通一端接肝素盐水（输液泵速30ml/h），一端接已用肝素液冲管的排血管，反向接输液泵（输液泵速230ml/h）向外泵血，自然滴入量筒，此为换出回路。

（3）再将泵A速度放开为200ml/h。

（4）换血开始后准确记时，调节并读取量筒内出血量，使不超过4ml/min，相当于240ml/h，再减去汇入的肝素液30ml/h，即为210ml/h，与输血速度基本持平。

此时换血将自动进行，仅需在一旁做好监护、记量和调节。以后每隔10min读取量筒1次，并读取泵A、B上的累积量，然后按以下公式判断：

累积入量（ml）＝泵A累积量；

累积出量（ml）＝量筒测量－泵B累积量；

换入速度（ml/h）＝泵A速度；

换出速度（ml/h）＝累积出量/所耗时间。

（5）操作上谨记需量出为入，从血滴入量筒始，由专人准确计时和读数，每隔1min报数1次共5次，同时调节排血夹，使血滴速度不大于4ml/min或20ml/5min（若低于此值则任其自然滴出），由此推算出每小时的值，再减去汇入的肝素液，即为出速值，一般为200ml/h左右，不宜太快，再以此值设置入速，即达到等速目的。当然，其间仍需测算累积出入量并略加调整。

（6）出入如有差距，就要调节泵A使之一致，保持血压正常稳定。换血1h后及结束前，取血测血常规、肝功能（血胆红素、白蛋白）生化和肾功能（血糖、钾、钠、氯、钙、二氧化碳结合力、BUN、Cr）。补钙后拔管加压包扎。

（7）若所输血的红细胞压积偏低，亦可考虑在最后输血剩余30ml左右时即停止排血，以尽可能避免术后继发性贫血。

(8) 每换 100ml 血缓注 10%葡萄糖酸钙 1ml。

3. 换血记录如下　日期，时间，换血记录：日龄、胆红素值、诊断、选择血型血量、参加人员。患儿平卧于 NICU 辐射暖箱上，抽空胃液，头皮静脉穿刺，取血测定常规项目，静推苯巴比妥 10mg/kg，接上血袋。再行桡动脉穿刺，接入排血管，同时将肝素生理盐水经三通处接入，输血速度为 200ml/h，肝素液输入速度为 30ml/h，总输出速度为 230ml/h。换血时间 2h，换血总量约 550ml，每换 100ml 血缓注 10%葡萄糖酸钙 1ml，换血结束时取血测定常规项目后再缓注 2～3ml，拔管加压包扎。操作过程中生命体征平稳。

【换血后】

1. 换血结束后，继续光疗，密切观察患儿黄疸程度及有无嗜睡、拒食、烦躁、抽搐、拥抱反射、呼吸、心跳等变化。

2. 换血后注意包扎止血，要每 12h 检查 1 次，观察有无出血倾向。换血后应每隔 4～8 小时监测胆红素浓度一次，因为胆红素有可能在几个小时内反弹 40%～50%，换血后 8h、24h 后再复查血清胆红素浓度观察回升情况，决定是否需要进行第 2 次换血。加用抗生素 3d。

3. 术后情况良好者，换血 4～8 小时后可试喂糖水；如无呕吐等异常情况可进行正常喂养。

【换血疗法的护理】

(一) 换血前准备

1. 选择血源、备血。

2. 静脉穿刺、取血测定、静脉输液。

3. 换血前 4h 开始禁食，或抽空胃液，使胃排空。如已喂食，应插胃管将其抽出，以防止呕吐，引起吸入性肺炎。

4. 作好家长的心理护理，讲解换血的目的及过程，并协助医师请家长签署同意书。

5. 换血应在经过消毒处理的环境中进行，室温保持在

24～26℃。

6. 换血开始前将连接输出血液的各管道用肝素生理盐水过滤滑润保持抗凝状态。

（二）换血时的护理

1. 将患儿置于保温台上，适度约束四肢，备好急救器材、药物等。

2. 所换的血最好在恒温水箱被逐步加温到 35～37℃，并在整个换血过程中保持在 30～37℃之间。如无条件，也可将血液在室内预热。

3. 同时每换完 100ml 血需提醒医生注射 10%葡萄糖酸钙 1ml；每换 50ml 血应轻摇血袋，以免红细胞沉积在血袋底部。

4. 将抽出的血标本送检。

5. 术中应注意保暖，密切观察全身情况及反应，持续监视生命体征、皮肤颜色及活力。

6. 每 15 分钟测一次体温、呼吸、心率、血压、氧饱和度，观察患儿情况。正确记录换血结束时间、输出入量、注射的药物、患儿的反应、生命征象、肤色。

7. 严格无菌操作，加强护理。

（三）换血后的护理

1. 密切观察病情，每 30 分钟测 1 次，共 4 次，以后改每 2 小时 1 次，共 4 次。若无特殊情况按常规进行。

2. 密切观察伤口有无出血征象；皮肤的颜色；有无青紫、水肿、嗜睡、肌张力低下等胆红素脑病的早期症状；有无并发症征象，如心功能不全、低血糖、低血钙、酸中毒、休克等。如有异常应及时与医生联系。

3. 保持创口清洁，防止感染。

4. 维持静脉输液通畅，每小时测血糖，直至稳定。

5. 试喂糖水，若吸吮正常可进行正常喂养。

6. 经常变换患儿体位，防止肺不张或肺部感染。

7. 预防性给予抗生素。

（韩彤妍）

新生儿循环系统疾病

第6章

第一节 心律失常

随着产前检查和新生儿常规体检的普及，发现胎儿、新生儿心律失常并不少见，发生率分别为1%～2%和0.5%～4.8%。心脏传导系统是受自主神经系统-交感神经和迷走神经双重支配。由于胎儿、新生儿自主神经系统发育不平衡，其调节功能不完善，导致心脏传导系统发育不成熟，电生理功能不稳定，是胎儿、新生儿发生心律失常的解剖生理学基础。足月儿到生后3个月，心脏传导系统逐渐发育成熟，但仍有个体差异。

新生儿心律失常多是生后常规体检听诊时发现，或因其他疾病就诊或住院时通过听诊、心电监护、心电图检查发现，室上性心律失常较室性多见。

新生儿用抗心律失常药物治疗，宜用小儿剂量的低限或略低于小儿剂量，静脉用药应有心电监护。

心律失常不等于心脏病，临床医生应了解心律失常的心电图特点、病因及临床意义。

【病因和临床意义】

（一）生理因素

最常见，系胎儿、新生儿心脏传导系统发育不成熟所致，可引起窦性心律失常、过早搏动、阵发性室上性心动过速、紊乱性房性心动过速、心房扑动及颤动、一度房室传导阻滞及二度Ⅰ型房室传导阻滞、Q-T间期延长等心电图改变，为功能性或暂时性心律失常。

（二）病理因素

1. 缺氧、感染。

2. 电解质紊乱、酸碱平衡失调。

3. 心脏器质性疾病。

4. 先天代谢病。

5. 甲状腺功能亢进或减低。

6. 全身疾病影响。

7. 药物影响（如阿托品、肾上腺素、洋地黄、普罗帕酮等）。

8. 新生儿狼疮综合征。

【诊断和治疗】

胎儿心律失常主要依据胎儿超声心动图，新生儿心律失常主要依据体表心电图。

（一）窦性心律失常

窦性心律失常包括窦性心动过速、窦性心动过缓、窦性心律不齐及窦房结功能不良。新生儿心率变化大，影响因素多，窦性心律失常很常见。

1. 窦性心动过速　窦性心动过速简称窦速。新生儿窦性心率＞190 次/分为窦速，可见于哭闹、活动、吃奶、缺氧、发热、感染、贫血、休克、心力衰竭、先天性心脏病等心脏器质性疾病、使用肾上腺素、阿托品等药物时。

新生儿窦速应与阵发性室上性心动过速鉴别。前者多有哭闹、发热、感染、缺氧、贫血等诱因；心电图可见窦性 P 波（即Ⅰ、Ⅱ、aVF、V5、V6 导联直立，aVR 倒置）；心率一般＜230 次/分，有逐渐增快和逐渐减慢的过程；P-P 或 R-R 间期多不匀齐，也可匀齐。阵发性室上性心动过速 P 波看不清楚，或 P 波与窦性不同；心率一般＞230 次/分，多突发突止，R-R 间期多匀齐；潜水反射等刺激迷走神经的方法可能终止发作。

治疗主要针对原发病。预后取决于原发病。

2. 窦性心动过缓和窦性心律不齐　窦性心动过缓简称窦缓。新生儿窦性心率<90 次/分为窦缓。

窦性心律不齐简称窦不齐。心电图同一导联 P-P 或 R-R 间期不等，相差>0.12 秒为窦不齐。窦不齐可能与呼吸有关，可单独出现，或伴随窦缓。

窦缓和窦不齐的临床意义大致相同，可见于排便、打嗝、哈欠等生理活动，刺激鼻咽部、潜水反射等迷走神经反射，早产儿，呕吐、颅内压升高，呼吸暂停、缺氧，先天性心脏病等心脏器质性疾病或心脏手术影响窦房结功能，用洋地黄等药物等情况。

新生儿持久、严重窦缓应检查 24 小时动态心电图（即 Holter），应与窦房结功能不良进行鉴别。

治疗主要针对原发病，并改善心肌细胞代谢。预后取决于原发病。

3. 窦房结功能不良　窦房结功能不良系自主神经功能紊乱或窦房结本身缺如、损伤，窦房结冲动发出异常或窦房传出阻滞所致。Holter 表现为在持续窦缓的基础上，出现窦性停搏、窦房阻滞、慢快综合征（即在缓慢心律的基础上，出现室上性快速心律失常，如阵发性室上性心动过速、心房扑动及颤动等）。

新生儿窦房结功能不良轻者无症状，重者可有心脏供血不足的表现，如青紫、苍白、呼吸急促、呼吸困难，甚至惊厥、晕厥等心源性脑缺氧综合征（即阿斯综合征）。主要依据 Holter 诊断，必要时可做食管电生理检查（参见第十四章第五节，新生儿正常值为：窦房结恢复时间 487.0ms±87.9ms，校正窦房结恢复时间 127.8ms±79.1ms，窦房结传导时间 46.6ms±33.5ms）。

新生儿窦房结功能不良见于早产儿窦房结发育不成熟、迷走神经张力增高、缺氧、先天性心脏病等器质性心脏病或心脏手术影响窦房结功能，以及应用某些抗心律失常药物时。

治疗主要针对原发病，并改善心肌细胞代谢。如窦房结先天缺如或手术损伤，需安装起搏器。预后取决于原发病。功能性或暂时性预后好，窦房结先天缺如或手术损伤者预后不好。

（二）过早搏动

过早搏动简称早搏。新生儿早搏心电图表现与其他年龄小儿大致相同。生后1周内发生早搏最常见，室上性较室性多见。

新生儿由于基础心率较快，平均为140次/分，即使早搏较多呈二、三联律，对其心脏血流动力学的影响较小，一般无症状，心脏听诊可有心律不齐、早搏、漏跳等。

1. 房性早搏（简称房早）　心电图表现为提前出现的异位P′波，形态与窦性不同，常埋在前一个心动周期的T波中；P′-R间期在正常范围，＞0.10秒；QRS波形态与窦性相同，或QRS波增宽变形（为房早伴室内差异性传导），或无QRS波（为房早未下传）；代偿间歇多为不完全性。

2. 交界性早搏　心电图表现为提前出现的QRS波，形态与窦性相同，或QRS波增宽变形（为交界性早搏伴室内差异性传导）；P′波为逆行性（即$P'_{Ⅱ、Ⅲ、aVF}$倒置，P'_{aVR}直立），发生于QRS波之前（P′-R间期小于正常范围，＜0.10秒），或发生于QRS波之后（R-P′间期＜0.20秒），或QRS波前后均无P′波；代偿间歇多为完全性。

房早和交界性早搏统称室上性早搏，心电图不必严格区分，临床意义相同。

3. 室性早搏　心电图表现为提前出现的QRS波，宽大畸形，时间＞0.08秒，T波多与主波方向相反；QRS波前无P波；代偿间歇多为完全性。

正常新生儿Holter室上性早搏的检出率为100％，平均为450次/24小时；室性早搏的检出率为86％，平均为13次/24小时。

早搏治疗：主要针对原发病。早搏本身治疗应以改善心肌细胞代谢为主。一般不用抗心律失常药物。多源性房性早搏、室性早搏如有多源、成对及连续 3 个以上、R-on-T 等除积极治疗原发病外，首选普罗帕酮（心律平）。口服为开始每次 5mg/kg，好转后减为每次 2～3mg/kg，Q8h 或 Q6h。静脉注射为每次 1mg/kg，稀释后缓慢静注；若静注过程中有效，注射器中剩余药量可停止注射；若无效，间隔 20～30 分钟后可重复 1 次；累计次数不超过 3 次，累积剂量＜5mg/kg。必要时可用维持量 4～6μg/(kg·min)，静脉滴注。静脉用药应有心电监护。应注意窦缓、传导阻滞、Q-T 间期延长等副作用。

预后取决于原发病。绝大多数预后好，生后 1 周内早搏多自行消失。

（三）室上性快速心律失常

室上性快速心律失常包括阵发性室上性心动过速、紊乱性房性心动过速、心房扑动及颤动。

室上性快速心律失常多见于胎儿后期（易与宫内窘迫相混淆）和生后 1 周内。新生儿发作时心率较其他年龄组小儿更快；还可交替出现两种或两种以上的室上性快速心律失常。发作频率愈快，持续时间愈长（如发作＞24 小时），愈易引起心力衰竭，甚至死亡。

室上性快速心律失常治疗包括及时抗心律失常，终止发作；治疗原发病；并改善心肌细胞代谢。

预后取决于原发病。大多数预后好，经过有效治疗，室上性快速心律失常多在生后 1 周内消失。

1. 阵发性室上性心动过速　阵发性室上性心动过速简称室上速。新生儿发生率约为 1/2500。发生机制主要为形成折返或自律性增高。

典型症状为面色苍白、烦躁、拒食、呕吐。心脏听诊为心率增快，律齐，心音有力，伴心力衰竭时心音低钝。

新生儿室上速心电图表现为心率增快，常为 240～260

次/分，最快可达 320 次/分；R-R 间期多匀齐；窦性 P 波消失，P 波看不清楚，或与窦性 P 波不同；QRS 波形态和时间多正常；伴室内差异性传导时，QRS 波可增宽变形；可有继发性 ST-T 波改变。

室上速应与窦速鉴别（见窦速），如难以鉴别，应按室上速处理，用洋地黄治疗。如伴室内差异性传导，还应与阵发性室性心动过速鉴别（见下述），如难以鉴别，可选用普罗帕酮、胺碘酮等广谱抗心律失常药物或电击复律。

室上速应及时抗心律失常治疗，终止发作。转为窦性心律后，洋地黄或普罗帕酮可维持 5～7 天，如室上速不再发作，可停用；如室上速反复发作，洋地黄或普罗帕酮可维持几周或几个月。腺苷具有强烈刺激迷走神经的作用，目前国内很少用于新生儿。

室上速的治疗：

（1）潜水反射刺激迷走神经：新生儿可用冰水袋或浸过冰水（0～4℃）的湿毛巾放在面部，每次 10～15 秒，间隔 3～5 分钟，不超过 3 次。

（2）洋地黄：如发作持续时间较长，伴心力衰竭，应首选洋地黄。地高辛半衰期为 36 小时。目前主张用地高辛酏剂（50μg/ml）口服，给药方便，安全，剂量准确，吸收好。负荷量（即化量或称饱和量）为早产儿 20μg/kg，足月儿 25～30μg/kg，首次用化量的 1/2，余量分 2 次，每 4～6 小时 1 次；达化量后 12 小时开始用维持量，每日用化量的 1/5～1/4，分 2 次，每 12 小时 1 次。地高辛静脉注射剂量为口服量的 75%，目前多无静脉制剂。

还可用去乙酰毛花苷（西地兰）静脉注射，半衰期为 23 小时，化量为 30～40μg/kg，首次用化量的 1/2，余量分 2 次，每 4 小时 1 次。达化量后 8 小时开始用地高辛维持量。

应注意新生儿用洋地黄的副作用，如各种室上性心律失常多见，室性心律失常少见；胃肠道反应、意识障碍、视力障碍等很少见。应监测心电图和血药浓度。新生儿地高辛血药浓度应<3～4ng/ml。地高辛口服应在达化量后 6 小时检查血药浓度，静脉用药应在达化量后 4 小时检查血药浓度。

（3）普罗帕酮：如发作持续时间较短，不伴心力衰竭，可首选普罗帕酮（见早搏治疗）。如无效，再用洋地黄。

（4）电学治疗：电学治疗包括电击复律和电起搏。直流电同步电击复律可终止室上速，新生儿电击剂量为（0.5～1)W·s/kg。还可用食管心房起搏超速抑制的方法终止室上速。

2. 紊乱性房性心动过速　紊乱性房性心动过速简称紊乱性房速，是一种房性异位心律，为心房内有 3 个或 3 个以上的异位起搏点引起的房速，又称多源性房速或紊乱性房性心律。新生儿较室上速少见。

除心脏听诊可有心律不齐外，临床表现大致同室上速。

新生儿紊乱性房速心电图表现为不规则房性心律，房率一般为 180～250 次/分；同一导联有 3 种或 3 种以上不同形态的异位 P′波，与窦性不同；P′-P′间有等电位线；P′-P′、P′-R、R-R 间隔不等；常有房室传导阻滞，心室率较心房率慢；可有室内差异性传导。

紊乱性房速应及时抗心律失常治疗，终止发作。药物治疗同室上速。

3. 心房扑动和颤动　心房扑动简称房扑，是一种较室上速更快的房性异位心律。新生儿较少见，占新生儿心律失常的 9%～14%。

心房颤动简称房颤，系心房各部分心肌纤维毫不协调、无规则地颤动。新生儿房颤很少见，心房率较房扑更快，一般为一过性，与房扑、紊乱性房速交替出现。

房扑和房颤除心脏听诊可有心律不齐外，临床表现大致同室上速。

新生儿房扑心电图表现为 P 波消失，代之以快速、规则、呈锯齿状的扑动波（即 F 波），以Ⅱ、Ⅲ、aVF、V_1 导联明显，频率为 360～480 次/分；心室率较心房率慢，房室传导比例常为 2∶1 或 3∶1 传导。

新生儿房颤心电图表现为 P 波消失，代之以纤细、零乱、快速而形态不同的颤动波（即 f 波），以 V_1、V_2 导联明显，频率为 400～750 次/分；心室律完全不规则，R-R 绝对不整，心室率取决于房室传导阻滞的程度。

房扑和房颤应及时抗心律失常治疗，终止发作。药物和电学治疗同室上速。

（四）阵发性室性心动过速

阵发性室性心动过速简称室速，新生儿室速较室上性快速心律失常少见。

室速多有血流动力学障碍，临床表现为烦躁、大汗、面色苍白、青紫、呼吸急促、呼吸困难、血压下降、心音低钝、心源性休克、心力衰竭、阿斯综合征等。特发性室速发作时多无血流动力学障碍。

新生儿室速心电图表现为 QRS 波宽大畸形，时间＞0.08 秒，T 波与主波方向相反，心室率一般为 150～200 次/分，也可＞200 次/分；P 波与 QRS 波无关，心房率较心室率慢，可有室性融合波或心室夺获，是与室上速伴室内差异性传导鉴别的关键。

危重新生儿临终前心电监护中常见室速，易转为心室扑动和颤动而死亡。特发性室速在新生儿期发病者很少见。

室速治疗：包括及时抗心律失常，终止发作；积极治疗原发病；并改善心肌细胞代谢。利多卡因 1mg/kg，稀释后缓慢注射；若静注过程中有效，注射器中剩余药量可停止注射；若无效，间隔 15～20 分钟后可重复 1 次；累计次数不超过 3 次，累积剂量＜5mg/kg；维持量为 10～30μg/(kg・min)，静脉滴注。应有心电监护，并注意窦缓、传导阻滞等副作用。还可用普罗帕酮静脉注射（参见早搏治疗）。如药物治疗无效，可用电击复律。

预后取决于原发病。电解质及酸碱平衡紊乱所致室速，如治疗及时、有效，预后好；特发性室速如反复发作，将来可行射频消融治疗，预后好。

（五）房室传导阻滞

房室传导阻滞包括一度、二度（又称不完全性房室传导阻滞）及三度房室传导阻滞（又称完全性房室传导阻滞）。新生儿一度房室传导阻滞多见，二、三度房室传导阻滞很少见。治疗主要针对原发病，并改善心肌细胞代谢。三度房室传导阻滞预后不好。

1. 一度房室传导阻滞　新生儿 P-R 间期＞0.14 秒为一度房室传导阻滞。一般无症状，心脏听诊可有第一心音低钝，见于生理因素（心脏传导系统发育不成熟、迷走神经张力增高）和病理因素。

2. 二度房室传导阻滞　窦房结激动不能全部下传心室，造成不同程度的漏搏为二度房室传导阻滞。

一般无症状，心脏听诊可有第一心音低钝、心律不齐。心电图表现分为两型：

(1)（莫氏）Ⅰ型：又称文氏型，P-R 间期逐渐延长，直至 P 波后无 QRS 波。

(2)（莫氏）Ⅱ型：P-R 间期固定；P 波按规律出现，部分 P 波后无 QRS 波。

二度Ⅱ型有可能变为三度房室传导阻滞，应提高警惕。

二度Ⅰ型临床意义同一度房室传导阻滞。二度Ⅱ型房室传导阻滞见于病理因素。

3. 三度房室传导阻滞　窦房结激动完全不能下传心室为三度房室传导阻滞，心房与心室各自独立活动，彼此无关，心室率比心房率慢。

如心室率＞50 次/分，患儿可无症状，心脏听诊可有第一心音低钝、心律不齐。如心室率＜50 次/分，多有血流动力学障碍，临床表现为面色苍白、青紫、呼吸急促、呼吸困难、血压下降、心率减慢、心音低钝、心源性休克、心力衰竭、阿-斯综合征等。

心电图表现为P-P间隔与R-R间隔各有其固定规律，P波与QRS波无关；心房率为70～200次/分，多为窦性心律，房扑、房颤很少见；心室率多为40～80次/分，为交界性或室性逸搏心律；QRS波形态取决于房室传导系统阻滞部位，如阻滞部位在近端，QRS波无增宽；如阻滞部位在远端，QRS波畸形、增宽。

三度房室传导阻滞见于先天性房室传导阻滞、新生儿狼疮综合征等病理因素。

如心室率＞80次/分，无症状者不需治疗。有症状者应积极治疗原发病；并改善心肌细胞代谢；用阿托品或异丙肾上腺素对症治疗。如心率＜50次/分，有心力衰竭、阿斯综合征等表现者应安装心脏起搏器。

（六）Q-T间期延长

Q-Tc（即校正的Q-T间期）＞0.44秒为Q-T间期延长。Q-Tc＝测量的Q-T间期/R-R间期的平方根。

新生儿由于基础心率较快，Q-T间期较短，Q-T间期延长少见。暂时性Q-T间期延长一般无症状，听诊也无异常，心电图发现Q-T间期延长，见于心脏传导系统发育不成熟，低血钙症、低血钾症、低血镁症，用普罗帕酮等抗心律失常药物。先天性长Q-T间期综合征在新生儿期发病者很少见。

治疗主要是纠正电解质紊乱；改善心肌细胞代谢；停用抗心律失常药物等。

暂时性Q-T间期延长预后好。

（七）诊断注意事项

1. 新生儿心脏听诊时心律可随呼吸改变而有不齐，心电图示窦性心律不齐，听诊时应注意要与早搏鉴别。

2. 心肌酶谱升高不等于心肌炎。

心肌酶谱分布于心肌、肝、骨骼肌、脑等器官。新生儿心肌酶谱至今尚无统一的参考值范围。缺氧和感染等因素可引起心肌酶谱升高。

心肌酶谱中的 CK-MB 活性受很多心外因素影响，如标本溶血、惊厥发作或取血时患儿哭闹、挣扎等都可造成骨骼肌紧张导致 CK-MB 升高，临床医生应结合病史、症状、体征、心电图及超声心动图等进行综合分析、判断。

CK-MB 质量法较心肌酶谱中的 CK-MB 准确可靠，CK 同工酶包括 CK-MM（骨骼肌）、CK-BB（脑）、CK-MB（心肌），建议检查 CK-MB 质量法或 CK 同工酶以消除心外因素影响。如 CK 数值上万，应注意进行性肌营养不良等肌病。

3. 判断新生儿血液病毒等抗原或抗体检测阳性的意义应结合临床，不能单凭此项诊断感染性心肌炎。

（八）改善心肌细胞代谢的治疗

能量合剂、果糖二磷酸钠（FDP，商品名瑞安吉）、磷酸肌酸钠（商品名里尔统）等营养心肌药物都能改善心肌细胞代谢，促进新生儿心脏传导系统发育成熟。能量合剂可常规应用，后两种价格昂贵，可酌情选用。

果糖二磷酸钠口服液：服用方便、安全。新生儿每次 5ml（即 500mg），每日 2 次，疗程可根据病情灵活掌握，短则 1～2 周，长则 1～3 个月。少数有腹泻或便秘的副作用，可酌情减量或停药。

注射用磷酸肌酸钠：用 500mg 加入 5%葡萄糖或生理盐水 20～25ml，静脉滴注 30 分钟，每日 1 次，疗程 7～14 天。

（鲁　珊）

第二节　新生儿休克

休克是由各种病因引起的全身器官微循环障碍，导致组织细胞缺氧缺血、代谢紊乱和脏器功能损害为特征的危重临床综合征，是新生儿常见的急症，病因复杂，病情进展迅速，早期症状不明显，至血压下降症状明显时，病情常难以逆转。临床最重要的问题是早期诊断、及时治疗。

【病因分类】

（一）心源性休克

为心功能损害所致。

1. 低血糖、低血钙等所致的代谢性心肌损害，宫内或生后病毒感染所致的心肌炎。

2. 各种类型的心律失常。

3. 先天性心脏病伴左向右分流（动脉导管未闭等）、流入道阻塞（二尖瓣或三尖瓣发育不良）、流出道阻塞（主或肺动脉狭窄等）。

4. 机械性回流障碍气胸、膈疝等。

5. 低体温与硬肿症。

（二）低血容量性休克

1. 产时失血　胎-母、胎-胎、胎儿-胎盘间输血综合征、胎盘破裂、前置胎盘、脐带撕裂等。

2. 新生儿期出血　颅内、胃肠道、肺、肾上腺、腹腔内及肝脾破裂等的出血。

3. 细胞外液丢失　呕吐、腹泻、光疗、坏死性小肠结肠炎或腹膜炎。

（三）感染性休克

以大肠埃希菌、铜绿假单胞菌、金黄色葡萄球菌、克雷伯杆菌为多，也可由病毒及真菌感染引起。

（四）窒息缺氧

窒息或重症肺炎所致的缺氧性心肌损害。

【诊断要点】

（一）临床表现

1. 皮肤颜色苍白或青灰，失去正常新生儿应有的红润肤色。

2. 肢端发凉，上肢达肘部，下肢达膝部，指端与肛门温度相差 6 ℃或以上。

3. 皮肤毛细血管再充盈时间延长（足跟部≥5s、前臂内侧≥3s）。

4. 股动脉搏动减弱，甚至扪不到。

5. 心音低钝，心率增快超过 160 次/分或心率减慢低于 100 次/分。

6. 反应低下，表现嗜睡或昏睡，也可有先激惹后转为抑制的表现，肢体肌张力减弱。

7. 呼吸增快，安静时超过 40 次/分，出现三凹征，有时肺部可闻及啰音，是因肺顺应性降低、肺水肿所致。

8. 全身皮肤尤其肢体出现硬肿。

9. 血压下降，早产儿<5. 33kPa（40mmHg），足月儿<6. 67kPa（50mmHg），脉压差减少（正常时舒张压为收缩压的 2/3）。

10. 尿量减少<2ml/(kg・h)，连续 8h，表示肾小球滤过率降低，肾小管上皮受损，可导致急性肾衰竭和电解质紊乱。

上述症状并非每个患儿都出现，尤其是早期轻症患儿，主要表现前 5～6 项症状。切记血压降低是晚期重症休克的表现，此时治疗已较困难。

（二）辅助检查

根据临床表现考虑休克，通常应作下列辅助检查，进一步确定休克严重程度、休克类型，以便更好指导治疗。

1. 血气分析　代谢性酸中毒常与休克程度呈正相关，可根据血 pH 值来判断休克严重程度。若 $PaCO_2$ 升高和 PaO_2 下降同时存在，应警惕休克肺的可能。

2. 胸片　对有呼吸困难者可明确有无肺部病变，及是否有心界扩大和肺水肿及休克肺。

3. 心电图　可了解有无心肌损害、心律失常和心室肥大等，对疑为心源性休克患儿意义更重要。

4. 超声心动图　检查有无器质性心脏病和了解心功能情况。

5. 中心静脉压（CVP）　CVP 反映右房充盈压，生后 24h 内为（0.0173 ±0.016）kPa，不受胎龄和出生体重的影响。在输液过程中应将 CVP 维持在 0.667～1.067kPa。测量 CVP 有助于判定休克的种类，心源性和感染性休克时 CVP 增高，低血容量性休克则 CVP 降低。

6. DIC 的检查　主张早期做 DIC 相关检查，不必等待出现高凝状态或出血倾向。新生儿生后最初几天常有各种维生素 K 依赖性凝血因子缺乏，故新生儿休克更易合并出凝血机制障碍，临床一定要在明显出血倾向出现前，采用防治措施。

7. 血清电解质测定　休克时由于组织缺氧，细胞膜钠泵功能受损，通道性增加，致使 Na^+ 进入细胞内，K^+ 逸出，引起低钠血症，在应用大量碱性药物纠正酸中毒后，可使血清钾急剧下降。输液过程中需及时检测血清电解质以便及时补充电解质。

【诊断标准】

根据病史、详细体检，一般可及时诊断。对有可能发生休克的新生儿，应密切观察和监测休克的早期诊断指标，如皮肤颜色苍白，肢端凉至膝、肘关节以下，及前臂内侧皮肤毛细血管再充盈时间超过 3s，股动脉搏动减弱等，及早作出诊断和治疗。

1. 新生儿休克程度的判断　依据 Cabal 休克评分法分度，见表 6-2-1。

轻度：3 分，中度：4～7 分，重度：8～10 分。5 项评分内容中皮肤颜色、皮肤循环表现最早最明显，四肢温度次之，而血压异常则是病情严重的标志。

表 6-2-1　新生儿休克评分标准

评分	皮肤颜色	前臂内侧皮肤再充盈时间(s)	四肢温度	股动脉搏动	收缩压 kPa（mmHg）
0	正常	<3	肢端温暖	正常	>8.0（60）
1	苍白	3～4	凉至膝肘关节以下	弱	6.1～8.0（45～60）
2	花纹	>4	凉至膝肘关节以上	触不到	<6.1（45）

2. 休克常伴不同程度的多器官系统功能损害的表现，如心功能、肺功能、肾功能、脑功能、肝功能等器官功能受损的临床表现。

【治疗要点】

新生儿休克治疗的关键是早期发现、积极治疗。为防止发生不可逆的病理变化，一定要尽早改善循环、增加心排出量，使细胞功能恢复。

（一）病因治疗

积极治疗原发病极为重要。

（二）扩充血容量

目的是改善微循环、补充血容量、维持各脏器的血供。

1. 快速扩容　当血压降低、CVP<0.39kPa 时，必须扩容，在 30～60min 内静脉快速输入 20ml/kg 等张含钠液。酌情选用清蛋白或全血等血液制品。如为急性失血性休克，则需输全血扩容，20ml/kg，30min 输完，扩容后按以下公式计算输血量：

Hb 缺失（g/dl）×6×体重（kg）＝所需血量

HCT 降至 35%以下，可使用浓缩红细胞。扩容在治疗开始后 1h 内，输入液体量 20ml/kg。

2. 随后的补液方案　后 3～4h 液体量可控制在 10ml/(kg・h)，心功能极差者应控制在 5ml/(kg・h) 左右，胶体液的速度应适当低于晶体液的速度，一般为5～10ml/(kg·h)。抗休克扩容阶段一般4～6h，酸中毒纠正后可用1/2张的含钠液扩容，见尿补钾。

3. 观察的指标　扩容有效的指标是血压上升、心率平稳、皮肤灌注良好、每小时尿量>1ml/kg。但因超量补液会带来肺水肿，动态观察静脉充盈程度、尿量、血压和脉搏等指标，可作为监测输液量的参考指标。

（三）纠正酸中毒

根据血气结果计算所需5%碳酸氢钠量（ml）=［BE×体重（kg）×0.5］，稀释2倍后静脉缓慢推注，通常先给1/2～2/3量，1～2h后再根据病情给其余量。一般如能补充血量和液量，即可改善酸中毒。通过监测血气酸中毒纠正程度，若pH>7.25则不必再补碱。

（四）血管活性药物

血管活性药物的应用在纠酸扩容以后，方能充分发挥其药效作用。

1. 多巴胺　最常用，5～15μg/(kg·min)，维持至休克纠正后24h。

2. 多巴酚丁胺　主要用于心源性休克或多巴胺效果不明显时，5～15μg/(kg·min)持续静脉滴注，用法与多巴胺相同。

3. 酚妥拉明　当重度休克需用较大剂量多巴胺［>10μg/(kg·min)］时，可加用酚妥拉明以抵消多巴胺的α受体兴奋作用，并增强心肌收缩力，其剂量为多巴胺的1/2，常用量为2～5μg/(kg·min)。

（五）纳洛酮

纳洛酮是吗啡受体拮抗剂，可有效地拮抗内源性物质β内啡呔介导的休克，使血压迅速回升。应用指征：经常规纠酸扩容后，在中等剂量血管活性药物维持下仍有低血压时应尽早应用。现主张剂量宜偏大，开始时每次0.05～0.10mg/kg，每隔10～30min静注可连用2～3次；血压上升后可改为维持量0.01～0.04mg/(kg·h) 静脉滴注。

（六）肝素

对疑有DIC的患儿主张早期应用肝素，不必等待出现高凝状态、DIC实验室指标阳性时才用，且趋向超小剂量和皮下注射，皮下注射后30～60min血药质量浓度渐上升，24h左右达峰值，可维持12h。中度以上休克、血小板数在80×10^9/L左右，可考虑用超小剂量肝素治疗，1U/(kg·h)静脉滴注，或每次20～40U/kg，1次/12h皮下注射。重度休克已有明显微循环障碍，开始时肝素剂量0.50～0.75mg/(kg·12h)，用1～2次后再改为超小剂量。由于剂量小，灭活快，不良反应甚少，应用时很安全。

（七）呼吸支持

新生儿休克出现下列情况之一必须予呼吸支持治疗：

1. 出现呼吸困难、呼吸浅慢或呼吸暂停等呼吸衰竭症状。

2. 血气$PaCO_2$＞60mmHg，吸入500 ml/L氧时PaO_2＜40mmHg。

3. 肺出血。

机械通气所用压力以能使肺泡充分扩张而又不明显影响心排血量为宜。呼吸器参数预调依原发病而异，但不主张吸入高体积分数氧，因氧中毒时肺首先受累。

总之，新生儿休克早期表现不典型，对于存在休克诱因的患儿应密切观察，早期作出诊断并及时治疗。

（崔蕴璞）

第三节　新生儿持续肺动脉高压

新生儿出生后由于肺动脉压力及肺血管阻力持续升高，肺动脉压超过体循环动脉压，导致血液经过卵圆孔及/或动脉导管的右向左分流，临床表现严重发绀，酷似青紫型先天性心脏病，称为持续肺动脉高压（persistent pulmonary hypertension of newborn，PPHN）。

【病因分类】

（一）原发性

由于肺小动脉中层平滑肌增厚，造成肺血管管腔狭窄及肺小动脉失松弛，或肺血管床横切面积减少，致肺动脉阻力增加及肺动脉压力升高。

（二）继发性

1. 宫内因素　慢性宫内缺氧、过期产、羊水过少、母亲患糖尿病等。

2. 围生期窒息、呼吸窘迫综合征（RDS）、胎粪吸入综合征（MAS）、气胸等。

3. 新生儿疾病　感染、红细胞增多症、先天性心脏病、硬肿症等。

【诊断要点】

（一）临床表现

多见于足月儿、过期产儿，早产儿常见于肺透明膜病合并 PPHN。

1. 症状　发绀常发生于生后 24 小时内，为全身性、持续性，吸高浓度氧多数不能好转。虽发绀重，但没有明显的呼吸困难，常无呼吸暂停、三凹征或呻吟。临床上与发绀型先心病不易区别。

2. 体征　肺部无明显体征。心脏听诊无特异性，部分患儿心前区搏动明显，肺动脉第二音亢进分裂。围生期窒息者可在左或右下胸骨缘闻及三尖瓣反流所致的心脏收缩期杂音。心功能不全者可有心音低钝、循环不良和低血压。

（二）辅助检查

1. 血气分析　显示严重低氧，二氧化碳分压相对正常。

2. 胸片　约半数患儿胸片示心脏增大。对于单纯特发性 PPHN，肺野常清晰，血管影少；其他原因所致的 PPHN 则表现为相应的胸部 X 线特征，如胎粪吸入性肺炎等。

3. 心电图　可见右心室占优势，也可出现心肌缺血表现。

4. 超声多普勒检查　能排除先天性心脏病，并能评估肺动脉压力。

（1）肺动脉高压的间接征象

1）可用 M 超或多普勒方法测定右室收缩前期与右室收缩期时间的比值（PEP/RVET），正常一般为 0.135 左右，>0.15 时肺动脉高压机会极大。

2）多普勒方法测定肺动脉血流加速时间（AT）及加速时间/右室射血时间比值（AT/RVET），其值缩小，提示肺动脉高压。

3）用多普勒测定左或右肺动脉平均血流速度，流速降低提示肺血管阻力增加，肺动脉高压。上述指标的正常值变异较大，但系列动态观察对评估 PPHN 的治疗效果有一定的意义。

（2）肺动脉高压的直接征象

1）以二维彩色多普勒超声在高位左胸骨旁切面显示开放的动脉导管，根据导管水平的血流方向可确定右向左分流、双向分流或左向右分流。也将可多普勒取样点置于动脉导管内，根据流速，参照体循环压，以简化柏努利（Bernoulli）方程（压力差＝ $4\times$速度^2）计算肺动脉压力。

2）利用肺动脉高压患儿的三尖瓣反流，以连续多普勒测定反流流速，以简化柏努利方程计算肺动脉压：肺动脉收缩压 ＝ $4\times$ 反流血流速度^2 ＋ CVP（假设 CVP 为 5mmHg）。当肺动脉收缩压≥75％体循环收缩压时，可诊断为肺动脉高压。

3）以彩色多普勒直接观察心房水平经卵圆孔的右向左分流，如不能显示，还可采用 2～3ml 生理盐水经上肢或头皮静脉（中心静脉更佳）快速推注，如同时见“雪花状”影由右心房进入左心房，即可证实右向左分流。

(三) 诊断试验

1. 高氧试验　头罩或面罩吸入100%氧气10min，如缺氧无改善或测定导管后动脉 PaO_2<50mmHg时，提示存在PPHN或发绀型先心病所致的右向左血液分流。

2. 导管前后血氧差异实验　动脉导管开口前（常取右桡动脉）及动脉导管开口后的动脉（常为左桡动脉、脐动脉或下肢动脉）PaO_2 差：当两者差值大于15mmHg或两处的经皮血氧饱和度差>10%，又同时能排除先心病时，提示患儿有PPHN并存在动脉导管水平的右向左分流。

3. 高氧高通气试验　对高氧试验后仍发绀者在气管插管或面罩下行气囊通气，频率为100～150次/分，使 $PaCO_2$ 下降至“临界点”（30～20mmHg）。PPHN的 PaO_2 可大于100mmHg，而发绀型先心病患儿 PaO_2 增加不明显。如需较高的通气压力（>40cmH_2O）才能使 $PaCO_2$ 下降至临界点，则提示PPHN患儿预后不良。

【治疗要点】

PPHN治疗目的是降低肺血管阻力、维持体循环血压、纠正右向左分流和改善氧合。

(一) 治疗原发病

积极治疗引起PPHN的各种原发病，解除引起肺动脉高压的各种原因，如纠正缺氧酸中毒，治疗RDS、MAS、肺炎、红细胞增多症、低体温等。

(二) 保持患儿镇静

吗啡：每次0.1～0.3mg/kg或以0.1mg/(kg·h)维持；或用芬太尼3～8μg/(kg·h)维持。必要时应用肌松剂，如潘可龙（pancuronium）每次0.1mg/kg，维持量为0.04～0.1mg/kg，每1～4h一次。

(三) 人工呼吸机治疗

采用高通气治疗，使 PaO_2 升至80mmHg，$PaCO_2$ 维持在35～40mmHg，使pH保持在7.45～7.50。如无肺实质疾病可用低压、短吸气时间的通气方式，呼吸频率60～120

次/分，PIP 20～25cmH_2O，PEEP 2～4cmH_2O，吸气时间 0.2～0.4 秒，气流量 20～30L/min。有肺实质疾病合并 PPHN 的机械通气，应根据肺部的原发病作相应的调整，可用稍低频率、较高 PIP 及较长吸气时间通气。

撤机：必须待氧合稳定 12h 后才能逐渐降低呼吸机参数，每降一次参数，需观察半小时。下降过快，肺血管会再次痉挛给撤机带来困难。用呼吸机时间一般为 4～5 天。

（四）维持体循环压力

1. 维持正常血压　当有血容量丢失或因应用血管扩张剂后血压降低时，可输注 5%的白蛋白、血浆或全血。

2. 使用正性肌力药物　可用多巴胺 3～5μg/(kg·min) 和（或）多巴酚丁胺 3～5μg/(kg·min)。

（五）药物降低肺动脉压力

可试用下列药物，但应注意它们都不是选择性肺血管扩张剂，应用时应注意有降低体循环压的副作用。

1. 硫酸镁　负荷量为 200mg/kg，30min 静脉滴入；维持量为 20～50mg/(kg·h)，持续静脉滴注，可连续应用 1～3d，但需监测血镁和血压。有效血镁浓度为 3.5～5.5mmol/L。

2. 前列环素（prostacyclin，PGI_2）　开始剂量为 0.02μg/(kg·min)，在 4～12h 内逐渐增加到 0.06μg/(kg·min)，并维持，可用 3～4d。

3. 妥拉唑林　因有胃肠道出血、体循环低血压等副作用，已较少用于 PPHN。

（六）一氧化氮吸入（inhaled nitric oxide，iNO）

1. 常用治疗 PPHN 的 iNO 剂量　开始用 20ppm 浓度，可在 4h 后降为 5～6ppm 维持；一般持续 24h，也可以用数天或更长时间。

2. 应持续监测吸入气 NO 和 NO_2 浓度，间歇测定血高铁血红蛋白的浓度（可每 12h 测定 1 次），使其水平不超过 7%。

3. 早产儿应用 iNO 后应密切观察，注意出血倾向。

（七）体外膜肺（ECMO）治疗

用于最大限度呼吸机支持加药物治疗无效者，可提高存活率至 83%。进行膜肺治疗者体重需＞2kg，机械通气时间应小于 7～10 天，肺部应为可逆性疾病，无颅内出血及出血性疾病者。膜肺治疗需具有复杂的设备条件及经过培训的专业人员方能进行，费用昂贵，接受治疗者有较多的潜在危险并发症，如出血、局部或全身性感染及栓塞等，近年来国外已较少应用。

（崔蕴璞）

第四节　早产儿动脉导管未闭

动脉导管为胎儿期正常通路，生后即功能性闭合，解剖闭合需到生后 3 个月。

早产儿尤其是极低出生体重儿、超未成熟儿，由于动脉导管壁的肌层发育不成熟，易发生动脉导管未闭（patent ductus arterious，PDA），PDA 的发生率与胎龄和出生体重成反比。早产儿 PDA 一般生后 3 个月内自行闭合，不属于先天性心脏病。

【诊断要点】

（一）病史

如有早产、窒息、IRDS、缺氧，应高度警惕 PDA。

（二）临床表现

呼吸急促、呼吸困难；脉压差增大，股动脉搏动增强、枪击音；心率增快，心前区搏动明显，胸骨左缘第 2～3 肋间有粗糙、响亮的收缩期杂音，新生儿期一般没有连续性杂音，也可无杂音；易发生充血性心力衰竭、肺水肿、肺出血。

（三）辅助检查

1. 胸片　心影增大，肺血增多，可有肺水肿、肺出血。

2. 超声心动图　可明确 PDA 的管径大小、左向右分流及分流速度。

如无条件检查超声心动图，可参考下述临床评分标准。1982 年 Yeh 等将以下表现作为临床评分标准（表 6-4-1），如≥3 分，即符合 PDA。

表 6-4-1　早产儿 PDA 临床评分标准

评分	0	1	2
心率（次/分）	＜160	160～180	＞180
心脏杂音	无	收缩期	连续性
脉搏	正常	肱动脉搏动增强	肱和足背动脉搏动增强
心前区搏动	无	可触及	看到
心胸比例	＞0.6	0.6～0.65	＞0.65

【治疗】

（一）积极治疗 IRDS 等原发病，改善缺氧

（二）前列腺素合成酶抑制剂

应在超声心动图明确诊断左向右分流的 PDA 后再用药。

1. 布洛芬口服　生后 7～10 天内用药效果好。首剂 10mg/kg，24 小时后给 5mg/kg，24 小时后再给 5mg/kg，共用 3 次为一个疗程。一般用药后 12～48 小时，PDA 可闭合。如未闭合，可重复 1～2 个疗程，需注意过敏反应、胃肠道反应、肝、肾损害、凝血功能障碍等副作用。吲哚美辛和布洛芬治疗 PDA 疗效相仿，但布洛芬对肾脏的副作用较小。

2. 监测　有条件的医院应监测超声心动图、颅脑 B 超、肾脏及肾血管 B 超、尿量、便潜血、肝肾功能等指标。

3. 禁忌证　①血清胆红素＞171μmol/L（10mg/dl）；②BUN＞8.92mmol/L（25mg/dl）；③血肌酐＞132μmol/L

(1.2mg/dl)；④血小板＜80×10^9/L；⑤伴休克、出血倾向、坏死性小肠结肠炎、消化道出血、颅内出血、严重先天畸形等。

（三）针对充血性心力衰竭的治疗

利尿剂；卡托普利；必要时用小剂量地高辛酏剂。

（四）其他治疗

应严格限制静脉液体入量，保证每日入量小于出量。补充维生素K，如有肺出血、消化道出血等，应积极止血治疗。

（鲁　珊）

新生儿血液系统疾病

第7章

第一节　新生儿出血症

新生儿出血症（hemorrhagic disease of the newborn）又名新生儿自然出血、新生儿低凝血酶原血症（neonatal hypoprothrombinemia），是由于维生素K及其依赖因子（包括凝血酶原Ⅱ、Ⅶ、Ⅸ、Ⅹ因子）缺乏，导致出血的一种自限性疾病。

【诊断要点】

（一）病史

母产前有服用过维生素K抑制药物（抗惊厥药、抗凝药、抗结核药等）史，新生儿喂奶延迟或为母乳喂养儿，有肝胆疾患、慢性腹泻或口服抗生素史，若有产伤、缺氧或感染等诱因更可促使发病。

（二）临床表现

1. 新生儿期出血　多于生后第2～3天发病，最迟可第7天（早产儿可迟至2周），多见于母乳喂养的健康足月儿。出血部位以胃肠道（呕血或便血）最常见，其他有脐部残端、皮肤（受压处多见，如足跟、枕、骶部瘀斑）、帽状腱膜下、颅内、注射部位等。一般以局部渗血多见，急性大出血少见。顽固渗血不止，出血量大或肾上腺皮质出血时可致休克。颅内出血多见于早产儿，可致命或后遗脑积水。

少数新生儿（特别是早产儿）可于生后24小时内出血，多与母亲产前应用某些药物有关，如抗凝药（双香豆素）、抗癫痫药（苯巴比妥、苯妥英钠）及抗结核药（利福平、异烟肼）等。出血程度轻重不一，除皮肤出血外，也可有颅内、胸腔或腹腔内出血。

2. 迟发性出血（又称晚发性维生素 K 缺乏症）　于生后 1～3 个月发病，多见于母乳喂养儿。颅内出血常为首发症状，其次是皮下、胃肠道及黏膜出血。颅内出血多在无外伤等诱因下突然发生，以蛛网膜下、硬脑膜下及脑室内出血最为多见，以颅内压增高及神经定位症状为主要表现，重者出现脑疝、呼吸和循环衰竭。同时可有贫血、黄疸、肝脾大，少数可有发热。病因与肝胆疾病、腹泻、使用广谱抗生素、长期禁食或静脉营养而未补充维生素 K 有关；母乳喂养儿母亲饮食中缺乏维生素 K，如绿色蔬菜、豆类、肝及蛋类等。

（三）实验室检查

1. 凝血酶原时间及部分凝血活酶时间延长，凝血时间正常或轻度延长，血小板、出血时间正常，血红蛋白与出血量一致。试用维生素 K 治疗，给药后 4 小时凝血酶原时间可转为正常。

2. 肝功能　ALT、AST、ALP 等均正常或仅有轻度异常，严重肝功能异常提示肝脏疾病所致的凝血因子合成障碍。

3. 头颅 B 超、CT 检查　确定出血部位、范围，且可随访疗效，判断预后。

【诊断及鉴别诊断】

新生儿出血症的诊断主要根据病史特点、临床表现和实验室检查，维生素 K 治疗有效有助于诊断。应与以下疾病鉴别：

1. 新生儿咽下综合征　由新生儿出生时咽下母亲产道的血液或带血的羊水所致，鉴别呕吐物中的血是母血或为新生儿胃肠道出血，可作抗碱试验（APT 试验）。

2. 新生儿消化道出血　围生期窒息、感染或喂养不当等诱发的应激性溃疡，胃穿孔或坏死性小肠结肠炎等，除有呕血或便血外，还可见腹胀、腹腔内游离气体和休克等表现。

3. 先天性血小板减少性紫癜　可在生后 1 周内出血，但患儿血小板显著减少，凝血功能正常。

4. 其他先天性凝血因子缺乏　如Ⅷ因子（血友病 A）及Ⅸ因子缺乏（血友病 B），凝血酶原时间正常，部分凝血活酶时间延长，维生素 K 治疗无效。

5. 弥漫性血管内凝血（DIC）　常伴有严重的原发疾病，如低氧血症、酸中毒、败血症及休克等，除凝血酶原时间及凝血时间延长，纤维蛋白原及血小板数也降低。

【治疗】

1. 维生素 K_1　每日 1mg 肌注或静滴，可根据病情连用 3～5 日。

2. 输血　遇有严重出血（尤其出现休克，Hb<100g/L）者或早产儿，需输新鲜血 15～20ml/kg。

3. 消化道出血　应禁食，予以胃肠道外营养，待呕吐控制后及早喂奶。脐渗血时给予外用止血药局部处理。穿刺部位渗血可压迫止血。

4. 颅压高、脑水肿、脑疝　可适当给予脱水剂及硬膜下穿刺引流。

5. 长期反复抽搐并有神经定位征　头颅 CT 及 B 超检查确诊为硬脑膜下血肿时，等凝血障碍改善后行穿颅术或颅骨切开术，以行引流或清除血肿。

【预防】

1. 为预防新生儿出血症，应建立制度，全部活产婴儿出生后立即肌注一次维生素 K_1，早产儿 0.5mg，足月儿 1mg。

2. 母亲需服用抗癫痫药物时，妊娠期最后 3 个月应肌注维生素 K_1 10mg/次，共 3～5 次；临产时再肌注同剂量；或每日口服维生素 K 5mg，婴儿出生后立即肌注维生素 K_1。母乳喂养儿的母亲应多进食含维生素 K 丰富的食物或口服维生素 K_4，每次 2～4mg，每日 3 次。对于慢性腹泻、肝胆疾病、脂肪吸收不良或长期应用抗生素的患儿，每月肌注维生素 K_1 1mg。

（朴梅花）

第二节 新生儿贫血

生后 2 周内静脉血血红蛋白≤130g/L，毛细血管血≤145g/L 可诊断为新生儿贫血。

【病因】

主要有三种类型。

（一）失血性贫血

1. 产前失血 包括胎-母输血、胎-胎输血及胎儿-胎盘输血等。

2. 产时失血 如前置胎盘、胎盘早剥、剖宫产时误伤胎盘、胎盘帆状附着、前置血管等。

3. 生后失血 包括断脐时脐带结扎不紧或脐带断端血管再度开放等；颅内出血、巨大头颅血肿、帽状腱膜下血肿；肺出血、胃肠道出血、肝或脾破裂、腹膜后出血等。近年来由于实验室检查增多，诊断取血导致的医源性失血有所增加。

（二）溶血性贫血

1. 同族免疫性溶血 母子 ABO 或 Rh 血型不合溶血病。

2. 红细胞先天性缺陷 包括红细胞酶、细胞膜或形态、血红蛋白异常。

3. 红细胞获得性（免疫性）溶血 可由感染、药物、代谢紊乱、维生素 E 缺乏等引起。

（三）红细胞生成减少性贫血

如先天性纯红细胞再生障碍性贫血。

【诊断要点】

（一）病史

注意了解各种不同发病原因有关的病史。

1. 家族史　家庭成员有无贫血、不能解释的黄疸及肝脾大。遗传性球性红细胞增多症常有阳性家族史；红细胞酶缺陷常有同胞患病。

2. 母亲病史　妊娠末期有无特殊药物摄入史，是否接触过樟脑丸，妊娠期有无感染史，宫内感染的患儿常有贫血。有无阴道流血、前置胎盘、胎盘早剥、产伤、脐带断裂史，是否多胎妊娠。

3. 贫血出现时间　出生即有明显贫血表现，常由失血或严重溶血病所致；出生数日后贫血为多种原因引起，如败血症、先天性白血病、早产儿贫血、生理性贫血等。

（二）临床表现

症状轻重与病因、失血量及速度有关。皮肤黏膜苍白是最常见症状，出生即出现苍白时需与重度窒息所致苍白鉴别。急性失血时苍白伴心率增快、气促、低血压和休克，一般无青紫，给氧及辅助呼吸后症状无改善；内出血或溶血时表现可有苍白、黄疸。依出血部位不同，可有此器官相应的症状。新生儿急性和慢性失血的特征见表 7-2-1。

表 7-2-1　新生儿急、慢性失血特征

特征	急性失血	慢性失血
临床表现	急性窘迫：苍白、呼吸促、表浅，常不规则，心动过速、脉微弱或消失，血压低或无，肝脾不大	苍白与窘迫不成比例，偶有充血性心力衰竭，肝脾大
实验室检查		
血红蛋白	出生时正常，24h 内迅速下降	出生时低
红细胞形态	正色素、大细胞性	小细胞低色素性，红细胞大小不均，异形红细胞明显增高
网织红细胞	开始正常，2 ～ 3d 后增高	出生时低

（续表）

特征	急性失血	慢性失血
血清铁	出生时正常	一般正常
转归	如处理不及时，死亡率高	铁剂治疗，偶尔输血
治疗	静注液体和全血，以后补铁	

（三）辅助检查

1. 血常规　确定是否有贫血，贫血的程度及性质。双胎间血红蛋白相差>50g/L，有助于诊断胎-胎输血。

2. 网织红细胞计数　由出血或溶血所致贫血，网织红细胞常增加，贫血伴网织减少者要考虑先天性再生障碍性贫血。

3. 外周血涂片　①测量红细胞中心苍白区大小可估计红细胞血红蛋白含量。正常红细胞约占 1/3 红细胞直径，低色素性红细胞>1/2 直径。②红细胞形态异常，如球形、椭圆形。③母血涂片做酸洗脱法可帮助诊断胎-母输血。取母血涂片，放入 80%乙醇中固定 5 分钟，再浸入 pH3.3 的枸橼酸磷酸缓冲液中 37℃孵育 5 分钟，用水冲洗，干燥后用苏木精和伊红复染，显微镜下计数涂片中胎儿红细胞和母亲红细胞。胎儿红细胞呈伊红色，而成人红细胞则呈隐约可见的淡影细胞。如计数>1%估计胎儿失血量在 50ml 以上。

4. 血清胆红素　溶血性贫血及内出血患儿总胆红素及未结合胆红素明显增高。

5. 抗人球蛋白试验（Coombs' 试验）　由同族免疫反应引起的新生儿溶血性贫血抗人球蛋白试验可呈阳性反应。

6. 其他　血、尿或脑脊液细菌培养和病毒分离有助于感染诊断；其他血清学检查有助于宫内感染的诊断。头颅、腹部 B 超检查除外内脏出血；必要时做骨髓检查。父母血常规和涂片、红细胞膜脆性试验和 G-6-PD 酶水平测定等。

（四）诊断及鉴别诊断

新生儿生后 1 周引起贫血的病因复杂，但大多需紧急处理，必须及时做出正确诊断以挽救生命，减少缺氧缺血性后遗症，新生儿贫血的鉴别诊断步骤见图 7-2-1。

【治疗要点】

首先确定病因，选择治疗措施；其次了解贫血程度及临床表现，决定是否输血或给予其他对症治疗。

（一）急性失血性贫血

生后立即复苏，保持呼吸道通畅、吸氧、纠正代谢性酸中毒。有休克者立即扩容，可选用生理盐水、2∶1 等张含钠液体，按 20ml/kg 静脉输注，待配血后输注红细胞悬液 10～20ml/kg。以后根据贫血程度决定是否继续输血。

（二）慢性失血性贫血

贫血较轻，无呼吸困难者不需要输血。大量失血，无论急或慢性均要补充铁剂。剂量为 4～6mg 元素铁/(kg·d)，至少 3 个月。在两次奶间服用，加服维生素 C 以促进铁的吸收。

（三）输血治疗

1. 指征　①急性失血，出生 24 小时内静脉血 HCT＜30％～35％，或伴低血容量休克；②慢性失血出现气急、呼吸困难、呼吸暂停、心动过速或过缓、进食困难、体重不增等。

2. 输血量　输红细胞悬液（HCT 33％）6ml/kg 或压缩红细胞（HCT 66％）3ml/kg，可提高血红蛋白 10g/L。所需血量 ＝（Hb 预期值－Hb 实际值）×6×体重（kg）。每次量为 10～20ml/kg。

[附　早产儿贫血]

早产儿贫血（anemia of prematurity）是早产儿生后短期内血红蛋白迅速下降，在生后 4～8 周达最低值。体重在

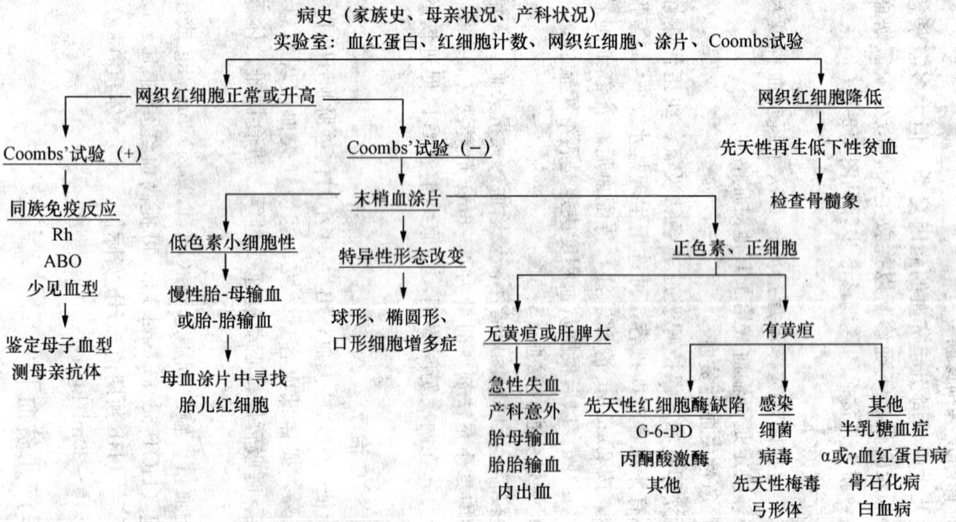

图7-2-1　新生儿贫血的鉴别诊断步骤

1.2～2.3kg 之间者，血红蛋白最低点为 96g±14g/L；而体重<1.2kg 者为 78g±14g/L。由于早产儿贫血可出现多种症状，应视为病理性。

【诊断要点】

1. 病史　早产出生，胎龄和出生体重小，无引起贫血的其他原因。

2. 临床表现　早产儿贫血比足月儿贫血出现早，程度重，多在生后 4～8 周即出现，常伴有面色苍白、烦躁不安、呼吸暂停、吸吮力弱、呼吸急促、心率增快、腹胀、喂养不耐受、体重增长不满意等症状。

3. 实验室检查

（1）血红蛋白：下降幅度与胎龄和出生体重呈反比，生后 4～8 周达最低值，可降至 60～80g/L。

（2）网织红细胞计数：出生后迅速降低，2～3 个月后逐渐增高。

【治疗】

（一）输血疗法

早产儿输血指征见表 7-2-2。如慢性贫血者血红蛋白<80～90g/L，同时存在以下临床表现如胎龄<30 周、安静时呼吸>50 次/分、心率>160 次/分、进食易疲劳、呼吸暂停、每日体重增加<25g、血乳酸>1.8mmol/L，可考虑输血。

表 7-2-2　早产儿输血指征

呼吸方式	机械通气			CPAP		自主呼吸	
日龄		<28d	>28d	<28d	>28d		
F_iO_2	≥0.3	<0.3				≥0.21	空气
Hb (g/L)	<140	<110	<100	≤100	<80	<80	<70
HCT	<0.4	<0.35	<0.3	<0.3	<0.25	<0.25	<0.25

采集2天以内的新鲜红细胞悬液最理想，发生高钾血症的危险性相对小；其次是4～5天的压缩红细胞，其携氧能力佳。

早产儿输血疗法的危险性包括病毒感染、移植物抗宿主反应、电解质和酸碱失衡、接触可塑剂、T抗原活化导致的溶血和免疫移植等。

（二）铁剂

早产儿生后2周开始补铁，剂量按元素铁1～2mg/(kg·d)，失血多或应用EPO者可逐渐加量至4～6mg/(kg·d)。同时服用维生素C，加强铁的吸收。

（三）重组人类促红细胞生成素（recombinant human erythropoietin，rHuEPO）

胎龄≤32周，出生体重≤1500g，从生后7～10天开始，每次250IU/kg，每周3次，皮下注射或静脉滴注，疗程4～6周。同时补充铁剂和维生素E。应用网织红细胞和HCT作为疗效判断指标，未输血HCT≥0.45，即可停用EPO。严重畸形、染色体疾病、溶血性贫血、严重感染者禁用EPO。

（四）维生素E

早产儿或非母乳喂养儿自生后口服维生素E 10mg/d，直至生后2～3个月。

（童笑梅）

第三节　新生儿红细胞增多症

新生儿红细胞增多症（neonatal polycythemia）指生后第1周静脉血红细胞压积（HCT）≥65%，血红蛋白≥220g/L，或毛细血管血红细胞压积≥70%。约半数患儿伴血黏稠度增高，血流淤滞，组织供血不足导致一系列系统功能障碍。

【诊断要点】

（一）病史

1. 经胎盘血液灌注过多，如脐带结扎过晚、胎-胎或母-胎输血、断脐前婴儿位置低于胎盘。

2. 胎盘功能不全和慢性宫内缺氧，如足月小于胎龄儿、过期产儿，妊高征、前置胎盘或糖尿病母亲的婴儿。

3. 内分泌及代谢性疾病，新生儿甲状腺功能亢进、先天性肾上腺皮质增生症。

4. 其他，如 21-三体综合征，13-三体综合征，18-三体综合征。

（二）临床表现

面色紫红，呈多血貌。如伴血黏稠度增高，可出现青紫、呼吸急促、呼吸暂停、胃纳差、腹胀、腹泻、肝大、黄疸、蛋白尿、血尿、低血糖、低血钙、惊厥、血小板减少等，血流淤滞可导致坏死性小肠结肠炎、充血性心力衰竭和急性肾衰竭。

【诊断】

静脉血 HCT≥65％，血红蛋白≥220g/L，或毛细血管血 HCT≥70％，可明确诊断。

【治疗】

（一）部分换血治疗

静脉血 HCT 在 65％～70％而无症状者，应密切观察，若 HCT＞70％，无论有无症状均需换血治疗。应注意生后 6～12 小时内由于液体从血管区移出，HCT 增高，换血前应予以考虑。换血用新鲜血浆或 4％白蛋白，也可用生理盐水换血，使 HCT 降到 50％～55％以下。换血量一般为 15～30ml/kg 或按下列公式计算：

$$\text{换血量(ml)} = \frac{\text{实际 HCT 值} - \text{预期 HCT 值}}{\text{实际 HCT 值}} \times \text{血容量(90ml/kg)}$$

换血方法一般采用周围小动脉如颞浅动脉、桡动脉抽血，从周围小静脉输入血浆或白蛋白，每次抽注量 10ml。换血时室内环境宜温暖，停奶一次或排空胃内容；监测心率、呼吸、体温及肤色；复苏器械应可随手取用；换血后要禁食 2～4 小时，监测血糖；观察有无腹胀、便血、腹泻等症状，以防坏死性小肠结肠炎的发生。

（二）稀释治疗

血容量正常，静脉血 HCT 在 65%～70%间而无症状者，大多采用生理盐水进行稀释治疗，也可用低分子右旋糖酐或血浆，每次 10ml/kg。

（三）放血治疗

因红细胞增多症患儿血容量可正常，放血后造成低血容量休克，故一般不采用。如证实血容量确有增多而致心力衰竭的患儿，可静脉放血，放掉血容量的 10%。

（四）对症治疗

当 HCT 已降低，心力衰竭症状仍无好转时，用洋地黄和利尿剂；红细胞增多症常有低血糖，需监测血糖，及时治疗；呼吸窘迫者给氧；吃奶差者适当补液和鼻饲喂养；高胆红素血症者光疗。

（朴梅花）

第四节　新生儿溶血病

新生儿溶血病（hemolytic disease of the newborn）指母子血型不合引起的同族免疫性溶血病，以 ABO 血型不合最常见。ABO 溶血病多见于母子血型为 O-A 或 O-B，A-B 或 B-A 血型不合者也可发生。ABO 溶血病可发生于第一胎。Rh 溶血病较少发生于第一胎，若母亲接受过 Rh 阳性输血或曾流产 Rh 阳性胎儿，则第一胎也可发病。Rh 溶血病多见于母为 Rh 阴性、子 Rh 阳性时。当母 Rh 阳性时，也可发生抗 E、抗 C 的 Rh 溶血病。

【诊断要点】

（一）病史

询问母亲既往有无不明原因的流产、早产、死胎、死产史，或上一胎有无重症黄疸、贫血或确诊新生儿溶血病，有无输血史，父母是否血型不合。

（二）临床表现

1. 黄疸　出现早，常于生后 24 小时内出现，进展迅速，生后 2～3 天达高峰，易发生胆红素脑病。

2. 贫血　重症者贫血出现早且重，可有肝大、心力衰竭。部分患儿免疫性抗体持续存在，可于生后 2～6 周发生晚期贫血。

3. 水肿　多见于病情重者，当红细胞压积低于 15%时发生胎儿水肿。患儿全身水肿、苍白，可有胸腹水或心包积液，心音低、心率快、呼吸困难，多为早产儿，治疗不及时常生后不久死亡。重症可胎死宫内。

4. 肝脾大　轻者无明显肿大，重症胎儿水肿者肝脾大明显。

（三）实验室检查

病史及临床表现考虑本病时进一步作实验室检查。

1. 血常规　红细胞、血红蛋白下降，网织红细胞、有核红细胞增高。

2. 母婴血型鉴定，确定是否不合。

3. 血清学试验　取母、子血液，进行抗人球蛋白直接法、抗体释放试验、抗人球蛋白间接法及游离抗体测定。前两项任一项阳性可确诊，后两项阳性可作参考。

Rh 和 ABO 溶血病的比较见表 7-4-1。

【诊断】

病史及临床表现考虑本病，实验室检查抗人球蛋白直接法、抗体释放试验阳性可确诊血型不合溶血病；仅抗人球蛋白间接法、游离抗体测定阳性时，若临床表现符合溶血病的发病特点如黄疸出现早，进展快，程度重，甚至存

表 7-4-1　Rh 和 ABO 溶血病的比较

		Rh 溶血病	ABO 溶血病
临床特点	频率	不常见	常见
	苍白	显著	轻
	水肿	较常见	罕见
	黄疸	重度	轻～中度
	肝脾大	显著	较轻
	第一胎受累	很少	约半数
	下一胎更严重	大多数	不一定
	晚期贫血	可发生	很少发生
实验室所见	母血型	Rh d、e、c	O（多数）
	子血型	Rh D、E、C	A 或 B（多数）
	贫血	显著	轻
	抗人球蛋白直接法	阳性	改良法阳性
	抗人球蛋白间接法	阳性	阳性
	红细胞形态	有核红细胞增多	小球形红细胞增多

在贫血、肝脾大等，可临床诊断。

【鉴别诊断】

（一）红细胞葡萄糖-6-磷酸脱氢酶缺陷病

红细胞葡萄糖-6-磷酸脱氢酶（erythrocyte glucose-6-phosphate dehydrogenase，G-6-PD）缺陷病为不完全性显性伴性遗传病，男女之比为 2∶1。常在一些诱因下发病，主要表现为溶血性贫血和高胆红素血症，新生儿期发病病情多凶险，且易引起胆红素脑病。

此病在我国南方尤其是广东、广西两省发生率较高。新生儿期可在下列诱因下发病：感染、窒息缺氧、酸中毒、大量出血，一些药物尤其氧化剂类药如维生素 K_3、维生素 K_4、维生素 C，阿司匹林、薄荷、樟脑、萘酚、川莲、牛黄粉、腊梅花、熊胆、开口茶、七厘散、婴儿素、牛黄解毒丸、磺胺类、硝基呋喃类、砜类、抗疟疾药、氯霉素、三硝基甲苯、萘啶酸，母产前4周内服一些保胎中药及蚕豆、分娩的刺激，有时甚至无任何诱因发病。最常见的诱因为感染。

1. 临床表现　发病时间多在2周内，出生前发病者表现为流产、早产、死胎、胎儿水肿。出生时即发病者可在黄疸明显出现前就溶血严重，出现贫血性心力衰竭，这是因为在宫内胎儿的胆红素经胎盘到母体代谢。大多数病儿出生时无特殊，3～4天后出现黄疸，进展快，4～7天达高峰，肝脾仅轻度大或不大，有或无贫血。轻症者似生理性黄疸过程，重者病情迅速恶化，可出现胆红素脑病症状，甚至死亡。本病胆红素脑病发生率高于ABO溶血病，且可在较低血清胆红素值水平上发生。

2. 诊断　当病史及临床表现怀疑本病时，直接测定G-6-PD活性是确诊的最好方法。需注意“年幼”的红细胞具有较高的G-6-PD活性，故采用脐血或急性溶血期网织红细胞增多时会影响酶的数值，需在网织红细胞下降后复查。有研究表明G-6-PD缺陷病儿于生后3～6个月仍有68.5%G-6-PD活性低，故应在生后8～12周再复查。目前常用的直接测定法有：①世界卫生组织推荐的Zinkham法，正常值为（12.1±2.09)IU/gHb；②国际血液学标准化委员会推荐的Clock法和Mclean法，正常值为（8.34±1.59)IU/gHb；③NBT定量法，正常值为13.1～30.0NBT单位。G-6-PD活性定量测定较正常值降低40%以上可诊断。

筛选法目前采用的有荧光斑点法、改良纸片法，高铁血红蛋白还原率测定法，玻片洗脱法、美蓝法。前两种准确率高。应注意G-6-PD缺陷病与ABO溶血病并存率为1.2%～4%，若并存则发病早、病情重、黄疸持续时间长。

治疗主要对诱因、对症治疗，后者主要治疗高胆红素血症和贫血。高胆可以光疗、换血及药物等治疗；重度溶血患儿应及时输全血或浓缩红细胞液。由于机体对溶血的应激，骨髓处于休克状态，急性溶血期过后贫血则表现突出，尤其溶血后 2～4 周，可多次少量输血；辅助药物可加用维生素 E 以减少溶血。

（二）红细胞丙酮酸激酶缺陷病

红细胞丙酮酸激酶（erythrocyte pyruvate kinase，PK）缺陷病为常染色体隐性遗传病。此酶为一种红细胞糖分解酶，若缺陷影响红细胞膜的 ATP 量及钠-钾泵功能，可使细胞膨胀、脆性增加而溶血。

围生期发病症状较重，可致非免疫性胎儿水肿。生后的溶血性贫血症状与其他遗传性溶血性贫血类似，脾大不明显。外周血涂片可见皱缩锯齿状细胞。尚无根治方法。急性溶血期治疗黄疸和贫血，口服叶酸。

（三）遗传性球形红细胞增多症

遗传性球形红细胞增多症（hereditary spherocytosis）为常染色体显性遗传，男女均可发病。由于红细胞膜结构上原发性缺陷，使红细胞呈球形、膜可变性减低，脆性增加而溶血。约 50％新生儿期出现黄疸及溶血，症状持续 1～2周后自然缓解。新生儿期主要在发生溶血危象时治疗高胆及贫血。

诊断：典型病例有黄疸、贫血、脾大、球形红细胞增多、网织红细胞增多、红细胞脆性增高、70％有阳性家族史，培育前酸化甘油溶解试验对诊断有益。多在新生儿期后才获诊断，由于新生儿红细胞对渗透压改变抵抗力高，故新生儿期红细胞脆性增高者少见（需与正常新生儿渗透脆性对比）。

【治疗】

（一）产时处理

前一胎为 Rh 溶血病者，本次分娩时脐带残端保留 5～6cm，远端结扎，裹以无菌纱布，滴上 1∶5000 呋喃西林液，保持湿润，以备换血。留取脐血 3～5ml 测血清胆红素、血常规及血型。

(二) 新生儿治疗

1. 胎儿期重度受累，出生时有水肿、腹水、贫血、心肺功能不全者，及时处理心力衰竭，保持有效通气，抽腹水，尽快交换输血（用浓缩血液，如悬浮红细胞）。

2. 积极控制高胆红素血症　出生后一旦确诊为 Rh 溶血病，可静脉滴注免疫球蛋白（IVIG）减轻溶血、减少换血机会，剂量为 1g/kg；出现黄疸者积极光疗或换血并辅以药物治疗（详见新生儿黄疸节）。

3. 纠正贫血　早期重度贫血多伴重度黄疸，需换血；晚期贫血当小儿出现心率加快或气急、体重不增等症状时，应适量输血，输入的 Rh 血型最好没有引起发病的血型抗原（如抗 E 溶血病输入 e 型血）。可用促红细胞生成素 200u/(kg·d) 连用 10 天治疗晚期贫血。

4. 换血方法（参见第五章附换血疗法）

(1) 目的：移去血中游离抗体和致敏红细胞，减轻溶血，降低血清胆红素浓度，防止胆红素脑病，纠正贫血，防止心力衰竭。

(2) 指征：①已确诊溶血病，出生时脐血血红蛋白＜120g/L，伴水肿、肝脾大、心力衰竭者；②血清胆红素已达换血标准（参见新生儿黄疸治疗节）；③有早期胆红素脑病症状者，无论血清胆红素高低都应考虑换血；④早产儿合并缺氧、酸中毒或前一胎病情严重者应放宽指征。

(3) 方法（详见操作章节）。

5. 换血后处理

(1) 继续光疗，重点护理，换血后 30 分钟、60 分钟、2 小时、3 小时均应监测胆红素，必要时根据指征再次换血。每 4 小时测心率、呼吸，注意嗜睡、拒食、烦躁、抽搐、拥抱反射等情况，黄疸减轻后解除监护。使用抗生素 3 天预防感染，3～4 天拆线。术后情况良好者，试喂糖水，如无呕吐等可正常喂养。

(2) 血常规每 1～3 天检测一次，胆红素每 12～24 小时检测一次，按需监测血糖。出院后每 2 周复查一次红细胞和血红蛋白直至生后 2 个月。若血红蛋白<70g/L，应小量输血。恢复期给铁剂。

（3）一次换血后，血清胆红素可再次上升，此时可按指征考虑再次换血。

【预防】

Rh 阴性孕妇注射 Rh（D）IgG 来预防 Rh（抗 D）溶血病取得满意疗效。剂量：一般预防量为抗 Rh（D）IgG 300mg。

适应证：①第 1 次分娩 Rh 阳性婴儿后，于 72 小时内应用；②若第 1 次预防成功，孕妇未产生抗体，则在下一次分娩 Rh 阳性婴儿时应再次预防；③流产后（不论自然或人工流产）；④羊膜腔穿刺后；⑤经腹部穿刺取绒毛标本；⑥产前出血、宫外孕、妊娠高血压综合征；⑦由于胎儿经胎盘失血至母体亦可发生在妊娠早、中、晚期，故有人主张产前预防；⑧输入 Rh 阳性血。

（朴梅花）

新生儿神经系统疾病

第8章

第一节　新生儿颅内出血

新生儿颅内出血（neonatal intracranial hemorrhage，ICH）是由于缺氧和产伤所致，临床表现以中枢神经系统的兴奋或抑制为主要特征，是新生儿早期死亡的重要原因之一，易遗留神经系统后遗症。主要出血类型为：脑室周围-脑室内出血，硬脑膜下出血，蛛网膜下腔出血，脑实质出血，小脑、丘脑、基底节区域也可发生出血。

【诊断要点】

（一）认识新生儿颅内出血的四个步骤

1. 病史　询问异常分娩、产伤及围生期窒息史，成熟程度等。

2. 临床神经系统的症状和体征。

3. 影像学检查　颅脑B超、CT、MRI用以了解出血的部位、程度、范围。B超对脑室周围-脑室内出血诊断十分敏感，CT、MRI对硬脑膜下出血、蛛网膜下腔、小脑和脑干部位的出血较敏感。

4. 脑脊液检查　主要表现为脑脊液中红细胞数及蛋白质含量增加，葡萄糖水平降低，外观可呈淡黄色。其为有创性检查，且并非所有颅内出血在脑脊液中均有变化，故此法已很少用。

（二）临床表现

临床表现主要与出血部位和出血量有关，轻者可无症状，大量出血者可在短期内死亡。非特异性表现为：低体温，无其他原因可解释的贫血与黄疸，频繁呼吸暂停，严重时可发生失血性休克。神经系统表现有：①颅内压力增高征：前囟隆起，血压增高，抽搐，角弓反张，脑性尖叫。②呼吸不规则。③意识改变：早期可激惹与抑制交替出现，严重者昏迷。④眼征：凝视、斜视、眼球震颤等。⑤瞳孔不等大或对光反应消失。⑥拥抱反射减弱或消失较常见。

1. 脑室周围-脑室内出血　主要发生在胎龄<32周，出生体重<1500g的早产儿，多在72小时内发生，50%发生在生后第一天，最常见临床特征是呼吸窘迫。依出血程度不同，临床表现主要有三种类型：

(1) 急剧恶化型：发生在严重出血的早产儿，少见。在数分钟至数小时内病情急剧进展，出现意识障碍、呼吸暂停、眼球固定、凝视、光反射消失、肌张力严重低下或周身强直性惊厥、前囟紧张、隆起、出现难以纠正的酸中毒，可短时内死亡。

(2) 断续进展型：症状在数小时至数天内断续进展。先表现为大脑皮层兴奋性增高，如烦躁不安、易激惹、脑性尖叫、肌震颤、惊厥、呕吐，继而出现皮质抑制症状，如神志异常、四肢张力低下、运动减少、呼吸异常、可存活或进一步恶化死亡。

(3) 临床无表现型：此型最为常见。与早产儿的孕周体重相对较大，绝大多数颅内出血较轻有关。多在早产儿生后常规颅脑超声筛查中发现。

出血分度：Ⅰ度：单纯室管膜下生发基质出血或伴极少量脑室内出血，超声旁矢状面探查出血占脑室面积10%以下。Ⅱ度：出血进入脑室，所占脑室面积为10%～50%。Ⅲ度：脑室内出血伴脑室扩大，所占脑室面积>50%。Ⅳ度：同时伴脑室旁限局或广泛的脑实质出血。

合并症：①脑室旁白质软化。②脑积水：出血团块引起中脑导水管、正中孔、侧孔阻塞形成梗阻性脑积水；如影响到蛛网膜颗粒对脑脊液的回吸受阻可导致交通性脑积水。③出血性脑梗死：由于生发基质及脑室内出血后局部压迫端静脉，梗阻破裂出血所致。

2. 硬脑膜下出血　多因机械性损伤使上矢状窦附近出血或大脑镰（伴下矢状静脉破裂）及小脑幕（伴直窦、大脑大静脉或横窦破裂）撕裂引起，常发生于足月的巨大儿、头大儿、胎位异常、难产或产钳助产者，临床进展及风险程度不一。

严重后颅凹出血可压迫脑干，短时内危及生命。神经系统症状在生后即刻出现，如不安、尖叫、惊厥、瞳孔不等大、对光反应异常，经数分钟至数小时，可进行性意识障碍加重、昏迷。瞳孔固定、散大、伴心动过缓，中枢性呼吸衰竭，最终呼吸停止。大脑镰撕裂可使双侧脑半球受累，出现临床神经系统症状。当出血扩展至小脑幕附近，可出现前述的类似结局。上矢状窦损伤如出血量少，临床症状轻微。出血量大，生后 2～3 天左右出现局限性脑损伤表现，如限局性惊厥、偏瘫、动眼神经受累、眼斜视等。如慢性硬膜下渗血，新生儿期无异常表现，至 6 个月左右发展为头围增大。

3. 原发性蛛网膜下腔出血　此种类型出血在新生儿期多见，病因与缺氧、酸中毒、低血糖等因素有关，也可由产伤所致。出血量很少，仅有极轻微的临床征象，如易激惹、肌张力低下或无任何临床表现，多于 1 周内恢复，最为常见。出血量多可致惊厥，常始于生后 2 天，间歇性发作，发作间期表现正常。若大量蛛网膜下腔出血并急剧进展，出血存留于脑间隙及后颅凹，表现为嗜睡、反复呼吸暂停、肌张力低下、反应低下、反复惊厥，很快危及生命，这些患儿分娩时常伴有严重缺氧窒息或产伤。

头颅 CT 可确诊，表现为：①脑池、脑窦、脑裂部位高密度影。②颅骨内板下方沿脑沟回呈高密度影。③增宽的直窦，窦汇高密度影，呈“Y”形。④沿小脑幕上呈“M”

形（“火山口”型）。超声对蛛网膜下腔出血诊断不敏感。

4. 脑实质出血　可发生于脑实质任何部位，出血程度及病因各异。缺氧多引起多灶点状出血。晚发性维生素K缺乏性颅内出血，多在生后1～3个月突然发生，以脑实质出血多见。脑血管发育异常也可导致脑实质出血，往往是突然发病，其前无任何表现及诱因，又称为“自发性颅内出血”。表现为惊厥、频繁呕吐、眼神异常，甚至昏迷、偏瘫。出现上述急症后，CT、MRI及血管造影等检查可帮助判断出血部位。

5. 其他部位出血　小脑出血多见于孕周<32周，体重<1500g的早产儿。病因多因素，如产伤、缺氧、早产儿各种疾病病理生理过程中脑血流动力学改变等。另早产儿颅骨可塑性强，外力使枕部受压也可引起小脑出血。症状出现时间可于生后1天至2～3周不等，严重者除一般神经系统症状外主要是脑干受压表现，出现严重的呼吸功能障碍。

丘脑基底节区域出血偶见，临床无特征性表现，需影像学检查确诊。

【治疗要点】

（一）一般对症治疗

1. 护理　保持安静，免晨间护理，抬高头部，右侧卧，保暖，保持呼吸道通畅，吸氧。

2. 静脉输液维持热量及入量　按日龄计算（参阅新生儿液体疗法），呕吐严重者可给含钠液（1/4～1/5张），早期禁用碳酸氢钠以免加重出血，根据病情可鼻饲配方奶。

3. 止血　维生素K_1每日5mg静脉点滴，连用3～4天，也可用维生素C、立止血，还可选用新鲜冰冻血浆，每次10ml/kg；如贫血明显或有其他出血倾向，可输悬浮红细胞，每次5～10mg/kg。

4. 镇静　如烦躁不安或惊厥发作可给镇静止惊处理（详见新生儿惊厥节）。

5. 降低颅内压　如颅内压增高时可用地塞米松，首次量1～2mg，以后按每次0.2～0.5mg每日2～3次，静脉滴注。脑水肿严重者可用20%甘露醇，每次0.25～0.5g/kg，于30分钟内静脉滴入，每日2～3次，或用呋塞米每次0.5～1mg/kg肌注。

（二）特殊治疗

1. 外科治疗　有硬膜下血肿做硬膜下穿刺，每日或隔日穿刺一次，每日放出液量5～6ml，直至痊愈。反复穿刺无好转者可手术摘除。

2. 营养脑细胞治疗　可用ATP、辅酶A、胞二磷胆碱、脑活素、神经节苷酯等治疗。

3. 梗阻性脑积水治疗

（1）减少脑脊液的分泌：乙酰唑胺口服，10～30mg/(kg·d)，分2～3次，疗程<2周。

（2）连续腰椎穿刺：指征为Ⅲ°以上脑室出血，脑室呈进行性增大，高张力型。放液量每次8～10ml左右。最初每日一次以后间歇时间逐渐延长，总疗程2周至1个月。以脑室不继续增大，在原基础上有一定程度的变小为宜。

（3）侧脑室引流：外接引流袋，每日引流量不宜过快、过多，防止引起低颅压。引流管可保留2周左右。或应用储液囊（Ommaya储液囊）埋植在顶骨区帽状腱膜下，将脑脊液从侧脑室引入储液囊，注射针头经头皮穿刺引出脑脊液。可保留数月，作为脑室腹腔分流的过渡期使用。

（4）脑室腹腔分流。

（5）神经内镜技术：可根据病情选择室间孔穿通术、导水管重建术、第三脑室底造瘘术，微创条件下直视进行形成新的脑脊液循环通路。

（刘云峰）

第二节　新生儿缺氧缺血性脑病

新生儿缺氧缺血性脑病（hypoxic-ischemic encephalopathy，HIE）是指围生期窒息导致脑的缺氧缺血性损害，临床出现一系列中枢神经系统异常的表现。

【诊断要点】*

（一）临床表现

是诊断 HIE 的主要依据，同时具备以下 4 条者可确诊，第 4 条暂时不能确定者可作为拟诊病例。

1. 有明确的可导致胎儿宫内窘迫的异常产科病史，以及严重的胎儿宫内窘迫表现（胎心<100 次/分，持续5min 以上；和/或羊水Ⅲ度污染），或者在分娩过程中有明显窒息史。

2. 出生时有重度窒息，指 Apgar 评分 1min≤3 分，并延续至 5min 时仍≤5 分，和/或出生时脐动脉血气 pH≤7.00。

3. 出生后不久出现神经系统症状，并持续至 24h 以上，如意识改变（过度兴奋、嗜睡、昏迷），肌张力改变（增高或减弱），原始反射异常（吸吮、拥抱反射减弱或消失），病重时可有惊厥，脑干征（呼吸节律改变、瞳孔改变、对光反应迟钝或消失）和前囟张力增高。

4. 排除电解质紊乱、颅内出血和产伤等原因引起的抽搐，以及宫内感染、遗传代谢性疾病和其他先天性疾病所引起的脑损伤。

（二）辅助检查

可协助临床了解 HIE 时脑功能和结构的变化及明确 HIE 的神经病理类型，有助于对病情的判断，作为估计预后的参考。

---

* 仅适用于足月新生儿，参照中华医学会儿科学分会新生儿学组 2005 年版诊断标准。

表 8-2-1　缺氧缺血性脑病的分度

分度	意识	肌张力	原始反射		惊厥	中枢性呼吸衰竭	瞳孔改变	EEG	病程和预后
			拥抱	吸吮					
轻度	兴奋抑制交替	正常或稍增高	活跃	正常	可有肌阵挛	无	正常或扩大	正常	症状 72h 内消失，预后好
中度	嗜睡	减低	减弱	减弱	常有	有	常缩小	低电压，可有痫性放电	症状 14d 内消失，可能有后遗症
重度	昏迷	松软，间歇性伸肌张力增高	消失	消失	有，可呈持续状态	明显	不对称或扩大，对光反射迟钝	爆发抑制，等电线	症状持续数周，病死率高，多有后遗症

1. 脑电图　生后1周内检查。

2. 颅脑B超　可在HIE病程72h内开始检查，床旁动态随访，了解脑水肿、脑室内出血、基底核、丘脑损伤和脑动脉梗死等HIE的病变类型。

3. 头颅CT　生命体征稳定后检查，生后4～7d为宜，有病变者3～4周后宜复查。

4. 头颅MRI　对HIE病变性质与程度评价方面优于CT，对矢状旁区和基底核损伤的诊断尤为敏感。常规采用T_1WI，弥散成像（DWI）对缺血脑组织的诊断更敏感。

（三）临床分度

参见表8-2-1。

【治疗要点】

表8-2-2　缺氧缺血性脑病的治疗

总体原则	1. 治疗策略的制订有赖于对病情严重程度的判定 2. 应采用多种措施综合治疗而不是仅仅依赖于某种措施 3. 治疗对象：所有具有脑损伤高危因素的新生儿（宫内窘迫、生后需复苏、5min Apgar评分≤5、脐血pH≤7.0或BE≤－16mmol/L、中到重度临床表现、异常脑电图） 4. 治疗开始时间：6h以内开始，越早越好 5. 疗程：至少72h，视严重程度延长	
亚低温	1. 适用于中度以上损伤患者 2. 缺血后6h内开始，持续48h以上，重度损伤可延长 3. 选择性头部降温，目标温度32～34℃，重度损伤可更低	
支持疗法	良好通气	PaO_2＞60～80mmHg、$PaCO_2$和pH在正常范围
	良好灌注	可应用多巴胺、多巴酚丁胺
	血糖高值	血糖在75～100mg/dl

（续表）

对症治疗	控制惊厥	1. 首选苯巴比妥，负荷量 20mg/kg，于 15～30 分钟静脉滴入，若不能控制，1 小时后可加 10mg/kg，12～24 小时后给维持量，每日 3～5mg/kg，分 2 次 Q12h 2. 肝功能不良者改用苯妥英钠 3. 顽固性抽搐者加用地西泮，每次 0.1～0.3mg/kg 静脉滴注 4. 或加用水合氯醛每次 50mg/kg
	控制脑水肿	1. 每日液体总量不超过 60～80ml/kg 2. 颅内压增高时，首选利尿剂呋塞米，每次 1mg/kg，静注 3. 严重者可用 20%甘露醇，每次 0.25～0.5g/kg，静注，每 4～6 小时 1 次，连用 3～5 天 4. 糖皮质激素疗效不肯定
营养神经	神经节苷酯	20mg/d，静点 1～2 周
	果糖二磷酸钠	10ml/d，静点，恢复期可改为口服
	脑活素	2～10ml/d，稀释静注，10～20 天为一疗程
	胞二磷胆碱	125mg/d，5～10d 为一疗程（颅内出血、脑水肿、低血压、癫痫慎用）

（汤亚南）

第三节　早产儿脑白质损伤

早产儿脑白质损伤包括脑室周围白质软化（periventricular leukomalacia，PVL）和脑室周围出血性梗死（periventricular hemorrhagic infarction，PHI）前者是指侧脑室周围脑白质区域的缺血性坏死。后者是一种从出血进展到缺血的出血性脑损伤。PVL 是早产儿特征性的脑损伤形式之一，特征性地分布在侧脑室背侧到外侧的白质，特别涉及脑室周围白质的半卵圆区（侧脑室旁的前角和体部）、视区（侧脑室三角区和后角）和听区（侧脑室下角）。目前已成为小儿远期智力运动发育异常、视听障碍等后遗症发生的重要原因。

【诊断要点】

（一）高危因素

1. 可影响早产儿脑血流自主调节功能的因素　如胎龄、体重、低血压、低氧、酸中毒、低血糖、高黏血症、颅内压增高和惊厥等。

2. 可诱发胎儿或早产儿供血供氧障碍的因素　如母孕期合并症（妊娠期高血压疾病、子痫、胎-胎输血、产时失血、胎盘脐带异常、宫内窘迫等）；新生儿疾病（产时窒息、血容量降低、低碳酸血症、反复呼吸暂停、心动过缓、红细胞增多症、症状性动脉导管开放、先天性心脏病、低血压等）。

3. 可诱发胎儿和新生儿炎症反应的因素　如宫内感染、绒毛膜羊膜炎、胎膜早破、双胎妊娠一胎宫内死亡、败血症等。

4. 可能对脑发育有不利影响的因素　如出生前、后长期应用糖皮质激素、甲状腺功能减退症等。

（二）临床表现

早产儿发生脑损伤时，往往缺乏特异性的神经系统症状、体征，仔细观察，可能仅表现为反应差、哭声低弱，自主活动减少，对胃肠道营养不耐受等非特异性的症状，与早期所患的其他疾病难以区分。根据损伤部位的不同，以后可以出现各种后遗症的改变。位于侧脑室前角上方的局灶性 PVL 主要引起痉挛性肢体瘫，以下肢多见。位于枕部三角区的局灶 PVL 可引起视力障碍，如斜视、眼球震颤等。弥漫性 PVL 主要引起认知功能障碍、学习困难和行为异常等。另外婴幼儿期可有抽搐。

辅助检查在脑损伤的诊断中具有重要的作用。多采用影像学方法从脑结构改变的角度，直观脑损伤的发生、演变过程，以及是否存在相关的合并症。在此基础上，可采用一些切实可行的脑功能检查技术对损伤后的脑功能状态和发育状况作出评价，对损伤程度和预后的估价有一定的参考价值。

（三）辅助检查

1. 影像学检查

（1）颅脑超声：可鉴别 PVL 四个阶段的表现。

1）充血期：一般在生后 3～7 天左右，在冠状面上可见为侧脑室前角外上方呈对称性倒三角形或后角周围不均匀高回声。

2）“正常化期”：生后 7～14 天左右，表现为侧脑室周围不均匀高回声消失。

3）囊形成期：可观察到直径 2mm 以上的囊腔。一般出生 2 周以后，在侧脑室周围白质原回声增强区可见一个或多个不均匀的低回声区，形状不规则。

4）囊腔扩大伴脑室（晚期）：生后 1～3 个月，表现为侧脑室扩大，不对称、侧脑室壁不规则和脑萎缩等。

（2）核磁共振成像（magnetic resonance imaging，MRI）

1）弥散加权磁共振成像技术（diffusion-weighted magnetic resonance imaging，DW-MRI）对组织水肿性病变有极高的诊断敏感性，大约在生后 1 周之内，损伤的白质在弥散成像上可显示高信号，弥散系数减低。在生后 1 周后或亚急性期，高信号逐渐变为等信号或无信号。

2）常规 MR 成像对晚期 PVL 诊断较有价值，T_2 表现为：白质区异常高信号，脑室扩大、胼胝体变细、白质容量减少、髓鞘发育延迟和脑皮质萎缩等，在 T_1 加权成像上异常白质区显示低信号。

2. 脑功能检查

（1）脑电图：脑电图在急性期表现为背景活动的抑制，

可有发作性痫样放电；在病变后期，可表现为脑电活动成熟延迟和存在大量的中央区正相尖波（positive rolandic sharp waves，PRSW）；以后发展为认知障碍的早产儿，发现在他们矫正胎龄达足月时，常常会存在睡眠期脑电活动的异常。

（2）视听诱发电位：部分患儿可出现视听诱发电位的异常，表现为Ⅰ～Ⅴ期各波潜伏期延长，分化欠佳。

（3）脑血流监测：利用近红外光谱仪（NIRS）通过对氧合血红蛋白和脱氧血红蛋白动态变化，进行早期脑血流自主调节功能的监测。

【治疗要点】

（一）去除相关原发病，避免白质损伤的高危因素

去除可影响早产儿脑血流自主调节功能、供血供氧障碍和可诱发胎儿和新生儿炎症反应的因素，维持血压、生命体征的稳定，尽量缩短呼吸机的使用。

（二）维持内环境的稳定，促进脑的循环

维持血压、血糖、电解质、酸碱平衡的稳定，适当应用血管活性药物，促进脑循环。

（三）适当应用药物，营养脑细胞治疗

如1,6-二磷酸果糖（FDP）2ml/(kg・d)，7～10天1疗程，神经节苷酯（GM_1）20mg/d，7～10天1疗程。

（四）后遗症期主要是进行功能性康复训练

［附　脑室周围出血性梗死的诊断］

脑室周围出血性梗死为脑室周白质大面积的出血性坏死，位于侧脑室前角周围、背侧和外侧角。坏死灶多为单侧性，少数病例虽为双侧性，但不对称。损害比较广泛，从额叶直到顶-枕区，也可呈现局灶性。约80％的病例伴有大量的脑室内出血，其实质上可能是静脉性梗死。

【诊断】

颅脑超声是最常用的筛查手段，Ⅳ度脑室周围脑室内出血常合并脑室周围出血性梗死。在超声的冠状切面病灶为单侧性，若为双侧性也是不对称的，呈新月形和三角形脑实质内强回声，从侧脑室内向外侧角放射。矢状切面可充分见到病灶的扩展，可为局灶性（仅累及额、顶或顶枕区）和广泛性（从额叶一直延续到顶枕区）。强回声区以后可演变为大的，单个囊腔形成，罕见随时间消失。MRI 随访可证实新生儿期后白质破坏的程度。

（刘云峰）

第9章 新生儿感染性疾病

第一节　先天性感染

概　述

先天性感染（congenital infection）是指胎儿在孕母子宫内获得的感染。

过去习惯用TORCH感染泛指所有先天性感染。TORCH为一缩略词，包括一组围生期慢性非细菌性感染，其中：T——弓形虫（toxoplasma）、R——风疹病毒（rubella virus）、C——巨细胞病毒（cytomegalovirus）、H——单纯疱疹病毒（herpes simplex virus）、O——其他（others）如梅毒螺旋体、水痘-带状疱疹病毒、乙肝病毒、流感病毒、肠道病毒、EB病毒、艾滋病病毒（HIV）、微小病毒B_{19}等。上述病原体可通过胎盘或产道直接侵犯胎儿，有以下共同特点：①由母亲直接传播，在宫内或分娩时感染；②早期感染可致流产，死胎，先天畸形；晚期感染常为亚临床感染或生后发病；③母亲感染后常无症状，但可在孕期排毒，使部分胎儿感染；④感染后部分患儿出现临床症状，临床统称TORCH感染综合征。

目前认为，一旦疑诊先天性或围生期感染，应分别针对单一病原进行检查，以便迅速做出明确诊断，及时治疗。

【诊断要点】

（一）病史

母亲有TORCH感染症状或接触史。

（二）临床表现

①宫内生长发育迟缓（IUGR）；②肝脾大；③黄疸（结合胆红素＞20％）；④溶血、贫血、皮肤瘀斑、血小板减少；⑤小头畸形、脑积水、脑炎、脑膜脑炎、颅内钙化；⑥肺炎；⑦心肌炎、心内膜弹力纤维增生症、先天性心脏病；⑧眼病，包括白内障、视网膜脉络膜炎、小眼球等；⑨非免疫性水肿；⑩生后体重不增、低热，疑似败血症。临床上常难鉴别为何种病原感染。

（三）实验室检查

1. 病原的分离与鉴定　血、鼻咽分泌物、唾液、尿、便、脑脊液、疱疹液或组织液进行动物接种、组织培养和鉴定。

2. 涂片镜检或活体检查　找到病原体可确诊。

3. 血清学检查　目前 TORCH 感染的血清学检查试剂盒，可测定弓形体、风疹、巨细胞病毒和单纯疱疹病毒 4 种病原的特异性 IgM 抗体，阳性率为 30％～50％。其他如柯萨奇病毒、EB 病毒、HIV、各型肝炎病毒都可采用此方法检测。母子双份血清补体结合试验，子抗体效价 4 倍以上增高有诊断意义。

4. 脐血免疫球蛋白含量测定　宫内感染时可刺激胎儿淋巴系统产生抗体 IgM＞30mg/dl 有诊断意义。

5. 基因诊断　采用 DNA 探针、PCR 技术，有快速、稳定、重复性好、特异性及敏感性高的优点。

6. 其他　可进行头颅 CT、B 超或 X 线检查，听力测定、眼科检查、智力和行为测定等。

【鉴别诊断】

需与其他各种引起围生期感染的疾病鉴别，如新生儿败血症、新生儿化脑、新生儿 GBS 感染等。

【治疗要点】

（一）一般支持治疗

加强护理、对症处理。应用免疫球蛋白、干扰素等增强免疫力，丙种球蛋白每日 400～600mg/kg 静点，用 3～5 天；α-干扰素每次 2 万～3 万 U/kg，肌注或皮下注射，每周 2～3 次。维护各系统器官的正常功能。

（二）抗病原体治疗

参见各论部分。

各　论

一、先天性弓形体病

弓形体病（toxoplasmosis）是人畜共患的原虫病。虽然涉及许多脊椎动物，只有猫是其最终宿主。在猫肠内可复制并发展为成熟型卵囊，自粪便排出，在尘埃中可长期保存感染性。人及其他动物为中间宿主，吞入含卵囊的食物后，在肠内形成增殖型滋养体，播散到许多组织，临床表现为无明显症状的慢性感染。胎儿在宫内被感染，出生后出现一系列临床表现，为先天性弓形体病。

【诊断要点】

（一）病史

孕妇有接触原虫病史，如：①摄食生肉或未熟肉；②接触猫粪沾染过的尘土、水源；③与动物密切接触；④通过输血、喂奶感染。

（二）临床表现

90％为亚临床感染，10％在生后不久出现症状；2/3 患儿有中枢神经系统受累，多为重症脑膜炎，可有颅内广泛钙化，惊厥等；1/3 患儿有造血系统、肝、肺、网状内皮系统受累表现。少数患儿无明显症状，主要表现为早产。本病无明显致畸作用，致死性感染少见，但存在中枢神经系统和眼的渐进性损害，可延续到生后数年。典型三联征（阻塞性脑积水、颅内广泛钙化灶和视网膜脉络膜炎）可作为临床诊断的依据。

（三）辅助检查

1. 甲蓝染色　取病变活体组织经染色后找到虫体可确诊。

2. 特异性抗体检测　弓形体 IgM 抗体在生后第 1 周出现，1 个月达高峰，持续数月至 1 年。

3. 抗原检测　弓形体 DNA 序列的克隆和检测、PCR 反应技术、检测弓形体循环抗原（TCA）。

4. 眼底镜检查和头颅 CT　可明显提高诊断阳性率。

【诊断标准】

患儿出现上述临床表现，血或其他病变活体组织或尸解组织经染色后找到虫体，血弓形体-IgM 抗体阳性。

【鉴别诊断】

需要与其他先天性慢性非细菌性感染如风疹、巨细胞感染、梅毒、单纯疱疹病毒感染等进行鉴别。

【治疗要点】

急性期口服磺胺嘧啶每日 50～100mg/kg，分 2 次口服；乙胺嘧啶每日 1～2mg/kg，每天 1 次，21 天为 1 疗程，共 3～4 疗程，每疗程间隔 1 个月。乙胺嘧啶可引起叶酸缺乏和骨髓抑制，用药期间应同时服叶酸每日 5mg，每日 3 次，并监测血象；螺旋霉素每日 100mg/kg，疗程同上。近十年来也有应用阿奇霉素治疗弓形体感染的报道。伴有急性进行性视网膜脉络膜炎者加激素治疗。脑室扩张伴脑积水给予脑脊液引流术。

二、先天性风疹综合征

孕妇在妊娠期间感染风疹病毒（rubella virus），通过胎盘引起胎儿全身感染，出生后新生儿可伴有畸形和/或多器官功能损害，称先天性风疹综合征（congenital rubella syndrome，CRS），其致畸率高于其他病原体，以白内障、感觉神经性耳聋和先天性心脏病三联征为特点。

【诊断要点】

(一) 病史

母孕期有风疹感染史，或有流产、死胎或畸形儿史。

(二) 临床表现

常为早产儿或足月小样儿，临床表现和畸形出现的频度依次为心血管畸形（以动脉导管未闭或肺动脉狭窄多见）、眼疾（白内障、小眼球、视网膜脉络膜炎、青光眼）、耳聋、脑损害（小头畸形、脑膜脑炎等）、间质性肺炎、长骨干骺端骨化缺损、血小板减少性紫癜、肝脾大、黄疸等。一般认为孕早期感染的胎儿易发生心脏畸形及眼、耳畸形疾患，后期感染的胎儿易发生中枢神经系统感染。

(三) 辅助检查

1. 实验室检查　可取鼻咽分泌物、尿、脑脊液或组织活检做病毒分离，阳性率较高。脐血或新生儿血风疹病毒特异性 IgM 抗体阳性，可诊断为先天性风疹。

2. X线检查　可见股骨远端及胫骨近端的骨骺密度减低。

3. 眼科检查　可有小眼球、白内障、视网膜黑色素斑。

【诊断标准】

患儿出现上述临床表现，血风疹病毒特异性 IgM 抗体阳性。

【鉴别诊断】

需与其他先天性慢性非细菌性感染鉴别。

【治疗要点】

无特殊治疗，主要为对症及支持治疗。生后 6～12 个月内仍可排病毒，需注意隔离。

三、巨细胞包涵体病

新生儿巨细胞包涵体病（cytomegalic inclusion disease，CID）是由巨细胞病毒（cytomegalovirus，CMV）通过胎盘或产道感染引起的全身多器官功能损害。因被感染的细胞可发生细胞及核巨大化，并能找到核内包涵体，电镜检查包涵体为许多病毒颗粒组成而命名。此病主要累及中枢神经系统、眼、耳和肝，是最多见的先天感染，发病率 1%，是全世界智力低下和感觉神经性耳聋最常见的病因。

【诊断要点】

（一）病史

母孕期有病毒感染史或死胎、死产、流产史，活产者常为低体重儿或早产儿，早产儿在生后不久有输血液制品史者。

（二）临床表现

90%为亚临床型，10%为严重的巨细胞包涵体病。临床特点为全身多器官功能损害，典型特征为伴小头畸形的黄疸小样儿，可为早产儿，一般反应差，可有发热，黄疸，肝脾大，肝功异常，血小板减少，出血，呼吸困难；CMV 感染是新生儿和小婴儿肝炎的主要病因之一；还可出现中枢神经系统损害表现如瘫痪、抽搐、肌张力异常，脑室周围钙化、视神经萎缩等。即便是隐性感染病例也可能出现智力低下、学习困难、脑积水和感觉神经性耳聋等后遗症。

（三）辅助检查

1. 实验室检查　①取新鲜尿沉渣涂片，显微镜下可见特征性的巨细胞及核内包涵体，有助于诊断；②直接从尿、唾液、脑积液或活检组织中分离病毒；③核酸杂交技术和 PCR 法是目前最敏感和快速的分子生物学早期诊断方法；④应用免疫荧光法测血清 CMV 早期抗原 PP65，ELISA 法测血清特异性 IgM 抗体。

2. X 线检查　胸部 X 线片可有间质性肺炎改变，头颅 X 片或 CT 扫描脑室管膜区域有散在钙化影。

3. 眼科检查　可发现白内障、视网膜脉络膜炎或视神经萎缩。

4. 耳声发射技术（OAE）和脑干听觉诱发电位　可早期发现渐进性感觉神经性耳聋，3 岁以内需反复随访。

【诊断标准】

1. 先天性 CMV 感染　生后 3 周内尿内分离到 CMV，但无临床表现者，需密切随访。

2. 先天性巨细胞包涵体病　具备明确的临床表现，有 2 个以上系统或器官受累，实验室检查血或尿 CMV-DNA 阳性或血 PP65 阳性和血清 CMV 特异性 IgM 抗体阳性。

【鉴别诊断】

需与其他先天性慢性非细菌性感染鉴别。

【治疗】

更昔洛韦可抑制病毒排放，疗效 70%～80%，对伴有神经系统受累的患儿，剂量每日 6mg/kg，分 2 次静点，疗程 6 周，可测定 PP65 作为疗效判定标准；为提高用药依从性，恢复期可用口服制剂，注意监测毒副作用如骨髓抑制等。还可用干扰素、丙种球蛋白等，对提高治愈率和降低病死率有一定效果。

四、单纯疱疹病毒感染

单纯疱疹病毒（herpes simplex virus，HSV）可经胎盘或产道感染胎儿或新生儿。单纯疱疹病毒分两型：Ⅰ型引起皮肤黏膜疱疹，如唇疱疹；Ⅱ型引起生殖器疱疹。新生儿感染多为Ⅱ型所致，占 70%，发病多为全身播散性感染，死亡率较高。

【诊断要点】

（一）病史

母有疱疹病毒感染史，尤其是原发性生殖器疱疹病史或有流产、死胎、死产史。

（二）临床表现

可有不同的临床类型。

1. 宫内感染　出生时可为早产儿或低出生体重儿，常有先天畸形如小头畸形或脑积水、小眼球、脑钙化等。

2. 局部感染（皮肤、眼、口腔） 如皮肤有水疱样皮疹或紫癜，出血点；眼部损害有结膜炎、脉络膜视网膜炎，白内障等；口腔、舌、咽反复疱疹样病变。

3. 脑膜炎或脑膜脑炎 以中枢神经系统症状为主要表现。

4. 播散性感染 首发症状多在生后2周内出现，可有发热，反应差，拒乳，肝脾大，黄疸，呼吸困难，发绀，抽搐等，临床疑似败血症；预后最差，死亡率和后遗症发生率较高。

（三）辅助检查

1. 实验室检查 ①尿沉渣、疱疹液涂片镜检，可见多核巨细胞与核内嗜酸性包涵体；②取咽、眼分泌物、疱疹液、脑脊液等标本做病毒分离；③PCR法检测病毒DNA，可用于快速诊断；④ELISA法测血清HSV特异性IgM抗体阳性。

2. 头颅X线或CT检查 可见局灶钙化影，CT与脑电图检查对诊断脑炎有重要意义。

【鉴别诊断】

需与其他先天性慢性非细菌性感染鉴别。

【治疗要点】

更昔洛韦可作为一线药物，用于脑炎和播散性感染病例，剂量和疗程可参照CMV感染的治疗；阿糖腺苷作为二线药物，每日10～15mg/kg，12小时一次静滴，疗程10～14天；阿昔洛韦（acyclovir）每日30mg/kg，分3次静滴，疗程10～14天，对脑炎患儿可延长到21天，可明显降低病死率。眼病灶可局部用曲氟尿苷点眼，注意隔离患者。

五、肠道病毒感染

肠道病毒（enterovirus）包括脊髓灰质炎病毒（poliovirus）、柯萨奇病毒A组和B组（coxsackievirus）、埃可病毒（echovirus）以及其他多种肠道病毒，是种类最多的病毒。新生儿主要通过胎盘、羊水和产道感染，也可因母亲、医护人员或新生儿间水平交叉感染在婴儿室引起爆发流行，常见病原为柯萨奇病毒B组和埃可病毒。

【诊断要点】

（一）病史

多发病于夏秋季节，孕妇有不明原因低热、胃肠道症状史，婴儿室有爆发流行肠道病毒感染史。

（二）临床表现

肠道病毒通过胎盘传染胎儿，宫内感染可致畸形，常见者依次为泌尿生殖器畸形、消化道畸形、心血管畸形（以法洛四联症为多见）。患儿多于生后数小时内即可出现症状，产时或生后感染潜伏期约为2～7天。多数患儿症状轻或无临床表现，少数出现危重症状造成猝死。临床症状为非特异性，主要有发热、精神差、拒奶等败血症样表现，可伴有消化道症状如呕吐、腹泻、肝功损害；呼吸道症状如咳嗽、鼻塞、流涕、呼吸困难；心血管系统症状如心律不齐、心音低钝、奔马律、心脏杂音、心脏扩大、心电图异常以及休克、DIC等危重表现；中枢神经系统损害如脑膜脑炎或脑膜炎的临床表现。

临床主要有三种类型：①脑膜脑炎占50%；②心肌炎占25%；③败血症样综合征占25%。其中柯萨奇B组病毒感染以心血管系统和神经系统症状为多见；埃可病毒感染以神经系统、消化道和呼吸道症状多见，70%的严重病例由埃可病毒Ⅱ型导致。

（三）辅助检查

1. 病原学检查　可从鼻咽分泌物、粪便、尿、血、脑脊液分离出相应病毒；PCR法检测病毒RNA为最敏感和快速的诊断方法；ELISA法检测血清特异性IgM抗体阳性或双份血清IgG抗体滴度4倍以上增加有助诊断。

2. 其他　合并心肌炎、脑膜炎、肺炎者，心肌酶谱升高，心电图有ST段和T波异常改变，脑脊液白细胞数增高，细胞分类早期以中性为主，蛋白质增高。X线胸片可见片状阴影。

【鉴别诊断】

需与其他先天性感染和败血症鉴别。

【治疗】

无特殊治疗，主要为对症和支持疗法。严重病例注射丙种球蛋白、干扰素可增强免疫功能，减轻症状。中枢神经系统感染出现惊厥时可给予苯巴比妥、地西泮止痉，甘露醇降颅压。并发心肌炎时给予维生素 C、ATP、辅酶 A 等静脉滴注，合并心力衰竭可用洋地黄制剂，但剂量比常规用量略小。

六、先天性梅毒

先天性梅毒（congenital syphilis）为梅毒螺旋体由母体通过胎盘所致的胎儿宫内感染，常为全身多器官受累。

【诊断要点】

（一）病史

分娩先天梅毒儿的高危因素包括：单亲母亲、患有性传播疾病、贫困及吸毒的孕妇；没有充分产前保健或虽有产前保健但未作梅毒血清筛查；无症状但梅毒血清滴度高者；部分病例因近期感染梅毒，筛查时血清抗体尚未形成而遗漏者及病情不清者。

（二）临床表现

先天性梅毒包括早期先天性梅毒、晚期先天性梅毒及先天性潜伏梅毒。

1. 早期先天性梅毒　从出生到 2 岁内发病，多数在生后 3 个月内发病，尤以生后 5 周内发病为多见。严重宫内感染胎儿可发生胎死宫内。尽管应用抗生素治疗，部分患儿在新生儿早期死亡。2/3 的受感染新生儿可无任何临床表现，以后逐渐出现多器官受累的临床表现。主要包括：①生长发育迟缓；②黏膜损害：梅毒性鼻炎；③皮肤损害：水疱-大疱性皮损、扁平湿疣及口角、肛周放射状皲裂或瘢痕；④眼损害：虹膜睫状体炎、脉络膜视网膜炎、视神经炎等；⑤骨梅毒：包括梅毒性指炎、骨髓炎、骨软骨炎及骨膜炎等，可因剧烈疼痛致肢体假性瘫痪；⑥全身症状：肝脾大、腹水、黄疸、皮肤紫癜、全身淋巴结肿大、水肿等；⑦神经性梅毒：前囟膨隆、惊厥、颈抵抗、昏迷、角弓反张、脑积水和脑脊液异常；⑧其他可合并有肺炎、膜性肾病、贫血等。

2. 晚期先天性梅毒　患儿 2 岁以后发病，至青春期多种症状相继出现。主要表现为梅毒螺旋体感染胎儿全身器官（如牙齿、骨骼、眼及脑神经等）的后遗症。包括：①皮肤黏膜病损如树胶肿；②骨骼病损如关节积水（Clutton 关节）、骨髓炎、骨软骨炎及骨膜炎及 Hutchinson 齿等；③神经性耳聋，为第 8 对脑神经受损所致；④实质性角膜炎等。其中牙齿病变、神经性耳聋及实质性角膜炎合称为 Hutchinson 三征，有诊断意义。

3. 先天性潜伏梅毒　患儿无临床症状，但梅毒血清学检查为阳性。主要诊断依据包括：①母亲梅毒史；②无典型临床症状和体征；③从病变部位、胎盘或脐带处找到梅毒螺旋体；④梅毒血清学试验阳性。

（三）辅助检查

1. 血常规　白细胞减少或增多、血小板减少、贫血和网织红细胞增多。

2. 脑脊液检查　脑脊液细胞计数增多及蛋白质增高，VDRL 阳性，暗视野显微镜下可检测到梅毒螺旋体。

3. 皮损部位渗出液涂片　在暗视野显微镜下可找到病原体。

4. 胎盘检查　对发现先天梅毒有重要意义。主要包括巨大胎盘、局灶性绒毛炎、血管增生及坏死性脐带炎，胎盘绒毛相对不成熟；在胎盘组织中找到梅毒螺旋体可确诊先天梅毒。

5. 梅毒血清学检查　梅毒感染后可产生几种不同的抗

体，见表 9-1-1。可留取血清、脑脊液，进行血清学检查，目前最常用 RPR、TPPA 及 FAT-ABS。

6. X 线检查　长骨干骺端和骨干硬化，伴有广泛骨炎和骨膜炎表现。

表 9-1-1　梅毒血清学试验

	非特异性非螺旋体抗体试验（NTA）	特异性抗螺旋体抗体试验（STA）
内容	性病实验室玻片试验（VDRL）	颗粒凝集试验（TPPA）（IgG 抗体）
	快速血浆反应素试验（RPR）	FAT-ABS（19s-IgM）抗体检测
特点	简便、快速，可有假阳性反应	操作繁杂，不能定量，可作为确诊试验
意义	阳性提示疾病活动期，适用于筛查和疗效监测	阳性证实现在感染或曾经感染，与疾病活动性无关。

（四）诊断标准

参照 2006 年美国 CDC 方案。

诊断或高度怀疑先天性梅毒：①具备先天性梅毒的症状和体征；②从病变部位、胎盘或脐带找到梅毒螺旋体或体液抗梅毒螺旋体 IgM 抗体阳性；③母梅毒血清学确诊试验阳性，婴儿 RPR 滴度较母血增高 4 倍以上。结合进一步检查项目如血常规、脑脊液检查、长骨 X 线、胸片、肝功、颅脑超声、眼底检查等，做出诊断。

神经梅毒诊断标准：①脑脊液 VDRL 试验阳性；②脑脊液异常：白细胞计数增多或蛋白定量增高；③伴有神经系统相关症状和体征。脑脊液 FAT-ABS 阴性可排除神经梅毒。

【治疗要点】

（一）抗生素治疗标准

符合上述诊断标准者应予治疗。

（二）治疗方案

先天性梅毒首选结晶青霉素水剂或普鲁卡因青霉素水剂，治疗方案见表 9-1-2。若治疗中断 1 日以上，梅毒螺旋体可增殖，整个疗程必须从头开始。有青霉素过敏史者，应作皮肤试验，必要时进行脱敏治疗。头孢曲松或阿奇霉素的疗效尚待评价。

表 9-1-2 先天性梅毒的治疗方案

分期		药物	剂量	方法	疗程
新生儿期	方案 1	青霉素水剂	5 万 U/(kg·d)	iv，第 1 周 q12h，第 2 周 q8h	10～14 日
	方案 2	普鲁卡因青霉素	5 万 U/(kg·d)	im qd	10～14 日
预防性治疗*		苄星青霉素	5 万 U/(kg·d)	im	一次
新生儿期后		青霉素水剂	5 万 U/(kg·d)	iv q4～6h	10～14 日

*包括以下情况：①脑脊液正常的无症状梅毒血清学阳性婴儿；②在妊娠期未经治疗；③产前治疗不足 1 个月；④在孕期正规抗梅毒治疗后非梅毒螺旋体性抗体滴度未获预期降低的产妇所生婴儿。

（三）隔离

对疑诊或确诊患儿，对其引流物、分泌物、体液需隔离至开始治疗后 24 小时。

（四）随访

1. 无症状、血清阳性未加治疗的婴儿，于生后第 1 个月、3 个月、6 个月和 12 个月时进行严密追踪复查 NTA。未获感染者，则非螺旋体抗体滴度从 3 月龄应逐渐下降，至半岁时应消失。若发现其滴度保持稳定或增高，则应对患儿重新检测，并开始治疗。

2. 已予治疗者，应注意观察非螺旋体抗体滴度下降情况，该抗体滴度至 6 月龄时应消失。否则需复治。

3. 已证实脑脊液细胞数增高者，应每 6 个月复查 1 次，直至脑脊液细胞计数正常为止。如果 2 年后细胞计数仍不正常或每次复查无下降趋势者，则应予复治，并每 6 个月检查 1 次；若脑脊液 NTA 仍为阳性反应，再予复治。

（童笑梅）

第二节　新生儿败血症

新生儿败血症（neonatal sepsis）指新生儿期病原微生物侵入血循环生长繁殖，产生毒素所造成的全身感染，本节主要叙述细菌性败血症，常见致病菌为表皮葡萄球菌、金黄色葡萄球菌及大肠埃希菌。

【诊断要点】

（一）病史

①母亲病史：母亲妊娠及产时感染史（如发热、泌尿生殖道感染、绒毛膜羊膜炎等）；②产科因素：胎膜早破＞18h、产程延长、羊水混浊或发臭，分娩环境不清洁或接生时消毒不严，产前、产时侵入性检查等；③胎儿或新生儿因素：多胎、宫内窘迫、早产儿、小于胎龄儿，长期动、静脉置管、气管插管、外科手术，对新生儿的不良行为如挑“马牙”、挤乳房、挤痈疖等；新生儿皮肤感染如脓疱病、尿布性皮炎及脐部、肺部感染等也是常见病因。

（二）临床表现

无特异性表现。

1. 全身表现　①体温改变：可有发热或低体温。②少吃、少哭、少动、面色欠佳、四肢凉、体重不增或增长缓慢。③休克表现：四肢冰凉、伴花斑，股动脉搏动减弱、毛细血管再充盈时间延长，血压下降。

2. 各系统表现　①皮肤黏膜：硬肿症、皮下坏疽、脓疱疮，脐周或其他部位蜂窝织炎、甲床感染，瘀斑。②消化系统：厌食、腹胀、呕吐、腹泻，严重时可出现中毒性肠麻痹或坏死性小肠结肠炎（NEC），后期可出现肝脾大；黄疸有时是败血症的惟一表现，严重时可发展为胆红素脑病。③呼吸系统：气促、发绀、呼吸不规则或呼吸暂停。④中枢神经系统：易合并化脓性脑膜炎，表现为嗜睡、激惹、惊厥、前囟张力及四肢肌张力增高等。⑤心血管系统：感染性心内膜炎、感染性休克表现。⑥血液系统：可合并血小板减少、出血倾向，严重时发生 DIC。⑦泌尿系统感染。⑧其他：骨关节化脓性炎症、骨髓炎及深部脓肿等。

3. 分型　根据发病时间和发病机制，分 3 种类型：①早发型感染：生后 7d 内发病，90％患儿在生后 24h 出现症状，主要由母产道菌丛上行侵袭或经胎盘引起新生儿感染；②晚发型感染：生后 7d 后出现感染症状，早产儿住院者为出生 72h 后感染，主要由生后环境污染导致水平传播感染；③院内感染：新生儿在住院 48h 后发生感染，主要由于诊疗操作或院内水平传播引发的感染。

（三）辅助检查

1. 细菌学检查

（1）细菌培养：在应用抗生素前严格消毒下采血做血培养，疑为肠源性感染者应同时做厌氧菌培养。怀疑产前感染者，生后 1h 内取胃液及外耳道分泌物培养，或涂片革兰染色找多核细胞和胞内细菌。必要时可取清洁尿培养。脑脊液、感染的脐部、病灶分泌物、浆膜腔液以及所有拔除的导管头均应送培养。

（2）病原菌抗原及 DNA 检测：可采用对流免疫电泳和酶链免疫吸附试验（ELISA）等方法，用已知抗体测体液中未知抗原，对已使用抗生素者更有诊断价值；采用 PCR 分型、DNA 探针等分子生物学技术，以协助早期诊断。

2. 非特异性检查

（1）血常规：WBC 减少（$<5\times10^9/L$）或增多（≤3d

者 WBC>30×10^{9}/L；>3d 者 WBC>20×10^{9}/L）。杆状核细胞/中性粒细胞（I/T）≥0.16。血小板≤100×10^{9}/L。

（2）C 反应蛋白（CRP）：炎症发生 6～8h 后即可升高，≥8μg/ml（末梢血方法）。有条件可做血清前降钙素（PCT）或白细胞介素 6（IL-6）测定。

（四）诊断标准

1. 确定诊断　具有临床表现并符合下列任一条：①血培养或无菌体腔内培养出致病菌；②如果血培养标本培养出条件致病菌，则必须与另一次（份）血或无菌体腔内、或导管头培养出同种细菌。

2. 临床诊断　具有临床表现且具备以下任一条：①非特异性检查≥2 条；②血标本病原菌抗原或 DNA 检测阳性。

（五）鉴别诊断

需与其他引起多器官功能障碍的疾病相鉴别如各种感染（先天性感染、重症肠道病毒、单纯疱疹病毒感染和深部真菌感染）、遗传代谢病等。

【治疗要点】

（一）抗生素治疗

选用杀菌药，在病原菌未明确前选用球菌、杆菌兼顾的抗生素联合治疗，经静脉给药，疗程 2～3 周，脓毒败血症则需 4～6 周。一般先用两种抗生素，明确病原菌后根据药物敏感试验调整用药，药物剂量见表 9-2-1。

1. 病情危重而病原菌不明时可用三代头孢菌素加氨苄西林静点。

2. 金黄色葡萄球菌败血症用万古霉素。

3. 链球菌或肺炎双球菌败血症用大剂量青霉素。

4. 铜绿假单胞菌败血症可用头孢他啶或头孢哌酮-舒巴坦治疗。

5. 厌氧菌败血症时首选甲硝唑（灭滴灵）。

表 9-2-1 新生儿抗生素使用指南

抗生素	给药途径	剂量［mg/(kg·d)］和用药间隔				
		生后日龄≤28d				生后日龄＞28d
		BW≤2000g		BW＞2000g		
		0～7d	8～28d	0～7d	8～28d	
无环鸟苷	iv	40 q12h	60 q8h	60 q8h	60 q8h	60 q8h
阿莫西林/克拉维酸	po			30 q12h	30 q12h	30 q12h
两性霉素 B 脂质体	iv	5 q24h	5 q24h	5 q24h	5 q24h	5 q24h
氨苄青霉素	iv，im	100 q12h	150 q8h	150 q8h	200 q6h	200 q6h
阿奇霉素	po	10 q24h	10 q24h	5 q24h	10 q24h	10 q24h
	iv	10 q24h	10 q24h	10 q24h	10 q24h	10 q24h
氨曲南	iv，im	60 q12h	90 q8h	60 q12h	120 q8h	120 q6h
头孢唑林	iv，im	50 q12h	50 q12h	50 q12h	75 q8h	75 q8 h
头孢吡肟	iv，im	60 q12h	100 q12h	60 q12h	100 q12h	150 q8h
头孢噻肟	iv，im	100 q12h	150 q8h	100 q12h	150 q8h	200 q6h
头孢他定	iv，im	100 q12h	150 q8h	100 q12h	150 q8h	150 q6h
头孢三嗪	iv，im	50 q24h	50 q24h	50 q24h	75 q24h	100 q24h

（续表）

抗生素	给药途径	剂量［mg/(kg·d)］和用药间隔				
		生后日龄≤28d				生后日龄＞28d
		BW≤2000g		BW＞2000g		
		0～7d	8～28d	0～7d	8～28d	
头孢呋辛	iv，im	100 q12h	150 q8h	150 q8h	150 q8h	150 q8h
克林霉素	iv,im,po	10 q12h	15 q8h	15 q8h	20 q6h	30 q6h
红霉素	po	20 q12h	30 q8h	20 q12h	40 q8h	40 q6h
氟康唑-治疗	iv，po	12 q48h	12 q24h	12 q48h	12 q24h	12 q24h
-预防	iv，po	3 每周 2 次	3 每周 2 次	3 每周 2 次	3 每周 2 次	3 每周 2 次
氟胞嘧啶	po	75 q8h	75 q6h	75 q6h	75 q6h	75 q6h
亚胺培南-西斯他丁	iv	50 q12h	50 q12h	50 q12h	50 q12h	50 q12h
美罗培南-败血症	iv	40 q12h	60 q8h	60 q8h	90 q8h	90 q8h
-化脑	iv	120 q8h	120 q8h	120 q8h	120 q8h	120 q8h
甲硝唑	iv，po	7.5 q24h	15 q12h	7.5 q24h	15 q12h	30 q8h
苯唑西林	iv，im	50 q12h	75 q8h	75 q8h	150 q6h	150 q6h

（续表）

抗生素	给药途径	剂量［mg/(kg·d)］和用药间隔				
		生后日龄≤28d				生后日龄＞28d
		BW≤2000g		BW＞2000g		
		0～7d	8～28d	0～7d	8～28d	
制霉菌素-治疗	po	4cc q6h	4cc q6h	8cc q6h	8cc q6h	8cc q6h
-预防	po	3cc q8h	3cc q8h	3cc q8h	3cc q8h	3cc q8h
青霉素（长效）	im	50 000U	50 000U	50 000U	50 000U	50 000U
青霉素	iv	300 000U q8h	450 000U q8h	300 000U q8h	450 000U q6h	450 000U q6h
治疗先天性梅毒	iv	100 000U q12h	150 000U q8h	100 000U q12h	150 000U q8h	200 000U q6h
普鲁卡因青霉素	im	50 000U q24h	50 000U q24h	50 000U q24h	50 000U q24h	50 000U q24h
哌拉西林-他唑巴坦	iv	150 q12h	225 q8h	150 q12h	225 q8h	240 q6h
利福平	iv，po	10 q24h	10 q24h	10 q24h	10 q24h	10 q24h
替卡西林-克拉维酸	iv	150 q12h	225 q8h	150 q12h	225 q8h	300 q6h
丁胺卡那霉素	iv，im	7.5 q24h	7.5 q24h	7.5 q24h	15 q8h	15 q24h
丙氧鸟苷	iv	6 q24h	6 q8h	6 q8h	6 q12h	6 q12h
妥布霉素	iv，im	2.5 q24h	2.5 q8h	4q 24h	4 q24h	4 q24h
庆大霉素	iv，im	2.5 q24h	2.5 q8h	4 q24h	4 q24h	4 q24h

（续表）

抗生素	给药途径	剂量［mg/(kg·d)］和用药间隔				
		生后日龄≤28d				生后日龄>28d
		BW≤2000g		BW>2000g		
		0～7d	8～28d	0～7d	8～28d	
万古霉素	iv	15 q8h	15 q12h	15 q12h	15 q12h	15 q12h
齐多夫定	iv	1.5 q12h	1.5 q12h	1.5 q12h	1.5 q12h	1.5 q12h
	po	2 q12h	2 q12h	2 q12h	2 q12h	2 q12h
拉米夫定（3-TC）	po	4 q12h	—	4 q12h	—	—

注：

1. 肾损害时延长用药间隔时间，如从 q8h 至 q12h，q12h 至 q18～24h；

2. 氨苄青霉素治疗 GBS 化脑时，≤7d 者推荐剂量为 200～300mg/(kg·d)，q8h；>7d 者 300mg/(kg·d)，q6h；

3. 阿奇霉素治疗百日咳口服剂量为 10mg/(kg·d)，qd；治疗上感第 1d 为 10mg/(kg·d)，以后 5mg/(kg·d)，连续 4d；治疗中枢感染为 10mg/(kg·d)，持续整个疗程；

4. 头孢吡肟治疗化脑或铜绿假单胞菌感染剂量为 150mg/(kg·d)，q8h；

5. 头孢三嗪预防和治疗淋病眼炎用单一剂量 25～50mg/kg，最大剂量 125mg；

6. 3-TC 用于出生至生后 1w 的早产儿，药代动力学资料和安全剂量记录有限。

（二）注意清除感染灶

（三）对症治疗

注意保暖，纠正低氧、酸中毒及电解质紊乱，控制惊厥发作。休克者扩充血容量及使用血管活性药如多巴胺、多巴酚丁胺等。

（四）增加免疫功能及其他疗法

丙种球蛋白 400mg/(kg·d)，静点用 1～2 天。重症可酌情输新鲜血或血浆。严重感染者可行 2 倍容积换血疗法。

（童笑梅）

第三节　新生儿泌尿道感染

新生儿泌尿道感染（neonatal urinary tract infection，UTI）系指细菌感染引起菌尿症或尿内白细胞增多。新生儿期感染难以局限于尿道某一部位，故统称为泌尿道感染。男孩发病较多，常伴随泌尿生殖道畸形，病原多为革兰阴性肠杆菌。

【诊断要点】

（一）病史

多有新生儿败血症、肺炎、脐炎等病史，可导致血行感染。新生儿腹泻、肠炎也可引起泌尿道感染。

（二）临床表现

新生儿常缺少泌尿道局部症状。全身症状为发热、拒奶、呕吐、腹泻、不安、嗜睡、黄疸、体重不增，甚至惊厥等非特异性表现。在寻找感染灶时需考虑泌尿道感染的可能，及时做尿液检查，以便早期确诊。

（三）辅助检查

1. 尿常规检查　尿沉渣镜检白细胞＞10 个/HP，或不离心尿白细胞＞5 个/HP，应考虑为泌尿道感染；如有成堆白细胞可确诊，但应除外因脱水引起的尿白细胞增多。

2. 尿培养及菌落计数　尿培养为确诊泌尿道感染的唯

一方法，其结果的可靠性取决于留尿的方法。收集尿液的方法为：①清洗外阴后将消毒小瓶或无菌的留尿容器黏在尿道口处，如超过 1 小时未收集到尿液，应重新消毒，更换容器，否则易污染；②无菌导尿术，容易引起上行感染；③耻骨上膀胱穿刺取尿，不宜常规采用。

3. 其他　如泌尿道感染反复发作，30%～40%为尿道梗阻引起，应进一步做双肾 B 超、静脉肾盂造影检查，除外泌尿道畸形。

（四）诊断标准

1. 细菌污染　尿培养阳性，菌落计数$<10^4$/ml；

2. 泌尿道感染可疑　尿培养阳性，菌落 10^4～10^5/ml；

3. 泌尿道感染　①尿培养阳性，菌落 10^4～10^5/ml，伴有临床症状或两次培养为同一细菌；②菌落$>10^5$/ml；③膀胱穿刺标本有一个菌落。具有以上三条指标之一即可确诊。

（五）鉴别诊断

需与其他引起全身症状的感染性疾病相鉴别。

【治疗要点】

（一）一般治疗

精心护理，保证足够的热量及入量，注意外阴及尿道口清洁。

（二）去除病因

由于尿道梗阻引起者需进行手术治疗。

（三）抗生素治疗

宜选用对革兰阴性杆菌有杀菌作用的广谱抗生素。头孢哌酮舒巴坦对对革兰阴性菌如大肠埃希菌、铜绿假单胞菌、变形杆菌、沙门菌、克雷白杆菌等有较强杀菌作用；头孢曲松除对铜绿假单胞菌效果较差外，对其他革兰阴性菌均有较强抗菌作用。青霉素类宜选用羟氨苄西林。

可根据血培养和尿培养及药敏试验选择适当抗生素，疗程约 10～14 天。随访极为重要，首次在停药后半个月，以后每月均应复查，坚持1～2年。如尿检查有复发，无症状也应给予预防性治疗，每日用治疗量的1/3即可奏效。

（童笑梅）

第四节　新生儿脓疱病

新生儿脓疱病（neonatal impetigo）是新生儿期常见的皮肤感染，病原菌多为凝固酶阳性金黄色葡萄球菌及甲组乙型溶血性链球菌。本病传染性强，如缺乏消毒隔离制度，在婴儿室可造成爆发流行。

【诊断要点】

新生儿生后4～10天，在头面部、颈部、臀部以及皮肤皱褶处发生点状红斑、小丘疹或表浅水泡，以后迅速扩大，周围无红晕，水疱内容物呈浆液脓性，疱疹壁薄，破后露出糜烂面，上附黄痂，痂皮脱落后暂留棕色斑疹，最后消退不留痕迹。皮损广泛者可有发热等全身症状。

【鉴别诊断】

轻症需与新生儿毒性红斑、湿疹等鉴别；重症需与剥脱性皮炎、大疱表皮松解症鉴别。

【治疗要点】

（一）全身治疗

给予抗生素如羟氨苄西林-舒巴坦静点；头孢唑啉静点。

（二）局部治疗

可用消毒针头将脓疱刺破，用0.1%雷凡诺液湿敷，每日2次，外涂复方雷凡诺软膏；或用75%酒精溶液清洗，外涂0.5%新霉素软膏。

（三）消毒隔离

此病传染性很强，可通过医护人员导致整个病室爆发流行。必须隔离患儿，对病室进行消毒，有条件者应专人护理。护理人员要注意洗手，严格遵守无菌操作；给患儿使用单独的用具，患儿衣物和床单均应消毒。

（童笑梅）

第五节　新生儿脐炎

新生儿脐炎（neonatal omphalitis）是因断脐或生后处理不当，细菌由脐带残端侵入、繁殖所引起的急性炎症。少数是由于脐血管留置导管而无菌操作不严所致。处理不当可造成脐源性败血症。

【诊断要点】

（一）病史

有脐带消毒不严史，脐带晚脱或脓液流出。

（二）临床表现

脐轮与脐周皮肤红肿，深及皮下，脓性分泌物多，脓汁恶臭，用手指轻压脐周即有脓液流出，腹壁红肿、发亮，形成蜂窝组织炎、皮下坏疽等。慢性炎症常形成脐肉芽肿，有脓液溢出，经久不愈。合并症有感染性血栓性静脉炎、肝脓肿、坏死性筋膜炎、门静脉栓塞、败血症和腹膜炎等。

（三）辅助检查

脓液涂片可见中性粒细胞及细菌，培养阳性率几乎达100%。常见病原有金黄色葡萄球菌、溶血葡萄球菌、大肠埃希菌或各种厌氧菌等。

【治疗要点】

1. 轻症只需用 2%碘液或 75%酒精清洗，如考虑厌氧菌可用 3%过氧化氢溶液清洗，然后用 75%酒精涂抹，一日 3 次；或用抗生素霜剂外用。

2. 脓液多、脐周形成蜂窝组织炎或有全身症状者，需用抗生素治疗，如氨苄西林-舒巴坦 50～100mg/(kg · d)，分 2 次静点；头孢唑啉 30～60mg/(kg · d)，分 2 次静点。以后根据脓液细菌培养结果调整全身用药，局部可用雷佛诺尔湿敷。如为 MRSA 感染，应用万古霉素 20～30mg/

(kg·d)，分 2 次静点。

3. 对慢性脐炎可用 10%硝酸银溶液涂擦，如肉芽肿较大，可用手术切除或电灼治疗。

（童笑梅）

第六节 新生儿破伤风

新生儿破伤风（neonatal tetanus）是由破伤风杆菌引起的急性感染性疾病。多由于不洁分娩，病原菌由脐部侵入，并在该处滋生繁殖，产生嗜神经外毒素，常在生后 4～6 天发病。临床表现以全身骨骼肌强直性痉挛，牙关紧闭为特征。

【诊断要点】

（一）病史

有不洁生产史，常合并脐部感染。

（二）临床表现

早期牙关紧闭、吸乳困难，继之出现面肌痉挛呈苦笑面容。极期四肢肌肉阵发性强直性痉挛，腹直肌痉挛强直如板状，颈项强直呈角弓反张，痉挛反复发作，轻微刺激即可诱发痉挛发作。呼吸肌、喉痉挛可致窒息、呼吸衰竭。早期无典型表现时，可用压舌板检查患儿咽部，越用力下压，压舌板咬得越紧，可帮助早期诊断。

按病情分轻度和重度：

1. 轻度 ①潜伏期＞7 天；②开始期＞24 小时；③牙关紧闭，无频繁发作的全身痉挛。

2. 重度 ①潜伏期≤7 天；②开始期≤24 小时；③入院时体温≥39℃或体温不升；④频繁自发痉挛发作、青紫、角弓反张和/或呼吸异常（不规则、暂停）；⑤合并败血症、肺炎、硬肿症等，具备其中 3 条为重症（第④条为必要条件）。

（三）辅助检查

脐部或伤口处分泌物做厌氧菌培养，30%的病例可出现破伤风杆菌阳性。

（四）鉴别诊断

需与新生儿惊厥、遗传代谢病相鉴别。

【治疗要点】

（一）中和毒素

破伤风抗毒素（TAT）2 万 IU 加入 10%葡萄糖溶液 50ml 中，缓慢静脉点滴，次日再给半量。同时用 3000～5000IU 脐周皮下注射，阻断毒素从脐部继续进入血流循环。破伤风抗毒素用前需做皮试，皮试阳性者需用脱敏疗法。最好用人破伤风免疫球蛋白（tetanus immune globulin，TIG）500IU 肌注，TIG 比 TAT 半衰期长，且不会产生过敏反应，不需做过敏试验，但价格较贵。

（二）止痉

首选地西泮，首次地西泮 2～3mg 缓慢静脉推注，止痉后，插胃管并保留，给予地西泮口服，轻度每日 2.5～5mg/kg，重度 7.5～10mg/kg，分 6 次鼻饲，使病儿处于深睡状态。大剂量维持 4～7 天后逐渐减量，直至张口吃奶。痉挛解除后再停药。在治疗过程中再出现痉挛者，则临时辅用苯巴比妥、水合氯醛或氯丙嗪。临床上可选用地西泮与苯巴比妥、地西泮与氯丙嗪或氯丙嗪与苯巴比妥交替使用，用药间隔 4～6 小时。用药期间注意观察药物副作用如四肢松弛、呼吸表浅、反复呼吸暂停，及时调整剂量；可使用维生素 B_6 100mg 静点，促进 γ-氨基丁酸合成，抑制神经兴奋性。

（三）控制感染

应用青霉素 20 万～40 万 U/次，加入 10%葡萄糖溶液中静脉点滴，每日 2 次；亦可联合应用甲硝唑每次 7.5～15mg/kg 加入葡萄糖溶液滴注，每日 2 次。合并其他细菌感染者，采用有效抗生素。

(四) 维持营养

鼻饲奶及多种维生素，每次 20～30ml，逐渐增加。痉挛窒息发作者停止鼻饲，供给热量每日 60～80kcal/kg，止痉后恢复鼻饲，不足部分静脉补给葡萄糖、复方氨基酸，维持水及电解质平衡。

(五) 对症治疗

频繁痉挛发作、面色发绀者吸氧；呼吸衰竭者需机械通气。合并脑水肿用脱水剂或利尿剂。

(六) 护理

保持环境清洁安静，禁止一切不必要刺激，保持呼吸道通畅，必要时吸痰；做好脐部皮肤护理，用 3%过氧化氢或 1∶5000 高锰酸钾溶液清洗脐部；预防硬肿及皮肤感染；一切操作和治疗集中进行。

【预防】

1. 严格执行新法接生，推广使用脐带夹。

2. 有不洁接生史者，需重新处理残留脐带，断脐后用 3%过氧化氢或 1∶5000 高锰酸钾液清洗后碘酒消毒，重新结扎；肌肉注射 TAT 3000U。

（童笑梅）

第七节 新生儿结膜炎

新生儿结膜炎（neonatal conjunctivitis）可由细菌（如葡萄球菌、淋病双球菌、链球菌、肺炎球菌等）、病毒（如腺病毒）、沙眼衣原体等病原体引起。新生儿出生时通过产道接触或通过污染的器具感染，也可通过交叉感染所致。

【诊断要点】

(一) 临床表现

眼睑红肿、结膜充血或出血，常有黏液脓性分泌物，可结痂使睁眼困难。常为双眼发病，也可双眼相继发病。

生后 3 天内发病多考虑为细菌性结膜炎，5 天后发病者应考虑为衣原体结膜炎。

（二）辅助检查

取眼分泌物涂片可发现大量多核白细胞及致病原。沙眼衣原体感染时涂片可见胞浆内包涵体。

（三）鉴别诊断

由各种病原引起的结膜炎需进行病原学检查以鉴别。

【治疗要点】

分泌物多时可用生理盐水或 3%硼酸液清洗，每日 1～2 次。可任选 1%红霉素、0.5%新霉素等点眼，每日 4 次。可根据脓液培养及药敏试验，选用敏感药物治疗，淋病性眼炎需用头孢曲松 30～50mg/(kg・d)，静点，每日 1 次，局部用 1%的硝酸银溶液点眼；衣原体结膜炎可用 1%红霉素点眼，同时口服红霉素 30mg/(kg・d)，分 3 次；病毒性结膜炎可用 0.1%疱疹净；为防止睫毛粘连，临睡前可涂抗生素眼膏。

（童笑梅）

第八节　新生儿真菌感染

新生儿真菌感染以白色念珠菌为多见，偶见新型隐球菌和毛霉菌感染。临床表现因感染程度和受累部位而不同。

【诊断要点】

（一）病史

孕期有生殖道霉菌感染史或长期使用广谱抗生素、激素及免疫抑制剂，羊膜早破史；早产儿常有长期住院、使用广谱抗生素或静脉营养液或静脉插管史。

（二）临床表现

1. 鹅口疮　多发生在口腔黏膜、牙龈，重者咽喉部可受累，局部黏膜呈潮红斑片，表面覆以乳白色块状物，不易剥离，可有浅表出血。

2. 臀部真菌感染性皮炎　尿布包裹区如肛周、臀部、外阴及腹股沟区皮肤发红、糜烂，边界清楚，可出现水疱或脓疱，病情可反复不愈。

3. 侵袭性真菌感染　仅占2%～5%，为NICU中VLBW的一种严重感染，死亡率达30%～40%，以肺炎和败血症多见，肺炎表现为呛咳、呼吸困难、发绀；败血症表现为发热、反应差、拒乳、腹胀、吐泻、皮肤紫癜、高血糖、血小板减少等，从临床上与细菌性败血症不易区别，肾、眼和心内膜易受累。中枢神经系统感染者可出现惊厥、角弓反张、前囟紧张、肌张力改变，脑脊液示细胞数增多，以淋巴细胞为主，蛋白质增多，糖和氯化物降低。头颅影像学检查可见脑实质内斑点钙化影。

（三）辅助检查

1. 皮损部位刮片　可找到真菌孢子和菌丝。

2. 血常规　白细胞总数可增加，分类异常，常伴有血小板减少。

3. 真菌培养　血、脑脊液培养（2个不同标本或同种标本2次）出真菌，尿培养阳性需除外污染。

4. 血曲霉半乳甘露聚糖（GM）实验（ELISA）或真菌细胞壁成分1,3B-D葡聚糖抗原（G试验）　连续2次阳性有意义。

5. 其他　应包括肝、肾B超、超声心动图、颅脑影像学和眼科检查。

【治疗要点】

1. 停用广谱抗生素，拔除深部静脉插管，加强全身支持治疗。

2. 适当使用抗真菌药物　①治疗鹅口疮可用制霉菌素混悬液涂擦口腔；严重者可口服制霉菌素每日20万～40万单位，分2～3次口服；②治疗皮肤念珠菌病，局部可用达克宁软膏、霜剂或散剂涂用，口服酮康唑10～20mg/(kg·d)，分3次，用至局部明显好转；③严重病例或侵袭性真菌感染，选用氟康唑或两性霉素等静脉点滴治疗，氟康唑 6mg/(kg·d) 静点，每天 1 次，疗程 1 个月左右，注意肝、肾损害；两性霉素 0.5mg/(kg·d)，静点 2～6 小时以上，疗程 2～3 周，注意肾功能损害。

（童笑梅）

第10章 新生儿其他疾病

第一节 新生儿硬肿症

新生儿硬肿症（neonatal sclerema）又称新生儿寒冷损伤综合征，是由于寒冷、早产、围生期缺氧和感染等多种原因引起的皮肤和皮下脂肪变硬及水肿，常伴有低体温及多器官功能损害，全身代谢紊乱和多器官功能衰竭是硬肿症病死率高的主要原因。

【诊断要点】

（一）病史

多见于寒冷季节，也可见于有环境温度过低或保温不当、围生期缺氧、严重感染、早产儿或足月小样儿、摄入不足等高危因素的患儿。

（二）临床表现

不吃、不哭、反应低下，体温<35℃。体温<33℃出现器官功能损害，器官功能的损害与低体温持续时间及严重程度有关。腋温-肛温差由正值变为负值，感染或缺氧所致者可不出现低体温。硬肿为对称性，好发部位为两颊，两肩及大腿外侧，以后发展至臀、两上肢、背、腹、胸部等处。患处皮肤发硬，不能提起，并有凹陷性水肿，严重时肢体僵硬，不能屈曲。多器官功能损害包括心率减慢，呼吸浅表，微循环障碍，严重时出现休克、心力衰竭、DIC、肺出血、肾衰竭等。

（三）实验室检查

半数以上血小板减少，严重者血黏稠度增加，凝血酶原时间延长，血气分析可表现低氧血症及代谢性酸中毒；血糖可降低，尿素氮、肌酐增高，并有高血钾、低血钠等。心电图为 P-R、Q-T 间期延长，低电压，T 波低平，ST 段下降。胸部 X 线片可有肺淤血、肺水肿、肺出血等改变。

（四）病情分度及评分标准

分为轻、中、重三度，根据体温、硬肿范围和器官功能改变评分，见表 10-1-1。

表 10-1-1　新生儿硬肿症评分标准

程度	硬肿范围	全身一般情况	体温	休克、肺出血、DIC
轻	＜30％	稍差	＞34℃	无
中	30％～50％	较差	34～30℃	无或轻
重	＞50％	极差	＜30℃	有

注：硬肿范围的计算：头颈部 20％，双上肢 18％，前胸及腹部 14％，背部及腰骶部 14％，臀部 8％，双下肢 26％

【治疗要点】

（一）复温

1. 复温方法

①轻、中度（＞30℃）产热良好（腋-肛温差为正值），用暖箱复温，患儿置入预热至 30℃的暖箱内，调节箱温于 30～34℃使患儿在 6～12 小时恢复正常体温。②重度体温＜30℃或产热衰退者（腋-肛温差为负值），首选红外线辐射式保温台（开放暖箱）快速复温，床面温度从 30℃开始，每 15～30 分钟升高体温 1℃，随体温升高，逐渐提高箱温（最高 33℃），辐射式保温台环境温度易受对流影响，可用塑料薄膜覆盖患儿上方；使用时不显性失水增加一倍，需及时补充液体。

2. 复温时的监护

①生命体征，包括呼吸、心率、血压等。②体温调节

状态综合判定指标，检测肛温、腋温、腹壁皮肤温度及环境温度（室温或暖箱温度）以肛温为体温平衡指标，腋-肛温差为产热指标，皮肤温-环境温差为散热指标。③出入量。

（二）热量和液体供给

热量开始按每天50kcal/kg，迅速增至每天100～120kcal/kg。早期消化功能尚未恢复，可静脉滴注葡萄糖6～10mg/(kg·min)。液量按1ml/kcal给予，重症伴有尿少，无尿或明显心肾功能损害者，应严格限制输液速度和液量。

（三）控制感染

选择适当抗生素，参照败血症章节。

（四）纠正器官功能紊乱

1. 循环障碍　有微循环障碍或休克体征及时扩容、纠酸。扩容先用2∶1液15～20ml/kg（明显酸中毒者用1.4%碳酸氢钠等量代替）在1小时内静脉滴入，继用1/3或1/4张液，低于生理需要量，70～90ml/(kg·d)。纠正酸中毒用5%碳酸氢钠的ml数＝BE×体重（kg）×0.3÷2，先给半量，稀释成等渗液快速滴注，余量4～6h内给予。早期伴心率慢者，首选多巴胺5～10μg/(kg·min)静脉滴入；酚妥拉明每次0.3～0.5mg/kg每4小时一次。

2. DIC　诊断DIC时用肝素，首剂0.5～1mg，静注；6小时后按0.25～0.5mg/kg给予。病情好转，改为每8小时1次，逐渐停用。第2次用肝素后应给新鲜全血或血浆1～2次，每次20～25ml。每次用肝素前测试管法凝血时间，控制凝血时间在20～30分钟，超过时停用肝素。继发纤溶亢进时，加用6-氨基乙酸，每次0.1/kg。

3. 肺出血　一经确诊，早期给予气管插管正压通气，采用高压策略，MAP 10～13cmH_2O，病情好转后逐渐降低参数或撤机。

4. 急性肾衰竭（ARF）　肾前性ARF应补足血容量及

改善肾灌流；少尿和无尿期控制液量；纠正电解质紊乱、高钾血症和代谢性酸中毒。

（童笑梅）

第二节　新生儿低血糖症

低血糖症（hypoglycemia）于新生儿期最常见，小于胎龄儿更易发生。新生儿低血糖的界限值尚存争议，过去将足月儿最初 3 天内的血糖低于 1.7mmol/L（30mg/dl），3 天后血糖低于 2.2mmol/L（40mg/dl）；小于胎龄儿和早产儿生后 3 天内血糖低于 1.1mmol/L（20mg/dl），3 天后血糖低于 2.2mmol/L（40mg/dl），定为低血糖症。但目前认为上述低血糖症的诊断界限值偏低，多主张采用不论胎龄，低于 2.2mmol/L（40mg/dl）诊断低血糖症，而低于 2.6mmol/L（47mg/dl）为临床需要处理的界限值。

【诊断要点】

（一）病史

详细了解发生低血糖症的原因：①能量储备少，如宫内发育迟缓、早产儿、小于胎龄儿、巨大儿；②葡萄糖消耗增加，如缺氧史、RDS、寒冷、硬肿症、感染（败血症）时；③血胰岛素水平增高，如持续性的高胰岛素血症包括胰岛细胞腺瘤、胰岛细胞增生症和 Beckwith 综合征；④内分泌和代谢性疾病，如新生儿半乳糖血症、糖原累积病、亮氨酸敏感的新生儿；氨基酸代谢障碍，如枫糖尿症；以及脑垂体、甲状腺或肾上腺先天性功能不全等；⑤医源性：母婴有无输注高张葡萄糖而骤停输液史。

（二）临床表现

新生儿低血糖常缺乏症状，同样血糖水平的患儿症状差异也很大。无症状性低血糖较症状性低血糖数量多 10～20 倍。症状和体征常无特异性，多出现在生后数小时至 1 周内，或伴发于其他疾病过程而被掩盖，主要表现为反应差、阵发性发绀、震颤、眼球转动异常、惊厥、呼吸暂停、嗜睡、不吃等，有的出现多汗、苍白及反应低下、昏迷等。Beckwith综合征包括巨舌、突眼、特征性的耳轮折痕、轻度小头畸形、脐膨出、内脏大，常伴有腭裂、虹膜缺损及尿道下裂。

窒息、重度溶血病、糖尿病母亲婴儿等所致低血糖，多无症状，低血糖持续时间不长，易于纠正；继发于重症疾病硬肿症、败血症、中枢神经系统缺陷等引起的低血糖症，症状和原发病症状常不易区别，如不监测血糖易漏诊；发生于母亲患妊娠高血压疾病或双胎儿，多为小于胎龄儿，80%出现症状，可发生在出生时或生后2～3d，需积极治疗；由先天性内分泌或代谢性疾病所引起的低血糖，严重且反复发作，治疗效果差。

（三）辅助检查

血糖测定是确诊和早期发现本症的主要手段。生后1h内应监测血糖，对发生低血糖的高危儿（如早产儿、SGA儿）于生后第3h、6h、12h、24h监测血糖。主要监测血糖、尿糖，对反复发作或持续性低血糖应测血胰岛素、高血糖素、T_3、T_4、TSH、生长激素和皮质醇。必要时测血、尿氨基酸及有机酸。做腹腔B超或CT检查，检查有无胰岛细胞增生或胰岛腺瘤。

【治疗】

1. 对可能发生低血糖者应从生后1小时即开始喂奶（或鼻饲），可喂母乳或配方奶，24小时内每2小时喂1次。如血糖低于需要处理的界限值2.6mmol/L（47mg/dl），患儿无症状，应静脉点滴葡萄糖液5～7mg/(kg・min)，每小时1次监测微量血糖，直至血糖正常后逐渐减少至停止输注葡萄糖。如血糖低于界限值，患儿有症状，应立即静脉注入10%葡萄糖液2ml/kg，速度为1ml/min。随后继续滴入10%葡萄糖液5～7mg/(kg・min)。如经上述处理，低血糖不缓解，则逐渐增加输注葡萄糖量至10～12mg/(kg・min)。外周静脉输注葡萄糖的最大浓度为 12.5%，如超过此浓度，应放置中心静脉导管，通过中心静脉导管输液。治疗期间每小时 1 次监测微量血糖，每 2～4 小时检测静脉血糖，如症状消失，血糖正常 12～24 小时，逐渐减少至停止输注葡萄糖，并及时喂奶。出生 24～48 小时后溶液中应给予生理需要量氯化钠和氯化钾。

2. 如用上述方法补充葡萄糖仍不能维持血糖水平，可加用氢化可的松 5～10mg/（kg・d）静脉滴注，至症状消失、血糖恢复后 24～48 小时停止，激素疗法可持续数日至 1 周。

3. 持续性低血糖可用高血糖素（glucagon）0.1～0.3mg/kg 肌注，必要时 6 小时后重复应用。同时进一步检查除外高胰岛素血症，必要时应用二氮嗪和生长抑素。

4. 应积极治疗各种原发病。如半乳糖血症患儿应完全停止乳类食品，代以不含乳糖食品；亮氨酸过敏婴儿，应限制蛋白质；糖原累积症应昼夜喂奶；先天性果糖不耐受症应限制蔗糖及水果汁等。

5. 治疗期间还需保持一定环境温度以降低热能消耗，并监测血糖变化。

（朴梅花）

第三节　新生儿高血糖症

新生儿高血糖症（hyperglycemia）的标准，目前尚未统一。国内学者多以全血血糖>7mmol/L（125mg/dl）作为诊断指标。由于新生儿肾糖阈值低，当血糖>6.7mmol/L（120mg/dl）常出现糖尿。高血糖可增加颅内出血的发生率，发病原因以医源性为主，如：①应激反应；②补液时输糖量过多、速度过快、静脉输注高渗葡萄糖、脂肪乳、茶碱、肾上腺素、地塞米松；③暂时性糖尿病。

【诊断要点】

（一）病史

多见于高危儿，如极低出生体重儿、早产儿、小于胎龄儿，在应激状态下，如严重感染、寒冷、窒息、呼吸窘迫综合征等；医源性如静脉输注高渗糖、补糖速度过快、肠道外营养史，因分娩时或新生儿使用过黄嘌呤类药物、噻嗪类利尿药、高渗葡萄糖、地塞米松、肾上腺素等。

（二）临床表现

轻者无症状，血糖＞14mmol/L（250mg/dl）或持续时间较长者可发生高渗血症、高渗性利尿，表现为脱水、烦渴、多尿、颅内血管扩张，甚至发生颅内出血。有报道早产儿血糖＞33.6mmol/L（600mg/dl）时易发生脑室内出血。

血糖增高时常出现糖尿。医源性高血糖，糖尿多为暂时性和轻度。暂时性糖尿病，尿糖可持续数周或数月。除真性糖尿病外，医源性高血糖症或暂时性糖尿症尿酮体常为阴性或弱阳性。伴发酮症酸中毒者较少见。

（三）实验室检查

血糖增高，尿糖（＋～＋＋＋），尿酮体阴性或弱阳性，血浆渗透压增高。

【治疗】

（一）医源性高血糖症

减少葡萄糖入量，严格控制输液速度＜（5～6）mg/(kg·min)。肠道外营养者，同时加用氨基酸溶液和脂肪乳，以减少葡萄糖用量。

（二）伴有明显脱水症状

要及时补充电解质溶液，降低血糖浓度。

（三）空腹血糖

空腹血糖＞14mmol/L（250mg/dl），尿糖阳性，或控制输液速度后高血糖症状持续存在，可试用胰岛素，每日1～3U/kg，皮下注射。

（四）去除病因、治疗原发病

停用激素，纠正缺氧，恢复体温，控制感染。

（五）新生儿复苏时

禁用 25%葡萄糖脐静脉注射，必要时早产儿可用 5%葡萄糖液，足月儿可用 10%葡萄糖液，对早产儿输注含糖液的速度勿大于 4～6mg/(kg·min)。

（六）新生儿暂时性糖尿病

又称新生儿假性糖尿病，多见于小于胎龄儿，多在出生 6 周内发病，病程呈暂时性，血糖常高于 14mmol/L (250mg/dl)，出现消瘦、脱水和尿糖阳性，尿酮体常为阴性或弱阳性。血糖过高有症状者即刻给胰岛素 0.2U/kg 静点，继以 1～3U/(kg·d) 静点，同时输 1/4～1/5 张液，连用 2～3 天，有酸中毒者给予碱性液纠正。

（朴梅花）

第四节　新生儿高钠血症

新生儿高钠血症（neonatal hypernatremia）是指血清钠>150mmol/L（150mEq/L），各种原因所致的水缺乏和/或钠过多引起的临床综合征，均伴有高渗综合征，体液和体钠总量可以减少、正常或增加。

【诊断要点】

（一）病史

多见于早产儿。有水摄入不足或失水多于失钠，以及钠摄入过多或/和钠排泄障碍。单纯水缺乏见于水摄入不足、不显性失水增多（如早产儿、发热、辐射保温、光疗和呼吸增快）；钠潴留见于钠摄入过多（如口服补液盐溶液配制过浓、纠正酸中毒时碳酸氢钠应用过多、冲管用生理盐水过多等）、肾排泄钠障碍（如醛固酮增多症、充血性心力衰竭、肾衰竭）等；混合性失水失钠，失水在比例上多于失钠见于渗透性利尿（如配奶过浓或糖浓度过高、肠道外营养、用甘露醇或高张葡萄糖溶液）、尿崩症、肾性尿崩症、高钙血症、低钾血症、急性肾衰多尿期等，肾外丢失如腹泻、烧伤、引流等。

（二）临床表现

单纯性失水和混合性失水失盐的高钠血症为高渗性脱水的症状，但其脱水征较等渗性和低渗性脱水为轻，周围循环障碍的症状也较轻。以中枢神经系统症状为主，如烦躁、肌张力增高、尖叫、震颤、惊厥、发烧。脱水严重者，患儿烦渴、尿少、皮肤干燥、出现休克、颅内出血或血栓形成。钠潴留者可出皮肤水肿和肺水肿。

（三）实验室检查

血清钠＞150mmol/L，血红蛋白、红细胞压积测定以估计水分丢失和血浓缩程度。

【治疗】

（一）治疗原发病

（二）失水性高钠血症

增加水入量使血清钠及体液渗透压恢复正常。

所需水量（L）＝（患儿血清钠－140）mmol/L×0.6×体重（kg）/140mmol/L

先给计算量的1/2，根据治疗后反应决定是否继续补充及所补的剂量。纠正高钠血症（高渗）的速度不可过快，以免发生脑水肿和惊厥。一般血清钠的降低不超过每小时1mmol/L或每天10mmol/L，约需2天完全纠正。此外尚需补充生理需要的水量。

（三）钠潴留性高钠血症

治疗在于移除过多的钠，暂时禁盐。肾功能正常的轻症患者可将过多的钠较快排出，必要时可用袢利尿剂如呋塞米，加速钠的排出，同时适当增加水摄入量。肾灌注不良、肾功能障碍者，可进行腹膜透析。

（四）混合性高钠血症

在补充水分同时补钠，用1/2～1/3张含钠液补充。脱水特别严重伴有休克时先用半张含钠液补充，直到有尿再用更低张力的液体使血钠降到正常。纠正脱水要慢，不少于48小时，降低血钠的速度为每天10mmol/L。因高钠血症易发生高血糖症，补液时用2.5%葡萄糖，见尿给钾。

（朴梅花）

第五节　新生儿低钠血症

低钠血症（hyponatremia）时血清钠<130mmol/L，是由于各种原因所致的钠缺乏和（或）水潴留引起的临床综合征。体液和体钠总量可以减少、正常或增加。低渗综合征均伴有低钠血症，但低钠血症的血浆渗透压亦可增高（高血糖症）或正常（高脂血症或高蛋白血症），即假性低钠血症。

【诊断特点】

（一）病史

钠摄入不足和（或）丢失增多即失钠性低钠血症，病史需注意孕母有长期低盐饮食、使用利尿剂；新生儿有钠的入量不足，如输液时输入过多不含钠盐的葡萄糖溶液；早产儿尤其是极低体重儿补钠不足（因尿失钠较多，而每日需钠量又较大）；有腹泻、外科引流、肠梗阻等胃肠道丢失史或脑脊液引流；使用利尿剂、急性肾衰竭（多尿期）；各种原因引起的肾上腺皮质功能如肾上腺发育不全或不发育、先天性肾上腺皮质增生症（21-羟化酶、3β-羟脱氢酶或20、22-碳链裂解酶缺乏）。

水摄入过多和（或）排泄障碍即稀释性低钠血症，病史需注意孕母是否在分娩期接受催产素治疗；肾排水障碍如急性肾衰竭、先天性肾炎或肾病、心力衰竭；抗利尿激素异常分泌见于窒息、缺氧、感染、脑膜炎、颅内出血、缺氧缺血性脑病、肺炎、心肺功能障碍、外科术后、呼吸机治疗等。当高血糖、高脂血症、高蛋白血症时可出现假性低钠血症。

（二）临床表现

血清钠<125mmol/L即出现症状。失钠性低钠血症主要是低渗性脱水的症状，无明显口渴，眼窝及前囟凹陷，皮肤弹性差，心跳增快，四肢厥冷，严重者可发生休克。尿不少，但休克时尿量即明显减少或无尿。重度低钠（血钠<120mmol/L）者可发生脑细胞水肿，出现呼吸暂停、嗜睡、昏迷、惊厥。稀释性低钠血症时水肿可加重，但抗利尿激素不适当分泌综合征（syndrome of inappropriate ADH secretion，SIADH）多无水肿。血压不降低，主要症状是脑水肿引起的神经系统症状。

（三）实验室检查

血清钠<130mmol/L，尿钠明显减少，血浆渗透压降低，有条件时应测血抗利尿激素。

【治疗】

治疗方法随原发病而异。主要是积极治疗原发病，去除病因，恢复血清钠。纠正低钠血症的速度决定于临床表现，治疗的目的首先是解除严重低钠血症的危害，使血清钠恢复到120mmol/L以上，而不是在短时间内使之完全恢复正常。

（一）失钠性低钠血症

所需钠量（mmol）=（140－患者血清钠）mmol/L×0.6×体重（kg）

根据病情先补给1/2量，一般在24～48小时补足。若同时存在脱水和异常损失（如腹泻等），可与纠正脱水和补充正常及异常损失所需溶液分别计算共同给予。中度脱水伴循环障碍和重度脱水者需首先扩容，最初8～12h滴速稍快［8～10ml/(kg·h)］，使脱水基本纠正，使血清钠恢复到>125mmol/L。纠正酸中毒和补充钾剂（肾上腺皮质功能低下除外），与低渗性脱水的治疗相同。

若发生明显的症状性低钠血症需紧急处理。应用3%氯化钠，按12ml/kg计算可提高血清钠10mmol/L，使血清钠较快达到 125mmol/L［提高速度 1mmol/（L·h）］。

所需 3% NaCl（ml）＝（125－患者血清钠）mmol/L ×0.7×体重（kg）÷0.5*

除上述紧急处理外，肾上腺皮质功能不全的患者尚需给予皮质醇和盐皮质激素，单纯性醛固酮合成不足者补充盐皮质激素，按各疾病处理。早产儿和各种原因所致失盐增加者需增加盐摄入量，以保持钠平衡。停用利尿剂。

（二）稀释性低钠血症

要排出过多水分，限制水的摄入量，使之少于生理需要量（不显性失水量及尿量），适当限制钠摄入量。对有水、钠潴留的低钠血症可应用袢利尿剂如呋塞米等。对明显的症状性低钠血症给予 3%NaCl 提高血清钠到 125mmol/L，同时用利尿剂。效果不佳者，尤其是心力衰竭和肾衰竭患者肾排水障碍，必要时进行腹膜透析治疗。积极治疗引起 SIADH 的原发病。SIADH 多为暂时性的现象，随着原发病的好转而缓解。当血清钠恢复正常后，可试行增加进水量，如果血清钠下降，尿渗透压仍高，表示 SIADH 仍然存在，尚需限制进水量。若血清钠仍正常，排尿量增多，尿渗透压下降，水负荷能充分排出，则 SIADH 已消除。

在治疗过程中要密切进行临床观察，记录出入水量，监测体重变化、血清电解质、血气分析、红细胞压积、血浆及尿渗透压、尿钠含量等，随时调整治疗。

（朴梅花）

第六节　新生儿低钙血症

新生儿低钙血症（neonatal hypocalcemia）是指新生儿血钙＜1.8mmol/L（7mg/dl），或血清游离钙＜0.9mmol/L

*　3%NaCl 1ml＝0.5mmol

(3.5mg/dl)。早发性低钙发生于生后3日内，与围生期因素有关，多见于早产儿，窒息儿及糖尿病母亲的婴儿。晚发性低钙于生后4天至4周内发病，见于人工喂养儿、用碳酸氢钠矫正代谢性酸中毒、换血时用枸橼酸盐作抗凝剂、光疗、母妊娠期或新生儿维生素D不足等。

【诊断要点】

（一）病史

母亲患糖尿病、妊娠高血压综合征、甲状旁腺功能亢进、饮食中严重钙质不足、分娩时有窒息、早产、足月小样儿及生后有缺氧、休克、败血症、牛乳喂养等；用药、人工呼吸器过度通气、光疗、换血及肝肾疾病史。

（二）临床表现

最常见的症状主要是神经肌肉兴奋性增高：易激惹、惊跳、面肌及四肢肌肉小抽动（眼肌、口角肌），伴有阵发性青紫及呼吸暂停，重者表现为全身性惊厥。新生儿惊厥发作时常伴有不同程度的呼吸改变、心率增快和发绀。最严重的表现是喉痉挛和呼吸暂停。早产儿可在生后较早出现血钙降低，其降低程度一般与胎龄成反比，但常缺乏体征。

（三）实验室检查

血钙＜1.8mmol/L（7.0mg/dl），游离钙＜0.9mmol/L（3.5mg/dl）即可确诊，血磷正常或升高，尿钙定性检查大多阴性。必要时作心电图示Q-T间期延长，足月儿＞0.19s，早产儿＞0.20s。

【治疗】

（一）补钙

10%葡萄糖酸钙加等量10%葡萄糖静注（1ml/min），低钙血症而无惊厥者，每次2ml/kg，每日1～2次；有惊厥者每次2ml/kg，每6～8小时一次，元素钙总量为25～35mg/(kg·d)（10%葡萄糖酸钙含元素钙9mg/ml）。大多于3天后减量，或改为口服10%葡萄糖酸钙糖浆，每次

2ml/kg，每日 2～3 次，疗程 1 周后再换服其他钙剂。在用钙剂治疗过程中要监测心率，保持 80 次/分以上，切忌快速注钙，以免引起心动过缓，以致心脏骤停。钙剂不能和碳酸氢钠、头孢曲松同时静脉滴入，不能肌注，应避免药液外溢至血管外引起组织坏死。

（二）镇静

症状短时间内不能缓解，应同时给予镇静剂，如苯巴比妥、地西泮、水合氯醛。

（三）维生素 D 补充

晚期发病者，多在 15 天后。若母亲有缺钙史，发病在寒冷季节，血钙、磷均低，碱性磷酸酶高，特别是腕骨 X 线有佝偻病征象者，可肌注或口服维生素 D 15 万～30 万 U（补钙 1 周后用）。

（四）补镁

经过补钙而低钙血症仍得不到纠正，要注意低镁血症，2.5%硫酸镁 2～4ml/kg 静脉注射，以每分钟不超过 1ml 的速度缓慢注入，每 8～12 小时重复 1 次，用 3 天。

（五）对症

同时伴有感染，要注意应用敏感抗生素控制感染。缺血缺氧性脑病时可少量补钙。

（六）其他

对顽固、持续不愈者，应考虑有无 DiGeorge 综合征。甲状旁腺功能不全致低钙，需长期补钙，同时加用维生素 D（10 000～25 000IU/d），或二氢速变固醇（dihydrotachysterol）0.05～0.1mg/d。

（朴梅花）

第七节　新生儿低钾血症

新生儿低钾血症（neonatal hypokalemia）是指血清钾＜3.5mmol/L。其主要原因是摄入不足、胃肠道丢失、各种药物使肾丢钾过多和钾由细胞外进入细胞内。

【诊断要点】

（一）病史

各种原因长期不能进食或进食甚少，经消化道丢失（呕吐、腹泻、胃肠吸引、外科引流及肠瘘），使用过糖皮质激素、利尿剂、含有不能吸收的阴离子增多（如青霉素、羟苄西林、氨苄西林、碳酸氢盐、酮症酸中毒）、胰岛素、儿茶酚胺等病史。伴有先天性肾上腺皮质增生症（11β-羟化酶或17α-羟化酶缺乏）、Bartter综合征、Liddle综合征、肾小管性酸中毒、碱中毒等。

（二）临床表现

主要是神经肌肉、心脏、肾和消化系统症状。神经肌肉兴奋性减低，精神萎靡，反应低下，躯干和四肢肌肉无力，常从下肢开始，呈上升型。腱反射减弱或消失，严重者出现弛缓性瘫痪。呼吸肌受累则呼吸变浅，平滑肌受累出现腹胀、便秘、肠鸣音减弱，重症可致肠麻痹。心率增快，心音低钝，常出现心律失常，重症血压可降低。

（三）辅助检查

血清钾＜3.5mmol/L，慢性缺钾时氯降低，可有低钾低氯性碱中毒伴酸性尿。心电图示T波增宽、低平、倒置，出现u波、在同一导联中u波＞T波或u波与T波融合成为一个宽大的假性T波、Q-T延长、S-T段下降。后期P波可增高似肺型P波。心律失常包括房性或室性早搏、室上性或室性心动过速、室扑或室颤、阿-斯综合征，可致猝死。亦可引起心动过缓或房室传导阻滞。低钾时胰岛素分泌受抑制，易发生高血糖症。由于蛋白合成障碍可导致负氮平衡。

【治疗】

1. 治疗原发病，尽早喂奶（奶中含钾多）。

2. 纠正碱中毒及低氯血症　在氯未补充以前，低钾不易纠正，故用氯化钾。

3. 补充钾　对轻度无症状性低血钾不必进行特殊治疗，但如果患儿用洋地黄制剂治疗，要应用钾盐。有症状者按氯化钾 4～5mmol/kg 静脉点滴，其浓度和速度按其所需的钾量和补液量而定。补液较多者，浓度要低（0.2%），滴速可稍快 8～10ml/(kg·h)；补液量少者浓度稍高，一般不>0.3%，滴速可稍慢<5ml/(kg·h)。严重脱水时必须先扩容，待有尿才给钾，补钾时要作心电图监测，补钾后要复查血钾水平。

4. 如果低钾由于醛固酮过多症所致，可用醛固酮拮抗剂如螺内酯每日 1.5～3mg/kg，分 3 次口服。

（朴梅花）

第八节　新生儿晚期代谢性酸中毒

新生儿晚期代谢性酸中毒（neonatal late metabolic acidosis）与饮食中蛋白质的质和量、肾发育不成熟及肾酸负荷过高等有关。常发生于生后 2～3 周，多见于早产儿，胎龄越小，发病率越高，重者可危及生命，故应积极加以预防。摄入蛋白质总量高和酪蛋白量高者发病率高，与新生儿肾的排酸能力也有关，早产儿肾碳酸氢钠阈值低对碳酸氢钠丢失的代偿能力差，排氢离子，降低 pH 的能力亦差，因而易发生酸中毒。目前使用的早产儿配方乳，因其乳清蛋白与酪蛋白的比例与人乳相似，故其发病率已明显降低。

【诊断要点】

（一）病史

牛奶喂养的新生儿，多见于早产儿，足月儿较少发生。生后 2～3 周，在摄入足量热量时，无其他因素影响而出现体重增长停滞或反而下降。

（二）临床表现

轻症仅有体重不增而无其他症状。重症表现为皮肤苍白，部分伴有贫血，食欲不振，肌张力稍低下，极低出生体生儿表现嗜睡，并常有呼吸暂停。给碱性液治疗后体重迅速增加，肌张力恢复，活动增多，皮肤颜色明显改善。

（三）实验室检查

血气分析，pH 和 HCO_3^- 降低（或 BE 负值增加），阴离子间隙（AG）增高。

【治疗】

（一）饮食治疗

对于足月儿用母乳喂养，如果不能母乳喂养，生后 1 个月内宜用人乳化的配方乳（乳清蛋白：酪蛋白＝70：30，与人乳相似）。早产儿可用其母乳，如果不能母乳喂养，采用早产儿配方乳喂养（乳清蛋白与酪蛋白的比例同上）。

（二）碱性液治疗

本病为高 AG 代谢性酸中毒，一般不必用碱性液治疗，去除病因，病情即可逐渐缓解，但需定时监测血气和 AG。pH 低于正常者，用 5%碳酸氢钠每天按 3～5ml/kg 口服，或稀释后静脉滴注，疗程 2 周。口服碳酸氢钠时，可将其分次混入奶中喂养。当 pH＜7.2 时，立即应用碳酸氢钠，使 pH 回升并维持在 7.25 或稍高。亦可根据 BE 值计算出碳酸氢钠的量，将需要量的 1/2 稀释成等张液后静脉输入。计算碳酸氢钠用量的公式是：5%碳酸氢钠量（ml）＝BE×体重（kg）×0.5。

（朴梅花）

第九节　婴儿捂热综合征

婴儿捂热综合征（infant muggy syndrome）是由于过度保暖或捂闷过久造成以缺氧、高热、大汗、脱水、抽搐、昏迷和呼吸循环衰竭为主要表现的综合征，重症可死亡或遗留神经系统后遗症，以寒冷季节、农村地区、1 岁以内多见，命名尚不统一，有称婴儿捂被综合征、蒙被综合征、捂热缺氧综合征等。

【诊断要点】

(一) 临床表现

1. 明确的厚衣包裹、被褥捂热史。

2. 起病急骤，高热41℃或更高，全身大汗淋漓，伴高渗脱水征，拒奶少哭。

3. 大汗后出现面色苍白，四肢厥冷，血压下降，脉搏细弱等循环衰竭征象，并可伴硬肿。

4. 重者出现缺氧缺血性脑病，表现惊厥、昏迷、呼吸节律不整等。

5. 可有多器官功能受损表现，如呼吸衰竭、肺出血、消化道出血、肾衰竭等。

(二) 实验室检查

1. 血常规　血红蛋白正常或增高，白细胞总数增高，血小板正常或降低。

2. 便潜血可阳性。

3. 血钠、血钾、血浆渗透压增高。

4. 血气分析　pH及PaO_2降低、$PaCO_2$增高，呈混合性酸中毒。

5. 肝肾功能　ALT、AST、LDH、CK、BUN、血Cr均可增高。

6. 心电图　可见心律失常。

(三) 鉴别诊断

应与新生儿脱水热、低血糖、肺炎合并呼衰、中枢感染、婴儿猝死综合征等相鉴别。

【治疗要点】

1. 通风散热，迅速去除捂热因素。

2. 降温疗法　物理降温为主，应防止体温骤降或不升，警惕硬肿症发生，禁用药物降温。

3. 呼吸支持　吸氧，改善通气功能，必要时进行CPAP、气管插管、机械通气。

4. 循环支持　按高渗性脱水补液，在保持气道通畅、改善通气的基础上扩容纠酸，速度不宜过快以免加重脑水肿。给予1/5～1/3张维持液60～80ml/kg。早期应用多巴胺、酚妥拉明等血管活性药物。

5. 控制惊厥，防治脑水肿。

6. 高压氧治疗　在病情平稳后使用，可能有助于缩短病程，恢复意识，减少后遗症。

7. 其他　能量合剂，恢复期酌情使用营养心脑药物，加强全身支持治疗。

8. 随访　短期内注意心、脑、肾、肺、肝等器官损伤情况。远期注意神经系统后遗症，如癫痫、脑瘫、失明、失语、智力低下等。

（汤亚南）

营养性疾病

第11章

第一节 营养不良

营养不良主要由于摄食不足或消化、吸收、利用障碍，使人体长期处于半饥饿或饥饿状态所引起的生长发育迟缓。

【诊断标准】

参见表11-1-1。

【诊断要点】

（一）病史

1. 喂养不当，长期饮食不平衡，蛋白质、热量等摄入不足。

2. 慢性消耗性疾病　如长期腹泻、肠寄生虫病、肝胆系统疾患、其他慢性感染、恶病质等。

（二）体格检查

1. 消瘦型　由于热量严重不足引起，患儿矮小、消瘦，皮下脂肪消失，皮肤失去弹性，头发干燥易脱落、体弱乏力，萎靡不振。

2. 水肿型　由严重蛋白质缺乏引起，周身水肿，眼睑和身体低垂部位水肿，皮肤干燥，角化脱屑，或有色素沉着，头发脆弱易断和脱落，指甲脆弱有横沟，无食欲，肝大，常有腹泻和水样便。

3. 混合型　介于两者之间。

（三）实验室检查

可测定血红蛋白、白蛋白、前白蛋白、非蛋白氮等，但均无特异性。

表 11-1-1　营养不良的诊断

营养不良分度		初生～3岁			3～7岁		7～14岁	
		Ⅰ度	Ⅱ度	Ⅲ度	轻	重	轻	重
体重低于平均值		15%～25%	25%～45%	>40%	15%～30%	>30%	20%～30%	>30%
皮下脂肪	腹部	0.8～0.4cm	0.4cm以下	消失	减少	明显减少或消失	减少	明显减少或消失
	臀部	无明显变化	明显变薄	消失或接近消失				
	面部	无明显变化	明显减少或消失	消失				
其他临床表现	消瘦	不明显	明显	皮包骨状	较轻	严重	较轻	严重
	精神萎靡不安或呆滞	无或轻微	轻微或明显	严重	轻微	明显或严重	轻微	明显
	肌肉松弛	轻微	明显	肌肉松弛或肌张力增高	轻微	严重	轻微	严重
	皮肤颜色及弹性	正常或苍白	苍白或弹性差	多皱纹，弹性消失	苍白弹性差	苍白明显弹性差	苍白弹性差	苍白明显弹性很差

【治疗】

（一）急性期治疗

1. 抗感染　营养不良与感染密不可分，最常见的是患胃肠道、呼吸和/或皮肤感染，败血症也很多见。均需要适当的抗生素治疗。

2. 纠正水电解质平衡失调，尤其在腹泻伴营养不良的小儿中，需注意以下几点：

（1）注意液体入量以防发生心力衰竭。

（2）调整和维持体内电解质平衡：营养不良儿常严重缺钾，在尿量排出正常时，可给钾 4～8mmol/(kg·d)，至少维持 5 天。同时也有钙、镁、锌和磷的缺乏，如不及时处理，当给予高热能，高张的肠道外营养液时还会进一步恶化。一般补充镁 2～3mmol/(kg·24h)，锌 1～2mmol/(kg·24h)，钙给常规量。

3. 营养支持　取决于肠道吸收功能的损害程度，如果肠道吸收功能不良可根据需要采用静脉营养。静脉营养内容见相关章节；如果肠道功能良好可给予口服或鼻饲喂养，对于婴幼儿开始进食的奶应稀释为每 100ml 含热量 66kcal、蛋白质 1g，总供给量为 120ml/(kg·24h)，可采用少量多次的方法给予；到 1 周左右时奶量应增加到 150ml/(kg·24h)，每 100ml 含热量 114kcal、蛋白质 4.1g。年长儿的治疗应因人而异，在纠正生理功能紊乱的同时，应注意心理分析与治疗。

4. 并发症的治疗　尤其是严重消瘦型易出现低血糖、低体温及贫血，治疗见相关章节。

（二）恢复期治疗

1. 保证热能和蛋白质的供应　营养不良在恢复期由于追赶生长的需要，应供给足量的热能和蛋白质，在计算热能和蛋白质需要时应按相应年龄的平均体重计算，而不是小儿的实际体重。每公斤体重需要的热能和蛋白质见表 11-1-2，再乘以理想体重即为每天摄入量。

表 11-1-2 热能和蛋白质需要量

年龄（月）	kcal/kg	蛋白质（g/kg）
0～6	115	2.2
6～12	105	2.0
12～36	100	1.8
48～72	85	1.5

2. 食物的选择　选择适合患儿消化能力和符合营养需要的食物，尽可能选择高热能高蛋白质的食物。

3. 促进消化和改善代谢的功能　给予各种消化酶如胃蛋白酶、胰蛋白酶，以助消化。食欲差者还可用正规胰岛素 2～3U，肌肉注射，每天一次，注射前先用 20～30g 葡萄糖，每 1～2 周为 1 疗程同时可补充微量元素和维生素。也可用生长激素 0.15U/kg，每晚睡前半小时皮下注射，连续 2～3 周，可促进蛋白质合成，增进食欲。还可酌情使用捏脊、推拿等方法。

（王新利）

第二节　儿童单纯性肥胖

儿童单纯性肥胖症是与生活方式密切相关，以过度营养、运动不足、行为偏差为特征，全身脂肪组织普遍过度增生、堆积的慢性疾病。身高别体重超过参照人群值 20%为肥胖诊断的界值点。超过 20%～29%为轻度肥胖，30%～49%为中度肥胖，超过 50%为重度肥胖。

【诊断要点】

（一）病史

①多食及不良饮食习惯；②婴幼儿期往往有过度喂养史；③缺乏适当的活动和体育锻炼；④往往有家族发病史；⑤一般无临床症状，严重肥胖儿可有轻体力活动即出现心慌、气短易疲劳现象。女孩性发育较早，月经初潮年龄早

于非肥胖儿童。少数男孩青春期延迟。

（二）体格检查

应测血压，我国儿童单纯性肥胖症调查表明肥胖儿中60%血压>95 百分位。青春期前肥胖儿童身高往往略高于同性别、同年龄儿，但 13～14 岁以后除个别发育仍高大外，大部分等于或略低于同性别、同年龄健康儿。单纯性肥胖儿童皮下脂肪分布均匀，重度肥胖儿下腹部两侧及大腿上方可见粉红色皮肤浅纹，对于乳房部的脂肪堆积应注意与真的乳房发育进行鉴别，会阴部脂肪堆积可使阴茎埋于脂肪垫中而变小。

（三）辅助检查

血总胆固醇、三酰甘油、低密度脂蛋白胆固醇可增高，高密度脂蛋白胆固醇可降低；空腹血糖一般正常，少数增高或出现糖耐量减低，空腹胰岛素及瘦素水平往往升高；ALT 增高提示可能有脂肪肝；尿 17-羟类固醇较正常高，可误认为 Cushing 综合征，需测定 24 小时尿游离皮质醇予以鉴别，单纯性肥胖儿后者不升高。

（四）并发症

可并发高血压、脂肪肝、2 型糖尿病、肥胖肺通气不良综合征等疾病。

【鉴别诊断】

参见图 11-2-1。

【治疗】

（一）饮食管理

1. 饮食控制必须建立在保证儿童正常生长发育的基础上。应按不同年龄、身高、体重计算热量，制订出以低热量、高蛋白、低碳水化合物的食谱，效果较好。蛋白质可按 2～3g/(kg · d) 给予，常用的蛋白类食物有瘦肉、鱼、鸡蛋、豆类及豆制品。碳水化合物过多时，可以葡萄糖形式进入机体，刺激胰岛分泌过多的胰岛素，促进脂肪合成，因此要给低碳水化合物饮食。由于脂肪供给热能特别多，

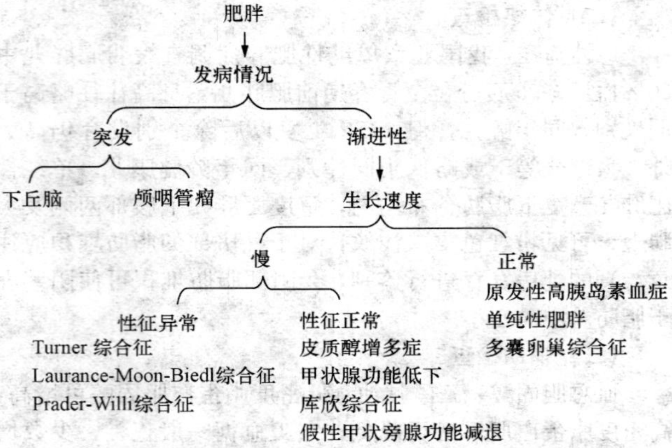

图 11-2-1　肥胖鉴别诊断流程

应予以限制。

2. 避免饥饿感　为使食后有饱满感，不使小儿短时间内出现饥饿，可加用蔬菜类，如白菜、卷心菜、菠菜、芹菜等。

3. 热量控制标准　5 岁以下每日热量 2511.3～3348.4kJ，5～10 岁每日热量 3348.4～4185.5kJ，10～14 岁每日热量 4185.5～5022.6kJ。具体供应量可依个别小儿实际情况而定。

4. 合理调整三餐热量比例　早餐占全日总热卡的 30%～35%，中餐占 40%，晚餐 25%～30%。

（二）体育锻炼治疗

限制饮食辅以运动锻炼可提高肥胖治疗的疗效，能对减少脂肪起作用的运动是移动体重的运动。在走路或跑步中重要的因素是距离而不是速度，走一公里和跑一公里的减脂效果是一样的。由于机体的生物节律周期，参加同样的运动，下午与晚间会比上午多消耗 20%的能量，在安排活动时应予注意。

（三）行为疗法

由行为分析、行为日记、家长会、行为矫正等部分组成。按照个体化原则，每个肥胖儿童各自存在的问题，不脱离其家庭日常生活的基本模式，制订行为治疗方案。

（四）药物治疗

美国 FDA 已批准二甲双胍可用于治疗儿童和青少年的胰岛素抵抗。目前已开始用二甲双胍治疗严重肥胖的儿童和青少年。二甲双胍宜在进餐时服用，可抑制食欲，延长胃肠对葡萄糖的吸收，可在较大儿童中试用。

（王新利）

第三节　维生素 D 缺乏性佝偻病

维生素 D 缺乏性佝偻病是由于维生素 D 不足引起机体钙磷代谢失常，导致骨骼改变及精神症状。2 岁以下小儿多见。

【诊断要点】

（一）病史

1. 日照不足　冬春季出生，户外活动少，注意玻璃、衣服、防晒霜、皮肤色素对皮肤吸收紫外线的影响。

2. 维生素 D 摄入不足史　未及时添加维生素 D 制剂。配方奶中维生素 D 的含量为 400U/L，母乳 12～60U/L，母亲缺维生素 D（胎盘转运少，母乳含量少）。

3. 需要量增加　早产，双胎，生长快。

4. 疾病影响　长期腹泻及肝肾功能不全。

5. 药物影响　使用抗惊厥药，皮质激素等。

（二）临床表现

主要为神经精神症状和骨骼病变，重症者有全身症状。

1. 初期　症状以神经精神症状为主，如夜惊，多汗，烦躁不安；体征主要为枕秃，骨骼改变不明显。

2. 激期　仍有神经精神症状，还可出现明显的骨骼改变和全身症状。

(1) 骨骼改变：包括颅骨软化，方颅，前囟增大、囟门边软、闭合延迟，出牙晚、牙列不齐或出牙顺序改变，胸廓畸形（肋缘外翻，漏斗胸，鸡胸，肋骨串珠），下肢呈“X”形或“O”形，腕部和踝部有“手镯”“脚镯”样膨大，重者可有脊柱弯曲、骨盆变形。

(2) 全身症状：肌肉关节松弛，如头颈无力，抬头、翻身、坐、立、行落后，蛙腹，神经系统发育迟滞包括语言发育及神经反射落后，可有贫血、肝脾大，易患呼吸道和消化道感染。

3. 恢复期　经治疗后症状消失，体征逐渐减轻或基本恢复。

4. 后遗症期　3岁以后，无症状，只遗留骨骼畸形。

（三）辅助检查

表 11-3-1　佝偻病时血生化和 X 线变化

病期	血磷	血钙	25(OH)D_3	骨碱性磷酸酶	X 线改变
初期	减低	正常或稍低	10～50μg/ml	升高	无改变或临时钙化线模糊
激期	明显减低	减低	明显下降	明显升高	骨骺软骨增宽，临时钙化带消失，呈毛刷样或杯口状改变，骨质疏松
恢复期	正常	正常	下降→正常	下降→正常	临时钙化带重现，骨密度增加
后遗症期	正常	正常	正常	正常	无改变

（四）鉴别诊断

1. 应与脑积水、软骨发育障碍、先天性成骨不全、黏多糖病、呆小病等鉴别。

2. 与其他病因引起的佝偻病鉴别，如肾小管酸中毒、低磷抗D性佝偻病、维生素D依赖性佝偻病、肾性、肝性佝偻病等。

【治疗要点】

（一）一般疗法

及时添加辅食，多吃含钙丰富的食物（如乳类、海产品、豆类、坚果类、骨髂）及含维生素D丰富的食物（如蛋黄、肝 50～100IU/100g、海鱼 200～500IU/100g、乳类），维生素D 1μg=40U；增加户外活动1～2h/d；不要过早地坐、立、走、跳以防骨骼畸形。

（二）维生素D治疗

1. 初期　10～15万U/月。可用胆维丁乳剂，1ml/d，连服3～4天，如易腹泻者可0.5ml/d，连服6～8天。1个月后改为预防量。

2. 活动期　30～60万IU，可用胆维丁乳剂，1ml/d，连服8天，一个月后改为预防量。严重者可间隔1个月后再给一次治疗量，第二次用药后一个月改为预防量。

3. 恢复期　维持量同预防量。

4. 后遗症期　不需用药，应多做扩胸运动，按摩下肢肌群，必要时手术矫形。

5. 预防量　①胎儿期：母亲服维生素D及钙剂。②新生儿期：生后两周开始添加维生素D，每天口服400～800IU。③婴儿期：每天维生素D400～800IU。④幼儿期：可采用夏秋晒太阳，冬春服维生素D的方法。

（三）钙剂的应用

我国营养学会推荐婴儿每日最佳钙摄入量为300～400mg，1岁以后为400～600mg。含钙的食物很多，尤其是奶制品和豆制品中含钙丰富，如 100ml 配方奶可提供 100～120mg 的钙，因此配方奶喂养的儿童只要保证一定摄入量，即可满足钙营养需求，不必另外补钙。儿童摄入过量的钙不仅影响食欲，而且有可能影响正常生长发育。

[附一　先天性佝偻病]

多见于北方寒冷地区，发病率可高达 16.4%。

【诊断要点】

（一）病史

①多见于早产儿、多胎、冬春季出生的婴儿；②母孕期户外活动少、喝奶少、又未补充维生素 D 和钙剂，孕后期有牙齿松动、手脚发麻甚至有腓肠肌痉挛，骨疼等。

（二）临床表现

可有易惊、多汗、哭闹不安，体征常以头部和胸部明显，如前囟门＞3cm×3cm，边软，颅缝宽，前后囟相通，颅骨软化，方颅，串珠，漏斗胸等，常出现低钙惊厥。

（三）实验室检查

血钙＜2mmol/L（8mg/dl），血磷＜1.3mmol/L（4mg/dl），碱性磷酸酶升高，骨碱性磷酸酶＞250U/L。

（四）X 线检查

干骺端临时钙化带模糊、消失，继之呈毛刷状或杯口状改变，骨皮质密度减低，股骨远端或胫骨近端骨化核未出现。

【治疗】

（一）维生素 D

每天 2000～5000IU 口服，疗程 1～3 个月。

（二）钙剂

每天 Ca^{2+} 200mg。

[附二 迟发性佝偻病]

亦称儿童期佝偻病，多见于北方地区，5～15 岁多见，具有独特的临床特征。

【诊断要点】

(一) 病史

冬春发病，户外活动少，日照时间不足，有生长速度较快或身高剧增的情况，维生素 D 和钙摄入不足，常伴挑食，偏食等不良习惯。

(二) 临床表现

乏力、多汗，睡眠不安、倦怠，下肢无力，膝关节、小腿、足跟疼痛，四肢麻木伴腿肌痉挛，病程长者可有肋骨串珠，鸡胸，下肢畸形（“O” 形或 “X” 形腿）等。

(三) 实验室检查

血碱性磷酸酶增高明显，血钙、血磷低于正常，骨碱性磷酸酶升高。

(四) X 线检查

早期钙化带模糊，继而呈毛刷状或杯口状改变，重者有骨质疏松或骨小梁排列不齐。

【治疗】

(一) 维生素 D

30～40 万 IU/次，重症者 1 个月后重复一次。

(二) 钙剂

每天 Ca^{2+} 300mg。

[附三 维生素 D 中毒]

由于误服大量维生素 D 或长期服用大剂量维生素 D 所致，造成持续高血钙，钙沉积于器官致肾损害，脑、心、大血管、软组织、皮肤出现钙化灶。

【诊断要点】

（一）病史

有误服大量维生素 D 或长期服用大剂量维生素 D 病史，中毒剂量个体差异大，可为 2～5 万 IU/d，连续服用数周或数月，或敏感者 4000U/d，连续 1～3 个月。

（二）临床表现

早期轻症为低热、烦躁、恶心、厌食、吐泻、便秘、烦渴、无力。晚期重症为高热、多尿或少尿、脱水、电解质紊乱、嗜睡、昏迷、抽搐，血 BUN 高，尿蛋白、RBC 管型。甚至因肾衰竭死亡。

（三）实验室检查

血钙＞3mmol/（12mg/dl），25-OH-D_3＞50μg/L，碱性磷酸酶正常或稍低，尿钙排泄增加，有蛋白尿、管型尿、肾功能异常，酸中毒，电解质紊乱。

（四）X 线检查

早期尺骨/桡骨干皮质模糊并有骨膜反应，继之干骺端临时钙化带致密增宽，骨皮质增厚，骨质疏松或骨硬化。

【治疗】

1. 停服维生素 D 制剂，避免阳光照射。

2. 停服钙剂，给予低钙饮食。

3. 药物治疗　泼尼松抑制肠道对钙的吸收，与维生素 D 有拮抗作用。每日 1～2mg/kg 分次口服，疗程 2～3 周。重症同时用呋塞米，每次 0.5～1mg/kg 静脉用药，可重复使用，亦可同时用降钙素，每次 50～100U，肌注，每天一次。

［附四　常用维生素 D 制剂和钙剂的有效成分含量］

维生素 D 制剂

乳剂：英康利［维生素 D 30 万 IU/支（8ml/支）］，用于治疗。

胶囊：贝特令（维生素 A/D1800/600IU、DHA 15mg/粒）；

伊可新（维生素 A 1500/2100IU、维生素 D 500/700IU）。

表 11-3-2　常用钙剂的元素钙含量

药　名	剂　量	含元素钙（维生素 D）
劲得钙	1 代/片	150mg/200mg（50IU）
复方维 D 钙	代	92mg（200IU）
钙尔奇 D	片	300mg/600mg（60/120IU）
葡萄糖酸钙	10ml/支	90mg
锌钙特	10ml/支	54mg
龙骨壮骨冲剂	1 代	15mg
醋酸钙	0.6/1 代	150mg
凯思立 D	片	500mg（200IU）
艾儿钙	1ml	60.75mg

（王雪梅）

第四节　微量元素缺乏及中毒

微量元素与人体的生长发育、神经系统及内分泌系统的结构功能、心血管疾病、感染和免疫、创伤愈合均有密切关系。儿童正处于生长发育旺盛阶段，应摄入一定量的营养元素来满足其生理需要，微量元素的缺乏会破坏机体的生理平衡，儿童就会患相关疾病，过多可产生毒性作用。

（崔蕴璞）

表 11-4-1 微量元素缺乏及治疗

微量元素及正常值	适宜摄入量（/d）	缺乏：临床表现	缺乏：治疗
钙 （1.55～2.10mmol/L）	<1 岁：300～600mg 1～3 岁：600～800mg 4～6 岁：800mg 7～13 岁：800～1000mg >13 岁：1200mg	兴奋，震颤，口周、手足麻木、刺痛，严重时惊厥、手足搐搦、喉痉挛；慢性低钙表现为骨疼、骨畸形，皮肤干燥、脱屑，头发无光泽及指甲脆等	1. 补充富含钙的食物：乳类、虾皮、蚌肉、海带、紫菜、黑木耳、白木耳、大豆、豌豆、坚果 2. 口服钙剂：元素钙 200mg/d 3. 如诊断佝偻病，应予维生素 D 治疗 4. 惊厥发作时，应予止惊治疗及每次 10%葡萄糖酸钙 0.5ml/kg，稀释后缓慢注射
镁 （1.12～2.06mmol/L）	<1 岁：50～70mg 1～3 岁：150mg 4～6 岁：200mg 7～13 岁：250mg >13 岁：350～400mg	烦躁、震颤、手足徐动、惊厥及手足搐搦，心动过速、室性心律紊乱等	1. 补充富含镁的食物：五谷、豆类、乳类、坚果 2. 惊厥发作时，应予止惊治疗及 25% 硫酸镁 0.2 ～ 0.4ml/kg，肌注

(续表)

微量元素及正常值	适宜摄入量（/d）	缺乏	
		临床表现	治疗
铁 (7.52～11.82mmol/L)	<1岁：10mg 1～12岁：10～12mg >13岁：15～20mg	缺铁性贫血，生长发育迟缓，体重低于正常，儿童注意力不集中，体力耐受力下降、口角炎、舌炎等皮肤、黏膜改变。免疫功能下降	1. 补充富含铁的食物：肝、瘦肉、动物肝脏、鱼、贝类、大豆、海带、油菜 2. 口服铁剂：元素铁4.5～6mg/(kg·d)，tid
锌 (11.5μmol/L) 75μg/dl	新生儿：0.72～5mg 1～6个月：3mg 7～12个月：5mg 1～10岁：10mg >11岁：15mg	厌食，生长发育落后，青春期性发育迟缓，异食癖，免疫力降低，皮肤干燥、大疱性皮炎、口腔溃疡	1. 补充富含锌的食物：牡蛎、鲱鱼、肝、肉、蛋、全麦、糙米、大豆、花生等 2. 口服锌制剂：元素锌0.5～1.5mg/(kg·d)，最大量20mg/d，疗程3个月
铜 (11.8～39.3μmol/L)	0～6个月：0.4～0.6mg 1～3岁：1mg 4～10岁：1.5mg >11岁：1.5～2mg	低色素性贫血（用铁剂治疗无效）、肌张力低下、腹泻、厌食、皮肤及毛发色素减少、智力低下等	1. 补充富含铜的食物：谷、豆、坚果、肝、肾、贝类、蘑菇、番茄、香蕉、葡萄、肉类等 2. 口服铜制剂：1%硫酸铜溶液，2～3mg/d。一般不主张用药

表 11-4-2 铅、镉中毒及治疗

微量元素及正常值	来源	中毒	
		临床表现	治疗
铅（0～100μg/L）	汽车尾气、油漆、化妆品；污染的土壤和水；含铅量高的食品，如爆米花、松花蛋、水果皮；教科书彩色封面、彩色蜡笔等	1. 非特异性表现：头痛、腹痛、情绪急躁、攻击行为、认知能力下降、学习成绩下降、注意力分散、记忆力下降、体重不增、贫血、体格生长落后、偏食、异食、免疫能力低下、乏力、纳差、体能下降、腹泻于便秘交替 2. 急性中毒表现：口内金属味、流涎、腹痛、出汗、烦躁、拒食；可出现急性中毒性脑病表现；还可发生肝大、黄疸、少尿或无尿、循环衰竭等	1. 脱离污染环境 2. 食品驱铅：含钙、铁、锌丰富的食物，特别是牛奶；含维生素C丰富的蔬菜、水果 3. 药物驱铅：慎用于儿童，需住院，依地酸二钠钙 15～25mg/(kg·d)，加于 5%GS 内配为 0.3%～0.5%溶液，静滴，持续应用 2～3d，间歇 5～10d 为一疗程，连续治疗 3～5 个疗程
镉（0～5.0μg/L）	被镉污染的空气、食物和水。含镉的烟雾和灰尘可经呼吸道吸入。用镀镉的器皿调制或存放酸性食物或饮料	1. 吸入所致急性中毒：咽痛、咳嗽、胸闷、气短、头晕、无力、发热，重者出现肺水肿、肺炎、呼吸困难、胸痛、咳大量泡沫血色痰，呼吸衰竭 2. 误食引起急性中毒：恶心、呕吐、腹痛、腹泻，重者眩晕、大汗、虚脱、抽搐、休克 3. 慢性中毒：肾损害，肺气肿，牙齿黄斑、嗅觉减退或丧失、鼻黏膜溃疡和萎缩、食欲减退、恶心、体重减轻和高血压	1. 脱离污染环境 2. 吸入所致急性中毒：吸氧，保持呼吸道畅通，10%硅酮雾化吸入，肾上腺皮质激素宜早期使用。限制液体入量，给予抗生素防止继发感染 3. 误食引起急性中毒：采用对症治疗，洗胃、大量补液、注射阿托品用来止吐和消除腹痛 4. 慢性中毒：膳食中增加钙和磷酸盐摄入，供给充足的锌和蛋白质

呼吸系统疾病

第12章

第一节　上呼吸道感染

一、化脓性扁桃体炎

【诊断要点】

（一）病史

一年四季均可发病，冬季为多。

（二）临床表现

1. 起病多较急，常有高热、咽痛、咽干，或有咳嗽、流涕等症状。轻症病例发热1～5天不等，重症病例高热可达1～2周，如病灶未清除，低热可持续数周，需经较长时间才能痊愈。

2. 查体可见扁桃体肿大和充血，并可见脓性渗出物。

3. 严重者可发生并发症，如鼻窦炎、中耳炎、颈淋巴结炎；重症者还会并发败血症；或成为病灶，引起机体的变态反应，发生风湿热、急性肾炎、类风湿病等。

（三）辅助检查

1. 血白细胞总数增高，中性粒细胞升高；严重病例有时白细胞总数也可减低，但中性粒细胞仍增高。

2. 细菌培养　脓性渗出物培养出病原菌，同时行药物敏感试验。

【治疗要点】

（一）抗感染

1. 首选青霉素或头孢二代、头孢三代抗生素。青霉素：

5万～20万U/(kg·d)，分2次肌肉注射或静脉滴注；头孢呋辛钠：50～100mg/(kg·d)，分2次静脉滴注；头孢曲松钠：50～100mg/(kg·d)，每日1次静脉滴注。

2. 如在应用抗生素2～3天后完全无效，应考虑做细菌培养，根据细菌培养结果选择敏感的抗生素。

（二）对症治疗

1. 退热　药物退热、物理降温。

2. 止咳　各种止咳药物。

3. 其他　复方硼砂溶液漱口，给予华素片、草珊瑚及西瓜霜等含片，可减轻局部症状。

4. 手术扁桃体摘除适应证

（1）扁桃体增生肥大达Ⅲ度，造成呼吸困难者或影响呼吸时。

（2）扁桃体炎已经成为风湿、肾炎等疾病的病灶时。

二、急性喉炎

急性喉炎为喉部黏膜弥漫性炎症。常见于1～3岁婴幼儿，男性发病较多。一年四季均可发病，以冬季为多。

【诊断要点】

（一）病史

咽部有痒感，咽痛，声音嘶哑、犬吠样咳嗽，夜间加重，重症者继之出现呼吸困难。

（二）临床表现

当患儿出现吸气性呼吸困难，鼻翼扇动，出现三凹征，面色发绀，烦躁不安提示有喉梗阻。喉梗阻分度：

1. 一度喉梗阻　患儿在安静时如正常人，只是在活动后才出现吸气性喉鸣及呼吸困难。胸部听诊，呼吸音清楚。如下呼吸道有炎症或分泌物，可闻干、湿啰音或捻发音，心率无改变。

2. 二度喉梗阻　患儿在安静时也出现吸气性喉鸣及呼吸困难。胸部听诊可闻喉传导音或管状呼吸音。支气管远

【治疗要点】

（一）加强护理

（二）对症治疗

退热、止咳、祛痰。

（三）抗感染药物的应用

1. 抗病毒

（1）流感病毒可用奥司他韦（达菲）治疗，每次2mg/kg口服，每日2次。

（2）年长儿可用利巴韦林，10mg/(kg·d)，分2～3次口服。

2. 抗生素　当合并细菌感染时，选用抗生素治疗。可选头孢二代、头孢三代或大环内酯类抗生素。头孢呋辛钠50～100mg/(kg·d)，分2次静脉滴注；头孢曲松钠50～100mg/(kg·d)，每日1次静脉滴注；阿奇霉素10mg/(kg·d)，每日1次静脉滴注。

（四）中医治疗

二、呼吸道合胞病毒肺炎

【诊断要点】

（一）病史

主要由呼吸道合胞病毒引起，病变主要累及毛细支气管，临床以骤发喘憋和阻塞性肺气肿为特征的下呼吸道感染性疾病，多见于2岁以内，尤其多见于6个月以内小婴儿。

（二）临床表现

1. 全身症状轻，发热多不高，病程约1周左右。

2. 突然发生剧烈喘憋，以呼气困难为主，烦躁不安，严重者常有鼻煽，三凹征及青紫。

3. 肺部听诊可闻及广泛的哮鸣音，喘憋时常听不到湿性啰音，趋于缓解时则可有弥漫性中小水泡音、捻发音。重症病例可并发呼吸衰竭、心力衰竭。

(三)辅助检查

1. X线检查　两肺有不同程度的肺气肿及支气管周围炎的影像。肺泡明显受累者，可见小点片状阴影。

2. 白细胞计数正常或偏低，中性粒细胞在50%以下。

3. 病毒分离可阳性，双份血清抗体效价升高4倍以上。

4. 病情较重的小婴儿血气分析检查可见低氧血症、代谢性酸中毒或呼吸性酸中毒。

【治疗要点】

(一)保持呼吸道通畅，改善缺氧

1. 吸氧。

2. 雾化吸入　以布地奈德加沙丁胺醇溶液或特布他林混悬液，空气压缩泵雾化吸入，每日3次。

3. 喘憋严重者，可选用甲泼尼龙，每次1～2mg/kg，每日2～3次，静脉滴注。可解除支气管痉挛状态。

4. 喘憋严重者，可选用氨茶碱，每次5mg/kg，加入10%葡萄糖内，在30min内静脉注射。

5. 喘憋严重者，可选用硫酸镁，每次0.2～0.4ml/kg，加入10%葡萄糖稀释成1%的浓度静脉注射。可缓解气道狭窄，改善换气功能，又因对中枢神经系统有轻度的抑制作用，可有效解除烦躁，缓解喘憋。

(二)病原学治疗

1. 利巴韦林(病毒唑)　是一种广谱抗病毒制剂，全身应用有一定毒性，主张雾化吸入治疗，2岁以下每次10mg，2岁以上每次20～30mg，溶于蒸馏水20ml内，超声雾化吸入，每日2次，连续5～7天。

2. 双黄连　具有抑制RSV的作用，以60mg/kg配制成1.2%浓度的溶液静脉注射，每日1次，连用1周，有一定疗效。

3. 如并发细菌感染，尽早选用抗生素治疗。首选头孢二代、头孢三代或大环内酯类抗生素。头孢呋辛钠50～100mg/(kg·d)，分2次静脉滴注；头孢曲松钠每日50～

100mg/kg，每日 1 次静脉滴注；阿奇霉素 10mg/(kg·d)，每日 1 次静脉滴注。

（三）免疫治疗

静脉用免疫球蛋白（IVIG）：每次 200～300mg/kg，静脉滴注。

（四）并发症的治疗

注意呼吸衰竭、心力衰竭、水和电解质紊乱等。

三、腺病毒肺炎

【诊断要点】

（一）病史

多发于 6 个月～2 岁小儿，多为 3 型和 7 型腺病毒感染。6 个月以下婴儿病情多较轻。

（二）临床表现

1. 骤然发热，高热不退。

2. 感染中毒症状严重，面色苍白发灰，发病后 3～4 天出现嗜睡、萎靡，随病情加重可有烦躁不安，重者抽风、昏迷，甚至出现脑膜刺激征。心音低钝，肝大，易合并心力衰竭。

3. 咳嗽重，表现为阵咳。发热第 3～5 天才出现湿啰音，肺部出现实变体征。

（三）辅助检查

1. 白细胞偏低，碱性磷酸酶积分不高。

2. X 线检查初期肺纹理增粗，第 2～6 天可见小片状或大片状阴影，第 2 周可有胸腔积液。

【治疗要点】

（一）抗病毒药物治疗

1. 病毒唑　多主张用吸入疗法，50mg/(kg·d)，分2～3次加蒸馏水 10ml 稀释后雾化吸入，每次 15～20min，4～5 天为 1 个疗程。宜早期应用。

2. 干扰素　可经静脉、皮下、肌内注射等全身给药，也可通过吸入、滴眼、滴鼻等方式局部给药。以 60 000～300 000U/kg 肌内注射，每日 1 次，连用 2～4 天。或干扰素气雾剂治疗，每日于口腔及两侧鼻孔各喷 2 次，每次各4～6 揿（每揿含干扰素 900 000～1 300 000U），连用 3～4 天。

（二）并发细菌感染

尽早选用抗生素治疗，可选头孢二代、头孢三代或大环内酯类抗生素。头孢呋辛钠 50～100mg/(kg·d)，分 2 次静脉滴注；头孢曲松钠：50～100mg/(kg·d)，每日 1 次静脉滴注；阿奇霉素：10mg/(kg·d)，每日 1 次静脉滴注。

（三）免疫治疗

静脉用免疫球蛋白（IVIG）：每次 200～300mg/kg，静脉滴注。

四、肺炎链球菌肺炎

【诊断要点】

（一）病史

大多数由肺炎双球菌引起，其中以 1 型、3 型毒力最强，是儿童时期最常见的肺炎，好发年龄在 3 岁以上。

（二）临床表现

1. 一般发热较高。新生儿和虚弱儿可不发热，表现拒食、呛奶、呕吐或呼吸困难。

2. 多数病情较轻，病程 5～7 天。

3. 咳嗽明显，肺部体征随病情逐渐加重，两肺均有中小水泡音。

（三）辅助检查

1. X 线检查两肺纹理重，散在点片状阴影或融合片。

2. 血白细胞总数增高，中性粒细胞明显增高和出现中毒颗粒。

3. C 反应蛋白多升高。

4. 细菌学检查　痰涂片可见革兰阳性球菌，呈链状。

【治疗要点】

（一）对症治疗

退热、补液、镇静、氧疗、雾化。

（二）抗生素治疗

1. 青霉素　常用剂量为 10 万～20 万 U/(kg·d)，分 2 次肌内注射或静脉滴注。

2. 头孢霉素　可选用二代或三代头孢霉素。头孢呋辛钠 50～100mg/(kg·d)，分 2 次静脉滴注；头孢曲松钠：50～100mg/(kg·d)，每日 1 次静脉滴注。

3. 万古霉素　20～40mg/(kg·d)，分 2 次静脉滴注。

（三）防治并发症

五、金黄色葡萄球菌肺炎

【诊断要点】

（一）病史

由金黄色葡萄球菌引起，是一种严重的肺炎，发病以冬春季较多。起病急骤，常在上呼吸道感染或皮肤破损感染数天至 1 周后突然高热，病情进展迅速。多见于新生儿及婴儿。病变以肺组织迅速破坏与脓肿形成为特点。

（二）临床表现

1. 感染中毒症状重，多有高热，有时惊厥，吐、泻、腹胀甚至发生中毒性肠麻痹、心肌炎、休克及毒素性皮炎（猩红热样皮疹）。

2. 常并发肺大疱、肺脓疡、脓胸、脓气胸及身体其他部位的感染灶，如皮肤疖肿、骨髓炎、脑膜炎，甚至败血症。

3. 肺部体征出现较早，早期呼吸音减低，有散在中小水泡音；病变迅速进展，出现肺部叩诊浊音，呼吸音及语颤明显降低；胸腔内积液积气较多时，还可有纵隔移位。

（三）辅助检查

1. X 线检查短时间内可出现肺大疱或肺脓肿，易合并脓气胸，甚至并发纵隔积气、皮下气肿及支气管胸膜瘘。

病灶阴影持续时间较长，可达 2 个月左右。

2. 白细胞总数明显增高，并有核左移。白细胞低常提示预后不良。

3. 胸水、支气管培养物或血培养阳性有诊断意义。

【治疗要点】

(一) 对症治疗

退热、补液、镇静、氧疗、雾化。

(二) 抗生素治疗

一般在体温正常后继续用药 10～14 天，疗程一般 4～6 周。

1. 氨苄西林-舒巴坦　75～150mg/(kg·d)，分 2 次静脉滴注。

2. 万古霉素　30～50mg/(kg·d)，分 2 次静脉注射。

3. 头孢霉素　可选三代头孢霉素。头孢哌酮钠：40～80mg/(kg·d)，分 2 次静脉滴注。

(三) 脓胸及脓气胸治疗

一般推荐施行闭式引流术，如脓液量少，可采用反复胸腔穿刺抽脓治疗。

(四) 合并心力衰竭的治疗

主要为强心剂，或并用利尿剂和血管扩张剂。强心剂首选毛花苷 C，或用毒毛旋花子苷 K 或地高辛，毛花苷 C 饱和量：2 岁以下 0.03～0.04mg/kg，2 岁以上为 0.02～0.03mg/kg，首剂用饱和量的 1/2，余量分 2 次，每 4～6 小时给药 1 次，依病情肌注或加入 10% 葡萄糖液 10～20ml 静滴。毒毛旋花子苷 K 作用快，排泄亦快，适用于急性病例，剂量为 0.007～0.01mg/kg 缓慢静脉滴入，按病情需要 6～12 小时后可重复使用，一般不需用维持剂量，但伴有先天性心脏病者，常需以地高辛维持用药，应用洋地黄制剂时，不宜同时给钙剂，两药间隔时间不宜少于4～6 小时。

六、革兰阴性杆菌肺炎

【诊断要点】

（一）病史

多见于 3 岁以下婴幼儿，病情较缓，病程为为亚急性，与一般急性肺炎相似。

（二）临床表现

1. 有发热、咳嗽、咳痰、呼吸困难、发绀等症状。
2. 痉挛性咳嗽，颇似百日咳，有时像毛细支气管炎。
3. 全身症状重，中毒症状明显。易并发脓胸、脑膜炎、败血症、心包炎等。

（三）辅助检查

1. 血白细胞增高明显，中性粒细胞增多，可出现核左移。
2. X 线胸片可呈支气管肺炎、大叶性肺炎或肺段实变改变。下叶肺部多受累，也可呈弥漫性支气管肺炎或毛细支气管炎改变。可呈粟粒状阴影，常于肺底部融合，约 30%发生脓胸。肺炎吸收后可形成肺大疱。
3. 痰液、胸水或血培养阳性则更有意义。

【治疗要点】

（一）对症治疗

退热、补液、镇静、氧疗、雾化。

（二）抗生素治疗

一般宜选用有协同作用的抗生素联合应用。

1. 氨苄西林-舒巴坦　75～150mg/(kg·d)，分 2 次静脉滴注。
2. 三代头孢霉素　头孢哌酮钠 40～80mg/(kg·d)，分 2 次静脉滴注；头孢曲松钠：50～100mg/(kg·d)，每日 1 次静脉滴注。

七、支原体肺炎

【诊断要点】

（一）病史

病原体为肺炎支原体，可散发或有小的流行，全年均可发病。多见于5～15岁儿童，婴幼儿患病常表现为毛细支气管炎。预后良好。

（二）临床表现

1. 多数为亚急性起病，发热无定型，或体温正常，咳嗽较重，初期为刺激性干咳，常有咽痛，头痛等症状。

2. 可出现多系统多器官的损害，皮肤黏膜表现为麻疹样或猩红热样皮疹；偶见非特异性肌痛和游走性关节痛；也有表现心血管系统、神经系统损害、血尿及溶血性贫血等。

3. 全身症状比胸部体征明显。体检肺部体征不明显，偶有呼吸音稍低及少许干湿啰音者。

（三）辅助检查

1. X线改变明显，多为单侧病变，也可见双侧病变，以下叶为多见，有时病灶呈游走性，少数呈大叶性阴影；病程2～3周不等，X线阴影完全消失比症状消退更延长2～3周之久，偶有延长至6周者。

2. 白细胞大多正常或下降，伴血沉增快。

3. 血清冷凝集反应阳性，滴度＞1∶128有诊断意义，50%～60%患儿冷凝集试验阳性，滴度＞1∶32可作辅助诊断。

4. 血清抗体检测阳性，滴度＞1∶160有诊断意义。

5. 支原体培养阳性为诊断金标准，但实验要求高，一般实验室很难开展。

【治疗要点】

（一）对症治疗

退热、氧疗、雾化、补液、镇静。

（二）抗生素治疗

首选大环内酯类，疗程一般不少于2～3周，停药过早易于复发。

1. 阿奇霉素 10mg/(kg・d)，溶于5%葡萄糖液中静滴。

2. 红霉素 20～30mg/(kg・d)，溶于5%葡萄糖液中静滴。

（三）肺外并发症的治疗

八、衣原体肺炎

【诊断要点】

（一）病史

衣原体肺炎可散发，可流行，潜伏期6～14天。沙眼衣原体肺炎主要在新生儿及小婴儿发病，由感染的母亲直接传染；鹦鹉热衣原体肺炎为人通过接触受感染的鸟类或吸入受其分泌物及粪便污染的尘埃而发生肺部感染。肺炎衣原体通过呼吸道进入人体，在单核细胞内繁殖并释放毒素，经血流播散至肺及全身组织。

（二）临床表现

1. 沙眼衣原体肺炎 症状多在生后2～12周出现，起病缓慢，多不发热或偶有低热，可有轻度呼吸道症状，然后出现咳嗽和气促，吸气时常有细湿啰音或捻发音，少数有呼气性喘鸣。约50%患儿同时患有结膜炎或有结膜炎病史。

2. 鹦鹉热衣原体肺炎 潜伏期6～14天，发病呈感冒样症状，常有发热，咳嗽初期为干咳，以后有痰，呼吸困难或轻或重。有相对缓脉、肌痛、胸痛、食欲不振，偶有恶心、呕吐。如为全身感染，可有中枢神经系统感染症状或心肌炎表现，偶见黄疸，多见肝、脾大。

3. 肺炎衣原体肺炎 临床表现无特异性，与支原体肺炎相似。起病慢，病程长，一般症状轻，常伴咽、喉炎及鼻窦炎为其特点。上呼吸道感染症状消退后，出现干湿啰音等支气管炎、肺炎表现。咳嗽症状可持续 3 周以上。

（三）辅助检查

1. X线胸片表现

（1）沙眼衣原体肺炎：双肺广泛间质和肺泡浸润，过度充气征比较常见，偶见大叶实变。

（2）鹦鹉热衣原体肺炎：从肺门向周边，特别向下肺野可见毛玻璃样阴影中间有点状影。

（3）肺炎衣原体肺炎：无特异性，多为单侧下叶浸润，表现为节段性肺炎，严重者呈广泛双侧肺炎。

2. 血白细胞总数一般正常，嗜酸性粒细胞增多。

3. 衣原体抗体诊断标准为双份血清抗体滴度 4 倍以上升高。

【治疗要点】

（一）对症治疗

退热、氧疗、雾化、补液、镇静。

（二）抗生素治疗

首选大环内酯类，疗程一般不少于 2～3 周，停药过早易于复发。

1. 阿奇霉素　10mg/(kg·d)，溶于5%葡萄糖液中静点。

2. 红霉素　20～30mg/(kg·d)，溶于5%葡萄糖液中静点。

（三）肺外并发症的治疗

（鲍慧玲）

第三节　脓　　胸

胸膜腔因化脓性感染而积脓称之为脓胸。小儿脓胸多由肺炎侵袭脏壁胸膜所致。脓胸的病原体以化脓性球菌为主，其中以金黄色葡萄球菌占首位，其次为肺炎链球菌。脓胸可以是一侧胸膜腔广泛受累，也可以由纤维素包裹而形成包裹性或多房性脓肿。脓胸可合并脓气胸或支气管胸膜瘘，使病情复杂化。脓胸可发生于任何年龄，但以婴幼儿期最多见。

【诊断要点】

（一）病史

可见于各年龄小儿，以婴幼儿多见，多先有肺炎史，病程中病情突然加重。

（二）临床表现

1. 症状　肺炎时体温持久不降，或体温下降后又升高，多呈弛张热，中毒症状明显，或在败血症过程中出现咳嗽，呼吸困难以及发绀等。小婴儿多表现发热、咳嗽、烦躁不安、呼吸困难，年长儿诉胸疼，腹痛。病情轻重随积脓多少及肺组织压缩程度而异，严重者可发生明显呼吸困难、发绀、鼻扇，甚至端坐呼吸等。如发生张力性脓气胸时可发生呼吸循环衰竭症状。继发于肝脓疡者表现上腹胀满，肝区疼痛等症状。

2. 体征　因积液、积气多少而异，大多时为患侧呼吸运动减弱，气管向对侧移位，胸廓饱满，肋间隙增宽，叩诊实音或浊音，过清音或鼓音，语颤减低，呼吸音减低。左侧气胸可致心脏浊音界消失，右侧时肝浊音界消失。

（三）辅助检查

1. 末梢血白细胞明显增高，中性粒细胞增多，可有核左移，中毒颗粒，血清C反应蛋白均可升高。

2. X线检查可见积液少时肋膈角消失，积液多时可见心脏纵隔移位，液气胸时可见液平面，包裹性脓胸可见较固定的圆形或卵圆形阴影。

3. 超声波检查有助于穿刺定位以及鉴别胸腔积液与胸膜增厚。

4. 胸腔穿刺抽出脓液即可确诊。脓液性状与病原菌有关，金黄色葡萄球菌引起者，脓液极黏稠，常为黄绿色或黄褐色；肺炎双球菌引起者，可呈黄色黏稠脓液；链球菌引起者，脓液稀薄呈淡黄色；厌氧菌引起者，脓液有恶臭。脓液培养和直接涂片常可找到致病菌。

【治疗要点】

（一）控制感染

选用对病原菌敏感的抗菌药物。因常为金黄色葡萄球感染，故选用对金黄色葡萄球菌有效的抗生素如新青霉素Ⅱ、氯唑西林，万古霉素以及第三代头孢菌素，疗程不得少于1个月，直至体温和白细胞正常，脓液全部吸收方可逐渐减量停药。

（二）胸穿抽脓

早期脓汁稀薄可以反复用粗大针头穿刺抽脓，尽量将脓汁抽尽，脓汁黏稠时可注入生理盐水冲洗稀释。应及早反复进行，每日或隔日一次，随X线检查脓液减少而延长间歇期。

（三）胸腔持续闭式引流

1. 适应证

（1）合并张力性气胸应立即闭式引流排脓抽气，持续引流至脓液消失为止。

（2）经穿刺排脓不畅，呼吸困难，中毒症状不缓解者。

2. 术后处理　术后生理盐水冲洗胸腔，在引流管下连水封瓶，瓶外贴有记录引流量的标记，一般引流10日左右，体温正常，查体及X线示肺膨胀良好，无气液面，即可将引流管临时夹住。24小时后再开放，24小时引流量不足10ml且不发热者可拔管。

（四）手术治疗

如病程长而纤维机化层厚，引流不能通畅排脓，较大支气管胸膜瘘，严重胸廓塌陷，均可行外科手术治疗。

（鲍慧玲）

第四节　气　胸

气胸是指胸膜腔有气体蓄积。气胸时由于肺萎陷而通气量减少，形成肺动静脉功能性短路，导致低氧血症严重，而且不易经吸氧纠正。如同时有脓胸或胸水存在则称之为脓气胸或液气胸。气胸是儿科急症，需紧急处理。

【诊断要点】

（一）病史

引起气胸的原因有三种：

1. 自发性气胸　多发生于青年及年长儿，原因不清，常在用力后突然发生。

2. 继发性气胸　大部分继发于肺部感染，其中以金黄色葡萄球菌占首位。此外粟粒结核、新生儿胎粪吸入、朗格汉斯组织细胞增生症、百日咳、气道异物也可发生气胸。

3. 外伤性气胸　最多见为外伤所致，行胸腔穿刺也可伤及肺。机械通气应用过程中也可发生肺破裂而出现气胸。气胸如出现破裂口活瓣现象，气体只能从破口进入胸腔而不能排出，则胸腔压力越来越高，称为张力性气胸。

（二）临床表现

1. 症状　婴幼儿气胸多为在原发病基础上突然出现严重呼吸困难、烦躁不安，与原发病呈明显差别。年长儿则突然发生呼吸困难、胸痛、干咳、大口喘息、发绀。患儿可出现惊恐、大汗、严重不安，自述有垂死感觉。少量气胸时多无特殊症状。

2. 体征　多有患侧胸廓饱满，叩诊呈鼓音，语颤减低或消失，呼吸音减低。如积气较多或张力性气胸则有气管及纵隔移位。右侧气胸肝浊音界下移或消失，左侧气胸心外界缩小。气胸张力高时可出现奇脉，血压下降。积气可穿入纵隔形成纵隔气肿，向上经筋膜间隙出现颈部、头面部及前胸形成皮下气肿。

（三）辅助检查

1. 实验室检查　血气分析可见低氧血症，二氧化碳分压多不升高，甚至有降低者。

2. X线检查　可见肺组织压缩，向肺门收缩，边缘清楚。气胸部分透光度增高，无肺纹理。少量气胸时只见沿胸廓有一透光带。气体多时纵隔移位，膈肌下降。脓气胸或液气胸时立位胸片可见液平面。

【治疗要点】

1. 少量气胸可不予处理，待其自行吸收。

2. 气体量大或张力性气胸时应紧急行穿刺抽气，然后行闭式引流，持续减压。穿刺部位选择前胸第 2 肋间，多用套管针软管插入。同时有脓胸时可在腋后线第 6、7 肋间插管引流。气胸拔管前应先夹管一日，然后拔管。

3. 积极针对病因治疗，如抗感染、抗结核等。

4. 外伤所致的严重气胸可考虑行手术治疗。

（鲍慧玲）

第五节　急性呼吸衰竭

急性呼吸衰竭（acute respiratory failure，ARF）是一种严重的临床综合征。凡累及呼吸器官及（或）呼吸中枢的各种疾病，产生肺氧合障碍和（或）肺泡通气不足而影响气体交换者，均可以引起呼吸衰竭，表现为低氧血症或低氧血症与高碳酸血症并存。

【诊断要点】

（一）病史

原发病以呼吸系统疾病为主，中枢神经系统疾病次之，见表 12-5-1。

换气障碍型呼吸衰竭（呼衰）即Ⅰ型呼衰，其病理生理改变以肺泡与血液间气体弥散障碍和通气血流比例（V/Q）失调为主，早期只有低氧血症而无二氧化碳潴留。

通气障碍型呼衰即Ⅱ型呼衰，主要由于肺泡通气低下所致。血气测定表现为 PaO_2 降低，PCO_2 增高，pH 降低。

表 12-5-1　呼吸衰竭的病因和分类

分类	常见疾病	呼吸功能改变
中枢性	呼吸中枢病变：颅内感染（脑炎，脑膜脑炎），颅内出血，脑损伤，脑肿瘤，颅内压增高，窒息等	肺通气障碍为主
周围性	喉炎，喉头水肿，异物阻塞大气道	阻塞性通气障碍
	肺炎，新生儿肺透明膜病，肺不张，肺水肿等	肺换气障碍，通气血流比例失调，PaO_2 下降
	毛细支气管炎，哮喘，肺气肿，支气管异物等	肺阻塞性通气障碍为主
其他	神经系统疾病（急性感染性多发性神经根炎，脊髓灰质炎伴呼吸肌麻痹）	限制性通气障碍
	胸廓及胸腔疾病（胸廓病变，气胸，脓胸，血胸等）	

（二）临床表现

除原发病的表现外，可出现缺氧和二氧化碳潴留所引起的症状。

1. 呼吸功能紊乱　因肺部疾患所致者，常有不同程度的呼吸困难、三凹征、鼻煽等。呼吸次数增快，到晚期可减慢。中枢性呼吸衰竭主要为呼吸节律的改变，严重者可有呼吸暂停。

2. 缺氧和二氧化碳潴留　早期缺氧表现心率增快、血压升高继则下降、面色发青或苍白、唇色和甲床明显发绀。严重缺氧开始时烦躁不安，进一步可出现神志改变、惊厥。当 PaO_2 在 5.3kPa（40mmHg）以下时，脑、心、肾等供氧不足，可威胁生命。

二氧化碳潴留的症状有出汗、摇头，烦躁不安，意识障碍，皮肤潮红，嘴唇暗红，眼结膜充血。早期或轻症时心率快、血压升高，严重时血压下降；年长儿可伴有肌肉震颤。当 $PaCO_2$ 达 10.6kPa（80mmHg）临床可有嗜睡或谵妄，重者出现昏迷，若 pH 值降至 7.2 以下时则危险性极大。

3. 其他系统的变化

（1）神经系统：烦躁不安是早期缺氧表现，年长儿可有头痛。严重者可影响意识，甚至昏迷、抽风，症状轻重与 ARF 发生速度有关。因肺部疾患引起者还可因脑水肿发生中枢性呼吸衰竭。

（2）循环系统：早期缺氧心率加快，血压也可升高，严重者血压下降；也可有心律不齐。

（3）消化系统：严重 ARF 可出现肠麻痹，个别病例可有消化道出血，甚至因肝功能受损，谷丙转氨酶增高。

（4）水和电解质紊乱：ARF 时血钾多偏高，血钠的改变不大，个别有低钠血症，因 ARF 有水潴留倾向，有时发生水肿。ARF 持续数日者为代偿呼吸性酸中毒，血氯多降低。长时间重度缺氧可影响肾功能，严重者少尿或无尿，以致造成急性肾衰竭。

（三）辅助检查

1. 血气分析　根据动脉血（或动脉化毛细血管血）血气分析可作出诊断，见表 12-5-2。

表 12-5-2　呼吸衰竭的血气诊断

呼吸功能不全	$PaO_2<7.98$kPa（60mmHg），$PaCO_2>5.99$kPa（45mmHg），$SaO_2<0.91$
呼吸衰竭	$PaO_2\leqslant6.65$kPa（50mmHg），$PaCO_2\geqslant6.65$kPa（50mmHg），$SaO_2\leqslant0.85$
Ⅰ型呼吸衰竭	$PaO_2\leqslant6.65$kPa，$PaCO_2$ 正常
Ⅱ型呼吸衰竭	$PaO_2\leqslant6.65$kPa，$PaCO_2\geqslant6.65$kPa

在吸氧条件下测定动脉血气分析。计算氧合指数（PaO_2/F_iO_2）。P/F≤300，提示急性肺损伤；P/F≤200，提示可能存在急性呼吸窘迫综合征（acute respiratory distress syndrome，ARDS）。

2. 伴有酸碱平衡紊乱的诊断　急性呼吸衰竭常伴有呼吸性酸中毒、代谢性酸中毒、混合性酸中毒以及呼吸性酸中毒伴有代谢性碱中毒等。

【治疗要点】

基本原则是治疗原发病及去除诱因；防治感染；改善呼吸功能，改善氧合和促进二氧化碳排出；维持心脑肾等脏器功能；纠正酸碱失衡及电解质紊乱。

（一）病因治疗

（二）改善呼吸功能

1. 保持气道通畅　吸痰，翻身，拍背，加强雾化。

2. 氧疗　轻、中度缺氧时用鼻导管或口罩给氧，低～中流量（1～3L/min），或头罩给氧（5L/min），低～中浓度（吸入氧浓度 30%～50%）；重度缺氧时可用呼吸道持续正压给氧（CPAP），通过鼻塞或气管插管进行，保持正压在 0.294～0.588kPa（3～6cmH_2O）。

3. 机械通气指征

（1）呼吸频率骤减或出现节律不整甚至呼吸暂停。

（2）缺氧现象难以用常规高浓度吸氧及无创 CPAP 纠正。

（3）血气分析 $PaCO_2$ 在 8～9.33kPa（60～70mmHg）以上，吸入 60% 氧时 PaO_2 仍低于 6.67～8kPa（50～60mmHg）。但在急性多发性神经根炎合并呼吸肌麻痹时应在 PaO_2 明显降低和 $PaCO_2$ 升高前即及早应用呼吸机。

（4）病情急剧恶化，一般性治疗无效。

（三）特殊治疗

1. 应用肺表面活性物质：可用于 RDS，ARDS，溺水等。

2. 高频震荡通气　严重呼衰常规机械通气无效或合并气胸等气压伤时可改用高频震荡通气，它以低潮气量，低气道压，高呼吸频率进行气体交换，可减少气压伤，较少影响心输出量。

3. 一氧化氮吸入　呼吸衰竭合并肺动脉高压发生严重低氧血症时可吸入一氧化氮，它能扩张肺动脉，改善氧合。

4. 体外膜肺治疗　当患儿对常规机械通气和上述新疗法治疗无效时，可应用体外膜肺治疗。其可以承担气体交换的任务，使肺处于休息状态，为患者的康复争取宝贵的时间。

（周　薇）

消化系统疾病

第13章

第一节 胃食管反流

胃食管反流（gastroesophageal reflux，GER）是指胃内容物，包括从十二指肠反流入胃的胆盐和胰酶等反流入食管，分为生理性和病理性两种。前者是健康小儿偶然发生的生理现象，由于哭闹、咽下、吸吮、胃胀气等引起食管下括约肌（lower esophageal sphincter，LES）反射性松弛，从而使食物进入食管内或胃内过多气体通过食管排出体外，往往发生在餐时或餐后。后者是由于 LES 的功能障碍和（或）与其功能有关的组织结构异常，以至于 LES 压力低下而出现的反流，可引起一系列临床症状。

长期反流导致反流性食管炎，支气管、肺部并发症，营养不良等称为胃食管反流病（gastroesophageal reflux diseases，GERD）。根据胃镜下食管黏膜表现分为三类：非糜烂性反流病（NERD）、反流性食管炎（RE）和 Barrett 食管（BE）。

【诊断要点】

（一）症状和体征

1. 呕吐　婴幼儿以呕吐为主要临床表现，年长儿呕吐少见，而以反酸、反胃、嗳气等症状多见。

2. 反流性食管炎　常见症状为：①烧灼感、胸骨后痛：只见于有语言表达能力的年长儿，烧灼感位于胸骨下端，饮用酸性饮料可使症状加重，服用抗酸剂症状减轻。②咽下疼痛：婴幼儿表现为喂食困难，患儿虽有食欲，但进食后因疼痛而表现出烦躁、哭闹、流涎、拒食。年长儿诉咽下疼痛，若并发食管狭窄，早期出现间歇性咽下困难和呕吐，后期因食管瘢痕性狭窄出现严重呕吐和持续性咽下困难。③呕血和便血：食管炎严重者发生糜烂和溃疡，可出现呕血和黑便。

3. Barrett 食管　即食管下端的鳞状上皮被增生的柱状上皮所代替。Barrett 食管主要合并症是食管溃疡、狭窄和腺癌。溃疡往往较深，有的可发生食管气管瘘。

4. 其他系统症状

(1) 呼吸道疾病：反流物直接或间接引发呼吸道疾病，如反复呼吸道感染、难治性哮喘、慢性支气管炎、反复发作的吸入性肺炎、窒息、肺脓肿、早产儿呼吸暂停、婴儿猝死综合征等。

(2) 营养不良：见于 80%左右患儿，主要表现为体重不增、生长发育迟缓和贫血。

(3) 其他：如声音嘶哑、中耳炎、鼻窦炎、反复口腔溃疡、龋齿等。

(4) 精神、神经症状：①Sandifer 综合征：指病理性 GER 患儿呈现类似斜颈样的一种特殊“公鸡头样”的姿势，同时伴有 GER、杵状指、蛋白质丢失性肠病及贫血。②婴儿哭吵综合征：表现为易激惹、夜惊、进食时哭闹等，可能与食管炎有关。

(5) 先天性疾病与 GER：先天性食管闭锁-气管食管瘘、食管裂孔疝、食管蹼、先天性膈疝、先天性肥厚性幽门狭窄、先天性小胃、肠旋转不良等消化道畸形，常并发 GER。在手术治疗这些疾病时，应注意术后易出现 GER。神经系统有缺陷的患儿，如脑瘫、智力低下、脊柱畸形等，可因体位、肌张力偏高、躯体痉挛、神经调节紊乱等因素，易发生 GER。一些少见病，如先天性中枢性低通气综合征，囊性纤维性变等疾病，GER 症状较为突出。

(二) 诊断方法

1. 食管钡餐造影　方法简便易行，可以观察食管形态、食管动力改变和胃食管区解剖形态以及判断有无合并症存在。钡餐造影分级：Ⅰ级：反流至食管下端；Ⅱ级：反流至气管隆凸平面以上；Ⅲ级：反流至颈部食管；Ⅳ级：由完全松弛的贲门反流至颈部食管；Ⅴ级：反流合并吸入气管或肺。钡剂 15～30ml，立位摄入，仰卧观察。可疑者多轴位，多切面观察，立卧交替。新生儿可用泛影葡胺，防止误吸后形成钡肺。5 分钟内 3 次可确诊。

2. 食管内镜检查及黏膜活检　是一种安全可靠的方法。食管炎内镜检查洛杉矶（LA）分级法如下：

表 13-1-1　反流性食管炎分级

分级	定　义
A 级	一个或一个以上食管黏膜破损，最大长径小于等于 5mm
B 级	一个或一个以上黏膜破损，最大长径大于 5mm，破损黏膜无融合
C 级	一个或一个以上黏膜破损，有融合，但小于 75%的食管周径
D 级	一个或一个以上黏膜破损，有融合，并至少达到 75%的食管周径

食管黏膜组织活检：

RE 的病理特点：食管鳞状上皮基底层细胞增生、肥厚，其厚度超过上皮厚度的 15%；黏膜固有层乳头延伸进入上皮，达上皮厚度的 2/3；浅表乳头层血管扩张；上皮层内中性粒细胞和嗜酸性粒细胞浸润，或有较多的淋巴细胞浸润。如观察 10 个高倍视野，平均每个视野嗜酸细胞大于 7 个提示嗜酸性粒细胞性食管炎；黏膜糜烂或溃疡形成，炎症细胞浸润，肉芽组织形成和（或）纤维化。

Barrett 食管：食管鳞状上皮由腺上皮取代，出现杯状细胞的肠上皮化生。

3. 食管动力学检查　食管测压是测定动力功能的重要方法。应用低顺应性灌注导管系统和腔内微型传感器导管系统等定形的测压设备可测定 LESP 及 LES 长度，了解

LES的功能状况。

4. 食管pH 24小时监测　24小时连续监测食管下端pH，可反映GER的发生频率、时间、反流物在食管内停留的状况和反流与临床症状之间的关系，有助于区分生理性和病理性反流。我国小儿GER的标准是Boix-Ochoa评分>11.99和RI≥4%。术前准备，以立位为主的患儿应用Demeester计分大于或等于14.72分为异常。

5. 食管胆汁反流24小时监测（Bilitec，2000）　食管胆红素值>0.14，提示有胆汁反流，是诊断GERD的客观证据。

6. 食管阻抗测定　可测定反流物中气体、液体的组成。食管腔内阻抗与pH同步监测能区分反流成分及酸或非酸反流，也可用于监测食管的蠕动情况。特别对经抑酸治疗后仍有症状的患儿，可评价是否仍存在反流，为进一步确诊或调整治疗方案提供依据。

7. 无线pH胶囊遥测　胶囊经内镜直视下吸附在下端食管黏膜上，胶囊上缘定位在离齿状线上缘6cm处。克服了原先pH传感器定位不准和带导线的缺点，并能较长时间监测（可达48h），使无线食管pH监测成为一种新的诊断GER较有价值的方法。

8. 超声波检查　B型超声波可检测食管腹腔段的长度、黏膜纹理状况、食管黏膜的抗反流作用，同时可探查有无食管裂孔疝。参见第五章第五节。

9. 胃-食管同位素闪烁扫描　口服或胃管内注入含有^{99m}Tc标记的液体，应用γ照相机测定食管反流量，可了解食管运动功能，明确呼吸道症状与胃食管反流的关系。

（三）诊断标准

1. 具有GERD的临床表现。

2. 24小时食管pH值和（或）胆红素值监测阳性。

3. 胃镜下食管黏膜无损伤诊断为NERD，有损伤诊断为RE。

（四）鉴别诊断

以呕吐为主要表现的小婴儿应排除消化道器质性病变，如肠旋转不良、先天性肥厚性幽门狭窄、肠梗阻、胃扭转、食管裂孔疝等。

反流性食管炎伴并发症的患儿应除外物理、化学、生物等因素引起的组织损伤。

GER 的患儿还应与贲门失弛缓症相鉴别。后者指 LES 松弛障碍导致的食管功能性梗阻。婴幼儿表现喂养困难、呕吐、重者有营养不良、生长发育迟缓；年长儿表现为胸痛、烧心、咽下困难。可通过钡餐、食管镜、食管测压等与 GER 鉴别。

【治疗原则】

（一）体位治疗

新生儿和小婴儿最好的体位是前倾俯卧 30°。儿童清醒状态下最有效体位为直立位和坐位，睡眠时保持左侧卧位，床头抬高 20～30cm，以促进胃排空，减少反流物吸入及反流频率。

（二）饮食疗法

宜少量多餐，人工喂养的婴幼儿可在配方乳中加入米粉，使之增稠。以高蛋白低脂肪食物为主。睡前 2 小时不予进食。平时避免应用刺激性调味品和使 LESP 降低的药物（如异丙肾上腺素、前列腺素、酚妥拉明、阿托品和喘定等）及食物（巧克力、咖啡和酒类）。

（三）药物疗法

疗程 4～8 周。

1. 促胃动力药　甲氧氯普胺（胃复安）：小儿剂量每次 0.1mg/kg，每日 3～4 次，该药有对中枢神经系统的副作用，可出现锥体外系异常症状，故应慎重使用。多潘立酮为选择性周围性多巴胺受体拮抗剂，可使上消化道蠕动增强，促进胃排空，协调幽门收缩，增加食管蠕动和 LESP。常用剂量为每次 0.2～0.3mg/kg，每日 3～4 次，饭前半小时及睡前口服。红霉素及其衍生物：是胃动素受体激动剂，能增加 LESP，引起胃底、胃窦、小肠强烈收缩，促进胃肠排空。剂量为每日 5～15mg/kg，分 3 次口服。

2. 抗酸和抑酸药　主要作用为抑制酸分泌、中和胃酸以减少反流物对食管黏膜的损伤，提高 LESP。西咪替丁：10～20mg/(kg・d)，每日 4 次，饭前半小时及睡前口服；或每次 0.2～0.3g，5%～10% 葡萄糖溶液稀释后静脉滴注。雷尼替丁：小儿剂量 3～5mg/(kg・d)，每 12 小时 1 次，或每晚 1 次口服，或将上述剂量分 2～3 次，5%～10% 葡萄糖溶液稀释后静脉滴注。上述两药疗程为 4～8 周。法莫替丁 0.6～1mg/(kg・d)，分 2 次口服。质子泵抑制剂（proton pump inhibitor，PPI）：奥美拉唑剂量为0.8～1.0mg/(kg・d)，分两次口服。中和胃酸药：铝碳酸镁，碳酸钙混悬液等。

3. 黏膜保护剂　能保护食管黏膜免受盐酸、胆盐和胰蛋白酶的侵蚀。硫糖铝：常用剂量为 10～25mg/(kg・d)，每日 4 次口服。蒙脱石散＜1 岁 1g/次，1～2 岁 1.5g/次，2～3 岁 2g/次，＞3 岁 3g/次。每日 3 次。磷酸铝凝胶 6 岁以下每次 10g，Bid，6 岁以上每次 20g，Bid。

4. 外科手术治疗　绝大多数 GER 患儿经体位、饮食、药物治疗后痊愈。具有下列指征可考虑外科手术治疗：内科治疗 6～8 周无效，有严重并发症（消化道出血、营养不良、生长发育迟缓）；严重食管炎伴溃疡、狭窄，或有食管裂孔疝；有呼吸道梗阻、反复发作吸入性肺炎或窒息、伴支气管肺发育不良者；合并严重神经系统疾病。治疗目的是加强 LES 功能，目前多采用 Nissen 胃底折叠术。

（李在玲）

第二节　胃　　炎

胃炎（gastritis）是指物理性、化学性或生物性有害因子作用于人体，引起胃黏膜发生炎症性改变的一种疾病。根据病程、组织学、内镜结果分急性、慢性、特殊型三种。根据病因又可分成原发性和继发性两大类。是小儿时期的常见病。

一、急性胃炎

【诊断要点】

（一）病史

常有不洁饮食史或感染史，或服用非甾体类消炎药物，如消炎痛、水杨酸制剂和肾上腺皮质激素或误服腐蚀剂史、进食过冷、过热、过硬、刺激性食物、过敏史、精神刺激史等。

（二）临床表现

主要表现：发病急，轻者有脐周或上腹部不适、疼痛、嗳气、食欲减退、恶心和呕吐。严重者呕吐物中带血，甚至有柏油样大便、脱水、电解质紊乱、休克。细菌感染者伴全身中毒症状或伴有急性肠炎。体检：上腹脐周有压痛，肠鸣音活跃，上腹胀气明显。重者有相应的水、电解质紊乱和休克表现。

（三）辅助检查

主要是胃镜检查：可见胃黏膜充血、水肿、糜烂、出血。黏膜活检为上皮细胞变性、坏死、固有层有中性粒细胞浸润等。胃电图和 B 超不能作为诊断依据。

【治疗要点】

（一）去除病因

治疗原发病，停用刺激胃黏膜的药物和食物，卧床休息。腹痛、呕吐重者暂禁食。

（二）药物治疗

常用蒙脱石散或磷酸铝凝胶，可保护胃黏膜，并有止血作用（服用方法参见胃食管反流一节），严重者首剂加倍。出血重者可给 H_2 受体阻滞剂或质子泵抑制剂（用法参见消化道出血一节）。上述药物应用，需注意其副作用，定期查血象和肝功能。止血还可用立止血、凝血酶、生理盐水加肾上腺素等治疗（具体见消化道出血一节）。有失血性贫血者输血，防治休克。细菌感染者用羟氨苄西林、头孢三代等，纠正水电解质紊乱。

（三）误服腐蚀剂者（如强酸）

立即饮蛋清或牛乳。

（四）对症处理

呕吐剧烈者输液止吐（1∶1 液加维生素 B_6）、腹痛者可给阿托品或 654-2 等止痛、镇静。

二、慢性胃炎

【诊断要点】

（一）病史

有幽门螺旋杆菌（helicobacter pylori，Hp）、其他细菌、病毒、真菌感染史；长期服用刺激性食物和药物，如：粗糙、过冷、过热、过咸的食品；经常暴饮、暴食、饮浓茶、咖啡及非甾体抗炎药、皮质类固醇等药。全身性多系统损害性疾病，如：慢性肾炎、尿毒症、重症糖尿病、肝胆胰系疾病、类风湿性关节炎、系统性红斑狼疮、甲状腺炎等；克罗恩病；食物或其他过敏；精神神经因素（持续精神紧张、压力过大）；X 线照射；胃窦内容物滞留；家族史；与免疫、营养、环境等因素有关的病史。

（二）临床表现

主要是反复腹痛，多数有阵发性隐痛或不适，时间不规则，以上腹、剑下或脐周为主。无规律性，进食或食后明显，有时食欲不振，腹胀，恶心、呕吐、嗳气。少数患者吐酸水，消瘦。有胃黏膜糜烂出血者表现呕血、便血。查体：上腹、剑下或脐周压痛。需与肠蛔虫症、肠痉挛鉴别。

（三）胃镜检查

镜下可见黏膜呈点状、斑片状或弥漫充血、水肿、红白相间、糜烂、出血、颗粒样小结节皱襞增生或萎缩、幽门口收缩不良、胆汁反流等。

（四）黏膜活检

病理组织学改变可见上皮细胞变性，小凹上皮细胞增生，固有层炎性细胞浸润，无腺体萎缩，诊断为慢性浅表性胃炎，如有腺体萎缩为慢性萎缩性胃炎。炎症细胞主要是淋巴细胞和浆细胞。如固有膜有中性粒细胞浸润，为活动性病变。

（五）钡餐造影

多数胃炎病变在黏膜表层，难有阳性发现。有时可显示皱襞增粗、紊乱等异常。气钡双重造影可提高诊断率。

（六）幽门螺杆菌（Hp）检测

胃黏膜组织染色和培养，尿素酶试验、血清学抗 HpIgG、IgA 抗体、PCR 法检测 Hp-DNA、^{13}C 呼气试验等、粪便 Hp 抗原检测。

【治疗要点】

（一）一般治疗

定时进餐，避免过凉、过硬、刺激性强的辛辣饮食。尽量不用损害胃黏膜屏障的药物。

（二）药物治疗

1. 黏膜保护剂　①蒙脱石散或磷酸铝凝胶：可保护胃黏膜，并有止血作用（服用方法见胃食管反流一节）严重者首剂加倍。②铋剂：丽珠得乐 6～8mg/(kg·d)，分 3 次口服，需检测血铋。③硫糖铝：10～25mg/(kg·d)，分 4 次口服。④麦滋林：每次 1mg/kg，每日 3 次。以上药物疗程均为 4～8 周。

2. H_2 受体阻滞剂　用于症状重伴反酸者：①西咪替丁 15～25mg/(kg·d)，分 4 次口服。②雷尼替丁 3～5mg/(kg·d)，分 2 次口服。③法莫替丁 1mg/(kg·d)，分 2 次口服。以上药物选用一种，疗程为 4～8 周。

3. 胃肠动力药　多潘立酮每次 0.3mg/kg，每日 3～4 次。莫沙必利每次 0.2mg/kg，每日 3～4 次。以上药物可用于腹胀、恶心、呕吐明显者。疗程为2～4周。

4. 抗酸药　氢氧化铝、复方碳酸钙、铝碳酸镁等。有消化道出血者治疗同急性胃炎。

5. 中药　肠胃康冲剂、胃苏冲剂等。

6. 抗幽门螺杆菌治疗　合并幽门螺杆菌感染的诊断标准：①细菌培养阳性；②组织切片染色见到大量典型细菌者；③组织切片染色见到少量细菌、尿素酶试验、^{13}C-尿素呼气试验、血清学Hp-IgG、Hp核酸任意两项阳性；④两周内服用抗生素者，上述检查可呈假阴性。

常用的药物有：铋剂6～8mg/(kg·d)；羟氨苄西林50mg/(kg·d)（4周）；克拉霉素15～30mg/(kg·d)（2周）；甲硝唑15～25mg/(kg·d)（2周）。替硝唑10mg/(kg·d)（2周），呋喃唑酮3～5mg/(kg·d)（2周）。

用药方案：铋剂4～6周＋H_2RA 4～8周＋一种抗生素，铋剂4～6周＋两种抗生素，PPI＋两种抗生素2周，H_2RA＋两种抗生素2～4周，另：四联疗法 铋剂＋H_2RA或PPI＋两种抗生素。

目前公认PPI＋克拉霉素为基础，再加上一种抗生素有清除90％幽门螺杆菌的疗效。疗程10～14天，停药1个月，^{13}C-尿素呼气试验转阴为根治。

三、特殊型胃炎

儿科少见。包括肉芽肿性胃炎、克罗恩病、结核、结节病所致胃炎、血管性胃炎、淋巴细胞性胃炎、反流性胃炎等。诊断靠病史、相关疾病的临床表现、化验检查、组织学、内镜结果等。治疗参考慢性胃炎。

（李在玲）

第三节　消化性溃疡

消化性溃疡（peptic ulcer）是由于多种攻击因子与黏

膜保护因子失衡而引起的消化道黏膜溃疡。按发生部位可分为胃溃疡（gastric ulcer，GU)、十二指肠溃疡（duodenal ulcer，DU)、食管溃疡（esophageal ulcer)、吻合口溃疡(marginal ulcer）等。按病因可分为原发溃疡和继发溃疡。按病程分为急性溃疡和慢性溃疡。各年龄均可发病，婴幼儿多为继发溃疡，常有明确的原发疾病，GU 和 DU 发病率相近；学龄前和学龄期儿童多为原发溃疡，以 DU 多见，男孩多于女孩。

【诊断要点】

（一）病史

追问有无腹痛、腹痛与饮食的关系、有无夜间痛醒，有无反酸、嗳气、贫血，有无用药史（NSAIDs、肾上腺皮质类固醇、中药)、精神因素、病毒感染，有无摄入刺激性食物、含咖啡因的食物、高盐饮食、高浓度酒精、膳食纤维水平偏低等；有无反流性食管炎、Barrett 食管、甲状旁腺功能亢进、胃泌素瘤、肝硬化、肾功能不全和肾移植术后、胰腺外分泌功能减退、先天性十二指肠梗阻等病史；有无放射线接触史、化疗史、亲属溃疡病及幽门螺杆菌感染史；有无严重烧伤史、中枢神经系统受到创伤、手术或患有危重疾病史。

（二）临床表现

由于溃疡在各年龄阶段的好发部位、类型和演变过程不同，临床症状和体征也有所不同，年龄愈小，症状愈不典型，不同年龄患儿的临床表现有一定特点。

1. 新生儿　继发性溃疡多见，胃溃疡比十二指肠溃疡常见。其原发病包括：窒息缺氧、败血症、低血糖、呼吸窘迫综合征和中枢神经系统疾病等；先天性胃壁肌层缺陷、胃十二指肠先天结构异常等。常表现为急性起病，呕血、黑便、腹胀。新生儿溃疡常可引起穿孔，表现为持续性进行性腹部膨隆，伴呕吐、呼吸困难，但发热等感染中毒症状常很重。查体肝浊音界消失、肠鸣音消失。腹部立位平片可发现膈下游离气体。

2. 婴儿期　继发溃疡多见，GU 和 DU 发病率相等，起病急，首发症状可为消化道出血和穿孔。原发以 GU 为多，表现为呕吐、厌食、进食后啼哭、腹胀、生长发育迟缓，也可表现为呕血、黑便。

3. 幼儿期　GU 和 DU 发病率相等，常见间歇发作脐周及上腹部疼痛、烧灼感，食后减轻，夜间及清晨痛醒，可发生呕血、黑便甚至幽门梗阻、穿孔。

4. 学龄前及学龄期　以原发 DU 多见，主要表现为反复发作脐周及上腹部胀痛、烧灼感，饥饿时或夜间多发；严重者可出现呕血、便血、贫血；部分有穿孔，穿孔时疼痛剧烈并放射至背部或左右上腹部；少数有幽门梗阻。大多数患儿以腹痛、消化道出血就诊。

典型的溃疡性疼痛为节律性、周期性，十二指肠溃疡常在两餐之间和夜间；胃溃疡在进食后 1 小时，反复周期性发作。应注意小儿因语言表达和感受能力低下，很难了解到典型的溃疡病症状。

（三）辅助检查

1. 胃镜　是诊断消化性溃疡准确率最高的方法。通过检查不仅能诊断溃疡，而且可估计溃疡灶大小、溃疡表面有无血管暴露和评估药物治疗的效果，同时又可采取黏膜活检做病理组织学和细菌学检查。消化道出血时能够明确出血部位，及时进行相应治疗。镜下将溃疡分为急性期、愈合期和瘢痕期。

2. 影像学检查　钡餐造影：①直接征象：胃壁或十二指肠球部龛影，但在婴幼儿期较少见，学龄儿童较易发现。这是因为小儿童十二指肠球部位置较深而固定，溃疡位于球后壁时，正、侧位摄片和加压都很难显示龛影。②间接征象：DU 时可发现幽门痉挛、梗阻、球部充盈欠佳、缩小、持续不张和变形等；GU 则可见胃蠕动加强或充气扩张。溃疡对侧切迹，十二指肠激惹征，对本病有诊断参考价值。因小儿溃疡浅表，钡餐通过快，检出率较成人为低，且假阳性率较高，气、钡双重对比造影效果较佳。

另外，腹部立位平片有助于穿孔的诊断，腹腔动脉造影有助于确定出血部位，CT等影像学检查可定位胃泌素瘤。

3. 胃液分析　用五肽胃泌素法观察基础酸排量和酸的最大分泌量，DU患儿明显增高，有家族史和反复发作者也升高。DU患儿在标准蛋白饮食后1～2小时测血清胃泌素，均较GU患者高。

4. Hp检测（参见慢性胃炎节）。

5. 实验室检查　便潜血试验：消化性溃疡合并消化道出血时阳性。血常规、肝功能、淀粉酶、血BUN等对观察出血情况及鉴别诊断有帮助。

（四）鉴别诊断

由于小儿症状体征不如成人典型，常易误诊和漏诊，故对出现如下症状：剑突下有烧灼感或饥饿痛；反复发作、进食后缓解的上腹痛，夜间及清晨症状明显，而无寄生虫感染者；与饮食有关的呕吐；粪便潜血试验阳性的贫血患儿；反复胃肠不适，且有GU尤其是DU的家族史；原因不明的呕血、便血、穿孔者等，均应警惕消化性溃疡的可能性。应及时进行胃镜检查，尽早明确诊断。应与下列疾病进行鉴别：

1. 腹痛　应与反流性食管炎，肠痉挛，蛔虫症，肝、胆、胰、腹腔淋巴结感染，胃结石，异物，胆石症，泌尿系感染，结石，胸膜炎，糖尿病酮症，脑瘤，过敏性紫癜腹型等疾病进行鉴别。年长儿应与胃淋巴瘤或胃癌鉴别。女性青春期患儿应注意与妇科器质性疾病相鉴别。

2. 呕血　新生儿和小婴儿呕血可见于新生儿自然出血症、食管裂孔疝、败血症及全身出血性疾病等；年长儿需与肝硬化致食管静脉曲张破裂、贲门黏膜撕裂综合征、反流性食管炎及全身出血性疾病相鉴别。

3. 便血　消化性溃疡病出血多为柏油样便；鲜红色便仅见于大量出血者；均应与肠套叠、憩室、息肉、肿瘤、腹型过敏性紫癜、遗传性毛细血管扩张症、溃疡性结肠炎、Crohn 病、Meckel 憩室、肠道感染及血液病所致出血鉴别。

【治疗原则】

原则是缓解和消除症状，促进溃疡愈合，防止复发，并预防并发症。

（一）一般治疗

培养良好的生活习惯，包含进食定时定量，避免过度疲劳及精神紧张，避免食用具有刺激性、对胃黏膜有损害的食品和药物。继发溃疡应积极治疗原发病。

（二）药物治疗

原则为抑制胃酸分泌和中和胃酸，强化黏膜防御力，抗 Hp 治疗。

1. 抑制胃酸分泌和抗酸药

（1）H_2RA：常用西咪替丁，10～15mg/(kg·d)，分 4 次于饭前 10 分钟至 30 分钟口服，或按每次 0.2～0.3g，用 5%～10%葡萄糖溶液稀释后静脉滴注；雷尼替丁，3～5mg/(kg·d)，每 12 小时一次，或每晚一次口服，或将上述剂量分 2～3 次，用 5%～10%葡萄糖溶液稀释后静脉滴注，肾功能不全者剂量减半，疗程为 4～8 周。法莫替丁 0.9mg/(kg·d)，睡前一次服用，疗程 2～4 周。

（2）PPI：常用奥美拉唑，剂量为 0.6～0.8mg/(kg·d)，清晨顿服，疗程 2～4 周。上述药物应用，需注意其副作用，定期查血象和肝功能。

（3）前列腺素衍生物：喜溃克（米索前列醇）。

（4）中和胃酸和抗酸剂：常用复方碳酸钙、磷酸铝凝胶、复方氢氧化铝片（胃舒平）、铝碳酸镁（胃达喜）等。饭后 1 小时服用。片剂嚼碎或研碎后服用。

2. 胃黏膜保护剂

（1）硫糖铝：常用剂量为 10～25mg/(kg·d)，分 4 次

口服，疗程 4～8 周。肾功能不全者禁用。

（2）枸橼酸铋钾（胶体次枸橼酸铋）：剂量 6～8mg/(kg · d)，分 3 次口服，疗程 4～6 周。本药有导致神经系统不可逆损害和急性肾衰竭等副作用，长期大剂量应用时应谨慎，最好有血铋监测。

（3）呋喃唑酮：剂量 5～10mg/(kg · d)，分 3 次口服，连用 2 周。可有恶心、呕吐、皮疹、末梢神经炎等副作用。

（4）柱状细胞稳定剂：麦滋林-S、替普瑞酮、吉法酯等。

（5）蒙脱石散（参见胃食管反流节）。

（6）其他：表皮生长因子、生长抑素等治疗消化性溃疡已在临床研究中。

3. 抗幽门螺杆菌治疗（参见胃炎节）。

4. 治疗实施

（1）初期治疗：H_2 受体拮抗剂及黏膜保护剂作为首选药物，疗程 4～8 周；奥美拉唑用于年长儿及难治性溃疡；Hp 阳性患儿同时进行正规的抗 Hp 治疗。

（2）维持治疗：对多次复发、症状严重伴有并发症、合并危险因素如胃酸高分泌、持续服用非甾体抗炎药或有 Hp 感染等的患儿，可给予 H_2RA 或 PPI 维持治疗。

1）正规每日维持治疗：小剂量 H_2RA 或 PPI 维持，疗程 1～2 年或更长。

2）间歇全剂量治疗：患儿出现严重症状复发，或胃镜证实溃疡复发时，给予一疗程全剂量治疗。

3）按症状需要自我监护治疗：即当症状复发时，给予短程治疗，症状消失后停药。

4）消化性溃疡合并大出血时应积极采取内科抢救措施（包括药物止血、内镜下止血、输血等），以防止失血性休克。

（三）手术治疗

如有以下情况，应根据个体情况考虑手术治疗：失血量大，药物治疗无效；合并有溃疡穿孔；有幽门梗阻；或复发较频的难治性溃疡，药物疗效不佳者。

（李在玲）

第四节 婴幼儿腹泻

婴幼儿腹泻（infantile diarrhea），是多病原、多因素引起的以腹泻为主的一组疾病。主要特点为大便次数增多和性状改变，可伴有发热、呕吐、腹痛等症状及不同程度水、电解质、酸碱平衡紊乱。病原可由病毒（主要为人类轮状病毒及其他肠道病毒）、细菌（致病性大肠埃希菌、产毒性大肠埃希菌、出血性大肠埃希菌、侵袭性大肠埃希菌以及鼠伤寒沙门菌、空肠弯曲菌、耶氏菌、金黄色葡萄球菌等）、寄生虫、真菌等引起。肠道外感染、滥用抗生素所致的肠道菌群紊乱、过敏、喂养不当及气候因素也可致病。腹泻是 2 岁以下婴幼儿的常见病。

【诊断要点】

（一）病史

注意发病季节、喂养情况、有无不洁食物摄入史以及有无长期应用抗生素史和肠道外其他器官的感染等。

（二）临床表现

1. 粪便特点　粪便性状，粪便次数及量，粪便气味。

2. 伴随症状　有无发热、咳嗽、呕吐、恶心、腹痛、里急后重、纳差、消瘦、惊厥、皮疹等。

3. 水电解质及酸碱平衡紊乱症状。

（1）脱水：脱水程度和性质见表 13-4-1、表 13-4-2。

（2）代谢性酸中毒：一般与脱水程度平行。轻者无明显表现，重者可有面色灰白、口唇樱红、呼吸深快、精神萎靡、烦躁不安、甚至昏迷。根据血 CO_2CP 分为轻度（18～13mmol/L）、中度（13～9mmol/L）、重度（<9mmol/L）。

（3）低钾血症：多见于急性腹泻脱水部分纠正后，或慢性腹泻和营养不良伴腹泻者。临床表现为精神萎靡，肌张力降低、腱反射减弱、腹胀、肠鸣音减弱，心率加快、心音低钝；血清钾<3.5mmol/L；心电图示 T 波增宽、低平、倒置，出现 U 波及心律失常。

（4）低钙血症和低镁血症：活动性佝偻病患儿脱水酸中毒纠正后出现惊厥，应考虑低钙血症的可能，当用钙剂无效时，应考虑低镁血症的可能。血镁<0.58mmol/L（1.4mg/dl）可出现惊厥或手足搐搦。

表 13-4-1　脱水程度的判断

临床表现	脱水程度		
	轻度	中度	重度
神志	稍烦躁	萎靡，烦躁	意识模糊、嗜睡甚至昏迷
前囟	稍凹陷	凹陷	深凹陷
眼窝	正常或稍凹陷	凹陷	深凹陷
眼泪	有泪	泪少	无泪
口腔黏膜	稍干	干燥	明显干燥
皮肤弹性	尚好	差	极差
四肢末端	暖	凉	厥冷，发绀
脉搏	有力	快而弱	几乎扪不到
尿量	稍减少	显著减少	极少
丢失水量	5% 30～50ml/kg	5%～10% 50～100ml/kg	10% 100～120ml/kg

表 13-4-2　脱水性质的判断

脱水性质	血清钠（mmol/L）	发生率（%）	主要症状
等渗性	130～150	40～80	重者有循环障碍
低渗性	<130	20～50	口渴不明显，循环障碍更明显
高渗性	>150	较少	烦渴，高热，神经系统症状突出

（三）实验室检查

1. 大便镜检　根据病原不同结果不同，可正常或见脂肪球及少量白细胞或有较多红、白细胞。

2. 大便培养及药物敏感试验　连续 2 次。阳性者治疗 3 天后复查，直至连续 2 次阴性。

3. 大便轮状病毒检测（ELISA 法）可快速诊断。

4. 血清钾、钠、氯、血 CO_2CP、必要时作血气分析，查血钙。

（四）腹泻分型

1. 根据病情严重程度分类：

（1）轻型腹泻：有胃肠道症状。全身症状不明显，体温正常或有低热。无水、电解质及酸碱平衡紊乱。

（2）重型腹泻：除有严重的胃肠道症状外，还伴有重度的水、电解质及酸碱平衡紊乱、明显的全身中毒症状。

2. 根据病程分类

（1）急性腹泻：病程<2 周。

（2）迁延性腹泻：病程 2 周～2 个月。

（3）慢性腹泻：病程 >2 个月。

3. 根据病因分类

（1）感染性腹泻：霍乱、痢疾、其他感染性腹泻。

（2）非感染性腹泻：饮食性腹泻、症状性腹泻、过敏性腹泻、其他腹泻。

（五）几种类型肠炎的特点

1. 轮状病毒性肠炎　多见于 6 个月～2 岁婴幼儿，秋冬季发病，常常病初发生呕吐，后出现腹泻，大便呈水样或蛋花汤样，易出现水、电解质紊乱的症状，常伴发热和上感症状，为自限性疾病，病程 3～8 天，大便镜检偶有少量白细胞，大便轮状病毒检测（ELISA 法）可快速诊断。

2. 致病性大肠埃希菌肠炎　多见于 2 岁以下婴幼儿，可全年发病，但夏季多发，起病较缓，大便呈黄色蛋花汤样便，有腥臭味和较多黏液；常有呕吐，多无发热和全身症状，大便镜检有少量白细胞，细菌培养可明确诊断。

3. 侵袭性大肠埃希菌肠炎　主要感染学龄儿童，起病急，腹泻频繁，大便黏冻状含脓血，常伴呕吐、腹痛及里急后重，可有高热，全身中毒症状重，甚至休克。临床表现与菌痢难以鉴别，需做大便培养。

4. 鼠伤寒沙门菌肠炎　大多数为2岁以下小儿，全年发病，以夏季多见，应注意流行病学史；主要症状为腹泻，大便性状多样，可为不消化便、水样便、黏液样便甚至脓血便；病情轻重不一，重者可发生休克、DIC；部分患儿呈败血症表现，热程较长。半数患儿病后大便排菌约2周，甚至更长。

5. 金黄色葡萄球菌肠炎　有长期应用广谱抗生素史，大便黄绿色水样，似海水色，黏液多，有腥臭味；伴不同程度的全身中毒症状；大便镜检有大量脓细胞和成簇的革兰阳性球菌，便培养有金葡菌生长，凝固酶阳性。

6. 真菌性肠炎　多见于营养不良儿或有长期应用广谱抗生素史，患儿常伴鹅口疮；主要症状为腹泻，大便黄稀，泡沫多，有发酵味，有时呈豆腐渣样；大便镜检有真菌孢子体和菌丝，真菌培养确诊。

7. 伪膜性肠炎　由难辨梭状芽胞杆菌引起。除胃肠道外用的氨基糖苷类抗生素和万古霉素外，几乎各种抗生素均可诱发本病。可在用药1周内或早到数小时迟至停药后4～6周发病。亦见于外科手术后、肠梗阻、肠套叠、巨结肠等体弱患者。本菌大量繁殖，产生毒素A（肠毒素）和毒素B（细胞毒素）两种毒素致病。主要症状为发热、腹泻，轻症大便每日数次，停用抗生素后很快痊愈；重症频泻，黄绿色水样便，可有伪膜排出，少数大便带血，可出现脱水、电解质紊乱和酸中毒、中毒性巨结肠、肠穿孔。外周血象增高，伴有腹痛、腹胀和全身中毒症状，甚至发生休克。对可疑病例可行纤维、电子结肠镜检查。大便厌氧菌培养、组织培养法检测细胞毒素可帮助确诊。

【治疗】

治疗原则：继续进食，合理调配，维持营养；迅速纠正水、电解质平衡紊乱；控制肠道内外感染；对症治疗加强护理、防治并发症；避免滥用抗生素。

（一）饮食治疗

1. 继续母乳喂养，鼓励进食。

2. 人工喂养儿年龄＜6个月者，建议应用无乳糖奶粉或氨基酸奶粉；＞6个月者给予平日习惯的日常饮食（如粥、面条、烂饭等，可给一些新鲜水果汁或水果以补充钾），避免不易消化食物。

3. 腹泻严重或呕吐严重者，可暂禁食4～6小时，但不应禁水。禁食时间不能超过6小时，应尽早恢复饮食。

（二）液体治疗（参见本章第五节）。

（三）控制感染

病毒性肠炎不需用抗生素。细菌性肠炎根据病原，选择抗生素，或根据药敏试验结果调整。大肠埃希菌：选羟氨苄西林、庆大霉素口服片、多黏菌素、重症用三代头孢菌素。空肠弯曲菌用大环内酯类。鼠伤寒沙门菌口服羟氨苄西林、重症用三代头孢菌素。金黄色葡萄菌肠炎选用苯唑西林、头孢拉定、万古霉素。真菌性肠炎停用其他抗生素、口服制霉菌素。

（四）对症治疗

1. 肠道黏膜保护剂　蒙脱石＜1岁每次1g，1～2岁每次2g，＞2岁每次3g，1袋冲水50ml。口服，每日3次。

2. 改善肠道微生态环境　地衣芽胞杆菌活菌制剂、双歧三联活菌胶囊、枯草二联活菌等微生态制剂，一日3次。

3. 止吐　多潘立酮每次0.2～0.3mg/kg，每日3次。

4. 减轻腹胀　应明确原因后对症处理，可用肛管排气方法。

5. 助消化　可用胃酶合剂、多酶片等。

（五）加强护理

感染性腹泻应注意隔离，防止交叉感染；注意观察入量及出量（大便、小便及呕吐）情况，并及时准确地记录；注意掌握静脉补液的速度；注意臀部护理，防治尿布疹和臀部感染；按时喂水及口服补液盐并给予家长指导。

（六）预防

合理喂养，注意卫生管理，培养良好的卫生习惯，流行季节应注意消毒隔离，注意气候变化，防止滥用抗生素。

（隋　静）

第五节　液体治疗

液体治疗的目的是纠正水电解质紊乱，恢复机体的正常生理功能。液体治疗应根据水电解质紊乱的性质和程度，提出合理的液体治疗方案，确定补液的总量、组成、速度和步骤，并密切观察病情变化，及时做出调整，同时要充分估计机体的代偿能力和调节功能。

（一）口服补液法

1. 适应证　脱水的预防、轻度脱水和中度脱水不伴循环障碍者，且无呕吐能饮水者。有明显腹胀、休克、心、肾功能不全及新生儿不宜应用。

2. 配方　根据 WHO 推荐氯化钠 3.5 克，枸橼酸钠 2.9 克，氯化钾 1.5 克，葡萄糖 20 克，加水至 1000 毫升，渗透压为 330mOsm/L，电解质 220mOsm/L，为 2/3 张。

3. 补液方法　按脱水的程度计算累积损失量，分少量多次口服，每 5～10 分钟一次，每次 10～20ml，以避免呕吐，于 6～8 小时内服完；继续损失量随时补充。注意 ORS 应整袋冲水，否则浓度不准。WHO 配方钠离子浓度较高，应注意高钠血症的问题，脱水纠正后继续补液阶段及病毒性肠炎（水样便中含钠量少）应予适当稀释。一旦腹泻停止应停用，及早给予饮食，不用 ORS 补充生理需要量。

ORS中葡萄糖浓度为2%，不应再加糖。补液过程中如病情加重或口服不能耐受时，应改用静脉补液。

（二）静脉补液法

用于中重度脱水及不宜口服补液者。头24小时补液总量包括累积损失量、继续损失量、生理维持量三部分。

1. 补充累积损失量

（1）液体量：根据脱水的程度，轻度30～50ml/kg；中度50～100ml/kg；重度100～120ml/kg。

（2）液体种类：根据脱水的性质，等渗性补1/3～1/2张，低渗性补2/3张，高渗性补1/3～1/5张，见表13-5-1。

表13-5-1　常用静脉溶液的成分及常用混合液的配制（单位：mmol/L）

液体种类	Na^+	K^+	Cl^-	HCO_3^-	乳酸根	张力
血浆	142	5	103	24		等张
NS①	154		154			等张
10%GS②	0	0	0	0		无张力
5%$NaHCO_3$	584			584		3.5倍张力
1.4% $NaHCO_3$③	167			167		等张
1.87%乳酸钠④	167				167	等张
15%KCl		2013	2013			
1∶1液(①∶②)	77		77			1/2张
2∶1等张液(①∶③)	158		105	53		等张
3∶2∶1液(②∶①∶③)	79		51	28		1/2张
4∶3∶2液(①∶②∶③)	105		68	37		2/3张
2∶2∶1液(②∶①∶③)	94		61	33		3/5张
4∶1液(②∶①)	30		30			1/5张

注：5%$NaHCO_3$应用时需稀释成等张，约3～3.5倍

（3）具体方案：可参见表 13-5-2。

1）轻度和中度脱水不伴循环障碍者如吐泻严重则必须静脉补液，输液速度应于 8～12 小时内补入。

2）中度脱水伴循环障碍和重度脱水者应分两步骤：①扩容阶段给予 2∶1 等张液，按 20ml/kg，于 30～60 分钟内快速滴入，适用于任何脱水性质的患儿。②补充累积损失量，扩容后根据脱水的性质选用不同的液体，并扣除扩容量后静脉滴注，7～11 小时内补入。

（4）几点说明

1）上述液量仅适用于婴幼儿，学龄前及学龄期儿童补液应减少 1/4～1/3。

表 13-5-2　婴幼儿腹泻的补液治疗方法（等渗脱水）

程度	项目	累积损失量	继续损失量	生理维持量
轻度	量	30～50ml/kg	丢多少补多少或 30ml/(kg·d)	60～80ml/(kg·d) 口服或输液
	速度	8～12 小时内补入	12～16 小时内补入	12～16 小时补入
	种类	1/2 张或 ORS	1/2 张 3∶2∶1 液或 ORS（稀释后）	1/5 张，4∶1 液
中度	量	50～100ml/kg	同上	同上
	速度	8～12 小时内补入		
	种类	1/2 张或 ORS		
重度	扩容	20ml/kg；30～60 分钟；等张液（2∶1 等张液）		
	量	100～120ml/kg（扣除扩容）	同上	同上
	速度	同中度脱水		
	种类	同中度脱水		

2）营养不良患儿补液总量应减少 1/3，常用 1/3 张溶液，速度宜慢。

3）呕吐引起的脱水，累积损失量以 1∶1 液补充为宜。

4）高渗性脱水输液速度宜慢，24～48 小时内输入。

2. 补充继续损失量　根据腹泻或呕吐中丢失水分的量补充，原则是丢多少补多少，一般是每日 10～40ml/kg。给 1/2～1/3 张液体，在 12～16 小时内补入。

3. 补充生理维持量　液体为每日 60～80ml/kg。尽量口服，如不够，则给予 1/5 张生理维持液静脉输入。在 12～16 小时内补入。

（三）纠正酸中毒

轻、中度酸中毒无须另行纠正。重度酸中毒或酸中毒程度重于脱水程度可按血气 BE 值或 CO_2CP 纠正。计算公式：所需 5％碳酸氢钠的 mmol 数＝（BE－3）×0.3×体重（kg）或（22－CO_2CP）×0.5×体重（kg）。5％碳酸钠 1ml＝0.6mmol。稀释 3.5 倍成等张液后静点；如无条件查血气或 CO_2CP，可按 5％碳酸氢钠 5ml/kg 提高 CO_2CP 5mmol 给予。

（四）补钾

每日需要量 3～5mmol/kg。应见尿补钾，静脉滴注浓度＜0.3％，24 小时均匀输入，营养不良儿、长期腹泻儿及重度脱水儿尤其应注意补钾。

（五）低钙和低镁的纠正

一般无须常规补充，但合并营养不良及佝偻病时应给予注意，补液中如出现抽搐可给予 10％葡萄糖酸钙每次 5～10ml 加等量葡萄糖静脉缓注，每日 2～3 次，如无效应考虑低镁的可能，可给 25％硫酸镁每次 0.1ml/kg，深部肌肉注射，每日 3～4 次。症状缓解后停用。

（六）第二天的补液

主要补充继续损失量，生理维持量，补钾和供给热量，尽量口服，不足者可静脉补液。

（隋　静）

第六节　小儿肠道寄生虫病

一、蛔虫病

蛔虫病（ascariasis）是因食入感染性虫卵所致的儿童最常见的寄生虫疾病。成虫寄生于小肠，临床出现不同程度的消化道症状，多数可无症状。由于蛔虫具有游走、钻孔、扭曲成团的特点，对肠黏膜可造成机械性损伤及毒性作用，可引起许多严重的并发症，甚至致命。

【病原学】

蛔虫是寄生于人体的最大线虫之一，雌雄异体，成虫乳白色，有时可为微红色。雌虫体内可含虫卵达 2000 多万个，每日产卵约 20 万。虫卵有受精卵和非受精卵两种，仅受精卵可发育为传染性虫卵，耐干燥和寒冷，对一般消毒剂不敏感，加热到 55℃ 15min 即死亡。自吞食虫卵到成虫产卵需 2 个月。

【流行病学】

肠道蛔虫感染者和病人是传染源。感染性虫卵经口吞入是主要传播途径。生食未洗净的蔬菜、瓜果、盐水泡菜等是受染的重要原因。污染虫卵的手指、玩具也易将虫卵带入口内。人对蛔虫普遍易感，儿童感染率最高。无明显季节性，农村感染率高于城市。

【临床症状】

人感染蛔虫后，临床大多无症状，称蛔虫感染。儿童尤以年幼体弱及营养不良者常有症状。根据蛔虫生活史及习性可分为幼虫移行期所致症状及成虫所致症状。

（一）幼虫移行期症状

1. 急性蛔蚴性肺炎　主要因短期内食入被大量蛔虫卵污染的食物所致。多在感染后 1 周左右发病，由于幼虫穿破肺毛细血管达肺泡引起肺泡炎症，虫少量时可无症状，或仅有短暂咳嗽，易被忽视；虫多时可出现发热、畏寒、咳嗽、气促、哮喘发作、呼吸增快，病程较长。肺部体征不明显，但X线检查可显示肺部病灶影，类似支气管炎或粟粒性肺结核，但阴影游走消散快，成为蛔蚴性肺炎（Loffler's syndrome）。重症病人暴喘，唇指发绀，端坐呼吸，咳血丝痰，嗜酸性粒细胞显著增高，可达7%。症状在1～2周内消失，肺炎亦随之消失，嗜酸性粒细胞增多在4～5周内消失，称为“暴发性蛔虫性哮喘”。

2. 部分病人出现全身荨麻疹、皮肤瘙痒、颜面水肿、急性结膜炎等过敏征象。

3. 少数病人蛔虫移行至肝、脑、眼等器官而表现出相应的临床症状。

（二）成虫所致症状

儿童病人以腹痛最常见，位于上腹部或脐周，反复发作，持续时间不定，喜按，无压痛或腹肌紧张。有时还可伴异食癖、恶心、呕吐、轻度腹泻或便秘、营养不良、智能障碍及贫血等。若蛔虫乱窜或成团有时可引起严重腹痛、呕吐蛔虫及外科并发症。此外，还可出现精神不安、磨牙、惊厥等症状。部分病人出现过敏反应，如血管神经性水肿、顽固性荨麻疹等。

（三）并发症

蛔虫具有游走钻孔的习性。蛔虫过多或小儿高热、重病时，一些食物、药物，尤以剂量不足的驱虫药等可引起蛔虫骚动而发生严重并发症。

1. 胆道蛔虫症　最常见的并发症。起病急，表现为阵发性右上腹剧烈绞痛，可放射至右肩或腰部。患儿哭叫打滚、屈体弯腰、辗转不安，腹痛间歇时仍有微痛，全身冷汗、面色苍白、呕吐胆汁和蛔虫。但体征少，仅剑突下或偏右有局限性压痛，无腹肌紧张。部分患儿有持续性隐痛伴阵发性加剧，后期可因继发感染出现畏寒、发热、黄疸、白细胞总数及嗜酸性粒细胞增多，亦有继发化脓性胆管炎。

蛔虫经胆道深入肝内胆管可引起出血，继发肝内感染。其特点是起病急剧，病情进展快，病死率高。病初表现为胆绞痛，继之寒战、高热、黄疸、肝大、肝脓肿，超声波检查可见肝内有液平段，X线检查右膈升高或活动受限。

2. 蛔虫性阑尾炎　由于蛔虫钻入阑尾所致，是小儿阑尾炎的重要原因之一。儿童发病率高，10岁以下儿童约占发病人数的3/4。驱虫不当为常见发病因素。临床表现与一般阑尾炎相似，右下腹或脐周胀痛伴恶心呕吐，查体右下腹明显压痛，并有皮肤过敏现象。疼痛缓解时，阑尾区可能摸到蛔虫条索。发展迅速，可以很快发生坏死、穿孔而形成腹膜炎。

3. 蛔虫性肠梗阻　多见于6～8岁儿童。因蛔虫纠缠成团、阻塞肠管所致。表现为阵发性腹痛，呕吐食物、胆汁或蛔虫。仅高位肠梗阻仍能排便，一般无排便，腹部可扪及包块或痉挛肠管，包块形状、部位可变，按之有活动感。此症应与肠套叠鉴别。重者出现脱水、酸中毒甚至休克，完全性肠梗阻可引起肠壁坏死、腹膜炎。

4. 肠穿孔及腹膜炎　多数继发于肠梗阻。穿孔部位多位于回盲部，偶可在阑尾，以腹痛、腹膜刺激征、血白细胞总数及中性粒细胞增高为主要特点。

【诊断】

有排虫、吐虫历史，大便中查见虫卵则可确诊。粪便涂片找虫卵可助诊断，但阴性结果不能排除诊断。末梢血嗜酸性粒细胞可增加。疑有合并症时摄腹部X线片、腹部B超。

【治疗】

对无明显临床症状的年长儿，可不急于治疗。对感染较重者，采取下列治疗：

（一）驱虫治疗

1. 哌嗪枸橼酸盐（驱蛔灵）　150mg/(kg·d)，每日总量不超过3g，分1～2次服，连用2天，1个月后再服一次。毒性较低，用量大时可引起头晕、头痛、恶心、呕吐等副作用。肝肾功能不全、神经系统疾病及癫痫史者禁用。

2. 左旋咪唑　2～3mg/(kg·d)，半空腹顿服。起效快，副作用较轻，常见头晕、头痛、失眠，个别可引起精神反应和过敏反应。

3. 甲苯达唑（安乐士）　临床广泛应用，国外列为驱虫首选药之一。常用剂量 200mg，1 次顿服，或每次 100mg，每日 2 次，连用 3～4 天。未治愈者，可于 3 周后重复第 2 疗程。副作用有头痛、头昏、腹痛等。复方甲苯达唑（肠虫净）：每片含甲苯达唑 100mg 和左旋咪唑 25mg。2 片，顿服。适用于 4 岁以上儿童。

4. 阿苯达唑（肠虫清）　2 岁以上儿童 400mg，清晨 1 次顿服。副作用为轻度头痛、头昏、恶心、呕吐、腹泻、口干、乏力等，急性病、蛋白尿、癫痫病人慎用。

5. 氧气驱虫法　利用蛔虫的新陈代谢需在无氧环境下进行的特点，给予纯氧使之死亡，后服用泻药排出。给氧：清晨空腹时通过胃管注入氧气，每岁 100～150ml/岁，总量不超过 1500ml，前半小时注入 3/4，休息半小时注入余量。导泻：给氧后 2 小时服用 50％硫酸镁或用 2％盐水灌肠。消化性溃疡者禁用。

（二）并发症的治疗

1. 胆道蛔虫症　原则为镇痛、解痉、驱蛔和控制感染。

（1）内科治疗：中药乌梅丸每次 4.5～9g，Tid；食醋 100～200g 顿服；10％硫酸镁 5～10ml，Tid；维生素 K_3 4～8mg 肌注，每日 3 次；哌替啶每次 1～2mg/kg 肌注，阿托品每次 0.01mg/kg。

（2）外科治疗：内科治疗无效，具以下手术适应证者需手术：①局部压痛加重，伴有高热、黄疸，有全身中毒症状。②腹痛剧烈，发作频繁。③临床症状减轻，但内科治疗 5～7 天无效，经钡餐、超声、胆道静脉造影等发现胆道内有蛔虫残留者。

2. 蛔虫性肠梗阻　不完全梗阻可内科治疗，包括禁食、胃肠减压、纠正水电解质及酸碱平衡紊乱，解痉止痛，缓解后行驱虫治疗，温盐水灌肠刺激肠蠕动，使虫团散开。完全性肠梗阻需手术治疗。

3. 蛔虫性阑尾炎、腹膜炎　一经确诊，应及时手术治疗。

二、蛲虫病

蛲虫病（enterobiasis，oxyuriasis）指蛲虫寄生于人体小肠下段至直肠所致的一种儿童常见寄生虫病，可在家庭和幼托机构中广泛传播。临床表现为夜间肛周、会阴部瘙痒而睡眠不安、消瘦、食欲低下等，虽不严重，但可影响健康。

【病原学】

蛲虫虫体细小，雌虫 8～13mm，雄虫 2～5mm。蛲虫头端钻入肠黏膜汲取营养，导致肠壁细小溃疡，但不损伤深部组织，故无嗜酸细胞增多。感染性虫卵经口进入消化道，在胃或十二指肠孵化出幼虫。向下移行，脱皮 2 次，在小肠下端及大肠内发育成熟。雌虫不在肠内产卵，常在夜间入睡后爬出肛门，在肛周、会阴部皮肤皱褶处产卵，引起该处奇痒。

【流行病学】

人是该病唯一自然宿主。病人是唯一传染源，为经口传染。5～7 岁儿童发病率最高。用被虫卵污染的手拿食物进口或吸吮手指时，可直接将虫卵送入口中。

【临床症状】

雌虫移行至肛周及会阴部至肛周可致局部奇痒，多在睡眠后发作而影响睡眠，表现为半夜突然惊哭，烦躁不安、食欲不振、消瘦、腹痛、腹泻、呕吐、恶心等。偶有蛲虫爬入女孩阴道、尿道，出现尿频、尿急。如钻入阑尾或腹膜，可致阑尾炎、腹膜炎。患儿肛周、会阴局部瘙痒、发炎，可有湿疹，或继发感染，分泌物增多。

【诊断要点】

主要根据特征性的临床表现，同时检到虫卵或成虫时，可确诊。由于雌虫不在肠内产卵，故大便中查虫卵阳性率低，最好于小儿入睡后1～3小时，细致查找肛周会阴处，找到白色线样成虫即可确诊。肛周查虫卵可在肛周皱襞上刮取分泌物镜检虫卵。必要时需连续查几次。

【治疗】

蛲虫的寿命一般20～30天，如能避免重复再感染，可自行痊愈。

（一）驱虫治疗

1. 恩波维铵（扑蛲灵） 5mg/kg，1次顿服，2～3周后重复治疗一次。毒性低，少数幼儿有恶心、呕吐、腹泻、腹痛，偶有感光过敏、肌肉痉挛。可将大便染为红色，胃肠有炎症时不宜使用。

2. 枸橼酸哌嗪 50mg/(kg・d)，分2次口服，7～10天，每日总量不超过2g。以后每周服药2天，剂量同前，共服4周，可防止再感染。

3. 噻嘧啶 5mg/kg，睡前1次顿服，连服7天。

4. 阿苯达唑 100mg/d，连服7天，2岁以上儿童服用。

5. 奥苯达唑 每次10mg/kg，每日2次；或15mg/(kg・d)，1次顿服。

（二）局部治疗

1. 肛门清洁 每次排便后或每晚睡前，均用温水清洁。

2. 局部涂药 用2%白降汞软膏、10%氧化锌油膏涂于肛周皮肤。

三、牛肉绦虫病

牛肉绦虫病是牛肉绦虫的成虫寄生于人体小肠所致，临床表现以轻微的胃肠道症状及大便中排出带状节片为特征。

【病原学】

牛肉绦虫成虫呈乳白色，扁长如带状，长5～10m。成熟虫卵被中间宿主——牛吞食后，卵壳被肠液消化，六钩蚴穿过肠壁，以横纹肌为主要终点，发育成囊尾蚴。人进食未煮熟含有囊尾蚴的牛肉，可被感染。

【流行病学】

感染囊尾蚴的牛是传染源。人可因吃生或半生牛肉而致感染；或因生、熟菜板不分，食入被囊尾蚴污染的食物而得病。

【临床症状】

最常见的症状是粪便中发现白色节片，在肛周蠕动引起肛门瘙痒和不适感。半数病人有腹痛，位于上腹部、脐周或不定。此外，还有恶心、呕吐、腹泻、眩晕、头痛、瘙痒等。虫体量多时可导致肠梗阻或急性阑尾炎。

【诊断要点】

询问有无生食或半生食牛肉习惯、有无呕吐或粪便中排出节片史。粪便中查出绦虫卵时可确诊，还可从粪便中查出虫身节片、头节。免疫学检查可检测血清中牛肉绦虫的抗原或抗体。血象白细胞多正常，嗜酸粒细胞轻、中度增多。

【治疗】

1. 吡喹酮　1次空腹口服10～20mg/kg即可。服药前晚应禁食，次日晨空腹服药。

2. 甲苯达唑　每次300mg，每日2次，疗程3天。

3. 氯硝柳胺（灭绦灵）　剂量为清晨空腹口服1g。

4. 巴龙霉素　空腹口服1g，每15分钟或4小时1次，连服4次，总剂量4g。

四、猪肉绦虫病

猪肉绦虫病是猪肉绦虫（钩绦虫或链状带绦虫）成虫

寄生于人体所引起的疾病。

【病原学】

猪肉绦虫成虫薄而透明，长 2～7m。

【流行病学】

人是猪肉绦虫的终末宿主，猪、狗为猪肉绦虫病的中间宿主。人由于食用未煮熟或生的含猪囊虫的猪肉（米猪肉）而感染。

【临床症状】

一般无明显临床症状，如感染虫数较多时，可出现腹痛、恶心、消化不良、腹泻、消瘦，偶尔因虫体纽结发生肠梗阻。

【诊断要点】

凡有生食或半生食猪肉，尤其是米猪肉史，大便曾排出绦虫节片，伴有囊虫皮下结节或癫痫样发作的病人均应考虑猪肉绦虫病。确诊需依靠在粪便中发现猪肉绦虫节片。

【治疗】

与牛肉绦虫用药相同。

（张　娟）

第七节　肠　套　叠

肠套叠（intussusception）是某一段肠管套入邻近肠管内而引起的肠梗阻，分为原发性和继发性。原发性多见于5～10个月胖小儿，常因饮食改变、腹泻、盲肠游离、回盲部淋巴增殖肥厚等引起。继发性多见于年长儿，继发于肠息肉、麦克尔憩室、过敏性紫癜、菌痢、肠道肿瘤等。可分为回结型、回回结型、小肠型、结肠型、多发型，以回结型最多见。

【诊断要点】

（一）病史

有饮食改变、腹泻病史，继发性有与原发病有关的病史。

（二）症状与体征

急性肠套叠表现：①腹痛：突发阵发性哭闹、屈膝收腹、面色苍白、拒食持续数分钟缓解，安静或入睡，然后再发作。②呕吐：初为乳汁、乳块或食物残渣，后可含胆汁，晚期可吐粪便。③血便：肠套叠后 6～12 小时排果酱样黏液血便，肛门指诊可发现血便。④腹部包块：右侧腹或右上腹季肋下可触及套叠肿块，呈腊肠样，光滑。⑤如病儿出现高热、腹胀、精神萎靡，应考虑肠坏死。

慢性肠套叠表现：阵发腹痛，痛时上腹可及肿块，无梗阻、无肠坏死，病程可达 10 余日。

（三）辅助检查

1. 腹部 B 超　套叠部位横断面显示同心圆或靶环状肿物图像，纵断面呈套筒征。

2. 钡剂灌肠　透视下在套叠部位可见杯状影。

3. 空气灌肠　于肛门注入气体，透视下在套叠部位可见杯状阴影，可见套叠头的块影。

（四）鉴别诊断

需与菌痢和蛔虫性肠梗阻鉴别。

【治疗】

（一）空气灌肠

于肛门注入气体，以空气压力将肠管复位，适应证为：①肠套叠在 48 小时内；②全身情况良好；③腹部不胀。灌肠前给解痉剂山莨菪碱，灌肠后给 0.5～1g 炭末口服，6～8 小时有炭末排出，则表示已复位。年龄越小，肠壁越薄，易穿孔，要谨慎。灌肠后仍有哭闹，呕吐，有再套可能。

（二）钡灌肠

因肠穿孔易引起钡腹，危险性大，现少用。

（三）内镜复位

（四）手术指征

①肠套叠超过 48 小时，全身伴中毒症状、休克者；②疑

有肠坏死；③复发达3次以上，疑有器质性病变；④疑有小肠肠套；⑤空气灌肠未能复位且有复套现象。

手术需在胃肠减压、抗休克、纠正水、电解质、酸碱失衡后，一般情况改善后进行。

（张　娟）

第八节　感染性婴儿肝炎综合征

感染性婴儿肝炎综合征是指1岁以内婴儿由于感染导致以阻塞性黄疸、肝大及质地改变以及肝功能异常为主要表现的临床症候群。部分患儿起病于新生儿期，感染可能发生于宫内、产时和生后，但在1个月后甚至在出生2～3个月才就医，呈慢性迁延病程。

【病因】

感染性婴儿肝炎综合征可由多种病原引起，但多数患儿的感染为病毒感染引起，包括嗜肝病毒及非嗜肝病毒。6个月以内（尤其3个月以内）起病者，主要考虑宫内感染或产时感染；6个月以后起病者，需考虑生后感染。

1. 嗜肝病毒　以乙型肝炎病毒（HBV）常见，其次为丙型肝炎病毒（HCV），两者常因母婴垂直传播感染。甲型、丁型、戊型、庚型肝炎病毒等也可引起婴儿感染。

2. 非嗜肝病毒　最常见为CMV，其次为EB病毒、风疹病毒、单纯疱疹病毒、肠道病毒（肠道病毒71型、柯萨奇病毒B_5和B_6、埃可病毒等）肠腺病毒、人类免疫缺陷病毒等。在一些免疫缺陷的患儿中，可能同时存在多种病毒感染，如HIV合并HCV感染，CMV合并HCV感染等。

3. 其他感染因素　细菌（如葡萄球菌、大肠埃希菌、肺炎球菌、伤寒杆菌、结核杆菌、李斯特菌等）感染引起严重脓毒症，多脏器损害，肝损害最常见。其他如弓形体感染、先天梅毒等亦可引起肝炎综合征。

【诊断要点】

明确病因对诊断、治疗和预后判断非常重要。对婴儿黄疸迁延不退，持续时间长，直接胆红素升高，要首先明确有无肝外胆管闭锁，以免延误治疗时机。另外，应与先天性胆道畸形或胆道受压、胆汁淤积综合征和先天代谢缺陷，如 α_1-抗胰蛋白酶缺乏症、半乳糖血症、糖原累积病等相鉴别，此类疾病均可引起阻塞性黄疸。

（一）病史

应注意母亲是否有乙肝病史，母孕期是否有病毒感染史（常无症状）。小儿是否为早产儿、足月小于胎龄儿或畸形儿，新生儿生后有无细菌感染史（脐炎、脓疱疹、肺炎等）及输血、输血浆史。是否母乳喂养，家族中有无肝炎或遗传疾病史。

（二）临床表现

1. 黄疸　黄疸是临床上突出的症状。多于生理性黄疸消退后，生后 2～3 周开始又出黄疸，或逐渐加重。黄疸的程度轻重不等，持续时间较长，皮肤呈灰黄或暗黄色、无光泽，且干燥。大便呈浅黄色或白陶土色，尿色深黄。

2. 消化道症状　多数患儿有纳差、呕吐、腹胀、腹泻、体重不增等症状。

3. 感染症状　部分患儿可有不同程度发热。

4. 肝脾大　所有患儿均有肝大，质硬，边缘钝。后期可伴脾大及出现腹水征。

5. 其他症状　可伴有低钙惊厥、佝偻病、肺炎、贫血、颅内出血、脂溶性维生素 K、A、E 缺乏等表现。

重症者可有发热、黄疸日趋严重，大便呈陶土色，肝增大（可达肋下 5～7cm），质偏硬，脾亦增大（可达肋下 6～7cm），腹壁静脉怒张，腹水征，会阴及下肢水肿，可发展到肝昏迷或病程迁延并发肝硬化，食管静脉曲张，消化道出血，颅内出血，脓毒败血症等并发症而死亡。

（三）辅助检查

1. 肝功能检查　丙氨酸转氨酶（ALT）和（或）谷丙转氨酶（AST）升高程度不一，低者可仅略高出正常值，高者可＞200u，多数临床好转后，转氨酶下降明显。

2. 胆汁淤积的有关检查

（1）胆红素升高：结合和未结合胆红素均升高，以结合胆红素升高为主。

（2）血清胆汁酸：是诊断胆汁淤积的敏感指标。婴儿肝炎时往往升高。

（3）其他：γ-谷氨酰转肽酶（γ-GT），碱性磷酸酶，5′-核苷酸酶等往往呈数十倍增高。

（4）甲胎球蛋白测定：正常新生儿甲胎球蛋白阳性，约至生后1个月时转阴，但定量法则仍在正常值以上。婴儿肝炎患儿甲胎球蛋白仍阳性，且可持续达5～6个月之久，如用定量法动态观察，则可见其随着病情的好转而下降，若甲胎球蛋白下降，临床症状不缓解，提示可能为肝严重损害到肝细胞不能再生的程度，提示病情严重。

3. 病原学检测　细菌学培养（血、尿培养）、血清特异性病毒抗原、抗体测定，必要时进行病毒分离，粪便、脑脊液和骨髓培养，对可疑梅毒螺旋体感染，弓形体感染的患儿进行相应的血清学或组织学检查。

4. 影像学检查　需除外胆道畸形者，可选择行超声波、同位素肝胆显像、胆道造影（包括经皮胆道造影、内镜逆行胰胆造影、核磁共振造影等）、CT、MRI、十二指肠液引流等检查。

5. 其他　①血常规、C反应蛋白、凝血功能、血糖、半乳糖、血氨、皮质醇、促甲状腺激素（TSH）、游离T3、T4等。②疑似遗传、代谢异常者，可作相应血液或尿液生化、特异性酶学和染色体及基因检测等。③肝穿刺活组织病理检查：对明确病原有帮助。④患儿父母亲均应常规检查肝功能、嗜肝病毒血清学标志物和相应病原学及基因检查。⑤必要时行头颅、长骨及脊柱影像学检查、眼科检查等。

【预防和治疗】

(一) 预防

针对不同感染病原进行预防，目前我国已对新生儿常规进行 HBV 疫苗的预防接种。目前对乙型肝炎病毒母婴传播阻断措施有以下四点建议：

1. 凡携带 HBV 的孕妇在孕 7 月起（即孕 28 周）每 4 周肌注一次乙肝免疫球蛋白（HBIG）200IU 或 400IU（后者适宜于 HBsAg、HBeAg 双阳性，HBV DNA 阳性等 HBV 高载量孕妇）共 4 次。第 4 次即临产前一周内注射尤为必要。若对蛋白质过敏，或有过敏体质，按说明书属禁忌使用。

2. HBV 高危新生儿于生后 12 小时内，一侧臀部注射 HBIG 100IU 或 200IU，同时在另一侧接种一针 10μg 重组酵母乙型肝炎疫苗，间隔 1 个月和 6 个月分别接种第 2 针和第 3 针乙型肝炎疫苗。此方法为我国多年来传统的预防接种法。也可出生时先肌注 HBIG 100IU 或 200IU，于生后 2 周再肌注 HBIG 一次，然后于生后 1 月龄、2 月龄和 7 月龄接种乙型肝炎疫苗，疫苗剂量同上。此种分开被动和主动免疫接种方法，对易 HBV 感染的高危儿童免疫保护效果更佳。早产儿若体重≥2000g，可按上述方案接种。

3. 对 HBV 高危新生儿尽管已采纳乙肝病毒免疫阻断措施，仍必须建立定期并长期的随访制度，以便及时发现免疫保护抗体水平的不足、无保护作用、免疫失败和再感染。建议每年随访一次检测保护性抗体水平，若抗-HBs＜10mIU/ml，立即加强注射重组酵母乙型肝炎疫苗 10μg 1 次，并于加强注射后一个月再次检测，使 HBsAb 达到有效保护水平以上。

4. HBV 高危新生儿的母乳喂养，若母亲仅 HBsAg、抗-HBe 和抗-HBc 阳性，按上述产前和产后的免疫措施实施可以哺乳。对 HBsAg、HBeAg 双阳性，或 HBV DNA 阳性等 HBV 高载量孕妇，建议人工喂养为妥。

另外，母亲患有活动性传染病如结核病、其他肝炎病毒、HIV 病毒、CMV 病毒、梅毒螺旋体感染或携带者等，乳房单纯性疱疹病毒感染（另一侧无感染乳房可继续喂养），建议人工喂养。

（二）治疗

1. 病因治疗　针对不同感染原进行治疗。如对 CMV 感染患儿可选用更昔洛韦治疗，每次 5～7.5mg/kg，每天 2 次，诱导 2 周；以后 5～10mg/kg，每天 1 次或隔天 1 次进行维持治疗，维持治疗 8～12 周不等。鉴于该药的副作用较多，在使用时要严格掌握适应证。对病原为弓形虫者可试用乙酰螺旋霉素。若病原为细菌则可视菌种给予敏感抗生素。

对未完全明确诊断的病儿，应定期随访观察，如将新生儿肝炎误诊为胆管闭锁，则手术可促使肝硬化的提早发生。

2. 营养　过量与不足都对肝不利。急性病毒性肝炎时，糖原合成、分解和异生都有明显异常，即使是轻度病变，患儿也可有临床症状不明显的低血糖，因此每天要有一定量的糖类供应，但由于肝疾患亦可影响耐糖能力，故糖分不宜过多，静脉葡萄糖输注可按 8～12mg/(kg・min) 给予，宜供应适量蛋白质。对脂肪供应则宜减少，酌情补充必需脂肪酸。补充适量维生素 A、D、K、E，都应肌肉注射。

3. 对症治疗

(1) 保肝治疗：葡醛内酯＜5 岁每次 50mg/kg，＞5 岁每次 50～100mg/kg。谷胱甘肽每次 1～2mg/kg，肌注或静点，每日 1～2 次。联苯双酯每次 25～50mg，每日 3 次，连服 3 个月，转氨酶正常后改为每次 25～50mg，每日 2 次，连服 2 个月。

(2) 肾上腺皮质激素：泼尼松 2mg/(kg·d)，对部分病例有一定疗效，在症状明显好转后逐步减量，其作用可能为消除肝细胞肿胀，减轻黄疸，并延迟肝组织的纤维化等。疗程按临床情况而定，一般共 4～8 周，需注意预防其他感染。目前对激素的临床应用价值尚有争论。

(3) 中草药：茵陈、山栀、黄芩、车前草、荷包草、生甘草、垂盆草、广郁金，选用几种，可与激素同时应用。

(4) 利胆药：熊去氧胆酸 3mg/kg，口服，每日 2 次。腺苷蛋氨酸 100～200mg/d，静脉注射，疗程 2 周。

[附　肝昏迷]

肝昏迷（hepatic coma）又称肝性脑病，是由严重肝病变引起的伴有神经系统症状的综合征。其发生和发展常标志着肝病发展到末期和肝细胞功能衰竭，病死率很高。

【诊断要点】

(一) 病史

往往有各型肝炎、肝硬化病史、局部或与全身疾病有关的肝损害，如：瑞氏综合征、肝豆状核变性等，注意询问有关诱因，如：①消化道出血；②感染；③血 pH 改变和低钾血症；④服用了对乙酰氨基酚（扑热息痛），氯丙嗪（冬眠灵），依他尼酸钠，氯化铵等药物；⑤抽腹水时放液速度过快。

(二) 临床表现

1. 精神神经系统症状　早期有性格改变和行为异常，继之兴奋、躁动，意识障碍，嗜睡昏迷，早期体征有反射亢进，肌张力增高，踝阵挛阳性，扑翼样震颤，偶尔有脑膜刺激征和巴氏征阳性，扑翼样震颤是肝性脑病特征性的临床表现。

2. 进行性肝损害　可出现肝缩小，变薄质软，黄疸加重。呼气中散发肝臭，是预后不良的征兆。

3. 出血　可有呕血或便血。

4. 颅内压增高。

5. 肝肾综合征 逐渐或突然出现肾衰竭。

(三) 临床分型、分级(分期)

分型：分为急性型和慢性型。

分级(分期)见表13-8-1。

(四) 辅助检查

如血氨、脑电图等。

表13-8-1 肝性脑病分级

级别	精神症状	震颤	EEG
Ⅰ级(初期)	欣快，偶有抑制、轻微意识障碍，语言不清，思维迟钝睡眠改变	轻微	正常
Ⅱ级(昏迷前期)	精神障碍，困倦、行为异常，括约肌失控	存在	异常
Ⅲ级(半昏迷期)	嗜睡，但可唤醒，语言无条理，思维混乱	常有	异常
Ⅳ级(昏迷期)	对强烈刺激有反应Ⅳa 无反应Ⅳb	常无	异常

【治疗】

(一) 饮食

不能进食者，每日液量不超过1200ml/m²，热量达到每日40～60kcal/kg。当病情好转时饮食疗法按下列顺序逐渐改质、增量：①10%葡萄糖水口服；②炒米煮汤加1%葡萄糖；③炒米煮粥加葡萄糖10g/dl；④白米粥；⑤无蛋白质的半流食；⑥低蛋白半流质；⑦普通半流食；过程约需2周。

(二) 维持水电解质平衡

特别是补钾，为防止低钾应给10%氯化钾溶液口服，明显低钾按每日2～4mmol/L补充，配合心电图和血生化检查，及时准确地供给钾是抢救肝性昏迷的重要环节之一。

有酸中毒时应给碳酸氢钠注射液，不用乳酸钠注射液，碱中毒时注意补钾，一般不需补充酸性溶液。

（三）保肝治疗

首先静脉输入足量葡萄糖液以供给能量，减少机体本身组织蛋白分解；其次：①输入白蛋白：每日或隔日 0.5～1g/kg 或血浆每日 25～100ml 输入；②ATP 20mg 每日 2 次，肌注或静注；③葡醛内酯（肝泰乐）50～100mg 每日 1～2 次，肌注或静注；④维生素 C 0.5～3g 可促进肝细胞再生和肝糖原合成；⑤其他水溶性、脂溶性维生素均应适量补充。

（四）控制脑水肿，降低颅内压

每次甘露醇 1～2g/kg、呋塞米每次 1mg/kg。

（五）降氨治疗

1. 早期减少氨的合成，需限优质蛋白摄入每日 40g 以下。清洁肠道减少氨的合成和吸收。新霉素每次 5～10mg/kg，日服 4 次；或庆大霉素、甲硝唑等；乳果糖15～25ml/次，每日 3 次。

2. 清洁灌肠以清除肠道内积存的蛋白质或血液。食醋 10～20ml 加生理盐水等量稀释后保留灌肠。口服或鼻饲 25%硫酸镁导泻。

3. 有血氨增高者用精氨酸每次 20～40ml，加 10%葡萄糖 500～1000ml 静点，每日 1 次。

4. 严重肝功能障碍，10%天门冬氨酸钾镁溶液 10～20ml 加入 10%葡萄糖 250～500ml 静点，每日 1 次。

（六）促进肝细胞再生

1. 胰高血糖素-胰岛素疗法　胰高血糖素 0.2～1mg，胰岛素 2～8 u［比例为 1：（8～10）］，加入 1%葡萄糖中，静注，每日 1～2 次。3 岁以上，胰高血糖素每次 0.4mg；6～7 岁每次 0.6mg；12 岁以上每次 0.8～1mg。葡萄糖的量应为每单位胰岛素用 4g。疗程 10～14 天。

2. 人胎肝细胞悬液 100ml 静注，每周 1～3 次，共 6～12 次。婴幼儿酌减，注意过敏反应。

3. 肝细胞生长因子每次 40～100mg，加 10%葡萄糖 100～200ml 静点，每日 1 次，共 2 周。病情稳定后减量，总疗程 1 个月。

（七）调整氨基酸代谢失调

用以支链氨基酸为主要成分的复合氨基酸注射液，每次 50～100ml 静注加入 10%葡萄糖等量溶液中，每日 1～2 次，疗程 10～14 天。

（八）止血治疗

输血浆或凝血酶复合因子、维生素 K，若有 DIC 可用肝素。

（九）糖皮质激素的应用

以短期为主。足量，然后逐渐减量。共用 8 周。泼尼松：口服 1～2mg/(kg・d)，3～4 次/天。泼尼松龙：口服 1～2mg/(kg・d)，3～4 次/天；静点 1～2mg/(kg・d)，1～2 次/天。

（李在玲）

第九节　炎症性肠病

炎症性肠病（inflammatory bowel disease，IBD）是指原因不明的一组非特异性慢性胃肠道炎症性疾病，包括溃疡性结肠炎（ulcerative colitis，UC）、克罗恩病（Crohn disease，CD）和未定型结肠炎（indeterminate colitis，IC）。

UC 是一种慢性非特异性结肠炎症，病变主要累及结肠黏膜和黏膜下层，大多从远端结肠开始，逆行向近段发展，可累及全结肠甚至末端回肠，呈连续性分布。临床主要表现腹泻、黏液血便、腹痛。CD 为一种慢性肉芽肿炎症，病变呈穿壁性炎症，多为节段性、非对称分布，可累及胃肠道各部位，以末段回肠和附近结肠为主，临床主要表现腹痛、腹泻、瘘管和肛门病变。IC 指结肠病变既不能确定 CD 结肠炎又不能确定为 UC 的结肠病变，病变主要位于近段结肠，远段结肠一般不受累，即使远段结肠受累，病变亦很轻。三者均可合并不同程度的体重减轻、生长迟缓和其他全身症状。

【诊断要点】

（一）IBD 疑似病例的诊断

1. 病史和体检 腹痛、腹泻、便血和体重减轻等症状持续 4 周以上或 6 个月内类似症状反复发作 2 次以上，临床上应高度怀疑 IBD；常合并有：①发热；②生长迟缓、营养不良、青春发育延迟、继发性闭经、贫血等全身表现；③关节炎、虹膜睫状体炎、肝脾大、皮肤红斑、坏疽性脓皮病等胃肠道外表现；④肛周疾病，如皮赘、肛裂、肛瘘、肛周脓肿。

2. 实验室检查

（1）血液检查：全血细胞计数、血沉、C 反应蛋白、血清肌酐和尿素氮、血清白蛋白、肝功能、凝血功能检查、电解质和酸碱平衡、叶酸、维生素 B_{12}。

炎症性肠病四项：抗酿酒酵母细胞抗体（ASCA），抗中性粒细胞胞浆抗体（ANCA），抗胰腺外分泌腺抗体（PAB），抗杯状细胞抗体（GAB）。

（2）粪便检查：便培养反复 3 次以上，新鲜便找阿米巴滋养体，粪便集卵查找寄生虫卵，粪便病毒学检查。

3. 内镜和组织学检查

（1）结肠镜检查：要尽量进入回肠末端，并进行多部位（回肠、盲肠、升结肠、横结肠、降结肠、乙状结肠、直肠）活检和组织学检查以及抗酸染色。

（2）胃镜检查：尤其对怀疑 CD 患儿。

4. 放射学检查

（1）胃肠造影尤其是小肠气钡双重造影。

（2）钡灌肠造影用于因结肠狭窄无法完成全结肠镜检查者。

（3）胸部 X 线。

5. 腹部B超　对明确肠壁病变和肠外并发症有帮助。

6. 酌情进行下列检查

(1) 怀疑CD小肠型，为明确诊断，可行小肠镜检查和病理组织活检。

(2) 胶囊内镜可用于排除小肠病变，但须在排除小肠狭窄后。

7. CT、磁共振检查　对CD的诊断有帮助。

(二) IBD诊断步骤

1. 临床怀疑UC时，推荐以下逐级诊断步骤：

(1) 粪便除外细菌性痢疾、肠结核、阿米巴痢疾、血吸虫病等疾病。

(2) 结肠镜检查和多点活检（暴发型者暂缓）。

(3) 钡剂灌肠检查酌情应用，重度患者不推荐。

(4) 根据条件进行粪钙卫蛋白和乳铁蛋白以了解炎症的活动性。

(5) 血白细胞计数（CBC）、血沉（ESR）、C反应蛋白和血浆蛋白水平、ASCA抗体、pANCA抗体、血气电解质、血清肌酐和尿素氮、肝功能、凝血功能检查等对诊断和病情评估有帮助。

(6) 血钙、25（OH）D3、叶酸、维生素B_{12}、水平的测定有助于营养状态的评估。

(7) 结核感染相关检查，如胸部X线片、结核菌素（OT）验和血清结核菌纯化蛋白衍生物（PPD）抗体检测等。

2. 临床怀疑CD时，推荐以下逐级诊断步骤：

(1) 结肠镜和胃镜检查及活检病理组织学检查，结肠镜须达到回肠末段，病变组织行病理检查，同时进行抗酸染色，若条件允许对病变组织采用特异性引物行结核DNA分析。

(2) 胃肠钡剂造影、腹部B超以帮助了解肠道病变。

(3) 根据条件酌情选择：胶囊内镜检查（须在排除小

肠狭窄后进行)、小肠镜检查、CT、磁共振，有助于更好地了解肠道病变。

(4) 如胸部 X 线片、结核菌素(OT)验和血清结核菌纯化蛋白衍生物(PPD)抗体检测等。

(5) 上述用于 UC 的结核感染相关检查和实验室检查同样可用来评价 CD 疾病的活动性和严重度。

3. 初发病例、临床与影像或内镜及活检改变难以确诊时，应随访 3～6 个月。

4. 如与肠结核混淆不清者应按肠结核作诊断性治疗，以观后效。

(三) IBD 诊断标准

1. UC 诊断标准

(1) 根据以下临床表现和检查结果诊断 UC，确诊 UC：符合①+②或③+④；疑似 UC：①+②或③。

①临床表现：持续 4 周以上或反复发作的腹泻，为血便或黏液脓血便，伴明显体重减轻，其他临床表现包括腹痛、里急后重和发热、贫血等不同程度的全身症状，可有关节、皮肤、眼、口及肝胆等肠外表现。

②结肠镜检查：病变从直肠开始，连续性近端发展，呈弥漫性黏膜炎症，血管网纹消失、黏膜易脆(接触性出血)、伴颗粒状外观、多发性糜烂或溃疡、结肠袋囊变浅、变钝或消失(铅管状)，假息肉及桥形黏膜、肠腔狭窄、肠管变短等。

③钡灌肠检查：肠壁多发性小充盈缺损，肠腔狭窄，袋囊消失呈铅管样，肠管短缩。

④活检组织标本或手术标本病理学检查：a. 活动性：固有膜内弥漫性、慢性炎性细胞及中性粒细胞、嗜酸性粒细胞浸润、隐窝炎或形成隐窝脓肿；隐窝上皮增生，同时杯状细胞减少；黏膜表层糜烂、溃疡形成。b. 缓解期：中性粒细胞消失，慢性炎性细胞减少；隐窝不规则，排列紊乱；腺上皮与黏膜肌层间隙增大，潘氏细胞化生。

（2）诊断应包括其临床类型、病变范围、严重程度、活动性。

1）临床类型：初发型、慢性复发型、慢性持续型、暴发型。

初发型：既往无病史首次发作；慢性复发型：病情缓解后复发；慢性持续型：首次发作后可持续有轻度不等的腹泻、便血，常持续半年以上，可有急性发作；暴发性：指症状严重，血便每日10次以上，伴中毒性巨结肠、肠穿孔、脓毒血症等并发症。

2）病变范围：直肠型、直肠乙状结肠型、左半结肠型、全结肠型。

病变范围参考结肠镜检查结果确定。

3）病情程度：轻度、中度、重度。

轻度：患儿腹泻每日4次以下，便血轻或无，无发热、脉搏加快、贫血，血沉正常；中度：介于轻度与重度之间；重度：腹泻每日6次以上，伴明显黏液血便、体温在37.5℃以上、脉搏加快、血红蛋白＜100g/L、血沉＞30mm/h。

4）活动性：活动期、缓慢期。

活动期：患儿有典型临床表现，结肠镜下黏膜成炎症性改变，病理学检查显示黏膜呈活动期表现。

缓解期：临床表现缓解，结肠黏膜病理检查呈缓解期表现。

2. CD诊断标准

（1）综合临床表现、影像表现、内镜表现及病理检查结果诊断本病，采取排除诊断法，主要排除肠结核、其他慢性肠道感染性疾病、肠道恶性淋巴瘤。具有以下诊断要点①②③者为拟诊，再加上④⑤⑥3项中之任何一项可确诊。具有第④项者，只要加上①②③3项中之任何两项亦可确诊。

表 11-9-1　WHO 推荐的 CD 诊断要点

诊断要点	临床表现	影像表现	内镜表现	活检	切除标本
①非连续性阶段性病变		＋	＋		＋
②铺路石表现或纵行溃疡		＋	＋		＋
③全壁炎症病变	＋（腹块）	＋（狭窄）	＋（狭窄）		＋
④非干酪肉芽肿、裂隙溃疡				＋	＋
⑤瘘管	＋	＋		＋	＋
⑥肛门部病变	＋			＋	＋

1）临床表现：慢性起病、反复发作的右下腹或脐周腹痛伴明显体重下降、发育迟缓，可有腹泻、腹部肿块、肠瘘、肛门病变以及发热、贫血等。

2）影像学检查：胃肠道钡剂造影、钡灌肠造影、CT 或磁共振检查见多发性节段性的肠管僵硬、狭窄，肠梗阻、瘘管。

3）内镜检查：病变呈节段性、非对称性、跳跃性分布，阿弗他样溃疡、裂隙状溃疡、铺路石样外观，肠腔狭窄、肠壁僵硬，狭窄处常呈病变呈跳跃式分布。

4）手术标本外观：肠管局限性病变、跳跃式损害、铺路石样外观、肠腔狭窄、肠壁僵硬。

5）活检组织标本或手术标本病理学检查：裂隙状溃疡、非干酪性肉芽肿、固有膜中大量炎性细胞浸润以及黏膜下层增宽呈穿壁性炎症。

（2）诊断应包括其病变范围、严重程度

1）病变范围分：结肠型、小肠型、回结肠型。病变范围参考影像及内镜结果确定。

2）临床严重程度：根据儿童 CD 活动指数（见表 11-9-2）

估计病情程度和活动程度及评价疗效。分不活动、轻度、中/重度。

表 11-9-2　儿童克罗恩病活动指数（PCDAI）

项目		评分
腹痛	无	0
	轻度，不影响日常生活	5
	中/重度、夜间加重、影响日常生活	10
便（次/日）	0～1 次稀便，无血便	0
	≤2 次带少许血的糊状便或 2～5 次水样便	5
	≥6 次水样便或肉眼血便或夜间腹泻	10
一般情况	好，活动不受限	0
	稍差，偶尔活动受限	5
	非常差，活动受限	10
体重	体重增长	0
	体重较正常轻≤10%	5
	体重较正常轻≥10%	10
诊断时身高*或身高速率**	诊断时身高低于相应年龄正常 1 个百分位之内或身高生长速率在－1 个标准差之内	0
	诊断时身高低于相应年龄正常 1～2 个百分位或身高生长速率在－1～－2 个标准差	5
	诊断时身高低于相应年龄正常 2 个百分位之上或身高生长速率在－2 个标准差以下	10
腹部	无压痛、无肿块	0
	有压痛或者无压痛肿块	5
	压痛、肌卫、明确的肿块	10
肛旁疾病	无或无症状皮赘	0
	1～2 个无痛性瘘管、无窦道、无压痛	5
	活动性瘘管、窦道、压痛、脓肿	10

(续表)

项目			评分
肠外疾病***	无		0
	1 个表现		5
	≥2 个表现		10
红细胞压积（%）	男/女（<10 岁）	≥ 33	
	女（11～19 岁）	≥34	0
	男（11～15 岁）	≥35	
	男（15～19 岁）	≥37	
	男/女（<10 岁）	28～32	
	女（11～19 岁）	29～33	2.5
	男（11～15 岁）	30～34	
	男（15～19 岁）	32～36	
	男/女（<10 岁）	<28	
	女（11～19 岁）	<29	5
	男（11～15 岁）	<30	
	男（15～19 岁）	<32	
血沉（mm/h）	<20		0
	20～50		2.5
	>50		5
白蛋白（g/L）	≥35		0
	25～35		5
	≤25		10

* 身高：与按年龄计算身高比较

** 身高生长速率：以 cm/年表示，需要超过 6～12 个月的测量方可得到可靠的身高速率，与正常相比标准差

*** 肠外表现：一周体温>38.5℃超过 3 天、关节炎、葡萄膜炎、皮肤结节性红斑或皮肤坏疽

活动指数 0～10 分：不活动，活动指数 11～30 分：轻度，活动指数>30 分：中/重度

3. 非定型性结肠炎的诊断　综合内镜、多部位活检病理、肠道影像学检查和临床资料以及手术后组织病理作出。病变局限于结肠，近段结肠病变重而远段结肠病变轻，病理检查肯定为肠道慢性炎症性病变但不能区分是结肠 CD 或 UC、也不提示淋巴细胞性或过敏性结肠炎，可考虑 IC。

【治疗要点】

治疗目的是将活跃期病变改善至缓解期，预防复发。治疗的选择和效果受病变类型、分布、临床表现的影响。对于治疗效果的评价应该包括症状改善、体重增加、身长增加、生化指标改善、内镜下和组织学改善。家长和患儿对药物治疗的依从性对预后有很大影响。

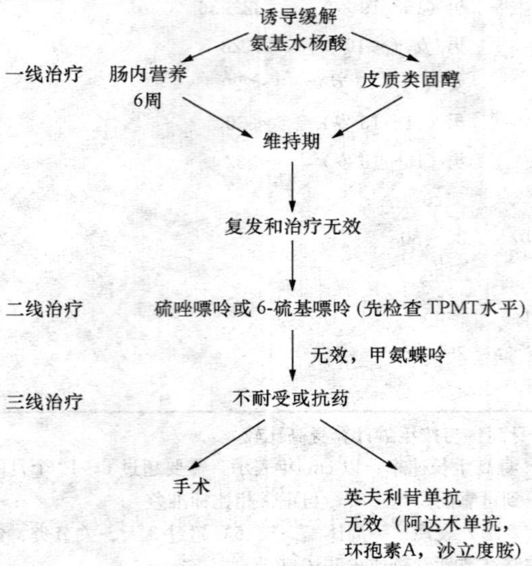

监测生长发育情况，血常规，C反应蛋白，肝肾功能等指标。肠镜和消化道造影评估治疗情况。

（一）克罗恩病治疗

1. 诱导缓解期

（1）家长知情同意：说明激素和免疫抑制剂应用（免疫抑制、骨髓抑制、恶性肿瘤、生殖的问题）的利弊。

（2）进行肠内营养（避食苯甲酸盐和肉桂）作为一线治疗，可以提高营养状态，减少疾病对生长发育的影响。选择单聚体或要素配方（两者的营养成分为氨基酸、寡糖、LCTs和MCTs）。鼻胃管或胃造瘘术，疗程6周在停止肠内营养的1～3周内，谨慎地引入食物。

（3）皮质类固醇：泼尼松龙1～2mg/（kg·d），最大为40mg，足量2～4周，症状缓解后根据反应情况在逐渐减量4～8周。保证钙和维生素D的摄入。如果有胃炎、十二指肠炎建议应用质子泵抑制剂。

（4）其他治疗

1）抗生素：如果有肛周疾病时，甲硝唑每次7.5mg/kg，tid，环丙沙星每次5mg/kg，bid。至少6周。

2）大剂量的氨基水杨酸[美沙拉嗪50～100mg/(kg·d)，最大3～4g/d]，或柳氮磺胺吡啶40～60mg/(kg·d)（最大量3g/d)，如果耐受性好可以增加至100mg/(kg·d)。局部氨基水杨酸用药（栓剂）对轻中度左半结肠炎有效。注意监测肝肾功能，每个月6次。布地奈德，9mg/d，虽然对于孤立的回盲部病变不如泼尼松龙，但是副作用少。

3）当病变严重时，需要静脉应用激素，氢化可的松2mg/kg qd（最大100mg qd）或者甲基泼尼松龙2mg/kg qd（最大60mg/d)。

4）硫唑嘌呤用于严重病变，用至少3个月。

5）手术用于有合并症患儿，如MRI对肛周病变进行评估时，发现有瘘或者脓肿的患儿。

6）肠外营养用于有严重合并症患儿的营养支持。

2. 难治性或无反应性 CD　对经过规范化诱导期治疗包括大剂量静脉应用激素，无论在诊断时或复发时病情未缓解均定义为无反应性 CD。难治性 CD 定义为尽管足量［1～2mg/(kg・d)，最少 20mg/d)］，足够时间（至少 2 周治疗），仍然有活跃病变的患儿。如果不马上考虑手术的情况下，可以用免疫抑制剂治疗。

硫唑嘌呤 2～2.5mg/(kg・d）或 6-硫基嘌呤 1～1.25mg/(kg・d)，在监测硫嘌呤甲基转移酶（thiopurine S-methyltransferase，TPMT）水平正常后。但对硫唑嘌呤不耐受的患儿中 50% 可以耐受 6-硫基嘌呤。

甲氨蝶呤 15mg/m^2，每周一次皮下注射，病变通常在 4 周左右缓解，16 周后改善更加明显。肠外给药主要是对不能坚持口服的患儿，如果可以坚持并且小肠没有病变可以口服给药。

英夫利昔单抗（infliximab）每次 5mg/kg，在本药首剂给药后的第 2 周和第 6 周重复输注。用于对激素联合免疫抑制剂治疗反应不佳或者不耐受且暂时不能进行手术的患儿。应用之前注意制订计划（应用 3 次，重新评估病情）。除外结核（注意应用过免疫抑制剂的患儿结核菌素试验可能会是假阴性）和其他感染。在应用之前，必须与患儿及家长讨论英夫利昔单抗的副作用，并签署知情同意书。

对于以下情况应该考虑手术治疗：孤立的回盲部病变、肠腔狭窄、瘘管形成、内科治疗无效患儿。维持治疗：硫唑嘌呤或 6-硫基嘌呤，用于 6 个月以内复发病人在最初治疗成功后 1 年内发作两次或更多次，激素依赖，有合并症患儿。对硫唑嘌呤无反应的患儿应检查血清鸟嘌呤核苷酸水平。如果硫唑嘌呤或 6-硫基嘌呤无效，用甲氨蝶呤治疗，加用叶酸 5mg tid，监测血象和肝功前 4 周，每 2 周 1 次，以后 1 个月 1 次。5-氨基水杨酸在维持治疗中作用很小，对轻度病变大剂量［50～100mg/(kg・d)］可能有效。如果在诱导期缓解期用了英夫利昔单抗，在缓解期用加大剂量的（每次10mg/kg），如果有效，再转换成小剂量。6个月后需停免疫抑制剂。

抗肿瘤坏死因子-α治疗：对英夫利昔单抗耐药或者不耐受的患儿可用抗肿瘤坏死因子-α药物，阿达木单抗治疗。80mg，皮下注射，然后隔周40mg。在开始治疗前，内镜、消化道造影进行评估。对于益生菌，鱼油和鞭虫治疗的疗效无明确依据。

（二）溃疡性结肠炎的治疗

溃疡性结肠炎的治疗取决于病变的活动度和分布。

1. 诱导期治疗

（1）轻度或左半结肠炎：局部美沙拉嗪（1～2g/d）或类固醇对轻中度或左半结肠炎或单纯直肠病变有效。口服和局部联合用药效果更好。口服美沙拉嗪［50～100mg/(kg·d)，最大3～4g/d］或柳氮磺胺吡啶40～60mg/(kg·d)（最大剂量3g/d)，如果耐受性好可以增加至100mg/(kg·d)。如果不耐受可换为奥沙拉嗪和巴柳氮治疗。每6个月检测肝功肾功。对于5-氨基水杨酸制剂无效的患儿，换用泼尼松龙1～2mg/(kg·d)（最大为40mg)。

（2）中-重度结肠炎：泼尼松龙1～2mg/(kg·d)（最大为40mg)，2～4周，缓解后逐渐减量，4～8周减完。如果停药后复发，重新评估给药。

（3）急性重度结肠炎，中毒性巨结肠：①监测体温，脉搏，大便次数，血常规、CRP，腹部平片（每天1次）。②对症处理，保证水、电解质平衡，纠正酸中毒，必要时输血。③激素静脉治疗，氢化可的松2mg/kg，qd（最大100mg，qd）或者甲基泼尼松龙2mg/kg，qd（最大60mg/d)。72小时未缓解，建议手术治疗。如果有感染或者术前应用静脉抗生素，头孢三代及甲硝唑。④横结肠直径超过＞5.5cm和/或盲肠＞9cm是手术指征。⑤静点环孢素A2～4mg/kg，他克莫司、英夫利昔单抗。

2. 维持治疗　推荐氨基水杨酸（剂量同诱导期），对于远端和轻度病变，缓解 2 年以上停药。不推荐用激素作为维持治疗药物。激素依赖或者停激素后半年内复发，或者每年复发两次或以上者，同时用氨基水杨酸的患儿，可用硫唑嘌呤或 6-硫基嘌呤。检测肝功和血象。

（三）不确定结肠炎

最初治疗同 UC，及时进行评估，明确诊断后再转为相应的 CD 或 UC 治疗。

（李在玲）

第十节　急性胰腺炎

急性胰腺炎（acute pancreatitis，AP）多发生在大龄儿童，是由于激活的胰酶在胰腺组织内自身消化引起的急性化学性炎症。常以感染（细菌或病毒）、代谢紊乱、全身血管病变、胆道疾病、胰腺畸形、胰管梗阻、腹外伤、药物中毒为诱因，根据病理分为：水肿型和出血坏死型。根据临床表现可分为 AP 和急重症急性胰腺炎（severe acute pancreatitis，SAP）。SAP 是指 AP 伴脏器功能障碍，或出现坏死、脓肿或假性囊肿等局部并发症或两者兼有者。

【诊断要点】

（一）临床表现

1. 病史　有暴饮暴食史，有胆结石病史、先天性胆管畸形等。

2. 症状与体征　腹痛、腹胀、呕吐、发热。腹痛为持续性疼痛伴阵发性加剧，多位于右上腹或中上腹可向左腰背部放射。若出现内科治疗 72 小时病情无改善或加重，有全身器官衰竭表现，腹胀明显出现肠梗阻，出现腹水，电解质紊乱或休克者应考虑急性坏死性胰腺炎可能。

3. 儿童急性胰腺炎的评估　Ranson 和 APACHE Ⅱ、

Glasgow 评分系统适用于成人，John 评分是一个较为适于小儿 AP 严重度的评价系统。

表 11-10-1 John 评分指标

入院时	入院后 48 小时以内
年龄＜7 岁	血清钙＜2.05mmol/L
体重＜23kg	血清白蛋白＜26g/L
白细胞数＞18.5×10^9/L	尿素氮升高＞1.8mmol/L
血清乳酸脱氧酶＞2000U/L	估计体液丢失＞75ml/kg

每达一项计 1 分，≥3 分者被判定为小儿 SAP

（二）辅助检查

血常规白细胞及中性粒细胞增高并出现核左移及中毒颗粒。血清淀粉酶病后 3 小时增高（高出正常值 3 倍以上），24～48 小时达高峰，持续 3～5 天。血清脂肪酶增高（高出正常值 3 倍以上）。尿淀粉酶病后 12 小时增高，持续 7 天。腹水淀粉酶＞血淀粉酶可考虑急性坏死性胰腺炎可能。B 超对水肿型胰腺炎及后期并发胰腺囊肿者有意义。CT 增强检查有助诊断：表现为胰腺水肿、断裂，胰腺包膜下渗出，组织坏死，小网膜囊、肝肾隐窝、脾肾间隙积液，且可了解胰头下、大血管后渗出、胸腔渗液反应等。行血生化、肝功、肾功、心肌酶、心电图等检查评估器官功能。

【治疗】

（一）内科治疗

1. 禁食，症状明显改善，血、尿淀粉酶明显下降。可以从流食开始逐渐进食。一旦出现症状反跳，即停止进食。

2. 胃肠减压。

3. 静脉补液　补充热量，维持生理需要，注意胃肠减压的量要及时补充。维持水电解质、酸碱平衡。

4. 对症处理　有休克抗休克治疗，有呼吸窘迫综合征和胸腔积液，心脏病变进行相应治疗。注意儿童的腮腺炎病毒引起的胰腺炎。

5. 止痛　解痉（硫酸镁）、镇痛（山莨菪碱、阿托品、氯丙嗪、哌替啶丁）。

6. 抗感染（选用羟氨苄青霉素、庆大霉素、甲硝唑、头孢三代、喹喏酮类等）。

7. 抑酸药物的应用，质子泵抑制剂和 H_2 受体拮抗剂等（参见胃炎节）。

8. 营养支持。进行肠外营养的同时，可以给予早期肠内营养置空肠营养管。

9. 抑制胰腺分泌　生长激素抑制剂（奥曲肽 100μg 皮下注射，然后 25μg/h，连续静点）（施他宁，250μg 静脉注射，之后 24 小时内以 100μg/h 静脉滴注）。

10. 抑制胰酶活性　胰蛋白酶抑制剂抑肽酶（aprotonin），1～2 万 U/次，qd 或 bid，静脉滴注。加贝脂，100mg 加 4∶1 液 250～500ml，1mg/(kg·h)。

11. AP（胆源型）的内镜治疗　早期内镜下 ERCP 及十二指肠乳头切开术加 ENBD 治疗重症急性胆源性胰腺炎的价值较明确。

（二）外科治疗

胰腺坏死感染为主要外科手术指征。

（李在玲）

第十一节　结核性腹膜炎及肠结核

结核性腹膜炎（tuberculous peritonitis）主要由肠系膜淋巴结结核或肠结核直接蔓延发病，也可由血行播散结核所致，多见于年长儿。肠结核主要是食入性的，其他有血源性或直接蔓延，好发于回盲部。

【诊断要点】

（一）病史

结核接触史、卡介苗接种史。

（二）临床表现

低热、盗汗、纳差、乏力等全身结核中毒症状。

1. 渗出型　消瘦、腹痛、腹胀、腹泻与便秘交替。腹部压痛，叩诊呈浊音。

2. 粘连型　消瘦、腹痛、腹胀、营养不良性水肿、贫血。反复出现不完全肠梗阻，腹部揉面感，可及肿块。

3. 干酪溃疡型　上述两型进展至后期所致，高热、中毒症状、腹痛、腹泻、严重消瘦、恶液质、可形成肠瘘。

（三）辅助检查

结核常规检查如血沉、结核菌素实验，找结核菌。便常规可有红、白细胞。X 线检查多有肺结核病灶。病程早期钡餐和钡灌肠可见肠蠕动亢进、肠管痉挛；后期出现充盈缺损、粘连、肠管狭窄和狭窄上段扩张。肠管内多处液平。纤维结肠镜可见溃疡和增值性病变，活检可发现结核性病变。腹水检测可帮助确诊。

（四）鉴别诊断

渗出型腹膜炎需与肝硬化、肾性、心性、营养不良水肿等引起腹水、化脓性腹膜炎、大网膜囊肿鉴别。粘连型需与腹腔恶性、良性肿瘤、痢疾、炎症性肠病、蛔虫性肠梗阻鉴别。

【治疗】

（一）一般治疗

富含高蛋白和维生素、易消化、少刺激性食物，高热或明显中毒症状者卧床休息。

（二）抗结核药物治疗

可参照肺结核治疗方案。

（三）肾上腺皮质激素治疗

渗出型可用泼尼松每日 1～2mg/kg，最大剂量＜40mg。

4 周内停药。有肠结核慎用激素，以免肠穿孔。

（四）外科手术

肠结核溃疡穿孔、大量肠出血经内科治疗不能止血者、部分或完全性肠梗阻、诊断不明确需剖腹探查者可行外科手术。

（隋　静）

第十二节　急性胆囊炎

急性胆囊炎（acute cholecystitis）是由于结石、蛔虫、组织结构异常所致的胆囊管梗阻、胆汁潴留，继发细菌感染引起胆囊炎症。致病菌多为大肠杆菌，其次为葡萄球菌、溶血性链球菌、变形杆菌、也可有混合感染。

【诊断要点】

（一）症状与体征

发病急，腹痛、高热、寒战为主要表现，偶有黄疸。腹痛为右上腹或上腹部持续性钝痛，阵发性加重。向右肩和背部放射。严重者有剧烈绞痛，伴恶心、呕吐，全身中毒症状，休克。体检：急性病容，右上腹明显压痛及肌紧张。莫非氏征阳性、肝区叩击痛。

（二）辅助检查

血象白细胞及中性粒细胞增高并出现核左移及中毒颗粒。B 超可显示胆囊大小、囊壁厚薄、有无结石、畸形等。腹腔穿刺有助于胆汁性腹膜炎诊断。

（三）鉴别诊断

与急性阑尾炎、急性胰腺炎、肝炎、肠套叠、蛔虫、肝脓肿、泌尿系结石鉴别。

【治疗】

（一）内科治疗

解痉（硫酸镁）、镇痛、抗感染（选用羟氨苄西林、庆大霉素、甲硝唑、头孢三代等）、禁食、胃肠减压、纠正水、电解质、酸碱失衡，支持疗法。

(二) 外科治疗适应证

慢性病例，反复急性发作，症状重，保守治疗无效者。手术目的是解除梗阻、消除感染、通畅引流、取出结石。

（张 娟）

第14章 循环系统疾病

第一节 先天性心脏病

一、总论

先天性心脏病（congenital heart disease，CHD）简称先心病，指胎儿时期心脏血管发育异常导致的畸形，是小儿最常见的心脏病。

心脏发育关键期——胚胎第2～8周。

胎儿超声心动图检查最佳时期——妊娠第16～28周。

卵圆孔——胎儿期正常通路，生后功能性闭合，6个月左右解剖闭合。6个月以内的单纯卵圆孔未闭引起少量左向右分流，心脏听诊胸骨左缘上部可有轻微收缩期杂音，一般是生理性闭合过程，不属于先心病。如6个月以后仍有单纯卵圆孔未闭，应注意与继发孔型房间隔缺损鉴别。

小儿正常肺动脉压为15（舒张压）～30（收缩压）mmHg，平均压为10～20mmHg。

正常胎儿为右心负荷占优势，有肺动脉高压，生后逐渐过渡到左心占优势，肺动脉压力也逐渐下降。新生儿、小婴儿超声心动图可有生理性右房、右室大，肺动脉压偏高。

【诊断要点】

（一）分类

1. 左向右分流型（潜伏青紫型） 如室间隔缺损（VSD)、继发孔型房间隔缺损（ASD)、动脉导管未闭

（PDA）。

动力性肺动脉高压——左向右分流型先心病早期，由肺动脉痉挛所致（可逆）。

艾森门格综合征（Eisenmenger syndrome）——左向右分流型先心病晚期，肺动脉壁病理性增厚引起梗阻性肺动脉高压（不可逆），出现右向左分流和青紫。

2. 右向左分流型（青紫型）　如法洛四联症，完全性大动脉转位。

3. 无分流型（无青紫型）　如单纯肺动脉瓣狭窄。

（二）病史

妊娠史、家族史等。

（三）临床表现

1. 常见症状　青紫，应注意出现时间、部位、程度及其与活动的关系；可有生长发育迟缓、体重增长缓慢，喂养困难，活动耐力减退，呼吸急促，呼吸困难，缺氧发作，蹲踞，反复呼吸道感染，充血性心力衰竭等表现。如增大的左心房或肺动脉压迫左侧喉返神经可引起声音嘶哑。

2. 体格检查

（1）一般检查：注意有无生长发育迟缓、青紫、杵状指（趾）、充血性心力衰竭的表现，其他异常包括指（趾）畸形、唇腭裂、特殊面容、头颅外形、矮小、视力、听力、智力障碍等。

（2）心脏检查：注意心前区隆起、心尖搏动弥散、震颤、心脏杂音及肺动脉第 2 音（P_2）。

先心病的杂音一般位于胸骨左缘第 2～4 肋间，为 2/6 级以上粗糙的收缩期杂音，持续时间较长，多为全收缩期，可向颈、心尖或背部传导，不受体位、呼吸及运动的影响而持续存在。

P_2 增强见于肺动脉高压，P_2 减弱见于肺动脉狭窄，P_2 固定分裂为房缺的特征。

风湿性心脏病的杂音多位于心尖部，为 2/6 级以上收缩期吹风样杂者或舒张期隆隆样杂者，向腋下或背部传导，并有风湿性心脏病的其他表现。

无害性杂音，又称功能性或生理性，多位于胸骨左缘或心尖部，为 2/6 级以下收缩早、中期弹弦样杂音，不粗糙，不传导，易受体位、呼吸及运动影响而变化。

(3) 周围血管征：脉压差增大、枪击音、水冲脉及毛细血管搏动见于动脉导管未闭。

(四) 常规检查

包括胸片、心电图、超声心动图等。

【治疗要点】

(一) 内科治疗

1. 建立合理的生活制度，避免剧烈活动，防治感染。

2. 预防感染性心内膜炎。

3. 青紫型患儿应预防脱水，以免血液过分黏稠而导致血栓形成。

4. 如发生充血性心力衰竭，可用利尿剂、血管紧张素转换酶抑制剂（ACEI）及洋地黄制剂，参见第八节“心力衰竭”。

(二) 心导管介入治疗

有些室缺、房缺、PDA 可选择介入治疗，创伤小。

(三) 手术治疗

择期手术，最适宜年龄为学龄前期，如病情需要可不受年龄限制。梗阻性肺动脉高压时不宜手术。

二、室间隔缺损

室间隔缺损（ventricular septal defect，VSD）为小儿最常见的先心病。缺损直径＜0.5cm 为小型缺损，位置多较低，常见于肌部，称 Roger 病；0.5～1.0cm 为中型缺损；＞1.0cm 为大型缺损，位置多较高，常见于膜部，较多见。

【诊断要点】

（一）临床表现

1. 症状　小型缺损多无症状。中型和大型缺损可有反复呼吸道感染、乏力、生长发育迟缓，严重者婴儿期即有充血性心力衰竭的表现，当出现梗阻性肺动脉高压和右向左分流时出现青紫。

2. 体征　可有心前区隆起，心脏向左侧扩大，胸骨左缘第 3～4 肋间可触及收缩期震颤。听诊可闻及 3/6 级以上粗糙的全收缩期杂音，向心前区和背部传导；如左室增大明显，心尖都可闻及舒张中期隆隆样杂音；P_2 增强。

（二）常规检查

1. 胸片　小型缺损可正常，大型缺损心脏中度或中度以上增大，以左、右室增大为主，左房也可增大。当出现梗阻性肺动脉高压和右向左分流时则以右室增大为主。肺动脉段突出，肺血增多。主动脉结较小。

2. 心电图　轻者心电图正常，重者左室肥大或左、右室肥大。

3. 超声心动图　左房、左室增大，右室亦可增大，主动脉缩小，室间隔活动正常，二维超声心动图常可显示缺损的存在。彩色多普勒超声血流显像还可以明确分流的方向和速度。

【治疗要点】

手术适宜年龄为 2～6 岁，如病情需要可不受年龄限制。有些病例可选择心导管介入治疗。小型缺损在 5 岁以内有自行闭合的可能性，可定期复查超声心动图。但干下型不能自行闭合，需手术。

三、房间隔缺损（继发孔型）

房间隔缺损（atrial septal defect，ASD）较常见。

【诊断要点】

（一）临床表现

1. 症状　女多于男，为（2～3）：1，出现症状较晚。小型缺损无任何症状，仅在查体时发现心脏杂音；缺损大者生长发育迟缓，反复呼吸道感染，在儿童很少发生充血性心力衰竭和梗阻性肺动脉高压。

2. 体征　胸骨左缘第 2～3 肋间闻及 2/6 级柔和的收缩期喷射性杂音，常无震颤。少数杂音粗糙、响亮（3/6 级）。P_2 正常或稍增强，P_2 固定分裂，为重要特征。分流量大者在三尖瓣区听到较短的舒张中期杂音。

（二）常规检查

1. 胸片　轻者完全正常。重者心脏外形中度以上增大，右房、右室增大，肺动脉段突出，肺血增多，主动脉结较小。

2. 心电图　电轴右偏，不完全或完全性右束支传导阻滞，右室、右房肥大。

3. 超声心动图　右房、右室增大。分流量很大，右室显著增大时室间隔与左室后壁呈同向运动。二维超声心动图可直接显示缺损的位置及大小。多普勒彩色血流显像可直接显示分流的大小及方向。

【治疗要点】

手术适宜年龄为 2～6 岁。有些病例可选择心导管介入治疗。1 岁以内的小型房缺有可能自行闭合，可定期复查超声心动图。

四、动脉导管未闭

动脉导管未闭（patent ductus arteriosus，PDA）较常见。出生后呼吸建立，动脉血氧升高及肺动脉压力下降，使通过动脉导管的血流量显著减少，生后 10～15 小时，导管在功能上关闭（生后 3 个月内绝大部分在解剖上关闭）。如此时导管继续开放，并出现左向右分流，即构成 PDA。

导管直径0.5～1.0cm，个别可达2～3cm，长0.7～1.0cm，形态呈管型、漏斗型、窗型或动脉瘤样。

早产儿PDA参见第六章第四节。

【诊断要点】

（一）临床表现

1. 症状 女多于男，约3∶1。症状的轻重与导管粗细有关，分流量大者可有反复呼吸道感染，生长发育迟缓，严重者婴儿期即有充血性心力衰竭的表现。

2. 体征 响亮的机器样连续性杂者为本病特点。杂音贯穿收缩期及舒张期，而收缩期更为响亮，在胸骨左缘第2肋间最明显，向左第1肋间及锁骨下传导。在杂音最响处可触及收缩期或连续性震颤。

若分流量超过肺循环量的50%以上，往往在心尖部可听到低频的舒张中期杂音。

脉压差增大为本病的重要体征。当脉压差很大时，可见枪击音、水冲脉及毛细血管搏动。

当出现梗阻性肺动脉高压和右向左分流时，可出现差异性青紫，青紫多限于左上肢和下半身。

（二）常规检查

1. 胸片 分流量大时，心脏增大，以左室增大为主，左房也可增大，肺动脉段突出，肺血增多。升主动脉及主动脉结增大。当出现梗阻性肺动脉高压和右向左分流时则以右室增大为主。

2. 心电图 分流量较大的有左室肥大，电轴左偏。若呈双室肥大或右室肥大，说明有肺动脉高压。

3. 超声心动图 左房、左室有不同程度的增大，二维超声心动图可直接探查到未关闭的动脉导管。彩色多普勒可显示血流的方向及速度。

【治疗要点】

手术适宜年龄为2～6岁，如病情需要可不受年龄限制。有些病例可选择心导管介入治疗。

五、法洛四联症

法洛四联症（tetralogy of Fallot，TOF）为存活婴儿中常见的青紫型复杂先心病。有四大特征：①肺动脉狭窄，多见右室漏斗部狭窄，其次是瓣膜合并漏斗部狭窄；②主动脉骑跨；③膜部室间隔缺损；④右心室肥厚。

【诊断要点】

（一）临床表现

1. 症状　动脉导管关闭前，症状不明显。新生儿期一般不发生青紫。动脉导管关闭后，一般在生后 3～6 个月出现全身性青紫，程度因肺动脉狭窄的程度和主动脉骑跨的程度而不同。

婴儿期可见缺氧发作，突然发生呼吸困难、青紫加重，重者可因脑供血不足而发生神志不清，甚至惊厥或晕厥。诱因多为晨起吃奶、剧烈哭闹、用力大便等。

幼儿、学龄前儿童、学龄儿童行走不远后自动采取蹲踞姿势或取胸膝位可缓解青紫和缺氧。

由于肺血流量减少，呼吸道感染和充血性心力衰竭较少见。

血常规示血红蛋白增加，红细胞增多。

2. 体征　体格发育迟缓。心前区可稍隆起，胸骨左缘第 2～4 肋间可听到粗糙的喷射性收缩期杂音，有时伴有收缩期震颤，P_2 减弱。一般 1～2 岁后出现杵状指（趾）。

（二）常规检查

1. 胸片　心脏增大，典型的心脏外形呈“靴形”。肺动脉段凹陷，右室增大而使心尖圆钝上翘，右房正常或稍大，心底部主动脉影增大。有时可见右位主动脉弓，肺血流量减少。

2. 心电图　电轴右偏，右室肥大，亦可见右房肥大。

3. 超声心动图　主动脉根部位置前移，骑跨于室间隔上，并可提示骑跨的程度。主动脉根部扩大。彩色多普勒血流显像常可见室间隔缺损处呈双向分流，右室将血流直接注入骑跨的主动脉。

（三）必要时心导管检查

右室压力增高，肺动脉压力降低，右房压力往往在正常范围内。若导管自右室直接插进主动脉，即能证明主动脉右移。如导管自右室插进左室，则显示室间隔缺损的存在。右室选择性造影可见造影剂自右室经室间隔缺损流向左室。

【治疗要点】

（一）内科治疗

平时除注意预防感染外，应摄入足够水分，如遇高热、呕吐、腹泻等情况，更需注意及时补液，防止血液浓缩而发生脑栓塞等并发症。

缺氧发作治疗：胸膝位；吸氧，必要时气管插管；镇静；纠正酸中毒；静脉注射 β 受体阻滞剂，可给普萘洛尔（即心得安）0.1mg/kg 加入葡萄糖 20ml 中静脉缓慢推注，反复发作者可口服普萘洛尔每日 1mg/kg。

（二）手术治疗

根治手术适宜年龄为 2～6 岁。

六、完全性大动脉转位

完全性大动脉转位（complete transposition of great arteries，TGA）占新生儿青紫型复杂先心病的首位，病死率高。主要病理改变为主动脉开口于右室，肺动脉开口于左室，形成体、肺循环互相分离，缺氧、青紫严重，患儿必须同时伴有补偿性分流通道存在，如房缺、室缺、PDA，才能维持生命。如室间隔完整，一般生后很快死亡。

【诊断要点】

（一）临床表现

1. 症状　男多于女，为（2～3）：1。生后 1 周内出现青紫，进行性加重，呼吸急促、呼吸困难，进行性心脏增大，早期发生充血性心力衰竭和严重代谢性酸中毒。

2. 体征 青紫严重，早期出现杵状指（趾）。心脏杂音可有可无，如有杂音，其响度和部位取决于合并畸形的类型及体、肺循环间的压力差，P_2 可正常或增强。

（二）常规检查

1. 胸片 有 3 个特点非常重要：心脏大、肺血多、胸腺小。

2. 心电图 电轴右偏，右室、右房肥大，偶有左室肥大。

3. 超声心动图 大动脉位置异常，主动脉瓣在右前方，肺动脉瓣在左后方，主动脉瓣关闭早于肺动脉瓣关闭。

（三）心导管检查

股动脉血氧含量降低，肺动脉血氧含量高于主动脉。导管插入右室后很快进入主动脉，右室压力与主动脉压力接近。选择性右室及左室造影可明确畸形性质。

【治疗要点】

新生儿期行根治手术。超声心动图确诊后，应及时转到有条件行根治手术的医院。最好产前通过胎儿超声心动图明确诊断，在有条件行根治手术的医院出生后手术。

（鲁　珊）

第二节　感染性心肌炎

感染性心肌炎包括病毒、细菌、立克次体、螺旋体、真菌及寄生虫感染，其中以病毒性心肌炎最多见。

【诊断要点】

（一）病史

患儿最近 2～4 周内有上呼吸道感染或腹泻等病毒感染病史。

（二）临床表现

可有心前区不适，如胸闷、乏力、气短、晕厥、恶心、呕吐、腹痛、呼吸困难、多汗、皮肤湿冷、烦躁不安，面色苍白或发绀。血压低，心界扩大、第一心音低钝、心律失常、心脏杂音。

（三）辅助检查

包括心肌酶、CK-MB 质量法、肌钙蛋白、风湿三项、心电图、超声心动图、Holter、病毒 PCR、胸片。

（四）病毒性心肌炎诊断标准

1. 临床诊断依据

（1）心功能不全、心源性休克或心脑综合征。

（2）心脏扩大（X 线、超声心动图检查具有表现之一）。

（3）心电图改变：以 R 波为主的 2 个或 2 个以上主要导联（Ⅰ、Ⅱ、aVF、V_5）的 ST-T 改变持续 4 天以上伴动态变化，窦房传导阻滞、房室传导阻滞，完全性右或左束支阻滞，成联律、多形、多源、成对或并行性早搏，非房室结及房室折返引起的异位性心动过速，低电压（新生儿除外）及异常 Q 波。

（4）CK-MB 升高或心肌肌钙蛋白（cTnI 或 cTnT）阳性。

2. 病原学诊断依据

（1）确诊指标：自患儿心内膜、心肌、心包（活检、病理）或心包穿刺液检查，发现以下之一者可确诊心肌炎由病毒引起：①分离到病毒；②用病毒核酸探针查到病毒核酸；③特异性病毒抗体阳性。

（2）参考依据：有以下之一者结合临床表现可考虑心肌炎系病毒引起：①自粪便、咽拭子或血液中分离到病毒，且恢复期血清同型抗体滴度较第一份血清升高或降低 4 倍以上；②病程早期患儿血中特异性 IgM 抗体阳性；③用病毒核酸探针自患儿血中查到病毒核酸。

3. 确诊依据

（1）具备临床诊断依据 2 项，可临床诊断为心肌炎，发病同时或发病前 1～3 周有病毒感染的证据者支持诊断。

（2）同时具备病原学确诊依据之一，可确诊为病毒性心肌炎，具备病原学参考依据之一，可临床诊断为病毒性心肌炎。

（3）凡不具备确诊依据，应给予必要的治疗或随诊，根据病情变化，确诊或除外心肌炎。

（4）应除外风湿性心肌炎、中毒性心肌炎、先天性心脏病、结缔组织病以及代谢性疾病的心肌损害、甲状腺功能亢进症、原发性心肌病、原发性心内膜弹力纤维增生症、先天性房室传导阻滞、心脏自主神经功能异常、β受体功能亢进及药物引起的心电图改变。

4. 分期

（1）急性期：新发病，症状及检查阳性发现明显且多变，一般病程在半年以内。

（2）迁延期：临床症状反复出现，客观检查指标迁延不愈，病程多在半年以上。

（3）慢性期：进行性心脏增大，反复心力衰竭或心律失常，病情时轻时重，病程在 1 年以上。

【鉴别诊断】

应与风湿性心肌炎、先天性心脏病、心内膜弹力纤维增生症、甲状腺功能亢进、β受体功能亢进症进行鉴别。

【治疗要点】

无特殊治疗。应结合患儿病情采取有效的综合措施，可使大部患儿痊愈或好转。

（一）休息

急性期至少应卧床休息至热退 3～4 周，有心功能不全或心脏扩大者，更应强调绝对卧床休息，以减轻心脏负荷及减少心肌耗氧量。恢复期仍应限制活动、一般不少于 6 个月。心脏扩大及并发心力衰竭者卧床休息至少 3～6 个月，病情好转或心脏缩小后逐步开始活动。

（二）抗生素

为防止细菌感染，急性期可加用抗生素，如用青霉素 1～2 周。

（三）能量合剂治疗

辅酶 A 100U，ATP 20mg、维生素 C 100mg/kg，加 10%葡萄糖 100ml，每日一次静点。

（四）心肌代谢酶活性剂

1. 辅酶 Q10　10～30mg/d，分 2～3 次口服。

2. 1,6-二磷酸果糖（FDP）　剂量为 100～250mg/kg 静脉注射，最大量不超过 2.5ml/kg（75mg/ml），或最大量 200ml/d，静注速度 10ml/min，每日 1～2 次，每 10～15 日为一疗程。

3. 磷酸肌酸钠　<3 岁者 1g，>3 岁者 2g 加入 5%葡萄糖液 20～50ml 静注。

（五）免疫治疗

1. 肾上腺皮质激素　适应证为：急性期并发心源性休克、完全性房室传导阻滞及心力衰竭经洋地黄等治疗未能控制者。

用法：甲泼尼龙 10mg/(kg·d)，静脉滴注 3 天或地塞米松 0.25～0.5mg/(kg·d)，氢化可的松 5～10mg/(kg·d)，以后用泼尼松口服每日 1～1.5mg/kg，症状缓解后逐渐减量停药，疗程 4～8 周。

对反复发作或病情迁延者，可考虑较长期的激素治疗，疗程不少于半年。常用泼尼松，每日 1.5～2mg/kg，2～3 周症状缓解后逐渐减量，至 8 周左右减至每日 0.3mg/kg，维持至 16～20 周，再减量至 24 周停药。

2. 丙种球蛋白　用于急性重症病人，单剂 2g/kg 在 24 小时中缓慢静脉滴注，心力衰竭患者慎用，并注意心力衰竭症状是否恶化，以及有无过敏反应。

3. 其他　如干扰素、胸腺肽。

（六）对症治疗

如并发心律失常、心源性休克、心力衰竭的治疗，参阅相关章节。

（王雪梅）

第三节　原发性心肌病

原发性心肌病是一种原因不明的心肌病，按病理生理特点分为四型：扩张性心肌病、肥厚性心肌病（分梗阻型及非梗阻型两种）、限制性心肌病，致心律失常性心肌病（右心室心肌病）。

【诊断要点】

具备下列各项中至少一项可考虑心肌病。

1. 心脏增大，尤其是X线心影呈球形增大，而无其他原因可寻者。

2. 充血性心力衰竭未能发现其他心脏病者。

3. 心电图示ST段和T波变化或有各种心律失常无其他原因可解释者。

4. 有昏厥发作同时伴心脏增大无其他原因解释者。

5. 体循环或肺循环动脉栓塞无其他原因可解释者。

一、扩张型心肌病

是原发性心肌病中最多见的一种。

【诊断要点】

1. 多见于学龄前及学龄儿童，起病及进展多缓慢，症状轻重不一。

2. 体检　X线及超声心动图显示有心脏扩大，左室或双室扩张。

3. 临床大多并发充血性心力衰竭及心律失常，表现为心悸、乏力、气急、水肿、胸闷、呼吸急促、呼吸困难和端坐呼吸等。第一心音减弱，出现第三、四心音和奔马律；心前区有收缩期反流性杂音，为心脏增大，二尖瓣关闭不全所致。

4. 常规心电图及Holter心电图　ST-T改变，表现为ST水平降低，T波倒置、低平或双向；异位搏动和异位心律，可出现频繁、多型、多源的室性早搏，并可发展成室性心动过速；传导障碍，表现为房室传导阻滞（Ⅰ～Ⅲ度），室内束支及分支阻滞；心室肥厚。

5. 胸片　心脏增大，心胸比例增加，以左室为主或普遍性增大呈球形。肺淤血或肺水肿，胸腔积液。透视下心脏搏动明显减弱。

6. 超声心动图　各室腔明显增大，以左心室为主；室间隔和左心室后壁运动幅度减低，二尖瓣前后叶开放幅度小；射血分数和短轴缩短率下降；多巴酚丁胺负荷超声心动图，心脏 β 受体功能反应性低下。

7. 心导管和心肌活检　对扩张型心肌病超声心动图的诊断价值较大，一般不常规进行心导管检查。但在临床怀疑有冠状动脉起源异常时，可选择主动脉根部造影或选择性冠状动脉造影。心导管检查和心血管造影可测定肺动脉压力、肺毛细血管楔压，显示二尖瓣、三尖瓣反流等。心肌活检显示不同程度心肌肥厚，纤维化，没有明显的淋巴细胞浸润。

应与病毒性心肌炎及原发性心内膜弹力纤维增生症鉴别。

【治疗要点】

治疗原则：①积极对症治疗，如抢救心源性休克、控制心力衰竭、纠正心律不齐等；②改善心肌营养代谢及能量供应。

（一）一般治疗

①卧床休息，减轻心脏负荷；②控制呼吸道感染，及时应用抗生素，酌情用丙种球蛋白、干扰素等提高机体免疫力；③切断自身免疫反应。

（二）控制心力衰竭

①正性肌力药物：由于心肌病对洋地黄敏感性增加，且疗效较差，应用剂量宜偏小。常采用地高辛维持量法，剂量为正常的 1/2～2/3，长期应用。其他正性肌力药物如

多巴胺和多巴酚丁胺，以及具有正性肌力和扩张血管双重作用药物如氨力农和米力农等可根据临床需要选择使用。②利尿剂：间断使用，不宜长期使用，应注意电解质平衡和血容量改变。③扩血管药物：对重症和顽固性经一般治疗无效的患儿常可获得满意疗效。常用药物有硝普钠和硝酸甘油。硝普钠一般有效剂量为每分钟 1～8μg/kg，停药时，应逐渐减量；硝酸甘油剂量为每分钟 0.5～5μg/kg，静脉点滴，从小剂量开始，根据临床需要逐渐加量，随时调节用量，为避免耐药性的产生，一般每天静脉点滴时间不超过 6 小时。

（三）血管紧张素转换酶抑制剂

目前临床使用较多的是卡托普利和依那普利。卡托普利 0.5～4mg/(kg·d)，分 3 次服用；依那普利 0.08～0.1mg/(kg·d)，每日 1 次，疗程 4～12 周。

（四）β受体拮抗剂

从小剂量开始，严密观察下逐渐增加剂量。临床常用的有美托洛尔和阿替洛尔。美托洛尔口服剂量为 0.5～1mg/kg，每日 2～3 次；阿替洛尔口服 0.5～1mg/kg，每日 1～2 次。阿替洛尔，每次 0.5～1mg/kg，每日 2～3 次。

（五）钙通道阻滞剂

维拉帕米，每次 2mg/kg，每日 3～4 次。硫氮唑酮，每次 0.5mg/kg，每 8 小时 1 次，如无不适，2～4 周后可加倍。

（六）抗心律失常治疗

扩张型心肌病选择抗心律失常药物时，应注意两点：①大多数抗心律失常药具有负性肌力作用，②抗心律失常药物的致心律失常作用，尤其是在扩张性心肌病心肌电活动发生紊乱的情况下。目前首选第Ⅲ类抗心律失常药物胺碘酮，因其负性肌力作用弱；根据临床需要，亦可选择β受体拮抗治疗。

（七）免疫治疗

大剂量丙种球蛋白可改善机体免疫调节功能和增加心脏收缩功能，总量为 1～2g/kg。干扰素和胸腺肽有一定的疗效。对发现与免疫学异常有关的心肌炎性病变，或心力衰竭不易控制的危重病例，可考虑应用肾上腺皮质激素。

（八）抗凝药

严重心力衰竭特别是合并房颤时，为预防栓塞性并发症给予抗血小板凝集药。栓塞形成时，可用肝素或尿激酶治疗。

（九）心脏移植

对终末期、重症和治疗无效的扩张型心肌病可施行心脏移植手术。

（十）营养心肌及改善心肌代谢的药物

1. 1,6-二磷酸果糖（FDP）　1～2.5ml/(kg·d)，75mg/ml，最大量 200ml/d，每日 1～2 次，静脉注射，在 5～20min 内静脉滴注，7～10d 为 1 疗程，可重复 3～4 个疗程。

2. 辅酶 Q10　30～60mg/d，分次服，疗程 1～3 个月。

3. 天门冬氨酸钾镁　20～40ml（20ml 含钾离子 103.3mg，镁离子 33.7mg）加于 5%葡萄糖液 250～500ml 中，静脉滴注，每日 1 次。

4. 其他　如极化液，ATP，辅酶 A，细胞色素 C，肌苷，维生素 C、B_1、B_6 等。

二、肥厚性心肌病

本病可见于婴儿及新生儿，约 1/3 有家族史。左心室肥厚，分布在流出道、室间隔中部或心尖部。常以左室肥厚与室间隔不对称肥厚为特点。心室收缩功能正常而舒张功能受损，使左室充盈困难，因而心排血量减少。

【诊断要点】

（一）症状

早期为运动后呼吸困难，逐渐有乏力、心悸、心绞痛、头晕、昏厥，也可发生猝死。心力衰竭不多见。

（二）体征

心界向左扩大，在心尖内侧可听见收缩期喷射性杂音，第二心音呈反向分裂（P_2 在前，A_2 在后）。

（三）常规心电图及 Holter 心电图

左室肥厚，可出现异常 Q 波，常见于Ⅱ、Ⅲ、aVF、V_3、V_5 导联。ST 段下降及 T 波倒置、左房肥大。

（四）X 线

有不同程度心脏扩大，但缺乏特异性。

（五）超声心动图

室间隔肥厚较左室壁明显，室间隔与左室壁厚度比值为≥1.5。

（六）心内膜心肌活检

室间隔组织学检查含有大量结构破坏的、肥大的、排列紊乱的心肌细胞。

【治疗要点】

限制激烈运动，减轻症状及防止骤死。可用普萘洛尔每日 3～4mg/kg，可达 120mg/d，根据症状及心率加减剂量；对普萘洛尔无效者可用钙通道阻滞剂改善症状，维拉帕米每次 2mg/kg，每日 3～4 次。有室性心律失常可用胺碘酮；地高辛和利尿剂可加重左室流出道梗阻，应尽量不用，有严重充血性心力衰竭者可用小剂量地高辛及普萘洛尔。如内科治疗无效，压力阶差超过 9.3kPa（70mmHg），可行室间隔肥厚肌肉切除术。

三、限制性心脏病

常见于儿童及青少年。病变主要为心内膜及心肌纤维化，使心室收缩与舒张均发生障碍，心室腔减小，心室充盈受限制，心室顺应性下降，回心血量有障碍，心排血量减少，但流出道无变化，心腔闭塞是晚期病例的特征。

【诊断要点】

（一）临床表现

表现为原因不明的心力衰竭。临床表现随受累心室及病变程度有所不同。右心病变为主者表现为肝大、腹水、下肢水肿、颈静脉怒张。左心病变为主者常有呼吸困难、咳嗽、咯血、胸痛，有时伴肺动脉高压表现。多数无杂音或有轻度收缩期杂音，可有栓塞表现。

（二）X 线检查

心脏有中至重度增大，呈球形或烧瓶状。心搏减弱，肺野淤血。

（三）心电图

常见心房肥大、房早、ST-T 改变，可有心室肥厚及束支传导阻滞，24 小时心电图可发现潜在致死性心律失常。

（四）超声心动图

示左、右心房明显扩大，左右心室腔变小，房室瓣、腱索、乳头肌及心尖部心内膜增厚，常有三尖瓣及二尖瓣关闭不全，心室早期充盈突然限制，快速充盈相明显缩短，左心室等容舒张时间明显减少。

【鉴别诊断】

除外其他的心脏病，如先天性心脏病、风湿性心脏病、继发性及地方性心肌病。有时应与缩窄性心包炎鉴别困难，必要时可做心血管造影和心内膜心肌活检。

【治疗要点】

无特殊治疗，以对症药物为主。有水肿、腹水者可用利尿剂，为防止栓塞可用抗凝药。钙通道阻滞剂可增加心室顺应性和心搏出量。外科治疗为手术切除心内膜下纤维组织。

（王雪梅）

第四节　原发性心内膜弹力纤维增生症

本病是以心内膜下弹力纤维和胶原纤维增生致心内膜增厚，心力衰竭为主要表现的小儿心肌疾病，分扩张型（较常见）和限制型（较少见）两种类型。多见于1岁以内婴儿。

【诊断要点】

（一）临床特点

1. 婴儿期（年长儿少见）充血性心力衰竭，多因呼吸道感染诱发，对洋地黄类药物虽敏感，但心力衰竭常较顽固，易反复加重。少数早期病例心功能差，但尚未出现心力衰竭。

2. 心脏杂音较轻或无，少数病例心尖区可出现Ⅲ级收缩期杂音，提示二尖瓣反流。

3. 心电图示左心室肥厚，$V_5 \sim V_6$ ST-T 低平或 T 波倒置。心律失常较少见。

4. X 线检查示心影普大，以左心为主，透视下可见心搏减弱。

5. 超声心动图示左心室或伴左房腔增大，室壁运动减弱，或左心重量指数增高，若发现心内膜增厚更支持诊断。

6. 排除其他心血管疾病，必要时作心内膜心肌活检。

（二）分型

按症状的轻重缓急分三型。

1. 暴发型　起病急骤，突然出现呼吸困难、口周发绀、烦躁不安等心力衰竭体征。少数出现心源性休克，多见于6个月内的婴儿，可致猝死。

2. 急性型　起病也较快，但心力衰竭的发展不如暴发型急剧，常并发肺炎，多数死于心力衰竭，少数经治疗可缓解。

3. 慢性型　发病稍慢，年龄多在 6 个月以上。症状如急性型，但进展缓慢，有些患儿生长发育受影响。经治疗可获缓解，也可因反复发作心力衰竭而死亡。

（三）鉴别诊断

应与病毒性心肌炎、左冠状动脉起源的肺动脉畸形、扩张性心肌病及心型糖原累积症相鉴别。

【治疗要点】

（一）控制心力衰竭

1. 洋地黄　早期足量、长期应用，一般用地高辛，根据病情口服或静注。洋地黄化量为：口服 40～50μg/kg，静注 30～40μg/kg，以后以饱和量 1/4～1/5 作为维持量，每日分 2 次口服。一般疗程 3～4 年。停药指征为症状消失，X 线、心电图和超声心动图检查恢复正常 2 年以上，过早停药导致病情恶化。

2. 卡托普利　每日 1mg/kg，对改善心功能和扩大的心脏恢复有一定效果。急性心力衰竭，视病情可并用血管扩张剂和利尿剂。危重病例加用多巴胺、多巴酚丁胺、呋塞米及皮质激素治疗（参见充血性心力衰竭）。

（二）免疫抑制剂治疗

肾上腺皮质激素对控制心力衰竭、预防瓣膜受累、降低病死率有明显效果，与地高辛合并应用。一般用泼尼松 1.5mg/(kg・d)，口服，8～12 周后逐渐减量，每 2 周减 1.25～2.5mg，至每日 2.5～5mg 时维持，至心电图、胸片检查接近正常时逐渐停药，疗程 1～1.5 年。

（三）控制和预防肺部感染

并发呼吸道感染可诱发心力衰竭或使之加重，应选用青霉素、头孢菌素等及时控制感染。

（四）外科治疗

合并二尖瓣关闭不全者可作二尖瓣置换术以改善心功能。

（王雪梅）

第五节 心律失常

心脏传导系统包括窦房结、结间束、房室结、房室束（即希氏束）、左右束支及浦肯野纤维。心律失常（arrhythmia）系指心脏激动来自窦房结以外的起搏点，或激动传导不按正常顺序进行，或传导时间较正常延长或缩短。严重心律失常可导致心力衰竭、心源性休克、阿-斯综合征甚至猝死。

小儿心律失常不论从病因、临床表现、治疗等各方面都与成人差异较大。

一、窦性心律失常

心脏激动虽起源于窦房结，但其频率或节律有变化的心律。

（一）窦性心动过速

简称窦速，指窦性心律频率超过正常范围上限。

1. 心电图特点

（1）P波呈窦性（指Ⅰ、V_6导联P波直立，aVR导联倒置，Ⅱ、aVF、V_5导联大多直立，同一导联P波形态相同）。P-P间距缩短，P-R间期不小于正常低限（≥0.10秒，婴儿≥0.08秒）。

（2）心率大于下列范围：<1岁者>140次/分，1～6岁者>120次/分，>6岁者>100次/分。

（3）心率过快时，P波与T波可重叠，P-R段及ST段可下降，T波平坦甚至倒置。

2. 临床意义

（1）可见于运动、兴奋、紧张、疼痛、哭闹或直立调节障碍时。

（2）可见于应用药物（交感神经兴奋药、副交感神经抑制药）或摄入刺激性食物（酒、咖啡等）时。

（3）可见于发热、感染、出血、贫血、休克等全身疾病影响时。

（4）可见于器质性心脏病（如先天性心脏病、心力衰竭、感染性心肌炎、各种心肌病、心内膜弹力纤维增生症、二尖瓣脱垂、川崎病及缺血性心脏病、风湿热及风湿性心脏病、结缔组织病、先天性或获得性长 Q-T 综合征、心导管检查及心脏手术、心脏肿瘤等）、β 受体功能亢进、心脏神经官能症、甲状腺功能亢进症等。

3. 鉴别要点　窦速应与阵发性室上性心动过速（室上速）鉴别（表 14-5-1）。

表 14-5-1　窦速与室上速鉴别

	窦速	室上速
心率（次/分）	≤230	婴幼儿多>230 儿童多>180
发热、哭闹等诱因	多有	多无
发作形式	心率逐渐增快或减慢	多突发突止
P-P 或 R-R 间期	多不匀齐	多匀齐
发作前后 P 波形态	相同，为窦性 P 波	不同，可有室上性早搏
QRS 波形态	均正常	可有室内差异性传导
刺激迷走神经	心率可逐渐减慢或不变	终止或无效

4. 治疗　病因治疗。

（二）窦性心动过缓

简称窦缓，指窦性心律频率低于正常范围下限。窦性心动过缓可伴有窦性心律不齐、窦房传导阻滞、窦性静止、交界性或室性逸搏等。

1. 心电图特点

（1）P 波呈窦性，P-P 间距延长。

（2）心率小于下列范围：<1 岁者<100 次/分，1～6

岁者<80次/分，>6岁者<60次/分。

（3）P-R间期不小于正常低限。

2. 临床意义

（1）迷走神经张力增高，如睡眠、屏气、呕吐、晕厥、胃显著扩张、颅内压增高、高血压、压舌板检查咽部、压迫颈动脉窦、眼球等可使心率变缓。

（2）新生儿吞咽、吸吮、呃逆、咳嗽等动作可兴奋迷走神经使心率减慢。

（3）药物（副交感神经兴奋药、交感神经抑制药、洋地黄等）可使心率减慢。

（4）急性感染恢复期、电解质紊乱、器质性心脏病、病态窦房结综合征、甲状腺功能低下、结缔组织病、心脏手术停搏前或临终前可引起心率变缓。

（5）新生儿窒息可引起窦房结功能不良。

3. 治疗　针对病因治疗。

（三）窦性心律不齐

简称窦不齐，指窦房结发出的激动不匀齐，使节律快慢不等。心脏听诊应注意与早搏鉴别。窦性心律不齐如伴窦缓，临床意义同窦缓。

1. 心电图特点

（1）P波呈窦性。

（2）P-P间距相差>0.16秒。

（3）窦性心律不齐可伴随窦缓。

2. 临床意义　多为呼吸性窦性心律不齐，即吸气时心率增快，呼气时心率减慢。与呼吸无关的窦性心律不齐，较少见，可能为自主神经系统张力不平衡所致。亦可见于迷走神经张力增高、应用药物（副交感神经兴奋药、交感神经抑制药、洋地黄等）、器质性心脏病。

3. 治疗　针对病因治疗。

（四）游走性心律

指起搏点游走于窦房结内或窦房结至房室结之间，发出不规则激动。

1. 心电图特点

（1）窦房结内游走性心律：P波呈窦性，但同一导联中P波形态略有不同，P-P间距不等（与呼吸无关）；P-R间期不等，>0.10秒。

（2）窦房结至房室结间游走性心律：P波呈窦性，但同一导联中P波形态有明显周期性变化，可从直立转为平坦继而倒置（与呼吸无关）；P-R间期不等，≤0.10秒。

2. 临床意义　同窦不齐。

3. 治疗　针对病因治疗。

（五）窦房传导阻滞

窦房结至心房的传导时间逐渐延长（一度窦房传导阻滞，由于窦房结除极在心电图上无标志，故无法诊断），最后窦性激动完全不能传入心房（为三度窦房传导阻滞，与窦性静止无法鉴别）。心电图只能诊断二度窦房传导阻滞，分为Ⅰ型和Ⅱ型，Ⅰ型很常见。

1. 心电图特点

（1）Ⅰ型：P-P间距有“长、短、更长”的特点，即P-P间距逐渐缩短，最短P-P间距后突然P-P间距延长，最长P-P间距小于任何两个P-P间距之和。

（2）Ⅱ型：长间歇中无P波和QRS波，长P-P间距为短P-P间距的简单倍数，多为二倍或三倍。

2. 临床意义　见于迷走神经张力增高、洋地黄中毒、病态窦房结综合征、新生儿窦房结功能不良。

3. 治疗　针对病因治疗。

（六）窦性静止

又称窦性停搏，指窦房结在较长时间内不发出激动，窦性静止3秒以上。

1. 心电图特点

（1）在窦性心律中出现一个较长间歇，其间无P-QRS-T波。

(2) 长P-P间距与正常P-P间距不成倍数关系。

(3) 在窦性静止期间，可出现交界性或室性逸搏、逸搏心律等。

2. 临床意义　见于迷走神经张力增高、洋地黄中毒、电解质紊乱、病态窦房结综合征、新生儿窦房结功能不良。

3. 治疗　针对病因治疗。

(七) 病态窦房结综合征 (sick sinus syndrome，SSS)

是指由于窦房结及其周围组织器质性病变引起窦房结自律性和（或）传导功能发生障碍所引起的一组临床综合征。可见于感染性心肌炎、各种心肌病、先天性心脏病、心脏手术等，也有原因不明者。

1. 临床特点　主要是心、脑、肾、胃肠道等各器官供血不足的症状。心肌供血不足症状为苍白、乏力、心悸、胸痛、手足发凉等；脑缺血症状为记忆力减退、头晕、晕厥等，严重者有阿-斯综合征发作，可致猝死；肾缺血引起少尿；胃肠道缺血引起食欲不振和消化不良。体格检查为心动过缓或过缓与过速交替出现，心脏扩大，可有心力衰竭或心源性休克。

2. 心电图特点

(1) 显著而持久的窦性心动过缓，睡眠时＜40～50次/分。应除外药物、迷走神经张力增高及中枢神经系统疾病等因素。

(2) 窦性停搏、窦房传导阻滞，多伴交界性逸搏或交界性心律，部分病例有房室或束支传导阻滞。

(3) 心动过缓-过速综合征（即慢快综合征），24小时动态心电图显示严重窦性心动过缓呈持久性，伴有窦房传导阻滞、窦性静止、交界性逸搏，在缓慢心律基础上常有阵发性室上性心动过速、房扑、房颤等快速心律失常，心动过缓与快速心律失常交替出现。

3. 辅助检查

（1）心电图运动试验：常用活动平板运动、踏车运动或二阶梯运动试验，如无条件也可作蹲立运动。运动后患儿心率不增加，或增加不超过原有心率的 25%，或仍<180 次/分，或诱发上述心电图改变则支持本病。

（2）食管电生理检查：用食管电极进行心房调搏是无创性电生理检查方法，安全可靠。测定窦房结恢复时间（SNRT），校正窦房结恢复时间（CSNRT）及窦房传导时间（SACT），以判断窦房结功能。国内检测正常值为：小于 3 岁，SNRT 123～623ms，CSNRT 69～255ms，SACT 65～69ms，3 岁以上 SNRT 630～1045ms，CSNRT 170～282ms，SACT 72～115ms。超过此范围为异常，应考虑窦房结功能不良。成人 SNRT>1200ms 有诊断意义。

4. 治疗要点

（1）病因治疗。

（2）心率过缓不伴快速心律失常者可用阿托品、异丙肾上腺素等提高心率（用法见房室传导阻滞）。慢快综合征者应慎用，以免诱发快速心律失常。

（3）如严重心动过缓伴反复阿-斯综合征发作、难于控制的心力衰竭或慢快综合征，药物治疗无效者，应安装人工心脏起搏器。

二、过早搏动

简称早搏，又称期前收缩，系指心脏某一起搏点比窦性心律提前发出激动，引起心脏提早除极。根据异位起搏点部位不同，过早搏动分为室上性早搏和室性早搏；室上性早搏又分为房性早搏和交界性早搏。

（一）心电图特点

1. 房性早搏（房早）

（1）提前出现的房性异位 P′波，形态与窦性 P 波不同。

（2）P′-R 间期在正常范围，>0.10 秒（婴儿>0.08 秒）。

（3）异位 P′波后的 QRS 波形态可与窦性 QRS 波相同；如伴室内差异性传导，QRS 波增宽，时间＞0.10 秒（婴儿＞0.08 秒）；如无 QRS 波者为房早未下传。

（4）代偿间期多为不完全性，偶尔为完全性。

（5）多源性房早：同一导联中有 2 个或 2 个以上不同形态的房性异位 P′波，P′-R 间期亦不等，为多源性房早。

2. 交界性早搏

（1）提前出现的 QRS 波，其前无 P′波，形态与窦性 QRS 波相同；如伴室内差异性传导，QRS 波增宽，时间＞0.10 秒（婴儿＞0.08 秒）。

（2）提前出现的 QRS 波，其前有逆行 P′波，与窦性 P 波不同（Ⅱ、Ⅲ、aVF 导联倒置，aVR 导联直立）。如 P′波出现在 QRS 波前，P′-R 间期≤0.10 秒；如 P′波埋在 QRS 波中，看不见 P′波；如 P′波出现在 QRS 波后，R-P′间期＜0.20 秒。

（3）代偿间期多为完全性。

3. 室性早搏（室早）

（1）提前出现的 QRS 波，其前无异位 P′波。

（2）QRS 波宽大畸形，时间＞0.10 秒（婴儿＞0.08 秒），T 波与 QRS 波的主波方向相反。

（3）代偿间期多为完全性。

（4）插入性室早：指在 2 个正常窦性心律之间，插入 1 个室早，其后无代偿间期。

（5）多形性室早：同一导联中有不同形态的室早，其联律间期固定，为多形性室早，表示异位激动是由 1 个异位起搏点发出，但激动途径不同。

（6）多源性室早：同一导联中有 2 个或 2 个以上不同形态的室早，其联律间期不固定，为多源性室早。

（7）连发性室早：连续发生 2 个室早为成对室早，由于异位起搏点不同或发生室内差异性传导，第 2 个室早与第 1 个可不同。连续发生 3 个或 3 个以上室早为短阵性室性心动过速。

(8) 联律性室早：每间隔 1 个窦性搏动出现 1 个室早为二联律，每间隔 2 个窦性搏动出现 1 个室早为三联律，依此类推四、五联律。

(9) 室性并行心律：室早形态相同而联律间期不固定（相差>0.06 秒）；室早相互间的间距是固定的，或成倍数关系，或有 1 个最大公约数；常出现室性融合波，为室性并行心律。

(10) R 重 T (R on T) 现象：室早可落在窦性搏动的 T 波顶点附近，为 R 重 T 现象，此时恰为心室的易损期，可发生阵发性室性心动过速或心室颤动。

(二) 临床意义

健康小儿可因情绪紧张、激动、劳累、刺激性食物（茶、酒、咖啡、烟等）引起早搏。胎儿、新生儿、小婴儿心脏传导系统发育不成熟亦可出现早搏。有房室旁路（体表心电图正常或有预激综合征）或房室结双径路的小儿可因过早搏动诱发室上速。应寻找早搏的病因，如感染、器质性心脏病、左室假腱索、窒息、缺氧、酸中毒、电解质紊乱、严重贫血、甲状腺功能亢进症、结缔组织病、药物作用（如洋地黄、交感神经兴奋剂、麻醉剂等）。

(三) 鉴别要点

1. 功能性早搏　①经各种检查找不到明确病因，无器质性心脏病，无自觉症状，多在体格检查时偶然发现。②心电图早搏为单发、偶发（<6 次/分），联律间期固定。③早搏在夜间或休息时增多、活动后心率增快时减少。心电图运动试验后早搏消失或减少。④不合并其他心电图异常。

2. 病理性早搏　①有心脏病史，体格检查、胸片、超声心动图及其他检查发现器质性心脏病证据。②有全身其他疾病。③早搏多为频发（≥6 次/分）、成联律、多形性或多源性、成对或3个以上早搏连续出现。④运动后心率增快时早搏增多，休息或夜间睡眠时早搏减少。运动试验后早搏增多。⑤合并“RonT”等其他心电图异常。

（四）治疗要点

1. 应针对病因治疗，避免劳累和感染。

2. 功能性早搏不需治疗，需密切随访，每年复查24小时动态心电图和超声心动图。在感冒、发热、腹泻等感染时应检查心电图。

3. 改善心肌细胞代谢　参见本章第八节“心力衰竭”。

4. 抗心律失常药物（表14-5-2）　病理性早搏、频发、影响心输出量、患儿自觉症状明显，首选普罗帕酮，安全，副作用小。

表14-5-2　小儿抗心律失常药物表

药名	剂量和用法	适应证
普罗帕酮（心律平）ⅠC类	口服：每次4～6mg/kg，Q 8h或Q 6h（成人最大200mg/次Q 8h）维持量每次2～3mg/kg，Q 8 h 静注：每次1～1.5mg/kg加5%葡萄糖等量稀释后缓慢注射（成人量35～70mg），20分钟后可重复，总次数≤3次，总量<5mg/kg 静滴维持：4～7μg/(kg·min)	室上性及室性心律失常
利多卡因ⅠB类	静注每次1～1.5mg/kg加5%葡萄糖20ml缓慢注射，可以每10～15分钟给1次，1小时内总量≤4.5mg/kg，静滴维持15～50μg/(kg·min)	室速，室颤，室早
美西律ⅠB类	口服每日10～15mg/kg，Q 8 h	同上
莫雷西嗪ⅠB类	口服每日6～12mg/kg，Q 8 h	同普罗帕酮

（续表）

药名	剂量和用法	适应证
苯妥英钠 ⅠB类	口服每日 2～5mg/kg，Q12h 或 Q 8h。静注每次 2～4mg/kg 加生理盐水 20ml 缓慢注射，10～15 分钟后可重复 1 次	洋地黄中毒致室速、室早
普萘洛尔（心得安） Ⅱ类	口服每日 0.2～1mg/kg，Q 8 h。先天性长 Q-T 综合征口服每日 2～4mg/kg。静注 0.05～0.1mg/kg 加 5%葡萄糖 20ml 缓慢注射，忌与维拉帕米合用	先天性长 Q-T 综合征、窦速、各种早搏、室上速
阿替洛尔 Ⅱ类	口服每日 0.2～1mg/kg，Q12h	窦速早搏室上速房扑、房颤、室速
美托洛尔 Ⅱ类	口服每日 0.2～1mg/kg，Q 12h 静注 0.05～0.1mg/kg 加 5%葡萄糖或生理盐水 20 ml 缓慢注射	同上
索他洛尔 Ⅱ类	兼有Ⅲ类作用，口服每日 2～6mg/kg，Q12h（成人每日 160mg）	难治性室上性及室性心律失常
胺碘酮 Ⅲ类	口服：每日 10～15mg/kg，Q 8 h（成人每日 600mg，可连续用 8～10 日），维持量每日 3～5mg/kg，Q12h 或 Q d，也可隔日 1 次或每周用 5 日，停 2 日 静脉：每次 2.5～5mg/kg 加 5%葡萄糖等量稀释后在 30 分钟至 2 小时泵入，24 小时内可重复 2～3 次（成人每次 150mg）静滴维持每 24 小时 10～15mg/kg，浓度≤2mg/ml（成人 24 小时 600～800mg，最大量 1200mg）	室上性及室性心律失常
维拉帕米 Ⅳ类	即异搏定，口服每日 2～3mg/kg，Q 8h。静注每次 0.1～0.2mg/kg 加 5%葡萄糖 20 ml 缓慢注射。新生儿、小婴儿慎用	室上性心律失常忌与心得安合用

（续表）

药名	剂量和用法	适应证
三磷腺苷（ATP）	静注 0.1～0.4mg/kg，不稀释，2～5 秒内快速“弹丸式”静推，如无效，5～10 分钟后可酌情加量再用，最大量 0.5mg/kg ATP 半衰期非常短，迅速分解成腺苷，作用于心肌腺苷受体，强烈兴奋迷走神经，有心搏骤停可能	室上速，新生儿小婴儿慎用
腺苷	静注 37.5～50μg/kg，不稀释，2～5 秒内快速“弹丸式”静推，最大量 200μg/kg（成人首次 3mg，如无效，第 2 次 6mg，如仍无效，第 3 次 12mg）	同上，新生儿小婴儿慎用
阿托品	静注、皮下注射或口服，每次 0.01～0.03mg/kg，Q 8 h 或 Q 6 h（成人静注 2mg/次）	心动过缓高度房室阻滞
异丙肾上腺素	静滴 1mg 加 5%葡萄糖 250 ml（浓度 4μg/ml），从小剂量开始，逐渐增加，一般用 0.05～0.5μg/(kg・min)，最大量 2μg/(kg・min)	心动过缓、高度房室阻滞、Q-T 延长尖端扭转型室速

注：ⅠB 和ⅠC 类为钠通道阻滞剂，Ⅱ类为 β 受体阻滞剂，Ⅲ类为延长动作电位时间的药物，Ⅳ类为钙通道阻滞剂。

三、室上性快速心律失常

室上性快速心律失常包括阵发性室上性心动过速、紊乱性房性心动过速、心房扑动及颤动。

（一）阵发性室上性心动过速

简称室上速，指异位激动起源于希氏束分叉以上的心动过速。

1. 心电图特点

(1) 3 个或 3 个以上连续的室上性（房性或交界性）早搏，频率多为 140～300 次/分，R-R 间距较规则。

（2）QRS 波形态与窦性 QRS 波相同，时间≤0.10 秒（婴儿≤0.08 秒）。如伴室内差异性传导，QRS 波增宽，时间>0.10 秒（婴儿>0.08 秒）。

（3）继发性 ST-T 波改变，ST 段下降，T 波可倒置。

2. 临床意义　多数无器质性心脏病。有房室旁路（体表心电图正常或有预激综合征）或房室结双径路的健康小儿可因过早搏动诱发室上速。胎儿、新生儿、小婴儿心脏传导系统发育不成熟亦可出现室上速。少数见于感染、器质性心脏病、窒息、缺氧、酸中毒、电解质紊乱、药物作用（如洋地黄、交感神经兴奋剂、麻醉剂等）、甲状腺功能亢进症。年龄愈小，心率愈快，发作时间愈长，愈容易发生心力衰竭。

3. 鉴别要点　室上速与窦速鉴别（表 14-5-1）。室上速伴室内差异性传导，应与阵发性室性心动过速（室速）鉴别（表 14-5-3）。

表 14-5-3　室上速伴室内差异性传导与室速鉴别

	室上速伴室内差异性传导	室速
心室率（次/分）	较快	相对较慢
QRS 波增宽	略宽	明显
R-R	多匀齐	多不匀齐
QRS 波电轴	多正常或右偏呈右束支阻滞图形伴左前分支阻滞	明显左偏或右偏伴左束支阻滞图形
V_1 导 R/S	多>1	多<1
房室脱节	少见	多见
刺激迷走神经	终止或无效	无效

4. 治疗要点

（1）采用刺激迷走神经的方法可终止发作，如深吸气后屏住呼吸、压舌板刺激咽部、潜水反射。

潜水反射方法：用装4～5℃的冰水袋，或以冰水浸湿的毛巾敷整个面部，每次10～15秒，1次无效，隔3～5分钟可再用，一般≤3次。

（2）抗心律失常药物　首选普罗帕酮，也可用胺碘酮等抗心律失常药物。如发作时间长，有心力衰竭，首选地高辛（参见心力衰竭）。药物与潜水反射可交替应用。

（3）经食管心房起搏超速抑制的方法终止发作。

（4）电击复律。

（5）针对病因治疗　房室旁路或房室结双径路如室上速发作频繁，应行射频消融治疗。

（二）紊乱性房性心动过速

简称紊乱性房速，为心房内有3个或3个以上的异位起搏点引起的房速，又称多源性房速或紊乱性房性心律。

1. 心电图特点

（1）不规则房性心律，房率一般为140～250次/分。

（2）同一导联有3种或3种以上不同形态的异位P′波，与窦性不同。

（3）P′-P′波间有等电位线，P′-P′、P′-R、R-R间隔不等。

（4）常有房室传导阻滞，室率较房率慢。

（5）可有室内差异性传导。

2. 临床意义　同室上速。

3. 治疗要点　药物治疗同室上速。也可用电击复律，应针对病因治疗。

（三）心房扑动

由于激动在心房内快速环行运动所产生的一种自动性快速而规则的心律失常。

1. 心电图特点

（1）P波消失，代之以连续、快速、规则、大小相同的锯齿状的扑动波（F波），各波间无等电位线，频率多为260～400次/分，少数可达450次/分，平均300次/分。

（2）QRS 波形态与窦性 QRS 波相同或增宽（伴有室内差异性传导）。

（3）心室律规则（房室传导比例固定，多为 2∶1，或 3∶1、4∶1、5∶1，或呈完全性房室传导阻滞），亦可不规则（房室传导比例不固定）。

2. 临床意义　胎儿、新生儿、小婴儿心脏传导系统发育不成熟可出现房扑。房扑亦可见于预激综合征的小儿。1 岁以上的小儿房扑可见于器质性心脏病、电解质紊乱、洋地黄中毒、甲状腺功能亢进症。心室率愈快，发作时间愈长，愈容易发生心力衰竭。

3. 治疗要点

（1）药物：应用地高辛、普罗帕酮、胺碘酮等抗心律失常药物。预激综合征如发生房扑，则禁用洋地黄。

（2）经食管心房起搏超速抑制的方法终止发作。

（3）电击复律。

（4）针对病因治疗。

（四）心房颤动

房颤是一种自动性心房内多个微折返或环行运动所致的极快速的房性心律失常。

1. 心电图特点

（1）P 波消失，代之以纤细、零乱、快速和形态不同的颤动波（f 波），各波间无等电位线，频率为 400～700 次/分。

（2）QRS 波形态与窦性 QRS 波相同或增宽（伴有室内差异性传导）。

（3）心室律不规则。

2. 临床意义　房颤见于器质性心脏病、洋地黄中毒、电解质紊乱、预激综合征、甲状腺功能亢进症。

3. 治疗要点　一般首选地高辛治疗，也可用普罗帕酮、胺碘酮等抗心律失常药物。预激综合征如发生房颤，则禁用洋地黄。亦可用电击复律。应针对病因治疗。

四、阵发性室性心动过速

简称室速，指异位激动起源于希氏束分叉以下的心动过速。室速应与室上速伴室内差异性传导鉴别（表 14-5-3）。

（一）心电图特点

1. 3 个或 3 个以上连续的室性早搏，频率多为 140～200 次/分，亦可<140 次/分或>200 次/分。

2. QRS 波增宽，时间>0.10 秒（婴儿>0.08 秒）。

3. T 波与 QRS 波的主波方向相反。兼有下列之一者方可诊断：

（1）房室脱节：即心房和心室无关，心房由窦房结或室上性异位起搏点控制，心室由室性异位起搏点控制，心房率<心室率。

（2）在发作前后的窦性心律中，有与室速发作时同一形态的室早。

（3）有心室夺获或室性融合波。

（二）临床意义

多数见于器质性心脏病、窒息、缺氧、酸中毒、电解质紊乱、药物作用（如洋地黄、交感神经兴奋剂、麻醉剂等），如伴有严重血流动力学障碍，预后不好，易引起死亡。少数无器质性心脏病，如特发性室速，可行射频消融治疗。

（三）治疗要点

1. 药物　伴血流动力学障碍，首选利多卡因，如无效，再选用普罗帕酮、胺碘酮等。特发性室速首选维拉帕米，β受体阻滞剂亦有效，而利多卡因无效。洋地黄中毒首选苯妥英钠。

2. 电击复律。

3. 如药物和电击复律治疗无效，可床旁置入临时起搏器，经股静脉插管至右室起搏，用超速抑制的方法终止发作。

4. 应针对病因治疗　如缺氧、电解质紊乱、酸中毒等，特发性室速可用射频消融治疗。

5. 植入式心内复律除颤器（ICD），但价格昂贵。

五、心室扑动和心室颤动

是最严重的快速异位性心律失常，心室完全丧失舒缩排血功能呈蠕动状态，血流动力学实为心脏停搏，多发生在临终前，属濒死心电图。

室扑是室速与室颤之间的过渡型，单纯室扑很少见，并且与心室率极快的室速难以鉴别。室颤是由于心室各部分异位兴奋灶的不应期不均衡，引起心室除极混乱。室颤的最后阶段频率变慢，波幅变小，直到电波消失呈一条直线。

（一）心电图特点

1. 室扑　连续出现快速、匀齐而波幅较大的扑动波，频率 180～250 次/分，平均 200 次/分，QRS 波与 T 波相连无法辨认。

2. 室颤　QRS 波与 T 波完全消失，代之以一系列快速而不规则的大小不等、波形不同的颤动波，频率 150～500 次/分。

（二）临床意义

室扑和室颤多为临终征象，见于器质性心脏病、窒息、缺氧、酸中毒、电解质紊乱、药物作用（如洋地黄、交感神经兴奋剂、麻醉剂等）、体外循环、人工低温、电休克。

（三）治疗要点

室扑和室颤患儿应立刻施行电击复律。亦可用利多卡因、普罗帕酮、胺碘酮等药物配合治疗。应针对病因治疗。

六、房室传导阻滞

系指由于房室传导系统不应期异常延长，使激动自心房向心室传导异常延缓或部分甚至全部不能下传的现象。

按阻滞程度不同分为三度，一度和二度房室传导阻滞又称为不完全性房室传导阻滞，三度房室传导阻滞又称为完全性房室传导阻滞。一度房室传导阻滞为房室传导时间延长，但每个心房激动都能下传至心室。二度房室传导阻滞为部分心房激动传导受阻，不能下传至心室，分为莫氏Ⅰ型（又称为文氏型）和莫氏Ⅱ型。三度房室传导阻滞为所有心房激动传导受阻，都不能下传至心室，心室由阻滞部位以下的异位起搏点控制。

（一）心电图特点

1. 一度房室传导阻滞

（1）P-R间期＞各年龄组正常范围上限。各年龄组P-R间期正常范围上限为：新生儿0.13秒，婴幼儿0.14秒，学龄前儿童0.16秒，学龄儿童0.18秒。

（2）P-R间期虽在正常范围，但P-R间期较原来延长＞0.04秒。

2. 二度房室传导阻滞

（1）莫氏Ⅰ型：夜间常见。

1）P-R间期逐渐延长，同时R-R间距逐渐缩短，直至P波之后无QRS波（发生心室脱落）。

2）发生心室脱落的R-R间距＜2个P-P间距。

（2）莫氏Ⅱ型：少见。

1）P-R间期固定（正常或延长）。

2）P波按规律出现，部分P波之后无QRS波，房室传导比例固定，如2∶1、3∶2、3∶1等。

（3）高二度房室传导阻滞：少见。指房室传导比例为3∶1或更高程度的二度房室传导阻滞，如4∶1、5∶1、6∶1等，仅少数P波能下传至心室，发生心室夺获，心室率很慢，常出现交界性或室性逸搏或逸搏心律。

3. 三度房室传导阻滞　少见。

（1）P波与QRS波无关，P-P间距和R-R间距各有其固定规律。

（2）心房率＞心室率，心房节律多为窦性心律，亦可为房扑或房颤，心室节律为交界性逸搏心律（＞40次/分）

或室性逸搏心律（≤40 次/分）。

（3）QRS 波形态：阻滞部位在希氏束以上者，QRS 波与窦性 QRS 波相同；阻滞部位在希氏束以下者，QRS 波增宽，时间>0.10 秒（婴儿>0.08 秒）。异位起搏点来自左束支者，QRS 波呈右束支传导阻滞型；异位起搏点来自右束支者，QRS 波呈左束支传导阻滞型。

（二）临床意义

一度和二度Ⅰ型房室传导阻滞可见于迷走神经张力增高、房室结双径路，亦可见于电解质紊乱、洋地黄中毒、器质性心脏病、SLE 等结缔组织病。

二度Ⅱ型和高二度房室传导阻滞见于电解质紊乱、洋地黄中毒、器质性心脏病、SLE 等结缔组织病。

三度房室传导阻滞见于先天性房室传导阻滞、器质性心脏病、洋地黄中毒、SLE 等结缔组织病。

（三）治疗要点

应针对病因治疗。二度、三度房室传导阻滞应密切监护。暴发性心肌炎引起三度房室传导阻滞如发生惊厥、晕厥或阿斯综合征者应静脉给予阿托品或异丙基肾上腺素，同时在床边置入心脏临时起搏器。先天性房室传导阻滞或心脏手术后三度房室传导阻滞应安装心脏起搏器。

七、室内传导阻滞

室内传导阻滞又称束支传导阻滞，系指发生在房室束分支以下部位的传导阻滞。根据房室束分支的解剖特点和阻滞部位不同，分为右束支传导阻滞、左束支传导阻滞及左束支分支传导阻滞，左束支分支传导阻滞又分为左前分支传导阻滞和左后分支传导阻滞。左、右束支传导阻滞根据 QRS 波时间是否增宽（即是否≥0.10 秒），分为完全性传导阻滞或不完全性传导阻滞。

右束支可看作是房室束的延伸。右束支传导阻滞，使激动沿左束支下传，室间隔和左室后壁的除极基本正常，由左向右进行。由于右束支较细长，易发生右束支传导阻滞。

左束支传导阻滞，使激动沿右束支下传，室间隔的除极与正常相反，自右向左进行。由于左束支主干较粗大，不易发生左束支传导阻滞。左束支起始后不久，即分出两大分支，即左前分支和左后分支。左前分支细长，易发生左前分支传导阻滞；左后分支粗短，不易发生左后分支传导阻滞。

双束支传导阻滞（bifascicular block）指同时有两个分支发生阻滞。三束支传导阻滞（trifascicular block）指同时有三个分支发生阻滞。由于阻滞的部位和程度不同，双束支或三束支传导阻滞的心电图可表现为多种类型。完全性三束支传导阻滞形成三度房室传导阻滞，不完全性三束支传导阻滞常是三度房室传导阻滞的先兆。

（一）心电图特点

1. 完全性右束支传导阻滞（不完全性右束支传导阻滞：除 QRS 波时间<0.10 秒外，具备完全性右束支传导阻滞的心电图特点）

（1）QRS 波时间≥0.10 秒。

（2）QRS 波形态：V_1 导联呈 rsR′ 型，或 R 波宽钝、错折，V_5 导联 S 波宽钝、错折而不深。Ⅰ导联 S 波和 aVR 导联 R 波宽钝、错折。

（3）ST-T 波方向与 QRS 波主波方向相反。

（4）电轴右偏多见。

2. 完全性左束支传导阻滞（不完全性左束支传导阻滞：除 QRS 波时间<0.10 秒外，具备完全性左束支传导阻滞的心电图特点）。

（1）QRS 波时间≥0.10 秒。

（2）QRS 波形态：V_5 导联呈 R 型，R 波宽钝而错折，一般无 q 波和 S 波。V_1 导联呈 Qs 型或 rS 型，r 波极小，S 波宽钝而错折。

（3）ST-T 波方向与 QRS 波主波方向相反。

（4）电轴可轻度左偏：电轴多≤−30°。

3. 左前分支传导阻滞

(1) 电轴左偏：电轴－30°～－90°。

(2) QRS 波形态：Ⅰ、aVL 导联呈 qR 型，$R_{aVL}>R_{I}$，Ⅱ、Ⅲ、aVF 导联呈 rS 型，$S_{III}>S_{II}$。

(3) QRS 波时间正常或略增宽，一般≤0.10 秒。

4. 左后分支传导阻滞

(1) 电轴右偏：一般电轴>＋120°。

(2) QRS 波形态：Ⅰ、aVL 导联呈 rS 型，Ⅱ、Ⅲ、aVF 导联呈 qR 型。

(3) QRS 波时间正常或略增宽，一般≤0.10 秒。

(4) 应检查超声心动图，以除外右室肥大等引起电轴右偏因素。

5. 双束支传导阻滞

(1) 完全性右束支传导阻滞＋左前分支传导阻滞：常见心前导联为完全性右束支传导阻滞，同时肢体导联为左前分支传导阻滞，且电轴左偏为－60°左右。

(2) 完全性右束支传导阻滞＋左后分支传导阻滞：心前导联为完全性右束支传导阻滞，同时肢体导联为左后分支传导阻滞，且电轴右偏为＋120°左右。应检查超声心动图，以除外右室肥大等引起电轴右偏因素。

(3) 左前分支传导阻滞＋左后分支传导阻滞：左前分支传导阻滞与左后分支传导阻滞的表现间歇或交替出现。

6. 三束支传导阻滞

(1) 完全性右束支传导阻滞＋左前分支传导阻滞＋一度房室传导阻滞。

(2) 完全性右束支传导阻滞＋左前分支传导阻滞＋二度Ⅱ型房室传导阻滞。

(3) 完全性右束支传导阻滞＋左后分支传导阻滞＋一度房室传导阻滞。

(4) 完全性右束支传导阻滞＋左后分支传导阻滞＋二度Ⅱ型房室传导阻滞。

(5) 完全性右束支传导阻滞合并间歇或交替出现左前分支传导阻滞与左后分支传导阻滞。

(6) 完全性左束支传导阻滞+一度房室传导阻滞或二度Ⅱ型房室传导阻滞。

(二) 临床意义

右束支传导阻滞、左前分支传导阻滞较多见。

小儿正常心电图 V_1 导联可呈 M 型。首都儿科研究所曾统计右心前导联呈 M 型者占 5%～11%，易随体位和呼吸变化而改变，QRS 波时间多正常。

不完全性右束支传导阻滞亦可为病理性，见于器质性心脏病、洋地黄中毒、电解质紊乱。北京儿童医院曾总结分析小儿不完全性右束支传导阻滞心电图，约有 1/3 考虑可能有病理意义，判断标准可参考以下几点：①V_1 导联 R′ 波电压>0.8mV，R′>r，R′ 波时间>0.04 秒。②Ⅰ、V_5 导联 S 波时间>0.04 秒。③电轴右偏或左偏。④结合临床情况全面考虑。

完全性右束支传导阻滞、左束支传导阻滞、左前分支传导阻滞、左后分支传导阻滞、双束支传导阻滞见于器质性心脏病、洋地黄中毒、电解质紊乱。

三束支传导阻滞临床意义同三度房室传导阻滞。

(三) 治疗要点

应针对病因治疗。三束支传导阻滞治疗同三度房室传导阻滞。

八、预激综合征

又称 Wolff-Parkinson-White (W-P-W) 综合征，是一种心电图诊断，系指房室之间有附加传导旁路，室上性激动可通过此旁路使部分心室较正常房室传导系统更快地预先除极，由于心室预先激动引起的心电图改变。

目前组织学已证实的附加传导旁路有三种：①房室旁路（即 Kent 束），位于房室沟的左侧或右侧，连接心房和心室，引起典型预激综合征。②房束旁路（即 James 束），连接窦房结和房室结远端，引起短 P-R 综合征。③束室旁路（即 Mahaim 束），连接房室结（或房室束）和室间隔顶部，引起异型预激综合征。

（一）心电图特点

1. 典型预激综合征　常见。

（1）P-R 间期缩短，≤0.10 秒（婴儿≤0.08 秒）。

（2）QRS 波时间增宽，时间>0.10 秒（婴儿>0.08 秒）。

（3）QRS 波起始部分粗钝、错折，形成预激波（即 δ 波）。

（4）P-J 时间正常，≤0.24 秒（婴儿≤0.20 秒）。

（5）继发性 ST-T 波改变，ST 段下降，T 波通常与预激波方向相反。

根据心前导联心电图，将典型预激综合征分为 A、B、C 三型：

1）A 型：预激波在 V_1～V_6 导联都是正向的，QRS 波主波都向上（呈 R 或 Rs 型），QRS 波形态与右束支传导阻滞相似。反映左侧旁路，较多见。

2）B 型：预激波在 V_1～V_3 导联为负向，QRS 波主波向下（呈 QS 或 rS 型）；预激波在 V_4～V_6 导联为正向，QRS 波主波向上（呈 R 或 Rs 型），QRS 波形态与左束支传导阻滞相似。反映右侧旁路，较多见。

3）C 型：预激波在 V_1～V_3 导联为正向，QRS 波主波向上（呈 R 或 Rs 型）；预激波在 V_4～V_6 导联为负向，QRS 波主波向下（呈 QS 或 rS 型）。此型罕见。

2. 短 P-R 综合征

（1）P-R 间期缩短，≤0.10 秒（婴儿≤0.08 秒）。

（2）QRS 波时间正常，无预激波。

3. 异型预激综合征

（1）P-R 间期在正常范围。

（2）QRS 波时间增宽，时间>0.10 秒（婴儿>0.08 秒）。

（3）QRS 波起始部分粗钝、错折，形成预激波。

（二）临床意义

小儿预激综合征中有 2/3 无器质性心脏病，见于有房室旁路的健康小儿，可因早搏诱发室上速、房扑；1/3 见于器质性心脏病。

（三）治疗要点

无器质性心脏病，也无室上速发作，不需治疗。无器质性心脏病，室上速发作频繁，应到有条件的医院行射频消融治疗。室上速发作，应首选普罗帕酮，也可用地高辛、ATP 或腺苷、胺碘酮等药物。如发生房扑、房颤，则禁用洋地黄。

有器质性心脏病，应针对病因治疗。

九、Q-T 间期延长

Q-Tc（即校正的 Q-T 间期）＞0.44 秒为 Q-T 间期延长。Q-Tc＝测量的 Q-T 间期/R-R 间期的平方根。

1. 获得性长 Q-T 间期综合征　见于低血钙症、低血钾症、低血镁症等电解质紊乱，用普罗帕酮、胺碘酮等抗心律失常药物。

2. 先天性长 Q-T 间期综合征　少见，为基因突变所致的离子通道病。以心电图 Q-Tc 间期显著延长，发作性恶性室性心律失常（室速、室颤、心室停搏）引起反复晕厥、惊厥，甚至心源性猝死为特征。如不查心电图，易误诊为癫痫。

【诊断要点】

1. 一般为幼儿、学龄儿童、青少年发病。

2. 心电图 Q-Tc 间期显著延长，伴 T 波振幅、形态改变。

3. 反复晕厥、惊厥，甚至心源性猝死。诱因为运动（跑步、游泳）、情绪激动、大的噪音（闹钟、门铃、电话铃、雷鸣、枪击）。

4. 发作性恶性室性心律失常（室速、室颤、心室停搏），室速常为尖端扭转型（TdP）。

5. 可有 Q-Tc 间期延长或心源性猝死的家族史。

6. 可有先天性耳聋。

【治疗要点】

治疗主要是纠正电解质紊乱，停用抗心律失常药物等。

1. 非选择性 β 受体阻滞剂　口服普萘洛尔每日 2～4mg/kg。

2. 安装心脏起搏器。

3. 左侧颈、胸交感神经节切断术。

4. 植入式心脏复律除颤器（ICD），价格昂贵。

十、几种特殊类型的心律失常

（一）冠状窦心律和左房心律

1. 心电图特点

（1）冠状窦心律：Ⅱ、Ⅲ、aVF 导联 QRS 波前有 P 波倒置，P′-R 间期 ＞0.10 秒；Ⅰ、V_5、V_6 导联 P 波直立；QRS 波时间正常。

（2）左房心律：Ⅰ、V_6 导联 P 波倒置；aVR 导联 P 波直立；Ⅱ、Ⅲ、aVF 、V_5 导联 P 波可以倒置。

2. 临床意义　都属于交界性心律，可见于健康小儿，坐位、立位心电图或心电图平板运动试验可转为窦性心律。也可见于先天性心脏病、风湿性心脏病、洋地黄中毒等。

（二）加速性交界性心动过速

1. 心电图特点　交界性心律，P 波为逆行型，频率为 70～130 次/分，常与窦性心律交替出现，可见房性融合波。

2. 临床意义　可见于健康小儿，坐位、立位心电图或心电图平板运动试验可转为窦性心律。也可见于器质性心脏病、洋地黄中毒等。

（三）加速性室性自搏心律

1. 心电图特点　室性心律，频率≤120 次/分，常与窦性心律交替出现。

2. 临床意义　可见于健康小儿，也可见于器质性心脏病、洋地黄中毒等。

十一、小儿心律失常的电击复律治疗

小儿心律失常的非药物治疗包括电击复律、电起搏、射频消融术及外科治疗。

电击复律是利用短暂的电击，使心脏所有起搏点同时除极，从而消除异位起搏点并终断各折返途径，可有效地终止各种快速心律失常，使窦房结重新控制心律。

1. 适应证

(1) 室颤。

(2) 室速。

(3) 室上速伴严重心力衰竭或药物治疗无效者。

(4) 心电图无法分辨的快速异位心律，病情危重者。

(5) 房扑伴心力衰竭，药物治疗无效者。

(6) 房颤伴心力衰竭，药物治疗无效者。

2. 禁忌证　洋地黄或电解质紊乱引起的快速心律失常。

3. 方法　一般采用体外同步直流电击术。除颤器于心电图 R 波（在 R 波顶峰后 20ms 内）触发放电，以避免电刺激落在心室易损期而促发室速或室颤。

(1) 应做好复苏准备，检查机器同步性能。

(2) 除颤器电极上涂以适量的导电糊，便于导电及预防烧伤。将一个电极置于胸骨右缘第 2 肋间，另一个于左腋中线第 4 肋间。电极直径成人 8cm，小儿 4.5cm。

(3) 应用最小而有效的能量进行复律，首次 2J/kg，如无效，可增至 4J/kg，最大量 6J/kg。一般婴儿用 20～40J，儿童 70J，少年 100J，成人 150J。一次治疗中，重复电击不宜超过 2～3 次。

4. 并发症及处理　电击复律可引起心律失常，转复后常立即出现房早、窦缓、交界性心律或室早，约 1～2 分钟自行消失。少数出现室速或心颤，多由于机器同步装置失灵、用电量过大所致，调整机器和用电量后，可再次电击复律；或由于洋地黄中毒、电解质紊乱引起者，应用抗心律失常药物治疗。偶有发生心脏停搏，多为原有窦房结功能障碍者，应采用电起搏治疗。

电击复律还可引起一过性心肌损伤及局部皮肤充血、刺痛等并发症。

复律后应密切观察 1～2 小时，并用抗心律失常药物维持治疗数月，以防复发。

（鲁　珊）

第六节　感染性心内膜炎

感染性心内膜炎是由于细菌、病毒、真菌、立克次体等引起心脏及大动脉内膜的炎症，由于抗生素的普遍使用，本病的病程较长，临床急性与亚急性难以截然划分。

【临床表现】

大多数患者有器质性心脏病（先天性心脏病或风湿性心脏病）。部分病人发病前有龋齿、扁桃体炎、静脉插管或心内手术史。临床症状可归纳为三方面：全身感染症状，心脏症状，栓塞及血管症状。

2 岁以下婴幼儿往往以全身感染症状为主，半数患儿无原发心脏病变，全身中毒症状掩盖了心内膜炎的症状，患儿有败血症，伴有皮肤感染、肺炎、脓胸，肠炎及骨髓炎等，仅少数患儿有栓塞和/或心脏杂音。较大儿童多同时有先心病或风心病。一般起病缓慢，有不规则发热、乏力、体重减轻等。数日或数周后出现皮肤黏膜的瘀点、指甲下的线状出血，指趾的腹面皮下组织内有欧氏小结。心脏查体有新的杂音或原有杂音发生变化，部分患儿可发生充血性心力衰竭。其他症状视栓塞累及的器官而异：可有脾大、腹痛、便血、血尿；肺栓塞、脑栓塞的相应症状。

【实验室检查】

（一）血培养

治疗前 1～2 天内连续血培养 3 次，标本保留并观察至少2周可提高阳性率。如已用抗生素治疗，停用3天后再做。

（二）血象

进行性贫血与白细胞增多，中性粒细胞升高。血沉增快，C反应蛋白阳性。血清球蛋白常增多，甚至白蛋白、球蛋白比例倒置。免疫球蛋白升高，循环免疫复合物及类风湿因子阳性。尿内有红细胞。

（三）超声心动图

除原发心脏病变外，可检出大于2mm的赘生物。

【诊断要点】

（一）临床指标

1. 主要指标

（1）血培养阳性：分别2次血培养有相同的感染性心内膜炎常见的微生物（如草绿色链球菌，金黄色葡萄球菌，肠球菌等）。

（2）心内膜受累证据：应用超声心动图检查心内膜受累证据，有以下超声心动图征象之一：①附着于瓣膜或瓣膜装置或心脏、大血管内膜或置植人工材料上的赘生物；②心内脓肿；③瓣膜穿孔，人工瓣膜或缺损补片有新的部分裂开。

（3）血管征象：重要动脉栓塞，脓毒性肺梗死或感染性动脉瘤。

2. 次要指标

（1）易感染条件：基础心脏疾病，心脏手术，心导管术或中心静脉内插管。

（2）较长时间的发热（≥38℃），伴贫血。

（3）原有心脏杂音加重，出现新的反流杂音或心功能不全。

（4）血管征象：瘀斑，脾大，颅内出血，结膜出血，镜下血尿或Jane Way斑（手掌和足底直径1～4mm的出血红斑）。

（5）免疫学征象：肾小球肾炎，Osler结（指和趾豌豆大的红或紫色痛性结节），Roth 斑（视网膜的卵圆形出血斑块伴中心呈白色），或类风湿因子阳性。

（6）微生物学证据：血培养阳性，但未符合主要指标中的要求。

3. 病理学指标

（1）赘生物（包括已形成的栓塞）或心内脓肿经培养或镜检发现微生物。

（2）存在赘生物或心内脓肿，并经病理检查证实伴活动性心内膜炎。

（二）诊断依据

1. 具备以下（1）～（5）项任何之一者可诊断　①临床主要指标 2 项。②临床主要指标 1 项和次要指标 3 项。③心内膜受累证据和次要指标 2 项。④临床次要指标 5 项。⑤病理学指标 1 项。

2. 有以下情况时可排除感染性心内膜炎诊断　有明确的其他诊断解释临床表现，经抗生素治疗≤4d 临床表现消除，抗生素治疗≤4d，手术或尸检无感染性心内膜炎的病理依据。

3. 临床考虑感染性心内膜炎，但不具备确诊依据时仍应进行治疗，根据临床观察及进一步的检查结果确诊或排除该诊断。

（三）鉴别诊断

发热与伤寒、败血症、结核病、风湿热、系统性红斑狼疮鉴别。风湿性心脏病并发感染性心内膜炎应与风湿活动区别，后者无栓塞现象，血培养阴性，抗风湿治疗效果明显。

【治疗要点】

1. 一般治疗　卧床休息，加强营养，维持水、电解质平衡。

2. 抗感染治疗　选用敏感、有效抗生素，坚持足量、足疗程治疗，最好选用药物敏感试验阳性的两种抗生素，疗程至少4～6周。终止治疗的依据：体温、脉搏正常，自觉良好，体重增加，栓塞现象消失，血象及血沉恢复正常，血培养阴性。停止治疗后应随访2年。

3. 外科手术治疗　对内科疗法不能控制的心力衰竭，人造瓣膜置换术后经内科治疗感染不易控制，反复发生的严重或多发性栓塞，巨大赘生物（直径1cm以上）时，应考虑进行外科手术治疗，如同时存在先天性心脏病者，如动脉导管未闭、室间隔缺损等，应进行导管结扎及缺损修补术。

（王雪梅）

第七节　急性心包炎

急性心包炎常为全身性疾病的一部分，由感染、结缔组织病、内分泌代谢性疾病、手术、放射线、肿瘤等病因引起的以心包膜纤维蛋白性和渗液性炎症为特点的临床综合征。新生儿急性心包炎的主要原发病为败血症。婴幼儿急性心包炎以化脓性感染居多，常继发于肺炎、脓胸及败血症等。致病原以葡萄球菌多见，肺炎球菌、链球菌、大肠埃希菌也较常见。年长儿急性心包炎以风湿性及结核性多见，病毒性心包炎也称特发性心包炎多见于儿童，主要有柯萨奇B组病毒、流感病毒、埃可病毒及腺病毒。有时并发于风湿、类风湿病及其他结缔组织病和白血病等。

【诊断要点】

（一）临床表现

按病理变化可分为干性（纤维蛋白性）和湿性（渗出性）心包炎两种。

1. 干性心包炎　以发热、气急、心前区痛及心包摩擦音为主要表现。较大儿童可有心前区痛，疼痛随体位改变而加剧，可向肩背放射。心包摩擦音常在胸骨左缘第二、三肋间最清楚。

2. 湿性心包炎　可有眩晕、气促与胸闷。体征有心尖搏动微弱或消失，心界扩大，心音遥远。心包内有大量渗液时常出现心脏压塞，有呼吸困难、发绀、颈静脉怒张、肝大、血压下降、奇脉和肝颈反流征阳性。

（二）辅助检查

1. X 线检查　心影呈烧瓶状扩大，心搏动消失，肺野清晰。

2. 心电图　急性期 ST 段抬高，恢复期 S-T 段回到基线或压低，T 波平坦倒置，QRS 波低电压，窦性心动过速。

3. 超声心动图　为明确心包积液的重要方法，心脏外缘可见液性暗区，根据暗区大小估计液量多少。也可确定穿刺点。

（三）诊断与鉴别诊断

确定心包积液主要根据上述心脏检查的体征、心电图、X 线特点及超声心动图表现。心包积液的性质则需结合病史、心包穿刺液的检查。

【治疗要点】

急性心包炎的治疗包括对症治疗和病因治疗。病人应卧床休息，呼吸困难时采取半卧位并供氧。胸痛时用阿司匹林、可待因，必要时可注射哌替啶或吗啡。

（一）病毒性心包炎

一般采用对症治疗，症状明显者可用阿司匹林，每日 40～70mg/kg，分 3～4 次口服。重症常用泼尼松，每日 1～2mg/kg，分 3～4 次口服。2～3 周后，每周每日减 5～10mg，总疗程为 6～8 周。若有心脏压塞征象时，应行心包穿刺抽液进行减压处理。

（二）化脓性心包炎

及早应用与病原菌相应的大量抗生素静脉滴入。参考药物敏感试验，疗程以 1～3 个月为宜。葡萄球菌感染一般选用大剂量青霉素、新型青霉素、万古霉素和头孢霉素等。每隔 1～2 天配合心包穿刺排脓，也可同时用生理盐水冲洗，并于心包腔内注入适当的抗生素及氢化可的松，用生理盐水稀释至20ml，缓慢注入。可用硅胶管置于心包腔内，反复抽脓，避免反复心包穿刺。如经以上治疗，效果不好，应及早采用心包切开引流术。

（三）结核性心包炎

及早应用抗结核（参见第二十二结核病）。有渗出液时加用泼尼松口服，剂量为每日1～2mg/kg，疗程6～8周，可加速渗出液吸收及减少纤维增生粘连。形成缩窄性者应施行手术治疗。

（四）风湿性心包炎

按风湿合并心脏炎处理（参见第十八章风湿性疾病）。可给泼尼松每日2mg/kg，分3～4次口服，2～3周后开始减量，疗程4～8周。风湿性心包炎渗出液不多，不需心包穿刺或手术治疗。

（五）心脏压塞处理

心包渗出液骤增过多，吸气末收缩压下降超过1.33kPa时，应紧急施行心包穿刺排液减压。常用部位为胸骨剑突与左肋缘所形成的夹角处，穿刺针与胸壁成30°～50°角，向上稍向左，边抽吸边刺入。婴幼儿每次抽液量＜150ml，儿童＜300ml。

（六）护理

十分重要。完全卧床，供应足够的蛋白质和维生素，维持体液平衡。

（王雪梅）

第八节　心力衰竭

心力衰竭（congestive heart failure，CHF）又称心功能不全，是指心脏功能障碍、心输出量不能满足机体需要而出现一系列表现的临床综合征。左向右分流型先天性心脏病引起的心力衰竭与肺血增多有关，又称充血性心力衰竭。急性肾炎引起的心力衰竭是严重循环充血所致。

【分类】

（一）病理生理分类

1. 心肌收缩功能障碍（心肌衰竭）　如感染性心肌炎（包括暴发性心肌炎）、扩张性心肌病、心内膜弹力纤维增生症、川崎病等。

2. 心室负荷过重

（1）心室前负荷（容量负荷）过重：如左向右分流型先心病、瓣膜反流性疾病、输液过多过快等。

（2）心室后负荷（压力负荷）过重：如主动脉瓣狭窄、主动脉缩窄、肺动脉瓣狭窄、肺动脉瓣闭锁等。

3. 心室充盈（舒张功能）障碍　如缩窄性心包炎、心脏压塞、限制性心肌病、肥厚性心肌病等。

（二）其他分类

1. 按发生部位分为左心力衰竭（肺循环充血）、右心力衰竭（体循环充血）、全心力衰竭。小儿左心力衰竭、肺水肿一般少见咳粉红色泡沫样痰，右心力衰竭少见颈静脉怒张、肝颈静脉回流征阳性。

2. 按起病急缓分为急性心力衰竭、慢性心力衰竭。

3. 按心输出量多少分为高心输出量心力衰竭、低心输出量心力衰竭。

4. 按是否出现症状分为心力衰竭代偿期、失代偿期。

【病因】

（一）器质性心脏病

先天性心脏病、感染性心肌炎、感染性心内膜炎、心包炎、心内膜弹力纤维增生症、各种心肌病、风湿性心脏病、高血压心脏病、高原心脏病、心脏手术后等。

（二）心律失常

室上性快速心律失常、室性心动过速、先天性完全性房室传导阻滞等。

（三）呼吸系统受累

重症肺炎、肺纤维化、严重脊柱畸形等。

（四）其他系统疾病

维生素 B_1 缺乏症、急性肾炎、严重贫血、川崎病心血管并发症、重症系统性红斑狼疮累及心脏、甲状腺功能亢进症、多器官功能障碍综合征等。

【诱因】

感染、过度劳累、情绪激动、水钠摄入量过多、洋地黄停药过早或洋地黄过量等。

【诊断要点】

（一）病史

了解心力衰竭的原发病及诱因。

（二）临床诊断标准

具备以下四项考虑心力衰竭：①呼吸急促：婴儿＞60 次/分，幼儿＞50 次/分，儿童＞40 次/分；②心动过速：婴儿＞160 次/分，幼儿＞140 次/分，儿童＞120 次/分；③心脏扩大（体检、X线或超声心动图）；④烦躁、喂养困难，体重增加。尿少、水肿、多汗、青紫、呛咳、阵发性呼吸困难（具备两项以上）。

1. 具备以上四项加以下一项或以上两项加以下两项即可确诊心力衰竭：①肝增大，婴幼儿在肋下≥3cm，儿童＞1cm，或进行性肝增大，或伴有触痛者更有意义；②肺水肿；③奔马律。

2. 严重心力衰竭可出现周围循环衰竭。

（三）心功能分级

根据患儿病史、临床表现及劳动耐力程度将心功能状态分为四级。

1. 儿童和成人心功能分级

Ⅰ级：体力活动不受限制，仅有体征，无症状，心功能代偿期。

Ⅱ级：较重体力劳动或活动量较大时出现症状，活动轻度受限。

Ⅲ级：轻体力劳动或活动稍多时即有明显症状，活动明显受限。

Ⅳ级：安静休息即有症状，完全丧失劳动力，不能活动。

2. 婴儿心功能分级　参见表 14-8-1。总分 0～2 分无心力衰竭，3～6 分为轻度心力衰竭，7～9 分为中度心力衰竭，10～12 分为重度心力衰竭。

表 14-8-1　婴儿心力衰竭分级评分法

	0	1	2
每次哺乳量（ml）	＞105	75～105	＜75
每次哺乳时间（min）	＜40	＞40	＞40
呼吸（次/分）	＜50	50～60	＞60
心率（次/分）	＜160	160～170	＞170
呼吸形式	正常	不正常	不正常
末梢灌注	正常	不良	不良
奔马律	无	有	有
肝肋下（cm）	＜2	2～3	＞3

（四）监测指标

1. 无创指标　出入量、体重、体温（必要时测肛温）。心率、呼吸、血压、经皮血氧饱和度。胸片、心电图、超声心动图、24 小时动态心电图等。

超声心动图测量左室射血分数（LVEF），反映左室收缩功能，LVEF ＝（左室舒张末期容积－左室收缩末期容积）/ 左室舒张末期容积。正常值为 45％～75％。

2. 有创指标　包括动脉血气分析、电解质、肝功Ⅱ、肾功Ⅱ、心肌酶谱、血脂Ⅰ、血糖、地高辛血药浓度。如心肌酶谱中的 CK-MB 升高，应检查 CK-MB 质量法以消除心外因素影响。有条件的医院对危重症可进一步监测有创血压、中心静脉压（CVP）、肺毛细血管楔压（简称肺毛压）等。

（1）有创动脉血压：桡动脉插管直接监测血压。动脉血压反映左室后负荷，平均动脉压应维持在 60～80mmHg。

（2）中心静脉压：将导管插至腔静脉接近右房处测量压力。如右室生理及解剖均正常，可反映右室舒张末压。临床常以中心静脉压作为右室前负荷指标，可作为指导输液治疗参考，正常值为 6～12cmH_2O。如＞12cmH_2O 提示血容量增多、右心力衰竭或输液过多、过快；如＜6cmH_2O 提示血容量不足。

（3）肺毛细血管楔压：采用漂浮导管测定，插管经右室进入肺动脉，至其末端，将导管前端气囊充气，即可测定肺毛细血管楔压。可间接反映肺静脉压、左室压及左室舒张末压，用于评价左室前负荷及左心功能，正常值为 8～12mmHg。如≥20mmHg 提示肺淤血、肺水肿或左心力衰竭，对指导扩容、防止肺水肿、用扩血管及利尿药有参考意义。

（五）鉴别诊断

婴幼儿应与肺炎、毛细支气管炎鉴别，年长儿应与肝肾疾病引起腹水及心包炎等鉴别。

【治疗要点】

治疗原则是消除病因和诱因，减轻心脏负荷，改善心脏功能（收缩和舒张功能），保护（维护）衰竭的心脏。随着 ACEI 和多巴酚丁胺的广泛应用，洋地黄已不作为治疗心力衰竭的首选药物。

（一）病因治疗

（二）一般治疗

休息，保持半卧位。低盐饮食（0.5～1g/d），少量多餐，限制静脉入量。必要时给予氧疗。保持安静，必要时皮下注射吗啡，每次 0.1～0.2mg/kg，最大量不超过 10mg。

（三）改善心肌细胞代谢

1. 大剂量维生素 C　静滴每日 100～200mg/kg，一般用 150mg/kg，最大量 5g，每天 1 次。恢复期改口服每日 5～10mg/kg，分 2～3 次。

2. 辅酶 Q 10　口服每日 1mg/kg，分 2～3 次，最大量

每次10mg。

3. 果糖二磷酸钠 每日150～250mg/kg，最大量10g，静滴，每天1次。或每日100mg/kg，最大量每次10ml（1g），口服，每天3次。

4. 磷酸肌酸钠 3岁以下1g，3岁以上2g静滴，每天1次。

5. 环磷腺苷（cAMP） 每日0.5～1mg/kg，静滴，一般最大量40mg，每天1次。

6. 左卡尼汀 每日50～100mg/kg口服，最大量每次10ml（1g），每天3次。

（四）利尿剂

可减轻前负荷，亦能降低血压而减轻后负荷。

1. 呋塞米（速尿） 每次1～2mg/kg，静注或肌注，一般最大量≤20mg，每日1～2次。

2. 氢氯噻嗪（双氢克尿噻） 建议用小剂量，以免电解质紊乱，可与螺内酯一起长期用。如单用该药利尿，应注意补钾。成人每日6.25～12.5mg，小儿每日1mg/kg，最大不超过成人量，每天1次。

3. 螺内酯（安体舒通） 为保钾利尿剂，利尿效果较弱，很少单独用。成人每日10～20mg，小儿每日1mg/kg，最大不超过成人量，每天1次。

（五）血管紧张素转换酶抑制剂（ACEI）

作用于肾素-血管紧张素-醛固酮系统（RAAS），通过抑制血管紧张素转换酶（ACE），阻断血管紧张素Ⅱ的生物效应，扩张小静脉、小动脉，降低前、后负荷。应从小剂量开始，逐渐加量，确定最低有效剂量，可避免或减少副作用，而不影响疗效。副作用有低血压、血钾升高、咳嗽、血管性水肿、中性粒细胞减少、蛋白尿等。

1. 卡托普利 新生儿每次0.1～0.3mg/kg，Q12h或Q8h，每日最大量＜1.5mg/kg。1个月以上婴儿每次0.3～0.6mg/kg，Q12h或Q8h，每日最大量＜2.5mg/kg。12岁

以下儿童一般每次最大量不超过12.5mg，Q12h或Q8h。12岁以上者建议用福辛普利。

2. 福辛普利（蒙诺） 每日1次，方便，依从性好。用于12岁以上，一般每日5～10mg，也可从每日2.5mg开始。

（六）洋地黄类药物

1. 洋地黄类药物制剂和用法（表14-8-2）。

表14-8-2 洋地黄类药物制剂和用法

制剂	给药途径	剂量（mg/kg）		每日维持量
地高辛酏剂（50μg/ml）	口服	早产儿	0.02	1/5～1/4化量分2次，Q12h
		足月儿	0.02～0.03	
		1个月～2岁	0.03～0.04	
		>2岁	0.025～0.03	
毛花苷C（0.4mg/2ml）	静注	<2岁	0.03～0.04	
		>2岁	0.02～0.03	
毒毛花苷K	静注	<2岁	0.006～0.012	
		>2岁	0.005～0.010	

（1）半衰期：地高辛口服为36小时，毛花苷C为23小时，毒毛花苷K为21小时。

（2）去乙酰毛花苷：静脉注射，首次用化量的1/2，余量分2次，每4小时1次。达化量后8小时开始用地高辛维持量。

2. 地高辛 具有正性肌力、负性频率、负性传导作用。

（1）地高辛负荷量（化量）、维持量：儿科用地高辛酏剂口服，给药方便、安全、剂量准确，吸收好。一般首次用化量的1/2，余量分2次，每4～8小时1次。达化量后12小时开始用维持量，每日用化量的1/5～1/4，分2次，每12小时1次。地高辛也可用维持量法达化量，即每日口服化量的1/5～1/4，分2次，每12小时1次，经5～7天达化量。小儿口服地高辛最大化量为1mg。地高辛静脉用量为口服量的75%。

（2）地高辛用药注意事项

1）室上性快速心律失常引起心力衰竭应首选地高辛。急性心力衰竭（室上性快速心律失常除外）可不用地高辛。慢性心力衰竭应在利尿剂、ACEI治疗的基础上再考虑用地高辛。

2）地高辛宜用低限剂量。

3）与普罗帕酮或胺碘酮合用时，地高辛应减少剂量。

4）与钙剂应间隔至少4小时给药。

5）应监测心电图和地高辛血药浓度。心电图ST-T波呈“鱼钩样”改变为地高辛所致。地高辛血药浓度正常高限为新生儿＜4ng/ml，婴儿＜3～4ng/ml，儿童＜2ng/ml，取血时间为口服达化量后6小时，或静脉用药达化量后4小时。

6）感染性心肌炎（包括暴发性心肌炎）应慎用地高辛。心包炎、限制性心肌病、肥厚性心肌病、肺源性心脏病等不宜用地高辛。

（3）地高辛过量或中毒表现

1）心血管系统：心率减慢，心电图出现各种心律失常如室上性心律失常多见，室性心律失常少见，血药浓度仅供参考。

2）胃肠道反应：恶心、呕吐等，较少见。

3）神经系统：意识障碍、视力障碍等，很少见。

（4）地高辛中毒处理原则

1）停用地高辛和利尿剂。

2）静脉输液。

3）急查血电解质，补充钾、镁。

4）如有室性心动过速，可用利多卡因或苯妥英钠。

（七）非洋地黄类正性肌力药物

包括β受体激动剂（多巴酚丁胺和多巴胺）、磷酸二酯酶抑制剂。

1. β受体激动剂

（1）多巴酚丁胺：为多巴胺衍生物，血流动力学效应优于多巴胺，直接作用于心脏 β_1 受体，对心肌有较强的正性肌力作用，增加心输血量，降低肺毛细血管楔压，对血管的作用较弱。适用于不伴低血压的急性心力衰竭（或慢性心力衰竭急性加重）。静滴开始为 2～5μg/(kg·min)，逐渐增至 10～15μg/(kg·min)，最大量 20μg/(kg·min)。

（2）多巴胺：选择性作用于多巴胺受体，使肾、肠系膜、脑及冠状动脉血管扩张，正性肌力作用小。适用于急性心力衰竭（或慢性心力衰竭急性加重）伴低血压、少尿、休克。从小剂量 2～5μg/(kg·min) 开始静滴，推荐中等剂量 5～10μg/(kg·min)，不宜大剂量 ＞15～20μg/(kg·min)（肾血流减少）。副作用有心率增快。如漏出血管外引起局部坏死。禁与碱性药配伍。肺血管阻力增高应慎用。

如治疗心源性休克，用多巴酚丁胺＋多巴胺，各 7.5μg/(kg·min)，疗效较好。

2. 磷酸二酯酶抑制剂　如米力农、氨力农等，儿科经验有限。

（八）血管扩张剂

可扩张静脉和动脉，减轻前、后负荷。

1. 硝基类

（1）硝普钠：自发释放 NO，直接扩张小静脉、小动脉，减轻前、后负荷，作用强、生效快、持续时间短。剂量 0.5～8μg/(kg·min)，静滴，开始可用 0.2μg/(kg·min)，一般用 4～5μg/(kg·min)，最大量 8μg/(kg·min)。应新鲜配制，用黑纸避光，短期应用（＜72 小时）。停药时应逐渐减量。如用药＞72 小时，应监测血硫氰酸浓度。副作用为：低血压，硫氢酸中毒。达 5～10mg/dl 可出现毒性反应，如恶心、呕吐、乏力，甚至可发生定向力障碍，精神症状，木僵甚至抽搐。

（2）硝酸酯类

1）硝酸甘油：接扩张静脉，降低前负荷，也扩张冠状动脉。剂量 1～5μg/(kg·min)，一般第 1 天用 0.5μg/(kg·min)，静滴 6～8 小时。第 2 天加至 1～2μg/(kg·min)，依此类推，最大量 5～6μg/(kg·min)，疗程 1 周左右。

2）硝酸异山梨醇酯：0.5～20μg/(kg·min)，静滴。

2. 酚妥拉明　主要阻滞 α_1、α_2 受体，扩张小动脉。治疗心力衰竭效果不理想。作用迅速，持续时间短，静滴 15～30 分钟后作用消失。剂量每次 0.3mg/kg，最大量不超过 10mg，可间隔 0.5～1 小时重复 1 次，每 4～6 小时 1 次。也可用 1～20μg/(kg·min) 持续静滴。副作用包括：心率增快、鼻塞、烦躁等。

（九）β 受体阻滞剂

可用于扩张性心肌病、肥厚性心肌病引起的慢性心力衰竭。

（鲁　珊）

第九节　休　　克

休克是人体对有效循环血量锐减的反应，是组织血液灌注不足所引起的代谢障碍和细胞受损的病理过程。有效循环血量，是指单位时间内通过心血管系统进行循环的血量，但不包括贮存于肝、脾和淋巴血窦中或停滞于毛细血管中的血量。有效循环血量依赖充足的血容量、有效的心排血量和良好的周围血管张力，其中任何一个因素的改变超出了人体的代偿限度时，都可导致有效循环血量的急剧下降，造成全身组织、器官氧合血液灌注不足，细胞缺氧和一系列的代谢障碍，从而发生休克。

【病因分类】

可分为：①低血容量性休克；②感染性休克；③心源性休克；④过敏性休克。

【休克抢救步骤和措施】

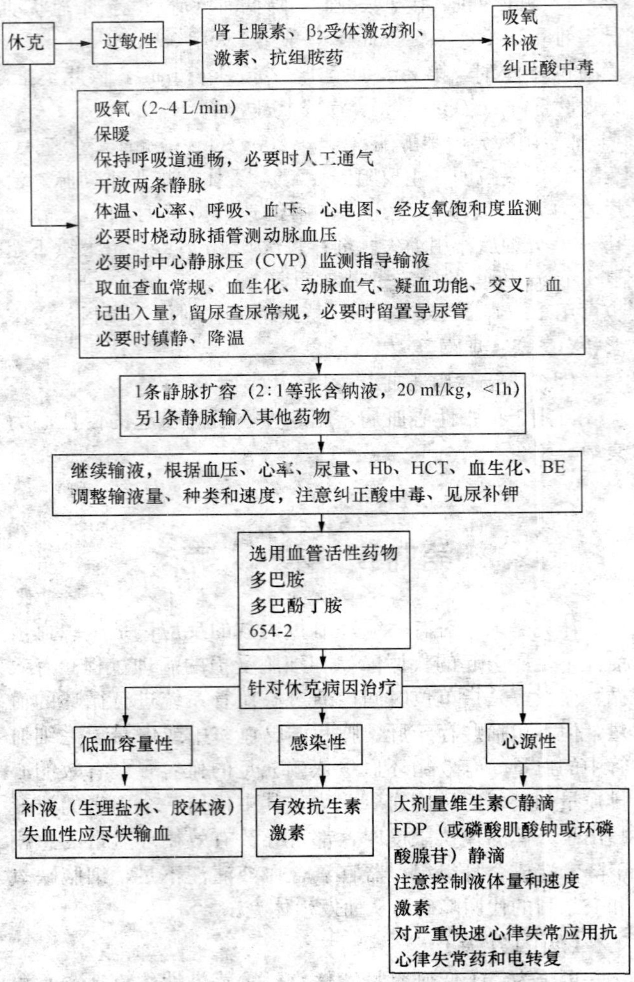

图 14-9-1　休克抢救步骤和措施

一、低血容量性休克

各种原因导致的血管内血容量不足是低血容量性休克的主要病理生理改变，见于出血、腹泻、创伤后等。

【病因】

1. 严重外伤　多见于大血管破裂、腹部损伤所致的肝、脾破裂所致失血性休克。

2. 胃肠疾病　胃、十二指肠溃疡出血、门静脉高压症所致的食管、胃底曲张静脉破裂出血等。

3. 凝血机制障碍　维生素 K 缺乏、血小板减少性紫癜等。

4. 严重失水　如腹泻伴重度脱水，小婴儿高热伴吐泻，烧伤、腹膜炎可造成大量的细胞外液和血浆的丢失，以致有效循环血量减少，也能引起休克。

5. 肾病综合征　过度限液利尿等。

【诊断过程】

(一) 临床表现

休克临床表现和休克程度（表 14-9-1）。

根据休克的病程演变，可分为休克代偿期、休克失代偿期和休克晚期三个阶段。

1. 休克代偿期　低血容量性休克中，当血容量减少不超过全身血容量的 20%时，由于机体的代偿作用，患儿的中枢神经系统兴奋性提高，交感神经活动增加。表现为精神紧张或烦躁，面色苍白、手足湿冷、心率增快、过度换气等。血压正常或稍高，反映小动脉收缩情况的舒张压升高，故脉压缩小。尿量正常或减少。这时，如果处理得当，休克可以很快得到纠正。如处理不当，则病情发展，进入失代偿期。

2. 休克失代偿期　神志淡漠，反应迟钝，口唇肢端发绀，出冷汗、脉搏细速、血压下降、脉压差更缩小。尿量减少。浅表静脉萎陷，毛细血管充盈迟缓。

表 14-9-1 休克临床表现和休克程度

分期	程度	临床表现								估计失血量占全身血容量的%
		神志	口渴	皮肤黏膜		脉搏	血压	周围循环	尿量	
				色泽	温度					
代偿期	轻度	神志清楚，表情痛苦，精神紧张	口渴	开始苍白	正常发凉	100次/分以下，有力	收缩压正常或升高，舒张压升高，脉压缩小	正常	正常	20%以下
失代偿期	中度	神志尚清楚，表情淡漠	很口渴	苍白	发冷	100～120次/分	收缩压为90～70mmHg，脉压缩小	表浅静脉塌陷，毛细血管充盈迟缓	尿少	20%～40%
晚期	重度	意识模糊甚至昏迷	非常口渴但可能无主诉	显著苍白肢端青紫	冰冷，肢端更明显	速而细弱或摸不清	收缩压在70mmHg以下或测不到	毛细血管充盈非常迟缓，表浅静脉塌陷	尿少或无尿	40%以上

3. 休克晚期　意识模糊，甚至昏迷，皮肤显著苍白，全身皮肤、黏膜明显发绀，四肢冰冷，血压降低且固定不变或不能测出。心率更加增快或转为缓慢。脉搏微弱或触不到；呼吸急促或缓慢、不整。腹胀，肠麻痹；少尿或无尿。此期患儿可出现弥漫性血管内凝血和多脏器损伤。前者表现为皮肤黏膜出血、便血、呕血及血尿，最终导致呼吸衰竭、肾衰竭以及多脏器功能衰竭，甚至死亡。

（二）诊断

低血容量性休克的诊断，一般不难。凡遇到大量失血、失水或严重创伤时，应想到休克发生的可能。如发现患儿有精神兴奋、烦躁不安、出冷汗、心率加速、脉压缩小、尿量减少等，即应认为已有休克。如病儿口渴不止，神志淡漠，反应迟钝，皮肤苍白，四肢发凉，呼吸浅而快，脉搏细速，收缩压降至 90mmHg 以下，则应认为已进入休克失代偿期。

（三）临床监测

1. 一般监测

（1）精神状态：能反映脑组织灌流的情况。患儿神志清楚，反应良好，表示循环血量已够。神志淡漠、神志不清或烦躁、头晕、眼花，或从卧位改为坐位时出现晕厥，表示循环血量不足，休克依然存在。

（2）肤色温度、色泽：反映体表灌注的情况。观察末梢循环情况，有无末梢循环差（四肢皮肤有无苍白、湿冷；毛细血管再充盈时间延长＞3s）。

（3）血压：有无血压下降，脉压减少。

（4）脉搏：有无脉搏减弱及增快。脉率细速常出现在血压下降之前。

（5）尿量：尿量是反映肾血液灌注情况的指标。留置尿管，观察每小时尿量。

2. 特殊监测及实验室检查

（1）监测动脉压：动脉穿刺插管直接测量动脉压比其

他方法更准确，血压降低程度为休克程度及疗效判定的重要指标。

(2) 中心静脉压：反映右室前负荷。它受血容量、静脉血管张力、右心室排血能力、胸腔或心包内压力、静脉回心血量的影响。低于 6cmH_2O 时，表示血容量不足，用于低血容量性休克与其他休克的鉴别，并为指导输液或利尿治疗的重要参数。正常值为 6～12cmH_2O。中心静脉压与补液的关系见表 14-9-2。

表 14-9-2　中心静脉压与补液的关系

中心静脉压	血压	原　因	处理原则
低	低	血容量严重不足	充分补液
低	正常	血容量不足	适当补液
高	低	心功能不全或血容量相对过多	给强心药物，纠正酸中毒，舒张血管
高	正常	容量血管过度收缩	舒张血管
正常	低	心功能不全或血容量不足	补液试验*

*补液试验：取等渗盐水 250ml，于 5～10min 内经静脉注入。如血压升高而中心静脉压不变，提示血容量不足；如血压不变而中心静脉压升高 3～5cmH_2O，则提示心功能不全。

(3) 肺毛细血管楔压：反映左心房压。正常值为 8～12mmHg，升高时提示肺淤血或肺水肿。

【治疗】

低血容量休克的治疗主要集中在补充血容量和积极处理原发病两个方面。

1. 补充血容量　抗休克的根本措施。要尽快恢复循环血量。通过及时的补充血容量，发生时间不长的休克，特别是低血容量性休克，一般均可较快得到纠正，不再需要其他药物。

(1) 首批快速输液：30～60min 内静脉快速输入 10～

20ml/kg 等张含钠液，如 2：1 液、碳酸氢钠液或生理盐水。根据病情，可重复 2～3 次。如扩容总量达 50～100ml/kg 以上，需行有创动脉血压监测和超声心动图检查心功能。

(2) 继续输液：根据估计的失液程度或首批快速输液后的反应，继续按每批 10～20ml/kg 的 1/2 张液体静脉输液，一般给 2～3 次。直至休克基本纠正。失血性休克可给予新鲜全血 15～20ml/kg。并监测尿量、心率、呼吸和血压。

(3) 维持输液：指休克基本纠正后 24h 内输液。一般按正常生理需要的 70%给予，即 50～80ml/kg，可给含钾的维持液。

2. 治疗原发病　及时补充血容量的同时，积极治疗原发病，如活动性出血者控制出血。

3. 一般紧急措施

(1) 保持呼吸道通畅，必要时可作气管插管或气管切开。

(2) 保持病儿安静，避免过多搬动。

(3) 病儿体位一般应采取头和躯干部抬高约 20°～30°，下肢抬高 15°～20°的体位，以增加回心静脉血量和减轻呼吸的负担。

(4) 保暖，但不加温，以免皮肤血管扩张而影响生命器官的血流量和增加氧的消耗。

(5) 吸氧，可增加动脉血含氧量，有利于减轻组织缺氧状态。

(6) 适当应用镇静剂。

二、感染性休克

感染性休克是发生在严重感染的基础上，由致病微生物及其产物所引起的急性微循环障碍、有效循环血容量减少、组织血液灌流不足而致的复杂综合征。感染性休克在儿科较为多见，且病死率较高。

【病因】

1. 各种病原体引起的败血症　①院外感染：葡萄球菌[耐甲氧西林金黄色葡萄球菌（MRSA）、耐甲氧西林表皮葡萄球菌（MRSE）和凝固酶阴性葡萄球菌]、肺炎链球菌、铜绿假单胞菌以及其他病原体（疱疹病毒、EB病毒、念珠菌、曲霉菌、支原体、钩端螺旋体、不明病原体）。②院内感染：肠杆菌属，克雷白杆菌属、假单胞杆菌属、MRSA、MRSE、肠球菌、念珠菌等。

2. 急性感染性疾病　中毒性痢疾、流行性脑脊髓膜炎、沙门菌感染、轮状病毒肠炎、支气管肺炎、脑炎、脑膜炎、感染性心内膜炎。

3. 恶性肿瘤　主要是白血病化疗后败血症、肺部感染、胰腺炎、肠道感染和多器官功能障碍综合征（MODS）。

4. 住院危重病继发感染　系统性红斑狼疮、先天性心脏病、感染性心肌炎、重症肌无力危象、先天性代谢病。

5. 非感染性休克发展为感染性　包括：①混合性休克：意外、中毒、多发性创伤、大手术后、新生儿窒息所致休克；②心源性（心泵衰竭）休克：严重心律不齐、重症先天性心脏病心力衰竭；③低血容量休克：消化道大出血、婴儿腹泻重度脱水、难治性肾病综合征、大手术后出血；④内分泌性休克：糖尿病酮症酸中毒、肾上腺危象；⑤心脏梗阻性休克：心脏压塞、心房黏液瘤、先天性心脏病（流出道狭窄）、肺梗死。

【诊断要点】

（一）病史

感染性休克常发生在某些严重感染性疾病如流行性脑脊髓膜炎、中毒性痢疾、重症肺炎、败血症、急性坏死性小肠炎等，休克发病急、病情重、变化快。

（二）临床表现

主要是由微循环功能障碍，组织缺血、缺氧以及脏器功能衰竭所表现出的临床症状。患儿常有面色苍白、四肢厥冷、呼吸急促、脉搏细弱、血压下降、尿量减少、精神萎靡或烦躁不安等。临床分两期和两型。

1. 感染性休克（脓毒性休克）代偿期（早期）　临床表现符合下列 6 项中 3 项：①意识改变（烦躁不安或萎靡，表情淡漠。意识模糊）；②皮肤改变［面色苍白发灰，唇周、指（趾）发紫，皮肤花纹，四肢凉］；③心率、脉搏改变（外周动脉搏动细弱，心率、脉搏增快）；④毛细血管再充盈时间＞3 秒（需除外环境温度影响）；⑤尿量＜1ml/(kg · h)；⑥代谢性酸中毒（除外其他缺血缺氧及代谢因素）。

2. 感染性休克（脓毒性休克）失代偿期　代偿期临床表现加重伴血压下降，意识障碍加重出现昏迷或惊厥，常伴器官功能衰竭。收缩压＜该年龄组第 5 百分位或＜该年龄组正常值 2 个标准差。即：1～12 个月＜70mmHg（1mm Hg＝0.133kPa)；1～10 岁＜70mmHg＋［2 ×年龄（岁)］；≥10 岁＜90mmHg。

3. 临床分型　①暖休克为高动力性休克早期，可有意识改变、尿量减少或代谢性酸中毒等，但面色潮红、四肢温暖、脉搏无明显减弱，毛细血管再充盈时间无明显延长。此期容易漏诊，且可很快转为冷休克。心率快，血压低，过度通气，CVP 高，心输出量低多为失代偿表现。②冷休克为低动力性休克，皮肤苍白、花纹，四肢凉，脉搏快、细弱，毛细血管再充盈时间延长，儿科以冷休克为多。

4. 多系统器官功能障碍（MODS）

（1）肺功能不全：又称休克肺或成人型呼吸窘迫综合征（ARDS)，表现为严重的低氧血症及高碳酸血症，常发生于循环好转后 12～24h，多有肺水肿的表现。

（2）脑损伤：休克时脑血流下降，氧及能量的供给不足，脑因缺氧而高度抑制，临床出现精神淡漠，甚至昏迷。

（3）心功能不全：心肌收缩力减弱，心输出量减少。冠状动脉供血不足，影响心脏功能，而致心力衰竭。

(4) 肝衰竭：可出现黄疸、肝大，血清胆红素>34μmol/L，转氨酶、乳酸脱氢酶均高于正常2倍，白蛋白降低，累及肠胃者可致腹胀、呕吐咖啡色液体或大便潜血阳性。

(5) 肾衰竭：常发生在休克时间持续较长者，主要是肾小管变性坏死，致尿量减少或无尿，血清肌酐>178.6μmol/L。血清尿素氮增加，尿中有红白细胞，蛋白管型，在无尿期经补液、利尿、脱水等治疗后仍无尿，提示有肾衰竭。

(三) 实验室检查

1. 血常规　白细胞总数和中性粒细胞增多，核左移，有中毒颗粒。

2. 尿常规　可出现蛋白，红细胞和管型，比重降低。

3. 血气分析　早期有代谢性酸中毒，pH值及碱储备降低，晚期 PaO_2 下降，乳酸升高。

4. 如发生DIC，血小板降低，凝血酶原时间延长，其他凝血功能异常。

【治疗】

治疗目标是维持正常心肺功能，恢复正常灌注及血压：①毛细血管再充盈时间<2s；②外周及中央动脉搏动均正常；③四肢温暖；④意识状态良好；⑤血压正常；⑥尿量>1ml/(kg·h)。具体措施如下。

1. 液体复苏　充分液体复苏是逆转病情，降低病死率最关键的措施。需迅速建立2条静脉或骨髓输液通道。条件允许应放置中心静脉导管。

(1) 第1h快速输液：常用0.9%氯化钠，首剂20ml/kg，10～20min推注。然后评估循环与组织灌注情况（心率、血压、脉搏、毛细血管再充盈时间等）。若循环无明显改善，可再给予第2剂、第3剂，每剂均为10～20ml/kg。总量最多可达40～60ml/kg。第1h输液既要重视液量不足，又要注意心肺功能（如肺部啰音、奔马律、肝大、呼吸做功增加等常示心力衰竭、肺水肿)。条件允许应监测中心静脉压。第 1h 液体复苏不用含糖液，血糖应控制在正常范围，若有低血糖可用葡萄糖 0.5～1g/kg 纠正；当血糖大于 200mg/dl 时，用胰岛素 0.05U/(kg·h)，称强化胰岛素治疗。

(2) 继续和维持输液：由于血液重新分配及毛细血管渗漏等，感染性休克的液体丢失和持续低血容量可能要持续数日，因此要继续和维持输液。继续输液可用 1/2～2/3 张液体，可根据血电解质测定结果进行调整，6～8h 内输液速度 5～10ml/(kg·h)。维持输液用 1/3 张液体，24h 内输液速度 2～4ml/(kg·h)，24h 后根据情况进行调整。在保证通气前提下，根据血气分析结果给予碳酸氢钠，使 pH 达 7.25 即可。可适当补充胶体液，如血浆等。一般不输血，若 HCT $<30\%$，应酌情输红细胞悬液或鲜血，使 Hb>10g/dl。继续及维持输液阶段也要动态观察循环状态，评估液体量是否恰当，随时调整输液方案。

2. 血管活性药物　在液体复苏基础上休克难以纠正，血压仍低或仍有明显灌注不良表现，可考虑使用血管活性药物以提高血压、改善组织灌注。

(1) 多巴胺 5～10μg/(kg·min) 持续静脉泵注，根据血压监测调整剂量，最大不宜超过 20μg/(kg·min)。

(2) 肾上腺素 0.05～2μg/(kg·min) 持续静脉泵注，冷休克有多巴胺抵抗时首选。

(3) 去甲肾上腺素 0.05～0.3μg/(kg·min) 持续静脉泵注，暖休克有多巴胺抵抗时首选。对儿茶酚胺反应的个体差异很大，用药要注意个体化原则。若有受体敏感性下调，出现对去甲肾上腺素抵抗，有条件可试用血管紧张素或精氨酸血管加压素，此类药物发挥作用不受 α 受体影响。

(4) 莨菪类药物主要有阿托品、山莨菪碱 (654-2)、东莨菪碱。

(5) 正性肌力药物：伴有心功能障碍，疗效欠佳时可用正性肌力药物。常用多巴酚丁胺 5～10μg/(kg・min) 持续静脉泵注，根据血压调整剂量，最大不宜超过 20μg/(kg・min)。多巴酚丁胺抵抗者，可用肾上腺素。若存在儿茶酚胺抵抗，可选用磷酸二酯酶抑制剂氨力农、米力农。

(6) 硝普钠：心功能障碍严重且又存在高外周阻力的患儿，在液体复苏及应用正性肌力药物基础上，可使用半衰期短的血管扩张剂，如硝普钠 0.5～8μg/(kg・min)，应从小剂量开始，避光使用。在治疗过程中进行动态评估，适时调整药物剂量及药物种类，使血流动力学指标达到治疗目标。切勿突然停药，应逐渐减少用药剂量，必要时小剂量可持续数天。

3. 积极控制感染和清除病灶　病原未明确前联合使用广谱高效抗生素静点，同时注意保护肾功能并及时清除病灶。

4. 肾上腺皮质激素　对重症休克疑有肾上腺皮质功能低下（如流脑）、ARDS、长期使用激素或出现儿茶酚胺抵抗性休克时可以使用。目前主张小剂量、中疗程。可用氢化可的松 3～5mg/(kg・d) 或甲泼尼龙 2～3mg/(kg・d)，分 2～3 次给予。

5. 纠正凝血障碍　早期可给予小剂量肝素 5～10U/kg 皮下注射或静脉输注（注意肝素钠不能皮下注射），每 6h 一次。若已明确有 DIC，则应按 DIC 常规治疗。

6. 其他治疗　①保证氧供及通气，充分发挥呼吸代偿作用。可用 NCPAP，小婴儿更需积极气管插管及机械通气，以防呼吸肌疲劳。儿童肺保护策略与成人相似。②注意各脏器功能支持，维持内环境稳定。③保证能量营养供给，注意监测血糖、血电解质。

三、心源性休克

心源性休克是由于心脏排血能力不足，造成急性心排血量下降，组织灌注不足所形成的一种临床综合征。全身组织缺氧、营养物质供应不足和异常代谢产物堆积，使细胞代谢异常和功能紊乱，可引起多器官功能障碍甚至死亡。

【病因】

1. 常见病因　先天性（如左心发育不良综合征和冠状动脉起源异常）及获得性心脏病（如川崎病）、心肌疾病（如感染性心肌炎、原发性心肌病、心内膜弹力纤维增生症）、心律失常、心脏压塞（如心包炎和心包积液），心脏手术所致低排综合征。

2. 少见病因　急性肺栓塞、心脏创伤、低温、代谢障碍（如低糖血症、高血钾、酸中毒等）。

【诊断与分期】

可分为三个阶段：心排血量减少期、代偿期和失代偿期（表 14-9-3）。

表 14-9-3　心源性休克诊断与分期

器官系统	心排血量↓	心排血量↓↓（代偿）	心排血量↓↓↓（失代偿）
皮肤	微血管再充盈慢	四肢厥冷	四肢冷湿、花斑、青紫
心血管	心率↑	心率↑↑，脉细速	心率↑↑，血压↓，脉不易扪及
肾（尿液）	尿量↓，比重↑	少尿	少尿甚至无尿
中枢神经（意识）	—	烦躁、模糊	躁动、昏睡或昏迷
呼吸	—	呼吸深快	呼吸深快
代谢	—	酸中毒（代偿）	酸中毒（失代偿）
胃肠	—	蠕动↓	肠麻痹

【治疗】

（一）心源性休克监测指标和治疗措施（表 14-9-4）

具体参照上述感染性休克部分。

表 14-9-4 心源性休克监测指标和治疗措施

	前负荷	收缩力	后负荷
监测指标	中心静脉压、肺动脉楔压	心排血量、血压	心排血量、血压
异常表现	中心静脉压↓、肺动脉楔压↓ 心排血量↓、血压↓	中心静脉压↑、肺动脉楔压↑ 心排血量↓、血压↓	中心静脉压↑、肺动脉楔压↑ 心排血量↓、血压正常或↑
治疗措施	扩容 晶体液、胶体液、全血	儿茶酚胺 多巴胺类	血管扩张剂 硝普钠

（二）辅助循环

体外膜氧合、主动脉内气囊反搏和心室辅助装置为创伤性治疗，价格昂贵，操作复杂，易发生并发症，如出血、栓塞、溶血、血管损伤和感染等，主要用于心外科手术后及药物治疗效果不佳，进一步治疗仍有成功可能的患儿。

四、过敏性休克

过敏性休克是一种严重的、危及生命的全身或某系统的超敏反应，其特点是迅速出现危及生命的呼吸系统和/或心血管系统的严重改变，常常同时伴有皮肤和黏膜的改变。

【诊断要点】

（一）触发因素

过敏性休克可以被多种原因触发，常见原因有：食物、药物、毒物。食物所致多出现在儿童期；药物多出现在年龄大的人群。食物中坚果最多见，药物中以肌松药、抗生素、非甾体类抗炎药常见。由食物所致的严重反应 30～35 分钟导致呼吸停止；虫叮咬所致严重反应在 10～15 分钟后出现；静脉注射药物所致过敏性休克在 5 分钟之内出现。过敏性休克所致死亡多在接触过敏原后 6 小时之内。

（二）既往史

大多患儿有过敏史、特应性皮炎史、哮喘史、过敏性鼻炎史等。

（三）家族史

可有一级亲属过敏史。

（四）临床表现

1. 突然发病，迅速进展的症状　①大多数的反应发生在数分钟之内，少有反应慢慢开始；②严重过敏反应开始的时间取决于过敏原的类型。静脉注射引起的过敏反应快于虫叮咬，虫叮咬快于口服消化吸收食物；③患儿有烦躁和/或恐惧。

2. 呼吸系统表现　①由于咽喉水肿，病人感到呼吸、吞咽困难，感觉咽喉梗阻；由于上气道梗阻可致声音嘶哑，可闻高调的吸气性啰音；②由于下气道梗阻可出现气短、气促、喘息；③呼吸困难；④青紫；⑤呼吸停止。

3. 循环系统表现　①皮肤苍白，湿冷；②心动过速；③低血压：感觉头晕，晕厥，晕倒；④意识模糊或意识丧失；⑤严重者可出现心电图异常改变；⑥心动过缓，进而心跳停止。

4. 皮肤和或黏膜改变　红斑，荨麻疹，血管神经性水肿。

5. 消化系统的表现　腹痛、排便失禁、呕吐。

6. 神经系统表现　由于脑灌注减少而出现意识模糊，烦躁、意识丧失。

（五）辅助检查

1. 末梢血嗜酸细胞计数升高。

2. 总 IgE 升高。

3. 特异性 IgE 升高。

但以上检查不作为急救时的诊断性检查。

【治疗要点】

超敏反应后心跳停止应立即开始心肺复苏！

(一) 病人体位

所有的病人都应安置在舒适的环境中，以下因素应考虑进来：

1. 有气道和呼吸问题者最好要端坐位，使得呼吸更容易。

2. 平躺或不抬高下肢对低血压者有帮助。如果病人感觉头晕，不要坐位或站立，这可造成心跳停止。

3. 有呼吸而意识丧失者应成侧位（救援体位）。

(二) 移除有可能的触发因素

1. 停止任何有可能引起超敏反应的药物（停止静脉输注胶体液或抗生素）。

2. 被蜜蜂叮咬后移除蜜蜂叮刺，尽早移除比选择移除方法重要。

3. 食物所致超敏反应后，不推荐催吐。

4. 如果移除触发物不可行时，不要延误治疗。

(三) 监护

心率、呼吸、经皮血氧饱和度。

(四) 吸氧

初始可给予高浓度氧气，10L/min。

(五) 药物治疗

1. 肾上腺素　肾上腺素是治疗严重过敏反应的重要药物，常用来缓解呼吸困难和增加心排血量。其是 α 受体激动作用，可以使外周舒张的血管收缩，减少水肿。其 β 受体激动作用可扩张支气管、增加心肌收缩力、抑制组胺和白三烯的释放。早期应用肾上腺素，可以减弱严重的 IgE 介导的过敏反应。

(1) 肌注肾上腺素：是抢救过敏性休克用药的第一步，但是肌注肾上腺素不推荐用于已经心跳停止者。

儿童肌注：＞12 岁：0.5mg（同成人）；6～12 岁：0.3mg（0.3ml 1∶1000）；6 个月～6 岁：0.15mg（0.15ml 1∶1000）；＜6 个月：0.15mg（0.15ml 1∶1000）。如果病

人的状态没有改善，间隔 5 分钟可再给予。

（2）静注肾上腺素：当有监护的时候才可应用。儿童可以起作用的剂量 0.001mg/kg，静注用 1∶10000 的肾上腺素（0.1mg/ml），0.1～1μg/(kg·min)。

2. 液体　静脉液体用法用量同其他种类休克。

3. 抗组胺药物　在初步抢救后应用。抗组胺药物是二线治疗严重过敏反应的用药，可阻断组胺介导的血管扩张和支气管收缩，对于其他因子介导的反应没有作用。扑尔敏静脉推注或肌注剂量为：>12 岁为 10mg，6～12 岁为 5mg；6 个月～6 岁为 2.5mg。

4. 激素　在初步抢救后应用。皮质激素可以防止和缩短过敏反应过程。氢化可的松用量：>12 岁为 200mg；6～12 岁为 100mg；6 个月～6 岁为 50mg；<6 个月为 25mg，静脉缓注。

（张　娟）

第十节　功能性心脏病

自主神经调节作用一旦失去平衡，可引起自主神经功能紊乱，患儿出现心悸、头晕、晕厥等症状，经体格检查和无创检查未发现器质性病变，称为功能性心脏病。功能性心脏病包括儿童直立不耐受症、β受体功能亢进、迷走神经张力增高、心脏神经官能症等。心脏神经官能症属于心理疾病中情绪障碍的范畴。

诊断功能性心脏病的前提首先需除外器质性疾病。

一、儿童直立不耐受症

儿童直立不耐受症包括直立调节障碍、血管迷走性晕厥、体位性心动过速综合征等与站立、体位改变、剧烈运动等诱因密切相关的功能性疾病，临床常见。

本病主要是由于自主神经调节功能不平衡→体位性血

容量分布不均匀所致。站立或体位改变→外周血管扩张→外周血容量增多→脑血容量不足→一过性脑缺血→出现头晕、晕厥等症状。

【诊断要点】

1. 学龄儿童和青春期少年多见，性别差异不明显。

2. 发病有明确的诱因。头晕、不适、眼前发黑、视物模糊、面色苍白、出汗、恶心、疲劳、倦怠、头痛、胸痛、心悸、胸闷、呼吸困难、感觉异常、手颤、站立不稳、晕倒、晕厥甚至摔伤等症状与站立、体位改变、剧烈运动、紧张、恐惧、疼痛、闷热环境等诱因密切相关，平卧后很快缓解。常反复发作。

3. 平时可有晕车史。

4. 既往健康。

5. 父母可有类似症状和晕车史。

6. 体格检查和一系列辅助检查正常或大致正常。

7. 直立调节试验或直立倾斜试验阳性。

8. 需除外心血管、呼吸、神经、代谢、内分泌、眼科、耳鼻喉科等器质性疾病及药物影响。

如病史典型，并除外器质性疾病及药物影响，即使直立调节试验或直立倾斜试验阴性，也可诊断儿童直立不耐受症。

【治疗要点】

向孩子和家长进行健康教育。避免诱因，预防为主，增强自我保护意识，不建议药物治疗。当自觉头晕、不适、眼前发黑、视物模糊时应迅速就地躺下、蹲下或坐下，可很快缓解症状，防止晕倒、摔伤等，自己能借助身边的物体扶靠或有人搀扶一下最好。持续站立时间不超过 10 分钟，不宜笔直站立。体位改变宜缓慢。避免精神紧张，劳逸结合，保证睡眠充足。可进行简单的直立训练。靠近墙边（背不贴着墙）站立，从每次 5 分钟开始，逐渐延长站立时间，需有人在旁边保护，以防晕倒、摔伤等。

（一）直立调节障碍

直立调节障碍是自主神经调节功能不平衡所致，发生率为 10%～15%。需除外器质性疾病。

【诊断标准】

在除外其他疾病基础上具有 2 项主要条件或具有 1 项主要条件＋2 项次要条件即可诊断。

1. 主要条件

（1）晨起不适、头晕、精神不振。

（2）直立后不适。

（3）直立调节试验：患儿平卧 10 分钟，记录基础动脉血压、心率及 12 导联心电图，然后站立 10 分钟于立位重新记录血压、心率及 12 导联心电图。阳性判断标准为有下述第 1、2、3 项中至少具备一项＋第 4 项：①直立后脉压差下降≥（16mmHg）；②直立后收缩压下降≥（20mmHg）；③直立后心率增加≥20 次/分；④直立后 2 个导联 T 波下降 50%（或 0.2mV）。

2. 次要条件

（1）易疲乏或倦怠。

（2）稍活动即感胸闷。

（3）洗热水澡时头晕、胸闷。

（4）易晕车。

【治疗要点】

健康教育同上。不建议药物治疗。

（二）血管迷走性晕厥

晕厥指短暂的意识丧失，身体不能保持站立或坐立姿势而倒地。如无意识丧失，但身体不能保持站立或坐立姿势而倒地，称类晕厥（接近晕厥）。

血管迷走性晕厥为自主神经介导性晕厥，也是自主神经调节功能不平衡所致，较直立调节障碍程度更重，迷走神经作用更强，引起晕厥伴血压下降，心率减慢。需除外器质性疾病。

【诊断标准】

1. 直立倾斜试验方法

(1) 基础直立倾斜试验：敏感性 67%，特异性 100%。本试验具有潜在风险，如窦性停搏达 3 秒以上、血压骤降等，检查前需要知情同意签字。

1) 试验前 3 日，停用一切影响自主神经功能的药物。

2) 试验前 12 小时禁食。试验时要求安静、光线黯淡、温度适宜。

3) 患儿平卧 5～10 分钟，记录基础动脉血压、心率、12 导联心电图，然后直立于倾斜板或电动倾斜床（倾斜角度 60°或 80°）上，直至出现阳性反应或完成 45 分钟的全过程。

4) 从试验开始即刻及每 5 分钟测量血压、心率、12 导联心电图 1 次。若患儿有不适症状，随时监测。对于阳性反应患儿立即终止试验，并置患儿于平卧位，直至阳性反应消失，并准备好急救药物。

(2) 硝酸甘油诱发的直立倾斜试验：基础直立倾斜试验阴性者在直立倾斜的同时舌下含服硝酸甘油 4～6μg/kg，最大量不超过 300μg，再持续观察至出现阳性反应或含药后 20 分钟，含药后记录 1 次动脉血压、心率。国内已有儿科开展。

2. 直立倾斜试验阳性判断标准

(1) 晕厥先兆（前兆）：指头晕并经常伴一种或一种以上症状：视、听觉下降，恶心、呕吐、大汗及站立不稳等。

(2) 患儿在倾斜过程中出现晕厥或晕厥先兆伴以下情况之一者为阳性：

1) 血压下降，指收缩压≤80mmHg 或其下降幅度≥15mmHg 和（或）舒张压≤50mmHg，或平均血压下降≥25%。

2) 心率下降，指窦性心动过缓（4～6 岁<75 次/分，7～8 岁<65 次/分，>8 岁<60 次/分）或窦性停搏长达 3 秒。

3）一过性交界性逸搏心律。

4）一过性二度或二度以上房室传导阻滞。

如患儿未达到以上标准，但已出现晕厥或接近晕厥者仍为阳性。如仅有血压下降不能判为阳性。

3. 直立倾斜试验阳性反应类型 根据血压和心率变化，将阳性反应分为以下3种类型。

（1）血管抑制型：较多见。血压明显下降，心率无明显下降。

（2）心脏抑制型：较少见。以心率骤降为主，收缩压无明显下降。

（3）混合型：较多见。血压和心率均明显下降。

【治疗要点】

健康教育同上。不建议药物治疗，如心脏抑制型反应严重建议安装心脏起搏器。

（三）体位性心动过速综合征

如直立调节试验使心率增加≥30次/分或心率最大值≥120次/分，称体位性心动过速综合征，也是自主神经调节功能不平衡所致，较直立调节障碍程度更重，交感神经作用更强。可表现为直立不耐受、运动不耐受等。需除外器质性疾病。健康教育同上。不建议药物治疗。

二、β受体功能亢进

β受体功能亢进又称β受体高敏感，也是自主神经调节功能不平衡所致。

【临床特点和检查方法】

1. 交感神经功能亢进的一系列症状，如心率增快、心悸、胸闷、心前区不适、乏力、胸部刺痛、手脚发凉、发麻、掌心出汗、夜眠不宁、焦虑、头晕等，甚至可发生晕厥。症状与精神因素密切相关。立位时症状进一步加重。

2. 体内分泌或游离的内源性儿茶酚胺正常。

3. 心电图最常见窦性心动过速（阵发性或持续性）伴

ST-T 改变，主要为Ⅱ、Ⅲ、aVF 导联 ST-T 改变，Ⅰ、V_5 导联一般无 ST-T 改变。心率也可以不超过 100 次/分。

4. 检查方法

(1) 普萘洛尔（心得安）试验：试验前描记 12 导联心电图，然后口服普萘洛尔 1mg/kg，最大量≤20mg，于服药后 1 小时、1.5 小时、2 小时描记 12 导联心电图，若心率和 ST-T 改变恢复正常为阳性，支持β受体功能亢进。

(2) 卧立试验：安静平卧，记录脉搏数，然后缓慢站立，1 分钟后再记录脉搏数，正常人增加 6～24 次/分，若>24 次/分，考虑本病。若 <6 次/分，可能为迷走神经张力增高。

【诊断要点】

1. 学龄儿童和青春期少年。

2. 女孩多见。

3. 具有交感神经兴奋症状，症状为多样性、易变性。

4. 心电图除窦性心动过速伴 ST-T 改变外，无其他异常。

5. Holter 监测有明显的昼夜规律，白天活动时心电图改变明显，夜间入睡后减轻或消失。

6. 心得安试验阳性。

7. 体位试验：立位时 ECG 改变明显，卧位时减轻。

8. ST-T 改变可被 Valsalva 动作（深吸一口气后屏住呼吸）所纠正。

9. 需除外器质性和其他功能性疾病及药物的影响。

上述 9 项中，第 3、4、9 为必备条件，加上第 5、6、7 中任何两项阳性即可诊断，其他项目可作为参考。

心电图平板运动试验一般为可疑阳性，口服普萘洛尔 1mg/kg，最大量≤20mg，于服药后 1～1.5 小时检查心电图平板运动试验为阴性。

【治疗要点】

在儿科年龄阶段，主要以健康教育和心理疏导为主，

【高血压眼底改变】

Ⅰ度：正常眼底。

Ⅱ度：有局灶性小动脉收缩。

Ⅲ度：有渗出伴或不伴出血。

Ⅳ度：视神经乳头水肿。

Ⅲ度和Ⅳ度提示恶性高血压，并可迅速进展为高血压脑病的可能，应积极降压治疗。

【必查项目】

血、尿、便常规，血沉、风湿三项，术前八项、免疫七项，抗核抗体，肝功能、肾功能、心肌酶、血脂、电解质、糖、二氧化碳结合力，甲状腺功能，胰岛素。胸片、心电图、超声心动图（注意主动脉）。肝胆胰脾肾腹腔淋巴结、肾血管、肾上腺彩超。眼科会诊。

如心肌酶谱中的 CK-MB 升高，应检查 CK-MB 质量法以消除心外因素影响。

【选查项目】

应根据病史、症状、体征提供的线索选择，并与家长沟通。

1. 24 小时动态血压。

2. 血　血气分析，$β_2$ 微球蛋白，ENA、ds-DNA、ANCA、抗心磷脂抗体，蛋白电泳，网织红细胞、铁三项、铁蛋白，皮质醇，肾素、血管紧张素、醛固酮系统，儿茶酚胺＋多巴胺，性激素。

3. 尿　沉渣，红细胞位相，$β_2$ 微球蛋白，中段尿培养，24 小时尿蛋白定量，N-乙酰-β-D-氨基葡萄糖苷酶（NAG），17-羟、17-酮类固醇，电解质，3-甲氧基 4-羟基苦杏仁酸（VMA），8 小时尿微量白蛋白排泄率。

4. 影像学　肾及肾血管 CT、核磁、核素，静脉肾盂造影，肾动脉造影、肾静脉肾素活性测定，降主动脉、四肢血管、颈部血管、腹部血管彩超、CT、核磁。肾上腺 CT，头颅核磁、CT。

5. 病理学 肾活检。

6. 其他 PPD试验、脑电图、腰穿、睡眠监测。

【诊断要点】

（一）继发性高血压（又称症状性高血压）

高血压+原发病表现。继发性高血压程度较重，可引起高血压脑病、高血压危象等。

1. 肾性高血压 最常见。

（1）肾实质病变：急、慢性肾小球肾炎（包括原发性、继发性）、肾盂肾炎、先天性肾畸形、尿路梗阻、肾盂积水、肾肿瘤、肾功能不全等。

（2）肾血管病变：肾动脉狭窄、畸形或受压，肾动脉血栓，肾静脉栓塞，肾动脉肌纤维发育不良等。血压显著升高，腹部或腰部血管杂音，肾血管彩超、CT、核磁、核素等无创检查，必要时肾血管造影。

（3）肾外伤、血肿、蒂扭转等。

2. 心血管系统

（1）主动脉缩窄：为先天性心脏病，需测四肢血压。上肢血压高、下肢血压低，下肢脉搏减弱或消失，颈部血管杂音，降主动脉彩超等影像学检查可确诊。

（2）大动脉炎：需测四肢血压。年长女孩，发热伴四肢血压和脉搏改变，大血管部位有血管杂音，可有脑梗死表现、眼底改变，ESR、CRP升高，主动脉系统影像学检查可确诊。参见“长期发热”。

3. 内分泌系统

（1）甲状腺功能亢进症。

（2）皮质醇增多症：病史、Cushing综合征面容、肥胖、体型变化、多毛、皮肤紫纹等。

（3）原发性醛固酮增多症：高血压+低血钾。

（4）嗜铬细胞瘤：血压波动较大，阵发性或发作性高血压，也有低血压，多汗、心悸、心动过速、体重减轻等。

（5）肾上腺性征异常症：男性化+高血压。

4. 颅内高压　脑水肿、脑炎、颅内出血、肿瘤、脑干损伤等。

5. 其他　睡眠呼吸梗阻综合征、重金属中毒（铅、汞等）、药物影响等。

（二）原发性高血压（又称高血压病）

除可有超重、肥胖、代谢综合征外，无原发病表现。在儿科年龄阶段，原发性高血压程度较轻，一般不引起高血压脑病和靶器官损害。

1. 年龄多在 10 岁以上，初、高中生多见。

2. 精神紧张，学习压力大，睡眠不足。

3. 血压轻度升高，体格检查和实验室检查正常或大致正常。

4. 体重超重、肥胖者更支持。

5. 有肥胖、高血糖、高血脂、脂肪肝、高尿酸血症、胰岛素抵抗等代谢综合征表现者更支持。

6. 有阳性家族史者更支持，如肥胖、糖尿病、痛风、心脑血管病（高血压、高血脂、冠心病、心绞痛、心肌梗死、脑血栓、脑梗死、脑出血）等。

【诊断注意事项】

1. 对正常血压高限或偏高（临界高血压），应低盐饮食，避免精神紧张、睡眠不足，密切随访血压变化。伴超重、肥胖者，应控制饮食，减体重。

2. 对 10 岁以下高血压，应首先除外继发性高血压。

3. 如 9 岁高血压伴超重、肥胖，是否需要除外继发性高血压，可根据临床情况灵活掌握。

4. 对 10 岁以上高血压，伴超重、肥胖、代谢综合征者，可首先考虑原发性高血压。不伴超重、肥胖、代谢综合征者，是否需要除外继发性高血压，可根据临床情况灵活掌握。

5. 原发性和继发性高血压都可引起血肾素、血管紧张素、醛固酮增高。

【治疗要点】

（一）继发性高血压

1. 病因治疗　应针对原发病治疗。颅内高压引起的高血压，应积极用甘露醇脱水降颅压，不宜用降血压药物。

2. 高血压脑病、高血压危象　静滴硝普钠，剂量0.5～8μg/(kg·min)，注意事项参见本章第八节心力衰竭。降压不宜过快，最好在治疗开始后6小时内降低计划降压的1/2～1/3，在以后48～72小时内降压至接近正常。同时应给予吸氧、心肺、血压、血氧监护、甘露醇脱水降颅压、利尿、抗惊厥、保护心肾功能等治疗。

3. 抗高血压药物　ACEI可用于各种高血压，剂量、用法同心力衰竭，参见本章第八节心力衰竭。

硝苯地平（心痛定）为钙通道阻滞剂。普通剂型口服或舌下含服，每次婴儿0.1～0.3mg/kg，儿童0.2～0.5mg/kg，最大量不超过10mg，Q12h或Q8h，副作用为面部潮红、心动过速、口干、头痛等。

（二）原发性高血压

儿科年龄阶段的原发性高血压，一般没有动脉粥样硬化的病理改变和心脑血管病。治疗主要是健康教育，饮食行为干预等非药物疗法。如有头晕、头痛等自觉症状、靶器官损害、代谢综合征等，可用ACEI，但家长和孩子都很难坚持长期用药。

1. 健康教育　提倡健康饮食，膳食结构合理。保持正常体重。学会减轻压力和放松心情，心态平和，心理平衡。家中应自备水银柱式血压计和听诊器，定期测量血压并作记录，门诊长期随访。

2. 控制饮食　低盐、低糖、低脂、低嘌呤饮食，多吃富含钾和钙的食物。

3. 减体重　肥胖是高血压的独立危险因素，超重和肥胖者需减体重。

4. 抗高血压药物口服

ACEI 可用于各种高血压，剂量、用法同心力衰竭，参见本章第八节心力衰竭。

利尿剂适用于高血压伴心力衰竭等情况，参见心力衰竭。

成人高血压主张用 ACEI、钙通道阻滞剂、血管紧张素Ⅱ受体拮抗剂、β 受体阻滞剂等联合用药，每日 1 次服药，24 小时平稳降压，保护靶器官功能，终身服药。可供儿童用的抗高血压药物很有限。

（鲁　珊）

第15章 泌尿系统疾病

第一节　急性肾小球肾炎

急性肾小球肾炎（acute glomerulonephritis，AGN），简称急性肾炎，是小儿时期常见的免疫反应性肾小球疾病。临床上表现为急性起病，以血尿、水肿、高血压和肾小球滤过率下降为特点。其中绝大多数与A组β溶血性链球菌感染有关，称之为急性链球菌感染后肾炎（acute poststreptococcal glomerulonephritis，APSGN）。

【诊断要点】

（一）病史

学龄儿童多见，发病前1～3周多有呼吸道或皮肤链球菌感染史。

（二）临床表现

轻重悬殊，轻者可仅表现为无症状镜下血尿，重者可短期内出现肾功能不全。

1. 典型病例　急性起病，病初可有低热、食欲减退等症状。急性期常可有乏力、头晕、头痛、恶心、呕吐、腹痛、腰部钝痛等全身非特异症状。

（1）水肿：为最常见症状，多从眼睑开始，重者可波及全身，呈非可凹性。水肿时尿量减少，少数可发展至少尿或无尿。

（2）血尿：50％～70％患儿有肉眼血尿，可呈洗肉水样或浓茶色，持续1～2周转为镜下血尿。常伴程度不等的蛋白尿，多数＜3g/d。

（3）高血压：30%～80%患儿有血压增高，多为轻～中度增高（120～150/80～110mmHg），大多于1～2周后随利尿消肿而降至正常。

2. 严重病例

（1）严重循环充血、心力衰竭：多发生于起病后1～2周内，表现为气急、端坐呼吸、咳嗽、咳泡沫痰，肺底出现湿啰音，心率快，可有奔马律，肝大、压痛。极少数重症可发展为真正的心力衰竭，甚至死亡。

（2）高血压脑病：常发生于疾病早期，表现为剧烈头痛、呕吐、一过性视力障碍，甚至惊厥、昏迷，眼底可见小动脉痉挛及视乳头水肿。当血压＞18.7/12.0kPa（140/90mmHg）伴视力障碍、惊厥、昏迷三项之一者即可诊断。

（3）急性肾衰竭：常发生于疾病初期，表现为少尿或无尿，血尿素氮、肌酐增高，高血钾，代谢性酸中毒等，成为急性肾炎急性期死亡的主要原因。

3. 非典型病例

（1）亚临床病例：无临床症状，仅尿筛查发现镜下血尿，但可有链球菌感染史或密切接触史，血补体也呈规律性动态变化。

（2）肾外症状性肾炎：以水肿和（或）高血压起病，严重者发生高血压脑病或循环充血，而尿改变轻微或无改变。

（3）肾病表现：以急性肾炎起病，但蛋白尿、水肿突出，可达肾病综合征水平，一般认为预后较差。

（三）实验室检查

1. 尿常规　血尿为急性肾炎重要所见，尿中红细胞多为严重变形红细胞，还可见红细胞管型、透明及颗粒管型、白细胞，尿蛋白（＋～＋＋）。

2. 血常规　可见轻度贫血，白细胞总数正常或稍高。血沉增快，2～3个月内可恢复正常。

3. 血生化及肾功能　可有暂时性血尿素氮、肌酐增高。

此外还可有轻度稀释性低钠血症，血浆蛋白轻度下降等。

4. 有关链球菌的检查　多数患儿血清抗链“O”滴度升高（阳性率50%～80%）；咽或皮肤病灶细菌培养阳性（阳性率仅20%～30%）；皮肤感染引起者，抗脱氧核糖核酸酶B等阳性率高。

5. 血补体　病程早期总补体及C3明显下降，6～8周多恢复正常，此规律性变化为本症之典型表现。

6. 肾脏病理　一般不需做肾活检，仅在病情复杂需要鉴别诊断时做检查。

（1）光镜：弥漫性毛细血管内增生性肾小球肾炎。

（2）免疫荧光：沿肾小球毛细血管袢及系膜区有颗粒状IgG、C3、C1q沉着，有时也可见IgM和IgA。

（3）电镜：驼峰样沉积物位于肾小球基膜的上皮侧。

（四）诊断标准

典型病例根据以下几点即可确诊APSGN：

1. 有链球菌的前驱感染史。

2. 有典型的临床表现。

3. 以血尿为主的尿检改变。

4. 血清补体暂时性下降，伴或不伴ASO升高。

（五）鉴别诊断

1. 其他病原体感染后的肾小球肾炎　如葡萄球菌、肺炎球菌或病毒、支原体、原虫感染所致者，ASO一般不高，无补体C3规律性变化，可依据病史和各自的临床特点及病原学来鉴别。

2. 急进性肾炎　该病一般起病急、进展快，血尿、高血压、肾衰竭持续不缓解，病死率高。肾活检可见50%以上肾小球有新月体形成。

3. 慢性肾炎急性发作　该病常于感染后1～2日内即出现急性肾小球肾炎的症状，但患者尿比重低而固定，常有较重贫血、持续高血压、肾功能不全，再参考既往病史多可区别。

4. 肾炎性肾病　该病有肾病综合征“三高一低”的表现。

5. 继发于全身系统性疾病者　如狼疮性肾炎、乙肝相关性肾炎、紫癜性肾炎等，根据各病自身的特点可以鉴别。

【治疗要点】

（一）一般治疗

1. 休息　急性期卧床休息 2～3 周，至肉眼血尿消失、血压下降、水肿消退后可恢复下床活动。血沉正常可上学，但 3 个月内避免剧烈体力活动。

2. 低盐饮食　水肿、血压高者应限盐，0.5～1g/d，氮质血症者应限蛋白（宜用优质蛋白）0.5g/(kg·d)。

（二）清除感染灶

为彻底清除感染灶，应用青霉素 7～10 天，青霉素过敏者，改用红霉素。

（三）对症治疗

1. 利尿剂　经控制水盐入量仍有水肿、高血压、少尿者可给予利尿剂，双氢克尿噻 1～2mg/(kg·d) 口服，如无效可用呋塞米，每次 1～2mg/kg，每日 1～2 次，静注或肌注，但不宜长期应用。静脉注射呋塞米剂量过大可引起一过性耳聋。

2. 降压药　凡经休息、限水和盐、利尿而血压仍高者应给予降压药。常选用硝苯地平（心痛定）每日 0.25～0.5mg/kg（最大量每次 10mg），分 3～4 次口服或舌下含服；也可用肼屈嗪 1～2mg/(kg·d)，分 3～4 次口服；卡托普利（巯甲丙脯酸）从 0.3mg/(kg·d) 开始，分 2～3 次口服，逐渐加量至满意效果［最大量 4mg/(kg·d)］。小儿急性肾炎时的血压增高，经上述治疗多可控制，一般当血压降至正常 24～48 小时后即可停药。

（四）严重病例的治疗

1. 严重循环充血　严格限水、盐，给予镇静剂和强效利尿剂，必要时加酚妥拉明或硝普钠以减轻心脏前后负荷，出现心力衰竭时慎用强心药，剂量宜小。药物治疗无效时可行腹膜透析或血液滤过治疗。

2. 高血压脑病　紧急降压可选用以下静脉用药：

（1）二氮嗪（diazoxide）：为高血压危象的首选药，因其迅速与蛋白结合而失效，需快速（15～30秒）静脉注射，每次3～5mg/kg（最大量每次150mg），必要时可30分钟后重复一次。短期治疗无明显副作用，偶有恶心、呕吐、一过性心动过速及室性期前收缩。

（2）硝普钠：对合并严重循环充血肺水肿者尤宜，本药作用迅速但持续时间短，需维持静点，5～20mg溶于10%葡萄糖液100ml中，以1μg/(kg·min)开始，视血压而调整速度，最大不超过8μg/(kg·min)，应注意新鲜配制并避光静滴。

（3）其他：有惊厥者应及时止惊，可用地西泮每次0.3mg/kg静脉注射（总量不超过10mg），同时保持呼吸道通畅及吸氧；防治脑水肿，可用20%甘露醇，每次0.5～1.5g/kg静注，每6～8小时一次，不超过3天。

3. 急性肾衰竭　参见相关章节。

（五）透析治疗

适用于内科保守治疗无效的严重少尿或无尿，高度循环充血状态及严重高血压。

【预后及随访】

95%的患儿预后良好，可完全康复。恢复期患儿每2～4周复查一次尿常规、血压、血沉，渐延长至每3个月复查一次，至少随访1年，以防病情迁延或转为慢性肾炎。

（邢　燕）

第二节　慢性肾炎

慢性肾炎（chronic glomerulonephritis，CGN）是指病程超过1年、伴不同程度的肾功能不全和（或）持续性高血压的肾小球疾病，可由多种病因、多种病理类型导致，一般呈缓慢进展的病程，最终进入终末期肾衰竭。本病在儿科较少见。

【诊断要点】

1. 病史长达1年以上。

2. 临床表现

（1）起病方式：儿童较多以急性起病。

1）以急性肾炎或肾病综合征起病，但迁延不愈，或病程中多次反复发作，进展为慢性肾炎。

2）起病隐匿，健康体检或尿筛查过程中发现血压高或尿异常，进一步检查而获得诊断。

3）以非特异性症状，如苍白、乏力、生长发育迟缓就诊，此时多已有程度不等的肾功能障碍。

（2）临床症状：可轻可重或时轻时重，程度不等的水肿、高血压，常有夜尿增多。视肾功能不全程度患儿可有生长发育停滞、疲乏、无力、厌食、消瘦、贫血、皮肤干燥、瘙痒。最终呈现尿毒症时有各器官系统受累症状。

3. 辅助检查

（1）尿常规：可有程度不等的血尿、蛋白尿，尿比重低而固定，尿中可见较多管型。

（2）血常规：贫血（轻～中度），为正细胞、正色素性贫血。

（3）肾功能：血BUN、Cr增高，肾浓缩功能减退。

（4）血生化：呈肾功能不全时的电解质及酸碱失衡表现，如低钙、高钾或低钾、高磷、低钠等，并常有酸中毒改变。

（5）影像学检查：双肾B超见肾外形缩小，皮质变薄，回声增强；X线检查见骨质疏松。

（6）肾脏病理：程度不等的肾小球和肾小血管的硬化，伴有肾小管萎缩和间质纤维化。

【鉴别诊断】

应注意与以下疾病鉴别：遗传性肾炎、先天性肾发育异常或畸形、慢性肾盂肾炎等，慢性肾炎急性发作时应与急性肾炎区别。

【治疗要点】

尚无确切有效的特异治疗，治疗原则是保护肾，防治或延缓肾功能的恶化，改善临床症状，避免和防治诱发恶化的因素，防治并发症。

1. 一般治疗

（1）祛除或避免使慢性肾炎急性发作的诱因，如受冷、过劳、感染等，及时控制感染，避免使用肾毒性药物和过多应用强利尿剂。适当休息，避免剧烈运动。

（2）饮食：伴水肿、高血压者适度限盐（1～3g/d），有肾功能不全时控制蛋白摄入（按每日每100kal热量1.2～1.6g计算）。应给予高热量低蛋白、低脂饮食，保证热卡，补充维生素。

2. 对症治疗　包括利尿、降压治疗，目前ACEI类药物常被选为治疗此类慢性肾病时高血压的一线药物，除降低全身血压外，可降低尿蛋白，延缓肾功能恶化。可用卡托普利，学龄儿6.25～12.5mg，每日2次。

3. 肾功能不全的治疗　参见相应章节。

4. 抗凝和抗血小板聚集药　肝素每次100U/kg，加入葡萄糖液100～200ml静点，每日1～2次，1～2周为一疗程。应监测出、凝血时间、血小板及凝血酶原时间。双嘧达莫每日5～10mg/kg，分3次饭后服。阿司匹林每日1～3mg/kg，分1～2次口服。还可用丹参等活血化淤中药。

5. 激素和免疫抑制剂　此类药物应用与否及方法应区别对待，对尿蛋白明显，肾体积正常者可考虑应用。

（邢　燕）

第三节　肾病综合征

肾病综合征（nephritic syndrome，NS）是由于肾小球滤过膜对血浆蛋白通透性增高，大量血浆蛋白自尿中丢失，导致一系列病理生理改变的一种临床综合征。可由多种病因和病理改变引起，具有大量蛋白尿、低蛋白血症、高脂血症和水肿四大特点。

【分类】

根据病因和发病年龄可分为三类：

1. 先天性肾病综合征　指生后 3～6 个月起病者，较少见。

2. 原发性肾病综合征　病因不明，占 90%。

3. 继发性肾病综合征　继发于全身或其他系统疾病（如过敏性紫癜、系统性红斑狼疮、乙型肝炎等）以及药物、金属中毒等。

【诊断要点】

本节主要介绍原发性肾病综合征。

（一）病史

学龄前为发病高峰，男孩多见。起病前常有上呼吸道感染病史。

（二）临床表现

水肿常为主诉，呈可凹性，始自眼睑、颜面，渐及四肢全身，重者可出现体腔积液即胸水、腹水、心包积液。男孩常有显著阴囊水肿，肠壁水肿可发生呕吐、腹泻。由于大量血浆蛋白自尿中丢失，患儿常有蛋白质营养不良，如倦怠乏力、皮肤干燥、毛发枯黄、指（趾）甲横纹等。肾炎型患儿可有血压增高。

（三）实验室检查

1. 尿常规　尿蛋白定性≥＋＋＋，24 小时尿蛋白定量≥50mg/kg。尿沉渣镜检可见透明及颗粒管型，肾炎型患儿还可见红细胞及肾上皮细胞。

2. 血浆蛋白　血浆总蛋白低于正常，白蛋白下降更明显，常<25～30g/L；球蛋白中 α_2、β球蛋白和纤维蛋白原增高。IgG、IgA 水平降低，IgE、IgM 有时升高。血沉增快。

3. 血清胆固醇　明显增高，大于 5.72mmol/L (220mg/dl)。其他如三酰甘油、低密度脂蛋白等也可增高。

4. 肾功能　一般正常。单纯型肾病者尿量极少时可有暂时性氮质血症。肾炎型肾病患儿可伴氮质血症及低补体血症。

【并发症】

1. 感染　是最常见的并发症及引起死亡的主要原因，常见有呼吸道感染、泌尿系感染、皮肤蜂窝织炎及原发性腹膜炎等。此外，患儿对病毒感染亦较敏感，并发水痘、麻疹、带状疱疹时病情往往较重。

2. 高凝状态及血栓、栓塞合并症　肾静脉血栓最常见，急性者可突发腰痛、腹痛、肉眼血尿、肾功能减退；慢性者仅呈持续不缓解的蛋白尿。肺血管受累时，轻者可无症状，重者可有咯血、呼吸困难，X 线有浸润或栓塞影，血气示低氧血症。临床上当静脉血易凝时应考虑高凝的可能，可测血小板计数、纤维蛋白原、血和尿中 D-二聚体以初筛。疑有血栓形成可行彩色多普勒超声、肺灌注扫描等以确诊，也有下肢血栓及脑栓塞的报道。

3. 电解质紊乱　长期忌盐或利尿过多或感染、吐泻等因素，可致低钠血症、低钾血症；肾病时维生素 D 结合蛋白由尿中丢失、体内维生素 D 不足影响肠钙吸收，可出现低钙血症、骨钙化不良等。

4. 低血容量休克　表现为直立性低血压，四肢末梢发凉、皮肤发花、脉细数、心音低、血压下降。出现上述情况时，除考虑血容量减少的原因外，还应注意有无肾上腺皮质功能不全。

5. 肾上腺危象　长期应用较大剂量的激素，垂体-肾上腺皮质轴受抑制，如撤药过快、突然用药中断、发生应激状况而未及时加量等，患儿可突然出现休克，如不及时救治易致死亡。

6. 急性肾衰竭　表现为少尿、氮质血症，水电平衡紊乱及酸中毒。

7. 肾小管功能异常　病期久者可见一定程度的肾小管功能紊乱，尤其是近端肾小管功能改变，表现为糖尿、氨基酸尿、肾小管性蛋白尿、浓缩功能不足等。

【诊断】

（一）诊断标准

1. 大量蛋白尿　尿蛋白定性≥＋＋＋，24 小时定量≥50mg/kg。

2. 低蛋白血症　血浆白蛋白＜30g/L。

3. 高脂血症　血浆胆固醇＞5.7mmol/L。

4. 不同程度的水肿。

以上四项中以大量蛋白尿和低蛋白血症为诊断的必要条件。

（二）临床分型

1. 依据临床表现可分为以下两型：

（1）单纯性肾病：只具备肾病综合征的四大临床特点。

（2）肾炎型肾病：除具备肾病综合征的四大特点外，还具备以下 4 项中的 1 项或多项：

1）尿红细胞＞10 个/高倍视野（2 周内 3 次离心尿检查）。

2）反复出现或持续高血压，学龄儿童＞17.3/12kPa（130/90mmHg），学龄前儿童＞16/10.7kPa（120/80mmHg），并排除因皮质类固醇药物所致者。

3）氮质血症，血浆尿素氮＞10.7mmol/L（30mg/dl），并排除血容量不足所致者。

4）血总补体或 C3 反复降低。

2. 按糖皮质激素（简称激素）反应可分为以下 3 型：

(1) 激素敏感型（完全效应）：尿蛋白完全转阴。

(2) 激素部分敏感型（部分效应）：尿蛋白减少至(+)～(++)，实际上亦为激素耐药。

(3) 激素耐药型（无效应）：尿蛋白仍≥(+++)。

(三) 病理分型

小儿以微小病变占多数，其他类型还有系膜增殖、局灶节段硬化、膜增殖性肾炎以及膜性肾病等。典型表现者一般不需肾活检，但有下述情况时可考虑肾活检以明确病理类型、指导治疗：①激素耐药、依赖和频复发者；②不典型病例如伴持续肉眼血尿、高血压者；③发病年龄<1岁或>12岁者；④血补体C3低下者；⑤病程中肾功能逐渐减退，或急剧恶化而疑有间质性肾炎或新月体形成者。

(四) 鉴别诊断

1. 区分原发性与继发性　小儿时期最常见为过敏性紫癜、系统性红斑狼疮、乙型肝炎时继发者，可根据相应病史、体检及辅助检查以鉴别。

2. 肾炎型肾病时应与急性肾炎中少数患儿有大量蛋白尿、水肿明显者鉴别，后者有前驱链球菌感染史、血ASO滴度增高、血补体C3的动态变化而不难区分，必要时行肾活检。

【治疗要点】

(一) 一般治疗

1. 休息　除高度水肿、并发感染外，一般不需绝对卧床，以免发生血管栓塞合并症。

2. 饮食　水肿及高血压时应限盐，每日2g为宜。蛋白质供给宜选用优质蛋白，如乳、蛋、鱼、瘦肉等，以每日1.5～2g/kg即可，摄入过多对提高血浆蛋白水平无帮助而自尿中排出，反有加速肾小球硬化的可能。此外，应补充钙剂及维生素D（500～1000 U/d），或$1,25(OH)_2D_3$（骨化三醇）每日或隔日0.25μg。

（二）水肿治疗

对水肿明显、高血压者需用利尿剂。可用氢氯噻嗪（双氢克尿噻）每日 1～2mg/kg 分 2～3 次口服，还可加用螺内酯（安体舒通）每日 2mg/kg 分 2～3 次口服。无效者用呋塞米（速尿），每次 1～2mg/kg 肌注或静脉给药。对顽固水肿、利尿剂无效且血浆蛋白过低者，可先扩容继之利尿。应用利尿合剂：低分子右旋糖酐（5～10ml/kg，一般总量 100～200ml），加多巴胺 10mg、酚妥拉明 10mg 静点，控制滴速为多巴胺 2～3μg/（kg・min）；输完后给呋塞米（速尿）1～1.5mg/kg，期间注意监测血压，重度水肿可连用 5～10 天。当有严重低蛋白血症（＜15g/L）或伴发低血容量者，可输注白蛋白 0.5～1g/kg 于 2～3 小时内静脉输注，输毕即给呋塞米。

（三）皮质激素治疗

为治疗肾病的首选。

1. 初治方案　分中长程疗法（6～9 个月）和短程疗法（8～12 周），前者国内较多采用。激素用药的原则为：①诊断确定后即开始治疗；②药物选择半衰期 12～36 小时的中效制剂为宜，如泼尼松、泼尼松龙；③维持治疗阶段以隔日晨顿服为宜（对垂体-肾上腺轴的抑制作用最小）。

（1）诱导缓解阶段：泼尼松每日 2mg/kg 或 60mg/m^2（最大剂量 60mg/d）分 3 次口服，如 4 周内尿蛋白转阴，则自转阴后至少巩固（原量再用）2 周（最短 4 周）；若 4 周内未转阴，可继服至转阴后 2 周，一般不超过 8 周。

（2）巩固维持阶段：改为 2mg/kg（或原足量两天量的 2/3 量）隔日晨起顿服，继用 4 周，然后逐渐减量，每 2～4 周减 2.5～5mg，直至停药，疗程 6～9 个月。

2. 复发病例　对激素治疗敏感却易复发是常见现象，80％的复发病例发生于 2 年内。原激素效应者复发时多仍呈激素效应，故可如初治时用药，至连续 3 日尿蛋白转阴后改为隔日晨顿服 4 周，然后逐渐减量；还可延长隔日用药（0.25mg/kg）的疗程至 1.5～2 年。复发 1～2 次以上者可加用免疫抑制剂。

3. 难治性肾病　包括：①激素耐药；②频繁复发：即半年内复发 2 次或 1 年内复发 3 次者；③激素依赖：指用药后缓解，减量或停药后 4 周内复发、恢复用药仍有效并重复 3 次以上者。治疗上应区别对待。

对激素耐药者：①甲泼尼龙（MP）15～30mg/kg（最大量≤1g/d），加入 5%或 10%葡萄糖 100～200ml（一般每 100mg MP 约需 25ml）1～2 小时内滴入，每日或隔日 1 次，3 次为 1 疗程，必要时隔 1～2 周可重复。冲击后 48 小时继以泼尼松 2mg/kg 隔日顿服维持；②联合应用免疫抑制剂，首选 CTX 冲击治疗，其次可选 CsA、MMF 等；③延长激素隔日用药时间。

对频繁复发或激素依赖者：①拖尾疗法：对于频复发者酌情在泼尼松 0.75～0.25mg/kg 水平选定一个能维持缓解的最小剂量较长时间维持不减，总疗程可达 12 个月～3 年；②更换激素种类：如曲安奈德 0.6～1mg/kg，第 1 年每月肌注 1 次，第 2 年每 2 个月肌注 1 次，疗程 2～3 年；③改善肾上腺皮质功能：因肾上腺皮质功能减退患儿复发率显著增高，对这部分患儿可用氢化可的松 7.5～15mg/d 口服或促肾上腺皮质激素（ACTH）静滴来预防复发，ACTH 0.4U/(kg·d)（总量不超过 25U）静滴 3～5d，然后激素减量；④联合应用免疫抑制剂，可选用 CTX、CsA、长春新碱（VCR）、雷公藤多苷、MMF 等。

（四）免疫抑制剂治疗

用于难治性肾病和（或）皮质激素副作用严重者。

1. 环磷酰胺（CTX）　口服法每日 2～2.5mg/kg 疗程 8～12 周，累积剂量＜200mg/kg，一年内禁忌反复使用。静脉冲击疗法：8～12mg/(kg·d) 加入生理盐水 100ml 内静脉滴注，每 2 周连用 2d，或 500～750mg/m^2，每月 1

次，累积剂量＜150～200mg/kg。静脉冲击时注意用药当日需水化（液体量 20ml/kg）以防出血性膀胱炎。常见副作用还有胃肠反应、肝功损害、脱发、骨髓抑制、性腺损害等。

2. 环孢素 A（CsA）　每日 5mg/kg 或 150mg/m^2 分 2 次口服，需监测血药浓度（100～200μg/L）以调整剂量，疗程一般 3～6 个月。副作用以肾毒性最为人们关注，此外可致多毛、牙龈增生等。

3. 霉酚酸酯（MMF）　每日 20～30mg/kg 分两次口服（成人每日 1～1.5g），6～12 个月为 1 疗程。副作用有胃肠道反应、白细胞减少、感染等，偶有发生胰腺炎、肺纤维化者。

4. 他克莫司（FK506）　剂量 0.1～0.15mg/(kg·d)，分 2 次，维持血药浓度 6～10μg/L，疗程 12～24 个月。主要不良反应有肾毒性、胃肠道反应、高血糖、高血压、高血脂、感染等。

5. 雷公藤多苷　每日 1mg/kg 分 3 次口服（最大剂量为 30mg/d），疗程 3 个月。副作用有白细胞减少、胃肠反应、肝功损害、性腺影响等。

（五）其他药物治疗

1. 抗凝剂　伴发高凝状态时应加用抗凝或抗血小板聚集剂，肝素每次 100U/kg 静点，每日 1～2 次；低分子肝素钙 60～100AXaIU/(kg·d)，每日 1 次皮下注射，疗程 2～4 周；双嘧达莫（潘生丁）每日 5～10mg/kg，分 3 次口服；阿司匹林每日 1～3mg/kg，分 1～2 次口服；阿魏酸哌嗪（保肾康）50～100mg/次，每日 2～3 次；还可用丹参等活血化淤中药。

2. 左旋咪唑　免疫调节剂，可作为激素的辅助治疗，适用于常伴感染的频复发或激素依赖病例，剂量为 2.5mg/kg 隔日用药，疗程一般 1～1.5 年。

3. ACEI　可改善肾小球血流动力学状态，减少尿蛋白，有助于延缓或减轻肾小球硬化的发生。常用卡托普利，学龄儿每次 6.25～12.5mg，每日 2 次。

4. 中医中药。

【预后】

在小儿时期死亡原因主要有感染、心血管合并症和血栓栓塞合并症。至于是否发展到终末期肾衰竭与激素耐药、持续蛋白尿、病理类型有关。NS 的转归判定：

1. 临床治愈　完全缓解，停止治疗＞3 年无复发。
2. 完全缓解　血常规、生化及尿检查完全正常。
3. 部分缓解　尿蛋白阳性＜＋＋＋。
4. 未缓解　尿蛋白≥＋＋＋。

（邢　燕）

第四节　IgA 肾病

IgA 肾病（IgA nephropathy，IgAN）是一组在儿童中较为常见的、由多种病因引起的、具有相同免疫病理学特征的慢性肾小球疾病，我国 IgAN 占原发性肾小球疾病的 15%～40%。其临床表现多样，组织学改变轻重不一，预后相差较大。目前发病机制仍不清楚，可能与免疫、遗传等多种因素有关。近年来发病率有上升趋势，研究显示 20%～30% 的患者在 10～20 年内进入终末期肾病（ESRD），故早期诊断和恰当治疗有重要意义。

【诊断要点】

（一）发病及诱因

IgAN 可见于任何年龄，但高峰发病和确诊年龄在 6 岁以后，男女比率为 2∶1。发病前多有诱因，以呼吸道感染最常见，其他黏膜感染包括胃肠道、泌尿道感染等。此外，剧烈运动、劳累、某些食物等也可成为诱因。少部分患儿可有阳性肾小球疾病家族史。

（二）临床表现和分型

IgAN 临床表现以血尿最常见，但可有多种类型。

1. 孤立性血尿型　包括发作性肉眼血尿和持续性镜下血尿，以前者最多见，常发生在感染后 1～3 天突然出现肉眼血尿，一般无水肿、高血压，血尿多持续 1～3 天后消失，尿可恢复正常或残留镜下血尿；持续性镜下血尿多在常规尿检或集体尿筛查时发现，一般无临床症状。

2. 孤立性蛋白尿型　蛋白尿低于肾病范围，无临床症状，不伴血尿，血压及肾功能正常。

3. 血尿和蛋白尿型　肉眼血尿或镜下血尿同时伴有蛋白尿，不伴水肿、高血压，肾功能正常。

4. 急性肾炎型　即除血尿外还伴有水肿及高血压，少数还可表现为可逆性急性肾衰竭。

5. 肾病综合征型　具有典型肾病综合征的表现，部分病人还可有高血压和肾功改变。

6. 急进性肾炎型　不常见，多为持续性肉眼血尿，大量蛋白尿，可伴高血压，肾功能于短期内急骤恶化。

7. 慢性肾炎型　除有蛋白尿、镜下血尿及高血压外，还伴有尿毒症等其他症状。

（三）辅助检查

1. 实验室检查

（1）尿检查：常规可见镜下血尿，伴或不伴蛋白尿；尿红细胞位相 2/3 表现为肾小球性血尿（畸形红细胞为主），近 1/3 为双相性（正形和畸形）。

（2）血液检查：约 50%的病人血清 IgA 升高。

（3）肾小管功能检查：多数病人查尿 NAG 升高，部分有尿 β_2MG、尿溶菌酶升高。

2. 病理检查

（1）光镜：主要累及肾小球，表现为肾小球系膜细胞和基质增生，分为 5 级（见表 15-4-1）。

（2）免疫荧光：为诊断本病的必需条件。肾小球系膜区有 IgA 为主的免疫球蛋白沉积。

（3）电镜：肾小球系膜区有不同程度的系膜细胞和基质增生，系膜区及内皮下、上皮下有团块状电子致密物沉积；少部分病人可并有基底膜变薄。

表 15-4-1　IgA 肾病 WHO 病理分级

级别	肾小球变化	肾小管-间质变化
Ⅰ	基本正常，少数有轻度系膜增生	无
Ⅱ	＜50％肾小球系膜增生，罕见小新月体	无
Ⅲ	局灶节段性肾小球系膜增宽伴细胞增生，偶有粘连和小新月体	偶有间质水肿、轻度浸润
Ⅳ	弥漫性系膜增生和硬化，＜50％肾小球有粘连和新月体	明显小管萎缩、间质炎症
Ⅴ	弥漫硬化性病变，玻璃样变、球囊粘连，＞50％肾小球有新月体	较Ⅳ级更严重

【诊断与鉴别诊断】

迄今为止，肾组织的免疫病理检查仍是确诊 IgAN 的唯一根据，即免疫荧光显示肾小球系膜区有以 IgA 为主的免疫球蛋白沉积，并除外其他有 IgA 沉积的如紫癜肾炎、狼疮肾炎、乙肝肾炎等继发性肾小球疾病。同时应注意与急性链球菌感染后肾炎、薄基底膜肾病、Alport 综合征等鉴别。

【治疗】

因 IgAN 的病因和发病机制未完全明确，目前尚无统一特效的治疗方法，临床上仍以缓解症状、保护肾功能、延缓病情进展为主要治疗目的，治疗方案的选择主要根据临床类型的不同，有针对性地采取分型治疗措施。常用的药物有 ACEI/ARB、糖皮质激素、免疫抑制剂、抗凝和抗血小板聚集药物、中医中药等。

表 15-4-2　IgA 肾病的治疗

临床表现（分型）	治疗方案
孤立性血尿	避免感染及过劳，根除感染灶（扁桃体摘除）
孤立性蛋白尿、血尿＋蛋白尿	
＜1g/24h	ACEI/ARB＋抗血小板药物＋活血化瘀中药
1～3.5g/24h	皮质激素＋ACEI/ARB、CTX（必要时）
≥3.5g/24h	皮质激素＋CTX＋ACEI＋抗凝药、雷公藤多苷
急性肾炎型	参照一般急性肾炎的治疗措施
肾病综合征型	参照伴重度蛋白尿的治疗措施
急进性肾炎型（新月体性 IgAN）	MP＋CTX 冲击、MMF＋MP 冲击/口服、IVIG
慢性肾炎型	同一般慢性肾炎，延迟开始透析的时间

注：ACEI：血管紧张素转换酶抑制剂，如卡托普利（开博通）、依那普利、贝那普利（洛汀新）

ARB：血管紧张素Ⅱ受体拮抗剂，如厄贝沙坦、氯沙坦等

IVIG：静脉用丙种球蛋白

【预后】

IgAN 属于慢性进展性疾病，占终末期肾病（ESRD）的 10%～20%。影响预后的危险因素有：肾功能受损、持续大量蛋白尿（＞1g/24h）、持续高血压、广泛新月体形成、肾小球硬化伴小管间质改变等。

（刘东明）

第五节　溶血尿毒综合征

溶血尿毒综合征（hemolytic uremic syndrome，HUS）是一种以微血管性溶血性贫血、血小板减少和急性肾衰竭

为主要临床特征的疾病，是儿童急性肾衰竭常见原因之一，近 20 年发病有增多趋势。HUS 可散发，也可呈流行趋势，发病高峰在春末夏初，以婴幼儿为主。HUS 发病与感染（特别是大肠埃希菌 O157：H7 等肠道感染）、药物、免疫缺陷、恶性肿瘤、遗传等诸多因素有关，一般分为典型性（腹泻后 HUS，D＋HUS）和非典型性（无腹泻 HU，D-HUS）两大类。

【诊断要点】

（一）临床特点

1. 前驱症状　腹泻多见，可有呕吐、腹痛、水样或血水样便，多与大肠埃希菌 O157：H7 感染密切相关。此外，志贺痢疾杆菌Ⅰ型、大肠埃希菌 O111 感染亦有报道，还可见呼吸道感染的报道。前驱期一般 1～10 天，平均 3～4 天。

2. 临床表现　急性起病，突然发作溶血，患儿面色苍白、黄疸、皮肤黏膜出血；肾衰竭伴血尿（酱油色）、少尿或无尿；1/2 以上病人伴高血压，重者可有心脏扩大、心律失常、肺水肿、心力衰竭等；约 1/3 患儿有中枢神经系统受累，表现为抽搐、偏瘫、失语等，重者脑水肿、昏迷。部分患儿可有低、中度发热。

严重并发症可有脑出血或梗死、胃肠穿孔、肠坏死、肝炎、心肌炎、心肌病、充血性心力衰竭、败血症、DIC 等，这些肾外损害通常是致死的主要原因。

急性期 1～2 周至 2 个月；急性期后患儿仍有尿检异常、反复高血压、肾功能减退至终末肾损害，是为晚期。

HUS 按病情分为轻型和重型，重型诊断标准为 Hb＜60g/L，BUN≥17.9mmol/L（50mg/dl），并有少尿或无尿和（或）严重并发症。

（二）辅助检查

1. 血常规　血红蛋白明显下降，网织红细胞升高；血涂片可见大小不等、形态异常的破碎红细胞；白细胞总数及中性粒细胞升高，核左移；血小板减少。

2. 尿常规　血尿及轻重不等的蛋白尿。

3. 血生化　BUN、SCr 增高，可有低钠、低钙、高钾血症，代谢性酸中毒，且随少尿而加重；部分患儿可有肝功异常，心肌酶、淀粉酶升高等。

4. 其他检查　Coombs' 试验阴性，血补体 CH50、C3 可下降；血胆红素正常或轻度增高，血纤维蛋白降解产物增多，抗凝血酶Ⅲ降低；心电图、脑电图、头颅 CT/MRI 可有异常改变。

（三）诊断与鉴别诊断

典型性 HUS（即 D+HUS）根据前驱症状后出现严重的溶血性贫血、急性肾衰竭、血小板减少而做出诊断并不困难，而非典型性 HUS（即 D-HUS）无明确的致病因子和季节性，罕见以腹泻作为前驱症状，因此需综合分析并加以鉴别，才能及早做出正确诊断。

注意与血栓性及特发性血小板减少性紫癜、症状性溶血性贫血、Evans 综合征、SLE、再生障碍性贫血、白血病、黄疸性肝炎、败血症、急性肾炎所致急性肾衰竭等相鉴别。

【治疗】

1. 急性肾衰竭的治疗　提倡尽早透析，指征为：血钾＞6mmol/L，水负荷过重并肺水肿，氮质血症伴脑病或肌酐进行性升高，持续无尿 24 小时以上。

2. 控制溶血　对溶血不能控制的重症贫血病例，采用甲泼尼龙冲击治疗［15～30mg/(kg·d)，3 日为一疗程，1～2 个疗程］可控制溶血发展、改善肾功能。同时在监测凝血指标的指导下，配合抗凝疗法，可减少血栓栓塞并发症。

3. 血浆疗法　静脉输入新鲜冰冻血浆可补充抑制血小板聚集因子，缓解和改善病情；当出现肾功能不全或心力衰竭时，血浆置换是第一选择，通常每次交换量为 40ml/kg，每天一次。已经证实血浆置换比血浆输入效果显著。为防止加重微血栓，应避免输注血小板。

4. 改善微循环　静脉输入低分子右旋糖酐中［5ml/(kg·d)，1次/天］，可降低血液黏滞性，疏通微循环；给予血管活性药物α-受体阻滞剂酚妥拉明（每次0.5～1mg/kg，4～8h一次），可改善肾脏微循环，促进肾功能恢复。

5. 抗凝疗法　尚有争议。可根据凝血指标选用：肝素（每次100U/kg）静脉滴注，或低分子肝素（每次80U/kg，1次/天）皮下注射；尿激酶首次负荷量6万U，以后每日维持量为首次负荷量的一半；双嘧达莫［3～5mg/(kg·d)］分次口服等，用药期间需监测血小板。

6. 抗感染　对抗生素应用的利弊存在争议。但多建议对有严重感染者慎重选用敏感、肾毒性小的抗生素对抑制病情是有效的。

7. 对症治疗　包括抗高血压药物、控制惊厥药物应用，控制液体入量、维持水电解质平衡等。

8. 其他疗法　①IVIG：对提高机体抵抗力、预防感染、以防感染加重肾脏损害是有益的，一般为400mg/(kg·d)，连用5天；②输血：对重症贫血必要时可小量、多次输入新鲜血以改善症状，但不宜输注高黏滞性的洗涤红细胞。

【预后】

HUS的预后取决于急性期及其后的病情严重程度，北京儿童医院报道病死率20%，存活者中1/3以上有后遗症。D+HUS经早期积极治疗预后尚好，但也有5%患儿发展为ESRD；D-HUS，无尿持续时间长及需要透析时间长，高血压、持续蛋白尿，并发ARDS或进展到ESRD等都是预后不良的因素。

（刘东明）

第六节　肾小管酸中毒

肾小管酸中毒（renal tubular acidosis，RTA）是由于近端肾小管重吸收 HCO_3^- 和（或）远端肾小管排 H^+ 功能障碍引起的一种常见的临床综合征，是肾小管-间质病变常见的重要表现之一。其主要特征是高氯性代谢性酸中毒、尿酸化障碍、阴离子间隙正常。RTA 可单独存在，或合并其他肾小管功能异常，早期肾小球功能多正常。

【分类与分型】

RTA 按病因分为原发性和继发性两大类。儿童以原发性 RTA 为常见，认为与遗传因素有关，主要见于常染色体显性遗传，其次为常染色体隐性遗传或散发起病。继发性 RTA 由多种疾病引起，可见于各种肾脏疾病（间质性肾炎、肾病综合征、肾囊性病等）、全身性疾病（肝豆状核变性、线粒体细胞病等）、自身免疫性疾病（系统性红斑狼疮、干燥综合征等）、内分泌疾病（糖尿病、甲状腺功能异常等）、药物（6-巯基嘌呤、两性霉素 B 等）及重金属（铅、汞、镉）中毒等。

按病变部位将 RTA 分为四型：Ⅰ型即远端肾小管泌 H^+ 障碍（dRTA）；Ⅱ型即近端肾小管再吸收 HCO_3^- 障碍（pRTA）；Ⅲ型即混合型，近端和远端肾小管均受损；Ⅳ型为远端肾小管泌 H^+、泌 K^+ 障碍（高钾型肾小管酸中毒）。

【诊断要点】

（一）临床表现

1. 酸中毒症状　纳差，恶心，呕吐，乏力，气急；长期酸中毒可致生长发育迟缓。

2. 低钾血症表现　肌无力，周期性瘫痪，腹胀，肠鸣音减弱等。

3. 佝偻病表现与肾钙化　骨痛，骨折，骨畸形；因高钙尿致泌尿系结石，肾钙化。

4. 尿浓缩功能减低　烦渴，多饮，多尿，夜尿多，严重者可出现尿崩症。

5. 既往史可有反复胃肠道功能紊乱，脱水，酸中毒发作史，泌尿道感染史。

（二）辅助检查

1. 尿液检查　一般 pH>6.0，比重与渗透压低。Ⅱ型者在血浆 HCO_3^- <16mmol/L 时，尿 pH<5.5。此外应查尿糖、尿氨基酸、尿钙、尿可滴定酸（TA）、尿氨（NH_4^+）以助分型。

2. 血生化、血气分析　血 CO_2CP、pH 下降，血 Cl^- 增高，血 K^+ 下降（Ⅳ型时 K^+ 增高），阴离子间隙（AG）正常，一般肾小球滤过功能正常。

3. 氯化铵负荷试验　口服 NH_4Cl 0.1g/kg，服药后3～8 小时收集尿液，每小时一次共 6 次，测血 pH、HCO_3^- 及尿 pH。如血 pH 及 HCO_3^- 明显下降，而尿 pH>5.5 为阳性，即可诊断为Ⅰ型 RTA。若尿 pH<5.5 为阴性，支持Ⅱ型 RTA。应注意严重酸中毒不宜做此试验。

4. HCO_3^- 滤过分数（FE HCO_3^-）　指尿排出的 HCO_3^- 占其总滤过量的百分比。可口服 $NaHCO_3$ 每日 1～10mmol/kg，逐渐增量（每 3 天增加一次剂量），至酸中毒纠正（血 HCO_3^- 达 26mmol/L）时，测定血浆及尿中 HCO_3^- 和肌酐（Cr）含量，并计算出 HCO_3^- 排出率，即 FE HCO_3^-。计算公式如下：

FE HCO_3^-（%）＝［尿 HCO_3^-/血 HCO_3^-］×［血肌酐/尿肌酐］×100%。

正常人 FE HCO_3^- ≤1%，Ⅰ型 RTA<5%，Ⅱ型>15%。

【鉴别诊断】

1. 确定为肾小管酸中毒并分型　首先应除外小儿时期常见的因腹泻、脱水等引起的酸中毒。根据病史、临床表现，结合血生化高血氯性代谢性酸中毒，阴离子间隙正常、尿 pH>6.0，可初步确定为肾小管酸中毒。进一步应区分 RTA 类型，可参见下表。

表 15-6-1　各型 RTA 特点

	Ⅰ型	Ⅱ型	Ⅲ型	Ⅳ型
生长发育落后	常见	常见	常见	常见
高氯性酸中毒	+	+	+	+
肌无力	++	+	+	−
骨骼改变	常有	无	无	无
肾结石、钙化	常有	无	可有	无
血钾	↓或正常	↓或正常	↓或正常	↑
尿 pH	>6	<5.5	>6	<5.5
尿 TA、NH_4^+	可↓	正常	可↓	正常或↓
尿 HCO_3^-	正常	↑	正常或↑	正常
FE HCO_3^-	<5%	>15%	5%～10%	2%～3%
尿钙	可↑	正常	可↑	↓
其他		可伴范可尼综合征		常有醛固酮缺乏症

2. 与某些可引起类似症状的疾病相鉴别　如多饮多尿应与尿崩症相鉴别，骨骼改变与低磷抗维生素 D 佝偻病鉴别，肾结石、肾钙化与原发性甲状旁腺功能亢进鉴别，低钾血症与家族性周期性麻痹鉴别，多饮多尿又伴低钾、生长落后时与 Bartter 综合征等鉴别。

【治疗】

（一）原发病的治疗

（二）碱性药物的应用

重症酸中毒可静滴 $NaHCO_3$。一般病例常用 10% 枸橼酸钠钾合剂（配方：两者各 100g 加水至 1000ml，每毫升含 Na^+、K^+ 各 1mmol）口服，Ⅰ型者每日 1～5mmol/kg，Ⅱ

型者常需大剂量，一般初始剂量每日 5～10mmol/kg，根据血气分析监测调整。同时，以 24h 尿钙<2mg/kg 为宜，若有高钙尿者，可在上述混合液中加枸橼酸 70g，以促进肠内结合钙，防止肾钙化或肾结石。Ⅲ型、Ⅳ型亦按上述原则调整剂量，但Ⅳ型应不含钾盐。一般Ⅱ型患儿随年龄的增长，约至 2 岁左右可自愈，但Ⅰ型患儿碱剂须持续应用、甚至终生应用。

（三）钾的补充

原则上重症低钾患儿应先补钾再纠酸，可选用 10%氯化钾每日 2mmol/kg 静滴。一般病例可选用 10%枸橼酸钾（配方：枸橼酸 140g，枸橼酸钾 98g，加水至 1000ml，1ml 含 1mmol）分次口服，开始 2mmol/(kg·d)，渐加量。Ⅰ型常需 4～10mmol/(kg·d) 才能维持血钾在正常范围。同时有低钠、低钾时可选用枸橼酸钠钾合剂。

（四）维生素 D 的应用

适用于Ⅰ型 RTA 有骨病者，剂量 5000～10 000IU/d，或 $1,25(OH)_2D_3$ 25μg/d，并监测尿钙（24 小时尿钙<2mg/kg）以防维生素 D 过量。根据骨病恢复情况考虑停用。

（五）利尿剂的应用

适用于重症或单用碱性药物疗效不佳者，可与碱性药物合用。常用双氢克尿噻 1～3mg/(kg·d)，分 2～3 次口服。

（六）Ⅳ型 RTA 的治疗

轻者只需低钾饮食和禁用潴钾药物如安体舒通、消炎痛等。重症者合用利尿剂（呋塞米或布美他尼或双氢克尿噻）和碱性药物，既可减轻血钾，又可纠正酸中毒。醛固酮分泌不足者可口服 9-α-氟氢可的松每日 0.05～0.2mg，以增加 H^+ 和 K^+ 的排出。

（刘东明）

第七节　泌尿系感染

泌尿系感染（urinary tract infection，UTI，简称尿感）是由细菌直接侵入尿路而引起的炎症。感染可累及尿道、膀胱、肾盂及肾实质，由于定位困难统称为尿感。80%～90%由肠道杆菌致病，最常见的是大肠埃希菌，其次为变形杆菌、克雷伯杆菌等，球菌少见。女孩发病较多。

UTI 是小儿常见的感染性疾病，重要性在于它与泌尿系畸形特别是膀胱输尿管反流（vesico ureteral reflux，VUR）密切相关，易复发，导致肾瘢痕形成，这些因素可导致成人后发生高血压和终末期肾衰竭。及时诊断和处理 UTI，寻找其潜在的畸形，预防复发和肾瘢痕形成，改善预后。

【诊断要点】

（一）临床表现

1. 急性感染　指病程在 6 个月内者，症状因年龄和感染累及部位而异。新生儿及婴幼儿期，以全身症状为主，如发热、吃奶差、吐泻、腹胀、黄疸、生长迟缓等，还可表现为排尿时哭闹、顽固性尿布疹。儿童期下尿路感染可表现为尿频、尿急、尿痛等刺激症状，有上尿路感染时还可表现为发热、寒战、全身不适，可伴腰痛、肾区叩痛等。

2. 慢性感染　指病程 6 个月以上，病情迁延者。症状轻重不等，可从无症状性菌尿直至肾衰竭。反复发作可表现为间歇性发热、腰酸、乏力、消瘦、进行性贫血等。

（二）辅助检查

1. 尿常规　清洁中段尿沉渣白细胞＞5 个/HP 应考虑本病，如白细胞成堆或见白细胞管型诊断价值更大。蛋白尿多不重，如蛋白尿＞＋＋则表明肾实质损害。部分病人可有血尿。

2. 尿培养及菌落计数　是诊断本病的重要依据，局部清洁消毒后留中段尿送检，菌落计数＞10 万/ml 可确诊，1 万～10 万/ml 为可疑，＜1 万/ml 多系污染。要采取新鲜尿液培养，不能及时培养者，立即保存于 4℃冰箱。

3. 尿液直接涂片找菌　若高倍显微镜下每个视野找到 1 个以上细菌，表明尿内细菌在 10 万/ml 以上，对诊断有意义。

4. 其他检查　凡经抗菌治疗 4～6 周疗效不佳，或有反复感染及可疑有尿路结构异常者，应作以下检查：

（1）肾功能检查：包括血尿素氮、肌酐，肌酐清除率，以及肾小管功能的检测，如尿比重、尿渗透压，必要时测血、尿 β_2 微球蛋白及 NAG 酶等。

（2）超声：可了解肾脏大小、有无积水、结石及瘢痕形成，因其简便无创，可作为过筛检查，尤适用于小儿。

（3）X 线检查：静脉肾盂造影（IVP）、排泄性膀胱尿路造影（MCU）可了解肾大小、形态，有无畸形、梗阻、瘢痕等，还可检出膀胱输尿管反流（VUR）并分级；IVP 在婴儿较少应用。

（4）核素检查：二巯基琥珀酸扫描（DMSA）对肾瘢痕最敏感。

检查时注意以下几点：

1. 对于 1 岁以下婴儿和反复 UTI 的小儿，应做全面检查，即 USG＋MCU＋DMSA。

2. 对于超过 5 岁或 7 岁的年长儿，除 USG 和平片（KUB）外，可不需其他检查。

3. 对于 1～5 岁小儿，多数认为女孩＜2 岁应做全面检查，＞2 岁做 USG＋ DMSA，发现异常时做 MCU；男孩均应做全面检查。

（三）诊断标准

典型病例根据临床症状和实验室检查诊断多不难，凡符合下列条件可确诊：

1. 中段尿培养菌落计数>10万个/ml。

2. 离心尿沉渣白细胞≥5个/HP，或有尿感症状。具备1、2两条可确诊，如无第2条，应再做菌落计数，仍>10万个/ml，且两次细菌相同者可确诊。

3. 耻骨上膀胱穿刺，只要有细菌生长即确诊。

4. 离心尿沉渣涂片革兰染色找菌，细菌>1个/HP，结合临床尿感症状，亦可确诊。

5. 尿菌落计数在1万～10万/ml之间为可疑，应复查。

（四）诊断步骤

1. 确定真性细菌尿，诊断泌尿系感染。

2. 尽量确定感染部位，是上尿路还是下尿路，对治疗和预后很有意义。年长儿根据临床表现可辅助定位诊断，婴幼儿不易定位，若有高热、C反应蛋白增高、肾小管浓缩功能减退、尿酶学检查（如溶菌酶、乳酸脱氢酶、亮氨酸氨基肽酶等）活性增高均提示上尿路感染。

3. 明确是初次感染、复发还是再感染。复发是指菌尿经治疗后暂时转阴，停药后短期内（一般<6周）原有致病菌死灰复燃，症状再现。再感染是指一次感染已经痊愈，停药后较长时间（一般>6周），由另外一种致病菌侵入尿路引起。

4. 判断有无泌尿道梗阻或畸形。

（五）鉴别诊断

1. 肾小球肾炎　急性肾炎初期可有轻微尿路刺激症状，尿常规检查中RBC增多，有少数WBC，但多有管型及蛋白尿，且多伴水肿及高血压，尿培养阴性有助鉴别。

2. 肾结核　多见于年长儿，有结核接触史及结核感染中毒症状，结核菌素试验阳性。如病变累及膀胱可出现血尿、脓尿及尿路刺激症状，尿液中可查到结核杆菌，静脉肾盂造影可见肾盂肾盏出现破坏性病变。

3. 高钙尿症　可表现有尿频、脓尿等，但尿钙/尿肌酐>0.2、24小时尿钙>4mg/kg及尿培养阴性有助鉴别。

4. 神经性尿频　好发于学龄前儿童，主要表现为每天排尿次数增加而无尿量增加，查体无阳性体征，尿常规和泌尿系统 B超正常。与小儿大脑皮层发育不完善、心理发育不成熟有关，精神因素是诱发膀胱功能失调的重要因素。

【治疗要点】

（一）一般治疗

卧床休息，多饮水、勤排尿，减少细菌在膀胱内停留时间，促进细菌毒素和炎性分泌物排出；注意外阴部清洁，保证热量及营养，增强机体抵抗力，积极治疗蛲虫。

（二）抗生素治疗

应早期积极应用抗菌药物。

1. 选药依据　应根据：①感染部位：上尿路感染应选择血浓度高的药物，下尿路感染则选择尿浓度高的药物；②尿培养及药敏试验结果；③肾损害少的药物；④治疗效果：如治疗 2～3 天无好转或菌尿持续存在，可及早调整，必要时 2 种药物联合应用。

2. 常用药物　氨苄西林、阿莫西林、头孢类抗生素，特别是二、三代头孢类药物（如头孢克洛、头孢曲松等）有较好的抗菌作用，常用于尿感的治疗。剂量与常规用法相同。

3. 疗程问题

（1）急性感染如选用敏感抗生素，一般 10 天可使绝大多数患儿的感染得到控制，如不伴发热者 5 天疗程可能已足够，痊愈后应定期随访 1 年或更长时间。

（2）对不经常再发者，再发后仍按急性期处理。

（3）对反复再发者，急性症状控制后可用复方新诺明、呋喃妥因，每晚睡前服 1 次，疗程 3～6 个月；对反复多次感染或肾实质已有不同损害者，疗程可延长至 1～2 年。

（4）为防止耐药菌株产生，可联合用药或轮替用药，每种药物使用 2～3 周后轮换。

（三）积极治疗尿路结构异常

小儿尿感约半数可伴各种诱因，特别是慢性者或反复再发者，多同时伴尿路结构异常，必须积极查找，尽早治疗，防止肾实质损害。

（四）积极预防肾瘢痕形成及进展

【预后与随访】

急性者治疗合理及时，多能迅速恢复，但半数病人可复发或再感染，慢性病例仅 1/4 可治愈，部分病人迁延多年，发展至肾功能不全。急性疗程后每月随访 1 次共 3 个月，如无复发可认为治愈。反复发作者每 3～6 个月复查 1 次共 2 年或更长。

（邢　燕）

第八节　肾　衰　竭

一、急性肾衰竭

急性肾衰竭（acute renal failure，ARF）简称急性肾衰，是由多种不同原因引起肾功能急剧下降或丧失，导致代谢产物堆积，血尿素氮、肌酐迅速升高，并引起水、电解质及酸碱平衡紊乱及急性尿毒症症状。

【诊断要点】

（一）病史

肾前因素有吐泻、脱水、失血、休克、心力衰竭等引起有效血容量降低的病史。肾性因素有急性肾小管坏死（缺血、中毒）、各种肾小球肾炎和/或血管炎、急性间质性肾炎（感染、过敏）等造成肾实质损害史，肾后性因素则有尿路梗阻、结石史。

（二）临床表现

1. 少尿性肾衰竭

（1）少尿期：尿量＜400ml/d，或＜250ml/(m^2・d）为

少尿，<50ml/d 为无尿，少尿持续时间因受损程度和病因而异，一般为 10 天左右（中毒 5～6 天，休克 1～2 周，急性肾炎 2 周左右，急进性肾炎更长）。

1）水潴留：全身水肿，严重者心力衰竭、肺水肿、脑水肿，高血压加重。

2）电解质紊乱：高钾血症、高磷血症、高镁血症、低钠血症、低钙血症、低氯血症等。

3）代谢性酸中毒

4）氮质血症

5）合并感染：见于 70%左右病人，以呼吸道、泌尿道感染为常见。

（2）多尿期：尿量逐渐或阶段性急剧增多，每天超过 250ml/m^2，一般持续 5～10 天，也有长达 1～2 个月者。水肿减轻，可有脱水及低钠血症、低钾血症等。

（3）恢复期：肾功能逐渐恢复，血尿素氮、肌酐恢复正常，贫血改善，而肾小管的浓缩功能恢复缓慢，约需数月。

2. 非少尿性肾衰竭　指无少尿或无尿表现，每日尿量仍可达 600～800ml。多由氨基糖苷类抗生素或造影剂所致。

（三）实验室检查

1. 血尿素氮（BUN）>15mmol/L（42mg/dl）；血肌酐（Scr）>176μmol/L（2mg/dl），或每日增加>44～88μmol/L（0.5～1mg/dl）。

2. 肾小球滤过率（内生肌酐清除率 CCr）<30ml/(min・1.73m^2)。

3. 血钾、磷增高，血钠、钙降低，CO_2 结合力降低。

4. 其他　肝功能、血脂、免疫学检查、超声、胸片、心电图等。

【鉴别诊断】

1. 肾前性与肾性肾衰竭的鉴别，见表 15-8-1。

表 15-8-1　儿童肾前性与肾性肾衰竭的鉴别

	项目	肾性	肾前性
1. 症状体征	脱水征	无或有	有
	血压	正常或偏高	低
	眼窝	不凹	凹
2. 血液检查	Hb	低或正常	高
	BUN	升高	正常或偏高
	K^+	偏高	正常或偏高
	中心静脉压	正常或偏高	低
3. 尿液检查	尿常规	蛋白质＋管型	正常
4. 尿诊断指标	尿比重[1]	1.010	＞1.020
	尿钠（mmol/L）	＞40	＜20
	尿渗透压（mOsm/L）	＜350	＞500
	尿/血渗透压	＜1.2	＞1.5
	排泄钠分数（FENa）（%）[2]	＞3	＜3
	肾衰竭指数（RFI）[3]	＞1	＜1
	补液试验[4]/利尿实验[5]	无效	有效

注：[1]肾小球疾病患儿尿比重可不降低。

[2] FENa＝[尿钠/血钠]×[血肌酐/尿肌酐]×100%。

[3] RFI＝尿钠×[血肌酐/尿肌酐]。

[4] 补液试验：予生理盐水或 2∶1 液（2 份生理盐水∶1 份 1.4% 碳酸氢钠）15ml/kg，30 分钟滴完。2 小时尿量升至 6～10ml/kg 为有效。即可考虑为肾前性肾衰竭，如尿量仍＜17ml/h，则可能为肾实质性肾衰竭。

[5] 利尿试验：如补液后无反应，可用 20%甘露醇 1～2g/kg 快速滴入，观察 2～3 小时，如尿量＞40ml/h 为肾前性肾衰竭；如尿量增加但＜40ml/h，可用呋塞米 1～2mg/kg，如仍无改善则考虑为肾性肾衰竭。

2. 肾后性与肾性肾衰竭的鉴别　X 线、B 超、CT 等检查可发现肾体积增大、肿瘤、结石、畸形等改变，并可见梗阻水平以上的肾盂、输尿管或膀胱扩张。

【治疗】

ARF治疗原则：①稳定生命体征，积极清除体内过量的代谢产物；②稳定内环境，积极纠正水、电解质和酸碱平衡紊乱及并发症；③去除病因，合理营养，防止进展为慢性肾功能不全；④控制感染，避免使用肾毒性药物。

（一）少尿期治疗

1. 严格控制液体入量，“量出为入”　每日液量＝尿量＋不显性失水［400ml/(m^2·d)］＋异常丢失－内生水量中［100ml/(m^2·d)］。不显性失水用不含电解质的10%～20%葡萄糖［体温每增高1℃应增加75ml/(m^2·d)］，异常丢失包括吐泻、胃肠引流等用1/4～1/2张液体补充。如开始治疗时患儿已有水肿，则供液量应相应减少，可自计算量的2/3开始。入量控制合适者患儿应无脱水或水肿，体重每天减少1%～2%，血钠不低于130mmol/L，血压稳定。

2. 热卡和蛋白质入量　原则是低盐（1～2g/d)、低蛋白质［0.5～1g/(kg·d)］、高糖［3～5g/(kg·d）葡萄糖］且低钾、低磷食物。热量至少30～50cal/(kg·d)，不能口服者可给予静脉高营养。为促进蛋白合成可肌注苯丙酸诺龙25mg，每周1～2次。

3. 高血钾症的治疗　血钾＞6.5mmol/L为危险界限，应积极处理。

①碱性药：5%$NaHCO_3$每次2ml/kg，5分钟内静注，必要时15分钟后可重复1次，可维持30～90分钟。②钙剂：10%葡萄糖酸钙10ml静点，可持续1～2小时，每日2～3次，但用洋地黄者宜慎用。③高渗葡萄糖＋胰岛素：每3～4g葡萄糖∶1U胰岛素，每次1.5g/kg糖可降低血钾1～2mmol/L，多持续12小时或更长。④阳离子交换树脂：每次0.3～1g/kg口服或灌肠，每日2～4次。⑤透析治疗：血透、腹透均可，前者1～2小时，后者4～6小时可使血钾降至正常。

4. 低钠血症的处理　稀释性者应严格限制水的摄入，

缺钠性者当血钠＜120mmol/L 且有症状时（软弱、嗜睡、呕吐、定向障碍、抽搐和昏迷），可适当补充 3% NaCl，1.2ml/kg 可提高血钠 1mmol/L，或按［(130－血清钠)×0.6×体重］计算，可先给半量或 1/3 量。

5. 低钙血症　发生低钙抽搐时可静脉给 10%葡萄糖酸钙 10ml，每日 1～2 次。

6. 代谢性酸中毒　轻症不需治疗，当血 HCO_3^-＜12mmol/L 时，应给碳酸氢钠。

7. 高血压、心力衰竭及肺水肿　严格限水、限盐并利尿。呋塞米每次 2～3mg/kg；降压药，口服卡托普利（开博通）或心痛定（可舌下含服），如高血压脑病可静点硝普钠。扩张血管可用多巴胺及酚妥拉明各 10mg 加入葡萄糖 100ml 内静点，每日 1 次。

（二）多尿期治疗

注意此期易发生脱水、低钾及低钠血症。补液一般为尿量的 1/2～2/3，以不脱水为原则。补充电解质，尿量＞1500ml/d 时需补钾，2～3mmol/(kg·d)；尿量＞2000～3000ml/d 时需补充钠盐，以防止发生低血容量性休克。氮质血症好转时可增加蛋白质饮食。

（三）透析指征

1. 血生化指标　①BUN＞28.56mmol/L（80mg/dl）；②Scr＞530.4μmol/L（6mg/dl）；③血钾＞6.5mmol/L 经保守治疗无效；④CO_2CP＜12mmol/L 或 pH＜7.2。

2. 有明显尿毒症症状，频吐，有周围神经或精神症状者。

3. 有明显水钠潴留表现（顽固性充血性心力衰竭、急性肺水肿、顽固高血压）。

4. 化学毒物或药物中毒。

二、慢性肾衰竭

慢性肾衰竭（chronic renal failure，CRF）是由多种肾脏疾患引起的慢性持久性肾功能减退，导致多种代谢紊乱、呈现全身多系统症状的一个临床综合征。常呈不可逆的终末期肾病变，预后差。我国发生率约在3/10万。

【诊断要点】

（一）病史

发生于5岁之前者多有先天性解剖异常（肾发育不全、梗阻、畸形等），而获得性肾小球疾病、遗传性肾病等所致者多发生于5岁以后。

（二）临床表现

一般起病缓慢，开始的表现如疲乏、头痛、恶心、纳差等多无非特异性，较特异的症状有夜尿、多尿、低比重尿，以及水肿、皮肤干痒、骨关节痛等，小儿常有明显的生长发育停滞，以及随病情进展而出现的尿毒症症状。

1. 消化系统　食欲差、恶心、呕吐、呃逆、腹痛、腹泻等。

2. 神经系统　起病越早则受累越明显，知觉、记忆力下降，进而可有头痛、嗜睡，后期可有惊厥、昏迷。周围神经受累在小儿时期较少，肌力弱、运动障碍等常见。

3. 心血管系统　可有高血压、循环充血和心力衰竭表现。可发生心包炎、尿毒症性心肌病，小儿症状可不明显。

4. 水、电解质、酸碱失衡的表现　低钙血症、低钾血症或高钾血症、酸中毒，还可有脱水或水中毒，低钠血症或高钠血症的表现。

5. 肾性骨营养不良　早期表现不特异，后期常表现为：①生长停滞；②骨痛；③骨骼变形（佝偻病征）；④骨折。

6. 造血系统　贫血、出血等。

7. 呼吸系统　可出现尿毒症肺（胸片见肺门两侧对称蝴蝶状阴影）、胸膜炎等。

8. 代谢障碍　可出现高脂血症，蛋白质及氨基酸代谢亦出现障碍。

9. 感染　因抵抗力下降而易感染。

10. 青春期发育延迟。

（三）实验室检查

1. 尿检查　尿比重固定在 1.010，尿中有不等量的蛋白质、红白细胞及管型（颗粒管型、蜡样管型、宽大的肾衰管型）等。

2. 血液检查　正细胞正色素性贫血，血小板、白细胞计数多正常，出凝血时间延长。

3. 血生化、肾功能　BUN、Cr 增高，血 Ca^{2+}、Na^{+} 下降，血磷增高，血 K^{+} 至后期常增高，CO_2CP 下降。肾小球滤过率明显下降，尿浓缩稀释功能下降。

4. X 线检查　胸片可见心影扩大、循环充血表现，肾性骨病时骨改变明显，可有佝偻病样改变、骨质脱钙、骨骺分离等。

5. 其他检查　肾脏 B 超至终末期见肾影缩小，超声心动对心功能、心包炎有诊断价值。同位素肾图、扫描可反映肾功能，骨扫描有助于肾性骨病的诊断。

（四）CRF 分期

1. 肾功能不全代偿期　Ccr 降至正常的 50%，血 Cr、BUN 正常。

2. 肾功能不全期　Ccr 低于正常的 50%，血 Cr＞176.8μmol/L（2mg/dl），BUN 增高，并出现一些临床症状，如疲乏、胃肠症状、皮肤瘙痒等。

3. 尿毒症期　血 BUN＞21.42mmol/L（60mg/dl），常伴酸中毒，出现严重的尿毒症临床表现。

【治疗】

（一）去除诱因

最常见为感染、尿路梗阻、脱水、心排血量下降、肾毒性药物等应及时去除或控制。

（二）饮食和营养

供给足够热量［婴幼儿 60～70cal/(kg·d)，年长儿30～40cal/(kg·d)］、低蛋白蛋白质（按 1.2～1.6g/100cal 计算）饮食，低磷饮食，必要时辅以氨基酸［肾安胶囊，年长儿

0.1～0.2g/(kg·d)] 或 α 酮酸 [肾灵 0.12～0.2g/(kg·d)]。

(三) 维持水电平衡，纠正酸中毒

1. 水和钠　当存在水肿、心功能不全、高血压时应限盐 [婴幼儿 50mg/(kg·d)，儿童 2g/d]。

2. 纠正酸中毒　当有酸中毒的临床表现、血 HCO_3^- < 15mmol/L 时应予纠正。

3. 钾　高钾血症者应限制含钾高（橘子、香蕉、干果、巧克力等）的食品，当血钾＞5.8mmol/L 时应予药物治疗（见“急性肾衰竭”节）。

(四) 控制高血压

当限钠、利尿无效时应用降压药，以防止合并症，延缓 CRF 进展。

(五) 控制高血脂

可给予低脂饮食及调脂药物。

(六) 控制蛋白尿

应用 ACEI（开博通、依钠普利等）可减轻蛋白尿，延缓肾小球硬化。

(七) 钙、磷代谢紊乱及肾性骨病的治疗

限制高磷饮食，补充钙剂 [葡萄糖酸钙 10～20mg/(kg·d)]、维生素 D（1 万 U/d）或 $1,25(OH)_2D_3$（0.25～0.5μg/d)。

(八) 贫血

贫血者可应用促红细胞生成素（EPO)，50～150U/kg，每周 1～3 次皮下注射；当血红蛋白＜60g/L 或红细胞压＜20%，有脑缺氧症状，或伴发感染或出血时应输注新鲜血（最好输注红细胞)，但应少量多次，每次 50～100ml。

(九) 口服吸附剂治疗

氧化淀粉（10～20g/d）可减少胃肠含氮代谢物的吸收，降低 BUN。

(十) 透析与肾移植

（刘东明）

血液系统疾病

第16章

第一节 营养性贫血

一、缺铁性贫血

缺铁性贫血（iron deficiency anemia）是体内铁缺乏导致的血红蛋白合成减少，外周血红细胞呈小细胞低色素性改变，血清铁蛋白减少和铁剂治疗有效。

【诊断要点】

（一）病史

1. 年龄　6个月～2岁的婴幼儿和青春期女孩多见。

2. 出生史及母妊娠史　尤其＜6个月患儿，如早产或低出生体重、分娩前后的失血病史及母孕期严重缺铁等。

3. 喂养史　长期单纯母乳、牛乳或谷物喂养而动物性食品进食不足。

4. 生长发育史　生长发育速度过快或过慢。

5. 既往史　如慢性感染、长期腹泻、肠息肉等。

（二）症状和体征

1. 一般症状　皮肤、黏膜苍白；易疲乏、不爱活动。

2. 髓外造血表现　肝、脾、淋巴结轻度肿大。

3. 消化系统　食欲减低，少数可有异食癖，如喜食泥土、墙皮等。可有舌炎、口腔炎。

4. 神经系统　烦躁不安或萎靡，年长儿可有注意力不集中、智力减退等。

5. 循环系统　心率增快，严重时出现心脏杂音和心脏扩大。

（三）实验室检查

1. 外周血　小细胞低色素性贫血，血涂片红细胞大小不等，以小红细胞为主，中空浅染。网织红细胞正常或轻度减少，白细胞和血小板多正常。

2. 铁代谢的检查　血清铁蛋白＜15μg/L，血清铁＜10.7μmol/L，总铁结合力＞62.7μmol/L，转铁蛋白饱和度＜15％。

3. 骨髓象和铁染色　不作为常规诊断手段。骨髓增生活跃，呈“老核幼浆”。骨髓细胞外铁减少或消失、铁粒幼细胞＜15％。

【鉴别诊断】

排除其他原因引起的小细胞低色素性贫血，如地中海性贫血、铁粒幼红细胞性贫血、肺含铁血黄素沉着症、慢性病贫血。

【治疗】

（一）去除病因

纠正饮食不当，合理喂养，治疗慢性失血性疾病。

（二）铁剂治疗

1. 口服铁剂　剂量为元素铁 2～6mg/(kg·d)，分 2～3 次，两餐间口服为宜，可同时口服维生素 C 促进吸收。可从小剂量开始，如无胃肠道反应，1～2 日内加至足量。应在血红蛋白恢复正常后继续服用铁剂 6～8 周，补足铁的贮备。

2. 注射铁剂　不能口服铁剂的情况下可使用。

铁剂治疗有效者于 3～4 天网织红细胞开始上升，5～7 天达高峰；2 周后血红蛋白开始上升，4 周后 Hb 应上升＞20g/L。如治疗反应不满意，寻找原因，如制剂不良或有慢性失血。

（三）输血

重度贫血尤其合并严重感染或心力衰竭，应少量多次输注浓缩红细胞，每次输注浓缩红细胞 5～10ml/kg。

二、营养性巨幼细胞性贫血

营养性巨幼细胞性贫血（nutritional megaloblastic anemia）是缺乏维生素 B_{12} 和/(或）叶酸所致的一种大细胞性贫血。临床特点为贫血、神经精神症状、骨髓中出现巨幼红细胞，用维生素 B_{12} 和/(或）叶酸治疗有效。

【诊断要点】

（一）病史

1. 年龄　6 个月～2 岁的婴幼儿多见。

2. 喂养情况　母乳喂养而未添加辅食（尤其乳母长期素食或维生素吸收障碍）者、长期仅进食植物性食物或单纯羊奶喂养者。

3. 既往史　慢性腹泻，或长期服用甲氨蝶呤、苯巴比妥等药物。

（二）症状和体征

1. 一般症状　皮肤呈蜡黄色，呈虚胖或颜面略水肿。头发细黄、稀疏。

2. 精神神经症状　与贫血程度不完全平行。维生素 B_{12} 缺乏者可出现神经系统症状和体征，如反应迟钝，少哭不笑，智力、运动发育落后甚至退步，严重时可出现神经器质性病变，如肢体不规则震颤、踝阵挛。叶酸缺乏不会发生神经系统症状，但可出现神经精神异常，如烦躁、易怒。

3. 消化系统　食欲不振、恶心、腹泻、腹胀、舌炎，常伴肝脾大。

（三）实验室检查

1. 外周血　呈大细胞性正色素性贫血，MCV＞94fl，MCH＞32pg。红细胞大小不等，以大细胞为主，白细胞、血小板计数常减少，中性粒细胞核分叶过多。网织红细胞多正常。

2. 骨髓象　增生明显活跃，粒、红系统均出现巨幼变，呈“幼核老浆”，巨核细胞核分叶过多。

3. 血清维生素 B_{12} 及叶酸测定　维生素 $B_{12}<100pg/L$，叶酸 $<3\mu g/L$。

【鉴别诊断】

应与红血病及红白血病、骨髓增生异常综合征以及溶贫引起的骨髓巨幼样变鉴别。精神神经系统症状突出者需与脑发育不全鉴别。

【治疗】

（一）去除病因

如纠正患儿或乳母不良的饮食习惯，及时合理添加辅食。

（二）维生素 B_{12} 缺乏者

500～1000μg，一次肌注或每次肌注 100μg，每周 2～3 次，连用 2～4 周。有神经系统受累表现时，可每日 1mg，连续肌注 2 周以上。

（三）叶酸缺乏者

口服叶酸 5～15mg/d，每日 3 次，连服 3～4 周。同时服用维生素 C。

叶酸、维生素 B_{12} 治疗后 24～72 小时骨髓象即可转为正常，2～4 天后临床症状改善及网织红细胞上升；6～7 天网织红细胞达高峰，2～6 周血红蛋白和红细胞恢复正常；精神神经症状 1 个月左右可恢复。

（常艳美）

第二节　溶血性贫血

溶血性贫血（hemolytic anemia）指红细胞寿命缩短，破坏增加，骨髓造血增强但不足以代偿红细胞的损耗所致的一类贫血，特点为贫血、黄疸、肝脾大、网织红细胞高及骨髓幼红细胞增生。

【诊断要点】

（一）临床特点

苍白、黄疸为突出表现。

1. 急性溶血　起病急骤，常伴高热、寒战、恶心、呕吐、腹痛及腰背痛、血红蛋白尿或胆红素尿。重者可发生心力衰竭、急性肾衰竭。

2. 慢性溶血　起病缓，病程长，多有间歇发作。在慢性病程中，常因感染、劳累或情绪紧张等因素诱发“溶血危象”，贫血和黄疸突然加重，伴有发热、寒战、呕吐，脾大显著并有疼痛。病程中还可出现“再生障碍危象”，表现为以红系造血受抑为主的骨髓造血功能暂时性抑制，出现严重贫血、出血和不同程度的白细胞和血小板减少。此危象与微小病毒（parvovirus）感染有关，呈自限性过程，持续数天或 1～2 周缓解。

（二）实验室检查

1. 首先寻找溶血的证据及代偿增生的证据，以确定溶血的存在。

溶血的证据：①血红蛋白下降，外周红细胞变形、破碎；②血清间接胆红素增高；③血管内溶血可见血红蛋白尿及血红蛋白血症（血浆肉眼呈粉红色）及含铁血黄素尿。

骨髓代偿增生的证据：①网织红细胞明显增多；②外周血涂片有核红血细胞、点彩及嗜多染红细胞，粒细胞增多，有核左移，偶出现类白血病反应；③骨髓增生明显活跃，以红系为主。

2. 确定病因的诊断

（1）红细胞膜的异常：外周红细胞形态异常，出现球形红细胞、椭圆形红细胞或口形红细胞。可行红细胞渗透脆性实验、酸化甘油溶解实验、红细胞膜蛋白分析确诊。

（2）红细胞酶的异常：可做多种红细胞酶的测定，如 G-6-PD 酶、丙酮酸激酶等。

（3）血红蛋白的异常：血涂片可见靶形红细胞，可行血红蛋白电脉及抗碱血红蛋白测定。

(4) 免疫性溶血：红细胞表面抗体测定及抗人球蛋白(Coombs')试验，阳性可明确为免疫性贫血；阴性可能为红细胞膜异常、红细胞酶异常、血红蛋白异常以及药物、理化因素、感染等。

【治疗原则】

(一) 支持治疗

应避免劳累、感染，避免使用可诱发溶血的药物。急性溶血或慢性溶血发生溶血危象时，应注意补液，碱化尿液，积极控制感染，纠正酸中毒和电解质紊乱。

(二) 纠正贫血

急性溶血时血红蛋白下降至原来一半或慢性溶血引起重度贫血时，可输注悬浮红细胞。免疫性溶贫时，应输注洗涤红细胞，每次输入量以 100ml 为宜，输血速度宜慢。

(三) 病因治疗

遗传性球形红细胞增多症可行脾切除术；遗传性红细胞酶异常时可输血、补充新鲜红细胞；珠蛋白生成障碍性贫血可行造血干细胞移植；自身免疫性溶血性贫血时可予激素及大剂量丙种球蛋白治疗。

(常艳美)

第三节 噬血细胞综合征

噬血细胞综合征(hemophagocytic syndrome，HPS)，又称噬血细胞淋巴组织细胞增生症(hemophagocytic lymphohistiocytosis，HLH)是一组以发热，肝脾大、出血和全血细胞减少为特征的临床综合征。

HPS 分两型，一是原发性，即家族性噬血细胞淋巴组织细胞增生症(FHLH)，为常染色体隐性遗传，其发病和病情加剧常于感染有关；二是继发性，包括：①感染相关性噬血细胞综合征(IAHS)，多继发于病毒感染，称病毒相关噬血细胞综合征（VAHS）；②肿瘤相关性噬血细胞综合征（MAHS）；③其他：如免疫性、药物性等，又称巨噬细胞活化综合征（MAS）。小儿多继发于病毒感染，成人则多继发于恶性淋巴瘤及自身免疫性疾病。

【诊断要点】

（一）病史

1. 年龄及家族史　2 岁前发病多提示为原发性，询问家族史或父母近亲婚配史；2 岁以后发病多考虑继发性 HPS。

2. 诱发因素或原发疾病　小儿常有病毒感染诱发，年长儿也可继发于免疫性疾病或肿瘤。

（二）临床表现

1. 持续高热　常是 HPS 的首发症状。

2. 肝脾及淋巴结大　肝脾进行性增大，脾大明显。

3. 出血倾向　皮肤、鼻腔、消化道及其他内脏出血，甚至发生 DIC。

4. 其他　消化系统障碍出现恶心、呕吐及黄疸；中枢神经系统障碍出现嗜睡、烦躁、定向力障碍、头痛、抽搐及昏迷；呼吸系统障碍少见，但可出现快速进展的肺水肿、肺出血、ARDS。

（三）实验室检查

1. 血象　全血细胞减少，以血小板减少明显，血小板的变化可作为病情变化的指标。

2. 肝功能异常　ALT 明显升高，胆红素升高，白蛋白减低。LDH 可迅速增高，可作为病情变化的指标。

3. 凝血功能异常　纤维蛋白原降低，PT、APTT 延长，FDP 增加，D-二聚体增高。

4. 血脂异常　三酰甘油、低密度脂蛋白明显升高，而高密度脂蛋白降低。

5. 电解质异常　低钠血症。

6. 血清铁蛋白明显增高　可作为病情变化的指标。

7. 免疫学指标　T 细胞功能缺陷，NK 细胞活性降低或消失。

(四) 组织病理学检查

骨髓穿刺活检可见分化完好的、极度活跃增生组织细胞，伴大量噬血细胞现象（单核巨噬细胞中可见被吞噬的红细胞、粒细胞、血小板及淋巴细胞等），无恶性细胞浸润。如初次骨髓检查没有发现噬血细胞，应复查骨髓穿刺，或进行淋巴结或肝脾活检。

(五) 积极查找原发疾病及诱发因素的相关证据

如病毒、细菌的感染证据、自身免疫系疾病或肿瘤的证据。

【诊断标准】

HPS 的诊断应包括临床和实验室指标及组织病理学两方面。

参考 2004 年国际组织细胞协会 WGHS 制订的标准，因国内条件所限，本表未将分子生物学诊断内容加入。

表 16-3-1 HPS 的诊断指南（2004）

满足下列 8 项中的 5 项，即可诊断：
临床标准
1. 发热≥7 天，最高体温≥38.5℃
2. 脾大（肋下≥3cm）
实验室标准
3. 血细胞减少，至少两系以上受累，不是由于骨髓增生减低或增生异常所致：血红蛋白<90g/L 或新生儿<10g/L；血小板<100 $\times 10^9$/L；中性粒细胞<1.0 $\times 10^9$/L
4. 高三酰甘油血症（≥265mg/dl）和（或）低纤维蛋白原血症（≤150mg/dl）
5. NK 细胞细胞毒性减低或缺失
6. 高铁蛋白血症（≥500ng/ml）
7. 可溶性 CD25 增加（IL-2 受体 α 链）≥2400 U/ml
组织病理学标准
8. 骨髓、脾或淋巴结可见明显的噬血细胞现象，而无恶性病的证据

诊断 FHLH 必须符合诊断条件，且有阳性家族史，父母近亲婚配作为支持诊断的条件。

【鉴别诊断】

（一）FHLH 与 VAHS 鉴别

FHLH 患者也常有病毒感染，因此与 VAHS 临床不易鉴别，尤其是在 2～8 岁发病者则要根据临床表现来判断，鉴别困难时应按 FHLH 处理。

（二）恶性组织细胞病（简称恶组）

两者在骨髓片上很难鉴别，HLH 较恶组常见。但如临床上呈暴发经过、严重肝功能损害、骨髓组织细胞恶性程度高，特别是肝、脾或其他器官发现异常组织细胞浸润，则先考虑为恶组。

【治疗】

早期诊断，积极治疗可以明显改善预后，治疗方案主要决定于疾病类型。

表 16-3-2　HPS 的治疗选择

不同病情 HPS	治疗选择
感染相关的 HPS	根据具体情况适当选药，轻型患者单纯抗感染治疗
1. 非遗传性 HPS	皮质激素/ IVIG
2. 年龄＞1 岁	
3. 症状不严重	
具备以上 3 项	
继发于风湿免疫疾病的 HPS	CSA/ 皮质激素
1. 遗传性 HPS	CSA
2. 年龄＜1 岁	HLH-04 方案
3. 非遗传性 HPS，症状严重	
4. 非遗传性 HPS，皮质激素和 IVIG 疗效不好	
具备以上 1 项	

（一）FHLH 的治疗

1. 化疗方案（HLH-04） 详见参考文献。

2. 异基因造血干细胞移植 唯一的根治方法。

（二）继发性 HPS 的治疗

1. 积极治疗原发病 如感染相关者，应控制病毒或细菌感染，必要时应用抗生素。

2. 免疫治疗

（1）肾上腺皮质激素：应用甲泼尼龙，剂量为 20～30mg/(kg・d)，一般最大剂量为 1g/d，连用 3～5 天，改为口服。如果病情需要，可重复应用。

（2）大剂量丙种球蛋白：剂量为 1g/(kg・d)，连用 2 天。

（3）环孢素 A（CSA）：常用剂量为 2～8mg/(kg・d)，对自身免疫性疾病合并 HLH 有效。

（三）生物制剂

为细胞因子拮抗剂，用于难治性病例。如依那西普（etanercept）、阿那白滞素（anakinra）。

（四）支持治疗

根据每天检测的血红蛋白，血小板计数，白蛋白及纤维蛋白原水平，补充相应血液制品。必要时可行血浆置换去除血浆中存在的大量细胞因子。

（常艳美）

第四节 恶性淋巴瘤

恶性淋巴瘤（malignant lymphoma），临床特征为进行性、无痛性浅表淋巴结肿大，常伴有肝脾大，晚期有发热、贫血、出血和恶病质表现。根据组织学特点分为霍奇金病（Hodgkin's disease，HD）和非霍奇金淋巴瘤（non-Hodgkin's lymphoma，NHL）两大类。

【诊断要点】

(一) 临床表现

1. HD　约占儿童淋巴瘤的10%。

(1) 病史：5岁以后多见，青春期达高峰。男女比例为(2～3)：1。

(2) 浅表淋巴结肿大：占80%～90%，最早表现多为无痛性进行性肿大，好发部位依次为颈部、腋下、腹股沟，无粘连，无触痛。

(3) 纵隔淋巴结肿大：占5%～25%，可出现气管、支气管以及上腔静脉、喉返神经压迫症状。

(4) 结外病变：占25%～30%，在诊断时已转移到肺、肝、脾或骨，出现相应器官受累症状。

(5) 全身症状：疲乏、消瘦、盗汗、食欲减退、恶心等表现。25%～50%有发热。

2. NHL　约占淋巴瘤的90%，且易发生转移。原发部位分布广泛，病情发展迅速为特点。

(1) 淋巴结肿大：约1/3以外周淋巴结肿大起病，常呈跳跃式，除头颈、纵隔、腋下外，肠系膜、腹腔及腹股沟淋巴结均可能累及，部位常呈多发性。

(2) 结外病变：约2/3病变发生在结外，如扁桃体、腺样体、鼻窦、眼眶、胸腺、乳房、皮肤、骨骼及腹腔等脏器，引起胸水、腹水、腹部肿块等体征。晚期常侵犯骨髓及CNS，并发白血病。

(二) 病理分型

有助于判断预后。

1. HD　HD病理特征是Reed-Sternberg多核巨细胞（R-S细胞，又称镜影细胞）增生。各型的特点见表16-4-1。

小儿时期以①、②两型多见，预后相对较佳，生存期较长。

表 16-4-1 HD 各型特点

分型	R-S 细胞	淋巴细胞	胶原纤维束	弥漫性纤维化	嗜酸性粒细胞浆细胞坏死	发生率（%）	5 年生存率（%）
①淋巴细胞为主型	+	++++	0	0	0	5	90
②结节性硬化型	+~+++	+~+++	+~+++	+	+	50	70
③混合型	++	+	0	++	++	40	35
④淋巴细胞减少型	++++	±	0	0	±	罕见	

2. NHL　分为淋巴母细胞型（LBL）、小无裂细胞型（small non-cleaved cell lymphoma，SNCL）、弥漫性大细胞型。

（三）临床分期

1. HD

Ⅰ期：病变仅局限于单个淋巴结区或单个淋巴结外器官。

Ⅱ期：膈肌同侧 2 个或 2 个以上淋巴结区受累，或单个结外脏器加横膈同侧 1 个或 1 个以上淋巴结区受累。

Ⅲ期：膈肌两侧淋巴结区受累，可伴脾受累。

Ⅳ期：病变广泛侵犯淋巴结外组织，如肺、肝、骨、骨髓等。

上述每期可分成两型，A 型：无全身症状；B 型：有全身症状者（发热、消瘦、盗汗）。

2. NHL

Ⅰ期：单个肿瘤或单个淋巴结病变，无纵隔或腹部肿物。

Ⅱ期：单个肿瘤伴邻近淋巴结病变，横膈同侧 2 个或 2 个以上淋巴结区受累；横膈同侧 2 个或单个肿瘤伴或不伴邻近淋巴结病变。原发于回盲部且能完全切除者伴或不伴肠系膜淋巴结病变。

Ⅲ期：膈肌两侧存在两个肿瘤；膈肌两侧存在 2 个或 2 个以上淋巴结病变；原发于胸腔或腹腔内不能完全切除的肿瘤；脊柱旁或硬膜下肿瘤。

Ⅳ期：上述任何一期肿瘤伴 CNS、骨髓和睾丸受累。

（四）实验室检查

1. 血象　非特异性改变，早期多正常，晚期血红蛋白、白细胞、血小板三系均可降低。

2. 骨髓涂片及活检　找到 R-S 细胞，对 HD 有诊断意义。

3. 淋巴结活检　可明确分型，是确诊依据。

4. X 线检查、腹部 B 超或胸腹部 CT、MRI　可发现原发灶、转移灶及病变受累范围。

5. 血铜增高　可作为病变活动的指标，正常儿童为 73～114pg/ml。

【诊断和鉴别诊断】

凡无痛性淋巴结肿大，根据病史、体检、实验室检查疑诊病例，应做淋巴结活检以确诊。本病需和淋巴结核、慢性化脓性淋巴结炎、坏死性淋巴结炎、传染性单核细胞增多症、恶性组织细胞病及其他恶性肿瘤的淋巴结转移相鉴别。

【治疗原则】

根据病期、病灶部位及年龄选择治疗方案。

（一）化疗方案

HD 常用的方案为 MOPP（或 COPP）方案及 ABVD 方案，NHL 多采用联合化疗。

（二）手术治疗

指征：①胸、腹腔内可手术完全切除肿瘤病灶的 SNCL；②胃肠道原发肿瘤引起梗阻、出血。

（三）放射治疗

指征：合并 CNS 或睾丸受累。

（常艳美）

第五节　特发性血小板减少性紫癜

特发性血小板减少性紫癜（idiopathic thrombocytopenic purpura，ITP）又称免疫性血小板减少性紫癜，临床以出血和血小板减少为主要特征。

【诊断要点】

（一）临床特点

分两型。

1. 急性型　婴幼儿多见，春季多发，病前常有感染史、用药史及疫苗接种史等。起病急，自发性皮肤、黏膜出血为主要表现，严重可发生颅内出血。肝脾及淋巴结不大。多于数周～数月内自行缓解，病程≤6 个月。10%～20%可转为慢性。

2. 慢性型　学龄儿童多见，常无感染诱因。起病隐匿，出血症状较轻，但常反复发作。病程>6 个月。

（二）实验室检查

1. 血小板计数　多次检查均减少，<100×10^9/L。

2. 骨髓象　骨髓巨核细胞正常或增多，有成熟障碍。对初发患者，不作为常规检查，为排除白血病或再生障碍性贫血时须进行骨髓检查，建议在激素治疗前进行。

3. 血小板表面相关抗体　PAIgG、PAIgA、PAIgM 或 PAC3 增高。

【分级标准】

2006 年国际儿童 ITP 研究组（Intercontinental Children ITP Study Group，ICIS）提出的 ITP 分级标准。

表 16-5-1 ICIS 2006 年儿童 ITP 分级标准

疾病级别	皮肤/黏膜	其他部位出血	血小板计数（$\times 10^9$/L）	治疗
1 级：轻度生活状态正常	极少的出血点和小的瘀斑	1. 偶尔鼻出血，按压后可停止 2. 口腔内血泡 3. 无其他出血	20～100	观察/等待（家长同意后）
2 级：中度生活状态有干扰	很多新的出血点和大的瘀斑（>5cm）	1. 反复鼻出血时间>15min，尽管按压可止血 2. 反复牙龈、口腔、嘴唇、咽部或消化道出血，月经过多，血便、血尿、咯血	10～20	仅需要短暂治疗以达到 1 级水平
3 级：重度危及生命	广泛的出血点和大的淤斑	1. 持续牙龈、口、咽部出血 2. 怀疑内出血（脑、肺、肌肉、关节、其他）	<10	干预治疗

【鉴别诊断】

需与继发性血小板减少性紫癜、自身免疫性疾病（如 SLE）、再生障碍性贫血、急性白血病鉴别。

【治疗】

（一）一般疗法

适当限制活动，避免外伤；疑有感染者，酌情使用抗生素；避免应用影响血小板功能的药物如阿司匹林等。

（二）药物治疗

一般认为血小板计数<10 $\times 10^9$/L 或血小板计数<20$\times 10^9$/L 伴有明显出血表现，应予以药物治疗。

（1）肾上腺皮质激素：原则为早期、足量、短疗程。常用泼尼松，剂量为 1.5～2mg/(kg·d)，分 3 次口服。当严重出血（如消化道出血，持续鼻衄），或皮肤散在出血点但血小板<10$\times 10^9$/L，可用氢化可的松 5～10 mg/(kg·d)，或甲泼尼龙 10～20mg/(kg·d)，连续静滴 3 天，症状缓解后改口服泼尼松，用药至血小板上升接近正常水平即可逐

渐减量。疗程一般不超过 4～6 周。

（2）大剂量静脉用丙种球蛋白（IVIG）：最适合急诊处理。①适应证：严重出血（如消化道出血、鼻衄）或皮肤散在出血点但血小板<(10～15)×10^9/L。②剂量：IVIG 0.4g/(kg·d)，静滴，连用 5 天 [或 IVIG 1g/(kg·d)，静滴，连用 2 天]。

（3）血小板输注：有严重内脏出血或有危及生命的出血时才输注血小板。可输注浓缩血小板制剂，每次 0.2～0.25U/kg，只有暂时止血作用。必要时可重复。

（4）免疫抑制剂：激素治疗无效或依赖大剂量皮质激素维持者可试用，如硫唑嘌呤、环磷酰胺及长春新碱等。

（5）脾切除术：适用于慢性 ITP 患者，病程超过 1 年、年龄>5 岁、经以上正规治疗，仍有危及生命的严重出血者。

[附　新生儿血小板减少性紫癜]

由于血小板生成减少和/或破坏增加所致的新生儿出血性紫癜，称为新生儿血小板减少性紫癜（neonatal thrombocytopenic purpura，NTP）。一般认为，出生时血小板计数>150×10^9/L 者为正常；(100～150)×10^9/L 者视为可疑异常，应动态观察；<100×10^9/L 者为血小板减少，应探明原因，见表 16-5-2。

表 16-5-2　新生儿血小板减少的病因分类

免疫性	**先天或遗传性**
同族免疫性血小板减少	先天性巨核细胞增生不良
母儿血小板抗原性不合	遗传性（慢性）血小板减少
先天被动免疫性血小板减少	**其他**
母患特发性血小板减少性紫癜	栓塞性血小板减少性紫癜
母患系统性红斑狼疮	围生期窒息
新生儿溶血病合并血小板减少	呼吸窘迫综合征
药物所致新生儿血小板减少	先天性甲状腺功能亢进
感染性	
细菌感染、TORCH 感染	

一、免疫性血小板减少性紫癜

母亲血中存在抗血小板抗原的免疫性抗体（IgG），通过胎盘进入胎儿体内，引起血小板破坏增多，导致生后血小板减少而出血。

（一）同族免疫性血小板减少性紫癜（neonatal alloimmune thrombocytopenic purpura）

由母儿血小板抗原性不合所致，以 PIA_1 抗原的抗原性最强，产生同族免疫抗体进入胎儿体内，破坏胎儿血小板。

【诊断依据】

主要依据临床特征及实验室检查：①婴儿生后不久即出现皮肤出血，尤以骨骼突出部或受压部位明显，严重者可有便血、脐残端出血，较大的可有头颅血肿或颅内出血。②先天性血小板减少，出生时血小板计数常 $<30\times10^9/L$。③母亲血小板计数正常，且无出血倾向，无 ITP 病史或特殊药物应用史。④新生儿无其他可致血小板减少的疾病，如感染、低氧血症、用药等。⑤Coombs' 试验阴性。⑥父母、患儿血 HPA 和/或 HPAIgG 检测可确诊。

【治疗】

因本病为自限性疾病，病程 2～8 周，颅内出血是死亡的主要原因。①血小板 $>30\times10^9/L$、出血不严重，暂观察，每日监测血小板计数，数日或 1～2 周可恢复正常。②当血小板 $<30\times10^9/L$，给予药物治疗。口服泼尼松 1～2mg/(kg・d)，重症可先用 2～3mg/(kg・d)，逐渐减量，疗程约 1 个月；大剂量丙种球蛋白，剂量为 0.4g/(kg・d) ×5 天，或 1g/(kg・d) ×2 天，如治疗中血小板达 $(50\sim100)\times10^9/L$ 时可停用。③输注血小板或新鲜血，作为急救措施，所输血小板虽可被患儿血内抗体所破坏，但因可消耗抗体，有利于病情恢复。④换血疗法：仅适合危重症患儿应用。最理想的是血小板抗原匹配的血（例如由于 PIA_1 抗原所致，则用 PIA_1 抗原阴性血）。

(二) 先天被动免疫性血小板减少性紫癜 (neonatal passive immune thrombocytopenic purpura)

抗体既破坏母亲的血小板，又破坏胎儿血小板，按病因的不同，可分为以下两类。

1. 母患特发性血小板减少性紫癜 (ITP) 母血中抗血小板抗体可通过胎盘进入胎儿血循环破坏胎儿血小板。临床表现与同族免疫血小板减少性紫癜相似。由于进入胎儿的抗体较多，本病血小板减少持续时间较长，平均1个月，个别延至4～6个月。

2. 母患系统性红斑狼疮 (SLE) 有报道80%～85%的SLE患者血中有抗血小板抗体，且可通过胎盘进入胎儿体内。婴儿出生后，大多仅血小板减少，少有出血现象，如出现皮疹，一般历时数月才消失。新生儿血中除有抗血小板抗体外，还可发现被动输入的狼疮细胞。

【治疗】

如血小板计数$\leqslant 30\times 10^9/L$或出血较重，可应用肾上腺皮质激素，口服泼尼松1～2mg/(kg·d)，或静脉滴注地塞米松每次0.5～1.0mg/kg，每日1～2次。若血小板$<10\times 10^9/L$或出血危及生命，可输血小板、新鲜血或换血。病程4～8周，一般1周后出血明显减轻。

(三) 药物所致血小板减少

1. 先天性 指妊娠期母亲用药后，产生血小板表面抗体进而引起孕妇和婴儿血小板均被破坏。生后不久即可出现紫癜，一般数日内消失，但婴儿血中免疫抗体可存在数月。主要药物有磺胺、奎宁、奎尼丁、对氨基水杨酸、苯巴比妥、氯噻嗪等。

2. 后天性 新生儿应用药物后引起的血小板减少，包括：①免疫性：见于磺胺类、苯妥英钠、奎宁、奎尼丁、地高辛、吲哚美辛、利福平等药物；②中毒性：见于噻嗪类利尿药。药物所致的免疫性血小板减少骨髓巨核细胞数正常，而中毒性则因骨髓受损害导致巨核细胞数减少。

【诊断】

药物引起的免疫性血小板减少性紫癜的诊断标准如下：①血小板凝集试验：将患儿血清（含抗体）、相应药物及患儿血小板混合，可见血小板凝集或溶解；②血块收缩抑制试验，阳性说明患儿血清中存在抗血小板抗体。

【治疗】

当新生儿发生原因不明的血小板减少性紫癜，立即停用上述可能引起血小板减少的药物，并加速其排泄。如果是药物所致，则停药数日后出血减轻以致停止，血小板亦渐趋正常，病程 2～3 周。

（常艳美）

第六节　弥散性血管内凝血

弥散性血管内凝血（disseminated intravascular coagulation，DIC）是由多种病因引起的获得性溶血出血综合征。临床特征为广泛性出血、微循环障碍、血栓形成和脏器功能障碍等综合征。

【诊断要点】

（一）存在易引起 DIC 的基础疾病

①各种严重感染；②组织损伤：如大面积烧伤、严重外伤等；③免疫性疾病，如异型输血、狼疮性肾炎等。

（二）临床表现

临床分为急性型、亚急性型及慢性型。小儿以急性型多见。

1. 出血　最常见，常为首发症状。常见皮肤、黏膜出血，注射部位渗血不止，严重者可有广泛内脏出血。

2. 休克及低血压　临床不能用原发病解释或抗休克治疗效果欠佳，多见于革兰阴性杆菌败血症。

3. 微血管栓塞　亚急性型时较显著，最常受累的器官是肾、脑、肝、肺、胃肠道、肾上腺和垂体等，可表现为尿少、意识障碍、呼吸困难、恶心、呕吐、腹痛等。

4. 微血管病性溶血性贫血　红细胞受到机械性损伤而溶血，可出现贫血、黄疸、血红蛋白尿、腰酸背痛等症状。

（三）实验室检查

为确诊DIC的依据。目前国内仍以：①血小板计数；②PT或APTT；③纤维蛋白原含量；④AT-Ⅲ；⑤3P试验、FDP或D-二聚体测定五项作为常用检查项目。如有3项为阳性，结合临床即可诊断。

1. 凝血检查

（1）血小板计数减少：低于100×10^9/L，呈进行性下降则更有诊断意义。

（2）凝血酶原时间（PT）延长：较正常对照延长3s以上。

（3）部分凝血活酶时间（APTT）延长：较正常对照延长10s以上。

（4）纤维蛋白原（FIB）减少：FIB<1.6g/L。

（5）AT-Ⅲ活性降低：<60%。

2. 纤溶检查

（1）凝血酶时间（TT）延长：比正常对照延长3秒以上。

（2）3P试验阳性：3P试验阴性不能排除DIC。

（3）纤维蛋白降解产物（FDP）增多：对早期诊断有指导意义。

（4）D-二聚体水平较正常增高4倍以上（阳性）：有特异性意义。

【诊断标准】

国际血栓与止血学会2003年制订了DIC的分步分级诊断标准。

表 16-6-1 DIC 的分步分级诊断标准

1. 诱发因素 患者是否有与之相关的基础疾病？如果有，继续以下步骤；如果无，不再继续
2. 做一般的凝血试验（血小板计数、凝血酶原时间、纤维蛋白原、纤维蛋白降解产物）
3. 对一般的凝血试验结果进行积分 血小板计数［>100×10^9/L 为 0 分，（50～100）×10^9/L 为 1 分，<50×10^9/L 为 2 分］ 纤维蛋白降解产物［不高＝0 分；轻度增高（>20mg/L）＝1 分；明显增高（≥40mg/L）＝2 分］ 凝血酶原时间延长（<3s＝0 分；>3s 但<6s＝1 分；>6s＝2 分） 纤维蛋白原含量（>1g/L＝0 分；≤1g/L＝1 分）
4. 统计积分
5. 如积分>5 符合 DIC；每日重复做检测如 ≤5 分提示可疑 DIC；每 1～2d 重复检测

引自：Bakhshi S，Arya LS. Diagnosis and treatment of Disseminated intravascular coagulation. Indian Pediatrics，2003，40：721-730.

【治疗】

（一）治疗原发病

去除病因是终止 DIC 进程的重要措施。

（二）改善微循环

低分子右旋糖酐，首剂 10ml/kg 静滴，以后 5ml/kg，每 6 小时 1 次，全日量<30ml/kg。晚期 DIC 不用此药，因会促使纤溶亢进，加重出血。

（三）应用血管活性药物

如 654-2、多巴胺等。

（四）抗凝治疗

1. 肝素

（1）用药指征：①早期处于高凝状态的病例；②消耗性凝血期：血小板及凝血因子进行性下降，出血重，血压下降或休克者；③栓塞症状明显者；④DIC 病人补充凝血因子或使用抗纤溶药物的同时，可先给予小剂量肝素。

（2）剂量和用法：①每次 0.5～1mg/kg（1mg＝125U），加入生理盐水或10％葡萄糖液50～100ml中静滴，于1小时滴完，每4～6小时一次；②每小时15U/kg速度持续静滴。期间密切监测凝血时间（试管法），要求控制在20～30分钟，如凝血时间过短，应加大肝素用量，若超过30分钟且出血加重，应停用肝素，必要时静脉缓慢注射鱼精蛋白（1mg鱼精蛋白可中和1mg肝素），用量和最后一次肝素量相等。因肝素在酸性环境中灭活，患儿若有酸中毒应先纠正。

（3）停药指征：诱发DIC的原发病已缓解；用药后出血停止，血压稳定；凝血酶原时间及纤维蛋白原恢复正常或接近正常时，即可逐渐减量直到停药。

2. 抗血小板凝聚药　对轻型DIC、疑似DIC而未肯定诊断者或高凝状态，在控制原发病的基础上，可单独应用此类药物，双嘧达莫每日10mg/kg，分3次口服。阿司匹林每次10mg/kg，每日3次，常两药同时应用。

（五）补充凝血因子

宜在DIC得到控制（指征是AT-Ⅲ水平正常）、肝素化后进行，可输新鲜冰冻血浆10～20ml/kg，或血小板10ml/kg。

（六）抗纤溶药物

DIC后期纤溶亢进而出血严重时，可在应用肝素基础上，慎用6-氨基己酸，每次0.08～0.12g/kg，每4～6小时1次；或对氨基苄胺，每次8～12mg/kg，每4～6小时1次；或氨甲环酸，每次10mg/kg；均静脉滴注，每日3～4次。

（七）肾上腺糖皮质激素

是否使用尚未取得一致意见，一般认为如原发病需要时，可在肝素化的基础上短期应用。

[附 新生儿弥散性血管内凝血]

新生儿尤其是低出生体重儿，DIC发生率高，占小儿DIC的50%以上。因新生儿各种凝血因子生理性减低和纤溶作用生理性增强等特点，加上取血困难，新生儿DIC诊断较困难。

【诊断要点】

(一) 存在易诱发DIC的基础疾病

如严重感染、窒息、RDS、硬肿症及坏死性出血性小肠炎等。

(二) 临床表现

新生儿DIC绝大多数为急性、全身性，且多为严重型。

1. 出血　最常见的症状，也是诊断DIC的主要依据之一。常见出血是皮肤瘀斑、脐残端及穿刺点渗血、消化道或泌尿道出血、肺出血。个别见广泛内脏出血及颅内出血。高凝状态时表现为抽血极易凝固。

2. 微循环障碍与休克　出现无法以原发病解释的精神萎靡或嗜睡，面色苍黄、四肢发凉、皮肤花纹、心音低钝、脉搏细弱、尿少（<5次/日）。

3. 栓塞　表现为多发性脏器功能不全，出现肝、肾衰竭，呼吸窘迫、惊厥、昏迷。

4. 溶血　急性溶血时可见黄疸、发热、血红蛋白尿等。

(三) 实验室检查

1. 凝血检查

(1) 血小板计数：呈进行性下降。

(2) 凝血酶原时间（PT）延长：日龄<4天者PT≥20s；日龄>4天者PT≥15s。

(3) 部分凝血活酶时间（APTT）延长：比正常对照延长10s。新生儿正常值44～73秒。

(4) 纤维蛋白原（FIB）减少：FIB<1.5g/L，纤维蛋白原极度低下提示预后不良。

（5）抗凝血酶Ⅲ（AT-Ⅲ）活性降低：正常值 AT-Ⅲ活性：早产儿 40%～70%；AT-Ⅲ抗原：早产儿 4～7U/ml。

2. 纤溶检查

（1）凝血酶时间（TT）延长：TT>25 秒。

（2）3P 试验阳性：约有 65%婴儿出生后 24 小时内纤溶活性增加，可有 3P 试验阳性，但 24 小时以后如 3P 试验仍阳性则有病理意义。

（3）纤维蛋白降解产物（FDP）增多：FDP>20mg/L。

（4）D-二聚体水平升高或阳性。

【治疗要点】

与年长儿基本相同，但需注意以下几点：

（一）维生素 K_1

维生素 K_1 0.5～1mg 静注，可补充新生儿维生素 K 水平，又可区别维生素 K 缺乏出血伴血小板减少。

（二）改善微循环

扩容推荐生理盐水 20ml/kg，30～60 分钟内输入，以后视病情以 10～20ml/kg 分批间隔 0.5～1 小时进行重复输液，但总量不超过 60ml/kg，其作用是扩充血容量，防止血小板及红细胞凝集，改善微循环。在血容量补足的基础上应用 654-2 或多巴胺可改善微循环，防止 DIC 的发生。

（三）肝素疗法

肝素可用于持续静脉点滴，滴速为 15U/(kg·h)，或 80～100U/kg 皮下注射，每 4～6 小时给药 1 次。近年来有研究表明用微剂量（6U/kg）普通肝素皮下注射，每 6～8 小时一次，治疗新生儿 DIC 安全有效。

（四）换血疗法

以上治疗效果不满意时，可进行换血，可用两倍血容量的新鲜肝素血进行换血，效果较好。

（常艳美）

第七节　组织细胞坏死性淋巴结炎

组织细胞坏死性淋巴结炎指颈部淋巴结肿大伴发热，淋巴结活检为组织细胞坏死性淋巴结炎的一种综合征。国外称为 Kikuchi-Fujimoto 综合征（KFD），1972 年由两位日本学者首先报道。

【病因】

病毒、细菌、寄生虫（如 EB 病毒、CMV、HIV、结核杆菌、弓形虫等）等引起的感染，结缔组织病如 SLE、干燥综合征、幼年类风湿关节炎全身型伴噬血细胞综合征等都可引起 KFD。

【临床特点】

1. 发病年龄为学龄儿童，男∶女为（1.5～2）∶1。

2. 多表现为颈部淋巴结肿大伴发热，多为单侧或双侧多发性淋巴结肿大，直径一般不超过 3cm，最大也可超过 6cm，可有压痛，少数为单个淋巴结肿大。

3. 全身其他部位淋巴结也可肿大，如腋窝、腹股沟、锁骨上、纵隔、腹腔等，如腹腔淋巴结肿大可引起腹痛。多有发热，为高热或低热，少数无发热。

4. 可有食欲不振、体重减轻、轻微咳嗽、夜间盗汗、皮疹、肝大、脾大等表现。

5. 白细胞减少，可有 ESR 增快、CRP、RF、LDH、ALT、IgE 等升高。

6. 淋巴结活检为组织细胞坏死性淋巴结炎。病理可分为 3 种类型：增生型以淋巴细胞、组织细胞为主，无凝固性坏死；坏死型以凝固性坏死为特征；黄瘤型以泡沫样组织细胞为主。

【鉴别诊断】

（一）感染

如链球菌、结核杆菌、EB 病毒、CMV、HIV、弓形虫等。

（二）结缔组织病

如有多系统、多器官损害，需要与 SLE、干燥综合征、幼年类风湿关节炎全身型伴噬血细胞综合征等鉴别。

（三）肿瘤

需要与白血病、淋巴瘤等肿瘤鉴别，行骨髓穿刺、淋巴结活检等可帮助诊断。

【治疗】

目前国内外尚无公认的治疗方案，如感染和结缔组织病明确，治疗应针对原发病。如无感染和结缔组织病证据，治疗需根据病情变化灵活掌握，可用激素经验治疗，泼尼松每日 1～2mg/kg，用至热退，白细胞、ESR、CRP 等正常后缓慢减量，激素疗程一般几个月，注意激素副作用。如家长不同意激素治疗，可对症治疗，密切观察病情变化。

【预后和随访】

预后取决于原发病。

如无感染和结缔组织病证据，一般为良性、自限性，发热热程多不超过 3 个月，淋巴结肿大多在 6 个月内消退。需定期复查血、尿常规、ESR、风湿三项、自身抗体、免疫球蛋白及补体、铁蛋白、肝、肾功能、心肌酶谱等。如病程 3～6 个月仍无好转或反复发作，激素减量不顺利，需长期随访。同时对淋巴结的病理变化也要提高警惕，必要时复查骨髓穿刺、淋巴结活检等。如动态观察 RF、ANA、IgE 进行性升高，在除外肿瘤的前提下，高度怀疑结缔组织病。

（鲁　珊）

第八节　传染性单核细胞增多症

传染性单核细胞增多症（infectious mononucleosis，IM）是由 EB 病毒（Epstein-Barr Virus，EBV）感染引起

单核-巨噬细胞系统增生的急性自限性传染病，临床以发热、咽峡炎、淋巴结及脾大，血液中出现大量异常淋巴细胞为特征。

【诊断要点】

(一) 病史

以学龄儿童及青少年多见，春秋季好发，多散发，亦可小流行。

(二) 症状和体征

1. 发热　几乎见于所有患儿，多在 38～40℃，热型不定，热程一般数日至数周。中毒症状多不严重。

2. 淋巴结肿大　见于 70％的患儿，浅表淋巴结急性肿大为特征性表现，颈部淋巴结大最多见。

3. 咽峡炎　见于大多数患儿，有咽痛，扁桃体可有渗出物或有假膜形成，上颚可有瘀点，部分病例合并链球菌感染。

4. 肝大　仅见于 10％的患儿，多轻度肿大，可出现类似肝炎的症状。

5. 脾大　见于 50％以上患儿，多轻度肿大，伴疼痛和压痛，偶有脾破裂。

6. 皮疹　约 10％左右可有皮疹，呈多形性、一过性。

7. 眼睑水肿　部分患儿可出现眼睑水肿，有重要诊断意义。

(三) 实验室检查

1. 一般检查

(1) 血常规：白细胞多升高，淋巴细胞比例增多，发病第 1～21 天可出现异常淋巴细胞，依其细胞形态可分为泡沫型、不规则型、幼稚型三型。异型淋巴细胞超过 10％或其绝对数超过 1.0×10^{9}/L 时有诊断意义。血小板计数和 Hb 可正常或轻度降低。

(2) 肝功能：以肝酶改变为主，约 50％以上患者 ALT 和 AST 升高。

（3）其他：心肌酶谱和心电图、胸片、腹部B超等检查，必要时行脑脊液检查。

2. 病原学检查

（1）血清嗜异凝集试验：抗体滴度1∶56以上有诊断意义。其敏感性随年龄降低而降低，＞12岁者敏感性较高；＜5岁少见阳性。

（2）EBV特异性抗体检测：是确诊IM的最好方法。

1）血清EBV-IgM检测：是目前临床最常用的指标。如EB-IgM增高，提示近期感染，特异性较高。但5岁以下该抗体水平低，消失快。

2）4种EBV抗体的检测：有条件时检测，有助于判断原发性EBV急性感染。原发性感染过程中首先产生针对CA的IgG和IgM（抗VCA-IgG/IgM），在急性感染的晚期，抗EA复合物抗体出现；在恢复期晚期，抗VNA-IgG产生。确诊原发性EBV急性感染的依据为抗EBV-CA-IgM和抗EBV-CA-IgG抗体阳性，且抗EBV-NA-IgG阴性。慢性或再发感染时，抗VCA-IgG高滴度，且抗VNA-IgG阳性，而抗VCA-IgM通常阴性。（注：VCA衣壳抗原，EA早期抗原，VNA核抗原）

3）血EBV-DNA检测：敏感性和特异性均高，在发病第1周最有意义。

【鉴别诊断】

要注意鉴别其他病原，如巨细胞病毒、柯萨奇病毒、微小病毒B_{19}、支原体等均可引起IM样临床表现，称传染性单核细胞增多综合征。

【治疗】

IM是一种自限性疾病，预后与有无并发症密切相关。

（一）对症支持治疗为主

急性期应卧床休息，加强营养。高热时用退热剂，同时积极治疗各种合并症，如肝损害等，严重者可静注免疫球蛋白或肾上腺糖皮质激素。

（二）抗病毒治疗

目前缺乏对 EBV 感染有明显疗效的抗病毒药物。更昔洛韦、无环鸟苷、干扰素可能对本病有效，重症患者必要时使用。

1. 更昔洛韦　每次 5mg/kg，12 小时一次，静滴，连用 5～7 天。

2. 阿昔洛韦　每日 15～30mg/kg，分 3 次口服，连用 10 天。或每日 15mg/kg，分 2 次缓慢静滴，连用 7 天。

3. 干扰素　每日 100 万 U，一次肌注，共用 5 天。可有发热、寒战、无力、肌痛、厌食等反应，常于 1～2 天内消失。偶有过敏反应。

（三）抗生素

合并细菌感染时可用抗生素。需注意氨苄西林可使 95％传染性单核细胞增多症患者发生皮疹，通常在给药后一周或停药时发生，故应禁用。

（常艳美）

第17章 神经系统疾病

第一节 热性惊厥

热性惊厥（febrile convulsions）是小儿常见病，5岁以下儿童2%～3%有热性惊厥史，在各类惊厥中占30%，在癫痫持续状态中占28%，15%～20%可转为癫痫，1/3有复发倾向。长时间的热性惊厥可引起缺氧缺血性脑损伤，影响智力发育，遗留神经系统后遗症。

【诊断要点】

（一）病史

1. 询问惊厥特征　包括初发年龄、惊厥与发热关系、发作类型、有无局灶体征（如Todd's麻痹）、发作时意识状态、持续时间、发作后表现、全身情况等。

2. 既往史　既往类似病史、复发次数、每次复发时的惊厥类型及持续时间、有无围生期异常、代谢性疾病、颅内感染及手术外伤史。

3. 生长发育史　有无体格、运动及智能发育异常。

4. 家族史　有无热性惊厥、癫痫、智力低下及其他遗传代谢病的家族史。

（二）体格检查

全身检查注意寻找感染灶，神经系统检查注意有无意识障碍、脑膜刺激征、病理反射及肌力、肌张力的改变。

（三）临床表现

分单纯型和复杂型两型，但不必苛求绝对界限。

表 17-1-1　单纯型热性惊厥和复杂型热性惊厥的鉴别

	单纯型	复杂型
起病年龄	6 个月～3 岁（1～2 岁为高峰）	可在 6 个月以内或 6 岁以上
惊厥时体温	高热	可低热（<38℃）
病史	多有家族史	可有围生期脑损伤史
发作类型	全面性发作	部分性发作
持续时间	<15 分钟（一般<5 分钟）	≥15 分钟
1 次热程惊厥次数	<2 次	≥2 次
发作后神经系统阳性体征	无	可有
热退后 1～2 周脑电图	正常	可有异常
总发作次数	<5 次	≥5 次
预后	好	差，易复发

（四）辅助检查

1. 脑脊液检查　首次热性惊厥或婴儿期发生热性惊厥，出现以下情况时可考虑脑脊液检查，以除外中枢神经系统感染或其他颅内疾病，热性惊厥时脑脊液正常。

（1）婴儿期惊厥。

（2）惊厥持续 10 分钟以上。

（3）惊厥后 30 分钟以上意识状态仍未恢复。

（4）患儿肤色发灰、精神萎靡。

（5）已有明显神经系统阳性体征。

2. 其他检查　根据情况可选做生化检查，如血糖、血钙、血磷、血钠，血、尿、便常规及培养，脑电图、颅脑超声、CT 扫描、MRI 等，协助病因诊断。

（五）诊断标准

初次发病在 2 个月至 5～6 岁之间，在上呼吸道感染、发热性传染病初期，体温在38℃以上时突然出现惊厥，发作后恢复快，精神食欲无明显下降，无明显头痛、呕吐等颅内压增高表现，查体无明确的神经系统阳性体征，既往没有无热惊厥史，无生长发育异常，排除中枢神经系统感染和其他导致惊厥的器质性或代谢性异常后，应首先考虑该病。若患儿既往有类似病史，或有类似家族史，更支持该病。

（六）鉴别诊断

1. 颅内感染　脑膜炎、脑炎、脑脓肿等。

2. 癫痫与发热性疾病并发。

3. 物理、化学、代谢等因素所致脑病。

4. 寒战、抖动、屏气发作等非惊厥发作。

（七）热性惊厥转为癫痫的高危因素

1. 惊厥时间长（>15分钟），惊厥呈部分性发作。

2. 起病年龄<1岁，发病前已有脑损伤等神经系统疾病和发育异常。

3. 1天内惊厥发作多次。

4. 惊厥后遗留神经系统异常。

5. 父母或同胞中有癫痫患者。

6. 反复多次热性惊厥，惊厥阈逐渐降低。

【治疗要点】

多数热性惊厥患儿来诊前已经过适当的降温措施，短暂的惊厥发作在就诊时已经自动缓解，可不用抗惊厥药，但应密切观察。若仍有惊厥发作，特别是出现惊厥持续状态时，应采取以下的急救措施。

（一）一般处理

1. 加强护理，患儿平卧或侧卧，头侧向一方。

2. 保持呼吸道通畅，避免误吸。伴有发绀者供给氧气，必要时进行人工呼吸。

3. 控制高热，积极物理降温（酒精擦浴、头枕冰袋、体表湿敷等），肌注退热药（如赖氨匹林）。

4. 注意心肺功能，体液平衡。

（二）控制惊厥发作

1. 急性发作处理　首选地西泮（安定）0.3～0.5mg/kg，缓慢静注（不可肌注，幼儿不超过5mg，年长儿不超过10mg）；如静脉通道未能建立，可予安定0.5mg/kg灌肠（＜3岁约5mg，＞3岁为7.5～10mg）。

2. 惊厥持续状态的处理（详见癫痫持续状态的处理）。

（三）控制脑水肿

惊厥发作时间长，超过30分钟，或反复频繁惊厥发作可用甘露醇（详见颅内压增高节）。

（四）病因治疗

清除感染灶。

（五）惊厥控制后的处理

1. 发作控制后应继续服用抗惊厥药物维持治疗至热退为止，以防发热过程中再次出现惊厥发作。可选用：

（1）苯巴比妥：负荷量15～20mg/kg，肌注或静注，负荷量后12h给予维持量，每日3～5mg/kg，分两次，直至热退。

（2）安定：每次0.3～0.5mg/kg，每日2～3次。

2. 预防复发　对4岁之内的婴幼儿如遇发热性疾病应积极降温，尽量防止热性惊厥的再发，同时教育家长掌握惊厥发作时的家中急救措施。

（1）短程间歇用药：主要针对单纯性热性惊厥，不必长期用抗惊厥药物。当发热达37.5℃、发作2次以上时即应用止惊药物至热性疾病痊愈为止。选用安定每次0.3～0.5mg/kg（最大量10mg）口服，或安定溶液每次0.6mg/kg灌肠。如8小时后仍发热可重复给药，若24小时之内仍发热可给第3剂，同时配合退热处理。也可选用硝西泮0.25～0.5mg/(kg·d)，分三次口服。氯硝西泮0.1～0.2mg/(kg·d)，分三次口服。

（2）长程连续用药：可应用苯巴比妥和丙戊酸钠，对减少复发有效，但需权衡副作用慎重使用，主要针对复杂性热性惊厥、热性惊厥持续状态者、有转为无热惊厥的倾向者，或具有一种或多种复发危险因素者。

（汤亚南）

第二节　癫　痫

癫痫（epilepsy）是由多种原因所致大脑神经元异常放电所引起的短暂的中枢神经系统功能失常为特征的慢性脑部疾病，具有突发性、暂时性、反复性三大特点。临床可表现一过性意识丧失，运动、感觉、精神行为以及自主神经等不同程度的障碍，脑电图可呈痫性放电。

【诊断要点】

（一）病史

表 17-2-1　癫痫诊断病史资料

现病史

首次发作年龄
发作频率（每年、每月、每周或每日几次）
发作时的状态或诱因（觉醒、困倦、嗜睡、饥饿或其他诱发因素）
开始时的症状（先兆或最初的感觉或运动表现）
发作的演变过程
发作时观察到的表现（滋事、肌张力、运动症状、自主神经症状、自动症等）
发作时的意识状态（知觉和反应性）
发作持续时间
发作后的表现（嗜睡、朦胧、Todd 麻痹、失语、遗忘、头疼或立即恢复正常）
有无其他形式发作
是否服用抗癫痫药物（种类、剂量、疗程及治疗效果）

既往史和家族史

有无围生期缺氧、脑损伤史
有无中枢神经系统感染史
新生儿期有无惊厥史、有无高热惊厥史
运动、语言、行为、学习、智力等发育情况
家庭成员有无惊厥性疾病、癫痫病史

（二）临床发作类型

1. 发作形式分类　根据发作的临床表现和相应的脑电图特点分为两大类，即部分性发作和全身性发作。

（1）部分性发作

1）简单部分性发作：发作时意识无改变。其中运动性发作较多见，表现限局性躯体某部位抽动。部分感觉性发作少见，表现躯体感觉异常或特殊感觉症状（幻听、幻视等）。植物性发作（腹痛，呕吐等）多合并其他部分性发作。精神发作症状表现失语、记忆障碍、情感异常、错觉等。

2）复杂部分性发作：即精神运动性发作，发作时伴意识障碍，也可伴有自动症，表现为咀嚼、吞咽动作，哭笑或恐惧表情。

3）部分性发作进展为全身发作。

（2）全身性发作：临床发作均伴意识障碍。

1）失神发作：发作时意识突然丧失、中断正在进行的活动、凝视，发作持续数秒后恢复意识，对发作不能记忆，每天可发作数次或数十次。

2）肌阵挛性发作：指全身肌肉或某部位肌肉突然的短暂的收缩，一次或多次。

3）强直性发作：发作时肌肉强烈收缩，四肢伸直或呈扭曲位置，躯干强直呈角弓反张位，头眼斜视一侧。

4）阵挛性发作：全身肌肉节律性反复抽动。

5）强直-阵挛发作又称大发作：发作时突然意识丧失，肌肉剧烈的强直性收缩，倒地，呼吸暂停伴青紫。大小便失禁。强直期末转入阵挛期，肢体节律性抽动，发作持续1～5 分钟，发作后深睡。

6）失张力发作：发作时肌张力突然减低，不能维持姿势，意识丧失。

（3）分类不明的发作。

2. 癫痫和癫痫综合征的分类　是指患儿在发病年龄、发作类型、脑电图特点及预后转归等方面都有一定的规律性，为了对每例癫痫患儿有完整的评价和判断，更好地指导临床实践，故进行癫痫综合征的分类。

（1）部分性癫痫和癫痫综合征其临床发作形式均为部分性发作，其病因可分为特发性（原发性）、症状性（继发性）、隐源性（可视为症状性）。

表 17-2-2　部分性癫痫和癫痫综合征

1. 特发性（原发性）
（1）小儿良性癫痫伴中央颞区棘波
（2）小儿癫痫伴枕部爆发脑电图异常
2. 症状性（继发性）或隐源性
（1）小儿慢性进行性持续性部分性癫痫
（2）诱发性癫痫
（3）其他综合征（颞叶癫痫，额、顶或枕部癫痫）

（2）全身性癫痫和癫痫综合征临床发作形式均为全身性发作，其病因也分为特发性、症状性、隐源性。

表 17-2-3　全身性癫痫和癫痫综合征

1. 特发性（原发性），依起病年龄顺序排列
（1）新生儿良性家族性惊厥
（2）良性婴儿肌阵挛性癫痫
（3）少儿失神癫痫
（4）少年失神癫痫
（5）少年肌阵挛性癫痫
（6）大发作（全身性强直阵挛性发作癫痫）
2. 症状性（继发性）或隐源性，依起病年龄顺序
（1）婴儿肌阵挛性脑病
（2）小婴儿癫痫性脑病伴爆发抑制
（3）婴儿痉挛症
（4）Lennox-Gastaut 综合征
（5）癫痫性获得性失语

3. 癫痫持续状态　传统定义为一次癫痫发作持续 30 分

钟以上，或连续多次发作，发作间期意识或神经功能未恢复至通常水平。基于临床治疗和对脑的保护，提出更为实用的定义为：一次发作没有停止，持续时间大大超过了具有该型癫痫的大多数患者的发作时间；或反复发作，发作间期意识状态未恢复至基线水平。各种类型癫痫均可出现癫痫持续状态，但以全身强直-阵挛发作持续状态最常见，也是癫痫发作危及生命最严重的类型。

（三）体格检查

除一般全身体格检查外，还要全面、仔细地进行神经系统检查，注意有无神经系统感染、外伤、肿瘤、神经皮肤综合征等表现。

（四）辅助检查

脑电图，头颅 B 超、CT、MRI 等神经影像学检查，血生化、肝肾功能检查，必要时遗传代谢筛查、染色体检查、脑脊液检查。

【诊断思路】

1. 临床表现是否为癫痫，应排除其他发作性疾病如晕厥、夜惊、屏气发作、偏头痛等。

2. 临床发作类型和综合征类型的诊断。

3. 判断发作的严重程度。

4. 病因诊断。

5. 伴发的其他疾病（如脑瘫、智力低下等）。

【治疗】

（一）病因治疗

明确病因，进行原发病治疗。

（二）保证患儿正常生活

安排患儿的合理生活制度，去除诱因，避免暴饮暴食、精神紧张、过度疲劳、声光刺激等。

（三）抗癫痫药物治疗

1. 治疗原则

（1）早期治疗：对严重癫痫一旦确诊就要早治。对只发作一次，又未找到病因的癫痫，是否立即治疗要具体分析，一般暂不服药，密切观察。

(2) 选药原则：根据发作类型选用疗效高、毒性小的药物。一般单一用药，最好不联合用药，以避免多种药物相互作用而影响疗效。

(3) 调整剂量：根据发作频率和严重程度决定药物剂量，一般从小剂量开始，逐渐加量，注意年龄特点和个体差异。

(4) 规律性服药：坚持长期不间断地服药，使药物在血液中保持稳定的有效浓度，服药间隔不应超过药物半衰期。

(5) 疗程要长，停药过程要慢：一般从停止发作算起再服药 2～5 年，并经过一年左右的减药过程。

(6) 评价疗效和血药物浓度监测：药物需经 5 个半衰期方达有效血浓度。疗效不满意或出现药物副作用时，应测定药物血浓度。

(7) 定期复诊注意末梢血象、肝功能等药物副作用。

2. 常用抗癫痫药物

表 17-2-4　常用抗癫痫药物使用方法及有效血药浓度

药物	起始剂量［mg/(kg·d)］	增加剂量	维持剂量［mg/(kg·d)］	最大剂量（mg）	服药次数（次/日）	有效浓度（μg/ml）
丙戊酸钠	15	逐渐增加	20～30	400	2～3	50～100
卡马西平	<5 岁 5	5～7 天增加一次	10～20	1000	2～3	4～12
	6～12 岁 100mg/d	每 2 周增加一次				
苯巴比妥	3～5				1～2	15～40
苯妥英钠	3	逐渐增加	4～8	250	2～3	10～20
氯硝西泮	0.01～0.03	0.25～0.5mg/3d	0.05～0.2		2～3	20～90

3. 新型抗癫痫药物　除上述常用药物外，目前尚有一些新型抗癫痫药物，作为二线用药，用于难治性癫痫辅助治疗，如：托吡酯、拉莫三嗪、左乙拉西坦、奥卡西平、加巴喷丁、氨已烯酸、唑尼沙胺等。

表 17-2-5　新型抗癫痫药物

药名	适应证	剂量［mg/(kg·d)］	半衰期（h）	副作用
妥泰	部分性、全身性	从 0.5～1 增至 3～8	18～23	食欲减低、共济失调、暑热症
苯丙氨酯	Lennox-Gastaut，婴儿痉挛，复杂部分	15 增至＜45	14～23	再生障碍性贫血、肝毒性
拉莫三嗪	Lennox-Gastaut，失神，婴儿痉挛	2～10	6～14	药疹、共济失调、视物不清
噻加宾	部分性	0.1 增至 1.5	5～8	疲劳、多梦、头痛
加巴喷丁	部分性	10～20，最大量＜60	5～7	轻微，嗜睡、头晕
氨已烯酸	部分性，全身性	50～150	5～11	兴奋、共济失调、嗜睡、疲劳、困倦、复视、共济失调、皮疹、头疼、困倦、感染
奥卡西平	部分性、强直-阵挛	20～30	8～25	
左乙拉西坦	部分性、全身性	从每次 10mg/kg，bid 开始，2 周增加每次 10mg/kg	6～8	

（四）癫痫持续状态的处理

全身性癫痫持续状态如不及时处理可造成不可逆脑损伤，甚至危及生命，应以急症处理。

1. 一般治疗

（1）患儿头部侧向一方以防误吸或窒息。

（2）保持呼吸道通畅，清除口腔分泌物，常规吸氧。

（3）密切监测生命体征。

（4）防止脑水肿和感染等并发症。

（5）维持水电解质平衡。

2. 控制全身性惊厥发作，选用有效的抗惊厥药物，静脉用药，在发作后 1h 左右控制发作，常选用下列药物：

（1）地西泮（安定）：首选药物，每次 0.3～0.5mg/kg，静注，最大剂量幼儿一次剂量<5mg，5～10 岁儿童一次剂量<10mg。静注速度 1～2mg/min，必要时 15～20min 后重复注射一次。

（2）苯巴比妥钠：开始剂量可用 10mg/kg，静注，速度<25mg/min，必要时 20～30min 可重复用药一次，每次 10mg/kg，总量 20mg/kg，最大量一次不超过 200mg，与安定合用注意呼吸抑制。

（3）苯妥英钠：首次 10mg/kg，静脉缓注，每分钟<(0.5～1)mg/kg，必要时 1h 后可用加强量，为 5mg/kg。首次最大剂量不超过 300mg，并作血压心肺监护。

（4）氯硝西泮：每次 0.02～0.06mg/kg，静注，速度 0.1mg/kg。

（5）劳拉西泮（lorazepam）：国外近年来首选，剂量为每次 0.05～0.1mg/kg，总量<4mg，静脉注射（<1mg/min），15min 后可重复一次，如仍无效，须采用其他措施。12 岁以下儿童尚缺乏安全性资料。

（6）水合氯醛：每次 50mg/kg（10%水合氯醛每次 0.5ml/kg）灌肠，可与上述各药配合使用。

（7）磷苯妥英（FPHT）为苯妥英钠前体，是目前最理想的急救药。因价格、药源问题，国内未广泛应用。

3. 难治性癫痫持续状态（足量、规范地使用上述药物，1 小时仍不能控制）

（1）安定持续静脉点滴，由输液泵控制 0.3mg/(kg·h)，或 3～12mg/(kg·d）连续静脉点滴。体重>50kg 的青少年，可用安定 100～200mg 溶于 5%葡萄糖生理盐水中于 12～24h 内缓慢静脉滴注。安定偶可抑制呼吸，应密切观察。

（2）咪达唑仑：因其起效快、作用强于安定、对血压和呼吸抑制作用小、代谢快、无蓄积作用，多种途径给药应用方便，现已有部分学者认为其可逐渐成为一线或首选药物。剂量首剂 0.15～0.2mg/kg 静推，最大不超过 10mg，以后以 0.05～0.1mg/(kg·h）维持，若惊厥未控制，可每隔 15 分钟增加 0.05～0.1mg/(kg·h)，最大不超过 0.4mg/(kg·h)。惊厥控制后根据原发病情况，维持数小时，逐渐减量停用。

（3）丙戊酸钠（德巴金针剂）：用于 2 岁以上，首剂 15mg/kg，生理盐水稀释一倍，5min 缓慢静推，30min 后以 1mg/(kg·h）维持，总量 20～30mg/(kg·d)，日最大剂量不超过 2500mg。惊厥停止后给予丙戊酸钠口服巩固治疗。注意肝功损害副作用。

（4）硫喷妥钠：用上述方法惊厥仍不能控制者可选用该药，开始用 4～5mg/kg，稀释后静脉缓注（2～8mg/min），必要时配成 1%～2.5%溶液，2mg/min 速度维持，惊厥控制后立即停药。注意呼吸抑制问题，应备好气管插管。

（5）利多卡因：首剂 1～2mg/kg 静脉缓注，以后 1～2mg/(kg·h）维持，需心电监护，注意心律不齐的发生。剂量过高可加重惊厥发作。与苯巴比妥合用可出现窦性心动过缓、窦性停搏。

（6）全身麻醉控制发作：如上述方仍不能控制发作，应请麻醉科进行全身麻醉控制发作。

4. 癫痫持续状态控制后的治疗　仍需继续抗癫痫治疗，以预防癫痫状态再次发生。根据具体情况决定抗癫痫药物维持量的疗程。如原来有癫痫病史者，要规律性服用抗癫痫药物 3～4 年，如无癫痫病史者，根据情况抗癫痫药物可用数月至 1～2 年不等。

（魏 玲）

第三节 细菌性脑膜炎

细菌性脑膜炎（bacterial meningitis）为婴幼儿常见的中枢神经系统感染性疾病。

【诊断要点】

（一）临床表现

1. 总体表现 感染、颅内压升高和脑膜刺激征。

2. 年龄特点

（1）儿童：起病急，发热、头痛、呕吐、烦躁不安和嗜睡，惊厥或昏迷。体检可见面色发灰、意识障碍（昏迷评估参见“症状鉴别诊断”章节）、凝视、感觉过敏和脑膜刺激征等。重症者出现休克、脑水肿、脑疝等表现。

（2）小婴儿（＜3 个月，尤新生儿和早产儿）：以全身感染中毒症状为主而神经系统症状不明显。体温可高可低，拒奶、呕吐、嗜睡和烦躁不安交替、尖叫、面色青灰、凝视及前囟紧张或膨隆，少有脑膜刺激征。

表 17-3-1 不同年龄小儿细菌性脑膜炎的常见病原

年龄	致病菌
0～2 个月	B组链球菌，大肠埃希菌，克雷伯杆菌，李斯特菌
2～4 个月	B组链球菌，肺炎链球菌，嗜血流感杆菌，脑膜炎奈瑟菌
4 个月～5 岁	嗜血流感杆菌，肺炎链球菌，脑膜炎奈瑟菌
＞5 岁	肺炎链球菌，脑膜炎奈瑟菌

（二）实验室检查

1. 血常规 WBC 计数明显增高，＞（20～40）$\times 10^9$/L，中性粒细胞可达 90%以上或有中毒颗粒。

2. 脑脊液压力增高，外观混浊或呈脓性，白细胞明显增多，多在 1000/mm^3 以上，分类以多核为主。蛋白质明显增加，可达 1g/L（100mg/dl）以上。五管糖阴性，糖定量常在 0.75mmol/L（15mg/dl）以下。脑脊液离心沉淀后涂片多能找到细菌，同时应做细菌培养和药敏试验。

表 17-3-2 各种脑膜炎脑脊液的变化

病名	压力	外观	白细胞数 ×10^6/L	蛋白质 (g/L)	糖	氯化物	其他
细菌性脑膜炎	↑	混浊或脓性	100～数千中性粒细胞为主	++++ 0.05～0.5 (50～数百)	减少或消失	↓	涂片，培养，LDH >30IU/L
结核性脑膜炎	↑	毛玻璃状	100～数百淋巴为主	+～+++ 0.045～0.5 (45～500)	↓	↓	抗酸染色培养或接种
真菌性脑膜炎	↑	清亮或混浊	10～500早期中性粒细胞为主，晚期淋巴细胞为主	+～++ 0.02～0.125 (50～125)	↓	↓	墨汁染色真菌培养
病毒性脑膜炎	正常或↑	清亮或微混浊	0～数百淋巴为主	+～++ 0.02～0.125 (20～125)	正常	正常	病毒培养

3. 其他

(1) 血培养、局部病灶分泌物培养。

(2) 颅骨和脊柱 X 线，头颅 CT。

(3) 特异性细菌抗原测定，脑脊液免疫球蛋白 IgM>30mg/L，乳酸>350mg/L，C 反应蛋白增高、磷酸己糖异构酶（PHI）、乳酸脱氢酶（LDH）总酶及 LDH_4、LDH_5 明显升高，有助于诊断。

（三）并发症及后遗症诊断

1. 硬膜下积液、积脓 流感杆菌、肺炎链球菌感染易于并发，多见于 1 岁以内婴儿。

诊断标准：①在治疗过程中脑脊液已好转，但发热不退或退后又复升高，同时出现颅压增高的表现；②脑脊液已正常，但前囟仍膨隆或头围增大，颅缝裂开；③颅骨透照试验阳性；④硬膜下穿刺液超过 2ml，蛋白质定量超过 400mg/L（40mg/dl），红细胞计数在 1.0×10^{12}/L（100 万/mm^3）以下。如硬膜下腔的液体为脓性或细菌涂片、培养找到细菌称硬膜下积脓。

2. 脑室管膜炎　革兰阴性杆菌感染多见。

诊断标准：①脑室液细菌培养或涂片阳性，且与脑脊液一致；②脑室液白细胞数$\geqslant 50\times10^6$/L，多核为主；③脑室液糖＜1.7mmol/L（30mg/dl）或蛋白质＞400mg/L（40mg/dl）；④腰穿脑脊液已接近正常，但脑室液仍为化脓性改变。以上四项中具备任何两项均可诊断。

侧脑室穿刺的适应证：①病情危重，惊厥频繁，呼吸衰竭；②经合理治疗效果不好；③脑超声或 CT 检查示脑室明显扩大；④脑脊液培养出少见的细菌，特别是革兰阴性杆菌；⑤中枢神经系统畸形或化脑复发者。

3. 脑性低钠血症　因抗利尿激素分泌增加而并发低钠血症和水中毒。主要表现为尿少、水肿、呕吐、反复惊厥甚至昏迷等。

4. 脑积水　多见于新生儿及小婴儿治疗不当或延误治疗的病例。化脓性脑膜炎急性期过后出现头围增大、前囟隆起、颅缝裂开、落日眼、叩诊呈破壶音等体征。

5. 其他后遗症　智力低下、癫痫、耳聋、失明和瘫痪等。

（四）鉴别诊断

注意与其他中枢神经系统感染、中毒性脑病及瑞氏综合征鉴别。

【治疗要点】

（一）抗生素治疗

1. 用药原则　敏感、低毒、易通过血脑屏障、杀菌，病因不明或难治性化脑炎以两种抗生素联合应用，静脉滴注。

2. 停药指征　临床症状消失，体温正常后 5～7 天，脑脊液恢复正常。新生儿脑膜炎、葡萄球菌、革兰阴性杆菌及铜绿假单胞菌感染者疗程需延长至体温和脑脊液恢复正常后 1～2 周或更长。

表 17-3-3　治疗细菌性脑膜炎的抗生素选择参考

致病类型	推荐治疗	备选治疗	推荐疗程
肺炎链球菌	青霉素 G、三代头孢	美洛培南、万古霉素、利福平（需联合）	10～14 天
脑膜炎奈瑟菌	青霉素 G、三代头孢	氨苄西林	7 天
李斯特菌	氨苄西林或青霉素 G	美洛培南	21 天以上
无乳链球菌	氨苄西林或青霉素 G	三代头孢	14～21 天
流感嗜血杆菌	氨苄西林、三代头孢	头孢吡肟、美洛培南	7 天
大肠埃希菌	三代头孢	头孢吡肟、美洛培南	根据病情决定
革兰阴性菌	三代头孢	美洛培南	根据病情决定
金黄色葡萄球菌	青霉素 G、三代头孢	万古霉素、四代头孢、美洛培南、利奈唑胺	根据病情决定
凝固酶阴性葡萄球菌	万古霉素	利奈唑胺	根据病情决定
肠球菌属	氨苄西林、万古霉素	利奈唑胺	根据病情决定
铜绿假单胞菌	头孢他啶、头孢吡肟	美洛培南	根据病情决定
新生儿脑膜炎	氨苄西林、三代头孢	美洛培南	CSF 细菌培养阴性后再用 2 周，或总疗程≥3 周

表 17-3-4 用于治疗细菌性脑膜炎时的抗生素参考剂量

抗菌药物	一日总量（给药间隔）			
	新生儿		婴幼儿和儿童	成人
	0～7 天[1]	8～28 天[1]		
青霉素 G		20～40 万 U/kg（6～8h）		240～2000 万 U（6～8h）
	链球菌 20～40 万 U/kg，肺炎球菌 80 万 U/kg（最大量 1000 万 U）（6～8h）			
氨苄西林	150mg/kg（8h）	200mg/kg（6～8h）	300mg/kg（6h）	12g（4h）
头孢吡肟			150mg/kg（8h）	6g（8h）
头孢噻肟	100～150mg/kg(8～12h)	150～200mg/kg（6～8h）	225～300mg/kg（6～8h）	8～12g（4～6h）
头孢他啶[2]	100～150mg/kg(8～12h)	150mg/kg（6～8h）	150mg/kg（8h）	6g（8h）
头孢曲松	黄疸慎用		80～100mg/kg（12～24h）	4g（12～24h）
美洛培南			120mg/kg（8h）	6g（8h）
奈夫西林	75mg/kg（8～12h）	100～150mg/kg（6～8h）	200mg/kg（6h）	9～12g（4h）
苯唑西林	75mg/kg（8～12h）	100～150mg/kg（6～8h）	200mg/kg（6h）	9～12g（4h）
利福平		10～20mg/kg（12h）	10～20mg/kg（12～24h）	600mg（24h）
复方新诺明[3]			10～20mg/kg（6～12h）	10～20mg/kg（6～12h）
万古霉素[4]	20～30mg/kg（8～12h）	30～45mg/kg（6～8h）	60mg/kg（6h）	30～45mg/kg（8～12h）

（续表）

抗菌药物	一日总量（给药间隔）			
	新生儿		婴幼儿和儿童	成人
	0～7 天[1]	8～28 天[1]		
以下药物也可用于治疗细菌性脑膜炎，但临床资料不多：				
头孢呋辛	50～100mg/kg（6～8h）			9g（8h）
头孢哌酮（舒巴坦）	40～160mg/kg（8～12h）			8g（12h）
头孢唑肟			150～200mg/kg（6～8h）（肺炎链球菌，流感嗜血杆菌）	9～12g（8h）
头孢替安			160mg/kg（6～8h）	4g（6～12h）
磷霉素			100～300mg/kg（6～8h）（5 岁以下禁用）	12～16g（8～12h）

注释：[1]低体重（＜2000g）新生儿建议给药方法为小剂量、长间隔；

[2]正常情况下难以通过血脑屏障。一般不单用，主要针对铜绿假单胞菌或其他药敏支持的细菌；

[3]剂量按甲氧苄啶计算；

[4]维持血清药物谷浓度为 15～20μg/ml。

表 17-3-5　不同年龄和易感因素的细菌性脑膜炎经验性起始组合抗菌治疗

年龄	常见致病菌	推荐抗菌治疗
<1 个月	大肠埃希菌、李斯德菌、克雷伯菌属、无乳链球菌	氨苄西林联合头孢噻肟
1～23 个月	肺炎链球菌、脑膜炎奈瑟菌、嗜血流感杆菌、大肠埃希菌、无乳链球菌	三代头孢联合万古霉素
2 岁以上	脑膜炎奈瑟菌、肺炎链球菌	三代头孢联合万古霉素

表 17-3-6　在细菌培养和药敏结果基础上，细菌性脑膜炎的针对性抗菌治疗

细菌及药敏	标准治疗	备选治疗
肺炎链球菌		
青霉素 MIC <0.1μg/ml	青霉素或氨苄西林	三代头孢[1]
青霉素 MIC 0.1～1.0μg/ml[2]	三代头孢[1]	头孢吡肟，美洛培南
青霉素 MIC ≥2.0μg/ml	万古霉素＋三代头孢[1,3]	
头孢噻肟或头孢曲松 MIC ≥1.0μg/ml	万古霉素＋三代头孢[1,3]	
脑膜炎奈瑟菌		
青霉素 MIC <0.1μg/ml	青霉素或氨苄西林	三代头孢[1]，氯霉素
青霉素 MIC 0.1～1.0μg/ml	三代头孢[1]	美洛培南
李斯特菌	氨苄西林或青霉素	美洛培南
无乳链球菌	氨苄西林或青霉素	三代头孢[1]
大肠埃希菌或其他肠杆菌科细菌[5]	三代头孢	美洛培南，氨苄西林
铜绿假单胞菌[5]	头孢吡肟或头孢他啶	美洛培南

（续表）

细菌及药敏	标准治疗	备选治疗
流感嗜血杆菌		
不产β内酰胺酶株	氨苄西林	三代头孢[1]，头孢吡肟
产β内酰胺酶株	三代头孢	头孢吡肟
金黄色葡萄球菌		
甲氧西林敏感株	奈夫西林或苯唑西林	万古霉素，美洛培南
耐甲氧西林株	万古霉素[4]	复方新诺明，利奈唑胺
表皮葡萄球菌	万古霉素[4]	利奈唑胺
肠球菌属		
对氨苄西林敏感	氨苄西林	
对氨苄西林耐药	万古霉素	
对氨苄西林和万古霉素耐药	利奈唑胺	

注释：[1]头孢曲松或头孢噻肟；
[2]对头孢曲松或头孢噻肟敏感株；
[3]当头孢曲松 MIC 值＞2μg/ml 时考虑联合利福平；
[4]考虑联合利福平；
[5]特异性抗菌药物的选择必须以体外药敏实验结果为指导。

（二）肾上腺皮质激素

推荐用于流感嗜血杆菌感染者，但应在抗生素使用前10～20分钟应用，或者至少同时应用，地塞米松 0.15mg/kg，q6h，2～4d，可减少听力损害改善预后。用于其他类型感染依据尚不充分。

（三）鞘内注射及脑室内注射抗生素

除晚期重症外一般不需鞘内注射，并发脑室膜炎者可采用脑室内注射抗生素。

（四）一般治疗

细心护理，保证热量及水分供给，必要时可行鼻饲。

（五）对症治疗

降温、止惊、防治脑水肿等。

（六）硬脑膜下积液的治疗

积液较多，出现颅压增高时应穿刺放液，每日或隔日一次，每次20～30ml，直至症状消失或积液抽不出。如经4～5周反复穿刺不愈，应考虑外科治疗。

（七）脑室管膜炎

脑室内注射抗菌药物，颅内压明显增高者可脑室内穿刺控制引流。

（汤亚南）

第四节　病毒性脑炎

急性病毒性脑炎（acute viral encephalitis）指不经节肢动物传播的一些病毒所致的原发性脑炎，以肠道病毒最多见，临床症状轻重不一，以单纯疱疹病毒脑炎病情最重。

【诊断要点】

（一）流行病学史

肠道病毒感染多在夏秋季流行，发病前常有呼吸道及消化道症状，如呕吐、腹泻等。

（二）临床表现

1. 前驱症状　急性起病，有发热、头痛、咽痛、流涕、咳嗽、纳差、呕吐、腹泻等呼吸道和消化道症状，还可见淡漠、嗜睡、肌痛等。

2. 神经精神症状 意识障碍为突出表现，嗜睡、烦躁、谵妄、昏睡、昏迷，可伴惊厥，半数可出现兴奋、躁动、尖叫、自伤、伤人等症状，少数有情绪抑制、感觉障碍、情感障碍等。脑干型脑炎表现面瘫、呛咳、吞咽困难、肢体麻木无力等。

3. 颅内压增高症状 头痛、呕吐、视力障碍等。

4. 其他伴发症状 单纯疱疹脑炎可见口唇及角膜溃疡；流行性腮腺炎脑炎可见腮腺肿大；柯萨奇病毒或埃可病毒可致皮疹或消化道症状。可同时合并心肌炎、心包炎、肺炎、中耳炎、手足口病等。

5. 恢复期 轻者2周左右恢复，无后遗症。重者有恢复期症状：低热、多汗、淡漠、性格改变、健忘等，可伴脑神经受损或肢体瘫痪，半年到1年未改善者则为后遗症期。

6. 体征 可出现脑膜刺激征阳性。可有不同程度、不同部位的肢体瘫痪或脑神经麻痹症状。肌张力增高，腱反射亢进，出现病理反射及震颤、失语。病情重者出现去大脑强直。

（三）辅助检查

1. 血象 白细胞总数正常或稍低，部分早期可增高。

2. 脑脊液检查 外观清亮或微混，细胞数（50～500）×10^6/L［（50～500）/mm^3］，早期可以多核为主，后期以淋巴细胞为主，蛋白质正常或轻度增高，糖及氯化物均正常，少数轻症者脑脊液检查正常。

3. 病原学检查

（1）脑脊液病毒抗原检测。

（2）血清学检查：血清抗体滴度在恢复期较急性期升高4倍以上可以诊断。

（3）脑脊液或脑组织病毒分离可做确诊证据。

4. 脑电图 在弥漫性慢波异常基础上有局灶性改变，随病情好转而正常，无特异性，但对脑脊液正常的病人有辅助诊断意义。

5. 头颅CT　病变部位脑实质呈低密度，早期可能难以发现。

（四）鉴别诊断

应与细菌性、结核性、真菌性脑膜炎，中毒性脑病，代谢性脑病，瑞氏综合征，急性播散性脑脊髓炎，脑肿瘤，脑寄生虫病等鉴别。以精神异常为主的病人应与精神分裂症、反应性精神病鉴别。

【治疗】

目前尚无特效的抗病毒药物，主要为对症处理和支持疗法。

（一）一般治疗

加强护理，注意营养及水电解质代谢平衡，通畅呼吸道，必要时人工呼吸机治疗。

（二）对症治疗

1. 退热　药物降温和物理降温。

2. 止惊

（1）安定：每次0.3～0.5mg/kg，每次最大量不超过10mg，静脉慢推。

（2）苯巴比妥：首次10～15mg/kg，最大量200mg静推，12小时后给维持量，每日5mg/kg，分2次给。

（3）10%水合氯醛：每次0.5ml/kg灌肠。

（4）冬眠Ⅱ号（等量氯丙嗪＋异丙嗪）：每次1mg/kg肌注。

3. 减轻脑水肿、降低颅内压

（1）20%甘露醇：每次0.5～1g/kg静注，每6～8h一次。根据病情可用3～5天，需逐渐延长间隔，不可骤停。

（2）呋塞米：每次0.5～1mg/kg稀释于20ml液体中静滴。

（3）地塞米松：对于激素的应用尚无一致意见，对重症者可用，每日 0.25～0.5mg/kg 静脉给药，不宜长期应用，不超过 1 周为宜。

（三）脑细胞营养药物

1. 胞磷胆碱　每日 125～250mg 静滴，7～10 天为一疗程。

2. 能量合剂　10% 葡萄糖 100ml＋ATP 40mg＋CoA100U＋维生素 C 3.0g 静滴，每日一次。

3. 脑活素　5～10ml 溶于葡萄糖或葡萄糖盐水 250ml 内静滴，10 天为一疗程，可用 2～3 个疗程。

4. 果糖二磷酸钠　5g 溶于葡萄糖 100ml 静滴，7 天为一疗程。

（四）抗病毒药物及免疫疗法

1. 更昔洛韦　适用于单纯疱疹性脑炎，每次 5mg/kg，Q12h，静点，疗程 7～10 天。

2. 利巴韦林　适用于肠道病毒所致脑炎，10mg/kg，Qd，静滴。

3. 干扰素及其诱导剂　对 RNA、DNA 病毒均有效。

4. 转移因子　可调节机体免疫功能，有一定疗效。

5. 丙种球蛋白　非特异性提高机体免疫力，必要时使用。

（五）中药

在病脑高热期可用清热解毒，益气养阴，芳香化浊药物，如安宫牛黄、板兰根、紫雪丹、醒脑静等。

（六）并发症处理

如出现心肌炎、心包炎、肺炎时可同时处理。

（七）恢复期

瘫痪者应尽早进行功能训练、按摩及针灸等治疗。智能障碍应加强训练。继发癫痫可抗癫痫治疗。

（汤亚南）

第五节 瑞氏综合征

瑞氏综合征（Reye syndrome，RS）符合以下两个特征：①出现于16岁以下儿童的急性非炎性脑病；②急性肝病，血清转氨酶或血氨浓度超出上限3倍，或呈典型的肝脂肪变性病理改变，又名脑病合并内脏脂肪变性。本病多在水痘、流感病毒感染过程中或感染后发生，脑和其他器官发生广泛的线粒体损害，造成严重的代谢紊乱。某些代谢性疾病、化学毒物和药物（如水杨酸盐）与本病的发生也有关。

【诊断要点】

（一）病史

发病年龄为2个月～14岁，以6个月～4岁多见。病前2～3周常有呼吸道或消化道感染史。

（二）临床表现

主要为急性颅内压增高和肝功能障碍的表现，病情轻重不一。

1. 起病急骤，一般不伴高热，有频繁呕吐。

2. 意识障碍呈进行性加重，早期有嗜睡、淡漠，继而有烦躁不安、谵妄、躁狂、定向力丧失，并迅速进入昏迷。

3. 惊厥可为全身性或限局性，可出现去大脑强直，全身状况迅速恶化而死亡。

4. 体格检查　无限局性神经系统体征，可见过度呼吸，呼吸节律不整；前囟饱满或紧张，常无脑膜刺激征；瞳孔散大，对光反应迟钝，眼底静脉淤张而视乳头水肿不多见；四肢肌张力增强，腱反射亢进，病理反射阳性；严重者呈去大脑强直状态；约半数病人有肝轻至中度肿大，质硬，黄疸少见。也可有消化道出血，低血糖和酸中毒的表现，偶见心律失常。

（三）临床分期

Ⅰ～Ⅱ期病情轻，Ⅲ～Ⅴ期病情重，预后不好。

表 17-5-1　RS 脑病临床分期

分期	意识障碍	瞳孔反射	通气功能	EEG 分级	头眼反射	脊髓反射	巴氏征
Ⅰ	嗜睡、神志清楚	正常	正常	正常或 1 级	正常	正常	（－）
Ⅱ	意识模糊、谵妄、痛觉存在	扩大、反应灵敏	过度换气	2 或 3 级	正常	正常	（＋）
Ⅲ	浅昏迷、痛觉迟钝、惊厥±	扩大、反应灵敏	过度换气	3 或 4 级	正常	消失	（＋）
Ⅳ	昏迷、去皮层强直、惊厥	散大、反应迟钝或不等大	呼吸不规则或暂停	3 或 4 级	消失	消失	（＋）
Ⅴ	深昏迷、去大脑强直、迟缓性麻痹、腱反射消失、惊厥	散大固定	呼吸停止	5 级或静息电位	仅存脊髓反射		

（四）辅助检查

1. 白细胞增高，中性粒细胞增高，血小板正常或减少。

2. 脑脊液压力增高，伴低血糖时糖可降低，其他均正常。

3. 血生化 ALT、AST、CPK、LDH 升高，血氨早期升高可达 176μmol/L（300μg/dl）以上，凝血酶原时间延长，婴儿血糖降低明显，总血脂和胆固醇降低，游离脂肪酸增加。

4. 血气分析可有代谢性酸中毒和呼吸性碱中毒。

5. 脑电图可有弥漫性高幅慢波，其严重程度与血氨及脂肪酸浓度有相关性，EEG 对预后有重要意义。

6. 肝活检　诊断困难者必要时可行肝活检。

（五）鉴别诊断

1. 各种脑炎、脑膜炎、各种原因引起的急性中毒性脑病。

2. 暴发性肝炎、肝昏迷。

3. 瑞氏综合征样疾病

(1) 尿素循环障碍。

(2) 有机酸血(尿)症：如异戊酸血症、枫糖尿症等。

(3) 碳水化合物代谢异常：果糖血症。

(4) 丙戊酸肝中毒：见于接受丙戊酸治疗的婴儿癫痫患者。

(5) 原发性肉毒碱缺乏症。

【治疗】

针对脑水肿和肝衰竭，控制代谢紊乱，降低颅内压，防止脑水肿进一步恶化，予以心、肺、血压和颅内压监护及血气分析，有条件可行中心静脉置管和测压。

(一) 止惊、降颅压

参见相关章节。

(二) 降温

物理、药物降温，必要时可使用亚冬眠疗法、冰帽和降温毯，维持体温在37℃或更低。

(三) 高血氨和肝功能衰竭的处理

参见肝昏迷的治疗章节。

(四) 防治出血

监测凝血功能，给予维生素 K_1、凝血因子或输新鲜血浆等。

(五) 维持适宜的血压

保证基本脑灌注的平均动脉压至少应在50mmHg以上，一般可维持在90mmHg。

(六) 支持疗法

维持水电解质平衡、纠正酸中毒和低血糖。每日液量按婴幼儿每日40～60ml/kg，年长儿每日30～50ml/kg(或1200ml/m^2)，可给1/3～1/5张含钠液，脑水肿明显者要限制入量。纠正酸中毒可用5%碳酸氢钠。纠正低血糖开始可给予15%～20%葡萄糖配以普通胰岛素(每5克糖加1U)，维持血糖在 8.3～10.0mmol/L（150～180mg/dl）。

（七）呼吸衰竭

有呼吸衰竭者，可气管插管、人工呼吸机治疗，维持 $PaCO_2$ 25～30mmHg 的轻度过呼状态有利于改善脑水肿，如肌强直明显影响通气可应用肌松剂。

（八）加强护理

定时翻身拍背吸痰，避免褥疮和坠积性肺炎。

（九）必要时给予管饲、抑酸药、抗生素等

（汤亚南）

第六节　急性感染性多发性神经根炎

急性感染性多发性神经根炎（acute infectious polyradiculoneuritis）又称格林-巴利综合征（Guillain-Barre's syndrome）、急性炎性脱髓鞘性多神经根神经炎（acute inflammatory demyelinating polyradiculoneuropathy，AIDP）。本病是由于异常免疫反应所导致的脱髓鞘性或轴性外周神经病，以多发性、渐进性、对称性、弛缓性肢体瘫痪为特征，早期可有感觉障碍，严重者常伴有脑神经及呼吸肌麻痹。

【诊断】

（一）流行病学特点

农村多发，各年龄均可，4～6 岁最多，2 岁以内少见。常年散发，以 7～9 月为高峰。

（二）基本诊断标准

1. 进行性肢体力弱，基本对称，常从下肢开始，上升性发展，远端重于近端。轻者下肢无力，重者四肢瘫，包括躯体瘫痪、球麻痹、面肌和眼外肌麻痹，甚至呼吸肌麻痹。

2. 腱反射减弱或消失，尤其是远端。

3. 起病迅速，病情进行性加重，常在数天至 1～2 周达高峰，到 4 周停止发展，进入恢复期。

4. 主诉感觉障碍较多，客观检查较轻，可呈手套、袜套样感觉异常，少数有感觉过敏、神经干压痛。

5. 脑神经损伤以舌咽、迷走、面神经多见，其他脑神经也可受损，视神经、听神经很少受累。

6. 可合并自主神经功能障碍：心动过速、血压不稳、心律不齐、血管舒缩障碍、多汗、膀胱功能障碍等。

7. 病前1～3周半数有呼吸道、肠道感染，有发热、水痘-带状疱疹、腮腺炎、支原体、疟疾、疲劳、受凉、创伤、手术、疫苗接种等病史。

8. 发病2～4周进入恢复期，也可迁延数月开始恢复。

9. 脑脊液　白细胞数小于10×10^6/L，单核细胞为主。1～2周蛋白质增高呈蛋白细胞分离。2～3周达高峰，多在0.4～4g/L（40～400mg/dl），甚至高达10g/L（1000mg/dl）以上。4周以后逐渐下降。

10. 电生理检查　发病2～3周肌电图可示节段性脱髓鞘病变，神经传导速度延长；诱发电位结果异常；部分患儿显示运动动作电位幅度下降为主，呈神经轴索型病变。

11. 其他　病毒分离、大便中空肠弯曲菌分离，检测血清中空肠弯曲菌抗体等有助于病因诊断。

（三）临床分型

Ⅰ（轻型）：四肢肌力3度以上，可独立行走。

Ⅱ（中型）：四肢肌力3度以下，不能行走。

Ⅲ（重型）：Ⅸ，Ⅹ和其他脑神经麻痹，不能吞咽，同时四肢无力到瘫痪，活动时有轻度呼吸困难，但不需要气管插管人工呼吸。

Ⅳ（极重型）：在数小时到2天发展到四肢瘫，吞咽困难，呼吸肌麻痹，必须立即气管插管人工呼吸，伴有严重心血管功能障碍。

Ⅴ（再发型）：数月到10余年可有再次或多次发作，往往比首发重。

Ⅵ（慢性型）：2月至数月乃至数年缓慢起病，经久不

愈，脑神经受损少见，四肢肌肉萎缩明显，脑脊液蛋白持续增高

Ⅶ（变异型）：纯运动型 GBS，感觉 GBS，多脑神经型 GBS，纯自主神经功能不全 GBS，Fisher 综合征，GBS 伴一过性锥体束征，GBS 伴小脑共济失调等。

（四）呼吸肌麻痹分度

Ⅰ度：语音减弱，咳嗽无力，无呼吸困难，呼吸频率稍快，上肋间肌运动代偿性增强，哭闹或深呼吸时有矛盾呼吸。

Ⅱ度：语音及咳嗽力弱，有呼吸困难，呼吸急促，上肋间肌运动明显增强，说话时有矛盾呼吸。

Ⅲ度：明显呼吸困难，咳嗽反射消失，呼吸频率较正常增加一倍以上，安静时即有矛盾呼吸。

【鉴别诊断】

1. 脊髓灰质炎　多有发热，热将退时发生瘫痪，虽呈弛缓性但不对称，无感觉障碍。早期脑脊液细胞数可增加，1～2 周后恢复正常，蛋白质正常或略高。

2. 急性脊髓炎　早期出现脊髓休克时也为弛缓性瘫痪，但休克过后转为上运动神经元瘫痪，病理反射阳性。有明显的感觉障碍；膀胱直肠括约肌功能障碍；无脑神经麻痹。

3. 其他　还应与脊髓肿瘤、硬膜外脓肿、脊髓动脉栓塞、低血钾症、重症肌无力、周围神经炎、多发性肌炎、卟啉病伴周围神经炎和癔症性瘫痪等鉴别。

【治疗】

（一）精心护理

翻身拍背，吸痰、体位引流、保持功能位等，预防褥疮、肢体失用性萎缩变形和肺部感染。并保证热量及水分供给。

（二）甘露醇

急性期可使用 1～2 日，减轻神经根水肿。

（三）激素

使用尚存在争议，重症可考虑使用小剂量甲泼尼龙、

氢化可的松或地塞米松治疗。

（四）大剂量免疫球蛋白

400mg/(kg·d)，发病2周内连用5天。可缩短病程，控制进展。

（五）血浆置换或换血疗法

以清除血液中的抗体、免疫复合物、致敏淋巴细胞等。

（六）呼吸管理

监测血气，及时使用人工呼吸机。

1. 气管切开指征

（1）Ⅲ度呼吸肌麻痹。

（2）Ⅱ度呼吸肌麻痹伴有较重的呼吸道合并症（肺炎、肺不张等），痰液黏稠不易咳出，且病情处于进展阶段者。

（3）Ⅱ度呼吸肌麻痹伴舌咽、迷走神经麻痹，吞咽障碍者。

2. 人工呼吸机的使用指征

（1）出现呼吸暂停、浅表、呼吸不整，伴意识及循环障碍者。

（2）吸入100%氧气的情况下，PaO_2＜50～60mmHg，$PaCO_2$＞45mmHg。

（七）自主神经功能紊乱

急性期进行血压、心电监护，并随时做好心肺复苏的准备。

（八）其他治疗

重症患儿并发感染应予抗生素；可试用维生素B_1、维生素B_{12}、维生素C、能量合剂、果糖二磷酸钠、神经节苷脂等治疗；针刺、按摩、理疗等也可促进恢复。

【预后】

病情进展停止2～4周后开始恢复，多数可完全好转。有呼吸麻痹的患儿治疗是否及时是决定预后的关键。

（汤亚南）

第七节　急性颅内压增高症

急性颅内压增高症（acute intracranial hypertension）又称急性脑水肿（acute cerebral edema），为多种疾病引起的症候群，严重者可迅速发展成脑疝而危及生命。必须及早治疗以降低病死率。

【诊断要点】

（一）病因

1. 急性颅高压病因

（1）急性感染：各种中枢神经系统感染、各种感染所致的中毒性脑病。

（2）其他原因：严重的脑缺氧、颅内出血、脑血管病、迅速发展的脑肿瘤、高血压脑病、各种中毒以及水电解质紊乱等病史、长期应用肾上腺皮质激素减量或停药过快、婴儿期应用四环素、维生素 A 或 D 中毒等。

2. 慢性颅高压病因　脑积水、颅内肿瘤、慢性硬膜下血肿、脑脓肿、颅内静脉栓塞、颅内寄生虫病（本节重点讨论急性颅高压）。

（二）临床表现

1. 颅内压增高的表现

（1）症状：三联征：①剧烈头痛；②喷射性呕吐；③意识障碍。

（2）体征

1）前囟膨隆、张力增高和颅缝裂开等。

2）眼底改变：视乳头水肿为颅内压增高的重要表现，但在急性期和前囟门未闭合的婴幼儿少见。眼底小动脉痉挛，静脉扩张，甚至视网膜水肿、严重者可继发视神经萎缩。

3）肌张力增高、惊厥。

4）生命体征的改变：血压增高、心率减慢，呼吸加快、体温急剧升高，呈持续性难以控制的高热、超高热。

2. 脑疝的表现　上述颅内压增高的表现持续加重，出现瞳孔大小不等、呼吸节律不整及颈项强直时，应考虑发生脑疝的可能。

【诊断标准】

上述颅内压升高的临床表现及体征中具备两项或两项以上者，可作出临床诊断。

脑疝的临床诊断：①小脑幕切迹疝：在颅内高压的基础上，出现瞳孔大小不等、忽大忽小，及/或呼吸节律不整的一系列中枢性呼吸衰竭的表现。②枕骨大孔疝：在颅内高压的基础上，先有或无小脑幕切迹疝的表现，瞳孔先缩小后散大，眼球固定，中枢性呼吸衰竭发展迅速，短期内呼吸骤停。

【治疗】

（一）重症监护

密切观察病情变化，监测并记录血压、呼吸、心率及瞳孔的变化。保持呼吸道通畅，输氧，记出入量，抬高头部改善颈静脉回流减轻颅内压力、避免不必要的搬动头部。禁忌做腰穿或脱水之后再做腰穿，以防诱发脑疝。

（二）尽早明确原发病并积极治疗

（三）降颅压

1. 高渗性脱水剂

（1）首选20%甘露醇快速静脉注射，一般剂量为每次0.5～1g/kg，30分钟内进入，4～8小时一次。发生脑疝时增加至每次2g/kg，可每2小时给药一次，连用3次后改为每4小时一次，并逐渐减量，至少用药3～5天。

（2）25%或50%山梨醇也可应用，但效果不如甘露醇。一般1～2g/kg，20～30分钟内输注。

（3）10%甘油盐水，剂量为每次0.5～1g/kg，静脉注射，每2～4小时给药一次。恢复期可用50%溶液口服，剂量0.5～2g/kg口服，6～8小时一次，最大可用至每日3～

4g/kg。

（4）甘油果糖较甘露醇起效慢，作用时间长，儿童每次 250ml，1～2h 内输入，每天 1～2 次。

（5）25%白蛋白可用于颅内压增高伴低蛋白血症时。

脱水剂需用至颅内压增高的症状和体征消失为止，但切不可脱水过度。每日脱水次数可酌情逐渐减少，并注意防止水电解质紊乱及液体入量。伴心肾功能不全或由颅内出血引起的颅内高压症慎用脱水剂，剂量应偏小，速度应减慢。

2. 利尿剂　常用者为呋塞米和利尿酸，剂量为每次1～2mg/kg，每日 3～4 次。对尿少和心功能不全的颅压增高患者，可用利尿剂后再用高渗脱水剂。布美他尼利尿作用比呋塞米强 50 倍，可每次 0.05～0.5mg 肌注或口服。对严重的脑水肿或脑疝者，可将利尿剂与脱水剂联合或交替使用，但应适当增加液体和电解质的补充，以不出现轻度以上脱水为宜。

3. 肾上腺皮质激素　短疗程大剂量应用。常用者为地塞米松，每次 0.3～0.5mg/kg，每日 3～4 次。3 天后逐渐减量或停药，当原发感染病原不明或不易控制时慎用。

4. 其他　当颅压增高达危险水平时，可用人工呼吸器进行过度通气疗法，使 $PaCO_2$ 下降（应＜25mmHg），可使脑血管收缩，脑血流减少而降低颅内压。必要时也可用侧脑室穿刺控制性脑脊液引流法。对有肾功能不全、稀释性低钠血症、水中毒引起的颅内高压者，可用高渗盐水（3%氯化钠），或与 50%葡萄糖合用。654-2 每次 1～2mg/kg，静脉注射。高压氧以及钙离子阻滞剂、氧自由基清除剂可试用。

（四）低温疗法

对难以控制的高热可戴冰帽或体表湿敷，维持肛温在 32～35℃。高热伴惊厥者，可用人工冬眠疗法，每 4～6 小时用氯丙嗪和异丙嗪各 1～2mg/kg，维持 12～24 小时。应注意造成心律不齐及高凝状态问题。

（五）保护脑代谢功能

可给能量合剂、维生素 C、B_1、B_6、B_{12}，还可用 γ-氨酪酸、胞二磷胆碱、脑活素、神经节苷酯等。

（六）防治惊厥

见癫痫持续状态的治疗。

（七）液体疗法

严格控制入量，使患儿处于轻度脱水状态。既要防止加重脑水肿，又要避免水电解质紊乱。液量按婴幼儿每日 40～60ml/kg，年长儿每日 30～50ml/kg（800～1200ml/m^2），给予 1/3～1/5 张含钠液。准确记录尿量，监测尿比重、血清电解质、血 pH 值和渗透压等。结合肾功能情况调整液量及液体成分，注意纠正酸中毒和补钾。输液 12～24 小时后，可酌情输血浆或白蛋白一次，以提高血浆胶体渗透压，防止加重脑水肿。

（八）防治呼吸衰竭

呼吸衰竭时由于缺氧和二氧化碳储留，可导致脑血管扩张使脑水肿加重，故应积极防治。

（九）强心苷类药物的应用

对严重感染及心功能不全者，在应用高渗脱水剂时，应加用快速强心苷类药物如地高辛或毒毛旋花子苷 K 等，剂量见十四章第八节心力衰竭。

（魏　玲）

风湿性疾病

第 18 章

风湿性疾病广义概念为与关节、肌肉及其附属结构有关的疾病。风湿性疾病经历了胶原病（collagen disease）、结缔组织病（connective tissue disease）、自身免疫性疾病（autoimmune diseases）等名称的变迁，其范畴也明显扩大，目前涵盖了炎症、感染、代谢以及遗传等多种疾病。美国儿童风湿病学教科书将其分为八大类：①炎症性风湿性疾病：包括幼年特发性关节炎、系统性红斑狼疮（SLE）、皮肌炎、硬皮病、血管炎等；②非炎症性疾病：如生长痛、良性关节过度活动综合征（benign hypermobility syndrome）、外伤性关节炎以及斜颈等；③骨骼发育不良：包括骨软骨发育不良和骨软骨炎；④遗传性结缔组织病：成骨不全、先天性结缔组织发育不全综合征（Ehlers-Danlos 综合征）、马方综合征等；⑤贮积性疾病：黏多糖贮积病、黏脂贮积病和鞘脂沉积病；⑥代谢性疾病：包括骨质疏松、佝偻病、坏血病、维生素 A 过多症和淀粉样变性等；⑦伴有肌肉骨骼表现的全身性疾病：例如血红蛋白病、血友病、糖尿病、高脂蛋白血症和结节病等；⑧骨质增生/肥厚性疾病：婴儿骨皮质增生症（Caffey's disease）等。但是目前常见的儿童风湿病仍然是由于自身免疫反应而引起的炎症性风湿性疾病。

第一节　风　湿　热

一、急性风湿热

风湿热（rheumatic fever）是 A 组 β 溶血性链球菌感染

后，少数患儿发生的以发热、心脏炎、关节炎为突出表现的结缔组织病。主要侵犯心脏和关节，其他组织如脑、皮肤、浆膜、血管均可受累，常反复发作，可遗留慢性心脏瓣膜病。初次发病年龄为 5～15 岁。

【诊断要点】

1992 年修改后的 Jones 诊断标准（表 18-1-1）。

表 18-1-1　Jones 风湿热诊断指标

主要表现	次要表现	链球菌感染证据
心脏炎	既往风湿热史	近期有猩红热史
关节炎	关节痛*	咽拭子培养阳性
舞蹈病	发热	抗“O”滴度升高
环形红斑	ESR、CRP 升高	
皮下结节	PR 间期延长**	

*如关节炎已作为主要表现，则此项不作为次要表现。

**如心脏炎已作为主要表现，则此项不作为次要表现。

符合 2 项主要表现或 1 项主要表现＋2 项次要表现，＋近期链球菌感染证据，可确诊。

（一）主要表现

1. 心脏炎　包括心内膜炎、心肌炎及心包炎。同时累及心内膜、心肌、心包者称为全心炎。心脏炎可有心脏杂音、心律失常、心脏扩大、心力衰竭。心包炎早期可有心前区痛，心底部或胸骨左缘可闻及心包摩擦音，亦可有心音遥远。胸片可见心影向两侧扩大呈烧瓶状，超声心动图可证实心包积液。

2. 关节炎　特点为多发性和游走性，以膝、踝、腕、肘等四肢大关节为主，局部肿痛、活动受限，病程 2～3 个月，可自行缓解，但可复发，不遗留关节畸形。近年来关节症状较轻，可仅表现为关节痛。

3. 舞蹈病　一般发生在链球菌感染后 2～6 个月，8～12 岁多见。典型症状为不规则、无目的、全身或部分肌肉不自主运动，以四肢动作最多。可伴其他风湿热表现，亦可以舞蹈病独立出现，称为纯舞蹈病。

4. 皮下结节　多见于肘、腕、膝、踝等关节伸侧腱鞘附着处，亦好发于脊柱两旁。一般为豌豆大小的圆形结节，隆起于皮肤，直径 1～2cm，一般约 2～4 周自然消失。皮下结节为风湿活动的显著标志，发生率 1%～4%。

5. 环形红斑　多见于躯干及四肢屈侧，呈环形或半环形，边缘稍隆起，不痛不痒，1 天之内时隐时现。发生率 10%。

（二）次要表现

发热，关节痛，ESR、CRP 升高，PR 间期延长。

（三）近期链球菌感染证据

1. 咽拭子培养有 A 组链球菌或咽拭子 A 组链球菌抗原快速诊断阳性。

2. 抗“O”滴度升高。

近年来风湿热趋于轻型和不典型，片面强调此诊断标准易于漏诊，应综合临床资料，进行全面分析判断，必要时需长期追踪观察。对于不典型风湿热，也应按风湿热治疗。

临床上常遇到扁桃体炎或上呼吸道感染后有低热，关节痛，ESR、ASO 轻度升高，一过性心电图改变，但无心脏杂音及心脏增大，经青霉素治疗后很快恢复，亦无复发者，称为链球菌感染后状态（post streptococcal infection state）。

（四）风湿活动指标

风湿热治疗后仍有下列情况，提示风湿活动持续存在：①主要表现持续存在；②CRP 阳性不转阴；③ESR 波动；④PR 间期动态变化。

对已有风湿性心脏病患儿，下列各项可作为诊断风湿活动的参考（有 3 项以上者可诊断为风湿活动）：

1. 原有心脏杂音性质发生肯定的变化或出现新的病理性杂音。

2. 近期出现心脏进行性扩大或心功能减退。

3. 心力衰竭难以控制。

4. 新出现的心律失常。

5. 发热、多汗、乏力。

6. 心力衰竭时 ESR 正常，心力衰竭控制后 ESR 增快。

7. 近期上呼吸道链球菌感染，心脏症状出现或加重。

8. 抗风湿治疗后病情好转。

【治疗要点】

向家长和年长儿进行健康教育，树立战胜疾病的信心。

治疗原则：早期诊断，合理治疗，防止病情进展或心脏发生不可恢复的改变。

（一）休息

急性期无明显心脏受累者大约休息 1 个月左右。有心脏炎而无心脏扩大者卧床休息 4 周，逐渐下地活动。心脏炎伴心脏扩大者卧床 6 周，逐渐下地活动。心脏炎伴心力衰竭者，严格卧床休息至心力衰竭控制，然后逐渐下地活动，约需 6 个月左右方可逐渐正常活动。如出现症状，ESR 增快等，需卧床休息。

（二）控制感染

急性期用青霉素每日 80 万～160 万 U，分 2 次肌注，连用 10～14 日，如静脉点滴应加大剂量。青霉素过敏者，可用头孢霉素类、大环内酯类抗生素，连用 10 日。

（三）抗风湿治疗（表 18-1-2）

表 18-1-2　急性风湿热抗炎治疗

关节炎	心脏炎但心脏不大	严重心脏炎或心脏增大
阿司匹林每日 100mg/kg	阿司匹林每日 100mg/kg	泼尼松每日 2mg/kg
2 周后减为 2/3 量	2 周后减为 2/3 量	2～4 周后逐渐减量
再用 2 周后减为 1/3 量	疗程中如有心脏增大以泼尼松＋阿司匹林	最后 1 周＋阿司匹林每日 1～2g
疗程 4～6 周	联合治疗 6～8 周	共 6～12 周

1. 阿司匹林　为非甾体抗炎药，抑制前列腺素合成酶。每天 100mg/kg，最大量为 3～4g。用至体温下降，关节症状消失，ESR、CRP 及 WBC 下降至正常，大约 2 周左右。减至原量的 3/4，再用 2 周后，减至原量的 1/2。单纯关节炎用 6 周，心脏炎者用 12 周。应注意过敏反应、胃肠道反应、肝肾损害、出血倾向等。在减量过程中如症状反复，应再次加量（加至原来能控制症状的最小剂量）。如对阿司匹林过敏或不耐受，可选用其他非甾体抗炎药，如布洛芬、双氯芬酸钠（扶他林）等。

2. 激素　心脏炎患者首选泼尼松，每日 1～2mg/kg，分 2 次口服。开始用量持续 3～4 周，以后每周每天减总量的 1/10 或 5mg，至 12 周停药。在停泼尼松前 2 周同时加用阿司匹林治疗（用法同前）。停用激素后阿司匹林开始减量共用 3～4 周。

（四）心力衰竭

用利尿剂、ACEI 等，参见第十四章第八节心力衰竭。

（五）舞蹈病

主要采取支持及对症治疗，用阿司匹林治疗 4～6 周，可适当用镇静剂。

【预防】

1. 一级预防　指预防风湿热初次发作。及时、彻底治疗猩红热、咽炎、扁桃体炎等链球菌感染，予以青霉素注射 7～10 天或长效青霉素 120 万 U 肌注 1 次。在拔牙、扁桃体等手术前后也应注射青霉素。

2. 二级预防　指预防风湿热复发。每 3～4 周注射 1 次长效青霉素 120 万 U。采用药物预防复发的时间不应少于 5 年，最好持续到青春期后。有风湿性心脏瓣膜病者需终身预防。

3. 清除病灶　在风湿活动缓解期，对有反复感染的扁桃体应行手术切除，术前 3 天或术后 2 周内均应注射青霉素。

二、慢性风湿性心脏瓣膜病

慢性风湿性心脏瓣膜病（chronic rheumatic heart disease）又称风湿性心脏病（rheumatic heart disease），指急性风湿热反复发作至少半年以上，心脏瓣膜发生器质性改变，主要侵犯二尖瓣和主动脉瓣，其中以二尖瓣受累最多，约占 3/4，主动脉瓣次之，占 1/4（有报道可达 1/2，单纯存在或与二尖瓣病变同时存在）。三尖瓣及肺动脉瓣很少受累。

【诊断要点】

3 种常见风湿性心脏瓣膜病鉴别参见表 18-1-3。

表 18-1-3 3 种常见风湿性心脏瓣膜病鉴别

心脏杂音	二尖瓣关闭不全	二尖瓣狭窄	主动脉瓣关闭不全
部位	心尖部	心尖部	胸骨左缘下部或胸骨右缘上部
时相	全收缩期	舒张期	舒张期
性质	吹风样	雷鸣样，低调，伴震颤伴第一心音亢进	吹风样，高调
传导	向背部肩胛下及左腋下	向胸骨左缘下部	—
体位	—	左侧卧位最清楚	吸气和前倾坐位最清楚

（一）二尖瓣关闭不全

最常见。轻者无症状，出现症状者病情多较重，往往二尖瓣反流量大，有乏力、气促、心悸等症状。可有左心力衰竭，活动后气促或端坐呼吸，病情常进行性加重难以控制。心尖部闻及 3/6～4/6 级粗糙的吹风性全收缩期杂音，向左腋下及背部传导，常伴收缩期震颤。P_2 正常或亢进。心尖部可闻及第 3 心音。如有左室扩大可于心尖部闻及舒张期杂音。胸片左房、左室增大明显。心电图示左室肥厚，P 波增宽。超声心动图示左房、左室增大，二尖瓣增厚，腱索缩短，增粗，彩色多普勒可显示二尖瓣口收缩期反流。

（二）二尖瓣狭窄

一般需两年或更长病程。轻者可无症状，重者主要症状是呼吸困难，咳嗽，咯血，乏力，心悸及胸痛等。患儿两颊暗红（二尖瓣面容），口唇轻度发绀。心尖部第 1 心音亢进，听到雷鸣样舒张期杂音，常伴舒张期震颤。胸片左房增大，肺动脉段膨隆及肺淤血。心电图 P 波增宽，有切迹，提示左房增大。继发肺动脉高压者可有电轴右偏和右室肥厚。超声心动图二尖瓣瓣叶增厚，反射增强，二尖瓣口呈鱼嘴状或缝隙样，左房增大。

（三）主动脉瓣关闭不全

轻、中度关闭不全可无症状，重者有心悸，胸部冲击感。左室失代偿时引起左心功能不全症状，出现活动后气促，端坐呼吸。听诊最重要的体征是胸骨左缘第 3、4 肋间或右缘第 2 肋间听到高调吹风样舒张期杂音。心脏向左下方增大，心尖搏动增强，有抬举感。主动脉瓣关闭不全明显时，有周围血管征，脉压差增大，水冲脉，毛细血管搏动，股动脉枪击音。胸片示左室增大。心电图示左室肥大与劳损。超声心动图示左室增大，主动脉瓣关闭不全。

【治疗要点】

（一）内科治疗

控制活动量、避免剧烈运动，预防和治疗风湿热，治疗并发症及心力衰竭。

（二）介入治疗

经皮球囊二尖瓣狭窄扩张术治疗二尖瓣狭窄取得良好效果。

（三）外科治疗

严重瓣膜病变、心力衰竭内科治疗无效者可采用外科手术治疗。

1. 二尖瓣瓣膜置换术适应证　①心功能Ⅲ～Ⅳ级；②血栓栓塞发生2次以上；③左房增大，有房颤；④进行性肺动脉高压，病情逐渐恶化者。

2. 主动脉瓣膜置换术适应证　①主动脉瓣病变引起明显冠状动脉供血不足，晕厥或心力衰竭者；②客观检查符合主动脉瓣病变，并有心肌缺血症状，虽心功能Ⅲ级以下，亦应换瓣。

（鲁　珊）

第二节　幼年类风湿关节炎

幼年类风湿关节炎（juvenile rheumatoid arthritis，JRA）又称幼年特发性关节炎（JIA）或幼年慢性关节炎（JCA），是小儿时期一种常见的结缔组织病，发病年龄1岁以上，以慢性关节炎为主要表现，最终导致关节畸形，是致残性疾病。

病程半年内分为全身型、多关节型、少关节型，半年后不分型。HLA-B27阴性。成人类风湿关节炎，RF多为阳性，且滴度很高，而小儿JRA，大多数RF阴性。

【诊断要点】

（一）全身型

又称儿童Still病，发病前可有预防接种史；可有高热（每日发热高峰为1～2次）、皮疹（发热时明显）、淋巴结大（包括浅表淋巴结、纵隔及腹腔淋巴结）、肝脾大、多浆膜腔积液（胸腔、心包、腹腔等）、肌痛、关节肿痛；白细胞和中性粒细胞升高，核左移，血小板升高，贫血，铁蛋白显著升高（为正常10倍以上）；抗感染治疗无效，激素治疗有效。如能除外感染、肿瘤及其他结缔组织病，病程6周以内也可以诊断。

（二）多关节型

女孩多见，关节肿痛伴活动障碍，受累关节≥5个。

大、小关节均可受累，一般为对称性，可有“梭形”指（趾）、晨僵、颞颌关节受累致张口困难、颈椎受累致环枢椎半脱位等；可有眼虹膜睫状体炎或葡萄膜炎；少数 RF 阳性；早期可有抗角蛋白抗体（AKA）、抗环瓜氨酸多肽（CCP）抗体阳性。

（三）少关节型

关节肿痛伴活动障碍，受累关节≤4 个。大、小关节均可受累，一般不对称；可有眼虹膜睫状体炎或葡萄膜炎；早期可有 AKA、CCP 阳性。

【辅助检查】

1. 实验室检查　血、尿、便常规，ESR（如有贫血，应查校正 ESR），风湿三项，铁蛋白，HLA-B27，ANA、AKA、CCP，术前八项，免疫七项，T、B 淋巴细胞亚群。

2. X 线检查　①观察骶髂关节、髋关节及股骨头病变。②受累关节 X 片（双侧对比）：早期可见关节附近软组织肿胀，邻近骨质稀疏，晚期可见关节破坏。

3. 超声检查　①受累关节彩超（双侧对比）：可见关节腔积液，滑膜增生、增厚等。②超声心动图（应包括冠状动脉）；③浅表淋巴结、腹部 B 超。

4. 其他　胸片、心电图、PPD 试验，眼科检查。

【诊断标准】

美国风湿病学会（ACR）1986 年修订的 JRA 诊断标准如下：

1. 发病年龄＜16 岁。

2. 1 个或几个关节炎症，表现为关节肿胀或积液，或有以下体征至少 2 项：活动受限、触痛、关节活动时疼痛、局部发热。

3. 病程＞6 周。

4. 根据发病 6 个月以内的临床表现确定临床类型：①多关节型：受累≥5 个；②少关节型：受累关节≤4 个；③全身型：间歇发热，皮疹，关节炎，肝脾淋巴结大等；

5. 除外其他原因所致关节炎。

【鉴别诊断】

需除外感染、肿瘤及其他结缔组织病。

1. 败血症　有高热、感染中毒症状、血培养阳性。

2. 化脓性关节炎、骨髓炎　全身有高热、感染中毒症状，局部有红、肿、热、痛、功能障碍，X线、超声、小儿骨科会诊可协助诊断。

3. 结核病　病史、PPD试验、胸部CT平扫＋增强、结核血清学及病原学检查可确诊。

4. 幼年脊柱关节病　8岁以上男孩，HLA-B27阳性，下肢大关节受累，一般不对称，可有手足小关节受累，可有足跟痛、腰背痛及家族史，如骨盆正位X片未见异常，应行骶髂关节CT平扫。

5. 风湿热　学龄儿童，发热，四肢大关节受累，多发性，游走性，ASO明显升高，可有心脏炎、舞蹈病、环形红斑、皮下结节。

6. 川崎病、SLE等其他结缔组织病　参见有关章节。

7. 白血病、淋巴瘤、噬血细胞综合征　骨髓穿刺及活检、淋巴结活检可确诊。

【治疗要点】

治疗原则为控制炎症、减轻疼痛、保持功能、防止畸形。强调早期、规范、长期治疗，坚持随访。

（一）一般治疗

采取综合措施，注意休息，适当营养，采用理疗、热敷、体育疗法等。

（二）药物治疗

应联合用药。

1. 非甾体抗炎药口服　退热止痛，治标不治本。一般疗程2～3个月。抗炎作用较阿司匹林强，副作用较阿司匹林小。

(1) 双氯芬酸钠（扶他林）：首选，为肠溶片，每日

0.5～3mg/kg，分 3～4 次，最大量每次 25mg。

（2）布洛芬：每日 20～40mg/kg，分 3 次。

（3）萘普生：每日 10～15mg/kg，分 2 次。

2. 慢作用药或其他改变病情类药　起效慢，用药 2～3 个月才起作用。

（1）柳氮磺吡啶：首选，为肠溶片，每日 40～50mg/kg，分 2 次，最大量每次 1g，疗程 1 年以上。副作用较小，有过敏反应，胃肠道反应，肝、肾、血液系统损害等。磺胺过敏者禁用。

（2）甲氨蝶呤（MTX）：口服，抑制四氢叶酸合成，具有免疫抑制作用。小儿剂量 5～10mg/m^2，每周 1 次，疗程 6 个月以上。服药第 3 天应补充等量或半量叶酸，每周 1 次。副作用有过敏反应、胃肠道反应、肝、肾损害、骨髓抑制、脱发、口腔炎、肺纤维化、生殖系统损害等，可以与柳氮磺吡啶合用。如激素减量不顺利，建议加甲氨蝶呤。

（3）羟氯喹：为抗疟药，具有免疫抑制作用。每日 5～7mg/kg，每日 1～2 次，成人最大量每次 200mg。副作用较氯喹小，有过敏反应、胃肠道反应、肝、肾、血液系统损害、眼损害、心脏传导阻滞等，应每 3 个月进行 1 次眼科和心电图检查。年龄太小不能配合眼科检查者不宜使用。

3. 激素

（1）严重全身型：口服泼尼松每日 1.5～2mg/kg（最大量 60mg），分 2 次，病情好转，ESR、CRP、铁蛋白恢复正常后逐渐减量，用最小有效量维持，一般疗程 6 个月。

（2）虹膜睫状体炎或葡萄膜炎局部用药无效，可酌情加泼尼松。

（3）必要时任何类型都可以酌情加激素治疗。

（4）长期用激素副作用：进食量大；满月脸、向心性肥胖、多毛；电解质紊乱；易感染；高血糖；高血压；对蛋白质、脂肪代谢的影响；对身高、生长发育的影响；应激性溃疡；骨质疏松、股骨头坏死等。

（5）如激素量大，应注意酌情补钾。

4. 静脉注射用丙种球蛋白（IVIG） 用于全身型和多关节型，总量为 2g/kg，可根据体重大小，1 次或分 2～5 天给予。成人每日 20g，一般用 6 天。

5. 中成药辅助治疗 白芍总苷胶囊每次 0.3g，每天 2～3 次，可长期用。作用较弱，副作用小，少数人有腹泻。

6. 长期补充钙剂和维生素 D 制剂 凯思立 D 0.5g/d 或钙尔奇 D 0.6g/d，每日 1 次。必要时加骨化三醇（罗盖全）0.25μg，每周 2 次或隔日 1 次。

7. 保肝治疗 非甾体抗炎药和慢作用药都有肝损害，可长期口服葡醛内酯保肝。

8. 抗肿瘤坏死因子（TNF-α）制剂 用于治疗成人难治性类风湿关节炎。国内已用于 12 岁以上儿童。如国产依那西普（商品名益赛普）注射剂，价格昂贵，效果好。乙肝病毒感染、结核病、肿瘤患者禁用。

（三）外科手术

如关节畸形严重影响功能，可行关节置换术。

【随访及预后】

应在专业门诊定期随访，复查血、尿常规、肝肾功能、血沉、风湿三项、铁蛋白、血钾、心电图、眼科检查等，开始每 2 周 1 次，以后逐渐延长至每 3 个月 1 次。

如治疗不及时、不规范、不坚持，可遗留关节畸形和视力障碍。全身型症状可自然缓解，但易复发。

（鲁　珊）

第三节　幼年脊柱关节病

幼年脊柱关节病包括幼年强直性脊柱炎、银屑病（俗称牛皮癣）关节炎、炎症性肠病关节炎及反应性关节炎

（指消化道或泌尿道细菌、衣原体感染引起的关节炎），是致残性疾病。

【诊断要点】

1. 发病年龄多为 8 岁以上男孩。

2. 下肢大关节如膝、踝、髋关节肿痛伴活动障碍，一般不对称。

3. 绝大多数患者 HLA-B27 阳性。

4. X 线有骶髂关节炎或骶髂关节受累（骶髂关节 CT 平扫较骨盆正位平片阳性率高）。

5. 可有手足小关节肿痛伴活动障碍［即“腊肠”样指(趾)］。

6. 可有足跟痛、腰背痛。

7. 可有眼炎。

8. 可有发热、肌痛、食欲不振、乏力、体重下降、贫血等。

9. 可有消化道或泌尿道感染史。

10. 可有强直性脊柱炎、银屑病等阳性家族史。

如有 X 线证实的骶髂关节炎或骶髂关节受累，又无银屑病、炎症性肠病、反应性关节炎，则支持幼年强直性脊柱炎。

【必查项目】

参考幼年类风湿关节炎。

【鉴别诊断】

主要与幼年类风湿关节炎相鉴别。

【治疗要点】

治疗原则为控制炎症、减轻疼痛、保持功能、防止畸形。强调早期、规范、长期治疗，坚持随访。疾病很难根治，但可以控制。

药物治疗同幼年类风湿关节炎。一般不用激素，必要时可用小剂量泼尼松口服，不建议长期用。

有报道幼年银屑病关节炎，用依那西普注射治疗效果好。

【随访及预后】

同幼年类风湿关节炎。

（鲁　珊）

第四节　系统性红斑狼疮

系统性红斑狼疮（systemic lupus erythematosus，SLE）为一种系统性结缔组织病。有发热、皮肤黏膜、淋巴结、肝、肾、血液、呼吸、消化、心血管、神经、肌肉、关节、眼等多系统受累，是遗传、性激素、环境、感染、药物、免疫等多因素参与的自身免疫病，突出表现有多种自身抗体，造成全身多系统、多器官损害，可有 RF 阳性。学龄儿童多见，男女之比为 1∶4。儿童起病急、进展快、病情重，是致死性疾病。

【诊断要点】

1. 发热　绝大多数患儿均有发热，可为长期低热、弛张热或不规则发热。可有食欲不振、乏力、体重下降等。

2. 皮肤　典型表现为面部蝶形红斑，病初可为斑疹、斑丘疹，可累及头面、颈胸及四肢，日晒加剧。可见冻疮样皮损、雷诺现象、毛细血管扩张、溃疡、脱发等。

3. 关节肌肉　多数可有多关节、对称性关节肿痛、活动受限，一般不导致畸形。可有股骨头无菌性坏死、肌痛、肌无力等。

4. 心脏　可出现心包炎、心肌炎、心内膜炎、冠状动脉炎，表现为心包积液、心律失常甚至心脏扩大、心力衰竭。心电图有 T 波改变、P-R 间期延长等。

5. 肺　早期可发生胸膜炎伴胸腔积液。可有狼疮肺炎、慢性间质性肺纤维化，少数有肺出血表现。

6. 肾　狼疮肾炎（lupus nephritis，LN）是小儿 SLE

最常见的表现之一，发生率较成人高。多数出现在发病 1 年内，少数可在 1～3 年或多年后出现。部分病例以肾损害为首发表现。临床表现轻重不一，可分为以下类型：

（1）单纯性血尿和（或）蛋白尿型：临床表现轻，肾功能正常，病理改变多为轻微病变（Ⅰ型）或系膜增生（Ⅱ型），预后较好。

（2）急性肾炎型：可有不同程度的水肿、高血压，肾功能多正常，尿检查可有蛋白尿、红细胞及管型。病理改变多为系膜增生（Ⅱ型）或局灶增生性肾炎（Ⅲ型），预后较好。

（3）肾病综合征型：为小儿 LN 的好发类型。表现为大量蛋白尿、低蛋白血症、高脂血症，可伴血尿、高血压及肾功能不全。病理改变多为弥漫增生型（Ⅳ型）或膜性肾病（Ⅴ型），预后较差。

（4）急进性肾炎型：起病急，进展快，出现少尿、无尿、高血压，GFR 持续降低，BUN 增高，多于 3 个月～1 年内死于肾衰竭。病理改变为弥漫增生（Ⅳ型）或新月体形成，预后差。

（5）慢性肾炎型：主要表现为持续血尿、蛋白尿，可有高血压及水肿，半数有肾衰竭。病理改变多为弥漫增生型（Ⅳ型），预后差。

（6）肾小管间质损害型：可表现为浓缩功能和（或）酸化功能减退，尿 β_2MG、RBP（视黄醇结合蛋白）升高等。

（7）亚临床型：临床可无肾损害表现，或仅有镜下血尿。

7. 中枢及周围神经系统病变　常见症状有头痛、惊厥、定向力障碍、记忆力减退或丧失，以及精神异常等。此外还可出现知觉异常、偏瘫及舞蹈病等。

8. 血液系统　70％有慢性贫血，10％表现为自身免疫性溶血。此外还可有白细胞、血小板减少，可以血小板减少性紫癜为首发表现。

9. 消化系统　表现为食欲不振、恶心、呕吐、腹痛、腹泻；多数可有肝脏肿大及肝功异常，影像学可表现为肝脏占位，少数有脾大。

【诊断标准】

1. SLE 诊断标准　目前仍采用 ACR 于 1986 年修订的成人诊断标准：

①面部蝶形红斑；②盘状红斑；③日光过敏；④口腔溃疡；⑤关节炎；⑥浆膜炎（胸膜炎和/或心包炎）；⑦肾病变（蛋白尿，每日＞0.5g；管型尿，红细胞或颗粒管型）；⑧神经系统损害（癫痫或精神症状）；⑨血液系统异常：a. 溶血性贫血；b. 白细胞＜4×10^9/L；c. 淋巴细胞＜1.5×10^9/L；d. 血小板＜100×10^9/L；⑩免疫学异常：a. 抗ds-DNA 抗体阳性；b. 抗 ENA 抗体谱中的抗 Sm 抗体阳性；c. 梅毒血清试验假阳性；⑪ANA 阳性。

凡符合 11 项中 4 项者，即可诊断 SLE。ANA 周边型阳性为 SLE 特异性表现。

2. LN 诊断标准　狼疮患儿有下列任一项肾受累表现者即可诊断为狼疮肾炎（LN）：①蛋白尿［＞0.15g/24h 或＞4mg/(kg · h)］；②血尿（离心尿 RBC＞5 个 HP）；③肾功能下降；④肾小管功能异常；⑤肾活检异常。

【鉴别要点】

需与感染、其他结缔组织病、肿瘤鉴别。注意做 PPD 试验，除外结核病；请眼科会诊，除外眼部病变；如腮腺肿大、口干、眼干，应注意继发干燥综合征，此病儿科少见。应查抗心磷脂抗体（ACL）＋抗 β_2 糖蛋白 1（β_2-GP1）抗体，如显著升高，应注意继发抗磷脂抗体综合征。

【治疗要点】

强调早期、规范、长期治疗，坚持随访。疾病不能根治，可以控制。

（一）一般治疗

避免日晒，加强个人防护；不吃芹菜、香菜、蘑菇、香菇等着色食品。及时祛除感染灶，切勿滥用抗生素和磺胺药。讲究个人卫生，养成良好的生活习惯，保持口腔卫生。避免受凉、感冒或其他感染，尽量不去公共社交场合。避免劳累，睡眠充足。

（二）药物治疗

1. 激素　首选。如激素量大，应注意酌情补钾。

（1）泼尼松：每日 1～2mg/kg，分 2 次口服，直至症状缓解，逐渐缓慢减量，以最小有效量长期维持，每天 1 次，不建议隔日服。也可口服甲泼尼龙（商品名美卓乐），4mg＝泼尼松 5mg，价格较贵。

（2）甲泼尼龙冲击治疗：用于严重病例（如暴发起病者，严重狼疮脑病、狼疮肾炎，血小板减少性出血等），静滴每日 10～20mg/kg（一般最大量 0.5g），Qd，连用 3～5 天，必要时可重复 1～2 个疗程。注意激素副作用。

2. 羟氯喹　可改善光过敏和皮疹，应长期用，剂量同幼年类风湿关节炎。

3. 免疫抑制剂　不能代替激素，在激素治疗同时，建议早期加 1 种免疫抑制剂，可以改善预后。

（1）环磷酰胺（CTX）

1）冲击治疗：静滴每次 500～750mg/m^2，每月 1 次，共 6 次；以后改为每 2～3 个月 1 次，至完全缓解 1 年，但不超过 3 年。另一种方法为每次 8～10mg/kg，每 2 周连用 2 次，总剂量达到 150mg/kg 时逐渐减为每 3 个月连用 2 次，至完全缓解，再巩固 1 年，此期间每 6 个月连用 2 次。应上午给药，充分水化，多饮水，多排尿。

2）亦可口服 CTX，每日 2～2.5mg/kg，分次口服，疗程同前。

副作用：脱发、骨髓抑制、肝肾损害、出血性膀胱炎、影响月经、生殖系统损害、致癌等。

(2) 吗替麦考酚酯口服：有进口胶囊（骁悉）和国产分散片（赛可平）两种剂型，每次 300～600mg/m^2（最大量 1g），每天 2 次。疗程 1 年以上。价格昂贵，副作用小，常见肝损害。

(3) 甲氨蝶呤（MTX）口服：同幼年类风湿关节炎。治疗 SLE 效果不如上述 2 种药。

4. 白芍总苷辅助治疗　同幼年类风湿关节炎。

5. 长期补充钙剂和维生素 D 制剂。

6. 保肝治疗　治疗同幼年类风湿关节炎。

7. 静脉注射用丙种球蛋白（IVIG）　治疗同幼年类风湿关节炎。

8. 抗凝治疗　如继发抗磷脂抗体综合征或影像学有血栓证据，应抗凝治疗，儿科经验有限。

静脉血栓主要是药物抗凝治疗。动脉血栓应在数小时内行血管外科介入治疗，配合药物抗凝治疗。

低分子量肝素需皮下注射，成人一般 250～3000IU，每天 1 次，应监测 APTT，控制在正常对照的 1.5～2 倍。如肝素过量致出血，可用鱼精蛋白中和，1mg 鱼精蛋白可中和 100IU 肝素，鱼精蛋白宜缓慢滴注。

华法林口服方便，起效慢，有致畸作用，新生儿、婴幼儿不宜用。成人一般每日 2.5～5mg，每天 1 次。应监测 INR，控制在 2～2.5。如华法林过量致出血，可用维生素 K。

（三）肾脏替代治疗

血浆置换、透析用于重型狼疮肾炎、激素和免疫抑制剂治疗效果不佳及肾衰竭者。

【随访及预后】

应在专业门诊定期随访，开始每 2 周 1 次，以后逐渐延长至每 1～2 个月 1 次。

由于对本病认识不断提高及治疗进展，SLE 预后已有明显改善，成人 5 年存活率已达 70%，有报道 1 组儿童病例，10 年存活率可达 86%。肾衰竭，感染，狼疮脑病，心、肺功能衰竭是本病死亡的主要原因。

[附　新生儿狼疮综合征]

孕母患 SLE、干燥综合征等结缔组织病，胎儿被动输入 ANA、抗 SS-A 抗体、抗 SS-B 抗体，生后出现体重增长缓慢、皮肤红斑、血小板减少、贫血、白细胞减少、肝功异常、胆汁淤积、心律失常，重者心电图表现为完全性房室传导阻滞，其他心电图改变可有窦性心律失常、过早搏动、室上性快速心律失常、不完全性房室传导阻滞等。治疗用泼尼松每日 1～2mg/kg，Qd 或 Bid，病情好转后逐渐缓慢减量至最小有效量维持，每天 1 次，疗程 6 个月～1 年。注意保肝、补充维生素 D 及钙制剂。定期复查。完全性房室传导阻滞应安装心脏临时起搏器。

（鲁　珊）

第五节　过敏性紫癜

过敏性紫癜，又称 Henoch-Schonlein 紫癜，为免疫反应引起的系统性小血管炎，临床以皮肤紫癜、消化道出血、关节肿痛及肾损害为特征。多见于学龄前及学龄儿童，男性较女性多。大多数为自限性。

【诊断要点】

（一）病史

多数发病前 1～3 周有上呼吸道感染史，应注意链球菌感染、化脓性扁桃体炎等感染灶。食物（鱼、虾、蛋、奶）、吸入物（如旁边的人吃虾等）、药物（抗生素、磺胺、解热镇痛剂等）、寄生虫（蛔虫）均可为致敏因素。

（二）临床表现

1. 皮肤　紫癜样皮疹是本病特点，紫癜大小不等，稍高出皮面，可以触及，好发于下肢伸侧、踝关节及臀部，上肢偶有，常对称分布，分批出现，少数重症可融合成片。年幼儿常伴头面部、手足背及会阴部血管性水肿。病程 2～4 周甚至 1～2 个月内，紫癜可反复出现。

2. 消化道　可见于 2/3 患儿，最常见者为腹痛，表现为间断脐周绞痛，可伴恶心、呕吐，重者血便，少数可并发肠套叠、肠穿孔及肠坏死。多见于紫癜发生 1～2 周内，亦可见于紫癜出现之前。

3. 关节　约 1/3 患儿出现关节肿痛，活动受限，以下肢关节多见，可反复发作，但不遗留关节畸形。

4. 肾脏　称紫癜性肾炎，见于 30%～90%患儿，多见于紫癜后 1 个月内，尤以第 10～15 天为高峰。临床表现轻重不一，分为以下几型：单纯性血尿或蛋白尿、血尿和蛋白尿、急性肾炎型、肾病综合征型、急进性肾炎型、慢性肾炎型。病理分Ⅰ～Ⅵ级。

5. 其他　中枢神经系统可因血管炎或高血压脑病而有一过性偏瘫、抽搐、舞蹈病者；呼吸系统可见肺出血、胸膜炎；心血管受累可有心律不齐、心包炎；偶有累及腮腺、胰腺、肾上腺、睾丸、骨骼肌、周围神经者。

（三）实验室检查

血小板、凝血功能均正常，毛细血管脆性试验阳性。ESR、CRP、血嗜酸细胞计数、IgE 可增高。有肾损害时可有血尿和蛋白尿、血 IgA 增高、补体减低。有消化道出血时便潜血阳性。

【鉴别要点】

应与以下疾病鉴别：特发性血小板减少性紫癜、外科急腹症、急性出血坏死性小肠炎、其他结缔组织病所致关节炎及原发性肾小球肾炎等，参见有关章节。

【治疗要点】

（一）一般疗法

1. 清除感染灶　青霉素或头孢类抗生素治疗 7～10 天。如扁桃体反复感染，5 岁以上建议择期切除扁桃体。有寄生虫感染者应及时驱虫。

2. 低敏少渣饮食　停用引起过敏的食物或药物，避免吸入或接触致敏物。

3. 补充维生素 C 和芦丁。

4. 酌情使用抗组胺药物　如西替利嗪、氯雷他定等。

（二）对症治疗

急性期应卧床，发热、关节痛可酌情用非甾体抗炎药。胃肠道症状可予解痉药。有消化道出血者，如腹痛轻、便潜血阳性可进流食、藕粉；腹痛重，有肉眼血便者，应禁食、输液；大量出血者应输血；警惕肠套叠等外科情况。

H_2 受体拮抗剂西咪替丁，对控制反复皮肤紫癜及减轻肾损伤有一定疗效。开始每日 20mg/kg，分 2 次静滴，1 周后改口服，连用 1～2 周。

（三）激素

1. 一般病例不用激素。

2. 有消化道出血者，可用甲泼尼龙静滴每日 1～2mg/kg，症状消失后可改用泼尼松口服，总疗程 2～3 周。

3. 有关节肿痛或血管性水肿者可口服泼尼松每日 1～2mg/kg，疗程 2～3 周。

（四）白芍总苷

可用于关节肿痛或关节痛明显者。

（五）紫癜性肾炎治疗

本病有一定自限性，病情轻重不等，临床应尽量结合病理分级和临床分型予以治疗。

1. 单纯性血尿或病理Ⅰ级　给予双嘧达莫、保肾康或清热活血中药。

2. 血尿和蛋白尿或病理Ⅱa 级　同上。

3. 急性肾炎型（尿蛋白＞每日 1.0g）或病理Ⅱb、Ⅲa 级　同上，如有少尿、水肿、高血压等，应低盐饮食，利尿降压等，参见急性肾炎章节。

4. 肾病综合征型或病理Ⅲb、Ⅵ级　泼尼松或泼尼松＋CTX冲击治疗，泼尼松不宜大量、长期应用，一般于4周后改为隔日顿服。

5. 急进性肾炎型或病理Ⅳ、Ⅴ级　甲泼尼龙冲击＋CTX＋低分子肝素＋双嘧达莫四联疗法；必要时肾脏替代治疗。

（六）抗凝治疗

如影像学有血栓证据，应抗凝治疗，参见SLE。

【随访及预后】

有反复紫癜、腹痛、关节肿痛者应密切随访便潜血、尿常规、肾功能等。

无肾损害者1～6周可恢复，预后良好，但10%患儿紫癜可反复发作。有肾受累者则恢复较慢，完全恢复需9个月～4年，平均2年左右。少数可发展为肾衰竭（2%～15%）。

（鲁　珊）

第六节　皮肤黏膜淋巴结综合征

皮肤黏膜淋巴结综合征（MCLS）又称川崎病（Kawasaki Disease，KD），1967年由日本医生川崎富首先作此报道。此病好发于婴幼儿，4岁以下占80%～85%。男多于女，为（1.3～1.5）∶1。主要损害冠状动脉，20%～25%发生冠状动脉瘤，致死率为0.3%～0.5%，冠状动脉瘤发生心肌梗死或破裂，可引起猝死。

【诊断要点】

（一）典型川崎病

病程多为6～8周，有心血管系统损害时可持续数月或数年，复发病例占2%～3%。有兄弟姐妹发病的病例占1%～2%。

1. 主要表现

（1）持续发热 5 天以上。

（2）四肢末梢变化：急性期为手足硬性肿胀，掌跖及指（趾）端充血；恢复期为指（趾）端甲床皮肤移行处有膜样脱皮。

（3）多形性皮疹。

（4）双眼球结膜充血。

（5）唇和口腔变化：口唇发红，皲裂，杨梅舌，口腔和咽部黏膜弥漫性充血。

（6）多形性皮疹。

（7）急性期出现非化脓性颈部淋巴结肿大。

2. 诊断标准　具备五项主要表现即可诊断；或具备四项主要表现，但超声心动图或冠状动脉造影证实冠状动脉瘤（或冠状动脉扩张），并除外其他疾病，亦可诊断。

（1）正常冠状动脉主干内径：～3 岁＜2.5mm，～9 岁＜3mm，～14 岁＜3.5mm。正常冠状动脉内径与主动脉根部内径之比（CA/AO）＜0.3，不受年龄影响。对超重或肥胖者，可参考国外标准 ～0.5m^2＜2.5mm，～1m^2＜3mm，1m^2 以上＜3.5mm。

（2）超声心动图冠状动脉损害判断：具备以下一项即可：①冠状动脉内径超过正常范围；②冠状动脉内径与主动脉根部内径之比（CA/AO）＞0.3；③冠状动脉增宽处内径是邻近内径的 1.5 倍；④冠状动脉壁粗糙、不光滑。

冠状动脉扩张，多为一过性，病程 3～4 周恢复正常；如病程超过 4 周冠状动脉仍扩张或呈瘤样改变，则为冠状动脉瘤。冠状动脉瘤主要发生于冠状动脉主干近端，左冠状动脉主干近端是冠状动脉瘤最常见的部位，其次为右冠状动脉近端、左前降支。目前国内主要应用二维超声心动图诊断冠状动脉瘤，为常规检查，有效，无创伤性，重复性好，特异性 97%，敏感性 100%。

国外冠状动脉危险因素分级：

根据冠状动脉主干内径，将冠状动脉瘤分为轻度（小型）、中度（中型）、重度（大型）、巨瘤（巨型）。轻度：内径＜4mm；中度：内径 4～7mm；重度：内径＞7mm；巨瘤：内径≥8mm，约占 5%。

Ⅰ级：病程始终无冠状动脉损害。

Ⅱ级：短暂的冠状动脉扩张于病程 6～8 周内消失。

Ⅲ级：1 个小型至中型冠状动脉瘤。

Ⅳ级：≥1 个大型或巨型冠状动脉瘤，或多发性或复杂型冠状动脉瘤，无冠状动脉阻塞。

Ⅴ级：冠状动脉阻塞

3. 川崎病发生冠状动脉瘤的高危因素　①年龄＜1 岁；②男性；③CRP 显著升高；④红细胞压积（HCT）＜0.35；⑤血浆白蛋白＜35g/L；⑥其他体动脉瘤或末梢小动脉闭塞致肢端坏疽。

4. 其他表现　临床应注意的症状和体征。

（1）心血管系统：心肌缺血症状；听诊：心脏杂音、奔马律、心音减弱；ECG：PR、QT 间期延长、异常 Q 波、QRS 低电压、ST-T 改变、心律失常；胸片：心影增大；超声心动图：心包积液；注意末梢动脉瘤如腋窝等处。

（2）消化系统：腹泻、呕吐、腹痛、胆囊肿大、麻痹性肠梗阻、轻度黄疸、肝功能异常。

（3）血液系统：白细胞升高伴核左移、血小板升高、ESR 增快（如贫血应查校正 ESR）、CRP 升高、血浆白蛋白降低、α_2 球蛋白升高、轻度贫血。

（4）泌尿系统：蛋白尿、尿沉渣中白细胞升高。

（5）皮肤：卡介苗接种部位发红、结痂、出现小脓疱；指甲出现横沟。

（6）呼吸系统：咳嗽、流涕、肺野出现异常阴影。

（7）关节：疼痛、肿胀。

（8）神经系统：脑脊液单核细胞升高、惊厥、意识障碍、面神经麻痹、四肢麻痹。

（二）不典型川崎病诊断

1. 不典型川崎病　指不具备川崎病诊断标准的患儿，见于以下两种情况：

（1）诊断标准 6 项中只符合 4 项或 3 项，但在病程中经超声心动图或冠状动脉造影证实有冠状动脉瘤者（多见于<6 个月的婴儿或 >8 岁的年长儿），属重症。

（2）诊断标准 6 项中只符合 4 项，但超声心动图可见冠状动脉壁粗糙、不光滑（提示冠状动脉炎，此型冠状动脉扩张少见），应除外其他感染性疾病。

2. 不典型川崎病诊断参考：

（1）卡介苗接种处再现红斑。

（2）血小板显著增多。

（3）CRP、ESR 明显增高。

（4）超声心动图示冠状动脉扩张或冠状动脉壁粗糙、不光滑。

（5）出现心脏杂音（二尖瓣关闭不全或心包摩擦音）。

（6）伴低白蛋白血症、低钠血症。

【鉴别要点】

应与感染性疾病（链球菌、金黄色葡萄球菌、病毒、支原体等感染）、其他结缔组织病鉴别。

1. 感染性疾病　猩红热、急性淋巴结炎、败血症等细菌；传染性单核细胞增多症等病毒；支原体肺炎等。如链球菌感染或支原体肺炎和川崎病都不能除外，则都给予相应治疗后随访。

2. 其他结缔组织病　如幼年类风湿关节炎（全身型）、渗出性多形红斑、系统性红斑狼疮。

【治疗要点】

目前国内常规治疗为阿司匹林口服＋大剂量丙种球蛋白静脉滴注。

（一）阿司匹林口服

阿司匹林为非甾体抗炎药，具有抗炎、抗血小板聚集、抗凝作用。发热时每日 30～50mg/kg，Q6h～Q12h，最大量每日 80～100mg/kg，热退后减为每日 10～30mg/kg，每天 1～2 次；用到 ESR、CRP 恢复正常，减为每日 5～10mg/kg，每天 1 次；如无冠状动脉病变，持续用药至症状消失，ESR、CRP、血小板正常，一般疗程 6～8 周。如有冠状动脉病变，需长期小剂量维持，每日 3～5mg/kg，直至冠状动脉恢复正常。

应注意药物副作用。由于阿司匹林对凝血功能的影响，如有鼻出血等出血倾向应补充维生素 K_1。如肝功异常，应加葡醛内酯保肝治疗。如有胃肠道反应，可加黏膜保护剂。如阿司匹林过敏，可用双氯芬酸钠或布洛芬抗炎，双嘧达莫抗凝治疗。

(二）大剂量丙种球蛋白静脉滴注（IVIG）

1984 年国外开始应用，使川崎病治疗取得突破性进展。目前推荐在病程 5～10 天内用单剂 2g/kg，10～12 小时输入，可使冠状动脉瘤发生率降至 2%～4%。接受 IVIG 治疗的患儿中约 3%出现副作用，主要有轻度心力衰竭，少数有发热、皮疹等过敏反应。

10%的患儿对 IVIG 无反应或无效，表现为用 IVIG 治疗后 48～72 小时仍有发热（T38.5℃以上）、CRP 不下降等表现，如经济条件允许可再用 1～2 次 IVIG，剂量同前。如仍无效，则加用激素。

(三）双嘧达莫口服

每日 3～5mg/kg，冠状动脉扩张者可与阿司匹林合用，用到冠状动脉恢复正常。

(四）激素

目前主张不能单独应用，必须与阿司匹林合用。不作为常规治疗，用于 IVIG 2～3 次治疗无效者。可用泼尼松短期口服，每日 1～2mg/kg，热退后逐渐减量至停药。一般不建议甲泼尼龙冲击治疗。

（五）抗肿瘤坏死因子（TNF-α）制剂

国外已用于上述治疗无效的川崎病，乙肝病毒感染、结核病、肿瘤患者禁用。

（六）抗凝治疗

国外主张对冠状动脉危险因素分级为Ⅳ级、Ⅴ级者长期用小剂量阿司匹林＋华法林或低分子量肝素抗凝治疗。

（七）溶栓治疗

对心肌梗死及血栓形成的患儿采用静脉或经皮穿刺置导管冠状动脉内给药，促使冠状动脉再通，心肌再灌注。静脉溶栓 1 小时内输入尿激酶 20 000U/kg，继以每小时 3000～4000U/kg 输入。冠状动脉给药 1 小时内输入尿激酶 10 000U/kg。也可用链激酶，静脉溶栓 1 小时内输入链激酶 10 000U/kg，半小时后可再用 1 次。以上药物快速溶解纤维蛋白，效果较好，无不良反应。溶栓治疗中应监测凝血时间及纤维蛋白原含量，如凝血时间较正常延长 1 倍，或纤维蛋白原低于 100mg/dl，即有发生出血的危险。

（八）介入和手术治疗

冠状动脉狭窄有心肌缺血症状者可行介入治疗。冠状动脉主干、左前降支闭塞、多冠状动脉闭塞者可行冠状动脉搭桥术。

（九）并发心力衰竭、心源性休克、心律失常应给予相应治疗

【随访及预后】

国内主张每年复查超声心动图和心电图。

1. 国外主张对冠状动脉危险因素分级为Ⅰ级者每 5 年复查超声心动图和心电图 1 次。Ⅱ级者每 3 年复查超声心动图和心电图 1 次。

2. 有冠状动脉病变，应密切随访。通常在发病第 14 天、21 天、60 天、半年时复查超声心动图，然后至少每年复查 1 次。应限制体育活动。

3. 冠状动脉扩张和轻度冠状动脉瘤多于 3～6 个月

消退。

4. 中度冠状动脉瘤约50%于1～2年消退，可遗留阻塞性病变如闭塞、阶段性或局限性狭窄。

5. 巨瘤预后不良，多不能恢复，并形成阻塞性病变。

（鲁　珊）

变态反应性疾病

第19章

第一节　变态反应性疾病概述

变态反应性疾病也称过敏性疾病，是由于致敏原进入机体后引起异常反应所致的一类疾病。该病的发生与患者遗传基因所决定的体质有很大关系。由于过敏体质这一内在因素的作用，在过敏原这种外在因素的诱发下，可引起体内具有该致敏原靶细胞的不同器官发病。

根据致敏原的不同可以分为食物过敏、药物过敏、花粉过敏等。过敏原可通过吸入、接触、食入等途径进入人体内。根据其引起的全身不同系统的异常反应又可分为呼吸系统变态反应疾病（如支气管哮喘），耳鼻喉科变态反应疾病（如变态反应性鼻炎，变态反应性中耳炎），皮肤变态反应疾病（如特应性皮炎），消化系统变态反应疾病（如嗜酸细胞性胃肠炎，嗜酸细胞性食管炎），变态反应性血管炎（过敏性紫癜）等。

【诊断要点】

（一）病史收集

1. 一般情况　年龄，性别，种族，父母职业等。

2. 现病史　注意与变态反应有关的病史和症状，如：进食特殊食物，更换环境，家具，玩具，被褥，衣物，植物、动物接触史，感染史，服药史，季节和天气变化等。

3. 个人史，喂养史　产前暴露过敏原，出生于花粉较多季节，城市居民，过早添加辅食，人工喂养，手术，暴露于动物、霉菌，被动吸烟，很少户外活动，过于清洁等。

4. 家族史　父母双方及一、二级亲属和其他亲属有过敏史。

5. 既往史　过去的变态反应史，皮肤试验，过去使用的药物，环境的因素，一年的发病规律。

（二）体格检查

应全面查体而不限于就诊时的单一器官或组织。如：湿疹的患儿要注意皮疹特点，进行肺部听诊和腹部的查体。

（三）实验室检查

1. 嗜酸细胞计数，部分病人可升高。

2. 嗜酸细胞阳离子蛋白、血清总 IgE、细胞因子。

3. 变应原的体外检测　血清特异性 IgE、IgG。

4. 皮肤点刺试验。

5. 激发试验。

（李在玲）

第二节　食物过敏

食物异常反应（adverse reaction to food）是一个总的概念，指摄入的食物和（或）食物添加剂引起的所有异常表现。包括人体对食物成分或添加剂引起的免疫反应（IgE 介导和非 IgE 介导的免疫反应）即食物过敏（food allergy，FA）以及非免疫性反应（如食物不耐受或中毒性、代谢性、药理性和特异体质的反应，以及精神心理因素所引起的异常反应等）。

分类：食物过敏根据过敏表现的器官不同而分为消化道食物过敏、非消化道食物过敏及混合性食物过敏三类。根据进食时间距离过敏发作时间的长短，分为速发型食物过敏和迟发性食物过敏。根据食物过敏症状发作的时间特点又可分为长期型、周期型、间歇型、季节型等。

根据其免疫机制又分为 IgE 介导、非 IgE 介导、IgE 和非 IgE 介导混合介导三类。

【临床表现】

(一) 消化系统的临床表现

1. 唇、舌部的血管神经性水肿　往往在食用某种食物后数分钟内出现，唇和舌部麻木，肿胀，可在数分钟～24 小时内消退。

2. 口、咽、喉及食管的黏膜下水肿　进食后出现咽部吞咽障碍、呼吸困难、发音障碍、憋气等，有时伴有严重的荨麻疹及皮肤血管性水肿。症状通过处理可迅速缓解。

3. 食物过敏引起的胃食管反流，表现为进食后出现反流、呕吐等症状。迟发性病变可引起食管炎，有烧心、反酸、吞咽障碍等症状。部分嗜酸细胞性食管炎可由食物过敏引起。

4. 食物过敏性胃炎和肠炎　IgE 介导的胃肠道的变态反应往往是速发型的，在进食后几分钟到 2、3 小时出现胃部不适、胀气、反酸、恶心、腹痛、腹泻、呕吐、肠绞痛、肠鸣音亢进等。常伴有皮肤黏膜和（或）呼吸道过敏症状。腹泻患儿大便呈黏冻状，便潜血阳性，可有少量红细胞和少到中量的白细胞。在婴幼儿往往会被误诊为菌痢或肠炎。有些儿童只出现食欲差、生长发育迟缓或间断腹痛、便秘等。婴幼儿也可表现为拒食、间歇性呕吐和体重不增、夜间发作的持续哭闹、双腿蜷缩、腹胀、排气过多等，为迟发病变可在进食后数天内出现上述症状，易被误诊为其他疾病。部分嗜酸细胞性胃肠炎可由食物过敏引起。

5. 食物过敏还可能造成肝功能损害。

(二) 非消化系统食物过敏反应

1. 皮肤黏膜症状　皮肤是第二个最常出现症状的靶器官，食入过敏食物可很快出现皮肤症状或使慢性过敏者症状恶化。常见的有荨麻疹和血管性水肿、特应性皮炎等。特应性皮炎常出现于婴儿期，严重时有痒感，影响睡眠。在婴儿期特别要引起注意。

2. 呼吸道症状　食物过敏很少会单独引起哮喘或过敏性鼻炎等呼吸道症状，往往伴有胃肠道或皮肤症状。

3. 其他 过敏性紫癜往往因食物过敏引起。食物过敏综合征表现为慢性腹泻、腹痛、缺铁性贫血、体重不增、湿疹、慢性间质性肺炎等。有报道偏头痛、多动症、孤独症和肾病综合征等疾病与食物过敏有关。

【病史】

1. 采取详细的食物过敏史，寻找可疑食物。详细询问涉及的食物，食物的数量，暴露后发生反应的病史，暴露与发生反应的时间间隔，症状持续时间，避免食用后是否缓解，是否用药物治疗。

2. 过敏家族史，家族特殊疾病史尤其是免疫性疾病。被动吸烟史很重要。

3. 写食物日记，分析可疑食物。

【实验室检查】

1. 皮肤点刺试验（IgE 介导）。

2. 血清食物特异性 IgE。

3. 血清食物特异性 IgG 体外测定。

4. 排除饮食 7～14 天内排除所有可疑食物，观察效果。再次进食，再排除。

5. 基础食谱 严格限制食谱外食物，待症状消失后逐渐加入一种食物观察。

6. 口服激发试验 目前的诊断金标准，对病人投以怀疑过敏的食物，以期诱导过敏病发作症状的重现。主要有以下 2 种方法：①开放的排除激发试验；②双盲安慰剂对照食物激发试验。

【治疗】

（一）特异性治疗

1. 避食疗法 回避敏感食物及含有食物成分的食物，如患儿是母乳喂养，母亲同时要进行避食。并且注意食物交叉抗原问题，患儿往往不止对一种食物过敏。所以需要对一些食物进行回避。

2. 加工改造法 加热或经消化酶处理可使食物抗原性

降低。

3. 限制食物疗法　不明过敏原时可食用不易过敏的食物。

4. 口服脱敏疗法　少量到适量，以不出现症状为目的。

5. 服用无敏食物　如无敏奶粉。

（二）非特异性治疗

1. 抗组胺药物　IGE 介导，使用西替利嗪、酮替芬、氯雷他定等。

2. 抗胆碱药物　用于消化道过敏者。

3. 激素类药物　用于重症患儿。

4. 白三烯受体拮抗剂　孟鲁斯特。

（三）特异性免疫治疗

1. 致敏原免疫疗法。

2. 细胞因子。

3. 抗 1gE 单克隆抗体。

4. 过敏原基因免疫治疗。

［附　婴儿牛奶蛋白过敏］

牛奶蛋白过敏症（cow's milk protein allergy，CMPA），是指人体对一种或几种牛奶蛋白质发生的免疫学反应。并且单纯母乳喂养或混合喂养（饮入牛奶时）的婴幼儿也可能发生 CMPA。CMPA 可由 IgE 介导或非 IgE 介导的免疫反应所引起。

58% IgE 介导的 CMPA 患儿可出现早期反应，表现为荨麻疹、血管性水肿、呕吐或急性特应性皮炎；42%的患儿可出现迟发反应，表现为典型的特应性皮炎或胃肠道反应。与迟发反应相比，在进行皮肤点刺试验时，早期反应的患儿更易表现为阳性（皮丘大小≥3mm），并易检测到特异性 IgE。激发试验所诱导出急性反应的牛奶剂量可以是 1 滴，也可以高达 161ml。

CMPA 的预后（即对牛奶的耐受性）：基于患儿诊断时

的年龄和特异性 IgE 的水平。IgE 阳性的患儿发展为特应性疾病（如哮喘、特应性皮炎和鼻眼结膜炎）的风险明显增加，IgE 阴性的患儿更易发展为对多种食物的过敏。因此对 CMPA 患儿进行激发试验时最好要进行特异性 IgE 检测。

【母乳喂养儿牛奶蛋白过敏的诊断与治疗】

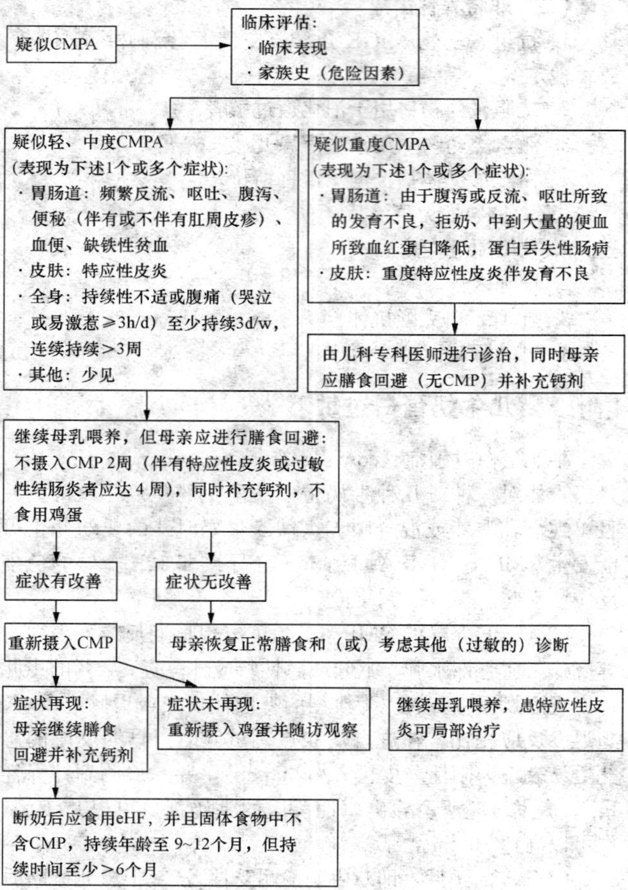

【配方奶喂养儿牛奶蛋白过敏的诊断与治疗】

疑似CMPA → 临床评估：
- 临床表现
- 家族史（危险因素）

轻、中度CMPA（表现为下述1个或多个症状）：
- 胃肠道：频繁反流、呕吐、腹泻、便秘（伴或不伴肛周皮疹）、便血和缺铁性贫血
- 皮肤：特应性皮炎、口唇或眼睑水肿（血管性）、非急性感染、药物或其他原因所致的荨麻疹
- 呼吸系统：非感染所致的鼻后滴漏、慢性咳嗽和喘息
- 全身：持续性不适或腹痛（哭泣或易激惹≥3 h/d）至少持续3d/w，连续持续＞3w

CMPA检测：
- 皮肤：CMP点刺试验或斑贴试验
- 血液：总IgE、CMP特异性IgE检测（RAST）

重度CMPA（表现为下述1个或多个症状）：
- 胃肠道：由于慢性腹泻、反流、呕吐和（或）拒奶所致的发育不良；潜血或镜下血便所致的缺铁性贫血；蛋白丢失性肠病（低白蛋白血症）；内镜或组织学检查确诊的肠病或重度溃疡性结肠炎
- 皮肤：渗出性或重度特应性皮炎伴低白蛋白血症-贫血、发育不良或缺铁性贫血
- 呼吸系统：急性喉水肿或支气管阻塞伴呼吸困难
- 全身：过敏性休克需立即抢救的

轻、中度CMPA → 膳食回避并服用eHF2~4周
- 症状有改善 → 利用牛奶配方奶粉行开放式激发试验（需在临床观察下进行）
  - 症状未再现：在膳食中恢复CMP并随访观察
  - 症状再现：膳食中回避CMP持续年龄至9~12个月，但持续时间至少＞6个月 → 重复激发试验 → 根据IgE水平进行激发试验根据信价比或患儿是否接受eHF来确定
- 症状无改善 → 膳食回避并服用AAF，或膳食中恢复CMP

重度CMPA →
- 膳食回避并服用AAF至少2~4周
  - 症状无改善 → 由儿科专科医师拟定诊断方案
  - 症状改善 → 儿科专科医师行激发试验
- 转儿科专科医师诊治

（李在玲）

第三节　过敏性鼻炎

过敏性鼻炎是最常见的变态反应性疾病之一，常与哮喘、荨麻疹等变态反应性疾病并存。

【诊断要点】

（一）病史

吸入性过敏原和食物因素通常是引起过敏性鼻炎的诱因。

（二）临床表现

1. 反复鼻痒，鼻塞、阵发性喷嚏，流大量黏液或浆液性鼻涕，以晨起症状明显。伴有感染者，分泌物可呈黏脓性。

2. 常有吸鼻、皱鼻和揉鼻等动作（因鼻痒或鼻塞的刺激引起）。

3. 也可表现仅流清鼻涕，而无鼻塞或阵发性喷嚏。

4. 慢性者可出现嗅觉减退，严重者嗅觉缺失。

5. 鼻黏膜苍白水肿，表面湿润，可见大量清亮的分泌物。

（三）辅助检查

1. 过敏原检测　用不同浓度的抗原浸液作皮肤点刺，根据皮肤丘疹直径及周围的红斑反应程度来判断阳性结果。

2. 鼻分泌物涂片　可见嗜酸粒细胞分类计数>5%。

3. 鼻黏膜激发试验　吸入溴化乙酰甲胆碱3～6mg，观察鼻黏膜过敏反应的程度，通过记录打喷嚏次数、测量鼻分泌物的量、鼻腔通畅度、鼻黏膜血流量变化等。

【治疗要点】

1. 避免过敏原的接触是本病最简单和有效的治疗，对已知的过敏原尽可能让患儿回避。

2. 口服抗组胺药　如西替利嗪、氯雷他定。

3. 鼻内糖皮质激素　雷诺考特或氟替卡松（辅舒良）

喷鼻，1～2 喷/日，建议儿童以发作症状间歇使用，避免鼻黏膜受损等副作用。

4. 鼻喷减充血剂　羟甲唑林、赛诺唑林等。

5. 白三烯受体拮抗剂　6 个月～6 岁，4mg/d；6～12 岁，5mg/d；＞12 岁，10mg/d；疗程 3～6 个月；或在发作季节来临之前服用。

6. 脱敏治疗。

7. 中医中药　如鼻渊舒、鼻咽清毒剂等。

（鲍慧玲）

第四节　支气管哮喘

支气管哮喘是由多种细胞，包括炎性细胞（嗜酸性粒细胞、肥大细胞、T 淋巴细胞、中性粒细胞等）、气道结构细胞（气道平滑肌细胞和上皮细胞等）和细胞组分参与的气道慢性炎症性疾病。

【诊断要点】

（一）儿童支气管哮喘诊断标准（符合以下第 1～4 条或第 4、5 条者，可以诊断为哮喘）

1. 反复发作的喘息、咳嗽、气促、胸闷，多与接触变应原、冷空气、物理和化学性刺激、呼吸道感染以及运动等有关，常在夜间和（或）清晨发作或加剧。

2. 发作时在双肺闻及散在或弥漫性，以呼气相为主的哮鸣音，呼气相延长。

3. 上述症状和体征经抗哮喘治疗有效或自行缓解。

4. 除外其他疾病所引起的喘息、咳嗽、气促和胸闷。

5. 临床表现不典型者（如无明显喘或哮鸣音），应至少具备以下 1 项：

（1）支气管激发试验或运动激发试验阳性。

（2）证实存在可逆性气流受限：

①支气管舒张试验阳性：吸入速效 β_2 受体激动剂（如

沙丁胺醇）后15分钟第一秒用力呼气量（FEV_1）增加≥12%，或②抗哮喘治疗有效：使用支气管舒张剂和口服（或吸入）糖皮质激素治疗1～2周后，FEV_1 增加≥12%。

（3）最大呼气流量（PEF）每日变异率（连续监测1～2周）≥20%。

（二）小于5岁以下的儿童喘息

1. 将5岁以下儿童喘息分成3种临床表型：

（1）早期一过性喘息：多见于早产儿和父母吸烟者，大多数患儿在生后3岁之内喘息逐渐消失。

（2）早期起病的持续喘息（3岁前起病）：患儿主要表现为与急性呼吸道病毒感染相关的反复喘息，本人无特应症表现，也无家族过敏性疾病史。喘息症状一般持续到学龄期，部分患儿在12岁时仍然有症状。

（3）迟发性喘息/哮喘：这些患儿有典型的特应性体质，往往伴有湿疹，哮喘症状常迁延持续至成人期，气道有典型的哮喘病理特征。

但是应该注意，第1、2种类型的儿童喘息只能通过回顾性分析才能做出鉴别。儿童喘息的早期干预有利于疾病的控制，因此不宜在对患者进行初始治疗时即进行如此分类。

2. 5岁以下儿童喘息的评估　喘息儿童当具有以下临床特点时高度提示哮喘的诊断：

（1）多于每月1次的频繁发作性喘息。

（2）活动诱发的咳嗽或喘息。

（3）非病毒感染导致的间歇性夜间咳嗽。

（4）喘息症状持续到3岁以后。

（三）咳嗽变异性哮喘诊断标准（以下1～4项为诊断基本条件）：

1. 咳嗽持续>4周，常在夜间和（或）清晨发作或加重，以干咳为主。

2. 临床上无感染征象，或经较长时间抗生素治疗无效。

3. 抗哮喘药物诊断性治疗有效。

4. 排除其他原因引起的慢性咳嗽。

5. 支气管激发试验阳性和（或）PEF 每日变异率（连续监测 1～2 周）≥20%。

6. 个人或一、二级亲属特应性疾病史，或变应原检测阳性。

【临床表现】

（一）急性发作期

1. 发作先兆与早期表现　婴幼儿哮喘急性发作常以呼吸道感染为诱因，早期常有轻微咳嗽伴呼吸道卡他样症状，随后逐渐出现喘息典型表现，在临床易被误诊为支气管炎或肺炎。年长儿如接触过敏原或受到冷空气或其他诱因刺激时，可先有呼吸道过敏的症状，如打喷嚏、流清涕、鼻痒、眼痒、干咳等，数小时或较短时间内出现哮喘典型发作表现。

2. 急性发作典型表现　突然出现的喘息为儿童哮喘主要的临床特征，同时常伴有咳嗽、胸闷、呼吸困难、双肺呼气相哮鸣音、呼气相延长等主要临床典型表现，上述表现常于夜间或清晨加重。儿童哮喘特殊类型可仅以慢性或反复咳嗽或胸闷憋气为唯一临床表现，应加以重视。

3. 哮喘急性发作严重程度分级　参见表 19-4-1。

表 19-4-1　哮喘急性发作严重程度分级

临床特点	轻度	中度	重度	危重度
气短	走路时	说话时	休息时	
体位	可平卧	喜坐位	前弓位	
讲话方式	能成句	成短句	说单字	难以说话
精神意识	可有焦虑、烦躁	常焦虑、烦躁	常焦虑、烦躁	嗜睡、意识模糊
呼吸频率	轻度增加	增加	明显增加	减慢或不规则

（续表）

临床特点	轻度	中度	重度	危重度
辅助呼吸肌活动及三凹征	常无	可有	通常有	胸腹反常运动
哮鸣音	散在，呼气末期	响亮、弥漫	响亮、弥漫、双相	减弱乃至消失
脉率	略增加	增加	明显增加	减慢或不规则
奇脉（kPa）	不存在 <1.33	可有 1.33～3.33	通常有 2.67～5.33	不存在（提示呼吸肌疲劳）
使用速效β_2受体激动剂后PEF占正常预计值或本人最佳值的百分数（%）	>80	60～80	<60或治疗效应维持<2h	<33
PaO_2（吸空气）（kPa）	正常	>8	<8，可能有发绀	呼吸衰竭
$PaCO_2$（kPa）	<6	<6	≥6，短时内明显上升	呼吸衰竭
SaO_2（吸空气）	>0.95	>0.92～0.95	0.90～0.92	<0.90

注：①正常儿童清醒时呼吸频率上限：<2个月，<60次/分；～12个月，<50次/分；～5岁，<40次/分；～8岁，<30次/分；②正常儿童脉率上限：2～12个月，<160次/分；～2岁，<120次/分；～8岁，<110次/分；③小龄儿童较年长儿和成人更易发生高碳酸血症（低通气）；④判断急性发作严重度时，只要存在某项严重程度的指标（不必全部指标存在），就可归入该严重度等级

（二）慢性持续期

指近3个月内不同频度和（或）不同程度地出现过喘息、咳嗽、气促、胸闷等症状，可根据症状严重程度分级，见表19-4-2：

表 19-4-2　儿童哮喘严重程度分级

严重程度	日间症状	夜间症状/憋醒	应急缓解药的使用	活动受限	肺功能（≥5 岁者适用）	急性发作（需使用全身激素治疗）
<5 岁						
间歇状态（第 1 级）	≤2 天/周，发作间歇无症状	无	≤2 天/周	无		0～1 次/年
轻度持续（第 2 级）	>2 天/周，但非每日有症状	1～2 次/月	>2 天/周，但非每天使用	轻微受限		6 个月内≥2 次，根据发作的频度和严重度确定分级
中度持续（第 3 级）	每天有症状	3～4 次/月	每天使用	部分受限		
重度持续（第 4 级）	每天持续有症状	>1 次/周	每天多次使用	严重受限		
≥5 岁						
间歇状态（第 1 级）	≤2 天/周，发作间歇无症状	≤2 次/月	≤2 天/周	无	FEV_1 或 PEF≥正常预计值的 80%，PEF 或 FEV_1 变异率<20%	0～1 次/年

（续表）

严重程度	日间症状	夜间症状/憋醒	应急缓解药的使用	活动受限	肺功能（≥5 岁者适用）	急性发作（需使用全身激素治疗）
轻度持续（第 2 级）	>2 天/周，但非每天有症状	3～4 次/月	>2 天/周，但非每天使用	轻微受限	FEV_1 或 PEF≥正常预计值的 80%，PEF 或 FEV_1 变异率 20%～30%	≥2 次/年，根据发作的频度和严重度确定分级
中度持续（第 3 级）	每天有症状	>1 次/周，但非每晚有症状	每天使用	部分受限	FEV_1 或 PEF 达正常预计值的 60%～79%，PEF 或 FEV_1 变异率>30%	
重度持续（第 4 级）	每天持续有症状	经常出现，通常每晚均有症状	每天多次使用	严重受限	FEV_1 或 PEF<正常预计值的 60%，PEF 或 FEV_1 变异率>30%	

注：①评估过去 2～4 周日间症状、夜间症状/憋醒、应急缓解药使用和活动受限情况；②患儿只要具有某级严重程度的任一项特点，就将其列为该级别；③任何级别严重程度，包括间歇状态，都可以出现严重的急性发作

（三）临床缓解期

经过治疗或未经治疗症状、体征消失，肺功能恢复到急性发作前水平，并维持 3 个月以上。

【辅助检查】

（一）肺功能检测

肺功能测定有助于确诊哮喘，也是评估哮喘病情严重程度和控制水平的重要依据之一。对于 FEV_1≥正常预计值 70%的疑似哮喘患儿，可选择支气管激发试验测定气道反应性，对于 FEV_1＜正常预计值 70%的疑似哮喘患儿，选择支气管舒张试验评估气流受限的可逆性，支气管激发试验阳性、支气管舒张试验阳性或 PEF 每日变异率（连续监测 1～2 周）≥20%均有助于确诊哮喘。

（二）过敏状态检测

对于所有反复喘息怀疑哮喘的儿童，尤其无法配合进行肺功能检测的学龄前儿童，均推荐进行变应原皮肤点刺试验或血清变应原特异性 IgE 测定，以了解患者的过敏状态，协助哮喘诊断。也有利于了解导致哮喘发生和加重的危险因素，有助于制订环境干预措施和确定变应原特异性免疫治疗方案。

（三）气道无创炎症指标检测

痰或诱导痰中嗜酸性粒细胞计数、呼出气一氧化氮（FeNO）水平等，可作为哮喘气道炎症指标。这些指标的监测有助于评估哮喘的控制水平和制定最佳哮喘治疗方案。

【治疗要点】

（一）哮喘急性发作的治疗流程

初始治疗 病史、体格与辅助检查（听诊、辅助呼吸肌活动或三凹征、心率，呼吸频率，PEF 或 FEV_1，血氧饱和度、危重儿测动脉血气和胸片等）

↓

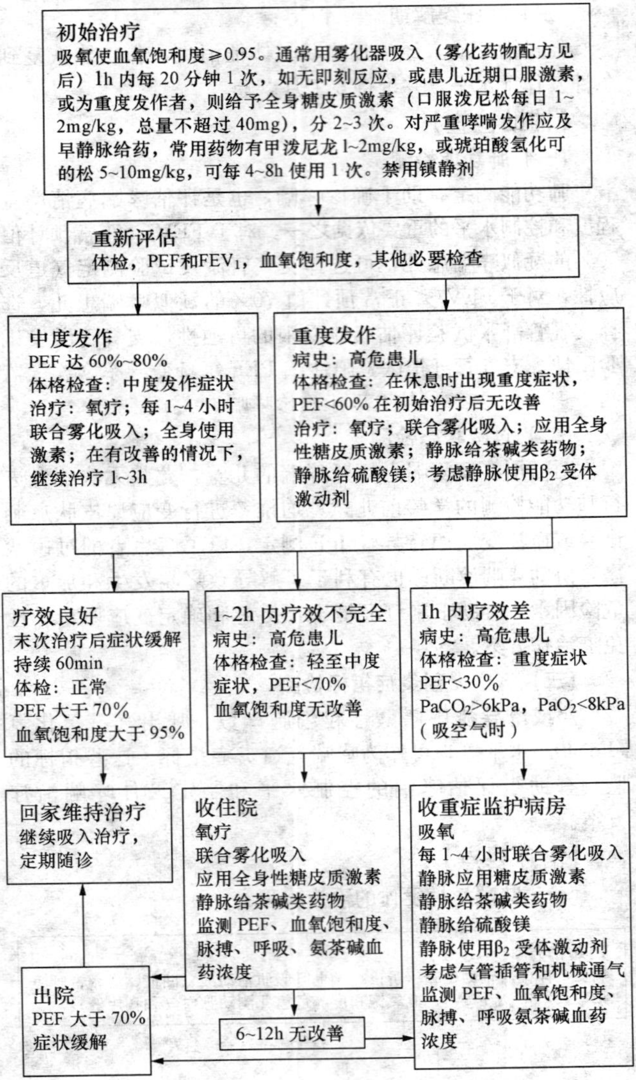

初始治疗
吸氧使血氧饱和度≥0.95。通常用雾化器吸入（雾化药物配方见后）1h内每20分钟1次，如无即刻反应，或患儿近期口服激素，或为重度发作者，则给予全身糖皮质激素（口服泼尼松每日1~2mg/kg，总量不超过40mg），分2~3次。对严重哮喘发作应及早静脉给药，常用药物有甲泼尼龙1~2mg/kg，或琥珀酸氢化可的松5~10mg/kg，可每4~8h使用1次。禁用镇静剂
重新评估
体检，PEF和FEV_1，血氧饱和度，其他必要检查
中度发作
PEF达60%~80%
体格检查：中度发作症状
治疗：氧疗；每1~4小时联合雾化吸入；全身使用激素；在有改善的情况下，继续治疗1~3h
重度发作
病史：高危患儿
体格检查：在休息时出现重度症状，PEF<60%在初始治疗后无改善
治疗：氧疗；联合雾化吸入；应用全身性糖皮质激素；静脉给茶碱类药物；静脉给硫酸镁；考虑静脉使用β_2受体激动剂
疗效良好
末次治疗后症状缓解持续60min
体检：正常
PEF大于70%
血氧饱和度大于95%
1~2h内疗效不完全
病史：高危患儿
体格检查：轻至中度症状，PEF<70%
血氧饱和度无改善
1h内疗效差
病史：高危患儿
体格检查：重度症状
PEF<30%
$PaCO_2$>6kPa，PaO_2<8kPa（吸空气时）
回家维持治疗
继续吸入治疗，定期随诊
收住院
氧疗
联合雾化吸入
应用全身性糖皮质激素
静脉给茶碱类药物
监测PEF、血氧饱和度、脉搏、呼吸、氨茶碱血药浓度
收重症监护病房
吸氧
每1~4小时联合雾化吸入
静脉应用糖皮质激素
静脉给茶碱类药物
静脉给硫酸镁
静脉使用β_2受体激动剂
考虑气管插管和机械通气
监测PEF、血氧饱和度、脉搏、呼吸氨茶碱血药浓度
出院
PEF大于70%
症状缓解
6~12h无改善

（二）哮喘维持治疗

治疗级别（降级 ← → 升级）	第1级	第2级	第3级	第4级	第5级
治疗方案					
非药物干预	哮喘防治教育、环境控制	哮喘防治教育、环境控制			
应急药物	按需使用速效β_2受体激动剂	按需使用速效β_2受体激动剂			
控制药物	一般不需要	选用下列一种 · 低剂量ICS · LTRA	选用下列一种 · 中等剂量ICS · 低剂量ICS加LTRA	选用下列一种 · 中高剂量ICS加LTRA · 中高剂量ICS加缓释茶碱 · 中高剂量ICS/LABA加LTRA或缓释茶碱	选用下列一种 · 高剂量ICS加LTRA与口服最小剂量的糖皮质激素 · 高剂量ICS联合LABA与口服最小剂量的糖皮质激素

ICS：吸入糖皮质激素

LTRA：白三烯受体拮抗剂

LABA：吸入型长效β_2受体激动剂

(三) 儿童哮喘控制水平分级，见表 19-4-3

表 19-4-3 儿童哮喘控制水平分级

控制程度	日间症状	夜间症状/憋醒	应急缓解药的使用	活动受限	肺功能（≥5 岁者适用）	定级标准	急性发作（需使用全身激素治疗）
控制	无（或≤2 天/周	无	无（或≤2 次/周）	无	≥正常预计值或本人最佳值的 80%	满足前述所有条件	0～1 次/年
部分控制	>2 天/周或≤2 天/周但多次出现	有	>2 次/周	有	<正常预计值或本人最佳值的 80%	在任何 1 周内出现前述 1 项特征	2～3 次/年
未控制						在任何 1 周内出现≥3 项“部分控制”中的特征	>3 次/年

注：①评估过去 2～4 周日间症状、夜间症状/憋醒、应急缓解药使用和活动受限情况；②出现任何一次急性发作都应复核维持治疗方案是否需要调查

（四）哮喘急性发作雾化吸入配方，见表 19-4-4

表 19-4-4　哮喘急性发作雾化吸入配方

	<2 岁	2～6 岁	6～12 岁	>12 岁
布地奈德	1mg	2mg	2mg	2mg
特布他林	2.5mg	2.5mg	3.75mg	5mg
沙丁胺醇	2.5mg	2.5mg	3.75mg	5mg
异丙托溴胺	250μg	250μg	375μg	500μg

（周　薇）

第20章 内分泌疾病

第一节 身材矮小

身高处于同性别、同年龄正常健康儿童生长曲线第3百分位数以下，或低于同性别、同年龄平均身高2个标准差，称为身材矮小（short stature）。

【诊断要点】

影响身高增长速度的因素很多，如内分泌、遗传、宫内发育、营养、生活环境、疾病等，因此有必要对病史、体格检查及实验室检查等资料进行综合分析，才能做出正确的评价。

（一）病史

病史应包括出生情况、出生体重及身长、妊娠周数、分娩方式、新生儿期生活能力，出生后小儿体格发育、运动和智力发育情况、生后的疾病史和治疗经过。母亲孕期的健康状况：分娩情况、胎次、产次、有无自然流产和死产史等。家族史：父母及所有成员身高情况、父母的青春发育史。病儿在家庭中的地位，父母对病儿的关心程度，家庭中是否存在有影响病儿精神的不良因素。小儿每年身高增长情况。

（二）体格检查

身体测量应包括身高、体重、坐高、指距、头围等。观察病儿体格发育是否匀称，头、躯干、四肢、指距大小形态等。五官的分布形态，面容有无特殊。皮下脂肪的分布，肌肉的发育，肌张力，关节韧带的活动，性发育情况。

（三）实验室检查

1. X 线检查　矮小儿童需摄左手正位 X 线片，判断骨龄。如病人体格不匀称，怀疑有骨骼病变时，则应进一步检查骨 X 线片，包括脊柱、骨盆、胸廓，必要时包括上肢和（或）下肢，同时观察骨骼的生长，骨质的密度可初步明确骨病的诊断。

2. 血、尿常规检查，肝、肾功能及血生化、血气检查，血钙、磷、锌、碱性磷酸酶测定。

3. 染色体检查　女孩身矮或有轻度畸形的，应做细胞染色体检查，以明确是否为 Turner 综合征。

4. 内分泌检查

（1）甲状腺功能：测血清 T_3、T_4 或 TSH。

（2）生长激素测定：生长激素激发试验（生理性刺激，药物激发），生长介素包括 IGF-Ⅰ、IGF-BP_3。

（3）下丘脑释放激素兴奋试验（TRH、GHRH、CRH、LHRH）。

5. 其他　眼底、视野、头颅 CT、MRI 等。

【鉴别诊断】

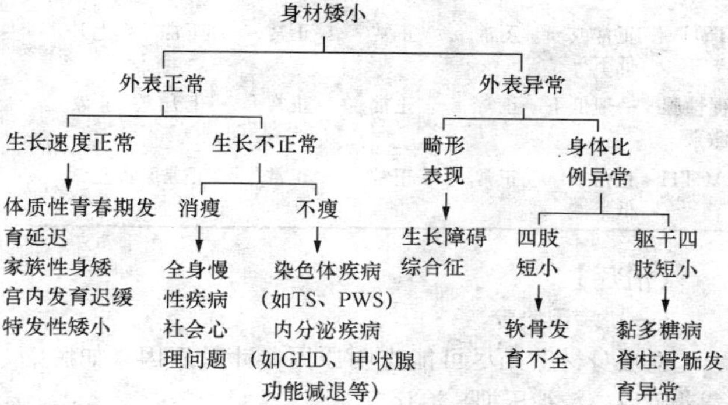

表 20-1-1 几种身材矮小的鉴别

	垂体性	青春期延迟	宫内发育迟缓		Turner综合征	甲状腺功能减低
			无畸形者	有畸形者		
家族史	少有	常有	无	无	无	时有、可无
出生体重	一般正常	正常	小	小	小	正常或大
围生期	可有臀位、窒息	正常	正常	正常	四肢末端水肿	生理性黄疸延迟
外貌	幼稚、一般圆脸	青春期前幼稚	正常	特殊外貌	有特征	老人样、表情淡漠
矮小程度	一般为严重矮小	轻度到中度	轻度到严重	一般为严重	一般为高度	严重
性发育	延迟、停在幼儿型	延迟	正常	正常到稍迟	幼儿型	延迟
骨龄	延迟	延迟	正常	正常	延迟	延迟
甲状腺功能	正常或低下	正常	正常	正常	正常	低下
GH	低下	正常	正常	正常	时低但可逆	往往低但可逆
TSH	正常或低下	正常	正常	正常	正常	上升
促性腺激素	一般低下	正常	正常	正常	上升	正常
ACTH	正常或低下	正常	正常	正常	正常	正常

【治疗】

（一）病因治疗

对矮身材患儿尽可能查明原因，针对病因（如肿瘤、营养障碍、精神压抑）治疗。

（二）促进生长的药物治疗

对于生长激素缺乏、Turner综合征、宫内生长迟缓、慢性肝、肾疾病等患儿，可使用以下药物：①基因重组人生长激素为首选药物，每日0.1～0.15U/kg皮下注射一次，每周6～7次。②蛋白质合成激素，因各种原因不能使用生长激素者可应用蛋白质合成激素，如氧甲氢龙、氟甲睾酮苯丙酸诺龙、司坦唑醇（康力龙）（每日0.05mg/kg）。

（三）心理治疗

（王新利）

第二节　糖　尿　病

以慢性高血糖为特征的代谢紊乱，是多病因导致胰岛素分泌缺陷或胰岛素活性下降或二者兼有的疾病。儿童时期的糖尿病90％以上为胰岛素依赖型，亦称1型糖尿病，又可分为免疫介导型即1a型和特发性即1b型。

【诊断要点】

（一）病史

1型糖尿病约5％的病人有家族史，多急性起病，发病率随年龄而增加：4～6岁有一小高峰，10～14岁有一大高峰。2型糖尿病75％～100％有家族史（40％～50％的家族成员在成年期发病），起病多隐匿，儿童期发病年龄平均在13～14岁，多有肥胖病史。

（二）临床表现

1. 症状　有多饮、多尿、多食、体重下降，可有遗尿、乏力、行为能力减低。糖尿病酮症酸中毒时可以出现恶心、呕吐、厌食或腹痛、腹泻和腿痛等。

2. 体征　多数无明显体征，可有消瘦，脱水，某些原发疾病的体征如局部感染，合并症的体征，如酮症酸中毒时有皮肤干燥、口干、眼窝下陷等脱水征和口唇樱红、深大呼吸、酮味等。

（三）辅助检查

1. 血糖　空腹>7.0mmol/L（126mg/dl），或餐后2小时或任意时间>11.1mmol/L（200mg/dl）可诊断糖尿病；空腹<7.0mmol/L（126mg/dl）和餐后2小时在7.8mmol/L（140mg/dl）～11.1mmol/L（200mg/dl）为葡萄糖耐量受损（IGT）；空腹在6.1mmol/L（110mg/dl）～7.0mmol/L（126mg/dl）和餐后2小时<7.8mmol/L（140mg/dl）为空腹耐量受损（IFG）。

2. 尿常规　尿糖阳性（+）～（++++），尿酮体可阳性或阴性。

3. 临床上出现酮症酸中毒症状时，应及时测血气、血钾、钠、氯及尿素氮。

4. 葡萄糖耐量试验　已诊断糖尿病者不用做，对无症状或症状不明显、尿糖阳性、血糖升高不明显者可做。方法：禁食12～14小时，早晨空腹采血，服75克葡萄糖（1.75g/kg）溶于200～300ml水中，3～5分钟内服完，服糖后2小时采血测血糖，必要时加1小时、3小时、4小时测血糖，同时查血胰岛素。注意：试验前3天停利尿剂、β受体阻滞剂、甲状腺激素、利福平和水杨酸等，正服糖皮质激素者不做该试验。受吸收影响，糖耐量试验的结果重复性较差。

5. 胰岛素、C肽　C肽在1型糖尿病病人中随病程延长逐渐下降，2年后多数病人空腹C肽水平在0.5ng/ml以下。一般>3ng/ml时不能诊断为胰岛素缺乏。

6. 糖化血红蛋白（HbA1c）　代表了近1～3个月的血糖水平。

7. 自身抗体　胰岛素抗体（IAA）、胰岛细胞抗体（ICA）、谷氨酸脱羧酶抗体（GAD）。抗体阳性提示为免疫介导型（1a型）。在1型糖尿病中，GAD阳性率为85%～90%，且可维持较长时间，ICA阳性率为50%～80%，IAA为40%～50%，但随病程的延长阳性率迅速下降。

8. 并发症的筛查　急性并发症有 DKA，低血糖，感染。慢性并发症有眼、肾、神经、心血管损害，应检查眼底、肾功能、心电图、脑电图。尿微量白蛋白（留夜间 8 小时尿，20～200μg/min 或尿白蛋白 30～200mg/24 小时尿，为微量白蛋白尿），示早期糖尿病肾病。＞200μg/min 或尿白蛋白＞300mg/24 小时尿，为大量白蛋白尿，示临床糖尿病肾病。

9. 其他自身免疫性疾病　甲状腺功能及相关抗体。

（四）2 型糖尿病的筛查

ADA 建议的儿童青少年 T_2DM 筛查标准是肥胖或超重加上 2 个其他危险因素。肥胖或超重是主要标准，是指 BMI＞同年龄及同性别的第 85 百分位数，或相对于身高的体质量＞第 85 百分位数，或体质量＞理想体质量的 120%。其他危险因素有：①一级或二级亲属中 T_2DM 的家族史；②种族（印第安人、非洲人、西班牙人、亚洲/太平岛人）；③与胰岛素抵抗有关的表型或疾患（青春期、卵巢多发囊肿综合征、黑棘皮症、母孕期糖尿病或宫内生长迟缓、高血压、血脂紊乱等）；筛查起始年龄为 10 岁，或青春期开始（如果青春期提早开始）；检查频率为每 2 年 1 次；检查项目有空腹血糖或随机血糖及口服葡萄糖耐量试验（OGTT）。

ADA 建议诊断标准：主要标准加 2 条次要标准。主要标准为肥胖，次要标准有家族史、高危民族、具有 X 综合征的特点。X 综合征即胰岛素抵抗综合征（IRS）或代谢综合征（MS）诊断标准：IGT 或 DM 或胰岛素抵抗（即高胰岛素血症）加以下几项中的 2 条或以上：高血压，血脂异常、中心性肥胖，微量白蛋白尿。其他指标可助诊，但非必需，如高尿酸血症、凝血功能障碍、黑棘皮症、多囊卵巢综合征。

表 20-2-1　儿童青少年 1 型及 2 型糖尿病的鉴别要点

	T_1DM	T_2DM
相对频率	90%	<10%
发病年龄	整个儿童期，多较小	多在青春期或后
起病及 DKA	急，多有 DKA	从不明显到严重，多缓慢，少有 DKA
DM 家族史	多无，2%～4%	多有，40%～80%
BMI	低	超重或肥胖
自身免疫性抗体	多阳性	阴性
血胰岛素及 C 肽	明显降低，蜜月期后无	正常或偏高，空腹 C 肽>1.5μg/L，高度提示
用胰岛素	需终生	不一定用

（五）糖尿病酮症酸中毒的诊断

临床有脱水、酸中毒的表现，可有低血压、心动过速，但皮肤干燥、温暖、潮红。酸中毒者有呼吸急促，Kussmal's 呼吸，丙酮气味。可有不同程度意识改变：淡漠、嗜睡，重者昏睡或昏迷。

DKA 的诊断线索：凡遇不明原因的昏迷病人，顽固性脱水酸中毒难以纠正，呕吐，腹痛伴有明显呼吸深长，呼出气体有烂苹果味，已能控制排尿的小儿反复出现遗尿，原因不明的乏力、脱水、精神萎靡、胸闷患儿均应常规行血生化、尿常规检查以明确是否有 DKA。

DKA 诊断标准：血糖>16.7mmol/L（300mg/dl），pH<7.3，HCO_3^-<15mmol/L，有尿酮。

DKA 分度：轻度 pH<7.3，HCO_3^-<15mmol/L，中度 pH<7.2，HCO_3^-<10mmol/L，重度 pH<7.1，HCO_3^-<5mmol/L。

脱水程度评估：无明显脱水体征但有多尿/呕吐史为轻

度（丢失 3%）；口腔黏膜干燥，皮肤干燥弹性差为中度（丢失 5%）；眼干燥下陷外周循环差、皮肤苍白为重度（丢失 10%）；有循环障碍者为致病性脱水（12%～15%）。

【治疗】

糖尿病治疗目的包括：降低血糖，消除糖尿，保证正常生长发育，定期筛查并发症，及时诊治其他的同患疾病。治疗措施包括胰岛素治疗，饮食管理，运动治疗，自我监测，教育，心理社会支持。应遵循个体化原则。

（一）胰岛素治疗

根据胰岛素作用时间，分为短效、中效、长效三种，详见表 20-2-2。

胰岛素治疗目的是充足的胰岛素以覆盖 24 小时的基础需要，较大剂量胰岛素尽量匹配进餐引起的血糖变化。常用的方案有：每日两次注射，每日三次注射，基础-大剂量方案。胰岛素剂量随年龄、体重、青春期不同阶段、糖尿病不同病期而不同。

表 20-2-2　不同胰岛素制剂作用时间特点

类别	名称（小时）	起作用时间（小时）	作用高峰时间（小时）	作用持续时间
短效	常规胰岛素（RI）	0.5～1	2～4	5～8
中效 NPH	鱼精蛋白锌胰岛素 NPH	1～2	4～12	16～24
长效	PZI	4～8	18～20	20～30

一般初始剂量为 0.5～1U/(kg·d)，<2 岁为 0.25～0.5U/(kg·d)，DKA 后可能>1U/(kg·d)，部分缓解期常<0.5U/(kg·d)，病程长的青春前期儿童常需 0.7～1.0U/(kg·d)，青春期可超过 1U/(kg·d)，达 1.2～1.5U/(kg·d)，青春期后又下降。一般用三餐前短效加睡前中效。睡前中效剂量为总量的 30%，余量分 3 次用短效

于每餐前皮下注射。频繁监测血糖（每餐前及餐后 2 小时，睡前及凌晨 2 点），观察 2～3 天，根据前一日血糖水平调次日上一时段的胰岛素量，每次不超过原量的 10%～15%（不超过 2U）。病情稳定后换用短、中效混合制剂，其比例为 3∶7，将总量分 2 次皮下注射，早餐前给 2/3，晚餐前给 1/3。每日两次方案时：早上用总量的 2/3，晚上用 1/3，短效约占 1/3，中效 2/3。

胰岛素敏感指数 ISF＝1500÷18÷全天 INS 量（代表 1U INS 可降低的血糖 mmol/L）

急性期及强化期 ISF 较低，1U 约降低 3mmol/L 血糖，蜜月期较高，1U 约降低 12mmol/L 血糖。

（二）饮食治疗

每日所需热量＝1000＋［年龄×（70～100）］。较胖和大龄儿童每日热卡减至 50～60kcal/kg。每日总热卡中糖类＞50%，建议用多种高纤维碳水化合物。脂肪占 30%～35%，减少动物脂肪，增加植物脂肪，多食瘦肉、鱼、腊肉，限制蛋类可减少胆固醇。蛋白质占 10%～20%，随年龄增长而减少，＜3 岁为 2g/kg，3～10 岁为 1g/kg，青春期为 0.8～0.9g/kg。水果与蔬菜：每日 5 种以上。全日热量分为三餐和三次点心，早餐为总热卡的 25%，午餐 25%，晚餐为 30%，三餐间二次点心各 5%，睡前加餐 10%。

（三）胰岛素治疗的并发症

1. 低血糖　应及时加餐或饮含糖饮料。

2. 慢性胰岛素过量　多在半夜时发生血糖降低，清晨血糖升高，呈低-高血糖现象。日间血糖、尿糖波动明显，应减少胰岛素用量。

3. 慢性胰岛素不足　表现为生长落后、肝大、高血糖和高血脂，易发生酮症酸中毒。治疗应加强饮食的调整和增加胰岛素量，使血糖控制在正常的高限，生长速度可恢复正常。

另外应注意影响胰岛素吸收的因素：年龄小，皮下脂肪缺少，吸收较快；皮下脂肪多、厚、增生，吸收率慢；注射剂量小，吸收快；注射部位腹部＞臀部＞腿部，浅表吸收慢；腿部锻炼时腿部注射吸收快；胰岛素浓度低吸收快；周围环境温度和体温高时吸收快。吸收快可以导致作用持续时间短。

(四) 酮症酸中毒的治疗

DKA 的治疗目标：纠正休克，纠正脱水，纠正电解质紊乱，纠正高血糖，纠正酸中毒，防治脑水肿，控制感染。24 小时内的治疗目标：正常的血流状态，正常的水电解质平衡，不要求血糖正常，可维持于 11.1～16.7mmol/L（200～300mg/dl），以一稳定的速度清除血酮体和尿酮体。

开放两条静脉：一条用于补液纠酸，一条用于小剂量胰岛素滴注。

1. 补液纠酸　估计脱水程度计算累计损失量：轻度 60～80ml/kg，中度 80～100ml/kg，重度 100～120ml/kg。生理维持量每日 1200～1500ml/m^2。补液总量＝累积丢失量＋生理维持量。

中重度脱水的患儿，尤其休克者，最先给予生理盐水 10～20ml/kg 于 30～60min 内快速输注扩容，据外周循环情况可重复，但第 1 小时一般不超过 30ml/kg。序贯补液：48h 均衡补入累积丢失液及维持液体。第 1 小时一般输入 NS，其后为半张含钾液，总液体张力为 1/2～2/3 张（据血钠浓度定）。见尿补钾。

应用碱性液指征：pH＜6.9，CO_2CP＜5.4mmol/L 12vol%，用量为：5%$NaHCO_3$（ml）＝［15－所测 HCO_3（mmol）］×体重×0.6，先予 1/2 量，以注射用水稀释为 1.4%浓度，1～2h 内输入。

2. 胰岛素的应用　可以在补液后 1h 开始应用，特别是对有休克的患儿，只有当休克恢复、扩容结束后，胰岛素才可应用。胰岛素最初剂量为 0.1U/(kg・h)［婴幼儿 0.05U/(kg・h)］。计算 1h 量：0.1U/kg＋0.9% NaCl

60ml，60ml/h（或 30ml/h）。胰岛素输注速度一般不低于 0.05U/(kg·h)，血糖下降速度一般为每小时 2～5mmol/L。血糖＜13.9mmol/L（250～300mg/dl），加入 5%GS（2.5%糖浓度），血糖＜200mg/dl，可加入 10%GS（5%糖浓度），按比例加入胰岛素，3～4g 糖加 1U。以维持血糖水平为 8～12mmol/L。血糖＜11.1mmol/L（200mg/dl）时，胰岛素 0.05U/(kg·h)，使血糖维持在 150～200mg/dl。当 pH＞7.3，可进食，尿酮体（－～＋），皮下注射胰岛素 0.25～0.5U/kg，1/2h 后，停止补液、静滴胰岛素，进食。

酮症酸中毒急性期过后病人开始进食。第一天皮下注射胰岛素按每日 1U/kg 计算，分为 4 次用，分别于早、中、晚及睡前加餐前注射。

3. DKA 治疗中的评估内容　生命体征：呼吸、脉搏、血压、体温等，意识状态；严格记录出入量：包括静脉入量及口服量，随时记录尿量。注意小剂量胰岛素的静脉输入速度和总量。每小时检查尿糖和酮体及微量血糖，每 2～4h 重复一次血电解质、血糖和血酮、血气分析，直至酸中毒纠正。要注意血浆渗透压和 Na^+ 的变化，预防脑水肿等合并症的发生，血浆渗透压的计算：mOsm/L＝2×(K^+＋Na^+)＋葡萄糖＋BUN（mmol/L）。血渗透压在 4 小时内下降超过 35mmol/L 可发生脑水肿。校正后的血清钠浓度 mmol/L：校正血清钠＝2×［（血糖－5.6)/5.6］＋Na^+实测值。

4. DKA 治疗中易出现的问题

（1）脑水肿：引起脑水肿的高危因素有：补液量＞4L/(m^2·24h)，血糖下降过快，小年龄，新发病患儿，DKA 状态持久不缓解。脑水肿潜在危险因素包括：前 4 小时补液量过大，重度 DKA，在治疗过程中血钠上升缓慢或出现低钠血症，碳酸氢钠治疗，就诊时血尿素氮高，补液的第一小时内即使用胰岛素。

DKA 合并脑水肿的诊断标准：符合 DKA 的生化诊断标准；并发率约 8.4%，具有脑水肿的症状及体征：发作性的头痛、烦躁不安、多次呕吐、意识恶化或意识改变、不平行地心率减慢及血压升高；排除神经系统其他疾病。发生的时间多在初始治疗后4～12h，脱水酸中毒改善、血糖下降时或治疗前及治疗过程中任何时间。

脑水肿时应限制液量，予以甘露醇0.5～1.0g/kg 20min输入，如无效可于2h后重复，甘露醇无效且血钠低者可予以3%NaCl 5～10ml/kg，30min输入，同时液体输入速度降低1/3，抬高床头，必要时呼吸支持等。

(2) 低血钾：随时可能发生。原因：DKA时组织大量破坏，尿大量丢钾，致总体缺钾。酸中毒时钾移至细胞外造成血钾正常的假象，随着酸中毒的纠正，特别是应用胰岛素后，血钾迅速转入细胞内，使血钾下降，一旦pH回升，血钾会快速下降。因此，一旦膀胱有尿就应加钾。必要时留置导尿管，记录每小时入量与出量。第1个24h内可按3～6mmol/kg给予，浓度为40mmol/L。能进食后改为口服氯化钾1～3g/d，持续5～7d。

(3) 低血糖：当血糖下降至250～300mg/dl，加5% GS，如第一天血糖<200mg/dl，给10%GS保持胰岛素在0.1U/(kg·h)。只有当血糖继续下降时，下调胰岛素用量，但不低于一半。尿酮及酸中毒纠正后，给饮水及流食，一旦能较好进食流食改皮下注射胰岛素。由于胰岛素的降血糖作用快速，而酮体的代谢较缓慢，如不注意糖的补充，可出现低血糖和酮血症并存。

(4) 矛盾性中枢性酸中毒：补碱性液后，外周血pH恢复，但HCO_3^-不易进入脑细胞内，而CO_2可自由进入，加重脑细胞内的酸中毒，表现为中枢抑制。

(5) 低磷血症：适当补充口服磷酸盐合剂。

(6) 败血症：DKA常见的诱因为感染，选择强有力的抗生素，积极控制感染。

(7) 血管内血栓。

（五）儿童 T_2DM 的治疗

1. 减轻体重　体重减轻既可以改善血糖控制和减轻胰岛素抵抗，还会降低糖尿病伴随的心血管疾病危险，包括饮食指导和运动指导。控制食欲、减少总热量的摄入。每天进行 30 分钟以上的锻炼，每周至少运动 3 次，如：快走，慢跑，走楼梯，游泳，跳绳，骑车等，必须长期坚持才能收到效果。

2. 药物治疗　明确诊断 T_2DM 而血糖及 HbAlc 增高不甚严重（FPG 7.0～11.1mmol /L，HbAlc＜8.5%）的患者，首选改善生活方式加上二甲双胍。如果患儿表现为重度高血糖（FPG＞11.1mmol/L）、HbAlc＞8.5% 和（或）酮症酸中毒（DKA），则应予以胰岛素治疗以控制代谢紊乱，尽早将血糖控制到理想水平（HbA1c＜6.5%），保护β细胞的残余功能。当 FPG 下降至正常后，可减少胰岛素的用量，并逐渐地或一次性地改为口服二甲双胍。二甲双胍可增加周围组织摄取和利用葡萄糖；增强肝脏对胰岛素的敏感性，减轻胰岛素抵抗和肝糖的输出，并能降低食欲，减少食物的摄入。对β细胞不产生影响，不增加胰岛素的分泌，很少发生低血糖，用量以低剂量开始（250mg，Bid，与饭同服），耐受后可渐加量（每 2 周增加 500mg，最大总量达 2000mg/d）。二甲双胍的不良反应包括胃肠道功能紊乱，偶尔可发生乳酸酸中毒。口服降糖药及胰岛素治疗要逐渐调整到最佳量以维持 FPG 在 3.9～5.6mmol/L。每 3 个月应查 1 次 HbAlc，HbAlc＜7%视为控制良好。

【糖尿病随访】

HbA1c：每 2～3 个月检测一次；尿微量白蛋白及视网膜病变：11 岁或青春期开始，每年 1 次；甲状腺功能：DM 初诊时，以后每年 1 次，有甲状腺自身抗体或甲肿或甲状腺病症状、生长速度下降时随时查；肝功、血脂、多种内分泌抗体：每年 1 次。

（王雪梅）

第三节　甲状腺功能亢进症

各种原因导致甲状腺组织分泌过多的甲状腺素，引起代谢率增高的多系统临床表现。主要类型为自身免疫性 Graves 病，弥漫型甲状腺肿。任何年龄均可发病，以儿童和青春发育期为高发，女孩为男孩的 4～6 倍。

【诊断要点】

(一) 病史

可有甲状腺功能亢进（简称甲亢）家族史。发病缓慢，一般病程 3～6 个月，常在精神创伤或感染性疾病时诱发。开始为成绩下降，精神不集中，常不被重视。青春期患儿呈生长过速，女孩可有月经不调。

(二) 临床表现

1. 典型症状　神经兴奋性增高表现，如情绪不稳易激动，脾气急躁，怕热，多汗，低热；食欲亢进但乏力，易饥饿，大便次数增多，肿大的甲状腺压迫食管时，可出现吞咽困难。可有心悸，皮肤温暖、湿润。

2. 甲亢危象的临床表现　起病突然，病情急剧进展。高热，烦躁不安，心动过速、大量出汗、呕吐、腹泻、脱水，严重者可有血压下降，末梢循环障碍，出现休克，危及生命，甚至出现谵妄、昏迷。诱因包括：感染，创伤，手术或术前准备不充分，劳累，精神创伤等。

3. 主要体征

(1) 眼征：眼球突出，多为轻、中度，双侧；但两侧突度有时并不一致，眼裂增宽，目光炯炯，瞬目减少，上眼睑挛缩；眼向下看时上眼睑不能随之向下移动，眼向上看时，前额皮肤不能皱起。轻闭眼时，眼睑有细微颤动。注视近距离物体时，两眼聚合困难。

(2) 甲状腺肿大：弥漫性，轻中度，表面光滑无结节，无压痛，质中等。重者可及震颤及血管杂音。临床常将肿大的甲状腺分成三度：Ⅰ°是仰头才能看到甲状腺肿大，局限于甲状腺原来的范围。Ⅱ°是一般体位即能看到甲状腺肿大，其边缘在胸锁乳突肌内缘。Ⅲ°是甲状腺明显肿大，其边缘超过胸锁乳突肌内缘。

（3）心脏体征：心率快，心音亢进，脉压差大，心尖部收缩期杂音，偶有心律不齐、心房颤动甚至心力衰竭表现。

（4）基础代谢率：清晨刚睡醒，绝对卧床时，测脉搏及血压，按以下公式计算：BMR%＝（脉搏数/分＋脉压差）－111。BMR 正常值为±15%。轻度为>15%～<30%，中度为>30%～<60%，重度为>60%。

部分患儿舌、手指有细颤，伸舌及手指平伸张开时更明显。腱反射亢进。

【辅助检查】

1. 甲状腺功能　TT_4，TT_3，FT_4，FT_3 增高；TSH 降低。多数情况 TT_3 和 TT_4 平行增高，但在初期和复发早期 TT_3 较 TT_4 上升明显，故更敏感，在 T_3 型甲亢时 TT_3 和 FT_3 增高，TT_4 和 FT_4 正常，见于甲亢初期、复发早期和缺碘等情况。在 T_4 型甲亢时 TT_4 和 FT_4 升高，TT_3 和 FT_3 正常，多见于甲亢伴有严重疾病或碘甲亢。

2. 甲状腺自身免疫性抗体即促甲状腺激素受体抗体（TRAb）　Graves 病时阳性可达 70%～80%，经治疗 TRAb 逐渐下降，提示治疗有效，转为阴性并多次，可考虑停药，如 TRAb 持续阳性，即使甲状腺功能正常，停药后复发的可能性仍较大。TRAb 很高且持续时间长提示 Graves 病较难控制。亚甲炎、甲状腺功能自主性结节或腺瘤多阴性。TRAb 可经胎盘进入胎儿，引起新生儿甲亢。抗体阳性可预测 Graves 病家属发展为 Graves 病的可能。桥本甲状腺炎患者约 50%阳性。

3. 抗甲状腺球蛋白抗体（TGAb）和抗微粒体抗体（TMAb）　50%～90%的 Graves 病患者有低水平的 TGAb 和

TPOAb，具有较高水平 TPOAb 的 Graves 病患者，以后发生甲状腺功能减退（简称甲减）的可能性较大。约 10%的正常人有低水平的 TGAb 和 TPOAb。

4. 吸^{131}碘试验　可见高峰前移。

5. TRH 兴奋试验　本病 TSH 无反应或减低。

6. 甲状腺 B 超和扫描　观察甲状腺大小，结节大小及多少，肿瘤或囊肿等，有利于鉴别诊断。对囊肿诊断更好。B 超引导下活检可鉴别 Graves 病与桥本甲状腺炎。

7. 甲状腺 MRI　对判断胸骨后甲状腺肿、微小结节、巨大甲状腺肿时气管受压情况有重要意义。

【鉴别诊断】

应区分甲状腺性甲亢（Graves 病，多结节性毒性甲状腺肿，毒性甲状腺瘤，补碘后甲亢，甲状腺癌致甲亢，T_3 型甲亢），垂体性甲亢（TSH 增高），一过性甲亢（亚急性甲状腺炎，桥本甲状腺炎），新生儿甲亢，医源性甲亢。

1. Graves 病　甲亢合并 TRAb 阳性可确诊。TGAb 与 TMAb 阳性提示自身免疫性甲状腺病。

2. 桥本甲状腺炎　早期可表现为甲亢，甲状腺质地较硬，表面可有结节，TGAb 与 TMAb 滴度高，持续时间长。

3. 单纯性甲状腺肿　多见于青春发育期，对甲状腺激素的生理需要量增加，除甲状腺肿外，甲状腺功能正常。

4. 其他疾病　突眼应与眼部本身的肿瘤、感染、球后出血鉴别，多为单侧眼病变，绿色瘤眼球突出。常有白血病过程，如：高热、骨痛、白细胞增高，早幼细胞，骨髓象以原始细胞为主，甲状腺功能正常。

【治疗】

（一）药物治疗

抑制碘氧化，阻断甲状腺素合成。

1. 极期治疗　甲巯咪唑（他巴唑）0.4～0.6mg/(kg·d)，每日 3 次或 1 次口服；丙基硫氧嘧啶 4～6mg/(kg·d)，一般治疗 1～3 个月，临床症状缓解，心率恢复正常，FT_3、

T_4 水平正常，TSH 回升后进入减药期。注意检测白细胞和肝功能，当白细胞总数低于 4000/mm^3 时停药。若有药物过敏，可改用其他抗甲状腺药物或加用抗过敏药。

2. 减药期　一般减到原剂量的 1/3～1/2，每次递减，观察 2～4 个周，经 1～3 个月后，病情仍稳定者可减至维持剂量。开始 2 周复查一次，以后 4～8 周复查一次。

3. 维持期　病情稳定后，T_3、T_4 正常。他巴唑［5～7.5mg/d，0.1～0.3mg/(kg·d)］维持治疗 2～3 年，个别长达 5～6 年。

4. 停药　甲亢治疗不存在绝对的停药指征，符合以下条件可考虑停药：疗程 2 年以上；甲状腺功能和 TRAb 均正常且抗甲状腺药物剂量已减至很小。停药后易复发：诱因多为应激、感染和青春发育，复发主要发生在停药后 3 个月至 1 年内。停药后第 1 年内每 3 个月随访 1 次，以后每年随访 1 次。

5. 甲状腺素的应用　减药期时，甲状腺肿反而增大，血 FT_3、FT_4 水平低于正常，表示抑制过度，可加服优甲乐 50～100μg。有人主张治疗初即加用可抑制 TSH 过快恢复，防止甲状腺肿加重。

6. 其他药物治疗　过度兴奋可加用镇静剂；心率快加用普萘洛尔（心得安），0.5～1mg/(kg·d)，每日 2～3 次口服，至甲状腺功能正常后可停用；突眼伴发结膜炎，用眼药膏或眼药水。

（二）手术治疗

常在青春期后，为甲状腺次全切除术。手术治愈率为 70%～90%。

手术适应证：口服药物治疗无效；药物过敏或反复复发；甲状腺极度肿大影响呼吸；结节性甲状腺肿性甲亢且服药后不见缩小，白细胞<3000/mm^3。

（三）放射性碘治疗

治疗后甲状腺可缩小 35%～54%。10 岁以上患儿可用。

(四) 甲亢危象的治疗

1. 对症治疗（吸氧，镇静，降温等），控制感染。

2. 心力衰竭处理　毛地黄制剂的应用，抗休克治疗（补充液体，抗休克药物）。

3. 抑制外周组织 T_4 转换成 T_3　他巴唑 10～15mg，或 PTU200～300mg，q6h 鼻饲。

4. 抑制甲状腺素释放　复方碘液 10 滴，q6h 或用碘化钠 0.5～1.0g 加入葡萄糖中静滴。

5. 降低周围组织对甲状腺激素反应　心得安每次 0.1～0.3mg/kg。

6. 拮抗应激　氢化可的松 5～10mg/(kg · d)，静脉输入。

（王雪梅）

第四节　先天性甲状腺功能减低症

由于甲状腺激素合成及分泌不足而引起的一种综合征。症状起于新生儿期或婴儿期，分散发性及地方性两类。散发性克汀病由于甲状腺缺如或发育不良或异位；或甲状腺素合成障碍（系常染色体隐性遗传）。地方性克汀发生于地方性甲状腺肿流行地区，孕妇饮食中缺碘所致。通过新生儿筛查可获得早期诊断和治疗，获得良好的预后。母亲接受致甲状腺肿药物或患自身免疫性甲状腺病可致新生儿暂时性甲低，早产儿可有暂时性甲低：血 T_4 ↓，在 4～8 周内逐渐升高至正常水平。

【诊断要点】

(一) 病史

注意甲低家族史，居住地甲状腺肿流行情况，母孕期服用碘制剂及甲亢药物，母孕期胎动少，过期产，出生体重偏大。

(二) 临床表现

症状出现早晚及轻重程度有很大区别。甲状腺缺如者于新生儿期即出现症状。有部分腺体的小儿在出生后半年始发病。

1. 新生儿期表现　可有前囟大 4cm×4cm，后囟 0.5cm、身长偏低，胎便排出迟缓，便秘，生理性黄疸延长，少哭、哭声嘶哑低直、嗜睡，喂养困难、食少或不吸吮、咽下困难、呛奶，腹胀，脐疝，呆滞，体温不升，常在 35℃以下，皮肤呈花斑状、凉且湿，额纹多，舌大、宽且厚，呼吸道有黏液水肿致鼻塞及分泌物增多，面容臃肿状，鼻根低平、眼距宽，发际低，高血脂者可见面部白色皮脂腺疹，呼吸表浅、困难，甚至呼吸暂停；心率缓慢，心音低钝。

2. 幼儿及儿童期表现　多数在生后数月或 1～2 岁就诊，此时甲状腺素缺乏严重，症状典型。

(1) 特殊面容：面部水肿，鼻梁低平，眼距宽，眼裂小，眼睑肿，唇厚，舌大且厚，常伸出口外，流涎，毛发枯黄、稀疏，干脆无光泽，前发际低，皮肤粗糙，以手足底尤为明显。

皮肤与手掌、足底发黄但巩膜不黄，四肢伸侧及躯干可见毛囊角化，全身臃肿状，是为黏液水肿，非指凹性，颈背、手背、腹部等处明显。

(2) 生长发育迟缓：不匀称性身材矮小，头大，颈短，四肢粗短，手足指、趾粗短呈铲形，躯干相对较长，上/下部量比例>1.5，前囟闭合晚，出牙延迟，牙小而稀。

(3) 运动发育落后：坐、爬、站、走均落后。

(4) 智能低下：表情呆滞，安静，对外界不感兴趣或无反应，智商低，记忆力、注意力均下降，听力下降，感觉迟钝，动作拙，嗜睡。

(5) 其他：腱反射减弱或消失，痛觉减弱；BMR 低：体温低，畏寒，少汗，皮肤凉、出现憋气、心率慢、血压低，纳呆，腹膨隆，脐疝，便秘，大便干燥。

（6）甲状腺肿大：T合成酶缺陷者有不同程度甲状腺肿。

因此，凡遇到以下情况应常规查甲状腺功能以确诊：喂养困难、生长障碍、哭声低哑、体温不升，经常腹胀便秘、黄疸迟退、贫血、智力低下、顽固性低血糖，心包积液、原因不明的低电压，伴有过期产、巨大儿、脐疝。

【辅助检查】

（一）甲状腺功能

血清 T_4（或 FT_4）降低，TSH升高，T_3（或 FT_3）轻症者可正常。

2～6周小儿甲状腺功能 T_4：80～210nmol/L（6.5～16.3μg/dl），T_3：15～4.6nmol/L（100～300ng/dl），FT_4：12～28pmol/L（0.9～2.2ng/dl），TSH：1.7～9.1mU/L（1.7～9.1U/L）。

（二）骨龄落后

6个月以下应摄膝关节片，如股骨远端及腓骨近端未见骨化中心，说明胎儿期发育迟缓（胎儿38周时应出现此两个骨化中心，克汀病及早产儿可不出现）。其他年龄小儿可摄腕骨。

（三）甲状腺B超及同位素扫描

怀疑甲状腺缺如或异位时需作此项检查。

（四）心电图

可有低电压、T波平坦、QRS波时间延长，心肌酶高。

（五）血脂异常

胆固醇、甘油三酯增高。

【鉴别诊断】

应与21-三体综合征（先天愚型）、佝偻病、软骨发育不良、黏多糖病Ⅰ型、先天性巨结肠等鉴别。

【治疗】

（一）原则

早期诊断，早期治疗，终身服药，甲状腺素从小剂量开始，定期随访。

暂时性甲低者，一般需正规治疗1～2年后，停药1.5个月，再复查甲状腺功能，如正常，可停药。

（二）甲状腺激素替代治疗（L-左旋甲状腺素钠，优甲乐）

保持T_4在正常上限（10～16μg/dl）。新生儿：10～15μg/(kg·d)，QD；婴儿：6～8μg/(kg·d)；儿童：5～6μg/(kg·d)，治疗后血T_4及FT_4可在7～10天升至目标，TSH下降，生长发育正常。骨龄在1～2岁时正常，大部分智能发育正常，少数较差。智能发育差的原因：替代开始晚，LT_4量低，诊断时T_4极低，其脑发育在宫内已受损严重。治疗中应监测药物过量：短期可有甲亢症状，长期（3～6个月）过量可致骨质松，颅缝早闭甚至骨龄超前。首剂后10～14天复查，如T_4正常，1个月后再查，仍正常，则1岁内每3个月一次，以后每半年一次。

为保证生长发育需要，应供给充分热卡及营养、维生素D、钙剂等。

（王雪梅）

第五节　获得性甲状腺功能减低症

主要是淋巴细胞性甲状腺炎（桥本甲状腺炎），一种器官特异性自身免疫性疾病，可伴1型糖尿病，肾上腺皮质功能减退及多内分泌腺功能低下综合征，其次为误将异位甲状腺作为甲状舌骨囊肿切除术后及颈部放射治疗后。

【诊断要点】

（一）病史

起病较缓慢，发病年龄多在6岁以后，以青春期女孩多见。

（二）临床表现

甲状腺无痛性肿大较常见，多无主观症状，少数有颈部疼痛，吞咽困难，声音嘶哑，颈部压迫感。非缺碘区青春期甲状腺肿首先考虑本病。症状与发病早晚有关，3 岁后发病者智力可正常，但精神迟钝，反应慢，嗜睡，记忆力及理解力均差，学习成绩下降，行动迟缓，表情呆，食欲低下，腹胀，便秘。生长迟缓或停滞，5%～10%患儿有一过性甲亢症状，3～6 个月自行缓解。

体征：甲状腺呈弥漫性不同程度的肿大，质地中等，表面光滑，也可触及分叶状或小结节样感，面部水肿，毛发稀少，缓脉，严重者可发生黏液水肿，合并心脏病，有心包积液。

（三）辅助检查

1. 甲状腺功能　病初甲状腺激素水平稍高，TSH 正常，以后 TSH 增高而血 T_4 正常或在正常下限；T_3，FT_4 仍正常，此期为亚临床甲低，随病情发展甲状腺激素水平降低，TSH 增高，为典型甲低表现。

2. 甲状腺自身免疫性抗体　TMAb 及 TGAb 增高。

3. 甲状腺扫描　自身免疫性甲状腺炎特有的散在性低回声区。

4. 细胞学检查　细针穿刺活检，桥本甲状腺炎的特征是甲状腺组织的破坏，甲状腺内有淋巴细胞浸润。细胞破坏达 90%左右时，临床才出现甲低症状。

【鉴别诊断】

自身免疫性甲状腺炎分 3 种状态：抗体（TG，TM）阳性，有或无甲状腺肿，甲状腺功能正常；不同程度甲低表现，TSH 持续升高，甲状腺肿大（典型的桥本甲状腺炎）或无肿大（萎缩性甲状腺炎，有阻断性 TRAb）；Graves 病：表现为甲亢，甲状腺功能正常甚至转变为甲低（突眼伴甲低）。如 T_3、T_4 及 TSH 均降低则为下丘脑或垂体性甲低。

【治疗】

无症状，甲状腺功能正常者不治疗，部分可自行缓解。有甲状腺肿大伴 TSH 升高或 T_4 低者给予 L-甲状腺素，100～300μg/d，维持 TSH 在正常范围，T_4 接近上限。部分病人需终身替代治疗。

对肿大明显致压迫症状的青春后期或成人，可手术治疗，术后替代治疗。

（王雪梅）

第六节　中枢性性早熟

性早熟是指在青春期以前，即与年龄不相称地过早出现第二性征，并促进体格发育。一般认为女孩在 8 岁以前出现乳房发育，在 10 岁以前月经初潮；男孩在 9 岁以前出现第二性征，并伴有体格的过速发育，称为性早熟。可分为中枢性性早熟（CPP）（又称真性性早熟，是由下丘脑-垂体-性腺功能发动过早造成）和外周性性早熟。女性性早熟中 75％～90％为特发性，原因不明，男性中 50％以上为颅内占位病变所致。

【诊断要点】

（一）病史

了解患者或哺乳母亲有无服用性激素史，既往有无脑外伤、感染史，有无脑缺氧中毒史；少数男性性早熟患者有家族史，遗传方式可能为常染色体隐性遗传。

（二）临床表现

症状发展快慢不一，中枢性性早熟患儿性发育过程遵循正常青春发育规律。女性最初症状是乳房发育，男性为睾丸和阴茎的发育，继之阴毛、腋毛出现，然后出现月经及遗精，整个过程需 4～5 年。同时生长速度加快，骨龄增速，导致骨骺闭合较早，生长提前停止，造成最终身高较矮小。精神发育与体格发育之间不均衡。颅内病变所致者可有颅高压症状，先天性肾上腺皮质增生症所致者有高血压及水电解质紊乱。

体征主要注意第二性征，如乳房大小、阴毛、腋毛、睾丸大小、阴茎长度，注意身高增长情况，有无头围异常增大（脑积水），神经系统体征，女孩腹部触诊注意卵巢有无肿瘤，男孩单侧睾丸肿大应除外睾丸肿瘤，男性性早熟应注意肾上腺皮质增生或肿瘤。

（三）辅助检查

1. 性激素　促黄体激素（LH）、卵泡刺激素（FSH）、睾丸酮（T）或雌二醇（E_2）、绒毛膜促性腺激素（HCG）。

2. LHRH 兴奋试验　100μg/m^2 次，最大量 100μg，用生理盐水 2ml 溶解后静脉或皮下注入，0、30 分钟、60 分钟、90 分钟，取血同时测 LH、FSH，刺激后 LH、FSH 水平明显增高，特别是 LH 峰值与基础值相比＞3 以上，更有诊断意义。

3. 甲状腺功能，24 小时尿 17 酮固醇（17KS）。

4. 骨龄。

5. 腹部 B 超或 MRI　肾上腺、卵巢、子宫发育、注意卵巢内滤泡数目及大小。

6. 眼底、视野检查。

7. 头颅 MRI　对怀疑肿瘤者行该检查。

［附　性早熟诊疗指南（试行，2010）］

（一）定义

性早熟（precocious puberty）是指男童在 9 岁前，女童在 8 岁前呈现第二性征。按发病机制和临床表现分为中枢性（促性腺激素释放激素依赖性）性早熟和外周性（非促性腺激素释放激素依赖性）性早熟，以往分别称真性性早熟和假性性早熟。中枢性性早熟（central precocious puberty，CPP）具有与正常青春发育类同的下丘脑-垂体-性腺轴（HPGA）发动、成熟的程序性过程，直至生殖系统成熟；

即由下丘脑提前分泌和释放促性腺激素释放激素（GnRH），激活垂体分泌促性腺激素使性腺发育并分泌性激素，从而使内、外生殖器发育和第二性征呈现。外周性性早熟是缘于各种原因引起的体内性甾体激素升高至青春期水平，故只有第二性征的早现，不具有完整的性发育程序性过程。

（二）病因

1. 中枢性性早熟

（1）中枢神经系统器质性病变，如下丘脑、垂体肿瘤或其他中枢神经系统病变。

（2）由外周性性早熟转化而来。

（3）未能发现器质性病变的，称为特发性中枢性性早熟（idiopathic CPP，ICPP）。

（4）不完全性中枢性性早熟，是CPP的特殊类型，指患儿有第二性征的早现，其控制机制也在于下丘脑-垂体-性腺轴的发动，但它的性征发育呈自限性；最常见的类型为单纯性乳房早发育，若发生于2岁内女孩，可能是由于下丘脑-性腺轴处于生理性活跃状态，又称为“小青春期”。

女孩以ICPP为多，占CPP的80%～90%以上；而男孩则相反，80%以上是器质性的。

2. 外周性性早熟

（1）按第二性征特征分类：早现的第二性征与患儿原性别相同时称为同性性早熟，与原性别相反时称为异性性早熟。

（2）常见病因分类

1）女孩

①同性性早熟（女孩的第二性征）：见于遗传性卵巢功能异常如McCune-Albright综合征、卵巢良性占位病变如自律性卵巢囊肿、分泌雌激素的肾上腺皮质肿瘤或卵巢肿瘤、异位分泌人绒毛膜促性腺激素（HCG）的肿瘤以及外源性雌激素摄入等。

②异性性早熟（男性的第二性征）：见于先天性肾上腺

皮质增生症、分泌雄激素的肾上腺皮质肿瘤或卵巢肿瘤，以及外源性雄激素摄入等。

2）男孩

①同性性早熟（男性第二性征）：见于先天性肾上腺皮质增生症（较常见）、肾上腺皮质肿瘤或睾丸间质细胞瘤、异位分泌 HCG 的肿瘤，以及外源性雄激素摄入等。

②异性性早熟（女性第二性征）：见于产生雌激素的肾上腺皮质肿瘤或睾丸肿瘤、异位分泌 HCG 的肿瘤以及外源性雌激素摄入等。

（三）临床表现和诊断依据

1. 中枢性性早熟

（1）第二性征提前出现（符合定义的年龄），并按照正常发育程序进展。女孩：乳房发育，身高增长速度突增，阴毛发育，一般在乳房开始发育 2 年后初潮呈现。男孩：睾丸和阴茎增大，身高增长速度突增，阴毛发育，一般在睾丸开始增大后 2 年出现变声和遗精。

（2）有性腺发育依据，女孩按 B 超影像判断，男孩睾丸容积≥4ml。

（3）发育过程中呈现身高增长突增。

（4）促性腺激素升高至青春期水平。

（5）可有骨龄提前，但无诊断特异性。

不完全性中枢性性早熟中最常见的类型为单纯性乳房早发育，表现为只有乳房早发育而不呈现其他第二性征，乳晕无着色，呈非进行性自限性病程，乳房多在数月后自然消退。

2. 外周性性早熟

（1）第二性征提前出现（符合定义的年龄）。

（2）性征发育不按正常发育程序进展。

（3）性腺大小在青春前期水平。

（4）促性腺激素在青春前期水平。

（四）诊断流程和辅助检查

1. 确定中枢性或外周性性早熟，除按临床特征初步判断外，需作以下辅助检查：

（1）基础性激素测定：基础促黄体生成激素（LH）有筛查意义，如 LH<0.1IU/L 提示未有中枢性青春发动，LH>3.0～5.0IU/L 可肯定已有中枢性发动。凭基础值不能确诊时需进行激发试验。β-HCG 和甲胎蛋白（AFP）应当纳入基本筛查，是诊断分泌 HCG 生殖细胞瘤的重要线索。雌激素和睾酮水平升高有辅助诊断意义。

（2）促性腺激素释放激素（GnRH）激发试验

1）方法：以 GnRH 2.5～3.0μg/kg（最大剂量 100μg）皮下或静脉注射，于注射的 0、30min、60min 和 90min 测定血清 LH 和卵泡刺激素（FSH）水平。

2）判断：如用化学发光法测定，激发峰值 LH>3.3～5.0IU/L 是判断真性发育界点，同时 LH/FSH 比值>0.6 时可诊断为中枢性性早熟。目前认为以激发后 30～60min 单次的激发值，达到以上标准也可诊断。

如激发峰值以 FSH 升高为主，LH/FSH 比值低下，结合临床可能是单纯性乳房早发育或中枢性性早熟的早期，后者需定期随访，必要时重复检查。

（3）子宫卵巢 B 超：单侧卵巢容积≥1～3ml，并可见多个直径≥4mm 的卵泡，可认为卵巢已进入青春发育状态；子宫长度>3.4～4cm 可认为已进入青春发育状态，可见子宫内膜影提示雌激素呈有意义的升高。但单凭 B 超检查结果不能作为 CPP 诊断依据。

（4）骨龄：是预测成年身高的重要依据，但对鉴别中枢和外周性无特异性。

2. 病因学诊断

（1）中枢性性早熟病因诊断：确诊为中枢性性早熟后需做脑 CT 或 MRI 检查（重点检查鞍区），尤其是以下情况：

1）确诊为 CPP 的所有男孩。

2）6 岁以下发病的女孩。

3）性成熟过程迅速或有其他中枢病变表现者。

（2）外周性性早熟病因诊断：按照具体临床特征和内分泌激素初筛后进行进一步的内分泌检查，并按需做性腺、肾上腺或其他相关器官的影像学检查。如有明确的外源性性甾体激素摄入史者可酌情免除复杂的检查。

（五）治疗

1. 中枢性性早熟　治疗目标为抑制过早或过快的性发育，防止或缓释患儿或家长因性早熟所致的相关的社会或心理问题（如早初潮）；改善因骨龄提前而减损的成年身高也是重要的目标。但并非所有的 ICPP 都需要治疗。

GnRH 类似物（GnRHa）是当前主要的治疗选择，目前常用制剂有曲普瑞林和亮丙瑞林的缓释剂。

（1）以改善成年身高为目的的应用指征

1）骨龄大于年龄 2 岁或以上，但需女孩骨龄≤11.5 岁，男孩骨龄≤12.5 岁者。

2）预测成年身高：女孩<150cm，男孩<160cm。

3）或以骨龄判断的身高 SDS<－2SD（按正常人群参照值或遗传靶身高判断）。

4）发育进程迅速，骨龄增长/年龄增长>1。

（2）不需治疗的指征

1）性成熟进程缓慢（骨龄进展不超越年龄进展）而对成年身高影响不明显者。

2）骨龄虽提前，但身高生长速度亦快，预测成年身高不受损者。因为青春发育是一个动态的过程，故对每个个体的以上指标需动态观察。对于暂不需治疗者均需进行定期复查和评估，调整治疗方案。

（3）GnRHa 剂量：首剂 80～100μg/kg，最大量 3.75mg；其后每 4 周注射 1 次，体重≥30kg 者，曲普瑞林每 4 周肌注 3～3.75mg。已有初潮者首剂后 2 周宜强化 1 次。但需强调的是，维持剂量应当个体化，根据性腺轴功能抑制情况而定（包括性征、性激素水平和骨龄进展），男孩剂量可偏大。对按照以上处理性腺轴功能抑制仍差者可酌情缩短注射间歇时间或增量。不同的 GnRHa 缓释剂都有效，产品选择决定于医生用药习惯和患者接受程度（如更接受肌肉或皮下注射）或当地产品供应情况。

（4）治疗监测和停药决定：治疗过程中每 3～6 个月测量身高以及性征发育状况（阴毛进展不代表性腺受抑状况）；首剂 3～6 个月末复查 GnRH 激发试验，LH 峰值在青春前期水平提示剂量合适。其后对女孩需定期复查基础血清雌二醇（E_2）和子宫、卵巢 B 超；男孩需复查基础血清睾酮浓度以判断性腺轴功能抑制状况。每半年复查骨龄 1 次，结合身高增长，预测成年身高改善情况。对疗效不佳者需仔细评估原因，调整治疗方案。首次注射后可能发生阴道出血，或已有初潮者又见出血，但如继后注射仍有出血时应当认真评估。为改善成年身高的目的疗程至少 2 年，具体疗程需个体化。

一般建议在年龄 11.0 岁，或骨龄 12.0 岁时停药，可望达最大成年身高，开始治疗较早者（<6 岁）成年身高改善较为显著。但骨龄并非绝对的单个最佳依据参数，仍有个体差异。

单纯性乳房早发育多呈自限病程，一般不需药物治疗，但需强调定期随访，小部分患儿可能转化为中枢性性早熟，尤其在 4 岁以后起病者。

（5）GnRHa 治疗中部分患者生长减速明显，小样本资料显示联合应用重组人生长激素（rhGH）可改善生长速率或成年身高，但目前仍缺乏大样本、随机对照研究资料，故不推荐常规联合应用，尤其女孩骨龄>12 岁，男孩骨龄>14 岁者。

有中枢器质性病变的 CPP 患者应当按照病变性质行相应病因治疗。错构瘤是发育异常，如无颅压增高或其他中枢神经系统表现者，不需手术，仍按 ICPP 药物治疗方案治疗。蛛网膜下腔囊肿亦然。

2. 外周性性早熟　按不同病因分别处理，如各类肿瘤的手术治疗，先天性肾上腺皮质增生症予以皮质醇替代治疗等。

第七节　尿　崩　症

尿崩症（diabetes insipidus，DI）是以多饮、多尿、尿比重低为特点的临床综合征，是由于精氨酸加压素（arginine vasopressin，AVP）的合成、分泌或释放不足，或肾对 AVP 的反应缺陷所致疾病。

【病因分类】

（一）中枢性尿崩症

1. 特发性尿崩症　病因不明。

2. 继发性尿崩症

（1）颅脑创伤。

（2）颅内肿瘤：颅咽管瘤、生殖细胞瘤、松果体瘤、脑胶质瘤、嫌色细胞瘤。

（3）感染：脑炎、脑膜炎。

（4）全身性疾病：白血病、郎格罕组织细胞增生症、结节病。

（5）先天异常：脑中线发育异常、家族性垂体发育不良、垂体柄缺乏。

3. 遗传性尿崩症　常染色体显性遗传。

（二）肾性尿崩症

1. 遗传性肾性尿崩症

（1）X 连锁遗传型：AVP 的 V_2 受体基因突变。

（2）常染色体隐性遗传型：水通道蛋白 2 的基因突变。

（3）常染色体显性遗传型：也是水通道蛋白 2 的基因突变。

2. 获得性肾性尿崩症　各种原因所致肾小管功能不全，继发于慢性肾盂肾炎、肾小管酸中毒、肾小管坏死、肾淀粉样变、多囊肾等。

【诊断要点】

（一）临床表现

主要表现：烦渴、多饮、多尿；夜尿增多，遗尿。多尿：在不限制摄水的情况下，尿量超过 50ml/(kg·d)，或 3000ml/m^2 [1 岁以下＞500ml/d，3 岁以下＞600ml/d，3 岁以上＞600＋100×（年龄－1)]，认为是多尿。

其他表现：食欲差，体重不增，或明显消瘦，病程长者可出现生长障碍。饮水不足时，年幼儿可出现烦躁，高热，甚至抽搐等症状。

（二）体格检查

消瘦，皮肤干燥，饮水不足时可出现脱水征。当出现斜视，复视，视野改变，性早熟，颅压高等表现时需排除颅内占位性病变。

（三）辅助检查

1. 常规检查　血生化、肾功能、尿常规、血尿渗透压及血气。

2. 眼底、头颅正侧位，必要时做 CT。

3. 特殊检查

（1）禁水实验：用于鉴别精神性多饮及真性尿崩症。禁止饮水 8～12 小时（需从试验前一日晚 8 时起禁食禁水）。

1）晨起可进食，8 时开始禁食禁水。

2）排空膀胱后测体重、血压、尿量、尿比重、血渗透压、尿渗透压、血钠。

3）每小时留尿一次，记录尿量、尿比重、尿渗透压，测量体重及血压。同时观察患者渴感，皮肤弹性及精神状态等。

4）当连续两次尿比重相近不变或反而降低时，可结束实验，复测血钠、血尿渗透压。

5）若试验中患者排尿多，尿比重上升不明显且体重下降＞3%～5%或血压下降明显，出现头痛，烦躁不安等表现应停止试验复测以上内容。

结果判断：

（1）禁水后，尿量明显下降，尿比重>1.016，尿渗透压>300mOsm/L，且尿渗透压/血渗透压≥2，说明 AVP 分泌正常。

（2）真性尿崩症：限水后尿量仍多，尿比重<1.010，血钠>145mmol/L，尿渗透压/血渗透压<1，体重下降>3%～5%或血压下降，若尿比重在 1.010～1.016 之间为部分 AVP 缺乏。

（3）精神性多饮患者：反应与正常人相同，但病程较长时需逐渐减少饮水一段时间后再重复试验。

（4）加压素试验（一般与禁水试验联合进行）：用于鉴别中枢性尿崩症与肾性尿崩症。

1）单独进行时，试验前准备工作同限水试验（1）、（2）两项。

2）当限水试验连续 2 次尿比重不变或相近时，取血测血渗透压，血钠及尿渗透压。

3）肌肉注射 AVP 5U，注后每小时留尿一次，共 4 次，测尿量、尿比重及尿渗透压，结束时测血钠及血渗透压。

结果判断：

（1）中枢性尿崩症：注射 AVP 后尿量明显下降，尿比重上升>1.016，且尿渗透压>300mOsm/L，超过血渗透压。

（2）肾性尿崩症：尿量及尿比重无明显变化。

（3）精神性多饮：注射 ADH 后尿渗透压可升高（但<9%），易误诊为真性尿崩症。

【诊断标准】

（一）中枢性尿崩症

1. 典型的症状和体征。

2. 禁水试验　禁水后尿量仍多，尿比重<1.010，血钠>145mmol/L，尿渗透压/血渗透压<1，体重下降>3%～5%或血压下降。

3. 加压素试验　注射 AVP 后尿量明显下降，尿比重上升＞1.016，且尿渗透压＞300mOsm/L，超过血渗透压。

（二）肾性尿崩症

1. 典型的症状和体征。

2. 禁水试验　禁水后尿量仍多，尿比重＜1.010，血钠＞145mmol/L，尿渗透压/血渗透压＜1，体重下降＞3%～5%或血压下降。

3. 加压素试验　尿量及尿比重无明显变化。

【鉴别诊断】

1. 电解质异常引起多饮多尿

（1）高钙血症：如维生素D中毒、甲状旁腺功能亢进等引起。

（2）低钾血症：原发性醛固酮增多症、慢性腹泻、Batter综合征等疾病时应考虑。

（3）高血糖、高尿糖。

2. 精神性多饮　精神性多饮在发病前常有一些诱因，如精神受刺激、与人争执等。精神性多饮首先是饮水增多，以后再出现多尿。

【治疗要点】

（一）中枢性尿崩症

1. 病因治疗　因肿瘤引起者手术或放疗。

2. AVP替代治疗

（1）去氨加压素dDAVP（1-desamino-8-D-argimine）（弥凝）：每片0.1mg，每次0.05～0.1mg，Bid～Tid，剂量需个体化。

（2）鞣酸加压素（长效尿崩停）：肌肉注射，起始剂量0.1ml，逐渐增至药效能维持3～5天，一般0.25～0.5ml/次，当尿量增多时，再给第二次。

3. 其他药物

（1）双氢克尿噻：用于无去氨加压素供应的地区，3～4mg/(kg·d)，分2次口服，同时补充钾。

（2）卡马西平：用于并发癫痫者，每片0.2g，用量5～

10mg/(kg·d) 分 2～3 次，与氯磺丙脲合并用，加强药效。

(二) 肾性尿崩症

1. 病因治疗

2. 药物治疗

(1) 双氢克尿噻：2mg/(kg·d)，分 2 次口服。

(2) 阿米洛利：可与氢氯噻嗪合用，毒性小，有保钾的作用。每次 5～10mg，Bid。

(3) 去氨加压素及吲哚美辛联合治疗。

【诊断思路】

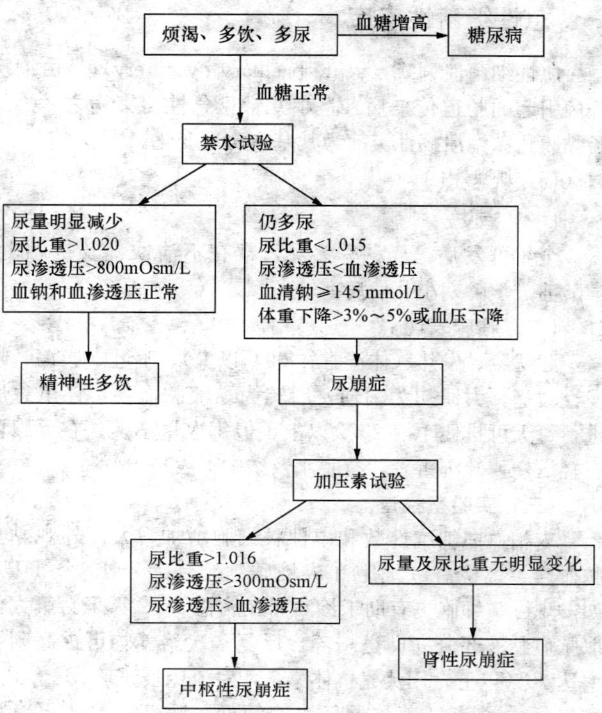

（崔蕴璞）

第21章 急性传染性疾病

第一节 细菌性痢疾

一、急性细菌性痢疾

急性细菌性痢疾（acute bacillary dysentery）是由痢疾杆菌引起的肠道传染病，是小儿常见急性传染病之一。结肠黏膜化脓性溃疡性炎症为其基本病理变化。

【诊断要点】

（一）病史

全年可发病，夏秋季多见，常有不洁饮食及接触史。学龄前、学龄期小儿发病率较高。

（二）临床表现

起病急、发热（体温常在39℃以上）、呕吐、腹泻、阵发性腹痛。大便初为稀便，后转为黏液脓血便，伴里急后重，每天可排便10～20次以上，但每次量不多。右下腹可有轻压痛，吐泻重者，有脱水及酸中毒表现。

（三）实验室检查

末梢血白细胞计数和中性粒细胞增加。大便外观黏液脓血样，镜检有红细胞和成堆脓细胞（大于15个/HP），如发现巨噬细胞更有助于诊断。在病初1～2天采新鲜大便取脓血黏液部分立即送培养，反复多次培养均可提高阳性率达70%以上。用荧光抗体染色，对流免疫试验及PCR等测粪便中痢疾杆菌抗原，快速简便，敏感度高，更有助诊断。

（四）鉴别诊断

需与各种侵袭性腹泻鉴别，包括鼠伤寒沙门菌肠炎、侵袭性大肠埃希菌肠炎、空肠弯曲菌肠炎、阿米巴痢疾、出血性坏死性小肠结肠炎等。病原检查是主要鉴别依据，若应用抗生素治疗 2 周以上无效，需与其他一些疾病鉴别：克罗恩病、溃疡性结肠炎、肠结核、肠息肉合并感染等。

【治疗】

（一）隔离

进行胃肠道隔离。

（二）饮食

按病情轻重，给予流食、半流食或少渣饮食，忌食多渣、多油或刺激性食物，少进牛乳、蔗糖、豆制品等易产气和增加腹胀的饮食。呕吐不能进食或有脱水者给予补液。

（三）病原治疗

避免发生慢性菌痢，减少恢复期带菌，选择敏感的、易被肠道吸收的口服抗菌药物。若病情重或口服困难时肌肉或静脉滴注抗菌药物。原则上疗程不宜短于 5～7 天，以减少恢复期带菌。

1. 起病急，发热高，腹泻次数多或有脓血便者，可用三代头孢 50～100mg/(kg·d)、阿莫西林 100mg/(kg·d)。

2. 全身症状不重，可选择阿莫西林、多黏菌素 E 10 万～20 万 U（10～20mg)/(kg·d）分 4 次、呋喃唑酮（痢特灵）10mg/(kg·d)、黄连素 10mg/(kg·d）分 3 次服。

（四）对症治疗

发热给以药物或物理降温。腹痛轻者不需处理，重者可酌用阿托品（每次 0.01mg/kg 口服或皮下注射），山莨菪碱（每次 0.3mg/kg）或颠茄片（每次 1mg/岁）口服。腹泻频繁者，可服思密达＜1 岁 1 袋/日；～2 岁 1～2 袋/日；＜3 岁 2～3 袋/日，＞3 岁 3 袋/日，分 3 次，每袋冲水

50ml。腹泻时间较长者，可用黄连素灌肠。

（五）治愈标准

临床症状消失。大便镜检连续两次白细胞<5 个/HP，大便培养二次阴性。

二、中毒型细菌性痢疾

中毒型细菌性痢疾（bacillary dysentery，toxic type）为急性细菌性痢疾的危重型，多见于 2～7 岁小儿，婴儿较少见。特点是以感染中毒症状为主，发病急骤，病情严重，迅速恶化并出现惊厥、昏迷休克。病死率较高，须积极抢救。

【诊断要点】

（一）临床表现

夏秋季多见，起病急骤（24 小时内），高热，很快出现循环系统或神经系统症状，少数病例开始为普通型急性菌痢，1～2 天后转为中毒型菌痢。

（二）分型

1. 休克型（循环衰竭型）　以周围循环不良或衰竭为主要表现，早期神志清楚，四肢肢端发凉，皮肤发花，面色苍白，脉搏细速、血压正常或偏低、尿量减少（每小时<$20ml/m^2$）。晚期神志模糊，甚至昏迷，面色苍灰或死灰，口唇及指趾发绀，皮肤明显发花，四肢冷湿，心音低钝，血压明显下降，收缩压低于 6.67kPa（50mmHg）以下或测不出，尿量极少甚至无尿。

2. 脑水肿型（呼吸衰竭型）　以颅内压增高直至脑疝的症状为主要表现。早期烦躁不安、嗜睡、呕吐频繁、头痛、面色苍白、四肢内旋发紧或反复惊厥。血压正常或稍高，呼吸增快。晚期神志昏迷、频繁惊厥，血压明显升高。发生小脑幕切迹疝时瞳孔忽大忽小、大小不等，对光反应迟钝或消失。发生枕骨大孔疝时两侧瞳孔完全散大而固定，对光反应消失，同时呼吸节律不整，深浅不匀，甚至呼吸骤停。

3. 混合型　上述二型症状兼有。病情最为严重。

（三）实验室检查

1. 大便常规　病初可正常，很快出现黏液脓血便，镜检可见大量脓细胞、红细胞和吞噬细胞。对无明显消化道症状者，应及时肛管取便或盐水灌肠取便化验。

2. 细菌培养　在病初1～2天取脓血便培养，阳性率较高。反复培养可提高阳性率。

3. 血常规　白细胞总数和中性粒细胞明显增高，有核左移，有DIC时，血小板明显减少。

（四）鉴别诊断

发病早期尚未见典型脓血便时需与其他急性感染鉴别，如乙型脑炎、化脓性脑膜炎、大叶性肺炎、暴发性流脑、败血症、严重食物中毒、高热惊厥等。一时不易鉴别者应先予积极抢救，在抢救过程中明确诊断。

【治疗】

详细记录和观察呼吸（深浅、节律）、脉搏、血压、面色、神志、四肢末端温度和颜色、瞳孔大小及对光反应、四肢肌张力、病理反射等。记录液体出入量直至病情稳定、休克基本纠正。

（一）降温止惊

1. 高热　给予降温减少机体氧耗非常重要。可给予药物降温，辅以物理降温，必要时人工冬眠，必须短时间内使体温降至38℃以下。药物可用阿司匹林、对乙酰氨基酚、布洛芬等。物理降温可予温湿敷、头枕冰袋、酒精擦浴、冷盐水灌肠等。亚冬眠疗法有镇静、降温作用，每次冬眠灵、非那根各1～2mg/kg肌注。每2～5小时重复一次。一般3～4次，冬眠时间维持12～24小时。

2. 止惊　反复或持续惊厥，可加重脑缺氧，导致呼吸、循环衰竭。可选用快作用的止惊药，如地西泮每次0.3～0.5mg/kg，最大量不超过10mg静脉缓慢推注，必要时20

分钟重复使用。应密切观察呼吸，心率、血压的变化。苯巴比妥钠（鲁米那钠）每次 10mg/kg 肌注，频繁的惊厥可给负荷量 15～20mg/kg 肌注或静注（最大量每次 200mg），24 小时后给维持量，每日 5mg/kg，10％水合氯醛每次 0.5ml/kg 灌肠或口服。必要时可 2～3 种交替应用（详见惊厥处理章节）。

（二）改善微循环

出现循环衰竭表现者应扩容、纠酸、维持水电解质代谢平衡、解除微血管痉挛（东莨菪碱、酚妥拉明、多巴胺和间羟胺）、肾上腺皮质激素、纳洛酮（0.01～0.02mg/kg）（详见感染性休克一节）。

（三）颅内压增高的治疗

反复惊厥可致脑水肿、脑疝甚至呼吸衰竭死亡，必须在改善微循环的基础上积极治疗，保持呼吸道通畅、吸氧、降颅压，用 20％甘露醇 0.5～1g/kg，静脉快速注入，6～8 小时重复 1 次。也可与呋塞米［每次 1mg/(kg·d)］交替使用。严重病例可用激素。呼吸衰竭者应用人工呼吸机。详见颅内压增高节。

（四）抗菌疗法

痢疾杆菌耐药菌株日益增多，选用阿莫西林、头孢三代等。

（五）弥漫性血管内凝血（DIC）的防治

对严重休克不易纠正、顽固性脑水肿不能缓解或脏器功能衰竭伴血尿、消化道出血者，应及时检查血小板、凝血酶原时间、纤维蛋白原及鱼精蛋白副凝（3P）试验，在综合治疗基础上及时采用抗凝疗法。肝素剂量为每次 50～100U/kg，加 20ml 低分子右旋糖酐，20 分钟内静注，4～6 小时一次，配合输新鲜全血（详见 DIC 章节）。

（张　娟）

第二节　伤寒及沙门菌属感染

一、伤寒

伤寒（typhoid fever）是伤寒杆菌所致的全身性急性传染病，主要症状为持续高热、玫瑰疹、肝脾大和白细胞减少。主要并发症是肠出血、肠穿孔，以学龄儿童患者较多，1 岁以下婴儿较少，新生儿罕见。

【诊断要点】

（一）病史

注意流行病学史，夏秋季发病较多。询问有无不洁食物史和接触不洁水源史，是否接种过伤寒疫苗，时间和次数。

（二）临床表现

1. 典型伤寒

（1）初期（第 1 周）：发热，逐渐上升，伴全身不适感，第 1 周末可触及肿大肝脾。

（2）极期（第 2～3 周）：高热，消化系统症状（腹胀、腹痛、便秘等，肝脾大），循环系统症状（与体温不相称的缓脉），精神神经状态（表情淡漠、嗜睡、谵妄、脑膜刺激征等），第 6～7 天可出现玫瑰疹。

（3）缓解期（第 3～4 周）：体温下降，症状减轻。

（4）恢复期（第 5 周）：体温正常，症状及体征消失。

2. 小儿伤寒　不典型，一般表现持续发热、嗜睡、表情淡漠、腹痛、便秘、鼻出血、肝脾大突出而常见。相对缓脉及玫瑰疹少见，病程短，并发症少见。

3. 并发症

（1）肠出血：大便隐血到大量血便，可致失血性休克。

（2）肠穿孔：突然腹痛，一般状况恶化，体温下降，脉搏增快，神志不清或烦躁不安，出现腹膜刺激征，肝浊音界消失，X线腹部立位平片检查可见腹腔内游离气体。

（3）中毒性肝炎。

（4）中毒性心肌炎。

（5）其他：肺炎，肾炎，溶血性贫血，中毒性脑病等。

（三）实验室检查

1. 血象　白细胞总数减少，粒细胞核左移，嗜酸性粒细胞消失，2岁以下小儿白细胞总数有时反而升高。

2. 尿常规　极期可有轻度蛋白尿及管型。

3. 病原菌培养　是最可靠的诊断依据。血培养在发病1周内阳性率最高，以后逐渐降低。大便培养在病程第3～5周阳性率最高。

4. 肥达反应　发病1周末开始阳性，4～5周达高峰。“O”凝集效价1∶80或以上和“H”凝集效价1∶160或以上有诊断价值，效价明显递增，尤其是“O”凝集效价的上升，诊断价值更大。“O”为菌体抗原，阳性表示近期有感染。“H”为鞭毛抗原，与“O”同为阳性有诊断意义。单纯“H”效价高可能为预防接种伤寒疫苗所致。

5. 免疫球蛋白　早期特异性IgM升高，与“H”、“O”值平行，IgG上升较晚。如有复发时免疫球蛋白可降低或正常。

【治疗】

（一）一般治疗

按消化道传染病隔离。卧床休息，不宜用大量退热剂。便秘者用盐水低压灌肠，禁用泻剂。

（二）饮食

高热量、少渣、低脂半流质或流质饮食。少量多餐，少渣饮食要用4～6周。补充各种维生素。

（三）抗菌药物治疗

可选用头孢菌素、喹诺酮类，2～3周。

（四）肾上腺皮质激素

对发热伴意识障碍、严重毒血症的危重型，用地塞米松能降低病死率，晚期病例不用，以免发生肠出血或肠穿孔。

（五）并发症的处理

1. 肠出血　绝对卧床休息，禁食，给予止血剂，出现出血性休克时，需扩容、维持水电解质代谢平衡，必要时输血。

2. 肠穿孔　应禁食，胃肠减压，抗生素治疗，紧急外科手术治疗。

3. 中毒性心肌炎　适当延长卧床时间，应用营养心肌药物。在有效抗生素治疗同时可应用肾上腺皮质激素。

4. 其他并发症　及时给予正确治疗。

二、副伤寒

副伤寒（paratyphoid）是由副伤寒沙门菌甲、乙、丙引起的肠道传染病，临床症状酷似伤寒，但症状较轻，预后好，少有合并症，需以肥达反应鞭毛抗原的效价与伤寒鉴别。

【诊断要点】

（一）临床表现

副伤寒甲、乙临床表现与伤寒相似但较轻，丙型多以败血症形式出现，较少见。

（二）实验室检查

肥达反应：副伤寒甲、乙、丙与伤寒有共同菌体抗原，故“O”凝集效价＞1∶160 有意义。鞭毛抗原各型不一，均应在 1∶160 以上有诊断意义。

【治疗】

补液、纠正电解质紊乱。加强护理及抗菌治疗与伤寒同。

三、鼠伤寒沙门菌感染

鼠伤寒沙门菌感染（salmonella typhimurium infection）

是一种急性全身性传染病，其发病率目前已跃居各型沙门菌感染的首位，较多见于2岁以下的婴幼儿。新生儿室或儿科病房常可因院内交叉感染暴发流行。其临床表现复杂，由于多重耐药菌株的出现，治疗比较困难，同时难以彻底消毒隔离控制传播。

【诊断要点】

（一）病史

全年有散发病例，以夏、秋季发病率较高，应详细询问接触史和不洁食物史。

（二）临床表现

1. 体温　多为高热（39～40℃），热型不定，热程1～2周。

2. 急性胃肠炎型　表现为急性食物中毒症状，呕吐、腹泻、大便性状多变，可为水样便、黏液便、脓血便，有明显腥臭味，持续7～15天。可并发脱水，酸中毒。重者可发生麻痹性肠梗阻，肝脾大，肠穿孔等。

3. 败血症型　多侵袭小婴儿和新生儿，为不规则热或弛张高热，中毒症状重，常有惊厥或昏迷。多发生于胃肠道症状之后，但亦有原发性败血症型。若胃肠型患儿经治疗后发热未降，症状未见明显减轻时应警惕转为败血症型。病情加重，如未能在短期内得到控制，易出现多系统、多器官受累，可发生中毒性肠麻痹、脑膜炎和各种局限性化脓性病变。

（三）实验室检查

血白细胞计数增高，中性粒细胞明显增高。大便、血或脓培养分离出病原菌有确诊价值。用鼠伤寒沙门菌作抗原（H抗原），与患者血清作凝集试验，效价＞1∶80为阳性，双份血清效价递增4倍或以上者有诊断价值。

【治疗】

（一）胃肠炎型单纯稀水便腹泻者

一般口服阿莫西林、头孢霉素等，较重者可静点三代头孢。积极给予一般支持疗法，严格执行消毒隔离制度，

5. 疑为暴发型应做有关D1C检查。

6. 病原学检查细菌抗原和血清抗体。

【诊断标准】

依据流行情况、临床症状和体征作出初步诊断。试验室检查如瘀点或脑脊液涂片阳性、血或脑脊液培养阳性或免疫学检查可确诊。

【鉴别诊断】

需与血小板减少性紫癜、过敏性紫癜及其他中枢神经系统感染、中毒性脑病鉴别。

【治疗】

（一）一般治疗

可疑病人隔离，卧床休息，半流食。密切观察病情变化，如面色、体温、神态、皮肤出血点进展情况。定期测量血压、脉搏、呼吸、瞳孔情况。注意每日液体入量，观察尿情况及查尿常规。

（二）抗感染药物

1. 磺胺类药物　磺胺嘧啶（SD）、复方新诺明（SMZCo）、甲氧苄啶（TMP），首次剂量为全日量的1/3至1/2，以便迅速提高血清药物浓度抑制细菌。

（1）SD口服，婴幼儿每日150～200mg/kg，儿童每日100～150mg/kg，最大量6g，分4次，每6小时服1次，同时服等量碳酸氢钠。

（2）如病情较重或病儿呕吐不能口服者，可用SD肌注或静点，每日100～150mg/kg，分两次，全日总量不超过4g，静滴时须先用生理盐水或葡萄糖稀释成5%浓度，配等量碳酸氢钠再加入生理盐水或葡萄糖溶液中静点，待病情好转后及早改为口服。

（3）SD与TMP同时应用可将SD减量为每日75～100mg/kg，TMP5～10mg/kg分两次，口服或肌注，用以治疗轻型病例。

（4）SD与SMZCo合用于治疗轻型病例，SD每日75～

100mg/kg，SMZCo50～75mg/kg 分两次。

（5）密切接触者预防性用药可用 SD 1g Bid，连用 2 天。

磺胺类药物一般选用两药合用，避免一种剂量过大发生副作用。疗程原则是临床症状和体征消失后，再用药 2 天停药，一般疗程 5～7 天。用磺胺时应注意水化和有无不良反应如血尿、皮疹、粒细胞减少等，应与家属做好知情同意工作。应用磺胺 1～2 天不见好转或有进行性加重者，应怀疑是否有耐药菌株，需及早改用其他抗生素。

2. 青霉素　对脑膜炎双球菌有杀菌作用。凡对磺胺药过敏者，有肝肾功能损害不宜用磺胺药者，或为耐磺胺菌株所致流脑，均应用青霉素，每日 15 万～20 万 U/kg，分四次静点。与磺胺药合用，按每日 10 万 U/kg，疗程 7 天。对暴发型流脑首选青霉素，首剂 50 万 U/kg 静点，以后全日量 15 万～20 万 U/kg。

3. 头孢菌素类　头孢呋辛、头孢曲松、头孢噻肟等静点。

（三）抗休克和脑水肿的治疗

参见感染性休克和颅内压增高一节（第十四章第九节）。

（四）治愈标准

脑膜刺激征消失，体温平稳 3 天，无合并症。

（汤亚南）

第四节　流行性乙型脑炎

流行性乙型脑炎（epidemic encephalitis B）简称乙脑，是一种夏秋季流行的虫媒病毒性脑炎。临床以高热、意识障碍、惊厥、呼吸衰竭、脑膜刺激征为特征，病死率高，部分重症患者遗留后遗症。

【诊断要点】

（一）流行病学

我国北方在 7～9 三个月流行，多发生在 10 岁以下儿童。

（二）临床表现

潜伏期4～21天，一般为10～14天。典型经过分四期：

1. 初期 急性起病，1～2天内体温升至39℃左右，伴头痛、嗜睡、恶心、呕吐。体检可出现轻度脑膜刺激征（颈稍有抵抗），神志尚清楚。本期一般为3～4天。

2. 极期 一般持续4～7天，主要表现脑实质受损症状：

（1）高热：为必有表现，稽留热，39～40℃以上，平均7～10天，重症3～4周以上。

（2）意识障碍：3～8天发生，多表现为昏睡、昏迷，持续1周左右，重症1个月以上。

（3）惊厥：3～5天发生，见于50%～70%病例。

（4）呼吸衰竭：为最严重症状和致死主要原因。

（5）颅内压增高及脑膜刺激征，重症可发生脑疝。

（6）其他神经系统症状和体征：浅反射减弱或消失，深反射亢进继而消失，肌张力增高，痉挛性瘫痪，病理征阳性等，偶见中枢性循环衰竭。

3. 恢复期 极期过后在2～5天内体温逐渐下降，各种精神神经症状渐趋好转，多数病儿在2周内痊愈。重症患儿可有低热，多汗，吞咽困难，肢体强直，角弓反张，腕足下垂，手足徐动，视力障碍，失语，痴呆，精神异常等恢复期症状。常需要经过1～3个月以上才能逐渐恢复正常。

4. 后遗症期 少数病儿在发病半年后仍有意识障碍、痴呆、失语、瘫痪、扭转痉挛、精神异常等后遗症。如果坚持锻炼及治疗，部分患儿仍能恢复。

（三）临床分型

根据发热、惊厥、意识障碍、呼吸衰竭等中枢神经系统损伤程度，临床上可分为轻型、中型、重型、极重型。

表 21-4-1　流行性乙型脑炎临床分型

	体温	惊厥	意识障碍	呼吸衰竭	脑膜刺激征	颅内压	病程	预后
轻型	38℃±	无	神志清醒	无	不明显	增高不明显	5～7天	预后好
中型（普通型）	39～40℃	偶尔，短程	昏睡、浅昏迷	少见	有	增高	7～10天	无后遗症
重型	＞40℃	反复，持续	昏迷	有	明显	明显增高	2周以上	少数有后遗症
极重型（暴发型）	＞41℃	持续	迅速进入深昏迷	严重	明显	脑疝	＞3～4周，或3～5天内死亡	幸存者有严重后遗症

（四）并发症

多见急性支气管炎、支气管肺炎，另外可见肺不张、败血症、泌尿系统感染、口腔炎、褥疮、角膜炎、消化道出血等。

（五）辅助检查

1. 血象 白细胞（10～30）$\times 10^9$/L（1 万～3 万/mm^3），中性粒细胞可达 80%以上。

2. 脑脊液 外观无色透明或微混，压力增高，细胞数（50～500）$\times 10^6$/L，甚至 1000$\times 10^6$/L 以上。分类早期以多核细胞为主，3～5 天后以单核细胞为主。蛋白质稍高，糖正常或略高，氯化物正常。细胞数多少与临床表现常不一致。一般 2 周左右恢复正常。谷草转氨酶（AST）可升高，发病第 4 天最显著，到第 10 天逐渐下降，持续增高者预后差。

3. 免疫血清学检查 测定双份血清中的特异抗体，恢复期抗体滴度比急性期升高≥4 倍可确定诊断。

4. 病毒分离 血及脑脊液病毒分离阳性率低，脑组织中阳性率高，可做回顾性诊断。

5. 头颅 CT 对判断脑水肿及鉴别诊断有意义。

（六）鉴别诊断

应与结脑、化脑、病脑、中毒性痢疾、中毒性脑病、脑性疟疾、钩端螺旋体病、脑血管病等鉴别（参见有关章节）。

【治疗要点】

目前缺乏特效的抗病毒药，重点应针对高热、惊厥、呼吸衰竭三大主要症状，采取积极的对症治疗，避免形成恶性循环，细心护理、防止并发症的发生也是能否顺利痊愈的关键。

（一）急性期治疗

1. 一般治疗及护理

（1）病室隔离，防蚊，保持室内通风、安静。

（2）给予足够的营养与水，维持电解质和酸碱平衡，补液量 50～80ml/(kg·d)，忌过多过快。

(3) 监测生命体征、精神、意识、瞳孔及肌张力变化。

(4) 注意口腔、皮肤、眼部护理，定期翻身、拍背、吸痰。

2. 对症治疗

(1) 高热：采取综合性降温措施，使体温控制在38.5℃以下：①药物降温；②物理降温；③亚冬眠疗法；④针刺降温。

(2) 惊厥：抗惊厥药物详参见癫痫节，同时进行病因学治疗，如高热、脑水肿、呼吸道分泌物堵塞、电解质紊乱等。

(3) 呼吸衰竭：吸氧，保持呼吸道通畅，翻身、拍背、吸痰，雾化吸入，必要时气管插管或切开，人工呼吸机治疗。

(4) 血管扩张剂

1) 东莨菪碱：成人每次 0.3～0.5mg，小儿每次 0.02～0.03mg/kg，稀释后静注，20～30 分钟 1 次。

2) 山莨菪碱：成人每次 20mg，小儿每次 0.5～1mg/kg，稀释后静注，15～30 分钟 1 次。

(5) 颅内压增高（见颅内压增高节）。

(6) 循环衰竭：补充血容量，纠正水、电解质和酸碱平衡紊乱，选用强心升压药物（详见有关章节）。

3. 抗病毒和免疫治疗　利巴韦林（三氮唑核苷）、聚肌胞、干扰素、转移因子、免疫核糖核酸、IVIG 等有一定疗效。

4. 肾上腺皮质激素　可早期短程（<5d）用于重症病人，疗效尚有争议。

5. 中医中药　以清热解毒，凉血息风，化湿开窍为原则。

6. 防止继发感染，合理使用抗生素。

（二）恢复期治疗

加强营养，耐心护理，防止褥疮、肺炎等并发症。采取功能锻炼、推拿、理疗、针刺等治疗肢体瘫痪。有多汗、震颤、肢体强直者可用安坦（苯海索），1～3mg，每日 2～3 次口服。一般可望在 6 个月内恢复，少数病人留有后遗症。

（汤亚南）

2. 发热、腮腺肿大。

3. 可疑病例可作血清学检查和病毒分离检测。

【鉴别诊断】

1. 化脓性腮腺炎　腮腺剧烈疼痛及触痛，挤压腺体可见腮腺管口有脓液流出。化脓性腮腺炎多为一侧病变，表面皮肤红肿，局部压痛明显，周围界限清楚，触诊可有波动感。白细胞总数和中性粒细胞增高。由多种细菌感染所致，常见者为金黄色葡萄球菌。

2. 其他病毒性腮腺炎　流感病毒、副流感病毒、巨细胞包涵体病毒、AIDS 病毒（HIV）等均可造成腮腺肿大，依靠病毒分离方可鉴别。

3. 其他原因引起的腮腺肿大　口眼干燥关节炎综合征、白血病、镰状细胞贫血、唾液结石阻塞腺管等均可引起腮腺肿大。

4. 颈、耳前淋巴三结炎　肿块边缘清楚，质地较坚硬，肿胀不以耳垂为中心。

【治疗要点】

（一）一般治疗

应卧床休息，适当补充水分和营养，避免刺激性食物。

（二）对症治疗

患者严重头痛和并发睾丸炎者，可给予解热止痛药、睾丸局部冰敷并用睾丸托支持。糖皮质激素疗效不肯定。严重呕吐者应补充水分及电解质。

（三）抗病毒治疗

（四）预防措施

需隔离患儿至腮腺肿胀完全消退，有接触史的易感儿应检疫 3 周。主动免疫为接种麻疹、腮腺炎、风疹三联减毒活疫苗。被动免疫为给予腮腺炎免疫 γ 球蛋白，可起到预防和减轻症状的效果。

（鲍慧玲）

第六节 常见出疹性疾病鉴别要点

表 21-6-1 常见出疹性疾病的鉴别

病名	麻疹	风疹	幼儿急疹	猩红热	水痘
病原体	麻疹病毒	风疹病毒	人疱疹病毒 6 型	乙型溶血性链球菌	水痘-带状疱疹病毒
潜伏期	6～18 天	14～21 天	5～15 天	1～7 天	7～21 天
前驱期	3～4 天	半天～1 天	3～4 天	半天～2 天	半天～1 天
出疹与发热	发热更高	疹出热退	热退出疹	出疹时热度升高	出疹时不发热
全身症状	高热，全身症状较重，呼吸道卡他症状明显	低热，全身症状较轻呼吸道症状轻，枕后耳后淋巴结肿大	高热，全身症状较轻，枕后耳后淋巴结肿大	高热，全身症状较重，咽痛明显	低热，全身症状轻
出疹顺序	耳后发际-面部-躯干-四肢-手足心 3 天出齐	面部-躯干-四肢 1 天出齐	躯干-颈-上肢、偶可面部、下肢，2～3 天消失	颈、腋下、腹股沟至全身，1 天出齐	躯干至面部头皮、四肢

（续表）

病名	麻疹	风疹	幼儿急疹	猩红热	水痘
皮疹特点	斑丘疹1～4mm	斑丘疹，1天后猩红热样	斑丘疹	粟粒大小、疹间皮肤充血、帕氏线环口苍白	斑、丘、疱、结痂同时存在向心性分布
口腔黏膜	麻疹黏膜斑	软腭、咽部有黏膜疹	软腭有黏膜疹	杨梅舌	口、唇黏膜疱疹
病后表现	遗留棕色色素斑，有糠麸样脱屑	无色素沉着、无脱屑	无色素沉着、无脱屑	无色素沉着，可有大片脱皮	无色素沉着，有结痂
血象	白细胞数正常或减少，淋巴细胞增加	白细胞数正常或减少，淋巴细胞增加	白细胞数正常或减少，淋巴细胞增加	白细胞数增高，中性粒细胞增加	白细胞数正常或减少，淋巴细胞增加
隔离时间	出疹后5天合并肺炎出疹后10天	出疹后1周	一般无需隔离	1周左右，咽拭子培养阴性	皮疹全部结痂约1周左右

（魏　玲）

第七节 病毒性肝炎

病毒性肝炎（viral hepatitis）是由多种不同肝炎病毒引起的一组以肝损害为主要表现的传染病。根据病原学诊断，肝炎病毒至少有 5 种，即甲、乙、丙、丁、戊型肝炎病毒，分别引起甲、乙、丙、丁、戊型病毒性肝炎，即甲型肝炎（hepatitis A)、乙型肝炎（hepatitis B)、丙型肝炎（hepatitis C)、丁型肝炎（hepatitis D）及戊型肝炎（hepatitis E)。另外一种称为庚型病毒性肝炎，较少见。

【诊断要点】

各型肝炎的潜伏期长短不一。甲型肝炎为 2～6 周（平均 1 个月)；乙型肝炎为 6 周～6 个月（一般约 3 个月)；丙型肝炎为 5～12 周（平均 7～8 周)。从病程可分为急性肝炎和慢性肝炎。

（一）急性肝炎

1. 急性无黄疸型肝炎

（1）流行病学：有无与确诊的病毒性肝炎患者密切的接触史，家族中有无肝炎患者，半年内有无接受输血或血制品史，或消毒不严格的注射史或针刺史。有无水源、食物污染史等。

（2）症状：近期内出现的持续数日以上的、无其他原因可解释的乏力、食欲减退、厌油、腹胀、溏便和肝区痛等。

（3）体征：肝大且有触痛，叩击痛。可伴脾轻度大。

（4）实验室检查：ALT 增高，病原学检查阳性（详见病原学诊断)。

凡实验室检查阳性，且其他 3 项中有 2 项阳性，或实验室检查与症状或化验与体征明显阳性，且能排除其他疾病者，可诊断为急性无黄疸型肝炎。

凡单项 ALT 增高，或仅有症状、体征或仅有流行病学资料及其他 3 项中之一项均为疑似患者。疑似患者若病原学诊断阳性且除外其他疾病，可以确诊。

2. 急性黄疸型肝炎　根据急性发病具有急性肝炎的症状，体征化验异常，且血清胆红素在 17μmol/L 以上，尿胆红素阳性，皮肤、巩膜黄染并排除其他原因引起的，即可作出诊断。小儿急性甲型肝炎多为黄疸型，可分为三期：

（1）黄疸前期：起病急，有畏寒，发热和呼吸道症状，消化道症状为恶心、呕吐、食欲不振、厌油、腹痛等。

（2）黄疸期：主要以黄疸症状为主，巩膜皮肤黄染，尿色变深、肝大。

（3）恢复期：黄疸消退，消化道症状逐渐消失，胆红素和肝功恢复正常，一般为发病 3～4 周。

（二）慢性肝炎

1. 慢性迁延型肝炎　有确诊或可疑急性肝炎的病史，病程超过半年仍有轻度症状，伴有血清 ALT 升高或并有其他肝功能轻度损害，或肝活体组织检查符合迁延型肝炎的诊断。

2. 慢性活动性肝炎　既往有肝炎史，或急性肝炎病程迁延，超过半年，而目前有较明显的肝炎症状；肝大，质中等硬度以上可伴有蜘蛛痣，面色晦暗、肝掌及脾大；血清 ALT 持续增高或反复波动，血清胆红素长期或反复增高，伴有白蛋白减低，球蛋白升高，白、球蛋白比例异常，或丙种球蛋白增高；可出现自身抗体或肝外损害。或肝活体组织检查符合慢性肝炎的组织学改变。

（三）重型肝炎

凡急性、慢性肝炎或肝硬变患儿出现高热、极度乏力、严重的消化道症状，黄疸进行加重，有出血倾向、神经精神症状，肝脏进行性缩小，肝细胞明显损害，凝血酶原时间明显延长者，均应考虑为重型肝炎。

（四）淤胆型肝炎

起病急，有持续3周以上的肝内梗阻性黄疸的症状及体征，肝炎症状较轻，肝大较明显；肝功化验主要表现为梗阻性黄疸的化验结果；并可除外其他肝内、外梗阻性黄疸者，可诊断为急性淤胆型肝炎。在慢性肝炎基础上出现上述表现者，可诊断为慢性淤胆型肝炎。

【病原学诊断】

（一）甲型肝炎

①急性期血清抗-HAVIgM阳性。②急性期及恢复期双份血清抗HAV总抗体滴度呈4倍以上升高。③急性早期的粪便免疫电镜查到HAV颗粒。④急性早期粪便中查到HAVAg。⑤血清或粪便中检出HAVRNA。具有以上任何一项阳性即可确诊为HAV近期感染。

（二）乙型肝炎

1. 现症HBV感染　具有以下任何一项即可作出诊断：①血清HBsAg阳性。②血清HBV DNA阳性或HBV DNA聚合酶阳性。③血清抗HBc IgM阳性。④肝内HBeAg阳性及（或）HBsAg阳性，或HBV DNA阳性。

2. 急性乙型肝炎　具有以下动态指标中之一项者即可诊断：①HBsAg滴度由高到低，消失后抗-HBs阳转。②急性期血清抗HBc IgM呈高滴度，而抗HBc IgG（一）或低滴度。

3. 慢性乙型肝炎　临床符合慢性肝炎，且有现症HBV感染的一种以上阳性指标。

4. 慢性HBsAg携带者　无任何临床症状或体征，肝功能正常，血清HBsAg检查持续阳性达6个月以上者。

（三）丙型肝炎

1. 排除诊断法　凡不符合甲型、乙型、戊型病毒性肝炎诊断标准，并除外EB病毒、巨细胞病毒急性感染（特异性IgM抗体阴性）及其他已知原因的肝炎，如药物性肝炎、酒精性肝炎等，流行病学提示为非经口感染者，可诊断为丙型肝炎。

2. 特异性诊断　血清抗 HCV 或 HCV RNA 阳性者。

(四) 丁型肝炎

与 HBV 同时或重叠感染。

1. 血清中抗 HD IgM 阳性，或抗 HD 阳性，或 HDAg 阳性。

2. 血清中 HDV RNA 阳性。

3. 肝组织内 HDAg 阳性。

(五) 戊型肝炎

1. 排除诊断法　凡有符合甲型、乙型、丙型、丁型、巨细胞病毒、EBV 急性感染及其他已知原因的肝炎，流行病学证明经口感染者，可诊断为戊型肝炎。

2. 特异性诊断　急性期血清抗 HEV IgM 阳性，或急性期粪便免疫电镜找到 HEV 颗粒，或急性期抗 HEV 阴性而恢复期阳转者。

【辅助检查】

(一) 血象

白细胞总数正常或稍低，淋巴细胞相对增多，偶有异常淋巴细胞出现。重症肝炎患者的白细胞总数及中性粒细胞均可增高。血小板在部分慢性肝炎病人中可减少。

(二) 肝功能试验

肝功能试验种类甚多，应根据具体情况选择进行。

1. 黄疸指数、胆红素定量试验　黄疸型肝炎上述指标均可升高。尿检查胆红素、尿胆原及尿胆素均增加。

2. 血清酶测定　常用者有谷丙转氨酶（ALT）及谷草转氨酶（AST），在肝炎潜伏期、发病初期及隐性感染者均可升高，故有助于早期诊断。

3. 胆固醇、胆固醇酯、胆碱酯酶测定　肝细胞损害时，血内总胆固醇减少，梗阻性黄疸时，胆固醇增加。重症肝炎患者胆固醇、胆固醇酯、胆碱酯酶均可明显下降，提示预后不良。

（三）血清蛋白质及氨基酸测定

慢性活动性肝炎时蛋白电泳示γ球蛋白常＞26%，肝硬化时γ球蛋白可＞30%。但在血吸虫病肝硬化、自身免疫性疾病、骨髓瘤、结节病等γ球蛋白百分比均可增高。检测血浆中支链氨基酸（BCAA）与芳香族氨基酸（AAA）的比值，如比值下降或倒置，则反映肝实质功能障碍，对判断重症肝炎的预后及考核支链氨基酸的疗效有参考意义。

（四）血清前胶原Ⅲ（PⅢP）测定

血清PⅢP值升高，提示肝内有纤维化将形成可能。文献报道其敏感性为31.4%，特异性为75.0%。PⅢP正常值为＜175μg/L。

（五）血清免疫学检查

测定抗HAV IgM对甲型肝炎有早期诊断价值，HBV标志（HBsAg、HBeAg、HBCAg及抗HBs、抗HBe、抗HBc）对判断有无乙型肝炎感染有重大意义。HBV-DNA、DNA-P及PHSA受体测定，对确定乙型肝炎病人体内有无HBV复制有很大价值。高滴度抗HBc IgM阳性有利于急性乙型肝炎的诊断。

丙型肝炎常应除外甲型、乙型、戊型及其他病毒（CMV、EBV）而诊断，血清抗HCV IgM或/和HCV RNA阳性可确诊。丁型肝炎的血清学诊断有赖于血清抗HDV IgM阳性或HDAg或HDV cDNA杂交阳性；肝细胞中HDAg阳性或HDV cDNA杂交阳性可确诊。戊型肝炎的确诊有赖于血清抗HEV IgM阳性或免疫电镜在粪便中见到30～32nm病毒颗粒。

（六）肝穿刺病理检查

对各型肝炎的诊断有很大价值，通过肝组织电镜、免疫组化检测以及以Knodell HAI计分系统观察，对慢性肝炎的病原、病因、炎症活动度以及纤维化程度等均得到正确数据，有利于临床诊断和鉴别诊断。

（七）B 超，CT，MRI

【治疗】

（一）急性肝炎

多为自限性疾病。若能在早期得到及时休息，合理营养及一般支持疗法，大多数病例能在 3～6 个月内临床治愈。

1. 休息　发病早期必须卧床休息，至症状明显减轻、黄疸消退、肝功能明显好转后，可逐渐增加活动量，以不引起疲劳及肝功能波动为度。在症状消失，肝功能正常后，再经 1～3 个月的休息观察，可以增加活动量。

2. 营养　发病早期宜给易消化，适合患者口味的清淡饮食，但应注意含有适量的热量、蛋白质和维生素，并补充维生素 C 和 B 族维生素等。若患儿食欲不振，进食过少，可由静脉补充葡萄糖液及维生素 C。食欲好转后，应能给含有足够蛋白质、碳水化合物及适量脂肪的饮食，不强调高糖低脂饮食，不宜摄食过多。

3. 中药治疗　可因地制宜，采用中草药治疗或中药方剂辩证治疗。急性肝炎的治疗应清热利湿、芳香化浊、调气活血。热偏重者可用茵陈蒿汤、栀子柏皮汤加减，或龙胆草、板兰根、金钱草、金银花等煎服；湿偏重者可用茵陈四苓散、三仁汤加减。淤胆型肝炎多与湿热淤胆肝胆失泄有关，在清热解毒利湿的基础上，重用消淤利胆法，如赤芍、黛矾、硝矾散等。

（二）慢性肝炎

1. 休息　在病情活动期应适当卧床休息；病情好转后应注意动静结合；至静止期可适当活动；症状消失，肝功能恢复正常达 3 个月以上者，可恢复正常活动，但应避免过劳，且须定期复查。

2. 营养　应进高蛋白饮食；热量摄入不宜过高，以防发生脂肪肝；也不宜食过量的糖，以免导致糖尿病。

3. 抗病毒药物治疗

（1）α-干扰素（interferon，IFNα）：治疗剂量每日不应

低于50万～100万U，皮下或肌注每日1次，亦有隔日注射1次者。疗程3～6个月。

（2）干扰素诱导剂：聚肌苷酸：一般用量为1～4mg肌注，每周2次，3～6个月为一疗程；亦有采用大剂量（每次10～40mg）静泳滴注，每周2次。

（3）阿糖腺苷（Ara-A）及单磷阿糖腺苷（Ara-AMP）：Ara-A不溶于水，常用剂量为每日10～15mg/kg，稀释于葡萄液1000ml内，缓慢静脉滴注12小时，连用2～8周。单磷酸阿糖腺苷易溶于水，常用剂量为每日5～10mg/kg，分为2次肌注，连续3～5周，或每日5mg/kg，分2次肌注，连续8周。

（4）无环鸟苷（Acyclovir）及6-脱氧无环鸟苷：前者剂量为每日10～45mg/kg静泳滴注，7～14日为1疗程。6-脱氧无环鸟苷口服吸收良好，可长期服用。

（5）其他抗病毒药物：利巴韦林（ribavirin）、膦甲酸盐、替诺福韦等，均在试用中。

（6）抗病毒药物联合治疗：如α-干扰素与单磷酸阿糖腺苷联合使用，有协同抗病毒作用，可增疗效，但毒性亦增大。α-干扰素与无环鸟苷、胶氧无环鸟苷或与γ-干扰素联合应用，均可增强疗效。

（7）α-干扰素加泼尼松冲击疗法：在干扰素治疗前，先给予短程（6周）泼尼松，可提高患者对抗病毒治疗的敏感性，从而增强疗效。但在突然撤停泼尼松时，有激发严重肝坏死的危险。

（8）核苷类的药物：拉米夫定（贺普丁），阿德福韦酯（贺维力，代丁，名正，阿甘定，阿迪仙，优贺丁），恩替卡韦（博路定），素比伏（替比夫定）等。

4. 免疫调节疗法　可选用以下制剂：

（1）特异性免疫核糖核酸：能传递特异性细胞免疫与体液免疫。剂量为2～4mg每周2次，注射于上臂内侧或腹股沟淋巴结远侧皮下，3～6个月为1疗程。

(2) 特异性转因子：能增强特异性细胞免疫。剂量为每次 2～4 单位，每周 2～3 次，注射部位同上。

(3) 普通转移因子：有增强细胞免疫功能及调节免疫功能的作用。剂量及注射部位与特异性转移因子相同。

(4) 胸腺素（肽）：能提高细胞免疫功能及调节免疫系统。剂量每次 10mg，每周 2～3 次，注射部位同上。

(5) 其他：右旋儿茶素（四羟基黄烷醇）、左旋咪唑、中药人参、黄芪、灵芝、香菇等均可酌情采用。

5. 激素及免疫抑制疗法　用于自身免疫指标阳性或有肝外系统表现，而 HBsAg 阴性，且经其他治疗无效的慢性活动型肝炎，可用泼尼松龙、地塞米松、硫唑嘌呤等治疗。

6. 护肝药物

(1) 维生素类：适量补充维生素 C 及 B 族维生素；维生素 E 有抗氧化、抗肝坏死作用；凝血酶原时间延长及黄疸患者应给予维生素 K。

(2) 促进能量代谢的药物：如三磷腺苷、辅酶 A、肌苷等。

(3) 提高血清白蛋白、改善氨基酸代谢的药物：复方支链氨基酸注射液静脉滴注。

(4) 促进肝细胞修复和再生的药物：胰高糖素（1mg）及普通胰岛素（10U）加于葡萄糖液内静脉滴注。

(5) 其他：肝泰乐、维丙胺、肝必复等可酌情选用。

（三）重型肝炎

1. 支持疗法

(1) 严格卧床休息、精心护理，密切观察病情，防止继发感染。

(2) 维持正常生理需要的热量，饮食中的蛋白质含量应严格限制。给予足量的维生素（E、C、B 族、K）并给予高渗葡萄糖溶液静脉滴注，其中可加能量合剂和胰岛素。入液量及糖量不可过多，以防发生低血钾及脑水肿。有条件可输入新鲜血浆、白蛋白或新鲜血。注意液体出入量平衡。

(3) 维持水电解质代谢和酸碱平衡。

2. 防治并发症

(1) 肝性脑病的防治

1) 预防和治疗氨中毒：①减少氨由肠道吸收：限制蛋白质摄入量（<0.5g/kg）；口服肠道不易吸收的广谱抗生素，如新霉素每日 2g 或（及）灭滴灵 0.2g 每日 4 次；口服乳果糖 15～20g 一日 3 次，禁用含氨药物。②降低血氨：谷氨酸盐（钠，钾等）及乙酰谷酰胺等药物静脉滴注；精氨酸或天门冬氨酸钾镁静脉滴注。③给予脲酶拮抗剂（如乙酰氧肟酸等）以减少尿素分解产氨。

2) 纠正氨基酸比例失衡：提高血中支链氨基酸、亮氨酸、异亮氨酸的比例，可竞争性地减少芳香族氨基酸通过血脑屏障，从而减少神经抑制介质 5-羟色胺的形成，有利于防治肝性昏迷。可予复方支链氨基酸制剂 500ml/d 静脉滴注。

3) 抗假性神经递质：左旋多巴进入脑组织，经多巴脱羧酶的作用转变为多巴胺后，与假性神经递质 C 羟苯乙醇胺、苯乙醇氨等相拮抗竞争，可促使患者苏醒。用法：左旋多巴每次 100～150mg 加于 10%葡萄糖液内静脉滴注，每日 2～3 次；或每日 2～4 克，分 4 次口服。用本药过程中，禁用维生素 B_6 和氯丙嗪。

(2) 脑水肿的防治：如出现颅内压增高的征象，应及时静脉给予高渗脱水剂。

(3) 防治出血：给予维生素 K_1 肌注或静脉滴注、凝血酶原复合物或新鲜血浆滴注等。胃肠道出血的治疗，参见消化道出血一节。

(4) 防治肝肾综合征：注意避免各种诱发因素，如大量放腹水、过度利尿、消化道大出血导致引起的血容量逐降、低钾血症、重度黄疸、继发感染、弥漫性血管内凝血，避免肾毒性药物的使用。当出现少尿时，可静脉给予低分子右旋糖酐、白蛋白或血浆等以扩充容量，并可给予小剂量多巴胺静脉滴注以增进肾血流量。有条件者早期采用透析疗法。

（5）防治腹水：静脉滴注白蛋白、新鲜血浆等以提高血清白蛋白水平；使用利尿剂时注意并用具排钾（如氢氯噻嗪）和潴钾（如安体舒通、氨苯蝶啶）作用者，以避免引起电解质失调。

（6）防治继发性感染。

3. 肾上腺皮质激素　急性重型肝炎早期应用可能有益。可予琥珀酰氢化可的松每日 100～500mg 加于葡萄液内静脉滴注，5～7 天为一疗程。宜同时给予免疫调节剂。

4. 人工肝支持疗法　如血液透析、血浆交换、肝脏移植、交叉循环可部分除去血液中的有害物质，代偿肝脏功能。但尚存在不少问题。

5. 中医药治疗。

（四）淤胆型肝炎的治疗

酌情选用泼尼松龙每日 40～60mg 口服或地塞米松每日 10～15mg 溶于葡萄糖液内静脉滴注。瘙痒明显者可口服阿利马嗪（异丁嗪）5mg 每日 2 次，或消胆胺每日 2～3g，思美泰 100～500mg/d。

（李在玲）

第八节　手 足 口 病

【流行病学】

1. 传染源及病原体　引起手足口病的肠道病毒包括肠道病毒 71 型（EV71）和 A 组柯萨奇病毒（CoxA）、埃可病毒（Echo）的某些血清型。人是已知的唯一宿主及传染源。EV71 感染引起重症病例的比例较大。肠道病毒传染性强，易引起爆发或流行。

2. 传播途径　通过消化道、呼吸道、密切接触传播。

3. 易感人群　普遍具有易感性，多为学龄前儿童，尤其是婴幼儿。

4. 好发季节　多为夏秋季。

【诊断要点】

(一) 临床表现

本病潜伏期：一般为2～7天，无明显前驱症状。

1. 一般病例　主要表现为急性起病，发热和/或手足、口腔、肛周或膝盖等部位的斑丘疹、疱疹。可伴有咳嗽、流涕、食欲不振、恶心、呕吐、头痛等症状。部分病例仅表现为手、足、臀部皮疹或疱疹性咽峡炎。一般病例预后良好，多在1周自愈。

2. 重症病例　多见3岁（2岁）以下。

（1）有手足口病的临床表现的患者，同时伴有以下表现：①持续高热（体温38℃以上），呕吐。②神经系统症状（肌阵挛、脑炎、无菌性脑膜炎、急性迟缓性麻痹）。③心肺症状（心肌炎、心力衰竭、肺水肿、肺出血）。

（2）手足口病流行地区的婴幼儿虽无手足口病典型表现，但有持续发热伴肌阵挛，或脑炎、急性迟缓性麻痹、心肺衰竭、肺水肿等。

（3）病情进展迅速，大多高热，可无皮疹，在发病后3～5天内出现中枢神经系统、呼吸系统、循环系统严重并发症。

（4）死亡原因主要为脑水肿、脑疝，中枢性呼吸、循环衰竭。

3. EV71所致脑干脑炎（以2岁以内多见）

Ⅰ级：肌痉挛、共济失调。Ⅱ级：肌痉挛和脑神经受损。Ⅲ级：短暂肌痉挛后呼吸衰竭、周围循环衰竭、休克、昏迷、瞳孔对光反射消失、呼吸停止，多在入院12h内死亡。

4. 循环衰竭　脑干受损可致中枢性循环衰竭，表现为四肢冷、皮肤花纹等微循环障碍表现，同时可有高热、血压升高而后可下降。心肌炎引起的周围性循环衰竭，表现为血压低、体温低。

5. 肺水肿 早期为非特异性表现：心率增快；血压升高；呼吸急促；胸部 X 线检查也常无异常发现或仅有双肺纹理增粗模糊。晚期表现（可诊断）皮肤苍白、湿冷；濒死感；双肺湿啰音、粉红色泡沫痰；严重低氧血症；胸部 X 线片见双肺大片浸润影。

（二）实验室检查

1. 血常规 一般病例白细胞计数正常，重症病例白细胞计数可明显升高。

2. 血生化检查 部分病例可有轻度 ALT、AST、CK-MB 升高，重症病例血糖可升高。

3. 脑脊液检查 外观清亮，压力增高，白细胞增多(危重病例多核细胞可多于单核细胞)，蛋白质正常或轻度增多，糖和氯化物正常。

4. 病原学检查 特异性 EV71 核酸阳性或分离到 EV71 病毒。自咽拭子或咽喉洗液、粪便或肛拭子、脑脊液或疱疹液以及脑、肺、脾、淋巴结等组织标本中分离到肠道病毒。血清学检查：特异性 EV71 抗体检测阳性，或急性期与恢复期 EV71 IgG 抗体 4 倍以上增高或阴性转为阳性。核酸检测：自病人血清、脑脊液、咽拭子或咽喉洗液、粪便或肛拭子、脑脊液或疱疹液以及脑、肺、脾、淋巴结等组织标本等标本中检测到病原体核酸。

（三）辅助检查

1. 胸片 可表现为双肺纹理增多，呈网格状、点片状、大片状阴影，部分病例以单侧为著，快速进展为双侧大片阴影。

2. 磁共振 以脑干、脊髓灰质损害为主。

3. 脑电图 部分病例可表现为弥漫性慢波，少数可出现棘（尖）慢波。

4. 心电图 无特异性改变，可见窦性心动过速或过缓，ST-T 改变。

（四）危重病人的警告症状

1. 年龄小于 3 岁。

2. 持续高热不退。

3. 精神差、呕吐、抽搐、肢体抖动或无力。

4. 高血压或低血压。

5. 呼吸、心率明显增快。

6. 外周血白细胞计数明显增高。

7. 高血糖。

【治疗要点】

早发现、早治疗最为关键。

1. 对症处理 退热，中药治疗，保持内环境稳定，营养支持；降低颅内压，呼吸支持，循环支持。

2. 应用丙种球蛋白和激素，抑制过度严重反应和炎性脱髓鞘病变。

注意影响病情预后的关键点：脑炎的轻重、是否累及脑干以及病情进展速度。出现中枢性循环衰竭（心率明显加快、末梢循环差等），极难救治成功。

【预防】

1. 专辟诊室接诊，防止交叉感染。

2. 诊疗、护理每一位患儿后，认真洗手或手消毒。

3. 诊疗过程中使用的非一次性物品要擦拭消毒。

4. 医务人员如有疑似肠道病毒感染时，应暂停接触病人。

5. 患儿使用过的物品应消毒或销毁。

【注意报卡】

具体见国家法定传染病报卡程序。

（李在玲）

第九节　流行性感冒

流行性感冒（influenza）简称流感，是由流行性感冒病毒（以下简称流感病毒）引起的急性呼吸道传染病。传染性强，传播面广，常常呈地方性流行，是人类面临的主要公共健康问题之一。

【诊断要点】

（一）流行病史

当地有流感流行的疫情、儿童接触的人群中有上呼吸道感染患者，特别当其大量集中出现时对诊断很有帮助。

（二）临床表现

常因年龄不同而有差异。

年长儿症状与成人相似，起病急骤，全身症状明显，表现有持续高热、头痛、畏寒、四肢肌肉酸痛、明显乏力等，随后可出现咽痛、流涕、流泪、咳嗽等呼吸道卡他症状。

婴幼儿流感的临床症状往往不典型，部分患儿突发高热伴全身中毒症状，轻微流涕，常伴有呕吐和腹泻等胃肠道症状，可见高热惊厥；部分患儿可表现为喉气管支气管炎，严重者则出现气道梗阻征象。

新生儿流感虽少见，但一旦发生常呈败血症表现，如嗜睡、拒奶、呼吸暂停等，常伴有肺炎，病死率高。

（三）辅助检查

1. 外周血象　白细胞总数不高或减低，淋巴细胞相对增加。

2. 病毒分离　鼻咽分泌物或口腔含漱液分离出流感病毒。

3. 血清学检查　疾病初期和恢复期双份血清抗流感病毒抗体滴度有 4 倍或以上升高，有助于回顾性诊断。

4. 患者呼吸道上皮细胞查流感病毒抗原阳性。

5. 标本经敏感细胞过夜增殖一代后查流感病毒抗原阳性。

（四）诊断分类

1. 疑似病例　具备流行病学史和临床症状。

2. 确诊病例　疑似病例，同时实验室检查符合（二）或（三）或（四）或（五）。

【治疗要点】

（一）早期诊断和及时使用抗流感病毒药物

1. 神经氨酸苷酶抑制剂　奥司他韦-达菲（Tamifln），儿童推荐剂量每次 2mg/kg，每日 2 次，连服 5 天，强调应在起病后 36～48 小时内早期使用。

2. M_2 受体抑制剂　金刚烷胺，1 岁以上儿童 5mg/(kg·d)，每日 2 次，疗程 5～7 天，必须在发病的 48 小时内应用。

（二）加强支持疗法和及时防治并发症

隔离患者，流行期间对公共场所加强通风和空气消毒。

强调一般护理、休息、加强营养、补充水分等。

小儿流感容易引发多种并发症，其中肺炎、脑炎等甚至可致死亡，对此必须警惕和监护，一旦发现，及时治疗。

（三）对症治疗

1. 减轻上呼吸道卡他症状　酚麻美敏液或美敏伪麻液等。

2. 止咳化痰　愈芬甲麻那敏，小儿吐根合剂等。

3. 退热　对乙酰氨基酚，布洛芬。

4. 中药清热解毒　双黄连、蓝芩口服液、小儿豉翘清热颗粒等。

（崔蕴璞）

结核病

第22章

第一节　小儿结核病总论

结核病是由结核杆菌引起的一种累及以肺为主的全身多脏器的慢性传染性疾病。结核病的易感者主要为小儿，病情进展迅速，易于短期内恶化，需尽早诊治。

【诊断要点】

（一）病史

1. 结核接触史　对诊断的参考价值较大，年龄越小，与活动性肺结核接触越密切，感染率与发病率越高。

2. 卡介苗接种史　接种时间及复种情况。

3. 有无结核病史及长期服用激素史，近期是否患过麻疹及百日咳等急性传染病。

4. 有无结核过敏表现，如结节性红斑、疱疹性结膜炎、结核菌素试验阳性等。

（二）临床表现

1. 结核中毒症状　低热、精神倦怠、烦躁哭闹、睡眠不安、盗汗、颜面潮红或面色不好、食欲不振、体重不增、消瘦等。呼吸系统症状不明显，如出现咳嗽、咯血或呼吸困难等，说明疾病已向严重程度发展。

2. 体检所见

（1）肺部体征多不明显，与X线改变不相称。如有肿大的淋巴结压迫引起肺不张或胸腔大量积液，可出现相应体征。

（2）浅表淋巴结可有中度肿大（反应性）。

（3）注意有无疱疹性结膜炎、结节性红斑、一过性多发性关节炎等结核过敏表现。

3. 结核菌素试验　在感染结核菌 4～8 周后，机体对结核蛋白产生过敏状态，其结核菌素试验即呈阳性反应，属迟发型变态反应。常用的结核菌素试剂为纯蛋白衍化物(PPD)。

（1）方法：在左前臂掌侧面中、下 1/3 交界处皮内注射 0.1ml（含 5 个结核菌素单位）的 PPD，使之形成直径 6～10mm 的皮丘，48～72 小时观测反应结果。

（2）局部反应的判定标准：

（－）无红晕及硬结；或仅有红晕无硬结。

（＋）红晕及硬结 5～9mm。

（＋＋）红晕及硬结 10～19mm。

（＋＋＋）红晕及硬结＞20mm。

（＋＋＋＋）除红晕及硬结外，可见水疱或局部坏死，或发热等全身症状。

（3）结核菌素试验的诊断价值

1）阳性反应：局部反应的强度一般不代表感染之轻重及活动程度。只有结合小儿年龄及接触史来推测感染的活动性。

① 未接种过卡介苗者：3 岁以下婴幼儿，阳性反应表示体内有活动性结核病灶；较大儿童呈阳性反应而无临床症状者只说明曾受感染，不代表有活动性病灶。但若阳性反应为（＋＋）以上，或在 2 年内由阴性转为阳性（＋＋）以上，均应进一步检查以除外体内有潜伏的活动病灶。

② 已接种过卡介苗者：在一定时期（2～3 年）内多呈弱阳性反应，如超过（＋＋），则应考虑已受结核感染。

2）阴性反应

① 未受过结核感染。

② 初次感染 4～8 周内，尚未产生变态反应。

③ 机体对结核菌的变态反应减弱或暂时消失，可见于各种急性传染病（麻疹、百日咳、伤寒等）、疫苗接种后 2～3 周、重度营养不良、体质极度衰弱、重症结核病（粟粒型结核）及使用激素等免疫抑制剂 4～6 周后、患有免疫缺陷病等。

（三）实验室检查

1. 寻找结核菌　留痰或空腹胃液、脑脊液找结核菌，包括涂片、培养或动物接种，结核菌阳性是最有力的诊断依据。

2. 血沉　在结核活动期可增快。

3. C 反应蛋白　在活动性结核病儿半数可阳性。

（四）X 线检查

对可疑病例应作胸透或照胸片。粟粒型肺结核需重复照片才能证实。正位片不能显影的病灶或淋巴结可作侧位或断层摄影。

（五）其他检查

支气管镜检查、肺部超声波检查、周围淋巴结活检、眼底检查等，可根据不同类型结核选择应用。

【治疗要点】

（一）一般疗法

充分调动机体的抗病能力，使药物更好地发挥抗菌作用。全身治疗应注意休息，增加营养，给予富含蛋白质和各种维生素的食物。急性期卧床休息，恢复期或病情较轻者可适当进行户外活动，呼吸新鲜空气。避免接触各种传染病，尤其是麻疹和百日咳，避免继续与开放性结核病人接触以防反复感染。

（二）化学疗法

1. 治疗原则　早期治疗、适宜剂量、规律用药、联合用药、分段治疗、坚持全程。

2. 抗结核药物的分类　见表 22-1-1。

表 22-1-1 常用抗结核药物

甲类药物	异烟肼（INH）、利福平（RFP）
乙类药物	链霉素（SM）、吡嗪酰胺（PZA）、乙胺丁醇（EMB）、卡那霉素（KM）、乙硫异烟胺（ETH）、环丝氨酸（cycloserin）、紫霉素（viomycin）和卷曲霉素（capreomycin）
丙类药物	对氨基水杨酸（PAS）、氨硫脲（TB_1）

3. 常用抗结核药物的使用

（1）INH：为小儿结核的首选药物，10～20mg/(kg·d)，总量<0.4g/d，全日量清晨空腹顿服，因短时间的高峰浓度比在较长时间内维持较低浓度疗效更好。大剂量可致神经兴奋、多发性神经炎和肝损害。

（2）RFP：是用于耐药菌感染和短程治疗的主要药物。宜与 INH 配合使用，10～15mg/(kg·d)，总量<0.4g/d，睡前或清晨空腹顿服，有时可出现可逆性肝损害，与 INH 合用时两者剂量最好均不超过每日 10mg/kg。

（3）PZA：为短程化疗的主要药物之一，对预防结核复发有特殊作用，20～30mg/(kg·d)，总量<1g/d，疗程 3 个月，其作用主要在治疗开始后的 3 个月内。副作用为肝损害、关节痛。

（4）SM：20～30mg/(kg·d)，总量<0.75g/d，分 2 次肌注，1～2 个月后改为隔日 1 次，疗程一般为 2～3 个月。副作用为听神经损害，婴儿慎用。

（5）EMB：适用于年长儿，与其他抗结核药物合用可延迟耐药性产生。15～20mg/(kg·d)，总量<0.5g/d。副作用为球后视神经炎，停药后可消失。

（6）ETH：为异烟肼酸的衍生物，80%可渗入脑脊液，10mg/(kg·d)，疗程 6～9 个月。副作用主要为消化道反应和肝损害。

（7）卷曲霉素：为氨基糖苷类药物，可用于治疗耐药结核菌，15mg/(kg·d)。

（8）环丝氨酸：为抑菌剂，可用于治疗耐药结核菌，5～10mg/(kg·d)。

4. 短程疗法　短程督导化疗（directly observed treatment short-course，DOTS）为结核病现代疗法的重大进展，是WHO治愈结核病人的重要策略。可选用以下几种6个月或9个月短程化疗方案：

（1）2HRZ/4HR（2个月INH、RFP、PZA/4个月INH、RFP）

（2）2HSRZ/4HR（2个月INH、SM、RFP、PZA/4个月INH、RFP）

（3）2HRZ/$4H_3R_3$（2个月INH、RFP、PZA/4个月每周3次INH、RFP）

（4）3HSRZ/3HR/3H（3个月INH、SM、RFP、PZA/3个月INH、RFP/3个月INH）

（5）3HSRZ/6HR（3个月INH、SM、RFP、PZA/6个月INH、RFP）

（三）预防治疗

1. 遇有下列各种情况需服用异烟肼预防结核病　①与开放性肺结核病人有密切接触的小儿。②新近结核菌素反应由阴性变为阳性的自然感染小儿。③结核菌素呈强阳性反应的婴幼儿和学龄前儿童。④结核菌素阳性并有早期结核中毒症状，但肺部X线检查尚属正常的小儿。⑤结核菌素阳性反应，而同时因其他疾病需服用肾上腺皮质激素治疗者。⑥结核菌素阳性反应的小儿患麻疹和百日咳后。

2. 异烟肼的预防剂量　10mg/(kg·d)，疗程6～9个月。

3. 化学预防可达到三种效果　①预防儿童活动性结核病；②预防儿童青春期结核病复燃；③预防肺外结核病发生。

(四) 激素疗法

肾上腺皮质激素可以减轻中毒症状，降低过敏反应，减轻炎症和抑制结缔组织增殖，下列几种胸部结核病为激素的适应证，按激素疗效优良顺序为：①渗出性胸膜炎或多发性浆膜炎。②肺部有较广泛的急性渗出性病变的原发综合征或浸润型肺结核。③有明显的中毒症状及呼吸困难的粟粒型肺结核。④干酪性肺炎。⑤支气管结核有呼吸困难者。

常用泼尼松：1～1.5mg/(kg·d)，分 3～4 次口服，每日量不超过 40mg。疗程：胸膜炎为 1 个月，其余均为 2 个月左右，停药前应逐渐减量。应用激素必须同时应用有效的抗结核药物。高血压、癫痫、消化道溃疡、糖尿病等为禁忌证。

(五) 外科疗法

主要用于肺段、肺叶切除或一侧肺切除。

（鲍慧玲）

第二节　原发综合征和支气管淋巴结结核

原发性肺结核包括原发综合征和支气管淋巴结结核，是小儿肺结核的主要类型。两者无原则区别，只不过前者乃肺部原发灶和局部肿大淋巴结同时存在，后者以胸腔内肿大淋巴结为主，而肺部原发灶或因范围极小或因已经吸收致 X 线检查无法查出，而被忽视。两者在临床上难于区分，只是在 X 线检查时有不同表现。

【诊断要点】

(一) 病史

参见本章第一节小儿结核病总论。

(二) 临床表现

轻者可无症状，只在 X 线检查下才被发现。稍重者以结核中毒症状为主，起病缓慢，有不规则低热、食欲不振、消瘦、盗汗、疲乏等，多见于年龄较大儿童。重者可急性发病，似流感、肺炎或伤寒，多见于婴幼儿，高热可达38～40℃，持续2～3周，常伴结核中毒症状。如果支气管淋巴结高度肿大，可出现压迫症状：①压迫喉返神经可致声音嘶哑；②压迫气管分叉处迷走神经可致阵发性百日咳样咳嗽；③压迫大气管或支气管时可出现呼吸道梗阻表现，引起哮喘、呼气性或吸气性呼吸困难、肺气肿，完全梗阻可有肺不张；④压迫颈静脉可致胸部一侧或双侧静脉怒张。

（三）实验室检查

参见本章第一节小儿结核病总论。

【诊断标准】

按X线所见分型：

（一）原发综合征

原发灶周围炎及肿大的淋巴结间可见索条状阴影，形成典型的哑铃状双极阴影。

（二）支气管淋巴结结核

分三种类型：

1. 炎症型　淋巴结周围肺组织的渗出性炎性浸润，边缘模糊不清。

2. 结节型　肺门区域圆形或卵圆形致密阴影，边缘锐利。

3. 微小型　肺纹理紊乱，肺门周围呈小结节状及小点片状模糊阴影。病变均多见于右侧。

【鉴别诊断】

1. 在X线检查前　轻者应与上感、流感鉴别；重者应与伤寒和风湿热等鉴别。

2. 在X线检查后　原发综合征应与各种肺炎、支气管扩张相鉴别；支气管淋巴结结核炎症型者勿与急性支气管淋巴结炎混淆；结节型者应与纵隔良性、恶性肿瘤相鉴别。

3. 肿大淋巴结引起的一系列临床压迫症状　应与百日咳、急性喉炎、支气管炎、肺炎相鉴别。

【治疗要点】

参见本章第一节小儿结核病总论。当淋巴结高度肿大，压迫症状严重，或淋巴结干酪液化有破溃入支气管引起窒息危险时，应考虑手术摘除。

（鲍慧玲）

第三节　急性粟粒型肺结核

急性粟粒型肺结核为大量结核菌同时或极短时间内相继进入血流所引起，因此急性粟粒型肺结核不过是全身粟粒结核病在肺部的表现。多见于婴幼儿初染后 6 个月特别是 3 个月内。

【诊断要点】

（一）病史

参见本章第一节小儿结核病总论。

（二）临床表现

起病多较急，表现为高热持续不退，全身状况急剧恶化。

（三）体格检查

往往缺少明显体征。少数患儿晚期在肺部可听到细湿啰音。约半数小儿可有全身淋巴结、肝、脾大。少数病儿皮肤有粟粒疹或眼底检查见到脉络膜粟粒结节均有诊断意义。

（四）X 线检查

急性粟粒型肺结核特点为呼吸道症状、肺部体征和 X 线检查的不一致性，即呼吸道症状多不明显，肺部缺乏阳性体征，但 X 线检查变化明显。肺 X 线片可见在浓密的网状阴影上密布均匀一致的粟粒结节。婴幼儿由于病灶周围反应显著和易于融合，点状阴影边缘模糊、大小不一而呈雪花状。病变急剧进展时可形成空洞，有时可见蜂窝性肺气肿、肺大疱、自发性气胸、纵隔气肿和皮下气肿等。临床上一般须在症状出现 1～3 周后才能见到典型 X 线改变。

（五）实验室检查

参见本章第一节小儿结核病总论。X线检查与结核菌素试验均阴性的病人，可作骨髓活检和淋巴结活检，组织学上发现结核结节病变可确诊。

【诊断标准】

根据临床表现分成五型：

1. 伤寒型　以高热及明显的结核中毒症状为主，很像伤寒。

2. 肺炎型　以发热、咳嗽、呼吸急促、憋气、发绀为特征。

3. 脑膜炎型　除发热外，很快出现脑膜刺激症状。

4. 败血症型　弛张高热、中毒症状明显，有全身紫癜及出血、贫血、肝脾大等症状。

5. 不定型　少数病儿症状不明显，以不明原因的消化道障碍、明显消瘦为特征。

【鉴别诊断】

疾病初期应与各种急性发热疾病鉴别，如流感、肺炎、伤寒、风湿热、布鲁杆菌病、急性泌尿系感染、感染性心内膜炎及败血症等。胸片显示粟粒阴影后需与肺炎、卡氏肺囊虫病、组织细胞增生症X、特发性肺含铁血黄素沉着症、恶性肿瘤肺部粟粒状转移等鉴别。

【治疗要点】

参见本章第一节小儿结核病总论。目前多采用2HRSZ(E)/4HR/$6H_3R_3$方案。

（鲍慧玲）

第四节　结核性脑膜炎

结核性脑膜炎简称结脑，为体内活动性结核病灶血行播散累及脑膜所致。多见于小于3岁婴幼儿，尤以1岁以内多发，急性传染病常是发病诱因。结脑是小儿结核病中最严重的类型。

【诊断要点】

（一）病史

参见本章第一节小儿结核病总论。

（二）临床表现

1. 一般症状　主要为结核中毒症状及睡眠不安、性情及精神状态改变等症状。

2. 神经系统症状　包括五个方面：①脑膜症状，是由于病理改变直接刺激软脑膜而引起；②脑神经损害症状；③脑实质刺激性或破坏性症状；④颅压增高症状；⑤脊髓障碍症状。

3. 辅助检查

（1）脑脊液检查：早期即有异常改变，压力显著增高，外观清亮或略混浊，呈磨砂玻璃样，细胞数增多（50～500）$\times 10^6$/L，单核细胞占 70%～80%，蛋白质增多，一般多在 1.0～3.0g/L，糖含量减少，常在 0.3g/L 以下，氯化物含量常低于 102mmol/L（600mg/dl），糖及氯化物同时降低，为典型结脑的改变。经过 12～24 小时冷藏静置后，脑脊液内多可出现网状薄膜，涂片耐酸染色可发现结核杆菌。

（2）结核菌素试验：PPD 皮试阳性对于诊断具有较大价值，为当前重要的诊断依据。

（3）胸部 X 线和 CT 检查：可发现原发型肺结核、急性血行播散型肺结核以及钙化灶。

（4）眼底检查：发现粟粒结节，或皮肤有粟粒疹均对诊断有决定性意义。

（5）头颅 CT 检查：最常见的异常为脑积水，其次为脑梗死、脑萎缩、脑水肿、结核瘤、钙化灶及硬膜下积液。

（6）MRI：可发现结核瘤、脑积水，脑梗死、脑水肿、钙化灶以及血管炎。

（7）尚有一些早期诊断方法可供参考：①结核菌抗原

检测（ELISA 方法）为敏感、快速诊断方法；②抗结核抗体测定（ELISA 方法），PPD-IgM 抗体于病后 2～4 天即开始出现，2 周达高峰，为早期诊断依据之一；②脑脊液的淋巴细胞转化试验；③脑脊液乳酸盐测定；④脑脊液腺苷脱氨酶活性测定；⑤脑脊液免疫球蛋白测定。

【诊断标准】

（一）根据临床表现、病程作分期诊断

1. 前驱期（早期）　1～2 周，前驱症状包括精神状态的改变，如烦躁好哭，或精神呆滞，不喜游戏。此外可有低热、食欲减退、睡眠不安、消瘦、便秘或无原因的呕吐。年长儿可诉头痛。本期无明显阳性体征。

2. 脑膜刺激期（中期）　1～2 周，体温升高，出现神经系统症状和体征，并日趋明显。

（1）颅内高压征：头痛持续并加重，突然尖叫，呕吐为喷射状。前囟饱满、紧张度增高。

（2）渐进性意识障碍：逐渐出现嗜睡，或嗜睡与烦躁不安相交替。早期发生惊厥后神志可恢复，随惊厥发作频繁，病情加重神志渐变不清。

（3）脑膜刺激征：明显颈强直、克氏征阳性、布氏征阳性、巴氏征阳性、浅层反射一般减弱或消失，腱反射多亢进。此外有肌肉震颤及皮肤红色划痕等。

（4）脑神经障碍症状：动眼神经麻痹可见眼睑下垂、眼外斜、复视、瞳孔散大，展神经及颜面神经麻痹。此期不少患儿已有脑积水的症状和体征，颅缝裂开有破壶音。最后可出现角弓反张、偏瘫或肢体强直等。

3. 昏迷期（晚期）　1～3 周，以上症状逐渐加重，神志由意识模糊、半昏迷而进入完全昏迷，多于惊厥后陷入昏迷。阵挛性或强直性惊厥发作频繁。颅压增高及脑积水症状更为明显。最后四肢肌肉松弛、瘫痪，出现尿潴留，一切反射消失，或呈去大脑强直，临危时可体温骤增，血压下降，脉搏细速，出现陈-施呼吸，终因呼吸及心血管运动中枢麻痹而死亡。

（二）根据病理变化作分型诊断

1. 浆液型　特点为浆液渗出物只局限于脑底，脑膜刺激症状及脑神经障碍不明显，脑脊液改变轻微，生化检查正常。经抗结核治疗后，症状及脑脊液变化很快消失，预后好。

2. 颅底脑膜炎型　为最常见的一型。炎性病变主要位于颅底，其临床特征为有明显的脑膜刺激症状及脑神经障碍，可有程度不等的颅压高及脑积水症状，但没有脑局灶性症状。脑脊液呈典型结脑变化。治疗及时预后则好，如治疗不及时可迁延不愈及反复恶化。

3. 脑膜脑炎型　当颅底脑膜炎型诊断或治疗延误，炎症病变常从脑膜蔓延到脑实质，并可引起脑软化及形成结核瘤。临床除脑膜炎表现外，可有抽风、昏迷、肢体瘫痪等脑实质损害的表现，可有脑积水、颅压增高、脑疝、呼吸衰竭等。脑脊液改变同脑膜炎型。病程长，恢复慢，预后差，存活者常有后遗症。

4. 脊髓型　炎性病变不仅限于脑膜和脑实质，且蔓延到脊髓膜及脊髓。可有脊髓及其神经根的障碍，如截瘫、反射亢进、震颤、感觉障碍、括约肌功能障碍（尿潴留、顽固性便秘或大小便失禁）、神经性营养障碍（肢体水肿、褥疮）等。脑脊液蛋白明显升高，细胞蛋白分离。病程长，预后不良。

【治疗要点】

（一）一般疗法

1. 切断与开放性结核病人的接触。

2. 严格卧床休息，营养必须丰富。

3. 细心护理患儿眼睛、黏膜及皮肤，预防褥疮。耐心喂养，保证入量，昏迷患儿应用鼻饲法。

4. 最好能住院治疗。

（二）抗结核药物疗法

治疗原则为早期和彻底治疗。

目前多采用3HSRZ/9HR（或EMB）方案，其中INH 15～25mg/(kg·d)，在开始治疗的1～2周内，将INH全日量的一半加入10%葡萄糖中静脉滴注，余量口服，待病情好转改为全日量口服。其他各药剂量与用法见总论。抗结核药物总疗程不少于12个月，或脑脊液正常后继续治疗6个月。

鞘注抗结核药物INH 20～50mg/次，可与鞘注激素同时或隔日交替应用；2～4周为1疗程。

（三）激素疗法

必须与有效之抗结核药物同时应用，且越早用越好。激素有抗炎症、抗过敏、抗毒素和抗纤维性变的作用，可使中毒症状及脑膜刺激症状迅速消失，降低颅压及减轻和防止脑积水的发生。激素对颅底脑膜炎型效果最好。剂量要适中，泼尼松或泼尼松龙1.5～2mg/(kg·d)，最大量不超过45mg/d；地塞米松比泼尼松强5倍，故剂量为其1/5；氢化可的松在急性期可静滴1疗程，1～2周，剂量5mg/(kg·d)；于用药4～6周后缓慢减量，根据病情在2～3个月内减完。

（四）脑积水的治疗

1. 侧脑室引流　持续引流时间1～3周，一般作1～2次即可控制，引流量每天可达50～200ml。

2. 高渗液的应用　常用高渗液有30%尿素、20%甘露醇、25%山梨醇、50%葡萄糖或尿素和甘露醇混合液。剂量为每次1～1.5g/kg，于30分钟内快速静脉注入，必要时可每天2～3次。

3. 乙酰唑胺　为碳酸酐酶抑制剂，剂量为20～40mg/(kg·d)，分2～3次口服，疗程宜长，可数周至半年。

4. 分流手术。

（五）对症治疗

高热及惊厥不止时可用冬眠Ⅱ号或其他镇静剂。为了改善神经系统代谢过程可用谷氨酸、复合维生素 B、维生素 B_{12} 及大量维生素 C 等。治疗水电解质紊乱和呼吸衰竭见各有关章节。

（鲍慧玲）

第五节　结核性胸膜炎

结核性胸膜炎多发生在原发感染头半年内，以渗出性胸膜炎为最多见。

【诊断要点】

（一）病史

参见本章第一节小儿结核病总论。

（二）临床表现

发病年龄多为 3 岁以上，主要表现为发热、结核中毒症状、咳嗽、胸痛。其特点为一般状况较好、中毒症状和呼吸道症状较轻，一般高热 2～3 周后转为低热。除结核中毒症状外，有胸痛；积液增多后胸痛消失，伴有气促、胸闷、呼吸困难等。体格检查可发现患侧呼吸运动受限，气管和心脏向对侧移位，叩诊实音，听诊呼吸音减低。

（三）辅助检查

参阅总论，需作以下检查：

1. 胸水检查　外观多为草绿色，个别为红色出血性。白细胞轻至中度增高，大多数病例以淋巴细占优势，但在急性期或恶化期可以中性粒细胞占优势。蛋白质增高，糖含量正常或降低，乳酸脱氢酶可轻度升高。

2. X 线诊断　少量积液时仅见肋膈角闭锁，中等量积液时可见典型有弧形上缘的致密阴影，大量积液时可见气管及心脏移位。

3. 超声检查　可确定胸腔积液的范围、多少，标定穿刺部位。

【鉴别诊断】

1. 婴幼儿细菌性或病毒性肺炎　可发生渗出性胸膜炎，应予鉴别。

2. 风湿性渗出性胸膜炎　多发生在风湿热极期。

3. 胸腔内恶性肿瘤　合并胸腔积液多为血性。

【治疗要点】

参见本章第一节小儿结核病总论。目前多采用2HRS（Z）/3 HR/4H_3R_3方案。

初次诊断性胸腔穿刺是必要的，以后除非胸水过多发生压迫症状者，不应过多作胸腔穿刺抽液。激素能减轻中毒症状，促进积液吸收，减少胸膜肥厚和粘连，疗程2～4周。

（鲍慧玲）

第六节　结核感染

结核菌素试验阳性，除外卡介苗接种后引起的，即是结核感染的标志。结核感染小儿无症状，查体及肺X线均正常。

【诊断要点】

（一）病史

由于儿童结核病绝大多数由成人传染而来，故明确的结核病接触史对于儿童结核病的诊断最重要；30%～40%的结核病患儿有密切（一级或二级亲属）活动性肺结核病接触史；年龄越小，接触史越重要。

（二）临床表现

1. 未接种过卡介苗的儿童，PPD试验（＋）者。

2. 接种过卡介苗的儿童，PPD试验≥（＋＋），体内未找到结核病灶者。

3. 患肺结核痰涂片阳性母亲分娩的婴儿。

4. 未接种过或接种过卡介苗，密切接触痰涂阳性肺结核患者。

【治疗要点】

治疗目的是清除体内结核杆菌和防止感染进展。单用INH 10mg/(kg·d)，一日总量不超过0.3g，疗程3～9个月。

（鲍慧玲）

急性中毒

第23章

第一节　亚硝酸盐中毒

亚硝酸盐（nitrate）中毒，又称高铁血红蛋白血症（methemoglobinemia），包括肠源性发绀症，硝酸盐、亚硝酸盐、磺胺、非那西汀等中毒。很多氧化剂如亚硝酸盐等可使正常血红蛋白（含二价铁）氧化成高铁血红蛋白（含三价铁），高铁血红蛋白无携氧能力，当在血液中含量达1.5%时，皮肤黏膜出现青紫；若20%的血红蛋白转变为高铁血红蛋白，则出现临床缺氧症状。

【诊断要点】

（一）病史

1. 曾摄入大量变质青菜或腌渍不久的青菜或隔夜菜水。
2. 饮含有亚硝酸盐较高的苦井水。
3. 曾服大量磺胺、非那西汀等类药物。
4. 误服亚硝酸盐和含苯胺的化学药品或接触有关染料史。

（二）临床表现

1. 本病突出的表现是青紫与缺氧不成比例。

2. 轻症皮肤、黏膜青紫，尤以口唇、口周、甲床明显，而不伴缺氧症状。

3. 重症青紫加重，头晕、乏力、嗜睡、呼吸急促、心率加快、恶心、呕吐。再重则可发生昏迷、惊厥、血压下降、心律不齐、呼吸衰竭而死亡。

（三）实验室检查

1. 抽出静脉血呈紫黑色，在空气中振摇或用氧气吹后不变鲜红色，需放置5～6小时才变为鲜红色。

2. 血中加入1%氰化钾或氰化钠的3滴，1分钟内变为鲜红色。

3. 用分光镜检查在618～630nm间有吸收光带，加入硫化胺或氰化钾后吸收光带消失。

4. 与硫血红蛋白症鉴别 ①紫黑色的静脉血放置24小时不变鲜红色；②分光镜检查在607～620nm间有吸收光带，加硫化胺或氰化钾后吸收光带不消失。

【治疗要点】

（一）治疗要及时

迅速催吐、洗胃、导泻、吸氧，进食较久者需洗肠。

（二）轻症

可口服亚甲蓝（美蓝）每日3～5mg/kg，分3次服，重症者立即以每次1%亚甲蓝1～2mg/kg，缓慢静脉注射，若1～2小时症状不消或重现，可再重复注射1次。

（三）大量维生素C

1～2g加于25%～50%葡萄糖液内静脉注入，或加于10%葡萄糖溶液内静脉点滴输入。

（四）重症

可静脉注射细胞色素C，每次0.25～0.5mg/kg，每日1～2次。

（五）对症治疗

血压下降给予升压药，惊厥给镇静剂，严重者可输新鲜血。

（六）谷胱甘肽

每次0.3～0.6g，每日1～2次，肌注或静注。

（张 娟）

第二节 有机磷中毒

【毒性和病理生理】

有机磷农药（organophosphorus pesticide）种类很多，

高毒类包括对硫磷（1605）、甲拌磷（3911）、内吸磷（1059）；中毒类有敌敌畏、甲基对硫磷、甲基内吸磷；低毒类有敌百虫、乐果、马拉硫磷、二溴磷等。由消化道进入较一般浓度呼吸道吸入或皮肤吸收中毒症状重，但吸入大量或浓度过高可在 5 分钟内发病，迅速致死。有机磷进入人体后，形成磷酰化胆碱酯酶，丧失了分解乙酰胆碱的能力，以致体内乙酰胆碱大量蓄积，使中枢神经系统及胆碱能神经过度兴奋，最后转入抑制和衰竭。表现如下：①某些副交感神经和某些交感神经节后纤维的胆碱能毒蕈碱受体兴奋，出现平滑肌收缩、腺体分泌增加、瞳孔缩小、恶心、呕吐、腹痛、腹泻等症状。②运动神经和肌肉连接点胆碱能烟碱型受体兴奋，出现肌肉纤维震颤或抽搐；重度中毒或中毒晚期，转为肌力减弱或肌麻痹。③中枢神经系统细胞触突间胆碱能受体兴奋，引起功能失调，开始有头痛、头晕、烦躁不安、谵语等兴奋症状，严重时出现言语障碍、昏迷和呼吸中枢麻痹。④循环系统可出现心率减慢、血压下降等毒蕈碱样症状，又可有血压升高和心率加快等烟碱样症状。

【诊断要点】

（一）病史

1. 误食被有机磷农药污染的食物。
2. 误用沾染农药的玩具或农药容器。
3. 接触喷过有机磷农药的土壤。
4. 在喷洒过农药田地附近玩耍。

（二）临床表现

1. 中毒早期或轻度者表现为头晕、头痛、恶心、呕吐、多汗、无力、视物模糊等。

2. 中度除上述症状外，并有瞳孔缩小、流泪、大汗、支气管分泌物增多，腹痛、腹泻、肌肉震颤、意识恍惚、发热、寒战等。

3. 重度发生心动过速、房室传导阻滞、心房颤动等心律失常，呼吸困难、青紫、肺水肿、惊厥、昏迷、大小便失禁或尿潴留，四肢瘫痪，最后呼吸麻痹死亡。

4. 小儿有机磷中毒有时表现很不典型，可出现头痛、呕吐、幻视、抽搐、昏迷等神经系统征象，或呕吐、腹痛、脱水等消化道征象，或心律不齐、休克等循环系统征象，或发热、喘息、痰多、肺部啰音等呼吸系统征象。偶有患儿仅以单项表现突出，如高热、腹痛、惊厥、肢体瘫痪、行走不稳、水肿、尿常规改变等。易被误诊为中枢感染、胃肠炎、寄生虫病、中毒型痢疾、肺炎、肾炎、格林-巴利综合征、其他药物中毒（巴比妥类、阿片类、氯丙嗪、水合氯醛等）。某些有机磷农药具有蒜臭味或芳香味，可为诊断提供线索。

（三）实验室检查

1. 血液胆碱酯酶活力测定　如活力降低至正常人的80%以下，即有诊断意义。轻症患者胆碱酯酶活力降低至正常人的70%～50%，中度者达50%～30%，重度者在30%以下。

2. 检验呕吐物或洗胃时初次抽取的胃内容物、呼吸道分泌物，证明有机磷化合物的存在。

3. 测定尿中的有机磷分解产物，可作为接触毒物的指标，并可协助早期诊断。

【治疗要点】

（一）消除毒物

防止继续吸收，尽快脱离中毒现场，除去被污染的衣物，用肥皂水或2%～5%碳酸氢钠溶液（敌百虫中毒时用清水或0.85%淡食盐水）彻底清洗皮肤、头发、指甲。神志尚清者可引吐，洗胃可用1%碳酸氢钠溶液（敌百虫禁用）或1∶5000高锰酸钾溶液（对硫磷、马拉硫磷、乐果等硫代磷酸酯类中毒禁用，因氧化后毒性增强）。洗胃后由胃管注入活性炭1g/kg，可用硫酸钠导泻，禁用油脂性泻剂。食入时间久者可高位灌肠。应用活性炭血液灌流

(HPA) 可以清除血中有机磷毒物，对重症中毒小儿的抢救有良好的效果。

(二) 对症治疗

保持呼吸道通畅，消除口腔分泌物，吸氧。发生痉挛者，可用短效镇静剂，忌用吗啡和其他呼吸抑制剂。积极治疗脑水肿和肺水肿，心肺复苏，保护肝肾功能。禁用吗啡、氨茶碱、茶碱、琥珀胆碱、利舍平、新斯的明、毒扁豆碱和吩噻嗪类安定剂。

(三) 解毒药物应用

胆碱能神经抑制剂能阻断乙酰胆碱对副交感神经支配器官的作用；胆碱酯酶复能剂能夺取已与胆碱酯酶结合的有机磷，恢复胆碱酯酶的活力。特效解毒药物应早期、足量应用，并根据病情变化适量增减，治疗期间应监测红细胞胆碱酯酶活性，小于30%时，必须联合用药。

1. 轻度中毒　阿托品每次0.02～0.03mg/kg，肌肉或皮下注射或口服，也可用氯解磷定肌肉注射或解磷定静脉注射（加于葡萄糖溶液20ml中慢推），剂量均为每次15mg/kg。必要时2～4小时重复一次，一般1～2次即可。

2. 中度中毒者　先注射阿托品，每次0.03～0.05mg/kg，根据症状及瞳孔变化半小时左右可重复一次，至病情好转、瞳孔散大后减量，并延长用药间隔。同时用解磷定每次15～30mg/kg静脉注射，2～4小时可重复一次，量减半，连用2～3次或静脉滴注，每小时0.4g，共4～6小时。也可用氯磷定肌注或静脉注射，量同解磷定。

3. 重度中毒者　立即静脉注射阿托品0.05～0.1mg/kg一次（危重者可给0.1～0.2mg/kg），每10～15分钟一次，至瞳孔散大、肺部啰音消退或意识恢复时，减量并延长注射时间，待症状基本消失时停药。同时用解磷定每次30mg/kg静脉注射，必要时30分钟后再注射一次，剂量为20mg/kg，以后每1～2小时重复一次，共2～3次，亦可于首次剂量后改为静脉滴注，每小时0.4g。病情好转时（至少6小时以后）酌情考虑停止注射。也可用氯磷定静注或肌注，待症状消失后至少观察24小时。

此外也可选用双复磷，作用比解磷定强，且易通过血脑屏障。轻度、中度每次5～10mg/kg；重度10～20mg/kg，根据病情每隔30分钟至3小时一次，重复2～3次，肌注或静注。也可用654-2代替阿托品，轻症每次0.3～0.5mg/kg，中度每次1～2mg/kg，重症每次2～4mg/kg静注，必要时每隔10～30分钟可重复给药。无论胆碱能神经抑制剂或胆碱酯酶复能剂，每次只能选用一种，不可两种同时应用。

（张　娟）

第三节　酒精中毒

饮酒过量可引起以神经精神症状为主的疾病，成为酒精中毒（alcohol poisoning）或乙醇中毒（ethanol poisoning)。酒精的化学名称为乙醇，乙醇进入体内，大部分在体内氧化成二氧化碳和水，少部分成为乙醛。乙醇在体内氧化的速度很慢，约10～15ml/h，大量进入机体可蓄积引起中毒。酒精可抑制中枢神经系统，首先作用于大脑，先是减弱其抑制过程，继之出现皮层功能抑制现象，导致运动及神经精神的失常。以后延及延脑和脊髓，功能受到抑制时导致呼吸中枢麻痹。乙醇还可影响糖代谢，使肝糖原下降，并抑制糖原异生。慢性酒精中毒还影响肝功能，引起酒精性肝硬化。纯酒精致死量，婴儿为6～10ml，儿童为25ml。

【诊断要点】

（一）病史

有饮酒及含酒精的饮料摄入史，或吸入高浓度的酒精蒸气史，或高浓度酒精擦浴史。

（二）临床表现

临床表现分三期。

1. 兴奋期　呼出气有酒味，结膜充血，额面潮红或苍白，有欣快感，易感情用事，言语增多，喜怒无常，粗暴无礼或安静入睡。可有呕吐，因咽部反射减弱，易造成误吸引起吸入性肺炎或窒息。

2. 共济失调期　步态蹒跚，动作不协调，精神错乱，言语含糊不清。

3. 昏睡期　昏睡状态，皮肤湿冷，呼吸浅慢，可轻度发绀，脉细弱，呈休克状态。严重者瞳孔散大，躁动不安，抽搐，昏迷，中枢性呼吸衰竭而死亡。小儿酒精中毒时常无兴奋期，很快进入昏睡，不省人事。易因严重低血糖而发生惊厥，并可发生高热，休克，吸入肺炎，高颅压。急性吸入中毒者还可有眼结膜、上呼吸道黏膜刺激症状。

（三）辅助检查

1. 血清乙醇浓度　急性中毒时呼气中乙醇浓度与血清浓度相当。

2. 动脉血气分析　急性中毒时可见轻度代谢性酸中毒。

3. 血生化　急性中毒时可见低血钾、低血镁、低血钙、低血糖。

4. 心电图检查　可见心律失常和心肌损害。

【治疗要点】

（一）一般醉酒者

无需治疗，注意休息，保暖，可给予浓茶和咖啡促使醒酒。

（二）症状严重者

1. 洗胃　用 1%碳酸氢钠或 0.5%活性炭混悬液反复洗胃，也可催吐，但要注意误吸的可能。

2. 补液　抗休克，维持酸碱平衡。

3. 过度兴奋或惊厥者可用地西泮或氯丙嗪，禁用吗啡或巴比妥类，以防加重呼吸抑制。

4. 昏迷者可用中枢兴奋剂，如安钠咖、哌甲酯。呼吸抑制时应吸氧，必要时人工通气，并给予呼吸兴奋剂（洛贝林、尼可刹米）。

5. 脑水肿者给予甘露醇等脱水药。

6. 较严重者可静点 10%葡萄糖液加胰岛素（4g 葡萄糖加 1U 胰岛素），并给予维生素 B_1（25～50mg）和烟酰胺（25～50mg）以加速乙醇在体内氧化。

7. 严重者可行腹膜透析和血液透析以促使乙醇尽快排出。

8. 纳洛酮有催醒作用，用药后可使血中乙醇含量显著降低。

（张　娟）

第四节　氰化物中毒

桃、李子、杏、枇杷、樱桃的核仁中含有苦杏仁苷及苦杏仁苷酶，遇水分解为氢氰酸。氢氰酸的 CN^- 离子易与各细胞中的细胞色素及细胞色素氧化酶的三价铁结合（不与血红蛋白的两价铁结合），使之失去传递电子的作用而发生细胞内窒息。苦的桃仁、杏仁更易中毒，生食数粒即可出现症状。生吃木薯亦可中毒。此外，很多含氰化合物都可以引起急性中毒（cyanide poisoning）。

【诊断要点】

（一）病史

有食用上述核仁病史或呕吐物中见毒物残渣，呼气有杏仁味。

（二）临床表现

进食后 2～6 小时发病。吃入少量时有口中苦涩、流涎、恶心、呕吐、腹痛、腹泻、头痛、四肢无力或烦躁不安等表现，体温正常或稍高、脉搏加快、呼吸深而稍快。吃入大量时立即神志不清、惊厥、血压下降、体温下降、瞳孔散大、眼球固定突出、呼吸困难不伴青紫、四肢阵发性痉挛、腱反射亢进或消失，往往死于呼吸肌麻痹，呼吸停止常在心跳停止之前。若为氰化物中毒，可在数分钟内死亡。

【治疗要点】

（一）一般处理

1. 轻症催吐，用 1∶2000 高锰酸钾，5%硫代硫酸钠或 1%～30%过氧化氢洗胃，尽早供氧。

2. 重症不催吐洗胃，而应迅速应用解毒剂急救和对症治疗。

（二）特效疗法

1. 立即吸入亚硝酸戊酯，用时将安瓿压碎包于纱布内，每隔 1～2 分钟吸入 15～30 秒。反复吸入并尽快配制 1%亚硝酸钠溶液。

2. 1%亚硝酸钠溶液　依年龄大小用 10～25ml 静脉注射（或 10mg/kg）以 3～5ml/min 速度注入。注射前要准备好肾上腺素，当血压下降时即肌注肾上腺素，下降明显时停用。或用 1%美蓝每次 1ml/kg，加于 25%或 50%葡萄糖 20ml 中静注，出现口唇发绀变紫停用。

3. 然后再用 25%硫代硫酸钠，每次 1.6ml/kg 静脉注射，于 10～20 分钟内缓慢静脉注入。或 10%四-二甲氨基酚 2ml 肌注，儿童酌减，继以 25%硫代硫酸钠溶液每次 1.6ml/kg 静脉注射。

4. 上述处理后，如中毒症状未消失或症状又反复，可重复上述药物一次，剂量减半。

轻症者，任选三药中一种即可。

（张　娟）

第五节　扁豆中毒

扁豆，学名为菜豆，又称四季豆、芸豆、刀豆、豆角。扁豆中的含有红细胞凝集素、皂素等天然毒素。这些毒素比较耐热，只有将其加热到 100℃并持续一段时间后，才能被破坏。采用沸水焯扁豆、急火炒扁豆等方法，由于加工时间短，炒（煮）温度不够，往往不能完全破坏其中的天然毒素。这些毒素食用后可强烈刺激胃肠道，致人中毒。

【诊断要点】

1. 有进食烧煮不透扁豆的病史。

2. 临床表现 扁豆中毒多发生在进食扁豆后 2～3 小时，患者初感咽干、上腹部饱胀不适、灼热、恶心、呕吐、烦躁不安；10～12 小时后出现腹泻、腹痛、排水样及泡沫状大便，并可伴头晕、头痛、无力、四肢麻木。

【治疗】

1. 催吐；口服牛奶、蛋清或浓米汤以保护食管和胃黏膜。

2. 洗胃应争取在食后 6 小时内进行。可给予 4%碳酸氢钠液 100ml 内服，因皂素在碱性环境中极易水解。

3. 给予输液、抗休克、纠正水电解质紊乱和维持酸碱平衡等。

（张 娟）

第六节 曼陀罗及莨菪中毒

曼陀罗（datura stramoniam），又称洋金华，为一年生草木植物，全株有毒，主要成分是莨菪碱、阿托品、东莨菪碱等生物碱，种子含量最高，小儿服 3～8 粒即可中毒。毒性作用是对中枢神经系统先兴奋、后抑制，阻断乙酰胆碱反应。

【诊断要点】

（一）病史

秋末有进食野果史，洗胃时胃内容物有曼陀罗果的碎块。

（二）临床表现

进食后 1/2～3 小时发病。最初口干渴，皮肤颜面发红，干燥无汗，瞳孔散大，对光反应减弱或消失。患儿烦躁，惊恐。之后出现手足舞动，谵妄，幻视幻听，重者发生痉挛。12～24 小时进入昏迷。伴有发热，呼吸困难。抢救及时或轻者，上述症状逐渐消失。瞳孔在 1～3 天或更长恢复正常。

（三）实验室检查

1. 乙酰甲胆碱试验　皮下注射乙酰甲胆碱 3～10mg 后无出汗、流泪、唾液增加、胃肠蠕动增加等表现，可疑为阿托品中毒。

2. 阿托品定性分析　取患儿尿加少许硝酸在水浴上蒸发至干，加一滴氢氧化钾酒精溶液后呈紫罗兰色，并很快变红色为阳性。

3. 取尿液滴猫眼能散瞳。

【治疗】

（一）排除毒物

误服不超过 4～6 小时者先催吐，或洗胃，先用 2%～4%鞣酸溶液以沉淀有机碱，继以 0.5～1.0g/L 高锰酸钾溶液加以氧化。洗胃后给予硫酸镁导泻。中毒时间长者用生理盐水做高位洗肠。同时输液及时对症治疗。

（二）躁狂者给予足量镇静剂

如水合氯醛或硫喷妥钠，禁用吗啡或长效巴比妥。

（三）中枢抑制者注意呼吸循环支持

（四）惊厥昏迷者可用新斯的明

每次 0.04mg/kg，每 3～4 小时一次，至口腔湿润，瞳孔缩小。

（五）1%毛果云香碱（匹罗卡品）

轻症中毒者每次 0.1mg/kg 皮下注射，每 15 分钟一次，直至口干消失为止。

（六）水杨酸毒扁豆碱

每次 0.03～0.06mg/kg 皮下注射，每 15～30 分钟一次，毒性大应慎用。或氯化腾喜龙（tensilon chloridum）每次 0.2mg/kg 肌注或静脉，均有对抗阿托品的作用。

（周　薇）

第七节　敌鼠中毒

敌鼠（diphacinone）是一种新型抗凝血灭鼠剂，属高毒类，常用产品有1%敌鼠粉剂和1%敌鼠钠盐。敌鼠的结构与维生素K相似，进入体内后，主要通过竞争性抑制，使维生素K的活性减低，阻碍肝脏合成凝血酶原及一些凝血因子，起到抗凝的作用。敌鼠可损伤毛细血管壁，发生无菌性炎症变化，使管壁的通透性和脆性增加。

【诊断要点】

（一）病史

有误服鼠药史及出现出血倾向。

（二）临床表现

潜伏期长，发病缓慢，误食后3～4天，长者19天，平均10天出现中毒症状。如误服量大，特别是空腹时服下，约0.5小时出现症状。初期表现为恶心、呕吐、食欲减退、精神不振、腹痛、腰痛、关节痛、头晕、头痛等；以后断续发生各处出血现象，如鼻衄、齿龈出血、皮肤紫癜、咯血、便血、尿血等。如出血严重，可因缺血缺氧导致休克。若有心、脑等处出血，可出现发绀、抽搐、昏迷、瞳孔扩大或不等大等相应症状。

（三）实验室检查

出、凝血时间延长，凝血酶原时间异常，血小板计数减少，束臂试验阳性。可行食物、呕吐物、胃内容物、药物的毒物鉴定。

【治疗】

1. 催吐、洗胃、导泻。

2. 立即给维生素K_1

10～30mg肌注或加入葡萄糖液内缓慢静注，每日2～3次，持续3～5日。重症可加大首次剂量，50mg静脉注射，而后应适量维生素K_1静滴或肌注，并加用维生素C，酌用肾上腺皮质激素。

3. 失血过多立即输新鲜血液，或静滴凝血酶原复合物，首剂40单位/kg，以后每天以15～20单位/kg维持，直至出血停止。

4. 其他对症处理。

（周　薇）

第八节　毒蕈中毒

蕈（蘑菇）种类很多，其中一些含有剧毒，可因误食而中毒，称为毒蕈中毒（poisonous mushroom poisoning）。毒蕈毒素种类很多，不同的毒素有不同的毒性反应。①胃肠毒素：有胍啶和蘑菇酸等，为引起胃肠炎症状的毒素。②神经、精神毒素：有毒蕈碱、蟾蜍毒、光盖伞素及异恶唑衍生物等。其中毒蕈碱的作用类似乙酰胆碱，能引起胆碱能节后神经纤维兴奋，对交感神经亦有作用；蟾蜍毒及光盖伞素主要引起幻视、幻想、哭笑无常等精神症状；异恶唑类衍生物中的一些成分可作用于中枢神经系统。③溶血毒素：有鹿花蕈素，可引起溶血性贫血、胃肠炎症状及肝脾大等。④肝毒素：有毒伞毒素和鬼笔毒素，可导致肝急性炎症、坏死、肝细胞空泡变性及灶性出血，同时可侵害胃肠道、心、肾、脑及神经系统。

【诊断要点】

（一）病史

有食蘑菇史，尤其是分类不明的蘑菇，自采野生蘑菇。

（二）临床表现

1. 急性胃肠道症状　潜伏期0.5～6小时，呕吐、腹痛、腹泻。重者可发生脱水、酸中毒、休克、昏迷、肝肾功能损害，以致死亡。

2. 神经、精神症状　潜伏期1～6小时，有多汗、流涎、脉缓、瞳孔缩小等副交感神经兴奋症状，和幻觉、哭笑无常、谵妄、昏迷、抽搐等神经、精神症状。

3. 溶血　潜伏期6～12小时，可表现为急性溶血性贫血、黄疸及血红蛋白尿，并可有肝脾大。

4. 肝损害　潜伏期15～30小时，有恶心、食欲低下、肝大、肝功能异常、黄疸、出血，最后可死于肝坏死、肝昏迷。

5. 也可出现瞳孔散大、心动过速、兴奋、狂躁、昏迷、惊厥等类似阿托品的作用。

6. 周围神经炎的表现　对称性的感觉和运动障碍、麻木或强直、膝反射消失等。

【治疗】

（一）排除毒物

催吐，1∶5000高锰酸钾洗胃，洗胃后，活性炭1g/kg加山梨醇成混悬液胃管灌入胃中，导泻或洗肠。

（二）纠正脱水、酸中毒，维持电解质平衡

（三）毒蕈碱中毒症状

用阿托品皮下注射，每次0.03～0.05mg/kg，每15～30分钟重复1次，直至瞳孔散大，严重者可加大剂量。用阿托品无效者，用二巯基丙磺酸钠或二巯基丁二酸。

（四）溶血

给予肾上腺糖皮质激素静注或口服，贫血严重者输新鲜血。

（五）肝损害

保肝治疗。

（六）严重中毒

可用抗蕈毒血清（用前需先做皮试）。必要时透析疗法。

（七）对症治疗

（周　薇）

第九节　一氧化碳中毒

吸入含有大量一氧化碳的空气，其中的一氧化碳与血红蛋白的亲和力比氧与血红蛋白的亲和力高 200～300 倍，极易与血红蛋白结合，形成碳氧血红蛋白，造成组织缺氧，即一氧化碳中毒（carbon monoxide poisoning）。

【诊断要点】

（一）中毒史

有煤炉取暖排烟不良或煤气管道漏气，发动机尾气等接触中毒史。

（二）临床表现

血中含 10%～20%碳氧血红蛋白时发生头胀、头痛、恶心；达到 30%～50%时则出现无力、呕吐、眩晕、精神紊乱、震颤、虚脱；至 50%～60%时出现惊厥和昏迷；至 70%～80%则出现呼吸中枢麻痹、呼吸不稳、呼吸心跳停止。由于碳氧血红蛋白呈红色，所以患儿可无青紫，皮肤及唇呈樱桃红色。

（三）实验室一氧化碳检查

1. 血液呈樱桃红色。

2. 取一滴血加于一杯水中呈微红色（正常人为黄色）。

3. 取血数滴加水 10ml，加 10%氢氧化钠数滴，呈粉红色（正常呈绿色）。

4. 取血 2ml，加等量水，滴入 3 滴饱和硫酸铜液，出现红色沉淀（正常血出现绿色沉淀）。

【治疗】

1. 迅速将患儿移至通风良好处，并保暖。

2. 如心跳呼吸停止，立即进行心肺复苏抢救。

3. 尽快给氧　根据年龄给予 1～3L/min，严重者可行高压氧治疗，中毒后 30 小时再行高压氧治疗效果较差。

4. 给予能量合剂，维生素 C，维生素 B_{12}。

5. 昏迷　用东莨菪碱（0.01～0.03mg/kg）或 654-2（1～2mg/kg），每 10～15 分钟一次，连用 5～10 次。深昏迷给氧疗 6～8 小时仍不清醒者，可用胞磷胆碱（200～400mg）、脑活素（2～5ml）、纳洛酮，可有助于昏迷改善。

6. 对症治疗　有频发抽搐、发热 39℃以上，呼吸循环衰竭者，可以头部降温为主的低温及冬眠或亚冬眠疗法。急性中毒后 2～4 小时可出现脑水肿，24～48 小时达高峰并持续数日，应及时应用甘露醇和地塞米松。纠正水、电解质及酸碱平衡紊乱，加强护理，预防及控制感染。

（周　薇）

第十节　常用药物中毒

一、巴比妥类中毒

巴比妥类（barbiturates）药物为中枢神经系统抑制剂，较大剂量可抑制呼吸中枢和血管运动中枢，更大剂量可直接损害毛细血管，并可并发肝肾损害。一次进入 5～10 倍的催眠剂量或静脉注射速度过快，可引起急性中毒，长期服用较大剂量可发生蓄积中毒，肝肾功能不良者尤易引起。

【诊断要点】

（一）病史

有过量用药史。

（二）临床表现

1. 轻度中毒　嗜睡，言语不清，感觉迟钝，各种反射存在，生命体征均正常。

2. 中度中毒　沉睡，不能答问，推动可唤醒，但非全醒，随之又进入昏迷状态。腱反射消失，呼吸浅慢，血压正常，角膜反射、咽反射存在，可有唇、手指或眼球震颤。

3. 重度中毒　深度昏迷，早期可能有四肢强直、腱反射亢进、踝阵挛，后期全身肌肉松弛，各种反射消失。瞳孔对光反应存在，瞳孔有时散大，有时缩小。呼吸浅慢、不规则或呈潮式呼吸，可发生肺水肿。脉搏细速，血压降低，严重者可发生休克、少尿或尿闭、氮质血症；部分出现肝损害，如黄疸、出血倾向等；最终因呼吸中枢麻痹、休克或长期昏迷并发肺部感染而死亡。

（三）实验室检查

可取胃内容物、尿或血液做巴比妥类定性试验有助诊断。

【治疗】

（一）口服中毒者

生理盐水洗胃，服药量大者即使超过 4～6 小时仍需洗胃。若已昏迷，由鼻腔插入胃管，每次灌注 50～200ml（根据不同年龄）反复冲洗。洗胃后留置适量硫酸钠和活性炭悬浮液于胃内，忌用硫酸镁，以免镁离子加重中枢抑制。

（二）促进药物排泄

不强迫利尿，因有致脑水肿、肺水肿危险。静脉滴注碳酸氢钠碱化尿液促使药物由肾排出，或口服乙酰唑胺，每次 5mg/kg，每日 3 次。如在碱化尿液过程中，病情开始好转后又出现呼吸加快，提示可能出现肺水肿，应小心使用利尿剂。

（三）沉睡或昏迷者

需密切观察，精心护理以防窒息。经常翻身，避免坠积性肺炎。清理呼吸道分泌物，保持呼吸道通畅，保温，吸氧，必要时气管插管人工呼吸。给予抗生素，以防肺炎等并发症。

（四）苏醒剂或中枢兴奋剂

此类药物非解毒剂，一般不用，仅在深度昏迷或有呼吸抑制时使用。长时间昏迷不醒或深度昏迷可用美解眠，每次 1mg/kg，15～30 分钟一次，直至病人出现反应后停用，复发时再用。对呼吸抑制者可给尼可刹米，山梗莱碱静注。

（五）人工肾或腹膜透析

用于：①中枢抑制状态逐渐加深，反射消失，昏迷病人。②摄入已达致死量（苯巴比妥 5g），估计大部分药物已吸收时间过长，病情危重者。

二、水杨酸类中毒

临床常用的水杨酸类药物为阿司匹林和水杨酸钠。小儿摄入治疗量的 2～4 倍可出现中毒症状。阿司匹林的致死量为 0.3～0.4g/kg。可刺激呼吸中枢，过度呼吸而致呼吸性碱中毒，继发代谢性酸中毒。也可直接作用于血管平滑肌，使血管中枢麻痹，导致周围循环衰竭。能抑制肝脏合成凝血酶原，影响血小板功能，发生出血倾向。对胃黏膜有刺激作用，可引起胃肠道溃疡。严重者可影响肝肾功能和出现脑病。

【诊断要点】

（一）病史

有一次用量过大或长期大量应用药物史，婴幼儿期更易发生误服过量的意外事故。孕妇服用过量可致胎儿或新生儿中毒。

（二）临床表现

常见的症状为呕吐、嗜睡、出汗、面色苍白、口唇发绀、四肢凉和体温低下。初期年长儿多见呼吸性碱中毒，年幼儿则很快发生代谢性酸中毒。重者可出现脱水、谵妄、肌肉震颤、昏睡或昏迷，可有高热、惊厥、转氨酶增高和黄疸、出血倾向、尿少、休克以致呼吸衰竭死亡。对本类药物过敏小儿可因用小量阿司匹林引起哮喘、咯血、呕血、皮疹、表皮坏死、紫癜、水肿或发生声门水肿及喉头痉挛。

（三）实验室检查

1. 三氯化铁定性试验将胃洗出液或尿液放在试管内煮沸，冷却后加酸，然后加入数滴 5%～10%三氯化铁溶液，出现紫色转为紫红色，证明有水杨酸盐。

2. 检测血中水杨酸盐浓度 2.16～2.88mmol/L 为轻度中毒，2.88～4.32mmol/L 为中度，＞4.32mmol/L 为重度。

3. 血 CO_2 结合力下降，$PaCO_2$ 及 pH 均降低。

【治疗】

（一）早期催吐和洗胃

洗胃前留取胃内容物送检，洗胃可用生理盐水 800ml 加葡萄糖 150ml 再加 5%碳酸氢钠 50ml 比例配液，反复洗胃，然后服泻剂并高位洗肠。若在摄入水杨酸盐 12 小时内，多次给予活性炭有益，首剂 1g/kg 加于山梨醇中，继以 0.5g/kg 加水成混悬液，每 2～4 小时一次，不加泻剂，直至粪便中有活性炭排出。

（二）静脉输液

并结合血生化纠正酸碱平衡紊乱。

（三）治疗过程中每半小时查尿 pH

需保持尿为碱性（水杨酸几乎均由尿中排出，碱性尿时排泄快 3 倍）。可应用乙酰唑胺每次 5mg/kg，每日 2～3 次，此时额外供给一些钾盐。

（四）注射维生素 K 以防出血

出血严重者同时输新鲜血。

（五）严重病人可采用腹膜透析，换血等疗法

（六）对症治疗，加强护理，预防感染

三、胃复安中毒

胃复安（metoclopramide），又名灭吐灵，是普鲁卡因胺的衍生物，有强大的中枢性和周围性止吐作用，为临床常用药。中毒原因多为医源性，由于剂量过大或反复用药，也可误服较大量。由于阻断了纹状体内多巴胺受体，使乙酰胆碱相对增强，二者原有平衡状态被破坏，黑质对纹状体的抑制作用被解除，出现锥体外系功能失调。主要出现阵发性肌张力亢进，重症可出现震颤麻痹。

【诊断要点】

（一）病史

有因呕吐用药史，用量超过 0.5mg/kg，或误服过量（数倍到十数倍）药物史，于用药半小时后即可出现症状，也可数天内才出现。

（二）临床表现

以阵发性头向后仰或偏向一侧，两眼发直或斜视、面容呆板最常见。由于颈肌、面肌和眼外肌张力增高所致，也可引起坐站不能及角弓反张，或呈板僵状，或呈扭曲状。发作持续 1～10 分钟，间歇数分钟到数小时。大量服用可出现震颤麻痹、流涎、语言不清、视力模糊、呈昏睡状态。

（三）鉴别诊断

1. 酚噻嗪类药物（如氯丙嗪、异丙嗪、奋乃静等）及丁酰苯类药物（如氟派啶醇等）　也可引起药源性阵发肌张力亢进，如与胃复安合用则更易发生，应了解用药史。

2. 破伤风和各种脑膜炎　胃复安中毒一般无发热，神志清楚，无病理反射，无痉挛性抽搐，实验室检查无异常可助鉴别。

【治疗】

（一）立即停药

症状于停药后 12～48 小时内逐渐消失，轻症无需特殊处理，口服 6 小时内可洗胃。

（二）病情重者静脉输液促进排泄

静注地西泮抑制发作，每次 0.3～0.5mg/kg，1～4 小时后可重复一次。禁用酚噻嗪类药物镇静。

（三）拮抗剂

可给予阿托品（每次 0.03～0.05mg/kg）或安坦（每天由 1mg 开始，可加至 4～8mg）。

四、避孕药中毒

常用的避孕药（contraceptive）为炔诺酮及炔雌醇避孕片。小儿误服大量可致中毒，主要由炔诺酮引起，炔诺酮是性激素衍生物，中毒后可引起肝、心损害及内分泌改变。

【诊断要点】

（一）病史

有误服大量药物史，应进一步了解系何种避孕药，服药量及服药时间。

（二）临床表现

服药数小时后出现症状，表现为腹胀、厌食、腹疼、咽疼，于 1～2 天内肝大，转氨酶升高，心律失常、头晕、乏力、皮肤潮红、灼热感。重者可发生喉头、肺、脑水肿，出现酮血症及酸中毒。病后期可发生脱发、皮肤脱屑，并导致假性性早熟，主要表现为双侧乳房发育，伴乳晕着色，外阴发育伴着色、阴道出血等。

【治疗】

1. 尽快催吐、洗胃，清除胃肠道残存毒物　可用 1∶5000 高锰酸钾洗胃，口服 50%硫酸镁导泻。
2. 静脉输液纠正脱水酸中毒。
3. 保肝治疗。
4. 对症治疗。

五、复方地芬诺酯中毒

复方地芬诺酯含苯乙哌啶 2.5mg，硫酸阿托品 0.025mg，儿童推荐用量每次 0.5～1 片，Bid～Qid，4 岁以下禁用，药物代谢个体差异较大，误服 1/3 片即可能出现中毒，潜伏期 2～8h，平均 4h，表现为阿托品样及阿片样症状，意识及呼吸恢复时间为 2～12h。本病的实质是患儿对阿片类药物中毒或高敏。

【诊断要点】

（一）病史

误服药物史。

（二）临床表现

1. 分期

（1）第一期（阿托品期）：2～3h，①突然发生的不能控制的高热，广泛的皮肤潮红；②易激惹、反射降低、瞳孔缩小、光反射消失。

（2）第二期（阿片样期）：0.5～24h，①突然体温下降，潮红消失；②中枢抑制。

2. 分度

（1）轻度：精神差，嗜睡或兴奋。

（2）中度：呼吸抑制，呼吸表浅，频率节律正常，无发绀。

（3）重度：发绀明显，呼吸频率、节律改变，伴心、脑、肾合并症。

（三）辅助检查

各项常规监测，心、脑、肾及呼吸功能监测，体液毒物送检。

【治疗要点】

（一）呼吸支持

（二）尽可能排出地芬诺酯及其代谢物

1. 因地芬诺酯及阿托品减缓胃蠕动，在胃内停留时间比理论上更长，无论服药时间长短，洗胃都是必要的。

2. 保证尿量，对无腹泻者予以导泻，低张补液。

（三）拮抗阿片受体拮抗阿片受体

早期、适量、足疗程静脉应用阿片样受体拮抗剂纳洛酮是抢救成功的关键。

1. 纳洛酮用法　首次 0.03～0.05mg/kg；轻度者 2h 后再注射 1～2 次；中度者每次间隔 2h 注射 2～4 次；重度者首次注射后改为静滴，10～20μg/(kg·h)，维持 2～3d。

2. 纳洛酮使用注意事项　静脉注射1～2min即可解除呼吸抑制，呼吸频率增加，节律规整；中、重度中毒患儿停药过早，可再度发生呼吸抑制，因此为避免反复抑制造成心、脑、肾等脏器损伤，纳洛酮应重复足量应用；应根据中毒的轻重程度，采取静脉注射或滴注的不同方式。

（四）处理合并症

1. 外周血管阻力降低血容量不足：多巴胺。

2. 肺水肿：液体限速，总量不限，以便最大可能排出毒物。

3. 激惹明显或出现惊厥：10%水合氯醛灌肠，或苯巴比妥和地西泮单独或交替静脉缓慢推注。

4. 脑水肿：脱水、激素等。

[附　纳洛酮的临床应用参考]

（一）使用适应证

1. 中毒解救　药物（阿片类：哌替啶、吗啡、芬太尼；安定；苯乙哌啶；氟乙酰胺、氯丙嗪、苯巴比妥），一氧化碳，乙醇等。

2. 新生儿疾病　新生儿缺氧缺血性脑损伤，新生儿中枢神经系统感染等。

3. 各种危重症　昏迷，感染性休克，病毒性脑炎、乙型脑炎，重型颅脑损伤，心力衰竭，捂热综合征等。

（二）临床常用剂量

每次0.4～0.8mg，可重复使用。美国食品与药品管理局（FDA）推荐：连续滴注法，成人0.4mg/h，儿童及新生儿（包括早产儿）0.1mg/(kg·h)。

（三）心功能不全、高血压慎用

（周　薇）

儿科电子病历书写要求和管理办法

附录 1

【电子病历的书写】

1. 电子病历的书写要求依照现有纸质病历的要求。

2. 所有病历栏目的提交时间为病历完成时间，均依照现有纸质病历要求的完成时间。首次病程要求在住院 8 小时内完成，首次查房意见在住院 48 小时内完成，住院大病历应在住院 24 小时内完成。

3. 电子病历书写者为具备本院执业资质的医务人员。

4. 无本院执业资质的医务人员所书写病历应由具有本院执业资质的人员及时修改并签名后提交。

【电子病历的修改】

1. 医务人员在提交书写完成的病历之前应仔细检查。书写者本人对已签字提交后的病历无修改的权利。

2. 上级医务人员有审查、修改下级医务人员书写的病历的责任。修改时，应注明修改日期、修改人员签名，上述修改痕迹记录在电子文档中，不出现在打印的纸质病历中。

3. 值班期间的主治医师以上医师以及二线医师可以修改一线医师的病历。所有修改在电子文档中均有修改者的签名和修改时间记录。上述修改痕迹记录在电子文档中，不出现在打印的纸质病历中。所有修改均应在打印前完成，病历打印完成后，不得对其电子文档进行修改。

【电子病历的打印和调用】

1. 所有电子病历均应由病历书写者在原纸质病历相应规定的时间内完成提交并打印成纸质病历。

2. 每份电子病历只能生成一份纸质打印件，在规定时间内上交病案科。不得以任何理由生成其他任何形式的打印件。

3. 患者需要的任何病历复制资料均应按照原有纸质病历的相关规定到病案科提取。除病案科以外的其他工作人员不得为患者出具任何形式和内容的打印件。

4. 除正式归档病历中以外的任何病历打印件均为无效件。

【电子病历医嘱管理】

1. 医务人员必须以本人的电子病历系统身份登录医师工作站系统并开具医嘱。

2. 非紧急抢救情况下，护士仅执行已提交的电子医嘱。

3. 未经护士执行的医嘱可以随时取消，已经由护士确认执行的医嘱不得取消。

4. 紧急抢救时的口头医嘱应在抢救结束后及时补记，补记的医嘱条目后注明是补记。

【电子病历首页的填写】

1. 除首页自动生成的项目，医务人员应如实、准确地填写所有首页空白栏目。

2. 医务人员如发现首页信息内存在错误条目，应及时通知住院处更正系统信息。

3. 首页中的疾病诊断按照 ICD-10 标准书写。

4. 首页应在患者出院后 24 小时内完成，随同病历其他内容一同提交病案科。

【电子病历的归档】

1. 患者出院后 24 小时内，主管医务人员应完成所有病历内容的电子文本，打印成纸质病历，连同手写部分共同整理顺序归类后交病案科。

2. 主管患者的医务人员有责任保持归档病历的电子文本和纸质病历完全一致。

3. 除有明确规定的部分以外，所有已提交病案科的病历（包括电子文本和纸质病历）均不得修改。

4. 电子病案的归档由病案科相关工作人员确认签收。纸质病历的回收及后续的管理参照原纸质病历管理相关规定。

5. 主治医师应在患者出院5个工作日内完成首页的签字。主任或主任授权的医师签字应在10个工作日内完成。上级医师完成签字时如发现有必须进行的修改，可在系统中生成修改声明的电子文档并签署电子签名后提交归入电子文档，新生成部分由修改者负责打印后交给病案科归入纸质病历。

【医疗纠纷时的病历封存】

1. 当患方提出封存病历时，应由医务处、当时科室人员与患方代表共同在场的情况下，即刻封存已打印的纸质病历或其复印件。

2. 封存纸质病历同时将需封存病历的电子文档冻结，将已形成提交的电子文档刻制光盘与纸质病历一同封存。

（隋　静）

附录2 常用药物剂量表

化学名	商品名	规格	剂量、用法、途径	作用	副作用
抗生素类					
阿莫西林/克拉维酸钾分散片	君尔清	0.285×12	30～40mg/(kg·d) 2～3次/日 口服	广谱，包括革兰阳性球菌及阴性杆菌	过敏反应
青霉素G粉针		80万U/支 160万U/支	5～10万U/(kg·d) 2～3次/日 肌注、静点	杀菌剂，对革兰阳性球菌有效	过敏反应
阿莫西林/克拉维酸钾粉针		1g/支	50～100mg/(kg·d) 2～3次/日 静点	广谱，包括革兰阳性球菌及阴性细菌	偶有胃肠道反应及皮疹

（续表）

化学名	商品名	规格	剂量、用法、途径	作用	副作用
氨苄西林/舒巴坦粉针	优立新	0.5g/支	75～150mg/(kg·d) 2～3次/日 深部肌注、静点	广谱，对多种革兰阳性菌及阴性菌有效，包括耐青霉素菌株	偶有胃肠道反应及皮疹
头孢羟氨苄胶囊	欧意	0.25×24	30～40mg/(kg·d) 2次/日 口服	为口服半合成第一代头孢菌素类抗生素，对革兰阳性及阴性需氧菌有效	偶有胃肠道反应及皮疹
头孢呋辛酯薄膜衣片	西力欣	0.25×12	10～20mg/(kg·d) 2次/日 口服	为半合成第二代头孢菌素类抗生素，对革兰阳性及阴性需氧菌有效	同上
头孢克洛颗粒	希刻劳	0.125×6	30～50mg/(kg·d) 2～3次/日 口服	同上	同上
头孢克肟	世福素	50mg×6	5～8mg/(kg·d) 2次/日 口服	为口服第三代头孢菌素类抗生素，对革兰阳性及阴性需氧菌有效	同上

（续表）

化学名	商品名	规格	剂量、用法、途径	作用	副作用
头孢地尼	世扶尼	0.1×6	5～8mg/(kg·d) 2次/日 口服	同上	同上
头孢丙烯薄膜衣片	施复捷	0.25×6	10～20mg/(kg·d) 2次/日 口服	为口服第三代头孢菌素，抗菌谱广，对厌氧菌有一定作用，对流感杆菌和淋球菌尤其敏感	同上
头孢美唑钠粉针	先锋美他醇	1g/支	50～100mg/(kg·d) 2～3次/日 静注、静点	半合成第二代头孢菌素，广谱，对革兰阳性菌的抗菌作用较第一代头孢弱，对革兰阴性菌作用增强，易进入脑脊液	偶有胃肠道反应及皮疹
头孢曲松钠粉针	罗氏芬	1g/支	50～100mg/(kg·d) 1次/日 肌注、静点	第三代头孢菌素，对革兰阳性菌及阴性菌和部分厌氧菌有效，抗铜绿假单胞菌作用较强	同上
头孢他啶粉针	凯复定	1g/支	50～150mg/(kg·d) 2～3次/日 深部肌注、静点	同上	同上

（续表）

化学名	商品名	规格	剂量、用法、途径	作用	副作用
头孢他啶粉针	复达欣	1g/支	100～150mg/(kg·d) 2～3 次/日 深部肌注、静点	同上	同上
头孢吡肟粉针	马斯平	1g/支	50～100mg/(kg·d) 2～3 次/日 深部肌注、静点	第四代头孢菌素，对革兰阴性、阳性细菌均高效优于第三代头孢菌素	同上
亚胺培南—西司他丁粉针	泰能	0.5g/支	40～75mg/(kg·d) 2～3 次/日 深部肌注、静点	亚胺培南为非典型β内酰胺抗生素，西司他丁为肾脱氢肽酶抑制剂，可抑制此酶对前者水解，为超广谱抗菌素；二者之比为1∶1	同上
美罗培南粉针	美平	0.5g/支	10～20mg/(kg·d) 3～4 次/日 静注、静点	为三水合物，β内酰胺酶抑制剂，为超广谱抗菌素	同上
阿奇霉素片	希舒美	0.25×4	10mg/(kg·d) 1 次/日 口服	为 15 元环大环内酯抗生素，半衰期长，连服 3 天，药效可维持 7 天	偶有胃肠道反应及皮疹

（续表）

化学名	商品名	规格	剂量、用法、途径	作用	副作用
阿奇霉素干混悬剂	希舒美	0.1×6	10mg/(kg·d) 1次/日 口服	同上	同上
阿奇霉素粉针	希舒美	0.5g/支	10mg/(kg·d) 1次/日 静点	同上	同上
阿奇霉素粉针	抒罗康	0.125g/支	10mg/(kg·d) 1次/日 静点	同上	同上
克拉霉素片	克拉仙	0.25×8	10～15mg/(kg·d) 2次/日 口服	为14元环大环内酯类抗生素，对革兰阳性菌、嗜肺军团菌、淋病双球菌有作用	同上
克拉霉素片分散片	锋锐	0.25×6	10～15mg/(kg·d) 2次/日 口服	同上	同上

（续表）

化学名	商品名	规格	剂量、用法、途径	作用	副作用
环酯红霉素	达发新	250mg×5	10～15mg/(kg·d) 2次/日 口服	同上	同上
罗红霉素薄膜衣片	浦虹	0.15×6	5～8mg/(kg·d) 2次/日 口服	同上	同上
红霉素粉针		25万U/支	20～30mg/(kg·d) 1次/日 静点	大环内酯类抗菌素对革兰阳性球菌、支原体、衣原体、军团菌感染作用良好	胃肠反应较多见
盐酸克林霉素注射液	力弘	0.15g/支	10～20mg/(kg·d) 2次/日 肌注、静点	为林可胺类抗生素，对革兰阳性球菌及厌氧菌有很强抗菌活性	偶有胃肠道反应及皮疹
万古霉素粉针	稳可信	0.5g/支	15～45mg/(kg·d) 2次/日 静点	属于糖肽类结构，可抑制细菌细胞壁蛋白质的合成；对耐药金葡菌、溶血性链球菌、肺炎双球菌、粪链球菌等具有很强的抗菌作用	耳毒性及肾毒性，过敏反应如皮疹，新生儿、早产儿慎用

（续表）

化学名	商品名	规格	剂量、用法、途径	作用	副作用
盐酸小檗碱片	黄连素	0.1×40	10mg/(kg·d) 3次/日 口服	为毛茛科植物黄连根茎中所含的一种主要生物碱；具有清热、解毒的功效，对化脓性链球菌、痢疾杆菌和霍乱弧菌敏感	偶见恶心、呕吐、皮疹
呋喃唑酮片	痢特灵	0.1×100	5～10mg/(kg·d) 3次/日 口服	硝基呋喃类抗菌药，具有广谱抗菌作用；对大肠埃希菌、痢疾杆菌、沙门杆菌、伤寒杆菌、霍乱弧菌敏感	恶心、呕吐、头痛、头晕及皮疹、药热
呋喃妥因肠溶衣片	呋喃坦啶	0.05×40	5～15mg/(kg·d) 3次/日 口服	同上	恶心、呕吐、厌食，过敏反应有寒战、药热、白细胞及粒细胞减少
甲硝唑	灭滴灵	0.2×21	7.5～15mg/(kg·d) 3次/日 口服	用于厌氧菌所致的各种感染性疾病；在脑脊液中浓度高，对β内酰胺酶稳定	消化道反应常见，偶有头痛、头晕，少数皮肤过敏反应

（续表）

化学名	商品名	规格	剂量、用法、途径	作用	副作用
氟康唑	大扶康	0.15×10	浅表真菌： 1～2mg/(kg·d) 深部真菌： 3～6mg/(kg·d) 1次/日 口服	为三唑类广谱抗真菌药；对皮肤真菌病和深部真菌病皆有效	常见胃肠道反应，皮疹，头痛，肝、肾及造血功能异常
制霉菌素		50万U×10	5～10万U/(kg·d) 3次/日 涂口腔	用于皮肤黏膜肠道念珠菌感染	口服吸收少
抗病毒药					
奥司他韦	达菲	75mg×10	儿童：每次2mg/kg 婴儿： <3个月 12mg 3～5个月 20mg 6～11个月 25mg 2次/日 口服	抗病毒药，对多种病毒有抑制作用	暂时性肾功能不良，神经系统副作用如昏睡、幻觉、震颤等
阿昔洛韦片		0.1×30	15～30mg/(kg·d) 2～3次/日 口服	同上	同上

（续表）

化学名	商品名	规格	剂量、用法、途径	作用	副作用
阿昔洛韦粉针	无环鸟苷	0.25g/支	15～30mg/(kg·d) 2～3 次/日 静点	广谱抗病毒药，用于单纯疱疹、水痘、巨细胞病毒、EB病毒、乙肝等病毒感染	暂时性肾功能不良，神经系统副作用如昏睡、幻觉、震颤等
更昔洛韦粉针	丽科伟	50mg/支 0.25g/支	10mg/(kg·d) 2 次/日 溶于 NS Q12h 静点	抗病毒药，对多种病毒有抑制作用	同上
抗结核药					
异烟肼片	雷米封	0.1×100	10～20mg/(kg·d) 1 次/日 口服	杀灭繁殖期结核菌可单用或联合其他抗结核药为抗结核首选药	大剂量可致神经兴奋、多发性神经炎和肝损害
异烟肼注射液	雷米封注射液	0.1g/支	10～20mg/(kg·d) 1～2 次/日 静点	同上	同上
注射用硫酸链霉素		1g/支	15～30mg/(kg·d) 2～3 次/日 肌注	氨基苷类抗生素，主要用于治疗结核病	有肾、耳毒性

（续表）

化学名	商品名	规格	剂量、用法、途径	作用	副作用
利福平胶囊		0.15×100	10～20mg/(kg·d) 1 次/日 口服	主要用于抗结核病，单用易耐药，另外对革兰阳性菌及阴性菌也有较好的抗菌作用	可逆性肝损害
吡嗪酰胺片		0.25×100	20～30mg/(kg·d) 3 次/日 口服	杀灭细胞内缓慢生长的结核菌	肝损害、关节痛
乙胺丁醇		0.25×100	15mg/(kg·d) 1 次/日 口服	需和其他抗结核药合用	球后视神经炎
解热镇痛及非甾体抗炎药					
对乙酰氨基酚混悬滴剂	泰诺林滴剂	15ml:1.5g/瓶	0～3 个月 0.4ml/次 4～11 个月 0.8ml/次 1～2 岁 1.2ml/次 2～3 岁 1.6ml/次 需要时 每 4～6 小时 1 次 每 24 小时不超过 5 次 口服	为乙酰苯胺类解热镇痛药，具有解热、镇痛作用	偶见恶心、呕吐等不良反应

（续表）

化学名	商品名	规格	剂量、用法、途径	作用	副作用
对乙酰氨基酚糖浆	百服宁溶液	60ml/瓶	每次10mg/kg，需要时每4～6小时1次 口服	同上	同上
布洛芬	美林混悬液	100ml：0.1g/5ml	同上	为苯丙酸类非甾体抗炎镇痛药	同上
酚麻美敏口服溶液	泰诺儿童感冒	100ml/瓶	2～5岁 5ml/次 6～12岁 10ml/次 3次/日 口服	具有解热镇痛、减轻鼻黏膜充血、镇咳和抗组胺作用；用于治疗由感冒引起的发热、头痛、喷嚏、鼻塞、咳嗽等症状	偶有轻度嗜睡、多汗、头晕、恶心、皮疹等
伪麻美芬滴剂	艾畅	15ml/瓶	0～3个月 0.4ml/次 4～11个月 0.8ml/次 1～2岁 1.2ml/次 2～3岁 1.6ml/次 3次/日 口服	用于婴幼儿感冒、枯草热及上呼吸道过敏引起的鼻塞、流涕及咳嗽	偶见皮疹、烦躁、兴奋、心悸、失眠、口干、恶心
注射用赖氨匹林	来比林粉针	0.25g/支 0.9g/支	每次10～25mg/kg，需要时 每4～6小时1次 肌注、静注	具有解热、镇痛、抗炎和抑制前列腺素合成的作用	偶有轻微胃肠道反应及出汗；对阿司匹林过敏者禁用

（续表）

化学名	商品名	规格	剂量、用法、途径	作用	副作用
阿司匹林	巴米尔	0.5×10	每次 10mg/kg，需要时每 4～6 小时 1 次 口服	水杨酸类退热药	同上
牛磺酸		0.4×5 袋	<2 岁 1 袋/次 2～8 岁 2 袋/次 >8 岁 3 袋/次 3 次/日 口服	为中药牛黄的成分之一，作为人体的一种内源性氨基酸，具有广泛的生理和药理活性	几乎无副作用
消化系统药物					
蒙脱石散剂	思密达	3g×10 袋	<1 岁 1 袋/日 1～2 岁 1～2 袋/日 >2 岁 2～3 袋/日 3 次/日 将本品倒入约 50 毫升温开水中混匀快速服完。饭前服用，治疗急性腹泻时剂量应加倍 口服	为双八面体蒙脱石，可吸附细菌、病毒及其毒素，保护消化道黏膜	偶见便秘

（续表）

化学名	商品名	规格	剂量、用法、途径	作用	副作用
布拉氏酵母菌	亿活	250mg×6袋	＜6个月 1/3袋/次 6个月～2岁 1/2袋/次 2～6岁 3/4袋/次 ＞6岁 1袋/次 2次/日 口服	儿童急性感染或非特异性腹泻；预防和治疗抗菌素诱发的结肠炎和腹泻；预防由管饲引起的腹泻；治疗肠易激综合征	偶见轻微的胃部不适或腹胀感。勿与抗真菌类药物及某些喹啉类衍生物合用
枯草杆菌肠球菌二联活菌多维颗粒	妈咪爱	1g×15	＜2岁 1袋/次 ＞2岁 1～2袋/次 1～2次/日 口服	适用于因肠道菌群失调引起的腹泻、便秘、胀气、消化不良等	推荐剂量未见明显不良反应，罕见腹泻次数增加，停药后可恢复
双歧三联活菌	培菲康	210mg×24	0～1岁 0.5粒/次 1～6岁 1粒/次 6～13岁 1～2粒/次 2～3次/日 口服	肠道菌群失调引起的急慢性腹泻、便秘，也可用于消化不良、腹胀，以及辅助治疗因肠道菌群失调引起的内毒素血症	制酸药、抗菌药与本品使用时可能减弱其疗效，应错时分开服用。铋剂、鞣酸、活性炭、酊剂等能抑制、吸附或杀灭活菌，故应错时分开服用

（续表）

化学名	商品名	规格	剂量、用法、途径	作用	副作用
地衣芽胞杆菌	整肠生	0.25×20	1粒/次 3次/日 口服	肠道菌群失调引起的肠功能紊乱，如急、慢性腹泻、胀气、消化不良等	同上
双歧三联活菌	金双歧	0.5×24	1～4片/次 3次/日 口服	主治急慢性腹泻、习惯性便秘、结肠炎、小儿厌食、消化不良，也可治疗抗生素、放疗、化疗、手术等引起的胃肠不适	同上
阿托品		0.5mg/支 0.3mg×10	每次0.01mg/kg 口服、皮下注射、肌注或静注	解痉剂，解除平滑肌痉挛效果好，用于胃肠、胆、肾绞痛，也可用于感染性休克，改善微循环	较少引起副作用，可有轻微口干
多潘立酮	吗丁啉	10mg×30	每次0.1～0.3mg/kg 饭前半小时服用 3次/日 口服	为外周性多巴胺受体阻滞剂，防止胃-食管反流，促进胃肠蠕动，有止吐及消除胃胀作用	偶见瞬时性，轻度腹部痉挛；有时血清泌乳素水平会升高，但停药后即可恢复正常

（续表）

化学名	商品名	规格	剂量、用法、途径	作用	副作用
多潘立酮混悬液	吗丁啉	100ml/瓶 （1ml：1mg）	每次 0.1～0.3mg/kg 饭前半小时服用 3 次/日 口服	同上	同上
颠茄		10mg×10	每次 1mg/岁 最大 10mg 需要时 口服	较有效的解痉剂，适用于胃肠道、泌尿道痉挛	较少引起副作用，可有轻微口干
盐酸雷尼替丁		0.15×30	15～20mg/（kg·d） 1 次/日 口服	具有强效抑制胃酸分泌作用，用于缓解胃酸过多所致的胃痛、反酸，消化性溃疡及出血	恶心、便秘、头痛、乏力、皮疹等
法莫替丁片	高舒达	20mg×10	0.8～1.0mg/（kg·d） （成人 20mg/d） Q12h（早、晚） 口服	同上	同上

（续表）

化学名	商品名	规格	剂量、用法、途径	作用	副作用
法莫替丁注射剂	高舒达	20mg/支	剂量同上 加入NS静点，Q12h	同上	同上
奥美拉唑片	洛赛克	20mg×7	0.7mg/(kg·d) 1次/日 口服	用于消化性溃疡、反流性食管炎、消化道出血。抗幽门螺杆菌治疗	同上
奥美拉唑粉针	洛赛克	40mg/支	0.7～1mg/(kg·d) 1次/日 静点	用于消化性溃疡、反流性食管炎、消化道出血	同上
磷酸铝凝胶	洁维乐	20g×4袋	＜6岁　10g/次 ＞6岁　20g/次 饭后服用 2次/日 口服	抗酸药	本品偶可引起便秘，可给予足量的水加以避免
替普瑞酮	施维舒	50mg×20	＜12岁　25mg/次 ＞12岁　50mg/次 2次/日 饭后服用	用于急性胃炎、慢性胃炎急性加重期、胃溃疡、胃黏膜病变的改善	恶心、便秘、头痛、乏力、皮疹、肝功异常、血小板减少等

（续表）

化学名	商品名	规格	剂量、用法、途径	作用	副作用
			建议 6 岁以上患儿使用 口服		
吉法酯	惠加强-G	50mg×40	25～50mg/次 饭后服用 3 次/日 口服	用于治疗胃及十二指肠溃疡，急、慢性胃炎，结肠炎，胃痉挛	目前尚未发现副作用
乳酶生		0.15×100	0.15～0.45g/次 饭前服用 3 次/日 口服	本品为活肠球菌的干燥制剂；用于消化不良、腹胀及小儿饮食失调所引起的腹泻	抗生素与本品合用时，可减弱其疗效，应间隔 3 小时服用
鞣酸蛋白		0.3g×24	0.15～0.6g/次 3 次/日 口服	用于急性胃炎及各种腹泻	细菌感染所致的肠炎，应先控制感染后使用
葡醛内酯片	肝太乐	50mg×100 100mg×100	＜5 岁 25～50mg/次 ＞5 岁 50～100mg/次 3 次/日 口服	增强肝脏解毒功能，保肝	偶有面红、轻度胃肠不适，减量或停药后即消失

（续表）

化学名	商品名	规格	剂量、用法、途径	作用	副作用
葡醛内酯注射剂	肝太乐	100mg/支	每次 100～200mg 每日 1～2 次 静注	同上	同上
还原型谷胱甘肽钠	古拉定	600mg/支	300～600mg/次 静注或肌注	肝损伤的辅助治疗	少见恶心、呕吐和头痛，罕见皮疹发生，停药后皮疹会消失
乳果糖液体	杜秘克	15ml×6	<6 岁 5ml/次 >6 岁 10ml/次 需要时口服	用于治疗高血氨症及由血氨升高引起的疾病；用于治疗慢性功能性便秘	个别患者稍感恶心外，无其他不适，经继续服药或用一倍水稀释后可消失
熊去氧胆酸		50mg×30片	8～10mg/(kg·d) 3 次/日 口服	用于胆汁淤积，胆结石	偶见便秘、过敏、头痛、头晕、胰腺炎和心动过速等。胆道完全梗阻和严重肝功能减退者禁用

（续表）

化学名	商品名	规格	剂量、用法、途径	作用	副作用
丁二磺酸腺苷蛋氨酸	思美泰	注射剂：500mg/支 片剂：500mg×10片	初始治疗 静注 500～1000mg（60mg/kg）两周 维持治疗： 口服每日1000～2000mg，两餐之间服用，需整吞	用于胆汁淤积、严重黄疸、肝功受损	长期大量应用亦未见与本品相关副作用
呼吸系统药物					
吐根合剂（CM）		100ml/瓶	每次 1ml/岁 3次/日 <10ml/次 口服	止咳化痰	偶见恶心、呕吐
愈酚甲麻那敏	息可宁	120ml/瓶	1～2岁 2.5ml/次 2～5岁 5ml/次 5～10岁 7.5ml/次 10～14岁 10ml/次 3次/日 口服	用于因感冒、支气管炎等引起的咳嗽、咳痰	偶见胃部不适、眩晕、头痛、心悸等

（续表）

化学名	商品名	规格	剂量、用法、途径	作用	副作用
乙酰半胱氨酸颗粒	富露施	0.2g×10	100mg/次 3 次/日 口服	为黏液溶解剂，使糖蛋白分解，黏痰液化，黏稠度降低而易于咳出	对呼吸道黏膜有刺激作用，引起呛咳，甚至支气管痉挛，哮喘患者慎用
标准桃金娘油	吉诺通	120mg×10	4～10 岁 120mg/次 <10 岁 240mg/次 3 次/日 口服	含脂溶性挥发油，通过溶解黏液，促进呼吸道黏膜纤毛摆动，使痰液易于排出	胶囊不可打开或嚼破后服用
盐酸丙卡特罗	美普清	25μg×20	<6 岁 12.5μg/次 >6 岁 25μg/次 2 次/日 口服	本品为支气管扩张剂，适用于支气管哮喘、喘息性支气管炎	可有肌颤、头痛、眩晕，偶有心律失常，早产儿、新生儿、婴幼儿慎用
硫酸沙丁胺醇缓释胶囊	爱纳灵	4mg×20	0.2～0.3mg/(kg·d) Q12h 口服	本品为 β_2 肾上腺素受体激动剂，选择性作用于支气管平滑肌 β_2 肾上腺素受体	震颤、恶心、心悸、头痛

（续表）

化学名	商品名	规格	剂量、用法、途径	作用	副作用
盐酸氨溴索糖浆	沐舒坦	100ml/瓶 30mg：5ml	>12 岁：10ml Bid 6～12 岁：5ml Bid～Tid 2～6 岁：2.5ml Tid 1～2 岁：2.5ml Bid 14 天后剂量可减半 应在餐后服用	适用于伴有痰液分泌不正常及排痰功能不良的急、慢性呼吸道疾病的祛痰治疗	偶有轻微胃肠道症状
盐酸氨溴索片	沐舒坦	30mg× 20 片	>12 岁：30mg Tid <12 岁：1.2～ 1.6mg/(kg·d)	同上	同上
盐酸氨溴索注射液	沐舒坦	15mg/支	<6 岁　7.5mg/次 >6 岁　15mg/次 2～3 次/日 NRDS：30mg/次， 4 次/日 静点	同上 用于新生儿、婴儿呼吸窘迫综合征的治疗	同上
核酪口服液		10ml/支	5～10ml/次 2 次/日 口服	增强机体抵抗力，用于治疗慢性支气管炎，能使症状减轻，改善过敏体质，在发病季节前提早用药，效果更显著	很少见副作用

（续表）

化学名	商品名	规格	剂量、用法、途径	作用	副作用
布地奈德混悬液	普米克令舒	1mg×5 支	用于哮喘急性发作及长期维持治疗 雾化吸入 详见哮喘章节	吸入性皮质激素	较全身用皮质激素副作用明显减少，吸入后需漱口
布地奈德鼻喷雾剂	雷诺考特	120 喷：64μg/瓶	根据鼻炎症状间歇用药 经鼻喷入 详见鼻炎章节	鼻喷皮质激素	局部少量血性分泌物
糠酸莫米松鼻喷雾剂	内舒拿	140 揿：50μg/支	同上	同上	同上
氮草斯汀鼻喷剂	爱赛平	10ml：10mg/支	>6 岁每次每鼻孔 1 喷 2 次/日 经鼻喷入	强效 H_1 受体拮抗剂	烧灼感、味觉改变
沙丁胺醇雾化液	万托林	20ml/瓶	哮喘发作期：按需使用 雾化吸入 详见哮喘章节	吸入性 β_2 肾上腺素受体激动剂	震颤、恶心、心悸、头痛
特布他林雾化液	博利康尼	5mg/支	同上	同上	同上

（续表）

化学名	商品名	规格	剂量、用法、途径	作用	副作用
异丙托溴铵吸入剂	爱全乐	500μg/支	同上	对呼吸道平滑肌有较高选择性的抗胆碱平喘药	口干、恶心、心悸、头晕
孟鲁司特	顺尔宁	4mg×5 5mg×5 10mg×5	2～6岁4mg/次1次/日 6～14岁5mg/次1次/日 >14岁10ml/次1次/日 根据病情选择疗程 口服 详见哮喘章节	为白三烯受体拮抗剂	副作用轻微，可见头痛、腹痛
沙美特罗氟替卡松	舒利迭	60吸： 100μg/50μg 60吸： 250μg/50μg	根据哮喘轻、中、重程度及肺功能选择剂量及疗程 经口吸入 详见哮喘章节	吸入性皮质激素与β_2受体激动剂	较全身用皮质激素副作用明显减少，吸入后需漱口
布地奈德福莫特罗	信必可	60吸： 80μg/4.5μg 60吸： 160μg/4.5μg	同上	同上	同上

（续表）

化学名	商品名	规格	剂量、用法、途径	作用	副作用
循环系统药物					
地高辛酏剂		1.5mg×30ml	20～40μg/kg 口服 详见心力衰竭	正性肌力，负性频率，负性传导	各种心律失常
胺碘酮		0.2g×10片	10～15mg/(kg·d)， 口服 详见心律失常	用于室上性和室性心律失常	窦性心动过缓，心脏传导阻滞，影响甲状腺功能，碘沉积，（眼）肺纤维化
普罗帕酮	心律平	50mg×100片 10ml： 35mg/支	2～5mg/(kg·d)， 口服 1mg/kg，静注 详见心律失常	用于室上性和室性心律失常	窦性心动过缓 心脏传导阻滞
卡托普利	开搏通	12.5mg× 20片	每次0.3～0.5mg/kg Q 12h或Q 8h 口服 详见心力衰竭	ACEI 用于各种心力衰竭，高血压	低血压，咳嗽，血管性水肿，高血钾

（续表）

化学名	商品名	规格	剂量、用法、途径	作用	副作用
美托洛尔	倍他乐克	25mg×20 片	0.2～0.4mg/(kg·d) 口服 详见心律失常	选择性 β 受体阻滞剂，用于室上性心律失常，室性早搏	窦性心动过缓 各种心脏传导阻滞
辅酶 Q10		10mg×24 粒	10mg/次，3 次/日 口服	改善心肌细胞代谢	未发现不良反应报道
去乙酰毛花苷	西地兰	2ml： 0.4mg/支	化量 20～40μg/kg，静注 详见心力衰竭	同上	同上
利多卡因注射液		5ml： 100mg/支	1mg/kg，静注 详见心律失常	用于室性心律失常	过敏反应 窦性心动过缓 心脏传导阻滞
多巴酚丁胺注射液		2ml： 20mg/支	最小 2μg/(kg·min) 最大 20μg/(kg·min) 静点	非洋地黄类正性肌力药，用于急性心力衰竭或慢性心衰急性加重	心悸、恶心、头痛、胸痛、气短等
多巴胺注射液		2ml： 20mg/支	5～10μg/(kg·min) <15μg/(kg·min) 避免漏出血管外 静点	非洋地黄类正性肌力药，用于低血压，休克	心动过速

（续表）

化学名	商品名	规格	剂量、用法、途径	作用	副作用
酚妥拉明注射液		1ml：10mg/支	每次0.3～0.5mg/kg Q 4h或Q 6h 静注	α受体阻滞剂	低血压、鼻塞、心动过速、烦躁
硝普钠粉针		50mg/支	0.5～8μg/(kg·min) 静点，避光	扩血管	低血压
肾上腺素注射液		1ml：1mg/支	0.05～0.2μg/(kg·min) 最大1～2μg/(kg·min) 肌注或皮下注射 每次0.3～0.5mg 最大1mg 静脉、心内，禁止臀部肌注	拟交感神经药，升血压，抗过敏	心动过速，高血压
去甲肾上腺素注射液		1ml：2mg/支	0.02～0.2μg/(kg·min) 最大1～2μg/(kg·min) 避免漏出血管外 静点	拟交感神经药，升血压	心动过速，高血压

（续表）

化学名	商品名	规格	剂量、用法、途径	作用	副作用
异丙肾上腺素注射液		2ml：1mg/支	0.05～0.5μg/(kg·min) 最大1～2μg/(kg·min) 肌注、静注、静点、皮下、心内	拟交感神经药，正性肌力	心动过速
三磷酸腺苷粉针		20mg/支	20～40mg，1次/日 静点	改善心肌细胞代谢	未发现不良反应报道
辅酶A粉针		100IU/支	100IU，1次/日 静点	同上	同上
磷酸肌酸钠粉针	里尔统	1g/瓶	<3岁：1g/d >3岁：2g/d 1次/日 静点	同上	同上
果糖二磷酸钠口服液	瑞安吉	10ml：1g/支×6	50～100mg/(kg·d) 成人10～20ml，Tid 口服	同上	胃肠道症状如腹泻

（续表）

化学名	商品名	规格	剂量、用法、途径	作用	副作用
果糖二磷酸钠注射液	瑞安吉	100ml：10g/瓶	50～100mg/(kg·d) 成人 5～10g/d 每日 1 次静点 速度<1g/分	同上	过敏，静注速度快时可有面红、心悸、手足蚁感
神经系统药物					
地西泮片	安定	2.5mg×10 片	0.5mg/(kg·d) 3 次/日 口服	镇静，预防热性惊厥复发	嗜睡、眩晕、乏力、共济失调、恶心、头痛、抑郁、幻觉、肌张力减低、易激惹等，<6 个月慎用
地西泮注射液	安定	2ml：10mg/支	0.3～0.5mg/次，稀释后缓慢静注，速度<2mg/min 极量<10mg 或稀释 2～3 倍灌肠：0.5～1mg/kg	镇静、止惊作用快，癫痫持续状态首选，但血浓度下降快，必要时可 15～30 分钟重复 有效血浓度 0.15～0.2μg/ml	同上，注射过快可引起呼吸抑制

（续表）

化学名	商品名	规格	剂量、用法、途径	作用	副作用
水合氯醛		10%溶液	每次 50mg/kg，最大量 10ml 需要时口服、灌肠	镇静止惊作用快，15 分钟起效，维持睡眠 4～8h	恶心、呕吐、胃黏膜损伤。过量可致心肌损伤、低血压、低体温、呼吸抑制等
苯巴比妥	鲁米那	30mg×100 片	1～2mg/(kg·d) 3 次/日 口服	镇静、止惊、抗癫痫 有效血浓度 15～20μg/ml，中毒血浓度＞50μg/ml 2～3 周达稳态	嗜睡，行为异常，皮疹，呼吸抑制，肝功能损害，长期服用后突然撤药可诱发癫痫持续状态
苯巴比妥注射液	鲁米那钠	1ml：0.1g/支	镇静：每次 1～2mg/kg 止惊：每次 8～10mg/kg 癫痫持续状态：首次负荷量 15～20mg/kg，静脉注射 12 小时后给维持量每日 3～5mg/kg 肌注、缓慢静注	同上	同上

（续表）

化学名	商品名	规格	剂量、用法、途径	作用	副作用
溴化新斯的明		15mg/片	1～2mg/(kg · d)，或 0.2～0.4mg/kg，加至每次 10～15mg 4～6 次/日 口服	治疗重症肌无力，术后腹胀、尿潴留、阵发性室上性心动过速、肌松药过量、阿托品中毒	反复过量应用可导致胆碱能危象，肠梗阻、尿路梗阻、哮喘者禁用
新斯的明注射液		2ml：1mg/支	每次 0.03～0.04mg/kg 有效血浓度 5～15ng/ml 皮下、肌注	同上	同上
丙戊酸钠糖浆	德巴金	300ml/瓶 1ml：40mg	最初10～15mg/(kg · d)，然后调整到 20～40mg/(kg · d) 分 2 次服 极量 1.5g/d 口服	广谱抗癫痫药	胃肠道不适、嗜睡、眩晕、震颤、共济失调、复视、粒细胞减少、血小板减少、脱发、肥胖、肝毒性等
丙戊酸钠注射液	德巴金	400mg/支	10mg/kg 继以 0.6mg/(kg · h)维持 总量 20～30mg/kg 极量 2.5g/d 静注	颅脑外伤及术后减少癫痫发作，或其他不能口服药物时	同上

（续表）

化学名	商品名	规格	剂量、用法、途径	作用	副作用
卡马西平		0.1g×20	5～10mg/(kg·d) 起始，每周增加 5～10mg/(kg·d)，直至 10～30mg/(kg·d) 极量 1.2g/d 分 1～3 次 口服	简单和复杂部分性发作首选。三叉神经痛及其他疼痛综合征	嗜睡、共济失调、粒细胞减少、肝功损害、皮疹、胃肠道副作用、眩晕、多动、头痛、抽搐、血小板减少、低血钠、水中毒、低血钙等
托吡酯	妥泰	25mg×60	0.5～1mg/(kg·d)开始，每 1～2 周增加 0.5～1mg/(kg·d) 至 2mg/(kg·d)，再 1～2 周增加 1mg/(kg·d)，直至 4～8mg/(kg·d) 极量 1600mg/d 口服	广谱抗癫痫药	疲劳、嗜睡、眩晕、共济失调、注意力障碍、构词障碍、厌食、体重减低、性格改变、抑郁、出汗减少等

（续表）

化学名	商品名	规格	剂量、用法、途径	作用	副作用
苯海索	安坦	2mg×100片	1～2mg/d， 可加至5～10mg/d 极量20mg/d 分3～4次 口服	抽动秽语综合征的辅助治疗，减轻氟哌啶醇的副作用	抗胆碱作用，口干、扩瞳、视力模糊
苯妥英钠		片剂：0.1g×100片 粉剂：100mg 注射剂：5ml（250mg）	惊厥持续状态时负荷量15～20mg/kg 5～20分钟止惊 极量0.3g/次，0.6g/d 静注<50mg/min 12小时后给维持量3～5mg/(kg·d) 静注首选，可肌注	广谱抗癫痫。但对婴儿痉挛和LGS无效，可增加肌阵挛、失张力和失神的发作	禁止肌注。可见眼震、共济失调、胃肠道反应、眩晕、头痛、失眠、精神错乱、过敏、肝毒性、粒细胞减少、血小板减少、诱发狼疮、致畸等
胞磷胆碱钠注射液		2ml：0.25g/支	50～200mg/d，稀释静点	改善脑组织代谢、促进脑功能恢复	颅内出血急性期慎用

（续表）

化学名	商品名	规格	剂量、用法、途径	作用	副作用
甘油果糖注射液	布瑞德	250ml/瓶	成人每次 250～500ml 250ml 需静点 1 小时以上 1～2 次/日 静点	通过高渗性脱水降低颅内压，起效较缓	偶见溶血
氯丙嗪	冬眠灵	25mg/支	每次 0.5～1.0mg/kg 需要时 肌注、静注	除镇静作用外，可使体温下降并有扩张血管降低血压作用	应防止体位性休克
泌尿系统药物					
氢氯噻嗪		25mg×20 片	1～2mg/(kg·d) 2 次/日 口服	主要作用于肾小管髓袢升支的皮质段和远曲小管的前段	长期应用可出现乏力、倦怠、眩晕、恶心、呕吐
螺内酯		20mg×20 片	20mg/次 3 次/日 口服	化学结构与醛固酮类似，产生留钾排钠的利尿作用	可出现高血钾相应症状，胃肠道反应
吲达帕胺	寿比山	2.5mg × 30 片/盒	2.5mg/日 1 次/日 口服	具有利尿和钙通道阻滞作用，对血管平滑肌的作用大于利尿作用，而发挥长效降压作用	个别头痛、眩晕、恶心、失眠等

（续表）

化学名	商品名	规格	剂量、用法、途径	作用	副作用
呋塞米注射液	速尿	2ml：20mg/支	每次 1～2mg/kg 需要时 肌注、静注、静点	为强利尿药，主要抑制肾小管髓袢升支髓质部对 Na、Cl 的重吸收；扩张肾血管，预防急性肾衰竭；扩张肺静脉，使回心血量减少，有助于急性左心衰的治疗	常见口干、口渴、乏力、恶心、呕吐等，与电解质紊乱有关
甘露醇注射液		20% 100ml/袋	每次 0.5～1g/kg 脑疝时 2g/kg 静注	渗透性脱水利尿药，降颅压、防脑疝、降低眼压	水电解质紊乱、头痛、眩晕、视物模糊、血尿、注射部位坏死、肾功能损害
阿魏酸哌嗪	保肾康	50mg×50 片	100～200mg 3 次/日 口服	适用于各类伴有镜下血尿和高凝状态的肾小球疾病，如肾炎、慢性肾炎、肾病综合征早期、尿毒症等	
血液系统药物					
多糖铁复合物	力蜚能	150mg×10 粒	5mg/(kg・d) 2～3 次/日 口服	治疗单纯性缺铁性贫血	可见胃肠道不良反应

（续表）

化学名	商品名	规格	剂量、用法、途径	作用	副作用
琥珀酸亚铁	速力菲	0.1g×20片	用于预防： 0.5～1片/天 用于治疗： 1～3片/天，分次服用 口服	用于缺铁性贫血的预防和治疗	可见胃肠道不良反应
叶酸		5mg×100片	5mg/次 3次/日 口服	各种原因引起的叶酸缺乏及叶酸缺乏所致的巨幼红细胞贫血	长期用药可出现畏食，恶心，腹胀等胃肠症状
利血生	利可君	20mg×48片	10～20mg/次 3次/日 口服	治疗各种白细胞、血小板减少症	过敏反应少见
氨肽素		0.2g×100片	2片/次 3次/日 口服	用于原发性血小板减少性紫癜，再生障碍性贫血，白细胞减少症	尚未见有关不良反应报道
鲨肝醇		50mg×100片	50～150mg/天 分3次服 4～6周为一疗程 口服	治疗各种原因引起的白细胞减少症	偶见口干、肠鸣亢进

（续表）

化学名	商品名	规格	剂量、用法、途径	作用	副作用
维生素 B_4		10mg×100片	5～10mg/次 2次/日 口服	治疗各种原因引起的白细胞减少症	无明显不良反应
双嘧达莫	潘生丁	25mg×100片	25mg/次 3次/日 饭前口服	抗血小板聚集，用于预防血栓形成	常见的不良反应有头晕、头痛、呕吐、腹泻、皮疹和瘙痒
维生素 K_1 注射液		1ml：10mg/支	用于预防： 1mg/次，1次/日 用于治疗： 5～10mg/次 1～2次/日 肌注、静注	参与肝脏内凝血酶原的合成，用于凝血酶原过低、新生儿自然出血症等	面红、出汗、胸闷等
凝血酶原复合物粉针		300PE/支	每次10～20PE/kg 酌情连用2～3天 静点	治疗先天性和获得性凝血因子Ⅱ、Ⅶ、Ⅸ、Ⅹ缺乏症	发热、潮红、头疼等副反应，减缓或停止滴注，上述症状即可消失

（续表）

化学名	商品名	规格	剂量、用法、途径	作用	副作用
人纤维蛋白原粉针		0.5g/瓶	一般首次给1～2g如需要可继续给药 静点	先天性纤维蛋白原减少或缺乏症。获得性纤维蛋白原减少症：严重肝脏损伤；肝硬化；弥散性血管内凝血等	仅少数出现过敏反应
凝血酶粉针		500IU/支	消化道止血 用生理盐水或温开水（不超37℃）溶解成10～100单位/ml的溶液，口服或局部灌注，也可根据出血部位及程度增减浓度、次数	用于消化道出血等	偶可致过敏反应
右旋糖酐铁注射液		2ml：100mg/支	需补充的铁毫克数＝体重（kg）×3.84×（需达到的血红蛋白量mmol/L－实际的血红蛋白量mmol/L） 肌注、静注	适用于不能口服铁剂或口服铁剂治疗不满意的缺铁病人	最常见的不良反应是皮肤瘙痒，呼吸困难

（续表）

化学名	商品名	规格	剂量、用法、途径	作用	副作用
肝素钠注射液		2ml：12 500IU/支	按体重一次注入50单位/kg，以后每4小时给予50～100单位（根据凝血时间） 静注	防治血栓形成或栓塞性疾病；各种原因引起的弥散性血管内凝血（DIC）	本品过量可致自发性出血倾向。肝素过量时可用1%的硫酸鱼精蛋白中和。每1mg鱼精蛋白可中和100U的肝素钠
激素及调节内分泌功能药物					
泼尼松龙		5mg×10片	1～2mg/(kg·d) 2～3次/日 口服	抗炎、抗过敏、抗休克，抑制结缔组织增生，降低毛细血管通透性，促进糖异生，升高血糖，储钠排钾	长期大量可致库欣综合征，免疫功能下降，高血糖及糖尿，胃溃疡，骨质疏松，生长障碍，精神症状
甲泼尼龙粉针	甲强龙	40mg/支	每次1～2mg/kg 2～4次/日 冲击剂量： 每次10～20mg/kg	同上	同上

(续表)

化学名	商品名	规格	剂量、用法、途径	作用	副作用
			每6～24小时1次 肌注、静注、静点		
氢化可的松注射液		5ml：25mg/支	5～10mg/(kg·d) 2～3次/日 静注、静点	同上	同上
地塞米松注射液		1ml：2mg/支	每次0.1～0.3mg/kg 1～2次/日 肌注、静注	同上	同上
二甲双胍	格华止	500mg×20片	开始：250mg 2次/日 与饭同服，耐受后渐加量，每2周增加500mg，最大总量达2000mg/d 口服	增加组织对葡萄糖的摄取和利用，降低肝脏葡萄糖的输出，增强肝对胰岛素的敏感性，降低血糖，抑制食欲，控制体重	胃肠道功能紊乱，偶尔可发生乳酸酸中毒
中性胰岛素注射液		10ml：400IU/支	0.5～1U/(kg·d) [＜2岁0.25～0.5U/(kg·d)] 一般用三餐前短效加睡	促糖原合成及糖酵解，抑制糖异生，降低血糖。促进蛋白质脂肪合成，抑制蛋白质脂肪分解	大剂量可致低血糖反应，甚至休克。可有局部过敏反应，注射部位

（续表）

化学名	商品名	规格	剂量、用法、途径	作用	副作用
			前中效 皮下注射 DKA 时 0.1U/(kg·h) [婴幼儿 0.05U/(kg·h)] 肌肉、静点		脂肪增生或脂肪萎缩
黄/中性人胰岛素	诺和灵 R	10ml：400IU/支	同上	同上	同上
绿/中效人胰岛素	诺和灵 N	10ml：400IU/支	同上	同上	同上
左旋甲状腺素钠	优甲乐	50μg×100 片	0～3 个月：10～15μg/(kg·d) 婴儿：6～8μg/(kg·d) 儿童：5～6μg/(kg·d) >12 岁：2～3μg/(kg·d) 1 次/日 早餐前口服	促进新陈代谢，维持正常生长发育，提高交感神经兴奋性，参与体温调节，降低胆固醇	过量可致甲亢症状，如心悸多汗震颤兴奋性增高，体重减轻等

（续表）

化学名	商品名	规格	剂量、用法、途径	作用	副作用
甲硫咪唑	他巴唑	10mg×50 片	急期：0.5～1mg/(kg·d) 减量期：总量的 1/2～2/3 维持期：5～7.5mg/d 口服	抑制甲状腺激素的合成	皮疹，白细胞或粒细胞减低，肝功能损害
抗变态反应药药物					
氯雷他定	开瑞坦	10mg×6 片	<30kg：5mg/次 ≥30kg：10mg/次 1 次/日 口服	为第三代长效三环类抗组胺药，具有选择性的对抗外周 H_1 受体的作用，用于缓解过敏性鼻炎、荨麻疹及哮喘等疾病	2 岁以下慎用；偶见恶心、头痛
氯雷他定糖浆	开瑞坦糖浆	60ml/瓶 1ml/1mg	<2 岁：2.5ml/次 <30kg：5ml/次 ≥30kg：10ml/次 1 次/日 口服	同上	同上

（续表）

化学名	商品名	规格	剂量、用法、途径	作用	副作用
西替利嗪	仙特明	10mg×5 片	2～6 岁 5mg/次 7～16 岁 10mg 次 1～2 次/日 口服	为哌嗪类抗组胺药，具有选择性的对抗外周 H_1 受体的作用，适用于各种过敏性疾病	偶见焦虑、口干、嗜睡或头痛
西替利嗪	贝分	10mg×24 片	同上	同上	同上
西替利嗪滴剂	仙特明滴剂	5ml/瓶 2.5mg：5 滴	每次 0.25mg/kg（0.5 滴/kg） 1～2 次/日 口服	同上	同上
氯苯那敏		4mg×20 片	0.35mg/(kg・d) 3 次/日 口服	为烷基胺类抗组胺药，适用于各种过敏性疾病	同上
异丙嗪		25mg×10 片	每次 0.5～1.0mg/kg 需要时 口服	为吩噻嗪类抗组胺药，有镇静、止喘、抗过敏作用，与氯丙嗪合用加强镇静止惊作用	常见心血管副作用，如心动过缓或过速，一过性血压升高

（续表）

化学名	商品名	规格	剂量、用法、途径	作用	副作用
异丙嗪注射液		1ml：25mg/支	每次 0.5～1.0mg/kg 需要时 肌注、静注	同上	同上
酮替芬		1mg×20	1mg/次 2 次/日 <2 岁酌减 口服	为富马酸盐，兼有很强的 H_1 受体拮抗作用和抑制过敏反应介质释放的作用	同上
解毒药					
亚甲蓝注射液	美兰	2ml：20mg/支	亚硝酸盐中毒： 1～2mg/kg，用 1%溶液 5～10ml，稀释于 25%葡萄糖注射液 20～40ml 中，静脉注射（10 分钟） 若 30～60 分钟皮肤黏膜发绀不消退，可重复用药	用于亚硝酸盐、氰化物中毒的解毒	静脉注射过快可引起头晕、恶心、胸闷、腹痛

（续表）

化学名	商品名	规格	剂量、用法、途径	作用	副作用
			氰化物中毒： 0.5～10mg/kg，用1%溶液50～100ml静注，再注入大剂量的硫代硫酸钠		
硫代硫酸钠粉针		0.64g/支	氰化物中毒： 0.25～0.5g/kg 静注 砷、汞、铅等中毒： 10～20mg/kg 静注	用于氰化物中毒及砷、汞、铅等中毒的解毒	头晕、乏力、恶心、呕吐 静脉注射不宜过快，以免引起血压下降
氯解磷定注射液		2ml： 0.5g/支	每次20～40mg/kg 症状无缓解1小时后可重复给药 缓慢肌注或静注	为胆碱酯酶复能药，常用于有机磷急性中毒的解救	恶心、呕吐、眩晕、心率增快
纳洛酮注射液	苏诺	1ml： 0.4mg/支	轻度中毒：0.4～0.8mg 重度中毒：0.8～1.2mg 静点	对阿片受体的三种亚型均起竞争性对抗作用	恶心、呕吐、嗜睡、心动过速

（续表）

化学名	商品名	规格	剂量、用法、途径	作用	副作用
皮肤科外用药物					
鞣酸软膏		20g/盒	适量外用	尿布皮炎、湿疹、褥疮	
炉甘石洗剂		100ml/瓶	适量外用	收敛止痒	
盐酸环丙沙星软膏	达维邦软膏	10g/支	涂患处 2～3次/日 外用	广谱抗菌药，用于脓疱疮、疖疮、毛囊炎、湿疹合并感染等皮肤软组织感染	偶有轻微刺痛感
糠酸莫米松乳膏	艾洛松	5g/支	涂患处 1次/日 外用	为合成的糖皮质激素类局部外用药，具有抗炎、抗过敏等作用，适用于非感染性皮肤病	偶有瘙痒刺激，避免接触眼睛，勿长期应用
丁酸氢化可的松软膏	尤卓尔	10g/支	涂患处 2次/日 外用	同上	同上
甲紫溶液		1% 20ml/瓶	同上	三苯甲烷类染料消毒剂	同上

（续表）

化学名	商品名	规格	剂量、用法、途径	作用	副作用
眼科用药物					
妥布霉素滴眼液	托百士	0.3% 5ml/支	1～2 滴/次 2～3 次/日 滴眼	各种急慢性结膜炎	几乎无副作用
色甘酸钠滴眼液		8ml：0.16g/支	同上	通过稳定肥大细胞膜而阻止过敏反应	恶心、头痛、头晕
吡嘧司特钾滴眼液	研立双	5ml/支	同上	同上	少数出现刺激感
中成药					
健儿清解液		100ml/瓶	婴儿：4ml/次 <5 岁：8ml/次 >6 岁：10～15ml 3 次/日 口服	清热解毒、祛痰止咳；用于口腔糜烂、咳嗽咽痛、食欲不振、脘腹胀满	未发现不良反应报道
小儿豉翘颗粒		2g×6 袋	6 个月～1 岁：1～2g/次 1～3 岁：2～3g/次 4～6 岁：3～4g/次 7～9 岁：4～5g/次	疏风解表、清热导滞；用于风热感冒、发热咳嗽、鼻塞流涕、咽红肿痛、纳呆口渴、便秘	尚不明确

（续表）

化学名	商品名	规格	剂量、用法、途径	作用	副作用
			10岁以上：6g/次 3次/日 口服		
小儿热速清口服液		10ml×6支	<1岁：5ml/次 1～7岁：10ml/次 >7岁：20ml/次 3次/日 口服	清热解毒、泻火利咽；用于外感风热所致发热、头痛、咽痛、鼻塞、流涕、咳嗽、咽干等	同上
小儿消积止咳口服液		10ml×6支	<1岁：5ml/次 1～2岁：10ml/次 3～4岁：15ml/次 >5岁：20ml/次 3次/日 口服	清热理肺、消积止咳；用于小儿食积咳嗽、腹胀、口臭	同上
小儿肺热咳喘口服液		10ml×6支	1～3岁：1支/次，3次/日 4～7岁：1支/次，4次/日	清热解毒、宣肺化痰；用于发热、咳嗽、痰黄，或兼喘息、口干而渴等	大剂量服用，可能有轻度胃肠不适应用

（续表）

化学名	商品名	规格	剂量、用法、途径	作用	副作用
			8～12岁：2支/次， 3次/日 口服		
肺力咳		100ml/瓶	<2岁：5ml/次 2～6岁：10ml/次 7～14岁：15ml/次 3次/日 口服	清热解毒、镇咳祛痰；用于痰热犯肺所引起的咳嗽痰黄、支气管哮喘、气管炎等	同上
蓝芩口服液		10ml×12支	每次10～20ml 3次/日 口服	清热解毒、利咽消肿；用于急性咽炎、咽痛、咽干、咽部灼热	个别患者可出现轻度腹泻，可自行缓解
儿童清肺口服液		10ml×10支	<6岁：10ml/次 >6岁：20ml/次 3次/日 口服	清肺、化痰、止咳；用于咳嗽、痰多、咽痛	尚不明确
醒脾养儿颗粒		2g×12袋	<1岁：1袋/次 1～6岁：2袋/次 7～16岁：3袋/次	醒脾开胃、固肠止泻；用于儿童厌食、腹泻便溏、烦躁盗汗、遗尿夜啼	同上

（续表）

化学名	商品名	规格	剂量、用法、途径	作用	副作用
			3次/日 口服		
肠胃康		8g×10	0.5～1袋/次 2次/日 口服	腹胀、腹痛、腹泻急性胃肠炎等	目前尚未检索到见本品的不良反应
葛根芩连微丸		1g×10袋/盒	<5岁：1袋/次 5～12岁：2袋/次 >12岁：3袋/次 3次/日 口服	清热解毒、利湿止泻；用于泄泻腹痛、便黄而黏、肛门灼热	脾胃虚寒腹泻不适用
痰热清注射剂		10ml/支	0.3～0.5ml/(kg·d)加入0.9%氯化钠溶液中 1次/日 最大剂量不超过20ml 静点	清热、化痰、解毒。用于发热、咳嗽、咯痰不爽、咽喉肿痛；上呼吸道感染、气管炎、肺炎	偶有过敏反应，可见皮疹、瘙痒

(续表)

化学名	商品名	规格	剂量、用法、途径	作用	副作用
匹多莫德		400mg×6片 400mg×6袋	成人：急性期开始2周：0.8g Bid，随后减为0.8g Qd。预防用药：0.8g Qd，连用60天 儿童：剂量减半，疗程相同 空腹服用	细胞免疫功能受抑制的反复呼吸道感染、中耳炎、泌尿系感染，用以减少发作的次数，缩短病程，减轻发作的程度；本品也可作为急性感染时抗生素的辅助用药	
赖氨肌醇维B_{12}	同笑	100ml/瓶	<1岁：每次2.5ml，每天3次 >1岁：每次5ml，每天3次	纳差、生长发育不良、大脑发育迟缓、睡眠障碍、贫血、各种原因引起的湿疹皮炎的辅助治疗	
甘草锌颗粒	伊甘欣	1.5g×10袋	1～5岁，一次半包 6～10岁，一次1包 11～15岁，一次1.5包 一日2～3次 开水冲服	锌缺乏症引起的儿童厌食、异食癖、生长发育不良，寻常型痤疮，口腔溃疡	急性或活动性消化道溃疡者禁用。可引起排钾潴钠和轻度水肿

(鲍慧玲)

附录3 血气分析

血气分析是应用现代气体分析技术，对血液中所含的气体成分或气体分压、H^+浓度进行直接的定量测定，并由此推算出有关参数，如HCO_3^-浓度、剩余碱（BE）及SaO_2等，借以估计血液运输气体与肺部气体交换能力，并可间接推算出心脏功能（Fick法心搏出量测定）。

【指标意义】

动脉血气分析包括三类指标：氧合指标，二氧化碳指标，酸碱指标。

（一）氧合指标

反映机体氧代谢的指标：

1. 动脉血氧分压PaO_2　溶解状态的氧所产生的压力，正常值80～100mmHg（静脉血氧分压PVO_2，正常值40mmHg）。

2. 动脉血氧饱和度SaO_2　血红蛋白与氧结合的程度，即氧合血红蛋白占总血红蛋白的百分比，或血红蛋白结合的氧量与血红蛋白氧容量之比，正常值为95%～98%。

（二）二氧化碳指标

二氧化碳分压$PaCO_2$：血液中溶解状态CO_2的所占有的压力，正常值：35～45mmHg（静脉血$PaCO_2$较动脉血$PaCO_2$高5～7mmHg）。

（三）酸碱指标

1. 血浆CO_2总量（TCO_2）　在38℃与大气隔绝的条件下，测得血浆内一切形式的CO_2总和，正常值23～31mmol/L，平均27mmol/L。

2. 实际碳酸氢根（AB）　隔绝空气的全血标本，在实际条件下测得的血浆碳酸氢根含量。正常值：22～27mmol/L，平均24mmol/L，受呼吸和代谢双重影响。

3. 标准碳酸氢根（SB） 隔绝空气的全血标本，以$PaCO_2$ 40mmHg的气体平衡，Hb完全氧合，在38℃条件下测得的血浆碳酸氢根含量。排除呼吸影响，是代谢酸碱平衡的指标，AB>SB提示CO_2潴留。

4. 酸碱度（pH） 7.35～7.45（静脉血pH较动脉血pH低0.03～0.05）。

5. 缓冲碱（BB） 起缓冲作用的全部碱量。正常值：46～54mEq/L反映代谢酸碱平衡指标。

6. 实际碱剩余（ABE） 将1L全血的pH滴定到7.40所需的酸或碱的数量，正常值：－3～＋3mmol/L，反映血液物质总的缓冲能力。

7. 标准碱剩余（SBE） 37℃，Hb充分氧合，$PaCO_2$为40mmHg的条件下，将将1L全血的pH滴定到7.40所需的酸或碱的数量，反映代谢性酸碱平衡，血液缓冲碱绝对量的增减，指导临床比根据HCO_3^-更准确。

表附-3-1 血气分析常用指标的正常值

项目	新生儿	～2岁	～14岁
血pH	7.30～7.40	7.30～7.40	7.35～7.45
$PaCO_2$（kPa/mmHg）	4～4.7/30～35	4～4.7/30～35	4.7～6/35～45
AB（HCO_3）（mmol/L）	20～22	20～22	22～24
BE（mmol/L）	－6～＋2	－6～＋2	－4～＋2
PaO_2（mmHg）	60～90	80～100	80～100
SaO_2（%）	90～96	96～97	96～98

表附-3-2　新生儿正常 PaO_2

年龄	PaO_2（kPa/mmHg）
刚出生	1.1～3.2/10～25
生后 5～10min	4.4～10/33～75
生后 30min	4.1～11.3/30～85
生后≥1h	7.3～10.6/55～80
生后 1d	7.2～12.6/55～95
生后>1d	11～14.4/80～108

【血液酸碱平衡紊乱的判断】

正确判断有赖于病史、症状、体检资料的综合分析。单纯型酸碱平衡紊乱及代偿后各项指标的变化见表附-3-3。

表附-3-3　单纯型酸碱平衡紊乱及代偿后各项指标的变化

类型	代偿情况	pH	$PaCO_2$（mmHg）	HCO_3^-（mmol/L）	BE（mmol/L）	PaO_2（mmHg）
正常		7.35～7.45	35～45	22～27	±3	80～100
代酸	未代偿	↓		↓	↓	↓N
	部分代偿	↓		↓	↓	N或↓
	完全代偿	N		↓	↓	N或↓
代碱	未代偿	↑	N	↑	↑	↓N
	部分代偿	↑	↑	↑	↑	N或↑
	完全代偿	N	↑	↑	↑	N或↑
呼酸	未代偿	↓	↑	N	↑	↓
	部分代偿	↓	↑	↑	↑	↓
	完全代偿	N	↑	↑	↑	↓
呼碱	未代偿	↑	↓	↓	N	N或↑
	部分代偿	↑	↓	↓	↓	N或↑
	完全代偿	N	↓	N	↓	N或↑

注：↓降低，↑升高，N正常

（一）代谢性酸中毒

主要由于 H^+ 增加或 HCO_3^- 丢失所致。血气特点 BE 或 HCO_3^- 低于正常。机体有代偿能力时，PCO_2 降低，恢复正常者为完全代偿；$PaCO_2$ 降低，未恢复正常者为部分代偿；$PaCO_2$ 无变化，＜7.35 为失代偿。

（二）代谢性碱中毒

主要由 H^+ 减少或 HCO_3^- 增加所致。血气特点 BE 或 HCO_3^- 高于正常。机体有代偿能力时，$PaCO_2$ 升高，pH 恢复正常者为完全代偿；$PaCO_2$ 为部分代偿；$PaCO_2$ 无变化，pH＞7.35 为失代偿。

（三）呼吸性酸中毒

由于通气障碍导致体内 CO_2 潴留和 HCO_3^- 增高所致，血气特点 $PaCO_2$ 高于正常；机体有代偿能力时，BE 或 HCO_3^- 升高，pH 恢复正常者为完全代偿，pH 未恢复正常者为部分代偿；HCO_3^-、BE 值正常，pH＜7.35 为失代偿。

（四）呼吸性碱中毒

由于通气过度使血液 CO_2 过度减少，血浆 HCO_3^- 降低所致，血气特点是 PCO_2 低于正常，机体代偿能力时 HCO_3^-、BE 值降低，pH 正常为完全代偿；pH＞7.45 为部分代偿；HCO_3^-、BE 值正常，pH＞7.45 为失代偿。

（五）酸碱平衡紊乱代偿情况分析

酸碱平衡紊乱发生后，机体都要调动各种代偿机制进行调节，但代偿能力有一定限度。通过对代偿程度的分析，可以明确某项改变是对原发改变代偿的结果，还是发生混合型酸碱平衡紊乱，即当其改变的程度超过了代偿应达到的程度时，则说明合并了另一种酸碱紊乱，因此须要对单纯性酸碱平衡紊乱代偿范围进行测算，见表附-3-4。

表附-3-4　单纯性酸碱平衡紊乱代偿范围的预计公式

类型	原发改变	代偿改变	代偿范围预测公式	代偿时间	代偿极限
代酸	$HCO_3^-\downarrow$	$PaCO_2\downarrow$	$PaCO_2=1.5\times HCO_3^-+8\pm2$ 或 $40-(24-HCO_3^-)\times1.2\pm2$	12～24h	10mmHg
代碱	$HCO_3^-\uparrow$	$PaCO_2\uparrow$	$PaCO_2=0.9\times HCO_3^-+9\pm2$ 或 $40+(HCO_3^--24)\times0.9\pm5$	12～24h	60～70mmHg
急性呼酸	$PaCO_2\uparrow$	$HCO_3^-\uparrow$	$HCO_3^-=0.1\times\Delta PaCO_2\pm3$ 或 $24+(PaCO_2-40)\times0.07\pm1.5$	数分钟	30mmol/L
慢性呼酸	$PaCO_2\uparrow$	$HCO_3^-\uparrow$	$HCO_3^-=0.35\times\Delta PaCO_2\pm3$ 或 $24+(PaCO_2-40)\times0.4\pm3$	3～5天	45mmol/L
急性呼碱	$PaCO_2\downarrow$	$HCO_3^-\downarrow$	$HCO_3^-=0.2\times\Delta PaCO_2\pm2.5$ 或 $24-(40-PaCO_2)\times0.2\pm2.5$	数分钟	8mmol/L
慢性呼碱	$PaCO_2\downarrow$	$HCO_3^-\downarrow$	$HCO_3^-=0.5\times\Delta PaCO_2\pm2.5$ 或 $24-(40-PaCO_2)\times0.5\pm2.5$	数分钟	12～15mmol/L

Δ表示变化前后差值，代偿时间，达最大代偿效应的时间，代偿极限：代偿后所能达到的最大或最小值

（六）混合型酸碱平衡紊乱

常发生于严重复杂疾病过程中，也可因治疗不当而促成，混合型酸碱平衡紊乱是指病儿同时存在两种以上酸碱平衡紊乱，单纯性酸碱失衡中代谢酸中毒，代谢性碱中毒，呼吸性酸中毒，呼吸性碱中毒，可分别相互结合，而构成双重或三重酸碱平衡紊乱，但呼吸酸中毒和呼吸碱中毒不可能同时发生，因不可能同时有体内二氧化碳潴留和不足，见表附-3-5。

表附-3-5 混合型酸碱紊乱的分类

混合型紊乱	化学变化
酸碱一致型	
呼吸性酸中毒和代谢性酸中毒	pH↓↓，HCO_3^-↓，$PaCO_2$↑
呼吸性碱中毒和代谢性碱中毒	pH↑↑，HCO_3^-↑，$PaCO_2$↓
酸碱不一致性	
呼吸性酸中毒和代谢性碱中毒	pH不定，HCO_3^-↑，$PaCO_2$↑
呼吸性碱中毒和代谢性酸中毒	pH不定，HCO_3^-↓，$PaCO_2$↓
代谢性酸中毒和代谢性碱中毒	pH不定，HCO_3^-不定，$PaCO_2$不定，$\Delta AG > \Delta HCO_3^-$
三重紊乱	
呼吸性酸中毒＋代谢性酸中毒＋代谢性碱中毒	HCO_3^-和$PaCO_2$不定，pH取决于三种紊乱中最主要的酸或碱化作用的一种
呼吸碱中毒＋代谢性酸中毒＋代谢性碱中毒	

（七）酸碱平衡紊乱的分析步骤

1. 根据原发病和$PaCO_2$-HCO_3^-实测值判断是原发性代谢因素为主或呼吸因素为主，如肺炎患儿$PaCO_2$增高，则为原发性呼吸因素。

2. 预计代偿值计算　根据酸碱失衡代偿值预计公式计

算另一项指标，再与实测值比较，如两者数据相同，提示单纯失衡，如有差异则为混合失衡。

3. 三重酸碱失衡的判断

（1）根据阴离子间隙（AG）判断单纯性或混合性酸碱紊乱是否合并高 AG 型代谢性酸中毒（AG＞16mmol/L）。$AG=Na^+-(Cl^-+HCO_3^-)$。

若已判断为代谢性酸中毒，同时 AG＞16mmol/L，且血 Cl^- 和（或）K^+ 明显降低，且（AG－12）＞（24－HCO_3^-）时可诊断合并代谢性碱中毒；若判断为代谢性碱中毒或正常，AG＞16mmol/L，则可诊断为代谢性酸中毒合并代谢性碱中毒；若血气判断为代谢性酸中毒，血 Cl^- 与 AG 均增高，且两者增高之和等于或接近 HCO_3^- 的减低数，则可诊断为高 AG 代谢性酸中毒与高血氯性代谢性酸中毒并存的复合型代谢性酸中毒。

（2）根据以下方法判断单纯或混合性酸碱紊乱是否合并代谢性碱中毒。求出假定无代谢性酸中毒影响的 $PaCO_2$：$PaCO_2$（NA）＝（AG－12）×1.2＋$PaCO_2$。由 $PaCO_2$（NA）计算的 HCO_3^- 预计代偿值：

$PaCO_2$（NA）＞40（提示呼吸性酸中毒或正常）时：HCO_3^-（PNA）＝24＋（$PaCO_2$ NA－40）×0.3＋3

$PaCO_2$（NA）＜40（提示呼吸性碱中毒）时：HCO_3^-（PNA）＝24－（40－$PaCO_2$ NA）×0.5＋2.5

求出假定无代酸影响的 HCO_3^-：HCO_3^-（NA）＝（AG－12）＋HCO_3^-。

比较：HCO_3^-（NA）＜HCO_3^-（PNA）提示无代谢性碱中毒，若 HCO_3^-（NA）＞HCO_3^-（PNA）表明合并代谢性碱中毒或呼吸性碱中毒失代偿。

（八）氧代谢紊乱的类型和分析

1. 不同类型缺氧的诊断　低氧血症与缺氧状态不同，前者指 PaO_2＜10.6kPa，后者系全身供氧不足。心力衰竭或休克时 PaO_2 可正常或稍低，但机体缺氧严重，反之

PaO_2 虽降到 8.0kPa，只要 Hb 正常，循环良好，可无明显缺氧表现。不同类型缺氧的特点如下，见表附-3-6。

表附-3-6　不同类型缺氧的特点

分类与病因	PaO_2	SaO_2	CO_2	PVO_2	发绀	举例
呼吸性（低氧）	↓	↓	↓	↓	有	各种肺疾患，中枢性呼衰、右→左分流先心病等
循环性（淤血）	N～↓	N	N	↓↓	有	休克，心力衰竭等
贫血性（Hb↓）	N～↓	N	↓	↓↓	无～有	贫血，CO 中毒，高铁 Hb 血症
组织性（中毒）	N	N	N	↓	无	氰化物中毒，严重营养不良

2. 缺氧分度　见表附-3-7。

表附-3-7　儿童低氧血症的评价

程度	PaO_2（kPa/mmHg）
可接受	10.66/80
轻度低氧血症	7.99～10.66/60～80
中度低氧血症	5.33～7.99/40～60
严重低氧血症	<5.33/40

（周　薇）

附录4 新生儿不同胎龄出生体重、身长、头围参考值

表附-4-1 1989年中国15个城市新生儿出生体重值（g）

胎龄（w）	3th	5th	10th	50th	90th	95th	97th	平均值	标准差
28	923	931	972	1409	1799	1957	2071	1389	302
29	963	989	1057	1489	2034	2198	2329	1475	331
30	1044	1086	1175	1608	2255	2423	2563	1715	400
31	1158	1215	1321	1758	2464	2632	2775	1943	512
32	1299	1369	1488	1931	2660	2825	2968	1970	438
33	1461	1541	1670	2120	2843	3004	3142	2133	434
34	1635	1724	1860	2319	3013	3168	3299	2363	449
35	1815	1911	2051	2520	3169	3319	3442	2560	414
36	1995	2095	2233	2716	3312	3458	3572	2708	401
37	2166	2269	2413	2899	3442	3584	3690	2922	368
38	2322	2427	2569	3036	3558	3699	3798	3086	376
39	2457	2560	2701	3199	3660	3803	3899	3197	371
40	2562	2663	2802	3302	3749	3897	3993	3277	392
41	2632	2723	2865	3363	3824	3981	4083	3347	396
42	2659	2748	2884	3376	3885	4057	4170	3382	413
43	2636	2717	2853	3332	3932	4124	4256	3359	448
44	2557	2627	2762	3226	3965	4184	4342	3303	418

表附-4-2 1989年中国15个城市新生儿出生身长值（cm）

胎龄（w）	3th	5th	10th	50th	90th	95th	97th	平均值	标准差
28	34.7	35.7	36.5	40.2	43.8	44.5	44.7	40.0	2.4
29	35.6	36.5	37.3	41.0	44.9	45.8	46.1	40.9	2.6
30	36.7	37.3	38.3	41.8	45.9	46.9	47.4	41.9	3.1
31	37.8	38.3	39.3	42.7	46.9	47.9	48.4	43.5	3.3
32	38.9	39.4	40.4	43.7	47.7	48.8	49.3	43.5	2.6
33	40.1	40.5	41.5	44.7	48.5	49.5	50.1	44.5	2.6
34	41.2	41.7	42.6	45.7	49.2	50.2	50.7	45.6	2.5
35	42.4	42.8	43.8	46.6	49.8	50.7	51.3	46.6	2.2
36	43.4	43.9	44.8	47.6	50.4	51.2	51.8	47.5	2.2
37	44.5	45.0	45.8	48.4	50.9	51.7	52.2	48.5	1.9
38	45.3	46.0	46.7	49.1	51.4	52.0	52.5	49.3	1.8
39	46.1	46.7	47.4	49.8	51.8	52.4	52.9	49.8	1.7
40	46.7	47.3	48.0	50.2	52.1	52.7	53.2	50.2	1.8
41	47.2	47.8	48.4	50.5	52.4	53.1	53.5	50.5	1.7
42	47.4	48.0	48.5	50.6	52.7	53.4	53.9	50.7	1.8
43	47.4	47.9	48.4	50.5	52.9	53.8	54.3	50.5	1.8
44	47.1	47.6	48.1	50.1	53.1	54.2	54.8	50.5	1.8

表附-4-3 1989年中国15个城市新生儿出生头围值（cm）

胎龄（w）	3th	5th	10th	50th	90th	95th	97th	平均值	标准差
28	24.6	24.6	25.6	27.4	29.6	30.6	31.4	27.3	1.8
29	24.9	25.1	25.6	28.0	30.4	31.4	32.0	28.3	1.7
30	25.3	25.7	26.3	28.7	31.1	32.1	32.6	28.5	1.9

(续表)

胎龄(w)	3th	5th	10th	50th	90th	95th	97th	平均值	标准差
31	25.9	26.4	27.1	29.3	31.8	32.7	33.1	29.5	2.0
32	26.5	27.1	27.8	30.0	32.4	33.2	33.6	29.9	1.8
33	27.2	27.9	28.6	30.7	33.0	33.7	34.0	30.6	1.7
34	28.0	28.6	29.3	31.3	33.5	34.1	34.4	31.3	1.8
35	28.8	29.4	30.1	31.9	34.0	34.5	34.8	32.0	1.5
36	29.5	30.1	30.7	32.5	34.4	34.8	35.1	32.5	1.4
37	30.2	30.7	31.3	33.0	34.7	35.1	35.4	33.1	1.3
38	30.9	31.3	31.8	33.4	35.0	35.4	35.7	33.5	1.2
39	31.4	31.8	32.2	33.8	35.3	35.6	35.9	33.8	1.2
40	31.8	32.1	32.5	34.1	35.5	35.8	36.1	34.0	1.2
41	32.0	32.3	32.7	34.2	35.6	35.9	36.3	34.2	1.2
42	32.0	32.3	32.7	34.3	35.7	36.1	36.4	34.3	1.2
43	31.8	32.1	32.6	34.2	35.7	36.2	36.6	34.1	1.3
44	31.4	31.7	32.3	34.0	35.7	36.4	36.7	34.0	1.3

引自：秦振庭，金汉珍，黄德珉．中国十五城市胎龄28～44周新生儿体格发育资料综合评价．中国新生儿科杂志．1989，4：997.

（童笑梅）

附录5 儿童生长发育对照表

表附-5-1　中国0～13周婴儿体重百分位数值表

周	男							女						
	P_{3}	P_{10}	P_{25}	P_{50}	P_{75}	P_{90}	P_{97}	P_{3}	P_{10}	P_{25}	P_{50}	P_{75}	P_{90}	P_{97}
0	2.62	2.83	3.06	3.32	3.59	3.85	4.12	2.57	2.76	2.96	3.21	3.49	3.75	4.04
1	2.84	3.07	3.31	3.60	3.89	4.18	4.47	2.76	2.96	3.18	3.44	3.73	4.02	4.33
2	3.06	3.31	3.57	3.87	4.19	4.50	4.81	2.94	3.15	3.39	3.67	3.98	4.28	4.61
3	3.28	3.54	3.82	4.14	4.49	4.81	5.15	3.13	3.35	3.60	3.90	4.22	4.55	4.89
4	3.50	3.78	4.07	4.41	4.78	5.13	5.48	3.31	3.55	3.81	4.12	4.47	4.81	5.17
5	3.72	4.01	4.32	4.68	5.07	5.44	5.82	3.50	3.75	4.02	4.35	4.71	5.07	5.45
6	3.94	4.24	4.57	4.95	5.36	5.75	6.15	3.69	3.95	4.23	4.58	4.96	5.33	5.73
7	4.16	4.48	4.82	5.23	5.66	6.06	6.49	3.88	4.15	4.45	4.81	5.21	5.60	6.02

（续表）

周	男							女						
	P_{3}	P_{10}	P_{25}	P_{50}	P_{75}	P_{90}	P_{97}	P_{3}	P_{10}	P_{25}	P_{50}	P_{75}	P_{90}	P_{97}
8	4.38	4.72	5.08	5.50	5.95	6.38	6.82	4.07	4.36	4.67	5.05	5.47	5.87	6.31
9	4.60	4.95	5.32	5.76	6.23	6.68	7.14	4.26	4.56	4.89	5.28	5.71	6.14	6.59
10	4.80	5.17	5.56	6.02	6.50	6.97	7.45	4.45	4.76	5.10	5.50	5.95	6.39	6.87
11	5.00	5.38	5.78	6.26	6.76	7.24	7.75	4.63	4.95	5.30	5.72	6.18	6.64	7.13
12	5.19	5.58	5.99	6.48	7.01	7.50	8.02	4.80	5.13	5.49	5.92	6.40	6.87	7.38
13	5.36	5.76	6.19	6.69	7.23	7.75	8.28	4.96	5.30	5.67	6.12	6.61	7.09	7.61

表附-5-2　中国 0～13 周婴儿身长百分位数值表

周	男							女						
	P_{3}	P_{10}	P_{25}	P_{50}	P_{75}	P_{90}	P_{97}	P_{3}	P_{10}	P_{25}	P_{50}	P_{75}	P_{90}	P_{97}
0	47.1	48.1	49.2	50.4	51.6	52.7	53.8	46.6	47.5	48.6	49.7	50.9	51.9	53.0
1	48.0	49.1	50.2	51.4	52.7	53.8	55.0	47.4	48.4	49.5	50.7	51.9	53.0	54.1
2	48.9	50.0	51.2	52.5	53.8	54.9	56.1	48.2	49.2	50.3	51.6	52.8	54.0	55.1

（续表）

周	男 P_3	男 P_{10}	男 P_{25}	男 P_{50}	男 P_{75}	男 P_{90}	男 P_{97}	女 P_3	女 P_{10}	女 P_{25}	女 P_{50}	女 P_{75}	女 P_{90}	女 P_{97}
3	49.8	50.9	52.1	53.5	54.8	56.0	57.3	49.0	50.1	51.2	52.5	53.8	55.0	56.1
4	50.7	51.9	53.1	54.5	55.8	57.1	58.4	49.7	50.9	52.1	53.4	54.7	55.9	57.2
5	51.5	52.7	54.0	55.4	56.9	58.2	59.4	50.5	51.7	52.9	54.3	55.6	56.9	58.2
6	52.4	53.6	54.9	56.4	57.8	59.2	60.5	51.3	52.5	53.7	55.1	56.5	57.8	59.1
7	53.2	54.5	55.8	57.3	58.8	60.1	61.5	52.1	53.3	54.6	56.0	57.4	58.7	60.1
8	54.0	55.3	56.7	58.2	59.7	61.0	62.4	52.9	54.1	55.4	56.8	58.3	59.6	61.0
9	54.8	56.1	57.5	59.0	60.5	61.9	63.3	53.6	54.9	56.2	57.7	59.1	60.5	61.8
10	55.6	56.9	58.3	59.8	61.3	62.7	64.1	54.4	55.7	57.0	58.4	59.9	61.3	62.7
11	56.3	57.7	59.0	60.6	62.1	63.5	64.9	55.1	56.4	57.7	59.2	60.7	62.1	63.4
12	57.0	58.4	59.7	61.3	62.8	64.2	65.6	55.8	57.1	58.4	59.9	61.4	62.8	64.1
13	57.7	59.1	60.4	62.0	63.5	64.9	66.3	56.5	57.8	59.1	60.6	62.1	63.4	64.8

表附-5-3 中国0～13周婴儿头围百分位数值表

周	男							女						
	P_{3}	P_{10}	P_{25}	P_{50}	P_{75}	P_{90}	P_{97}	P_{3}	P_{10}	P_{25}	P_{50}	P_{75}	P_{90}	P_{97}
0	32.3	33.0	33.7	34.5	35.3	36.0	36.7	31.8	32.5	33.2	34.0	34.8	35.5	36.2
1	32.8	33.6	34.3	35.1	35.9	36.6	37.3	32.3	33.0	33.7	34.5	35.3	36.1	36.8
2	33.4	34.1	34.9	35.7	36.5	37.2	37.9	32.8	33.5	34.2	35.1	35.9	36.6	37.3
3	33.9	34.7	35.4	36.2	37.0	37.8	38.5	33.3	34.0	34.7	35.6	36.4	37.1	37.8
4	34.5	35.2	35.9	36.8	37.6	38.3	39.1	33.8	34.5	35.2	36.0	36.9	37.6	38.3
5	35.0	35.7	36.4	37.3	38.1	38.9	39.6	34.2	35.0	35.7	36.5	37.3	38.1	38.8
6	35.4	36.2	36.9	37.8	38.6	39.4	40.1	34.7	35.4	36.1	36.9	37.8	38.5	39.3
7	35.9	36.6	37.4	38.2	39.1	39.8	40.6	35.1	35.8	36.5	37.4	38.2	38.9	39.7
8	36.3	37.0	37.8	38.6	39.5	40.3	41.1	35.5	36.2	36.9	37.8	38.6	39.4	40.1
9	36.7	37.4	38.2	39.0	39.9	40.7	41.5	35.9	36.6	37.3	38.1	39.0	39.7	40.5
10	37.0	37.8	38.5	39.4	40.3	41.1	41.9	36.2	36.9	37.7	38.5	39.3	40.1	40.9
11	37.4	38.1	38.9	39.8	40.6	41.5	42.3	36.6	37.3	38.0	38.8	39.7	40.5	41.2
12	37.7	38.5	39.3	40.1	41.0	41.8	42.6	36.9	37.6	38.3	39.2	40.0	40.8	41.6
13	38.1	38.8	39.6	40.5	41.3	42.2	43.0	37.2	37.9	38.7	39.5	40.3	41.1	41.9

表附-5-4 0～18岁儿童身高、体重的百分位数标准值

年龄（岁）	男						女					
	体重（kg）			身高（cm）			体重（kg）			身高（cm）		
	P_3	P_{50}	P_{97}	P_3	P_{50}	P_{97}	P_3	P_{50}	P_{97}	P_3	P_{50}	P_{97}
0.0	2.62	3.32	4.12	47.1	50.4	53.8	2.57	3.21	4.04	46.6	49.7	53.0
0.5	6.80	8.41	10.37	64.0	68.4	73.0	6.34	7.77	9.59	62.5	66.8	71.2
1.0	8.16	10.05	12.37	71.5	76.5	81.8	7.70	9.40	11.57	70.0	75.0	80.2
1.5	9.19	11.29	13.90	76.9	82.7	88.7	8.73	10.65	13.11	76.0	81.5	87.4
2.0	10.22	12.54	15.46	82.1	88.5	95.3	9.76	11.92	14.71	80.9	87.2	93.9
2.5	11.11	13.64	16.83	86.4	93.3	100.5	10.65	13.05	16.16	85.2	92.1	99.3
3.0	11.94	14.65	18.12	89.7	96.8	104.1	11.50	14.13	17.55	88.6	95.6	102.9
3.5	12.73	15.63	19.38	93.4	100.6	108.1	12.32	15.16	18.89	92.4	99.4	106.8
4.0	13.52	16.64	20.71	96.7	104.1	111.8	13.10	16.17	20.24	95.8	103.1	110.6
4.5	14.37	17.75	22.24	100.0	107.7	115.7	13.89	17.22	21.67	99.2	106.7	114.7
5.0	15.26	18.98	24.00	103.3	111.3	119.6	14.64	18.26	23.14	102.3	110.2	118.4
5.5	16.09	20.18	25.81	106.4	114.7	123.3	15.39	19.33	24.72	105.4	113.5	122.0
6.0	16.80	21.26	27.55	109.1	117.7	126.6	16.10	20.37	26.30	108.1	116.6	125.4
6.5	17.53	22.45	29.57	111.7	120.7	129.9	16.80	21.44	27.96	110.6	119.4	128.6

（续表）

年龄（岁）	男						女					
	体重（kg）			身高（cm）			体重（kg）			身高（cm）		
	P_3	P_{50}	P_{97}	P_3	P_{50}	P_{97}	P_3	P_{50}	P_{97}	P_3	P_{50}	P_{97}
7.0	18.48	24.06	32.41	114.6	124.0	133.7	17.58	22.64	29.89	113.3	122.5	132.1
7.5	19.43	25.72	35.45	117.4	127.1	137.2	18.39	23.93	32.01	116.0	125.6	135.5
8.0	20.32	27.33	38.49	119.9	130.0	140.4	19.20	25.25	34.23	118.5	128.5	138.7
8.5	21.18	28.91	41.49	122.3	132.7	143.6	20.05	26.67	36.69	121.0	131.3	141.9
9.0	22.04	30.46	44.35	124.6	135.4	146.5	20.93	28.19	39.41	123.3	134.1	145.1
9.5	22.95	32.09	47.24	126.7	137.9	149.4	21.89	29.87	42.51	125.7	137.0	148.5
10.0	23.89	33.74	50.01	128.7	140.2	152.0	22.98	31.76	45.97	128.3	140.1	152.0
10.5	24.96	35.58	52.93	130.7	142.6	154.9	24.22	33.80	49.59	131.1	143.3	155.6
11.0	26.21	37.69	56.07	132.9	145.3	158.1	25.74	36.10	53.33	134.2	146.6	159.2
11.5	27.59	39.98	59.40	135.3	148.4	161.7	27.43	38.40	56.67	137.2	149.7	162.1
12.0	29.09	42.49	63.04	138.1	151.9	166.0	29.33	40.77	59.64	140.2	152.4	164.5
12.5	30.74	45.13	66.81	141.1	155.6	170.2	31.22	42.89	61.86	142.9	154.6	166.3
13.0	32.82	48.08	70.83	145.0	159.5	174.2	33.09	44.79	63.45	145.0	156.3	167.6
13.5	35.03	50.85	74.33	148.8	163.0	177.2	34.82	46.42	64.55	146.7	157.6	168.6

（续表）

年龄（岁）	男						女					
	体重（kg）			身高（cm）			体重（kg）			身高（cm）		
	P_3	P_{50}	P_{97}	P_3	P_{50}	P_{97}	P_3	P_{50}	P_{97}	P_3	P_{50}	P_{97}
14.0	37.36	53.37	77.20	152.3	165.9	179.4	36.38	47.83	65.36	147.9	158.6	169.3
14.5	39.53	55.43	79.24	155.3	168.2	181.0	37.71	48.97	65.93	148.9	159.4	169.8
15.0	41.43	57.08	80.60	157.5	169.8	182.0	38.73	49.82	66.30	149.5	159.8	170.1
15.5	43.05	58.39	81.49	159.1	171.0	182.8	39.51	50.45	66.55	149.9	160.1	170.3
16.0	44.28	59.35	82.05	159.9	171.6	183.2	39.96	50.81	66.69	149.8	160.1	170.3
16.5	45.30	60.12	82.44	160.5	172.1	183.5	40.29	51.07	66.78	149.9	160.2	170.4
17.0	46.04	60.68	82.70	160.9	172.3	183.7	40.44	51.20	66.82	150.1	160.3	170.5
17.5	46.61	61.10	82.88	161.1	172.5	183.9	40.58	51.31	66.86	150.3	160.5	170.6
18.0	47.01	61.40	83.00	161.3	172.70	183.90	40.71	51.41	66.89	150.4	160.6	170.7

注：3岁之前测卧位身长，3岁之后（包含3岁）测立位身高；表中年龄为整岁龄，如0.5指半岁（即6月龄）7.5岁为7岁半整。

引自：李辉、季成叶、宗心南等．中国0～18岁儿童、青少年身高、体重的标准化生长曲线．中华儿科杂志. 2009，47：490.

（童笑梅）

附录6 常用操作技术规范

1 骨髓穿刺

【适应证】

1. 各类血液病，如白血病、再生障碍性贫血、溶血性贫血、血小板减少性紫癜等。

2. 某些传染病或寄生虫病，有助于确定病原体，如疟疾、黑热病及伤寒等。

3. 疑有骨髓原发性或转移性肿瘤。

4. 借助骨髓内发现特殊细胞诊断戈谢病、尼曼匹克病。

【禁忌证】

血友病及弥漫性血管内凝血等有出血倾向的患者，如无特殊需要，勿做骨髓穿刺检查。

【术前准备】

1. 向患者及家属介绍检查的意义及注意事项，并签署知情同意书。

2. 取外周血涂片。

3. 物品准备：无菌骨髓穿刺包及无菌手套、常规消毒用品、10ml 和 20ml 注射器、载玻片 6～8 张、推片 1 张、1%～2%利多卡因 1 支、胶布条、无菌纱布块、必要时细菌培养管。

【操作步骤】

（一）确定穿刺部位

选择易于固定，操作方便，无危险性的部位。

1. 髂前上嵴穿刺点　髂前上嵴向后约 2cm 髂缘最

宽处。

2. 髂后上嵴穿刺点　骶椎两侧，臀部上方突出的部位。

3. 胸骨穿刺点　胸骨柄相当于第2、3肋间的位置。胸骨较薄（约1.0cm左右），操作中易穿过而伤及重要器官，仅适用于大年龄儿童。胸骨骨髓液含量丰富，当其他部位穿刺失败时，可作胸骨穿刺。

4. 胫骨穿刺点　胫骨粗隆水平下1cm（或胫骨中、上1/3交界处）胫骨前内侧面。仅用于2岁以下小儿。

5. 腰椎棘突穿刺点　第11、12胸椎或第1～3腰椎棘突凸出处。

（二）体位

髂前上嵴、胸骨或胫骨穿刺时取仰卧位；髂后上嵴穿刺时取俯卧位；棘突穿刺时取坐位或侧卧位。

（三）穿刺过程

1. 术者带口罩、帽子，消毒局部皮肤3遍，范围不小于穿刺点周围10cm。带无菌手套，铺无菌洞巾，用2%利多卡因做局部扇形浸润麻醉达骨膜。

2. 将骨髓穿刺针固定器固定在适当的长度上（胸骨穿刺约1.0cm、髂骨穿刺约1.5cm），用左手的拇指和食指固定穿刺部位皮肤，以右手持针向骨面垂直刺入抵达骨膜后（若为胸骨穿刺，则应保持针体与骨面成30°角），稍用压力并作轻度旋转，当感到阻力消失，且穿刺针已固定，表示已进入骨髓腔。

3. 拔出针芯，接上干燥的10ml或20ml注射器，缓缓用力抽吸，当血液一出现于针管时立即停止抽吸，骨髓涂片以0.1～0.2ml为宜，过多则混进血液稀释。取下注射器，插回针芯，将抽得的骨髓迅速注至玻片上，急速涂片5张以上备作形态学和细胞化学染色检查，与外周血涂片同时送检。若行骨髓培养，则需在留取骨髓涂片后，再抽取2ml。

4. 拔出穿刺针局部重新消毒，以无菌敷料加压局部，观察数分钟，再用胶布将无菌纱布加压固定。

（常艳美）

2　胸腔穿刺

【适应证】

1. 气胸或胸腔积液的诊断。

2. 气胸或胸腔积液的引流。

【禁忌证】

1. 有严重出血倾向。

2. 穿刺部位有炎症病灶。

3. 对麻醉药过敏。

【术前准备】

1. 向患者介绍操作的意义及注意事项，并签署知情同意书。

2. 物品准备　胸腔穿刺包1个（内装有穿刺针、注射器及针头、血管钳；洞巾、玻璃接头及橡皮管、无菌小瓶4～5个、清洁盘及纱布等）、50ml注射器1个、无菌手套、容器、1%～2%利多卡因1支、常规消毒用品。

【操作步骤】

（一）穿刺部位和体位

1. 胸腔积液时，宜取叩诊实音、呼吸音消失的部位作为穿刺点；也根据超声检查决定穿刺部位，如包裹性积液时宜根据超声确定穿刺部位。坐位为患者反向坐于靠背椅上，双手臂平置于椅背上缘，头伏于前臂，穿刺点一般常选腋后线与肩胛下角线之间第7～9肋间；仰卧位时，病侧手上举，枕于头下，或伸过头顶，使肋间增宽，穿刺点一般常选腋中线第5～6肋间穿刺。

2. 气胸时，仰卧位，穿刺点为患侧锁骨中线2肋间（紧急时可选用）或腋前线3、4肋间；侧卧位（患侧朝

过程中切勿咳嗽或深呼吸。

4. 麻醉要完善，以免疼痛引起神经源性休克。

5. 抽液量第一次不宜超过 100ml，以后不超过 200～500ml。抽液速度要慢，过快、过多，使大量血回心可导致肺水肿。

6. 如抽出鲜血，立即停止抽吸，并严密观察有无心脏压塞出现。

7. 取下空针前夹闭橡皮管，以防空气进入。

8. 术中、术后均需密切观察呼吸、血压、脉搏等的变化。

（张　娟）

4　腹腔穿刺

【适应证】

腹腔穿刺术（abdominocentesis）常用于判定腹腔积液的性质，协助确定病因，或行腹腔内给药；当有大量腹水至呼吸困难或腹部胀痛时，可穿刺放液减轻症状。

【穿刺方法】

1. 术前须排尿以防穿刺损伤膀胱。

2. 嘱患者坐在靠背椅上，衰弱者可取其他适当体位如半卧位、平卧位或侧卧位。

3. 选择适宜的穿刺点：①左下腹脐与髂前上棘连线中、外 1/3 交点，此处不易损伤腹壁动脉；②脐与耻骨联合连线中点上方 1cm、偏左或偏右 1.5cm 处，此处无重要器官且易愈合；③侧卧位，在脐水平线与腋前线或腋中线相交处，此处常用于诊断性穿刺；④少量积液，尤其有包裹性分隔时，须在 B 超引导下定位穿刺。

4. 常规消毒，戴无菌手套，铺洞巾，自皮肤至腹膜壁层以 2%利多卡因作局部麻醉。

5. 术者左手固定穿刺部位皮肤，右手持针经麻醉处垂直刺入腹壁，待针锋抵抗感突然消失时，示针尖已穿过腹膜壁层，即可抽取腹水，并留样送检。诊断性穿刺，可直接用20ml或50ml空注射器及适当针头进行。大量放液时，可用8号或9号针头，并于针座接一橡皮管，助手用消毒血管钳固定针头，并夹持胶管，以输液夹子调整速度。将腹水引入容器中计量并送检。

6. 放液后拔出穿刺针，覆盖消毒纱布，以手指压迫数分钟，再用胶布固定。大量放液后，需束以多头腹带，以防腹压骤降，内脏血管扩张引起血压下降或休克。

【注意事项】

1. 术中应严密观察患者，如有头晕、心悸、恶心、气短、脉搏增快及面色苍白等，应立即停止操作，并做适当处理。

2. 放液不宜过快、过多，过多放液可诱发电解质紊乱。

3. 放腹水时若流出不畅，可将穿刺针稍作移动或稍变换体位。

4. 术后嘱患儿平卧，并使穿刺孔位于上方以免腹水继续漏出；对腹水量较多者，为防止漏出，在穿刺时应避免自皮至腹膜壁层的针眼位于一条直线上；方法是当针尖通过皮肤到达皮下后，即在另手协助下，稍向周围移动一下穿刺针头，尔后再向腹腔刺入。如仍有漏出，可用蝶形胶布或火棉胶粘贴。

5. 放液前、后均应测量腹围、脉搏、血压，检查腹部体征，以观察病情变化。

6. 如有肝性脑病先兆、结核性腹膜炎粘连包块、包虫病及卵巢囊肿禁忌穿刺。

（张　娟）

5　腰椎穿刺

【适应证】

1. 诊断性穿刺　检查脑脊液性质，鉴别中枢感染、吉兰-巴雷综合征等神经系统疾病。

2. 椎管内注射　如鞘内注射预防和治疗中枢神经系统白血病。

3. 判断中枢感染治疗效果。

【操作步骤】

1. 与家属交代病情并签署腰穿知情同意书，年长儿嘱排尿。

2. 准备操作台、穿刺包、无菌手套、局麻药品、消毒盘、注射器、无菌小瓶等物品。

3. 患儿沿检查台边取左侧卧曲颈屈膝位，使脊椎获最大程度弯曲，必要时请助手协助固定体位。

4. 术者位于患儿背后，左手在头侧，食指和中指触及两侧髂骨嵴，其连线中点对应于第三、四腰椎棘突之间，为进针点。

5. 常规消毒、铺洞巾，左手拇指固定第三腰椎棘突，右手在棘突下方用2%利多卡因局麻深至韧带，拔针后以无菌纱布压迫片刻。

6. 左手仍固定第三腰椎棘突，右手持腰穿针沿其下方穿刺，通过黄韧带、硬脊膜和蛛网膜下腔时可有明显落空感，即应停止进针，拔出针芯，可见脑脊液流出，用无菌瓶分别留取1～2ml送检常规、生化、培养、涂片找菌、病毒检测等。

7. 如需测压应事先准备好测压管，如无测压条件应计数脑脊液每分钟流出滴数。

8. 如脑脊液流通不畅，可以转动针尾、略调穿刺深度或压迫腹腔等。

9. 插回针芯，无菌纱布紧压穿刺处，拔针，胶布固定敷料。

10. 嘱患儿去枕平卧6小时。

【注意事项】

1. 颅内压增高者放脑脊液时应用部分针芯堵在针口上，以减慢流速，预防发生脑疝。

2. 新生儿和小婴儿可使用头皮针穿刺，同时因脊髓相对较长，可选择第四、五腰椎间隙进针，以免损伤脊髓。

3. 穿刺禁忌证

(1) 颅内压明显升高，第Ⅲ、Ⅵ脑神经麻痹，意识障碍，生命体征不稳，有脑疝可能的患者，应使用甘露醇降低颅内压后再考虑穿刺，或考虑侧脑室穿刺。

(2) 严重心肺功能不全、休克者应先稳定一般状况再考虑穿刺。

(3) 腰穿部位软组织感染时禁忌穿刺，以避免脊髓腔内感染。

(4) 有出血倾向待症状改善后再行穿刺。

4. 硬脊膜距体表大约深度　1.5mm/kg (<10kg)，1mm/kg (10～40kg)。

（汤亚南）

6　硬脑膜下穿刺

【适应证】

1. 诊断前囟未闭婴儿的硬膜下血肿及积液。

2. 治疗细菌性脑膜炎合并硬膜下积液（排液减压注药冲洗）。

【操作步骤】

1. 与家长交代病情并签署硬脑膜下穿刺知情同意书。

2. 准备操作台、穿刺包、无菌手套、局麻药品、消毒盘、注射器、无菌小瓶等物品。

3. 剃除刮净患儿头顶的毛发至耳侧。

4. 患儿仰卧，用被包裹，助手固定头部。

5. 常规消毒，直径 10cm 以上，铺无菌洞巾。

6. 术者左手食指触摸到前囟侧角，用 2%利多卡因局麻后，右手持硬膜穿刺针（可用斜面较短的小号腰穿针）于前囟侧角最外侧与头皮垂直方向刺入 0.2～0.5cm，有落空感时停止进针，拔出针芯，接注射器，施以少许负压抽吸排液，一般放液不超过 10～15ml，留标本送检常规、生化、培养。

7. 排液后塞回针芯，无菌纱布压迫拔针，换无菌青霉素小瓶胶盖倒置于针眼上，胶布加压固定敷料以防液体流出。

【注意事项】

1. 操作过程中保持穿刺针良好固定，助手可用无菌止血钳紧贴头皮固定针头。

2. 重复穿刺时可于前囟左右侧角交替进针，可用颅透照试验和颅脑 B 超协助定位。

3. 穿刺针达到一定深度，无液体流出或液量很少时即应拔针，不可过深或用力抽吸，以免损伤脑组织。

（汤亚南）

7　气管插管

【适应证】

1. 各种先天性和后天性上呼吸道梗阻需立即建立呼吸通道者。

2. 新生儿窒息、各种误吸或反流、溺水的复苏抢救。

3. 各种原因引起的呼吸衰竭，需机械通气治疗者。

4. 各种原因导致下呼吸道分泌物潴留，需气管吸痰或气管冲洗者。

5. 应用肺表面活性物质替代治疗或其他需气管内给药。

【禁忌证】

1. 急性喉炎、喉水肿为绝对禁忌证。经鼻插管时的禁忌证有鼻咽部纤维血管瘤、鼻息肉及反复鼻衄。

2. 相对禁忌证有咽后壁脓肿、扁桃体周围脓肿及喉头黏膜下血肿等。

【气管插管的准备】

1. 人员准备　气管插管操作至少应 2 人完成。

2. 气管插管用具的准备　新生儿及儿童喉镜及镜片、各型号气管插管、金属导丝、儿童及新生儿复苏囊、面罩等。

3. 准备人工呼吸机、吸痰器、氧气源、压缩空气源、电源等，正确连接管道，运转可靠。

4. 插管前准备好两条蝶形胶布，如图附-6-1示意。

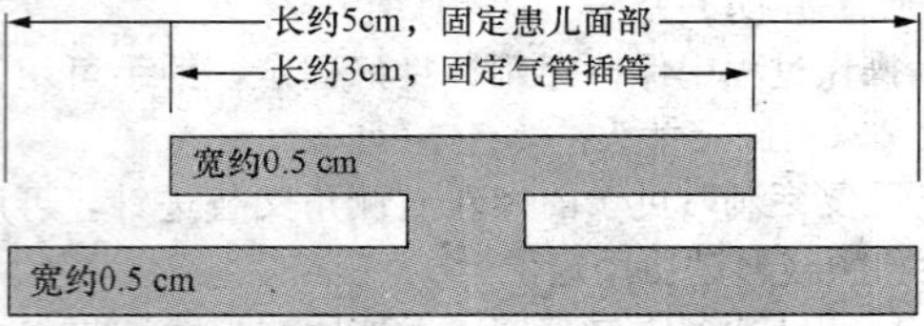

图附-6-1　固定气管插管的蝶形胶布示意图

5. 护士连接负压吸引器，调节到100mm Hg，准备气管吸痰管和口腔吸痰管。

6. 气管插管型号的选择　导管为聚乙烯制成，新生儿应使用无囊导管，导管应有内径（ID）及长度标记，前端有黑粗线提示标记。导管内径和插管深度见表附-6-1。

表附-6-1　气管插管型号及插管深度

年龄	体重（克）	胎龄（周）	内径ID（mm）	插管深度（cm）
新生儿	＜1000	＜28	2.5	6
	1000～2000	28～34	3.0	7
	2000～3000	34～38	3.5	8
	＞3000	＞38	4.0	9
管径取决于孕周和体重，内径＜（1/10×孕周）。例：孕周35周，用3.0mm管而不用3.5mm管。				
儿童			无气囊：（年龄/4）+4	年龄/2+12，或：公斤体重/5+12，或：身长/10+5
成人			7.0	

7. 术者及助手在操作前应洗手，戴消毒手套、口罩，注意无菌操作。

8. 术者戴无菌手套，铺无菌治疗巾，准备喉镜、叶片（早产儿用0号叶片，足月儿用1号叶片）、气管插管、金属导丝；并将导丝插入气管插管内，上端折弯，以免向前滑。助手佩戴听诊器。

【气管插管的操作步骤】

1. 将患儿仰卧于新生儿抢救台上，固定头部，肩下枕沙袋，使颈部伸直，头向后仰，以保持气道平直。

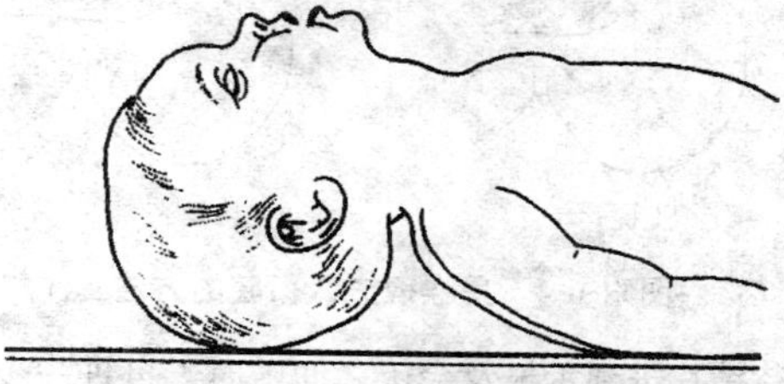

图附-6-2 正确的体位，颈部轻微后仰

2. 观察新生儿的心率和呼吸，必要时用复苏囊面罩加压给氧1分钟。

3. 助手固定患儿头部，使头部与躯干成一条直线；

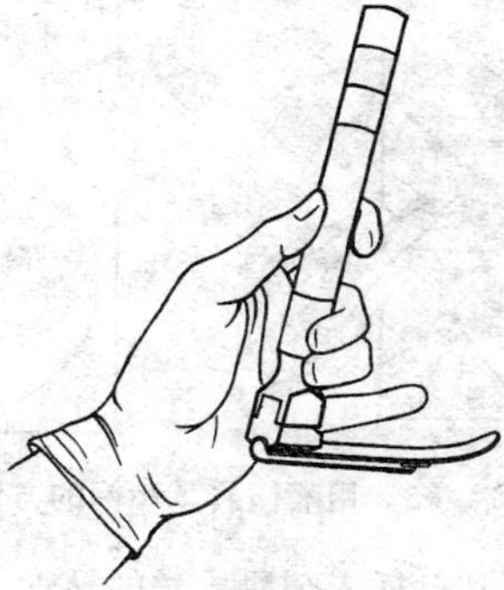

图附-6-3 握喉镜方法

4. 术者立于患儿头侧，以左手拇、食、中指持喉镜，余两指固定于患儿下颌部，喉镜从口腔右边插入并将舌推向左侧。

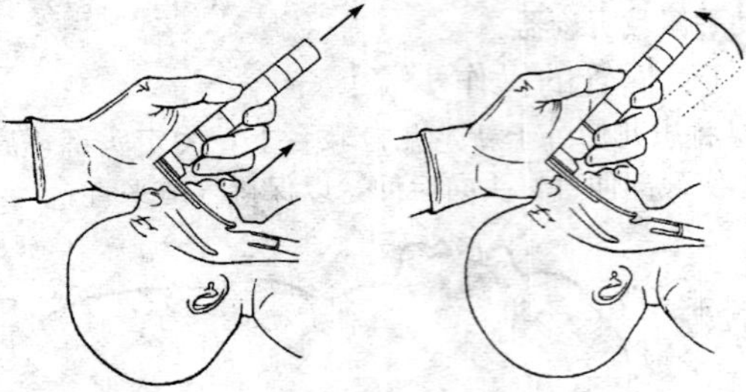

图附-6-4　用喉镜进入口腔的方法

5. 待镜片进到舌根及会厌之间隙时，再进一步使用腕力将镜片顶提起，使会厌挑起并向前贴于镜片上面，暴露声门。如声门暴露不清，助手可（或术者用左手小指）从颈外按压喉部，更有助于暴露声门。如有黏液，可予以吸引。见图附-6-5：

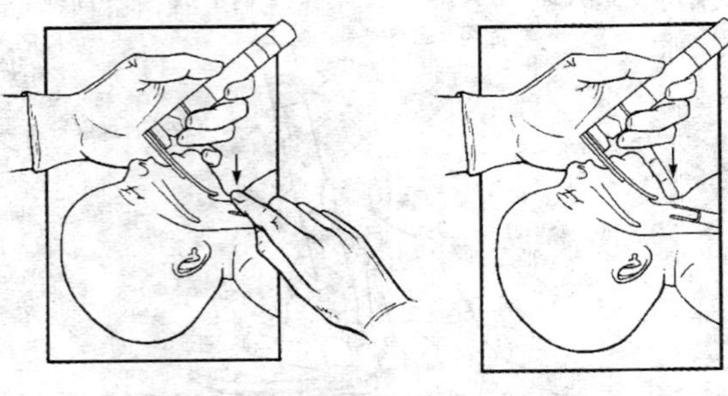

图附-6-5　用喉镜暴露声门的方法

6. 术者右手持已插入金属导丝的导管，沿叶片放入口腔内，当声门开放时即将导管轻轻插入，切忌声门未开时使用暴力硬插，损伤声带。

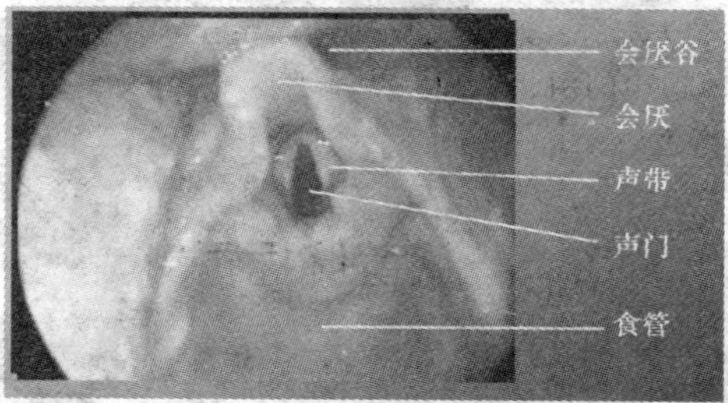

图附-6-6　喉镜下观察到的声门结构

7. 插入深度可按下述方法判断　①在气管插管的前端 2cm 处有一圈黑线，示进入声门深度，可在喉镜直视下将插管插入声门至黑线处。②插管本身有刻度标记，按插管深度表估计。③插管完成后行胸部 X 线检查，正确位置导管远端应位于第二胸椎水平。

8. 插入成功后，术者用右手固定导管，左手取出喉镜，拔出导管内的金属导丝。

9. 连接复苏囊，人工呼吸，助手用听诊器听诊双侧胸部，如左右两侧肺呼吸音相等、胸廓起伏一致、心率回升、面色转红，则提示插管位置正确。检查是否误插入食管，如抱球时胸廓不起伏，上腹部可闻及气流声，应拔出重插；若插入太深，右侧胸廓起伏较左侧大，右侧呼吸音强于左侧，应将插管缓慢退出直至两侧呼吸音对称为止。

10. 确定插管位置适宜后，应用蝶形胶布固定插管。

11. 整个插管过程要求在 20 秒内完成（不包括插管的固定）。如超过了 20 秒，或者在操作过程中患儿出现发绀、心率减慢时应立即停止操作，用复苏囊面罩加压给氧，直至面色转红、心率回升后再重新插管。

【气管插管的并发症】

1. 插管过深，引起一侧肺不张，另一侧肺气肿，甚至气胸。

2. 操作中损伤、出血：动作要轻柔，避免损伤声门或气管。

3. 导管局部压迫导致出血。

4. 喉头水肿：避免反复插管；导管内径合适，避免导管过粗压迫声门引起水肿。

5. 继发感染。

（韩彤妍）

8　脐静脉插管

【适应证】

1. 超低/极低出生体重儿生后早期静脉通路。

2. 预计至少需要 1 周以上静脉用药（包括生理维持液、静脉营养等）的患儿：如严重窒息史足月儿等。

3. 需要换血。

【禁忌证】

1. 有脐炎、坏死性小肠结肠炎、腹膜炎等。

2. 有出血倾向或血液系统疾病者。

3. 有先天畸形、脐疝、肝脾增大者。

4. 有下肢或臀部血流异常。

【知情同意】

置管前向患儿父母交代病情，交代脐静脉置管的必要性、安全性、风险性、简单的操作步骤、较低的并发症发生率。签署《脐静脉置管治疗同意书》。

1. 因脐静脉不充盈，甚至塌陷、脐带扭曲旋转、脐带细或脐带水肿等原因导致穿刺困难/失败。

2. 出血/血肿、心律失常、导管阻塞、空气栓塞等置管并发症，甚至危及生命。

3. 血栓、感染、空气栓塞、导管感染/折断/闭塞/移位等置管后并发症。

4. 置管失败，重新进行。

【操作步骤】

（一）术前准备

1. 环境准备　准备清洁舒适、照明良好的辐射保暖抢救台。

2. 脐带的准备　新生儿出生时请产科保留脐带2cm。入NICU后盐水纱布包裹。生后24小时内置管。脐带含2条动脉及1条静脉，外裹华通氏胶；脐静脉位于脐带切面的11～1点处，蓝色，壁薄腔大，呈扁形。

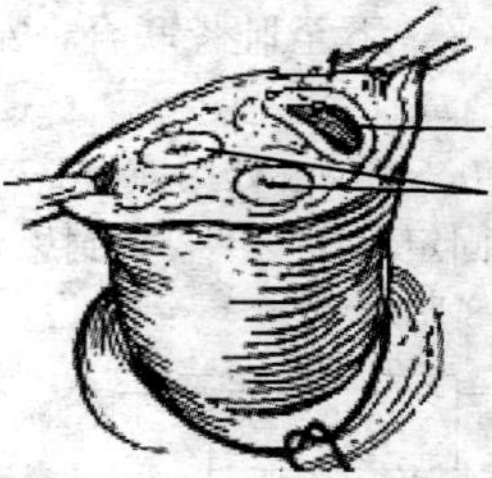

图附-6-7　脐动静脉结构示意图

3. 人员　一名医生作术者，一名住院医师或NICU护士作助手，协助准备器械及术中操作。

4. 患儿　于开放式抢救台，仰卧位，固定肢体（4个沙袋），心电监护。

5. 导管　脐静脉导管1根（出生体重≤1500g，用3.5Fr；>1500g用5.0Fr，换血用7.0Fr）。

6. 置管深度：

方法1：置管长度＝（3×Wt＋9）/2＋1

方法2：置管长度＝1.5×Wt＋5.6

7. 器械

表附-6-2　脐静脉插管器械

物品	数量	物品	数量
静脉切开包	1个	注射器（10ml）	1个
治疗巾	2个	肝素帽	1个
无菌弯盘	1个	头皮针	1个
绸胶布卷	1个	生理盐水（10ml）	1个
缝线（带针）	1包	安尔碘	1瓶（新开封）
无菌手套	2副		

（二）无菌区域的准备

1. 打开无菌静脉切开包，术者戴帽子、口罩，穿无菌隔离衣，戴无菌手套。

2. 术者将无菌包内的棉球置弯盘内，助手倒安尔碘。

3. 术者用静脉切开包中镊子夹取安尔碘棉球，以脐带为中心，上至剑突水平，下至耻骨联合，左右至腋中线，消毒3遍（注意脐带消毒）。

4. 术者距皮肤约0.5～1cm处用刀将脐带切断。

5. 铺孔巾，巾钳固定（注意不要夹到患儿皮肤）。

6. 铺巾如图附-6-8所示：

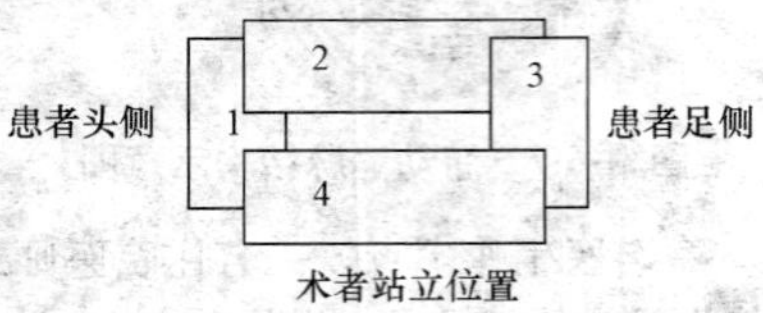

图附-6-8　铺巾方法示意图

注：铺巾按1、2、3、4顺序进行

（三）置管前准备

1. 助手打将盐水开瓶（放于床头平车上），打开肝素帽、头皮针、导管包、弯盘、注射器、针线包（无菌），交予术者，置无菌区内。

2. 助手戴手套后用注射器抽取10ml生理盐水（不碰盐水瓶外壁），旋开导管尾帽。

3. 导管接肝素帽，肝素帽与头皮针连接，头皮针尾接10ml注射器，将盐水充满肝素帽及UVC管腔内。

4. 第1次缝　术者此时在脐残端作连续荷包缝合，但不束紧。

（四）置管

1. 术者左手持止血钳，提起脐带，与下腹部呈30°～45°角，助手右手持镊子帮助牵引脐带断端（左手推注射器保证导管尖有1滴水珠)。

2. 术者以朝向患儿左肩方向将导管插入脐静脉至预定深度，如在插入5～7cm处遇到阻力，可将插管退出1～2cm后再旋转推进，直到预定深度，抽回血通畅。

(五) 固定管

将前述荷包缝合线束紧，并将缝线绕插管将管固定良好。

(六) 导管尾端固定

1. 将外露的导管垂直腹部放置，分别用2条绸胶布制成桥柱贴于脐带左右侧，用第3条胶布将导管固定于2桥柱中央（注意管稍弯曲），制成脐静脉导管桥，将导管固定。

2. 脐带残端涂浓高锰酸钾液，促其干燥。

3. 将脐静脉导管桥整体倾斜向头端固定（偏右侧腹部），并用无菌纱布覆盖。

4. 助手请护士连接输液泵（初始为2ml/h），维持24小时液体输入。

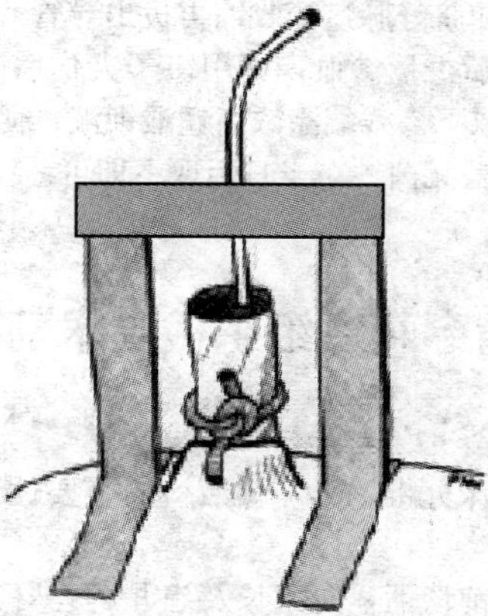

图附-6-9　固定导管的方法示意图

（七）定位

1. 操作完毕进行X线检查（胸腹联合片，条件用52～56k），注意体外管不要干扰体内管。

2. 如有必要，可将导管外拔，但不可深入。

3. 脐静脉置管最佳的位置是导管通过静脉导管达下腔静脉。位于下腔静脉中，约膈下1cm。胸椎T_6～T_9均可。

【留置时间】

常规可保留5～14天，输液泵最小速度2ml/h。

【拔管】

1. 准备器械　眼科拆线包1个；无菌瓶1个；无菌手套1副；无菌剪刀1把。

2. 轻柔揭起固定胶布（如难揭，用安尔碘棉签分离胶布与皮肤接触部分，避免损坏皮肤）。

3. 消毒脐部，及周围皮肤。

4. 戴手套，用眼科拆线包中眼科镊分清最主要的一根固定缝线，用眼科剪剪断。

5. 缓慢拔出导管，当拔至导管只剩下2～3cm时，等待2～3min以使脐静脉痉挛收缩再拔出导管。

6. 如拔管后少量渗血，可用镊子夹住脐带残端，数分钟后不出血再取下。残端涂浓高锰酸钾液，促其干燥。

7. 创面覆盖无菌纱布半日后取下即可。

（韩彤妍）

9　肾穿刺活组织检查术前准备

【术前准备】

1. 通过临床分析，明确肾活检的必要性，同时排除肾穿刺的禁忌证。

2. 作好术前谈话，向家长及患儿解释肾穿刺活检的必要性、安全性、可能的并发症及操作程序，去除恐惧心理，争取充分合作。术前训练患儿俯卧位时的呼吸控制与憋气能力，并进行肾穿刺模拟训练。

3. 停用各种抗凝药物，检查凝血功能、血小板计数，了解有无凝血功能障碍。

4. 测量血压，对高血压者应予有效控制。

5. 查血型、备血。

6. 查肾功能，严重的肾衰竭患儿行肾穿刺时，出血的危险性显著增加，必要时先作血液透析数次，肾穿刺前1～2天停止透析，透析结束时给予鱼精蛋白中和肝素，并在穿刺前复查凝血功能。

7. 做B超了解肾脏大小、位置及活动度，进一步排除肾穿刺的禁忌证。

8. 术前2～3日口服或肌注维生素K。

9. 精神紧张者可用镇静剂，不合作小儿可行全身麻醉。

10. 准备穿刺用品：穿刺包、消毒用品、局麻药。

11. 准备标本处理用品：无菌小瓶、生理盐水纱布、甲醛、戊二醛、小尖刀片。

【肾穿刺禁忌证】

（一）绝对禁忌证

1. 明显出血倾向不能有效纠正。

2. 孤立肾。

3. 终末期固缩肾（小肾）。

4. 明显高血压与低血压不能有效控制。

5. 恶病质。

（二）相对禁忌证

1. 多囊肾或肾脏大囊肿病。

2. 原发性肾肿瘤或肾脏动脉瘤。

3. 肾盂积水或积脓，肾脓肿或肾周围脓肿，活动性肾盂肾炎，肾结核。

4. 因水肿所致的显著肾肿大。

5. 急性肾功能不全伴心功能不全、严重贫血、低血容量、重度腹水、凝血功能异常。

6. 慢性肾功能不全代偿期与失代偿期。

7. 透析病人使用肝素后。

8. 小儿不合作者。

9. 极度肥胖者。

上述相对禁忌证经及时对症处理及精心准备后仍可进行肾穿刺，但在操作过程中应特别慎重。

[附　术后处理]

1. 平卧 24 小时，减少躯体的移动，避免引起伤口出血，多饮水，以轻度利尿，避免肾出血后形成血块梗阻尿路。若病情平稳、无肉眼血尿，24 小时后可下地活动。

2. 观察尿色变化情况，并连续留尿常规 3 次送检。若病人出现肉眼血尿，应延长卧床时间至肉眼血尿消失或明显减轻。

3. 口服抗生素及止血药 2～3 天预防感染及出血。

4. 每半小时测血压、脉搏一次，4 小时后血压平稳可停止测量。若病人血压波动大或偏低应测至平稳，并给予对症处理。

（崔蕴璞）

10　内镜术前准备及术后医嘱

胃镜

【目的】

用于有上消化道症状，诊断不明确或者需要进行治疗。

【适应证】

1. 反复腹痛，尤其是上腹部及脐周疼痛。

2. X 线钡餐检查发现有溃疡或充盈缺损、息肉或肿块等，但不能确定其性质者。

3. 原因不明的上消化道出血，可行急诊胃镜检查。

4. 咽下困难、吞咽疼痛及胸骨后烧灼感，不能用心肺疾病解释，疑有“食管性胸痛”。

5. 有明显的消化道症状，如常呕吐、厌食、反酸、嗳气、上腹饱胀等。

6. 不明原因的幽门梗阻。

7. 某些上消化道疾病的定期随访复查（如溃疡、萎缩性胃炎等）及药物治疗前后或手术后疗效的评价。

8. 有与胃有关的全身症状，如不明原因的贫血、消瘦等。

9. 对部分上消化道出血、食管静脉曲张、息肉及异物等进行治疗，胃扭转复位。

【禁忌证】

1. 严重心、肺、肝、肾等器质性疾病伴功能不全，如严重心律不齐、主动脉瘤、支气管哮喘、心力衰竭、呼吸衰竭、严重出、凝血障碍等。

2. 全身情况极度衰竭，如：尿毒症、严重感染、糖尿病酮症、各种原因引起的休克等。

3. 内镜插入困难或易致危险者，如：咽、喉部和呼吸道疾病、急性腐蚀性食管炎、食管胃肠穿孔、腹膜炎、严重腹胀、寰枢椎半脱位等。

4. 神志不清或精神病不能合作者。

5. 严重脊柱畸形。

6. 传染性疾病：如开放性肺结核。

【术前准备】

1. 了解适应证和禁忌证，消除患儿恐惧心理，争取患儿的合作。

2. 与患儿及家长签署知情同意书。

3. 术前检查　肝功Ⅰ＋HBsAg＋HIV抗体＋HCV抗体。如进行胃息肉切除，或有出血倾向者则需加血常规，凝血Ⅱ号，血型及交叉配血，保留血样。如做过钡餐检查，应间隔2d后再行胃镜检查。

4. 6 岁以下患儿需行基础麻醉，联系麻醉师。麻醉患儿术前 2 小时绝对禁食水。

5. 术前禁食水 12 小时（一般做胃镜当天早上禁食即可）。哺乳期婴儿禁奶 6 小时，有幽门梗阻者，应先抽空胃内容物并洗胃。

6. 需要麻醉者，有出血倾向者，息肉切除者，术前开放静脉。准备好急救设备（小儿鼻管，监护仪，喉镜，复苏囊及气管插管导管）。

【术后医嘱】

1. 术后 2 小时左右可进食，禁食硬、烫食物。术中如有较多出血者禁食。给予抑酸、止血治疗，观察出血情况，出血停止之后逐渐恢复饮食。注意保证入量和热量供给。息肉切除者，可给予抗生素预防感染。

2. 麻醉患儿去枕平卧，清醒后才能进食。

结肠镜

【目的】

用于有下消化道症状，但疾病性质或部位诊断不明确或者需要进行治疗。

【适应证】

1. 原因不明的下消化道出血。

2. 原因不明的慢性腹泻、黏液便、脓血便。

3. 原因不明的腹部肿块，不能排除大肠及回肠末端病变者。

4. 原因不明的中下腹疼痛。

5. 疑有良或恶性结肠肿瘤，X 射线检查不能确诊者。

6. 疑为慢性肠道炎症性疾病。

7. 下消化道检查发现异常，需时一步明确病变的性质和范围。

8. 可能恶变的病变的随访，如溃疡性结肠炎、家族性结肠息肉病等。

9. 结肠异物、结肠息肉切除、肠腔狭窄的扩张、乙状结肠扭转复位等治疗。

10. 息肉手术后复查及疗效随访。

11. 原因不明的低位肠梗阻。

【禁忌证】

1. 全身状况极度衰竭、休克或严重心、肺、肝、肾等疾患不能耐受者。

2. 严重的坏死性结肠炎、疼痛性肛门病变，直肠或乙状结肠化脓性炎症。急性重症溃疡性结肠炎及疑有中毒性巨结肠。

3. 疑有肠穿孔或急性腹膜炎、大量腹水、明显腹胀。

4. 盆腔、腹腔手术或放疗后，有腹腔广泛粘连或钡灌肠发现结肠解剖位置明显异常者。

5. 女性月经期。

6. 精神病患儿及不合作者。

【术前准备】

1. 了解适应证和禁忌证，消除患儿恐惧心理，争取患儿的合作。

2. 与患儿及家长签署知情同意书。

3. 送结肠镜检查单至消化科门诊分诊台预约时间。

4. 术前检查 肝功Ⅰ＋HBsAg＋HIV抗体＋HCV抗体。如进行肠息肉切除，或有出血倾向者则需加血常规，凝血Ⅱ号，血型及交叉配血，保留血样。

5. 清洁肠道

(1) 禁食灌肠法：检查前1d无渣半流食，检查当天清晨禁食。术前1d晚上及术前2h分别用开塞露1～2支通便，术前1h用温生理盐水清洁灌肠。

(2) 口服泻剂清洁肠道法：常用为氯化钠、氯化钾、碳酸氢钠等配成高渗透压电解质溶液。1瓶200ml，加水稀释至3000ml，于检查前4～6小时快速将液体服完（速度为1～1.5小时）。因液体量大，短期快速服下有一定困难，故首先服用促胃肠动力药多潘立酮（吗丁啉）0.2 ～0.3mg/kg，半小时后再服电解质溶液。用量可参照表附-6-3。

表附-6-3　小儿口服洗肠液参考剂量

体重（kg）	每分钟服量（ml）	最大服用量（ml）
＜10	5～10	500
10～20	15～20	1000
20～30	25～30	1500
30～40	30～35	2000
40～50	40～45	2500
＞50	50～55	3000

甘露醇为另一种泻剂，口服后不被吸收而提高肠腔液体的渗透压，导致高渗性腹泻。小儿用量约为每次服 4 ～5ml/kg，速饮糖水或糖盐水 15ml/kg。甘露醇法服液量少易被接受，但在肠道内行电凝治疗时有发生爆炸的危险，如需电凝则不用。

（3）泻剂灌肠法：泻剂合并灌肠法，可选用蓖麻油或硫酸镁，不用液体石蜡（因导泻效果不佳，且损坏内镜橡胶外皮）。于检查前晚服蓖麻油 0.4～0.5ml/kg（成人 25～30ml），同时饮水 15ml/kg（成人 800～1000ml），3～4h 后可连续腹泻数次，次日上午用开塞露 1～2 次，帮助排便，并于检查前 2h 再用温盐水灌肠 2～3 次，直至排出无粪便清水为止。如服蓖麻油而未泻，应改服硫酸镁 25g，饮水 1000ml，泻后再清洁灌肠。完全哺乳的婴儿，少量多次生理盐水灌肠或用糖水代替喂奶 12～24h 也可清洁肠道。

6. 口服洗肠液后，观察患儿大便，如为无渣水样便，即清洁肠道成功。

7. 下消化道内镜检查较上消化道内镜检查对患儿刺激性大，学龄儿童可在非镇静状态下实施结肠镜检查，对个别精神紧张或者胃肠蠕动特别强烈的患儿术前 30 分钟用阿托品每次 0.01～0.02mg/kg，肌注。术前 15 分钟给予 10%水合氯醛每次 0.5ml/kg，口服或保留灌肠，或地西泮（安定）每次 0.3mg/kg，肌注。

8. 6 岁以下儿童需要麻醉，联系麻醉师。麻醉患儿在术前 2 小时绝对禁食水。

9. 需要麻醉者，有出血倾向者，息肉切除者，术前开放静脉，准备好急救设备（小儿鼻管，监护仪，喉镜，复苏囊及气管插管导管）。

【术后医嘱】

1. 术后 2 小时左右可进食，禁食硬、烫食物。术中如有较多出血者禁食。给予抑酸，止血治疗，观察出血情况，出血停止之后逐渐恢复饮食。注意保证入量和热量供给。息肉切除者，可给予抗生素预防感染。

2. 麻醉患儿去枕平卧，清醒后再进食。

双气囊小肠镜

【目的】

对小肠疾病进行诊断和治疗。

【适应证】

1. 原因不明的消化道出血，多种检查未能明确病因。

2. 克罗恩病（Crohn'disease)、肠结核等累及消化道多部位疾病的全消化道评估。

3. 小肠造影有异常发现需要活检确诊。

4. 疑有小肠器质性病变：小肠肿瘤、小肠吸收不良综合征、慢性腹痛、腹泻等。

5. 多发性息肉患儿全消化道评估。

6. 小肠疾病镜下治疗：出血病变的注射治疗，息肉电切术，狭窄扩张，异物取出术。

【禁忌证】

小肠镜检查操作难度较胃镜和结肠镜大，时间长，进镜和退镜时易损伤肠管。并发症机会较胃镜和结肠镜高。

所以要注意掌握适应证的同时排除禁忌证。

1. 有明确的胃镜或结肠镜禁忌证。

2. 可疑的小肠穿孔。

3. 严重呼吸困难患儿（机械通气者除外）。

4. 寰枢椎半脱位。

5. 血流动力学不稳定。

6. 急性胰腺炎或急性胆道感染患儿。

7. 精神疾患或不配合的患儿。

8. 全身情况极度衰竭或休克者。

9. 咽、喉部和严重呼吸道疾病。

10. 严重出、凝血障碍，严重脊柱畸形。

【术前准备】及【术后医嘱】

参见结肠镜。

胶囊内镜

【目的】

主要用于对小肠疾病进行诊断和治疗。

【适应证】

1. 原因不明的消化道出血，多种检查未能明确病因。

2. 克罗恩病（Crohn'disease）、肠结核等累及消化道多部位疾病的全消化道评估。

3. 小肠造影有异常发现需要活检确诊。

4. 疑有小肠器质性病变：小肠肿瘤、小肠吸收不良综合征、慢性腹痛、腹泻等。

5. 多发性息肉患儿全消化道评估。

【禁忌证】

1. 有明确的胃镜或结肠镜禁忌证。

2. 可疑的小肠穿孔。

3. 严重呼吸困难患儿（机械通气者除外）。

4. 寰枢椎半脱位。

5. 血流动力学不稳定。

6. 急性胰腺炎或急性胆道感染患儿。

7. 精神疾患或不配合的患儿。

8. 全身情况极度衰竭或休克者。

9. 咽、喉部和严重呼吸道疾病。

10. 严重出、凝血障碍，严重脊柱畸形。

【术前准备】

1. 了解适应证和禁忌证，消除患儿恐惧心理，争取患儿的合作。

2. 联系胶囊内镜操作大夫与家长谈话，并和操作大夫一起与患儿及家长签署知情同意书。

3. 术前12小时禁食，但可饮水。术前6小时喝口服洗肠液（方法同结肠镜）。

4. 6岁以下儿童应麻醉后，经胃镜送胶囊，需要联系麻醉师。患儿在术前2小时绝对禁食水。

5. 需要麻醉者，准备好急救设备（小儿鼻管，监护仪，喉镜，复苏囊及气管插管导管）。

【术后医嘱】

1. 术后4小时可以进食喝水，鼓励患儿多走动。

2. 仔细观察患儿大便情况，观察胶囊是否排出。

3. 麻醉患儿去枕平卧，清醒后再进食。

（李在玲）

11　消化道造影、ERCP、食管24小时pH监测术前准备和术后医嘱

消化道造影

【目的】

腹腔内空腔脏器病变的诊断及周围解剖结构的观察。

【适应证】

1. 新生儿及小婴儿疑诊先天性消化道发育异常，如胃

肠道旋转不良、先天性肥厚性幽门狭窄或先天性巨结肠等。

2. 消化道症状，如恶心、呕吐、反酸、腹痛、呕血、腹泻、排便不畅、便血等的病因诊断。

3. 胃肠道疾病，如消化性溃疡、炎症性肠病等治疗后的疗效观察。

【禁忌证】

1. 胃肠穿孔或胃肠梗阻。

2. 极度不配合，病情重不宜使用镇静剂者。

3. 有中毒性巨结肠、NEC或48h内进行结、直肠活检者，禁忌钡灌肠。

4. 剧烈呕吐易误吸者。

5. 对造影剂过敏者。

【术前准备】

1. 签署知情同意书。

2. 上消化道造影，空腹3～4h。

3. 婴儿可用奶瓶服造影剂15～50ml，或者鼻胃管注入。儿童服用剂量130～150ml。小婴儿最好用泛影葡胺5～10ml。

4. 小肠和结肠造影需要洗肠，方法同结肠镜洗肠。

5. 必要时开放静脉。

【术后医嘱】

检查明确诊断者对症处理。

ERCP

【目的】

胆道胰腺疾病的诊断与治疗。

【适应证】

凡属胰胆疾病及疑有胰胆疾病者，皆为适应证。术前应进行腹部B超或CT检查，了解胰胆管的大致情况。主要适应证有：

1. 原因不明的梗阻性黄疸。

2. 疑有胆道结石而常规检查不能确诊者。

3. 疑有壶腹部、胆管或胰腺肿瘤。

4. 复发性胆道疾病，疑有结石、炎症或畸形者。

5. 胆管或胆囊术后症状反复而常规检查不能确诊者。

6. 上腹部肿块疑为胰、胆疾病者。

7. 慢性胰腺炎或复发性胰腺炎。

8. 上腹部疼痛或腰背痛、腹泻、消瘦或糖尿病疑胰腺病者。

9. Oddis 括约肌功能测定。

【禁忌证】

1. 上消化道梗阻。虽经扩张，内镜仍无法通过。

2. 严重心、肺、肾、肝功能不全。不能耐受内镜检查。

3. 急性胰腺炎或慢性胰腺炎急性发作时。

4. 急性或严重的胆道感染。

5. 碘过敏者。

6. 有胆道狭窄或梗阻，又不具备胆道引流技术者。

7. 有其他内镜检查禁忌者。

【术前准备】

1. 检查项目 血常规、凝血功能、术前八项、血淀粉酶、血脂肪酶、肝肾功能、心电图、胸片、腹部B超和CT、MRI。

2. 交代病情，签署知情同意书（ERCP、输血、用药、麻醉等）。

3. 当天禁食水。

【术后医嘱】

1. 禁食水，监测生命体征。

2. 补液，维持生理需要。

3. 抗生素（常用三代头孢加甲硝唑）及质子泵抑制剂（PPI）静点。

4. 复查血常规、肝肾功能、电解质、血淀粉酶、血脂肪酶。

5. 消化道出血、胰腺炎等重症患者可应用生长抑素和加贝酯。

24小时食管pH监测，胆红素监测，阻抗监测

【目的】

检测是否存在胃食管反流。

【适应证】

1. 有反胃、呕吐症状，需确定有无胃食管反流（GER）及胃食管反流病（GERD）。

2. 非典型表现的GERD患儿（如阵发性青紫、呼吸暂停、早产儿不明原因喂养困难、哮喘、慢性咳嗽、不具备典型胸痛症状和咽喉部症状等）。

3. 抗反流药物治疗前后，或手术治疗前后评价。

【禁忌证】

1. 鼻咽部或食管梗阻或明显狭窄。

2. 严重的出血性疾病。

3. 严重的上颌部外伤和/或颅底骨折。

4. 食管黏膜大疱性疾病。

5. 近期食管黏膜腐蚀性损伤。

6. 心脏疾病未稳定，对迷走刺激耐受差。

【术前准备】

1. 签署知情同意书，与胃肠动力室预约。

2. 空腹3～6小时，防恶心、呕吐、误吸。

3. 停促动力药、抑酸药物2～3天。

4. 监测过程中禁食烫，冷，刺激性食物。但其他活动可如常。

【术后医嘱】

恢复饮食。

（李在玲）

常用网址链接

附

中华人民共和国卫生部：http://www. moh. gov. cn/publicfiles//business/htmlfiles/wsb/index. htm

中国期刊网：http://www. cnki. net/

中国医学科学院医学信息研究所图书馆：http://www. library. imicams. ac. cn/

国家医学考试网：http://www. nmec. org. cn/

丁香园：http://www. dxy. cn/

维普资讯网：http://www. cqvip. com/

万方数据：http://www. wanfangdata. com. cn/

医脉通：http://www. medlive. cn/

好医生：http://www. haoyisheng. com/

好课件-医学课件：http://www. bestkj. com/

读秀学术搜索：http://edu. duxiu. com/

世界卫生组织：http://www. who. int/en/

美国疾病控制中心：http://www. cdc. gov/

美国国立卫生研究院：http://www. nih. gov/

美国国立卫生研究院国家医学图书馆：http://www. ncbi. nlm. nih. gov/pubmed/

美国食品药品管理局：http://www. fda. gov/

Cochrane 循证医学数据库：http://www. cochrane. org/

科研站点导航：http://www. intute. ac. uk

索 引

E

F

G

H

I

J

T

V

W

Y

Z